Karl-Artur Kovar (Hrsg.)
Der Pharmaziepraktikant

Der Pharmazie-praktikant

Ein Leitfaden für den Dritten Prüfungsabschnitt
nach der Approbationsordnung für Apotheker

Herausgegeben von Prof. Dr. Karl-Artur Kovar
Pharmazeutisches Institut der Universität Tübingen

3., neu bearbeitete und erweiterte Auflage

Mit Beiträgen von Dr. E.-D. Ahlgrimm, Prof. Dr. H. P. T. Ammon, H. Beck, O. Brösamle, H. Dippon, Dr. Ernst, Dr. H. Fink, J. Fischer, H. W. Frantz, Dr. A. Fuchs, K. Gehb, Prof. Dr. H.-J. Gerth, Prof. Dr. E. Graf, Dr. P. E. Heide, Dr. S. Heinzl, Dr. Chr. Hirche, Dr. Ch. Höltzel, M. Keck, Dr. J. Keidel, B. Kohm, L. Krügel, Prof. Dr. H. Kurz, Dr. Th. Liske, Dr. Chr. Mangold, R. Meyer, Dr. H. Rohrer, P. Schaber, P. Schuler, H. Schwegler, Dr. H. Spegg, Dr. G. Sponer, D. T. Temme, Dr. W. Triebsch, Dr. M. Weidemann, Dr. W. Widmaier, Dr. A. Wolff

120 Abbildungen, 81 Tabellen

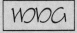

Wissenschaftliche Verlagsgesellschaft mbH Stuttgart 1986

Ein Markenzeichen kann warenrechtlich geschützt sein, auch wenn ein Hinweis auf etwa bestehende Schutzrechte fehlt.

CIP-Kurztitelaufnahme der Deutschen Bibliothek

Der *Pharmaziepraktikant* : e. Leitf. für d.
3. Prüfungsabschn. nach d. Approbations-
ordnung für Apotheker / hrsg. von Karl-
Artur Kovar. Mit Beitr. von E.-D.
Ahlgrimm . . . – 3., neubearb. u. erw. Aufl. –
Stuttgart : Wissenschaftliche
Verlagsgesellschaft, 1986.
 (Paperback Pharmazie)
 ISBN 3-8047-0857-9
NE: Kovar, Karl-Artur [Hrsg.]; Ahlgrimm,
Ernst-Dietrich [Mitverf.]

Jede Verwertung des Werkes außerhalb der Grenzen des Urheberrechtsgesetzes ist unzulässig und strafbar. Dies gilt besonders für Übersetzung, Nachdruck, Mikroverfilmung oder vergleichbare Verfahren sowie für die Speicherung in Datenverarbeitungsanlagen.
© 1986 Wissenschaftliche Verlagsgesellschaft mbH, Birkenwaldstraße 44, 7000 Stuttgart 1
Printed in Germany
Satz und Druck: Druckerei Wagner GmbH, Nördlingen
Umschlaggestaltung: Hans Hug, Stuttgart

Vorwort zur 3. Auflage

Die 3. Auflage wurde völlig neu überarbeitet und der Stoff straffer gegliedert. Neu aufgenommen wurden die Kapitel über Neuerscheinungen auf dem Arzneimittelmarkt der letzten drei Jahre (1.2.2), Tee in der Apotheke (1.4), Übersicht über Schutzimpfungen (1.5) und Nomenklatur der Arzneibücher (5.2). Erstmals wurden Strukturformeln aufgenommen, um die Zusammenhänge innerhalb der Arzneistoffklasse zu verdeutlichen, nicht aber um zusätzlichen Lernstoff zu erzeugen. Es erscheint wichtig, den Pharmaziepraktikanten damit weiterhin zu konfrontieren, da die Strukturformel gleichsam das „Portrait" eines Arzneistoffes darstellt und wesentliche Daten in bezug auf Pharmakokinetik, Metabolismus, Stabilität und Eigenschaften im Vergleich zu verwandten Verbindungen herausgelesen werden können. Hierin unterscheidet sich der Apotheker wesentlich vom Arzt!

Im Teil II, Spezielle Rechtsgebiete für Apotheker, wurde die geplante Novellierung des Arzneimittelgesetzes weitgehend aufgenommen, obwohl zum Zeitpunkt des Druckes die endgültige Fassung noch nicht vorlag. Aus dem gleichen Grund konnte die Novellierung des Betäubungsmittelrechtes nicht in allen Einzelheiten erfaßt werden. Hierbei wird auf den neuesten Stand und auf die Berichterstattung in der pharmazeutischen Presse in Fußnoten bzw. auf die entsprechende Beilage verwiesen. Hinsichtlich der neuen Rechtslage auf dem Gebiet des Giftwesens verweisen wir auf das Werk „Giftige Stoffe der Gefahrstoffverordnung" von Helmut Hörath (Wissenschaftliche Verlagsgesellschaft, Stuttgart 1986). Neu sind auch die Kapitel über Betriebsverordnung für pharmazeutische Unternehmer (6.2) und über die Pharmazeutische Inspektions-Convention (PIC) (6.3)

Der Herausgeber bedankt sich bei den vielen Kollegen aus der Praxis für kritische Kommentare und für wertvolle Anregungen. Ausführliche Zuschriften erhielten wir von B. Bankamp, Dorstfeld, Dr. H. Fischer, Schaalby, Dr. Gebler, Hannover, Dr. H. Heinzel, Biberach, Dr. H. Lampe, Osnabrück, B. Jaroschinsky, Bietigheim-Bissingen und Dr. W. Wiederholt, Alsfeld.

Bei Frau M. Keck und Frau P. Schuler bedanke ich mich recht herzlich für die Durchsicht, Überarbeitung und Korrektur der Manuskripte und Druckfahnen, bei Frau R. Pieper und Frau D. Gündisch für ihre Mithilfe beim Korrekturenlesen.

Tübingen, im Juli 1986

K.-A. Kovar

Vorwort zur 1. Auflage

Gemäß der Approbationsordnung von 1971 für Apotheker folgt nach einem siebensemestrigen Hochschulstudium mit zwei Prüfungsabschnitten eine einjährige praktische Ausbildung, die mit einer mündlichen Prüfung im Dritten Prüfungsabschnitt abschließt. Während der Ausbildung muß der Pharmaziepraktikant an begleitenden Unterrichtsveranstaltungen teilnehmen, die mindestens 120 Stunden umfassen und die die praktische Ausbildung durch Vorlesungen, Seminare und Übungen ergänzen und vertiefen sollen. Der Lehrstoff, der größtenteils Gegenstand der Prüfung ist, wurde durch die Empfehlungen des Bundesministers für Jugend, Familie und Gesundheit vom 9. 2. 1973 (Dtsch. Apoth. Ztg. *113*, 368 (1973)) umrissen und aufgegliedert. Weitere Konkretisierung der Lernziele, Lerninhalte und Verteilung der Unterrichtsstunden erfolgten durch Kommissionen der Landesapothekerkammer Baden-Württemberg (Dtsch. Apoth. Ztg. *114*, 1096 (1974)) und der ABDA in Frankfurt (Pharmaz. Ztg. *119*, 1108 (1974)). Nach diesen Empfehlungen und Ausarbeitungen richten sich die Kapitel des vorliegenden Leitfadens, an denen 30 Kollegen aus Hochschule, Verwaltung und nicht zuletzt aus der Praxis mitgewirkt haben. Die Autoren sind nicht auf Baden-Württemberg beschränkt, obwohl hauptsächlich auf die Erfahrungen der drei Universitäten dieses Landes zurückgegriffen wurde. Seit 1975 wurden 10 Veranstaltungen für über 500 Praktikanten in Freiburg, Heidelberg und Tübingen durchgeführt und die Lernziele und Lerninhalte ständig mit der praktischen Anforderung konfrontiert.

Aus diesem Grunde wurden solche Kapitel wie Grundzüge der Geschichte der Pharmazie, die nur in der Anlage 4 der Approbationsordnung als Prüfungsstoff auftauchen, oder Krankenkassen und Taxfragen, neue Fertigarzneimittel und aktuelle Arzneibuchfragen aufgenommen. Da aber der gesamte Vorlesungsstoff von 120 Stunden den Umfang eines Buches zwangsläufig sprengen muß, sofern dieses Lehrbuchcharakter annimmt, wurde, von wenigen Ausnahmen abgesehen, die Form von Kurzreferaten gewählt und auf weiterführende Literatur verwiesen. So schien es insbesondere nicht sinnvoll, den gesamten Gesetzestext wiederzugeben. Durch diese knappe Darstellungsform gelang es, den heterogenen Prüfungsstoff auf 3 bis 4 Druckseiten pro Unterrichtsstunde in einem Buch zusammenhängend abzuhandeln.

Der Leitfaden richtet sich daher in erster Linie an die Praktikanten im dritten Ausbildungsabschnitt und dient zur Vorbereitung auf die Prüfung. Darüber hinaus soll er den ausbildenden Apothekern die Umsetzung des theoretischen Unterrichts in die Praxis erleichtern.

Die Autoren der einzelnen Kapitel und der Herausgeber sind dem kritischen Leser für Anregungen und Verbesserungen dankbar.

Frau G. Löhberg und Frau M. Weidemann danke ich herzlich für die Hilfe bei der Durchsicht der Manuskripte und bei der Korrektur der Druckfahnen.

Tübingen, im August 1980

K.-A. Kovar

Autorenverzeichnis

Dr. E.-D. Ahlgrimm, Präsident der Apothekerkammer Hamburg
Prof. Dr. med. H. P. T. Ammon, Pharm. Institut, Tübingen, Abt. Pharmakologie für Naturwiss.
H. Beck, Westend-Apotheke, Stuttgart
O. Brösamle, Reg. Pharm. Direktor im Regierungspräsidium Südwürttemberg-Hohenzollern, Tübingen
H. Dippon, Hof-Apotheke, Stuttgart
Dr. G. Ernst, Pharmazierat, Bergheim-Apotheke, Heidelberg
Dr. H. Fink, Apotheke am Bischofskreuz, Freiburg i. Br.
J. Fischer, Rechtsanwalt, Geschäftsführer der Landesapothekerkammer Baden-Württ., Stuttgart
H. W. Frantz, Anker-Apotheke, Kehl
Dr. A. Fuchs, Sozialministerium, Wiesbaden
K. Gehb, Geschäftsführer des Landesapothekervereins, Stuttgart
Prof. Dr. H.-J. Gerth, Hygiene-Institut der Universität Tübingen
Prof. Dr. E. Graf, Pharm. Institut, Tübingen, Abteilung Pharm. Technologie
Dr. E. Güssow, Gesundheitsbehörde, Hamburg
Dr. P. E. Heide, Universitätsapotheke, Tübingen
Dr. S. Heinzl, Deutscher Apotheker Verlag, Stuttgart
Dr. Chr. Hirche, Apotheke Neuenmarkt-Wirsberg
Dr. Chr. Höltzel, Rosen-Apotheke, Reutlingen
M. Keck, Pharm. Institut, Tübingen
Dr. J. Keidel, Pharmazierat, Rosen-Apotheke, Heidelberg
B. Kohm, Stellvertr. Geschäftsführer Landesapothekenkammer Baden-Württ., Stuttgart
Prof. Dr. K.-A. Kovar, Pharm. Institut Tübingen, Abteilung Pharm. Chemie/Analytik
L. Krügel, Dipl. Betriebswirt, Wirtschaftsberatungsges. für Apotheker und Ärzte, Hannover
Prof. Dr. med. H. Kurz, Pharmakologisches Institut der Universität, München
Dr. Th. Liske, Dr. Karl Thomae GmbH, Biberach an der Riß
Dr. Chr. Mangold, Freiburg
R. Meyer, Universitätsapotheke, Tübingen
Dr. H. Rohrer, Dr. Karl Thomae GmbH, Biberach an der Riß
P. Schaber, Pharmazierat a. D., Böblingen
P. Schuler, Pharm. Institut, Tübingen
H. Schwegler, Kreuz-Apotheke, Heilbronn-Sontheim
Dr. H. Spegg, Pharmazierat, Marien-Apotheke, Stuttgart
Dr. G. Sponer, Boehringer GmbH, Mannheim
D. Temme, Gesundheitsbehörde, Hamburg
Dr. W. Triebsch, Paul Hartmann AG, Heidenheim/Brenz
Dr. M. Weidemann, Reutlingen
Dr. W. Widmaier, Moltke-Apotheke, Stuttgart
Dr. A. Wolff, Knoll AG, Ludwigshafen

Inhaltsverzeichnis

I Pharmazeutische Praxis

1	Information und Beratung durch den Apotheker (K.-A. Kovar) . . .		17
1.1	Beratendes Kundengespräch (E. Ernst)		17
1.2	Fertigarzneimittel (K.-A. Kovar, M. Keck, P. Schuler)		22
1.2.1	Arzneimittelmarkt		22
1.2.2	Neue Arzneimittel (1983–85) . . .		23
1.3	Antitussiva und Expektorantia . .		34
1.4	Tee in der Apotheke (Chr. Höltzel)		39
1.5	Übersicht über die Schutzimpfungen (H.-J. Gerth)		49
2	Arzneimittelherstellung in der pharmazeutischen Praxis		62
2.1	Organisation und Überwachung der Arzneimittelherstellung in der Industrie am Beispiel „Tabletten" unter besonderer Berücksichtigung der Betriebsverordnung (Th. Liske und H. Rohrer)		62
2.2	Entwicklung und Beurteilung von Rezepturen und Arbeitsvorschriften im Apothekenbetrieb am Beispiel „Augentropfen" (P.-E. Heide, Chr. Mangold)		73
3	Haltbarkeit von Arzneimitteln (A. Wolff)		80
4	Die Interpretation von ärztlichen, zahnärztlichen und tierärztlichen Verschreibungen, sowie deren Terminologie		88
4.1	Ausstellung und Aussehen eines Rezeptes (H. Dippon, J. Keidel) .		88
4.2	Prüfung und Abgabe durch den Apotheker (H. D. Beck)		95
5	Dokumentation, Auswertung und Weitergabe von Informationen über Arzneimittel (K.-A. Kovar, B. Kohm)		112
5.1	Arzneibücher und Deutscher Arzneimittelcodex (DAC)		112
5.2	Nomenklatur der Arzneibücher . .		113
5.3	Listen		120
5.4	Karteien		121
5.4.1	Mikropharm I – Interaktionskarten der ABDA		121
5.4.2	Mikropharm II		125
5.5	Weiteres Informationsmaterial . .		126
5.5.1	Die APV-Interaktionskarte		126
5.5.2	Arzneistoff-Profile – Basisinformationen über arzneiliche Wirkstoffe		128
5.5.3	Gebrauchsinformationen		128
5.5.4	Fachinformationen – „Gebrauchsinformationen für Fachkreise" . .		128
5.5.5	Tabellen für die pharmazeutische Praxis (Gebler)		128
5.6	Vom Benutzer selbst einzurichtende Informationssysteme		129
6	Gefahrenhinweise bei der Abgabe von Arzneimitteln		131
6.1	Arzneimittelwechselwirkungen (H. P. T. Ammon)		131
6.2	Arzneimittel und Straßenverkehr (H. Kurz)		139
6.3	Arzneimittel und Schwangerschaft (H. Kurz)		146
6.4	Arzneimittelallergien (S. Heinzl) .		153
6.5	Arzneimittelmißbrauch und Suchtgefahren (K.-A. Kovar)		159
6.6	Alkohol und Arzneimittel (H. Kurz)		168
7	Allgemeine Maßnahmen bei Vergiftungen und Unfällen		173
7.1	Erste Hilfe (P. E. Heide)		173

7.2	Therapeutische Maßnahmen bei Vergiftungen (*P. E. Heide*)	175	8.2.9	Diabetesdiät 232
7.3	Übersicht über die wichtigsten Vergiftungen mit Symptomen, Gegenmaßnahmen und Antidoten (*P. E. Heide*)	176	8.2.10	Diätetik angeborener Stoffwechselerkrankungen 234

7.2 Therapeutische Maßnahmen bei Vergiftungen (*P. E. Heide*) 175
7.3 Übersicht über die wichtigsten Vergiftungen mit Symptomen, Gegenmaßnahmen und Antidoten (*P. E. Heide*) 176
7.4 Unfallverhütungsvorschriften (*P. E. Heide*) 182
7.5 Umgang mit Giften (*R. Mayer*) .. 183
7.5.1 Übersicht der gesetzlichen Bestimmungen 183
7.5.2 Vernichtung von Giften, Arzneimitteln und giftigen Pflanzenschutzmitteln 183
7.5.3 Umweltbelastungen 185
7.5.4 Etikettierung 187
7.5.5 Literatur 187

8 *Ernährung und Diätetik (H. Spegg)* 188
8.1 Allgemeine Ernährungslehre ... 188
8.1.1 Grundbegriffe 188
8.1.2 Nährstoffe............. 190
8.1.3 Ergänzungsstoffe 201
8.1.4 Prinzipien einer gesunden Ernährungsweise 206
8.1.5 Ernährung während der Schwangerschaft 207
8.1.6 Ernährung im Alter 207
8.1.7 Die Ernährung des Säuglings ... 208
8.2 Diätetik (Angewandte Ernährungslehre) 214
8.2.1 Einleitung 214
8.2.2 Reduktionskost 215
8.2.3 Ernährungstherapie bei Hyperlipidämie 219
8.2.4 Diät bei Erkrankungen des Magen-Darm-Traktes 223
8.2.5 Diät bei Lebererkrankungen ... 227
8.2.6 Diät bei Urikopathien 229
8.2.7 Diät bei Erkrankungen der Nieren und Harnwege 229
8.2.8 Diät bei Hypertonie und generalisierten Ödemen 231
8.2.9 Diabetesdiät 232
8.2.10 Diätetik angeborener Stoffwechselerkrankungen 234

9 *Vergleichende Beurteilung von Mitteln und Gegenständen zur Körperpflege und Krankenpflege sowie von Verbandmitteln* 237
9.1 Mittel zur Körperpflege und kurativen Kosmetik (*Chr. Hirche*) 237
9.1.1 Problemstellung 237
9.1.2 Die Haut – Bau und Funktion ... 237
9.1.3 Kosmetische Mittel 239
9.1.4 Prüfung von Kosmetika 247
9.1.5 Gesetzliche Situation 247
9.2 Krankenpflegeartikel (*B. Kohm*) . 248
9.3 Verbandstoffe (*W. Triebsch*) 277
9.4 Pflaster (*M. Weidemann*) 290

10 *Naturheilverfahren* 294
10.1 Homöopathie und anthroposophische Medizin (*E. Graf*) 294
10.2 Kneippsche Therapie und weitere alternative Heilmethoden (*W. Widmaier*) 301

11 *Besonderheiten der Tierarzneimittel* 306
11.1 Rechtsgrundlagen 306
11.2 Anwendung von Arzneimitteln bei Tieren 308
11.3 Wirkung von Arzneimitteln bei Tieren 309

12 *Krankenkassen- und Taxfragen* .. 314
12.1 Arzneilieferungsverträge (*K. Gehb*) 314
12.2 Arzneimittelpreisverordnung (*H. Schwegler, H. W. Frantz*) ... 321

13 *Grundzüge der Geschichte der Pharmazie (E. Graf)* 328
13.1 Vom Altertum bis zum Mittelalter 247
13.2 Vom Mittelalter bis zur Neuzeit .. 255
13.3 Warum Beschäftigung mit der Pharmaziegeschichte? 263

II Spezielle Rechtsgebiete

1 *Rechtliche Grundbegriffe und Abgrenzung der Rechtsgebiete (O. Brösamle)* 349

2 *Aufgaben und Organisation der Gesundheitsverwaltung bei Bund und Ländern (O. Brösamle)* 350

3 *Pharmazeutische Organisation und Einrichtungen auf Landes-, Bundes- und internationaler Ebene* .. 353
3.1 Auf Landesebene am Beispiel von Baden-Württemberg (*B. Kohm*) . 353
3.2 Auf Bundesebene (*B. Kohm*) ... 354
3.3 Auf internationaler Ebene (*E.-D. Ahlgrimm*) 360

4	Bundesapothekerordnung (O. Brösamle)	364	7	Verkehr mit Betäubungsmitteln (H. Fink)	400
			7.1	Geschichtliche Entwicklung	400
			7.2	Gesetz zur Neuordnung des Betäubungsmittelrechtes	401
5	Das Apothekenrecht	365	7.3	Durchführungsverordnungen	404
5.1	Vorgeschichte (E. Güssow und D. Temme)	365	7.3.1	Betäubungsmittel – Außenhandelsverordnung	404
5.2	Das Apothekengesetz	366	7.3.2	Betäubungsmittel – Binnenhandelsverordnung	404
5.3	Apothekenbetriebsordnung (H. Fink)	370	7.3.3	Betäubungsmittel – Verschreibungsverordnung	405
5.4	Die Situation in der Europäischen Gemeinschaft (E. Güssow, u. D. Temme)	378	7.3.4	Betäubungsmittel – Kostenverordnung	409
6	Verkehr mit Arzneimitteln	380	8	Angrenzende Rechtsgebiete	410
6.1	Arzneimittelgesetz (O. Brösamle)	380	8.1	Lebensmittel- und Bedarfsgegenständegesetz (O. Brösamle)	410
6.1.1	Geschichtliche Entwicklung	380			
6.1.2	Besonderheiten	380	8.2	Verkehr mit gefährlichen Stoffen (A. Fuchs)	413
6.1.3	Herstellung von Arzneimitteln und Sicherung ihrer Qualität	382	8.2.1	Geschichtliches	413
6.1.4	Haltbarkeit von Arzneimitteln	382	8.2.2	Gesetz zum Schutz vor gefährlichen Stoffen – Chemikaliengesetz	413
6.1.5	Gesetzliche Überwachung des Verkehrs mit Arzneimitteln	383	8.2.3	Giftverordnungen der Länder	418
6.1.6	Koordination von Maßnahmen und Informationsweg bei Verdacht auf Arzneimittelnebenwirkungen	385	8.2.4	Verordnung über gefährliche Arbeitsstoffe – Arbeitsstoffverordnung –	422
6.1.7	Novellierung	385	8.2.5	Pflanzenschutzgesetz	423
6.1.8	Anhänge	385	8.2.6	Anwendungsvorschriften für hochgiftige Stoffe	423
6.2	Betriebsverordnung für Pharmazeutische Unternehmer (O. Brösamle)	391	8.3	Eichgesetz (H. Fink)	424
			8.4	Verkehr mit Branntwein (Branntweinmonopolgesetz) (H. Fink)	425
6.3	Gesetz zur Pharmazeutischen Inspektions-Convention-PIC (O. Brösamle)	393	8.5	Verordnung über brennbare Flüssigkeiten (H. Fink)	428
6.4	Abgabe verschreibungspflichtiger Arzneimittel (H. Fink)	394	8.6	Heilmittelwerbegesetz (O. Brösamle)	432
6.5	Abgrenzung zwischen apothekenpflichtigen und freiverkäuflichen Arzneimitteln (H. Fink)	397	8.7	Sozialgesetzgebung (J. Fischer)	433
			9	Literatur für „Spezielle Rechtsgebiete"	443

III Betriebswirtschaft für Apotheker

1	Grundkenntnisse des Handelsrechts (L. Krügel)	439	2	Grundkenntnisse der allgemeinen Wirtschafts- und Organisationslehre	448
1.1	Die Apotheke und ihre wirtschaftliche Bedeutung	439	2.1	Der Apotheker als Unternehmer (L. Kürgel)	448
1.2	Rechte und Pflichten des Apothekers als Kaufmann	443	2.2	Betriebliche Leistungsfaktoren der Apotheke (L. Krügel)	450
			2.3	Möglichkeiten der Lagerhaltung – Planung, Organisation und Überwachung (P. Schaber)	464

3	*Grundbegriffe des kaufmännischen Rechnungswesens (L. Krügel)* ... 478	*4*	*Grundbegriffe des Steuerrechts (L. Krügel)*	496
3.1	Das Rechnungswesen des Apothekenbetriebs 478	4.1	Begriff und Arten von Steuern ..	496
3.2	Statistik und Betriebsvergleich .. 492	4.2	Betriebssteuern	497
		4.3	Persönliche Steuern	505
		4.4	Sonstige Steuern	521

Sachverzeichnis 525

I
Pharmazeutische Praxis

1 Information und Beratung durch den Apotheker

Von G. Ernst

1.1 Beratendes Kundengespräch

Die Beratungshilfen, die der Apotheker dem Arzt und Kunden geben kann, sind – wie seine Informationsmöglichkeiten und Informationspflichten – ein Teilgebiet seiner Berufsausübung, das in den letzten Jahrzehnten immer mehr an Bedeutung gewann. Die Gründe hierfür sind vielseitig. Für die Ärzte ist es bei der Vielgestaltigkeit und Menge des Arzneimittelangebotes und der Kompliziertheit der eingesetzten chemischen Verbindungen schon aufgrund ihrer anders gearteten Ausbildung schwierig, einen Überblick über das Sortiment zu gewinnen. Die Bevölkerung beachtet Gesundheitsvorsorge und Gesundheitserhaltung stärker und ist durch eine oft übertriebene Berichterstattung der Medien über Arzneimittelschäden kritischer geworden. Der Anteil der Selbstmedikation, also der Gebrauch an Arzneimitteln außerhalb der ärztlichen Verantwortung, liegt zur Zeit bei etwa 25 % und wird nicht zuletzt durch die gesetzlichen Maßnahmen der Kostendämpfung weiter ansteigen. Eine Selbstmedikation ohne eine Gefährdung des Patienten ist aber nur denkbar, wenn der Apotheker bereit und fähig ist, eine verstärkte Berater- und Kontrolltätigkeit auszuüben. Es ist daher notwendig und zu begrüßen, daß in dem vom Bundesminister für Jugend, Familie und Gesundheit Mitte 1985 vorgelegten Entwurf einer Apotheken-Betriebs-Verordnung im § 20 (1) die Verpflichtung des Apothekers zur Beratung erstmals aufgenommen wurde. Es heißt da: „Der Apotheker hat Kunden oder die zur Ausübung der Heilkunde, Tierheilkunde oder Zahnheilkunde berechtigten Personen zu informieren und zu beraten, soweit dies aus Gründen der Arzneimittelsicherheit erforderlich ist. Durch die Information und Beratung der Kunden darf die Therapie der zur Ausübung der Heilkunde, Tierheilkunde und Zahnheilkunde berechtigten Personen nicht beeinträchtigt werden. Soweit Arzneimittel ohne Verschreibung abgegeben werden, hat der Apotheker dem Kunden die Informationen zu geben, die erforderlich sind, um das Arzneimittel sachgerecht anwenden zu können."

Diese verpflichtende Festlegung einer Beratung durch den Apotheker in dieser Form wäre ein wesentlicher Fortschritt gegenüber der bestehenden Situation. Sie würde dem Apotheker eine rechtliche Grundlage für das schaffen, was er bisher schon in Ausübung seiner beruflichen Tätigkeiten und Pflichten an Beratung zu erbringen hatte und ihn für hinzukommende Beratungsaufgaben motivieren und absichern, die die künftige Entwicklung des Arzneimittelmarktes mit Sicherheit von ihm fordern wird. Ist doch der Apotheker nach seiner Ausbildung und seiner täglichen Arbeit mit dem Arzneimittel wie kein anderer für diese beratende Aufgabe prädestiniert. Man kann nur hoffen, daß der zitierte Absatz des Entwurfes einer neuen Apotheken-Betriebs-Verordnung die gesetzgeberischen Hürden unbeschadet überwindet.

Es sei aber nicht verschwiegen, daß sich gegen diese Überlegungen innerhalb und außerhalb des Berufsstandes auch warnende und ablehnende Stimmen erheben. Berufskollegen fürchten, daß der Apotheker hiermit eine Verantwortung zu übernehmen habe, die ihn überfordere, die seine Zeit über seine realen Möglichkeiten hinaus in Anspruch nehme, ohne ihm einen finanziellen Ausgleich für seinen Einsatz zu gewähren und rechtlichen und Haftungskonsequenzen aussetze, die er im Einzelfalle vorher gar nicht abschätzen könne. Ich glaube, man sollte diese Einwände ernst nehmen und versuchen, sie bei der Realisierung der Beratungspflicht zu berücksichtigen und weitmöglich zu entkräften. Man sollte sie aber nicht überbewerten. Beraten wurde in Apotheken schon immer, ohne daß dabei schwerwiegende Probleme auftraten. Eine rechtliche Festlegung würde diesen Zustand nur legalisieren. Auch eine damit herbeigeführte erweiterte Beratungstätigkeit wird auf der einen Seite durch die vorgeschaltete und übergeordnete Verordnung des Arztes und auf der anderen Seite in ihrer Notwendigkeit dem Kunden gegenüber ihre Beschränkung finden. In diesen Rahmen muß sich die Beratung des Apothekers einordnen, ohne sich zu gering einzuschätzen, aber auch ohne sich nicht erforderliche Ansprüche zuzuordnen. Die außerhalb des Berufstandes geäußerten Bedenken, der Apotheker könne sich zum Beispiel in das Aufgabengebiet des Arztes einmischen, werden dabei nur dann zu zerstreuen sein, wenn diese Beratung strikt ihre Grenzen einhält und so qualifiziert ist, daß sie einer kritischen Kontrolle standhält. Dabei wird besonders darauf zu achten sein, daß durch das Kundengespräch in der Apotheke der Weg zur ärztlichen Behandlung gewiesen wird, wenn dies geboten erscheint.

Eine Grundvoraussetzung für das Erfragen und Annehmen einer Information, also für eine Beratung, ist das Vertrauen, das zwischen Arzt und Apotheker und zwischen dem Apotheker und seinem Kunden bestehen muß. Es wird sich über einen gewissen Vertrauensvorschuß hinaus, der dem Berufsstand als Ganzem entgegengebracht wird, erst im Laufe einer längeren Zusammenarbeit oder eines persönlichen Kennens herausbilden können. Nur durch dieses Vertrauen, das der Gesprächspartner in den Apotheker setzen kann, wird eine Auskunft über den Einzelfall hinaus zu dem werden, was als ihr Ziel anzustreben ist, einem laufenden Informationsfluß über das Arzneimittel von der Apotheke zum Arzt und zur Bevölkerung. Gerade im Zeichen eines harten Konkurrenzkampfes wird eine qualifizierte Beratung entscheidend den Ruf einer Apotheke mitprägen und damit auch von Einfluß auf ihr wirtschaftliches Betriebsergebnis sein.

Gebiete, auf denen der Apotheker Hinweis, Auskunft und Rat geben kann:
- Informationen, die die Ausübung der ärztlichen Tätigkeit unterstützen, also dem Arzt gegeben werden.
- Informationen, die dem Patienten bei der Belieferung einer ärztlichen Verschreibung erteilt werden.
- Informationen, die dem Patienten und Kunden auf seine Anfrage oder bei der Abgabe eines von ihm verlangten, nicht verschreibungspflichtigen Präparates gegeben werden.
- Informationen, die aus der Apotheke an staatliche Stellen, die pharmazeutische Industrie und berufsständige Organisationen gehen.

Bei den dem *Arzt* gegebenen Informationen ergeben sich bei einer guten Zusammenarbeit zwischen Arzt und Apotheker – und das gilt für die Krankenhausapotheke genauso wie für die der Bundeswehr oder die öffentliche Apotheke – eine Fülle von Einzelmöglichkeiten, die sich in diesem Rahmen nicht darstellen lassen. Auch werden die Verhältnisse in jeder Apotheke, je nach dem Vertrauensverhältnis zwischen Arzt und Apotheker, anders ausgeprägt sein. Im Vordergrund der abgerufenen Informationen werden Auskünfte über das Arzneimittel, seine Zusammensetzung, Zubereitung, Wirkung, Nebenwirkungen und Wechselwirkungen stehen. Aber auch Fragen nach Packungsform, Größe und Preis, zur Praxis der Verschreibung, über Neueinführungen und ausländische Präparate werden vorkommen. Zu denken ist auch an Rückfragen aus der Apotheke beim Arzt, die sich bei der Belieferung der ausgestellten Rezepte ergeben, wie Fragen des BtM-

Rechts, Unklarheiten bei der angegebenen Dosierung und Änderungen, die aus den Kassenverträgen, denen die Apotheken unterworfen sind, folgern. Diesen Rückfragen kommt durchaus auch eine informative Bedeutung für die ärztliche Praxis zu. Als Beispiel für eine Zusammenarbeit zwischen Arzt und Apotheker außerhalb der öffentlichen Apotheke sei angeführt, daß in Krankenhäusern gemeinsam von Ärzten und Apothekern Arzneimittellisten erarbeitet werden, die nicht nur zu einer kostensparenden Verringerung des Arzneimittelsortiments führen, sondern auch durch die beratende Mitarbeit des Apothekers eine qualifizierte und für das jeweilige Krankenhaus sinnvolle Auswahl der Medikamente ermöglichen.

Die Beratungshilfe des Apothekers gegenüber dem *Kunden* ist von besonderer Bedeutung und eine der verantwortungsvollsten Aufgaben, die er zu erfüllen hat. Auf sie muß daher etwas näher eingegangen werden. Betrachten wir die Kunden, die in einer Apotheke vor uns stehen und versuchen wir, sie zu gruppieren.

Eine Hauptgruppe sind *Kunden*, die *mit einer ärztlichen Verschreibung* in die Apotheke kommen. Bei der Übergabe der verordneten Medikamente besteht die einzige Möglichkeit, dem Patienten anhand der vorliegenden Packungen Erläuterungen über Anwendung und Dosierung der Präparate zu geben. Dies ist insbesondere bei fremdsprachigen Patienten von großer Bedeutung und kann für den Erfolg der Arzneimitteltherapie entscheidend sein. Hierbei sollte man sich nicht mit allgemeinen Hinweisen wie „vor oder nach dem Essen" oder „dreimal täglich" begnügen, sondern auf die Erfordernisse des einzelnen Medikamentes und seiner Zubereitungsform eingehen und genaue Erläuterungen und Anweisungen geben, die eine optimale Resorption und Wirkungsweise sicherstellen. Nebenwirkungen und Wechselwirkungen mit anderen Arzneimitteln sind zu beachten und, wenn notwendig, dem Patienten zu verdeutlichen. Ob eine Nebenwirkung eines verordneten Arzneimittels dem Patienten bewußt gemacht werden soll, kann von dessen Krankheitsbild und seiner psychischen Situation abhängen. In vielen Fällen wird man Nebenwirkungen riskieren oder hinnehmen müssen, um den gewünschten Therapieerfolg zu erreichen. Hier kann nur der für die Behandlung verantwortliche Arzt eine Entscheidung treffen, ob zusätzliche warnende Hinweise über den Packungsprospekt hinaus angebracht sind. Ähnlich liegen die Verhältnisse bei möglichen Wechselwirkungen mit anderen verordneten Arzneimitteln. Sicherlich hat der Apotheker oft einen besseren Überblick über das, was der Patient einnimmt, als der Arzt, und es ist seine Aufgabe, gefährliche Interaktionen abzuklären und zu verhindern. Seine Ausbildung und die in der Apotheke vorliegenden Informationsmittel prädestinieren ihn für diese Kontrollaufgabe. Doch wird er sie bei verordneten Medikamenten immer nur nach Rücksprache mit dem behandelnden Arzt ausüben können. Gewarnt sei auch vor einer Überbewertung der Nebenwirkungen und Interaktionen. Die Fülle von Meldungen und Veröffentlichungen und die erforderliche möglichst lückenlose Auflistung der theoretischen Möglichkeiten in der Literatur machen es schwierig, die für die Praxis wichtigen Gefahren zu erkennen. Sie für den Fachmann besser herauszuarbeiten und gegenüber der Öffentlichkeit Wirkung und Nebenwirkung in vernünftiger Relevanz darzustellen, wird eine wichtige Aufgabe der Zukunft sein, um die Verunsicherung gegenüber dem Arzneimittel abzubauen.

Eine weitere *Kundengruppe* betritt die Apotheke *ohne Rezept* mit dem *fest umrissenen Kaufwunsch*, ein bestimmtes, bekanntes Medikament zu erwerben. Hier wird der Apotheker gegebenenfalls zu prüfen haben, ob das gewünschte Arzneimittel für den gedachten Zweck geeignet ist. In den meisten Fällen wird die Abgabe ohne besondere Hinweise erfolgen können. Hingewiesen sei auf die strikte Einhaltung der Verschreibungspflicht, die auch nicht durch ein Nachreichen des Rezeptes oder durch Manipulationen unterlaufen werden darf. Im Normalfalle wird heute überall ein Arzt oder ärztlicher Notdienst zu erreichen sein. Im besonderen Notfalle allerdings muß der Apotheker nach bestem Fachwissen und in persönlicher Verantwortung handeln.

Wesentlich stärker ist die beratende Funktion des Apothekers bei den Kunden gefordert, deren *Kaufwunsch nicht an ein bestimmtes Präparat gebunden* ist, sondern die eine Empfehlung von ihm erwarten. Die Palette der Möglichkeiten ist dabei groß. Sie reicht von der Empfehlung eines Mittels gegen eine Unpäßlichkeit wie Kopfschmerz oder Verstopfung bis zur Beratung über eine prophylaktische Gesundheitsvorsorge. Hier wird die Verantwortung des Apothekers voll gefordert. Er wird immer die am wenigsten belastende, risikoärmste Behandlung empfehlen und nur solche Präparate in Erwägung ziehen, deren Wirkung gesichert ist und die nicht der Verschreibungspflicht unterliegen. Dies kann ihn mit seinen wirtschaftlichen Interessen und den Werbeaussagen von Industrieprodukten in Kollision bringen. Eine kritische Einstellung zu den von ihm empfohlenen Präparaten wird aber auf lange Sicht auch seiner Apotheke zugute kommen.

Ein weiterer Kundenkreis sucht den Rat des Apothekers nicht gezielt zu einem bestimmten Fall, sondern wünscht *Aufklärung über allgemeine Fragen*, zum Beispiel im diätetischen Bereich, zur Ernährung und Pflege des Kleinkindes, zu hygienischen Fragen, zur Wundversorgung, Krankenpflege oder allgemeinen Gesundheitsvorsorge. Dieser Themenkreis schließt auch die kurative Kosmetik und die Tierarzneimittel mit ein. Gerade bei solchen allgemeinen Fragestellungen ergibt sich die Möglichkeit zu einem ausführlichen, vertrauenbildenden Gespräch mit dem Kunden. Als Beispiele seien die Patienten genannt, die zur Behandlung ihrer Krankheit diätetischer Maßnahmen bedürfen und außerhalb der Apotheke nur schwer qualifizierten Rat finden, und die vielen jungen Mütter mit Erstkindern, die oft recht hilflos den auftretenden Problemen gegenüberstehen. Hier kann der Apotheker nicht nur dankbare Kunden gewinnen, sondern für die Zukunft Vertrauen zu seiner Beratung schaffen.

Zu diesem Bereich gehört auch die Aussprache über persönliche Fragen der Lebensführung, die manche Kunden in der Apotheke suchen. Als Beispiele seien Fragen der Schwangerschaftsverhütung, der Mutterschaft, sexuelle Probleme, Fragen des Alterns und familiäre Sorgen genannt. Der Apotheker, der sich um seinen Kunden bemüht, wird insbesondere in Wohn- und ländlichen Gebieten auch hierzu als Gesprächspartner gesucht und sein Rat dankbar angenommen. Besonders ausgeprägt ist dies bei älteren, alleinstehenden Menschen zu beobachten. Sie kommen in „ihre" Apotheke oft nur, um in ihrer Einsamkeit eine Ansprache zu haben, manchmal auch, weil sie echter Hilfe bedürfen. Hier liegt eine nicht zu unterschätzende Aufgabe für einen Berufsstand, der in der gesundheitlichen Betreuung des Menschen tätig ist.

Abschließend seien die Problemfälle erwähnt, die bei allen angesprochenen Kundengruppen zu finden sein können, die von Alkohol, Arzneimitteln oder Drogen *Abhängigen oder Süchtigen*. Dieser Personenkreis ist leider in den vergangenen Jahren immer zahlreicher geworden. Der Abhängige oder Süchtige ist ein kranker Mensch, der unseres Verständnisses und unserer Hilfe bedarf. Der beste Weg hierzu ist eine möglichst frühzeitige Information und Beratung über eine mögliche Gefährdung, in der Apotheke also beim häufigen Verlangen oder dem Kauf größerer Mengen kritischer Arzneimittel, wie Schmerz- oder Abführmittel und Medikamente zur Anregung oder zum Schlafen. Wenn ein warnendes Gespräch nichts nutzt, kann es zur Pflicht des Apothekers werden, die Abgabe der in Frage kommenden Präparate zu verweigern. Dies gilt auch für ärztlich verordnete Arzneimittel, die ja oft in verschiedenen Praxen verschrieben werden und sich in der Menge addieren können. Der Apotheker wird dann den oder die betroffenen Ärzte auf seine Beobachtung hinzuweisen haben. Bei Alkohol- oder Drogensüchtigen ist seine Hilfsmöglichkeit meist beschränkt. Ein Gespräch mit dem Betroffenen oder seiner Familie mag aber auch hier im Einzelfalle den Weg zum Arzt oder zu einer Beratungsstelle ebnen. Besonders zu beachten ist ferner die Möglichkeit von Suizidversuchen mit Schlafmitteln. Jugendliche sollten solche Präparate nicht ausgehändigt bekommen. Anderen Gefährdeten sieht man ihre seelische Erregung manchmal an, und man kann durch Verweigerung der Abgabe oder den Versuch eines Gespräches und die Einleitung von Hilfe versuchen, Schlimmes zu verhüten.

Auf Einzelheiten eines Beratungsgespräches kann hier nicht näher eingegangen werden. Weitere Anregungen sind den speziellen Kapiteln dieses Buches mit den ergänzenden Literaturstellen und den Arbeitsbögen für die praktische Ausbildung der Pharmaziepraktikanten in Apotheken zu entnehmen. Es seien nur nochmals einige Gesichtspunkte herausgestellt, denen generell besonderes Gewicht zukommt:

- Der Apotheker sollte sich immer bewußt sein, daß er zum Teil mit kranken Menschen spricht, deren Reaktion oft nicht mit üblichen Maßstäben gemessen werden kann.
- Für ein Beratungsgespräch gibt es keine Normen. Jede Beratung erfordert, basierend auf einem soliden Fachwissen, ein Eingehen auf Anliegen und Persönlichkeit des Ratsuchenden und Geduld.
- In allen Verdachtsfällen auf schwerwiegendere Ursachen muß der Patient auf die ärztliche Behandlung verwiesen werden.
- Bei Auskünften über Anwendung und Dosierung von Fertigarzneimitteln müssen nicht nur die Besonderheiten des Präparates, sondern auch verschiedenartige Resorptionsverhältnisse berücksichtigt werden, wie sie sich zum Beispiel durch Alter, Nahrungsaufnahme oder Erkrankungen ergeben können.
- Anwendungshinweise oder die zeitliche Trennung und die Reihenfolge der Einnahme verschiedener Medikamente sollten dem Patienten so eingehend wie möglich erläutert werden.
- Nebenwirkungen und Wechselwirkungen von Arzneimitteln sind zu beachten. Dies gilt insbesondere für Auswirkungen auf die Verkehrssicherheit und die Beeinflussung durch Alkohol. Eine differenzierte und kritische Bewertung von Nebenwirkungen und Wechselwirkungen ist unter Berücksichtigung der Gegebenheiten des Einzelfalles erforderlich.

Ein Kundengespräch erfordert ein solides Fachwissen und Erfahrung, aber auch das Vorhandensein einer umfassenden und geeigneten Fachliteratur in der Apotheke, die dort greifbar sein muß, wo die Beratung erfolgt, nämlich im Bereich der Arzneimittelabgabe. Sie hat neben sinnvollen und geordneten Firmeninformationen insbesondere die Mikropharmlisten der ABDA zu umfassen, daneben Nachschlagewerke bzw. Fachbücher über Wirkstoffe, Fertigarzneimittel, Arzneimittelwirkungen, Nebenwirkungen und Wechselwirkungen, Vergiftungen, Zubereitungsformen von Arzneimitteln, über Pflanzen, Drogen und Tierarzneimittel. Ein Kundengespräch setzt aber auch eine laufende Anpassung des in der Ausbildung erworbenen Wissens an die fortschreitenden wissenschaftlichen Erkenntnisse und die Entwicklung des Arzneimittelmarktes voraus. Hierzu bietet das Fortbildungsangebot der Bundesapothekerkammer und der Länderkammern und das Studium der Fachzeitschriften hinreichende Möglichkeiten.

Durch seine beratende Tätigkeit tritt der Apotheker in vielfältige *Rechtsbeziehungen* zu seinen Marktpartnern, dem Arzt, Kunden, Hersteller von Arzneimitteln und den mitbewerbenden Apotheken. Das spezifische Apothekenrecht ist hierbei genauso zu beachten wie das Haftungs- und Strafrecht. Im Apothekengesetz ist der Auftrag des Apothekers niedergelegt, die ordnungsgemäße Arzneimittelversorgung sicherzustellen. Hieraus ergibt sich in der heutigen Situation sein Recht und seine Pflicht zur Beratung. Dieser allgemeine Auftrag erfährt aber wieder rechtliche Einschränkungen. So ist es ihm nicht gestattet, Krankheiten und Leiden zu diagnostizieren (Therapieverbot). Gegen dieses Verbot verstößt der Apotheker nicht, wenn er Krankheiten und Leiden erkennt, ohne daß es hierzu ärztlicher Fachkenntnisse bedarf. Gestattet ist ihm ferner die Feststellung, ob ein Krankheitssymptom der vom Hersteller eines nicht verschreibungspflichtigen Arzneimittels angegebenen Indikation entspricht. Über Wirkungen, Nebenwirkungen, Wechselwirkungen und Gewöhnungsgefahren darf der Apotheker informieren. Bei entsprechender Sachlage kann dies zu seiner Pflicht werden. Besteht bei einer ärztlichen Verordnung der Verdacht einer falschen oder mißbräuchlichen Anwendung eines Arzneimittels, wird der

Apotheker sie durch Rücksprache mit dem verordnenden Arzt oder durch Verweigerung der Abgabe zu verhindern haben. Bei einer vergleichenden Beurteilung verschiedener Medikamente gegenüber Arzt oder Patient dürfen die Interessen eines Herstellers nicht ohne sachliche Begründung und Notwendigkeit verleltzt werden. Auch hier sei auf die ausführliche Darstellung der Einzelprobleme in den speziellen Kapiteln dieses Buches und in der ergänzenden Literatur verwiesen.

Der Apotheker unterliegt einer *Auskunftspflicht* gegenüber staatlichen Stellen, zum Beispiel seiner Aufsichtsbehörde und dem Gesundheitsamt. Hiervon wird bei der Überwachung des Betäubungsmittelverkehrs Gebrauch gemacht. Von der Aufsichtsbehörde und vom Arzneimittelbüro der ABDA als zuständiger, zentraler Informationsstelle seines Berufsstandes werden bei besonderen Fragestellungen Informationen über Arzneimittel abgerufen oder ihm zugehen. Darüber hinaus sollte er es sich zur Aufgabe machen, wesentliche Beobachtungen über Packungsfehler, beeinträchtigte Haltbarkeit oder mangelhafte Zubereitung, über Verträglichkeit und Nebenwirkungen, Mißbrauch und Suchtgefahren der betreffenden Herstellungsfirma, dem Arzneimittelbüro und in schwerwiegenden Fällen der Aufsichtsbehörde zu melden. Auch das Auftauchen von gestohlenen oder gefälschten Rezepten ist umgehend der Aufsichtsbehörde mitzuteilen und durch Information der zuständigen Landesapothekerkammer beziehungsweise der örtlichen Apothekerorganisation sicherzustellen, daß kein vermeidbarer Schaden auftritt.

Alle hier genannten Möglichkeiten der Beratung und Information sind kleine Mosaiksteinchen, die im einzelnen nicht allzu eindrucksvoll sein mögen; in ihrer Gesamtheit aber formen sie das Bild der Apotheke und des gesamten Berufsstandes.

Literatur

„Arbeitsbögen für die praktische Ausbildung des Pharmaziepraktikanten in Apotheken". Govi Verlag GmbH, Frankfurt/Main.

Kühn, P., Beratendes Kundengespräch – Versuch einer Systematik. Pharm. Ztg. *127*, 268 (1982).

Maxheimer, K., Wann haftet der Apotheker? Apotheker-Journal *2*, 12 (1982).

Pieck, J., Zwischen uneingeschränkter Auskunftspflicht und unerlaubter Ausübung der Heilkunde. Pharm. Ztg. *127*, 232 (1982).

Pieck, J., Schwerpunkte einer neuen Apothekenbetriebsordnung. Pharm. Ztg. *13*, 1485 (1985).

Schorn, G., Entwurf einer neuen Apothekenbetriebsverordnung. Pharm. Ztg. *130*, 1427 (1985).

Voigt, K., Information und Beratung durch den Apotheker – Stellungnahme eines Offizinapothekers. Pharm. Ztg. *130*, 1910 (1985).

1.2 Fertigarzneimittel

Von K.-A. Kovar, M. Keck und P. Schuler

1.2.1 Arzneimittelmarkt

Das 2. AMG 1976 versteht unter Fertigarzneimitteln Arzneimittel, die im voraus hergestellt und in einer zur Abgabe an den Verbraucher bestimmten Packung in den Verkehr gebracht werden. Ihre Kennzeichnung ist im Gesetz in allen Einzelheiten festgelegt, ebenso die Anforderungen an Packungsbeilagen (vgl. 6.1).

Nach den Angaben des Bundesgesundheitsamtes befinden sich z. Zt. 145 000 Fertigarzneimittel, darunter 5000 Tiermedikamente, auf dem Markt. Jeweils 70 000 Humanarzneimittel stammen aus der Fertigung der Industrie (darunter 28 000 Homöopathika) und aus der Fertigung von Krankenhäusern, Apotheken, Drogerien und Reformhäusern. Der vollsortierte Großhandel kommt mit 70 000 Lagerpositionen und die Durchschnittsapotheke mit 8000–12 000 Artikeln aus. In diesen Aufstellungen werden sowohl unterschiedliche Packungsgrößen und Stärken der Fertigarzneimittel als auch Heilwässer, Heilbäder und medizinische Weine miterfaßt, so daß die Zahlen beträchtlich zu reduzieren sind.

In der jährlich vom Bundesverband der Pharmazeutischen Industrie herausgegebenen Roten Liste sind knapp 9000 Fertigarzneimittel verzeichnet. Sie enthält rund 6700 chemisch definierte Präparate, die auf ca. 2900 verschiedene arzneilich wirksame Stoffe zurückgeführt werden können. Mit 2000 Medikamenten werden 93% des Umsatzes in Apotheken erzielt. Die 500 umsatzstärksten Präparate weisen einen Anteil von 66% auf. Der Gesamtumsatz in öffentlichen Apotheken betrug 1984 ca. 11.6 Mia DM. 6.15 Mia DM (= 53%), davon fallen auf die 15 größten Arzneimittelgruppen:

Koronartherapeutika (706 Mio DM), Vasodilatatoren (683 Mio DM), Antirheumatika (680 Mio DM), Antiinfektiva (630 Mio DM), Psychopharmaka (601 Mio DM), Analgetika (418 Mio DM), Vasoprotektoren (386 Mio DM), Hustentherapeutika (368 Mio DM), Antihypertonika (341 Mio DM), Antidiabetika (299 Mio DM), Kontrazeptiva (285 Mio DM), Vitaminpräparate (258 Mio DM); Herzglykoside (209 Mio DM), Sedativa und Hypnotika (177 Mio DM) und Corticoiddermatika (111 Mio DM).

In den letzten Jahren nahmen vor allem die Arzneimittel zur Behandlung von Herz-Kreislauferkrankungen, Durchblutungsstörungen und Bluthochdruck überdurchschnittlich zu. Der Pro-Kopf-Verbrauch für Arzneimittel lag 1983 bei 381 DM. 1984 wurden 61.3 Mia Einzeldosen von den Bundesbürgern verbraucht; das sind 2,9% mehr als im Vorjahr.

1.2.2 Neue Arzneimittel (1983-1985)

1.2.2.1 Übersicht

In den Jahren 1983–1985 wurden 78 Fertigarzneimittel mit neuartigen Wirkstoffen bzw. Kombinationen und therapeutischen Systemen in der Bundesrepublik eingeführt:
- 5 Analgetika/Antirheumatika,
- 23 Arzneimittel zur Beeinflussung des Nervensystems und der hormonalen Systeme,
- 13 Arzneimittel mit Wirkung auf Herz und Kreislauf,
- 4 Arzneimittel mit Wirkung auf die Resorptions- und Ausscheidungsorgane,
- 22 Antibiotika/Chemotherapeutika,
- 12 Arzneimittel mit Wirkungen an der Haut und
- 9 Sonstige Arzneimittel.

1.2.2.2 Analgetika/Antirheumatika

1983: Ridaura® (Auranofin), Pacyl® (Isoxicam, Zulassung ruht seit Oktober 1985).
1984: Protaxon® (Proglumetacin).
1985: Rengasil® (Pirprofen), Katadolon® (Flupirtin).

In der Gruppe der Analgetika/Antirheumatika fallen die Neueinführungen Ridaura® und Katadolon® auf. Ridaura® ist das erste oral anwendbare Goldpräparat zur Behandlung der chronischen Polyarthritis.

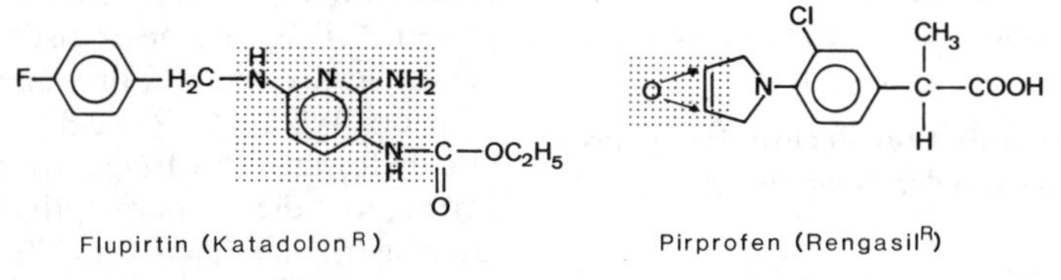

Abb. 1–1: Analgetika/Antirheumatika

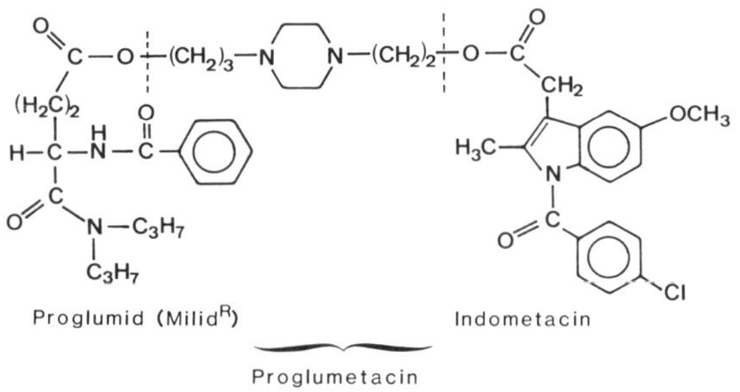

24 Pharmazeutische Praxis

Abb. 1–2: Protaxon®

Hierbei wird ausgenützt, daß entzündliche Gelenke eine größere Affinität zu Gold als nichtentzündete aufweisen. Flupirtin (Katadolon® (Abb. 1–1) gehört innerhalb der Analgetika-Gruppe einer neuen Substanzklasse (Triaminopyridinderivat) an. Es ist etwa halb so stark wirksam wie das 1984 der BtMVVO unterstellte Fortral® (Pentazocin) und soll über zentrale Mechanismen wirken. Protaxon® (Abb. 1–2) ist ein Prodrug und spaltet sich in Indometacin und Proglumid (Gastrinrezeptorantagonist). Da die therapeutische Dosis von Proglumid (Milid® 1,2 g/die) bei der üblichen Dosierung von Protaxon® (450 mg = 140 mg Proglumid) im Gegensatz zu Indometacin (150 mg) nicht erreicht wird, ist ein therapeutischer Nutzen bei diesem Präparat nicht erkennbar. Rengasil® (Abb. 1–1), ein nichtsteroidales Antirheumatikum aus der Gruppe der Arylpropionsäurederivate, weist bei seiner Verstoffwechslung (Epoxidierung) Parallelen zu Alclofenac (Neoston®), auf, das wegen des Mutagenitätsrisikos des Epoxids 1980 aus dem Handel gezogen wurde. Das Ruhen der Zulassung des Cyclooxygenasehemmers Pacyl® mußte bereits 2 Jahre nach Einführung wegen Hautreaktionen mit zum Teil schweren Verlaufsformen durch das Bundesgesundheitsamt veranlaßt werden.

1.2.2.3 Arzneimittel zur Beeinflussung des Nervensystems und der hormonalen Systeme

1983: Aarane®, Akatinol® (Memantine), Allergospasmin® (Cromoglicinsäure und Reproterol), Glucotard® (Guarmehl), Impromen® (Bromperidol), Optimine® (Azatadin), Promecon® (Benzquinamid), Pulmicort® (Budenosid), Ventilat® (Oxitropiumbromid).

1984: Dormicum® (Midazolam), Norcuron® (Vencuroniumbromid), Onsukil® (Procaterol), Suprefact® (Buserelin), Tafil® (Alprazolam), Vectarion® (Almitrin).

1985: Atenos®, Brelomax® (Tulobuterol), Bespar® (Buspiron), Bronalide® (Flunisolid), Fertinorm® (Follitropin human, FSH), Fevarin® (Fluvoxamin), Hismanal® (Astemizol), Lendormin® (Brotizolam), Scopoderm® TTS (Scopolamin), Sirdalud® (Tizanidin).

In der Gruppe der *Antiallergika* wurden mit Optimine® und Hismanal® zwei Antihistamine entwickelt, deren Sedierung in therapeutischen Dosen sehr gering ausfällt.

Das im *Antidiabetikum* Glucotard® enthaltene Guarmehl führt durch Quellung im Darm zu einer verzögerten Kohlenhydratresorption und dadurch zu einer Verringerung des Blutzuckeranstieges nach den Mahlzeiten.

Promecon® ist ein neues *Antiemetikum*, das z. B. nach Zytostatikabehandlung oder Strahlentherapie Verwendung findet. Scopoderm® TTS wird als transdermales therapeutisches System in Form eines Membranpflasters 4–6 h vor Reiseantritt hinter dem Ohr befestigt. Das freigesetzte Scopolamin verringert die Überempfindlichkeit des Gleichgewichtsorgans im Innenohr und beugt so dem Auftreten der Reisekrankheit vor.

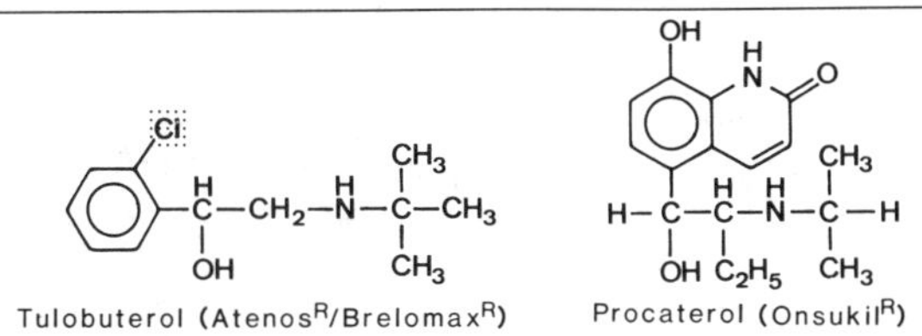

[Tulobuterol (Atenos®/Brelomax®) structure]
[Procaterol (Onsukil®) structure]

Abb. 1–3: Bronchospasmolytika

Atenos® bzw. Brelomax® (Abb. 1–3) wirken als *Bronchospasmolytika*; ihr Wirkstoff Tulobuterol unterscheidet sich von Terbutalin (Bricanyl®) durch Ersatz der beiden m-ständigen Hydroxylgruppen mit einem o-ständigen Chlorsubstituenten.

Onsukil® (8-Hydroxychinolinonderivat) ist ein neuartiger Arzneistoff aus der Gruppe der ß$_2$-Sympathomimetika und wird bei obstruktiven Atemwegserkrankungen und zur Anfallsprophylaxe bei allergischem Asthma verwendet.

Ebenfalls bronchospasmolytisch wirkt das Ethylscopolaminiumbromid Ventilat®; es besitzt keine zentral anticholinergen Wirkungen, da die Blut/Hirn-Schranke nicht überwunden werden kann. Aarane® und Allergospasmin® sind Kombinationspräparate aus dem Mastzellenstabilisator Cromoglicinsäure und dem ß$_2$-Sympathomimetikum Reproterol (im Bronchospasmin®).

Die Vollacetalisierung im Budenosid (Pulmicort®; Abb. 1–4) mit Butyraldehyd hat gegenüber den üblichen Veresterungen der Hydroxylgruppen an C-16 und C-17 den Vorteil, daß diese Verbindung nicht von den fast in allen Gewebearten vorkommenden Esterasen gespalten, sondern erst nach Erreichen der Leber durch Oxidasen metabolisiert wird. Letztere Enzyme sind in der Lunge nicht vorhanden, so daß dort kein Wirkungsverlust festzustellen ist. Pulmicort® wurde dem Sterax®, dem Acetonid des 16-Hydroxyprednisolons, nachempfunden. Die Acetalisierung ergibt allgemein eine höhere lokale Wirkstärke als das Acetonid im Bronalide®-Inhalt, da durch die verstärkte Lipophilie eine hohe Affinität zu den Steroidrezeptoren der Lunge erreicht wird. Wegen der fehlenden Fluorierung dürfte Pulmicort® eine geringere Nebenwirkungsrate (Steroiddermatitis) als Bronalide® aufweisen.

Das Almitrin im Vectarion® führt durch eine Verbesserung des Gasaustausches in der Lunge zu einer Erhöhung des arteriellen Sauerstoffdrucks und zu einer Verringerung des CO_2-Partialdrucks; das Medikament ist vor allem zur Behandlung von chronisch-obstruktiven Lungenerkrankungen mit Gasaustauschstörungen gedacht.

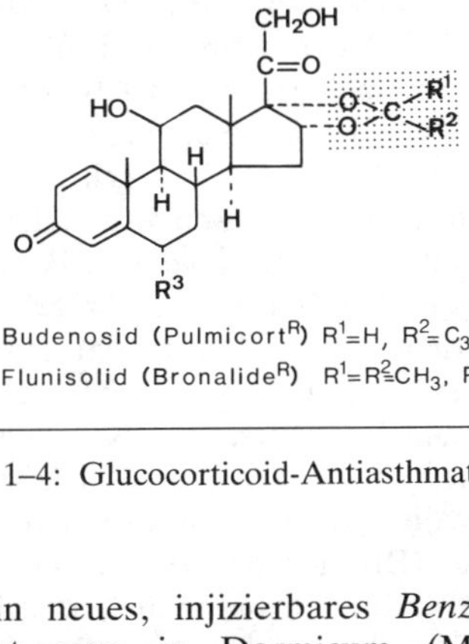

[Steroid structure]
Budenosid (Pulmicort®) R^1=H, R^2=C$_3$H$_7$, R^3=H
Flunisolid (Bronalide®) R^1=R^2=CH$_3$, R^3=F

Abb. 1–4: Glucocorticoid-Antiasthmatika

Ein neues, injizierbares *Benzodiazepin* findet man in Dormicum (Midazolam; Abb. 1–5) welches sich vom Halcion® hauptsächlich durch den Ersatz des Triazolringes durch einen Imidazolinring unterscheidet. Dadurch wird die Substanz basisch und kann ein wasserlösliches Hydrochlorid bilden. Es ist daher zur Narkoseprämedikation und zur Notfallbehandlung im Status epilepticus geeignet. Das 1985 eingeführte Lendormin® gehört in die Gruppe der rasch wirkenden Thienotriazolo-1,4-diazepine. Wie das Halcion® besitzt das Präparat bereits in niedriger Dosierung (0,25 mg) schlafinduzierende Wirkung, und ist mit ei-

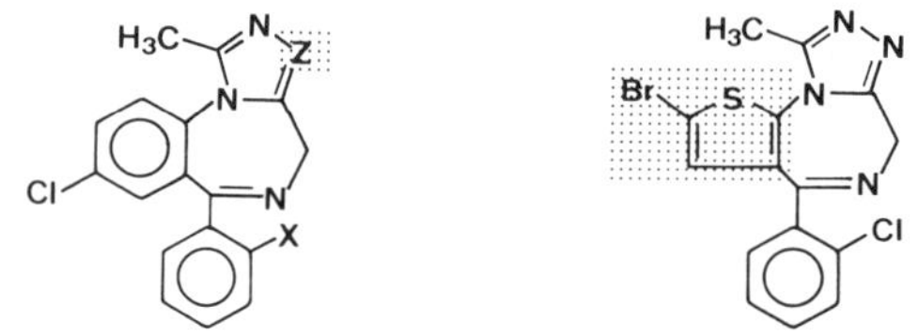

Midazolam (Dormicum®)
Z=CH, X=F
Alprazolam (Tafil®)
Z=N, X=H

Brotizolam (Lendormin®)

Abb. 1–5: Benzo- bzw. Thieno-diazepine

ner Eliminationshalbwertszeit von 4–8 h zu den Diazepinen mit kurzer Wirkdauer zu rechnen. Für das Mißbrauchspotential gilt dasselbe wie für die Benzodiazepine (vgl. 6.5).

Ein weiteres Triazolo-1,4-benzodiazepin, das Alprazolam welches sich vom Halcion® nur durch eine Chlor- statt einer Fluorsubstitution unterscheidet, wirkt als *Anxiolytikum* und Antidepressivum im Tafil®. Bespar®, ein Azaspirodecandion-Abkömmling (Abb. 1–6), wurde als Ersatz für die Benzodiazepine auf den Markt gebracht, um der Unterstellung von letzteren unter das Betäubungsmittelrecht vorzubeugen. Buspiron greift nicht an den Benzodiazepinrezeptoren an, sondern wirkt an den präsynaptischen Dopaminrezeptoren. Ein Abhängigkeitspotential vom Benzodiazepin-Typ ist daher unwahrscheinlich. Sinnvoller ist die Einordnung unter die *Neuroleptika*, zu denen auch Impromen® (Brom-Analogon zu Haloperidol) gehört. Im Fluvoxamin (Fevarin®), wurden Teilstrukturen des Noxiptilins (Agedal®) übernommen. Die Substanz wirkt gegen depressive Verstimmungen unterschiedlicher Genese, indem es die Wiederaufnahme von Serotonin in die präsynaptischen Vesikel hemmt.

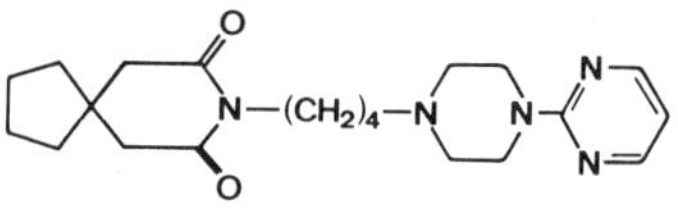

Fertinorm® enthält Follitropin zur Stimulation der Follikelentwicklung bei Follikelreifungsstörungen. Im Suprefact® findet man den LH-RH-Agonisten Buserelin, ein Nonapeptid zur Unterdrückung der testikulären Hormonbildung beim Prostatakarzinom. Norcuron® und Sirdalud® gehören in die Gruppe der Muskelrelaxantien, Akatinol® (Dimethylderivat des Amantadins – PK-Merz®) zu den Parkinsonmitteln.

1.2.2.4 Arzneimittel mit Wirkung auf Herz und Kreislauf

1983: Endak® (Carteolol), Lofetensin® (Lofexidin), Lonolox® (Minoxidil), Procorum® (Gallopamil).
1984: Kerlone® (Betaxolol), Pres® (Enalapril), Wincoram® (Amrinon), Wydora® (Indoramin), Xanef® (Enalapril).
1985: Bayotensin® (Nitrendipin), Heitrin® (Terazosin), Nimotop® (Nimodipin), Prostavasin® (Alprostadil).

Zu den Substanzen, welche die α-Rezeptoren erregen oder selektiv blockieren zählen Lofetensin®, Heitrin® und Wydora®.

Lofexidin (Lofetensin®; Abb. 1–7) ähnelt

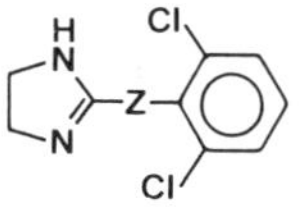

Buspiron

Abb. 1–6: Bespar®

Lofexidin Z=CH-O-$\overset{CH_3}{|}$

(Clonidin Z=$\overset{H}{N}$)

Abb. 1–7: Lofetensin®

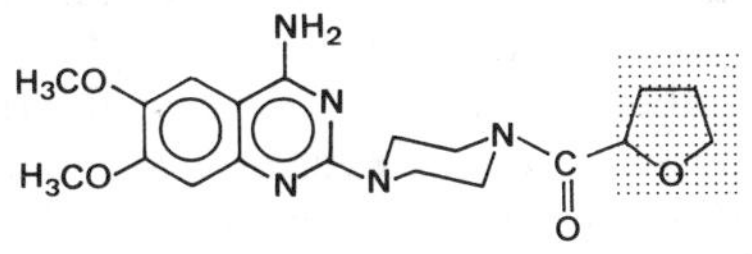

Abb. 1–8: α_1-Rezeptorenblocker

in seiner Struktur (Imidazolinderivat) dem Clonidin (Catapresan®) und wirkt etwas weniger hypertensiv als dieses. Terazosin (Heitrin®; Abb. 1–8), ein 4-Aminochinazolinabkömmling, unterscheidet sich vom bekannten Prazosin (Minipress®) durch die Hydrierung des Furanringes. Dadurch wird die Eliminationshalbwertszeit auf 8–14 Stunden verlängert. Beide Medikamente wirken blutdrucksenkend durch α-Rezeptorblockade der glatten Muskulatur der Gefäßwand, wobei die präsynaptischen α_2-Rezeptoren und damit die Noradrenalinfreisetzung unbeeinflußt bleibt. Ebenfalls ein kompetitiver, postsynaptischer α_1-Rezeptorenblocker ist das neue Benzamidopiperidin Indoramin (Wydora®; Abb. 1–8); es weist zusätzliche Histamin-H_1-antagonistische und membranstabilisierende Eigenschaften auf.

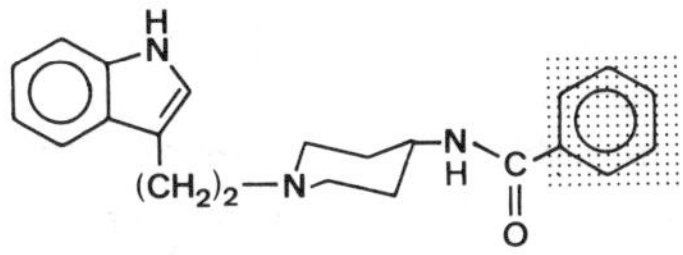

Wegen der nicht unerheblichen Nebenwirkungen (Hypertrichose, Pericardergüsse, Repolarisationsstörungen im EKG) ist das Lonolox® umstritten. Die Substanz ist eine Piperidino-Pyrimidinverbindung, die zu den oral am stärksten wirkenden Vasodilatatoren zählt.

Das Prodrug Enalapril (Pres® und Xanef®) ist wie das bekannte Captopril® ein Angiotensin-Converting-Enzym-*(ACE-) Hemmer*. Dadurch nehmen Plasmaspiegel von Angiotensin II und von Aldosteron ab bei gleichzeitiger Steigerung der Plasmarenin-Aktivität. Die Folge ist eine Abnahme des peripheren Gefäßwiderstandes und Verringerung des Blutdruckes. Im Oktober 1985 hat das Bundesgesundheitsamt die Indikation wegen unerwünschter Nebenwirkungen (mögliche Nierenfunktionsstörungen, additive Effekte bei gleichzeitiger Einnahme von Diuretika, angioneurotisches Ödem) eingeschränkt.

Kerlone® und Endak® erhöhen im Grunde genommen nur die Zahl der im Handel befindlichen β-Rezeptorenblocker.

Die *Calcium-Antagonisten* Bayotensin® (Nitrendipin) und Nimotop® (Nimodipin) leiten sich vom Adalat® (Nifedipin) ab (Abb. 1–9). Der auffallendste Unterschied ist die verschiedene Substituierung des Dihydropyridingrundgerüstes, wodurch optisch aktive Substanzen entstehen. Nitrendipin greift wie Nifedipin vorwiegend am peripheren Gefäßsystem an, während der Hauptangriff von Nimodipin wegen dessen lipophileren Eigenschaft am zerebralen Gefäßsystem erfolgt.

Procorum® unterscheidet sich vom bereits seit längerem eingeführten Calciumantagonisten Verapamil® durch eine weitere Methoxygruppe. Das Präparat besitzt daher

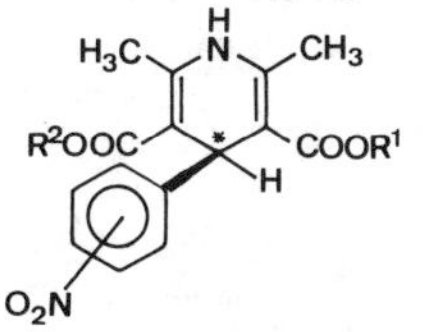

Nitrendipin (Bayotensin®) $R^1=CH_3$, $R^2=C_2H_5$
Nimodipin (Nimotop®) $R^1=iC_3H_7$, $R^2=CH_2-CH_2-O-CH_3$
(Nifedipin (Adalat®)) $R^1=R^2=CH_3$)

Abb. 1–9: Calciumantagonisten

weitgehend die gleiche Wirkungsqualität wie dieses mit etwas längerer Dauer. Ein besonderer Fortschritt ist hierbei nicht zu erkennen.

Prostavasin® (Alprostadil) Ampullen enthalten das Prostaglandin E_1 als Einschlußverbindung mit α-Cyclodextrin. Letzteres verbessert die Wasserlöslichkeit und die Stabilität von Prostaglandinen erheblich. Prostavasin® zählt zu den durchblutungsfördernden Mitteln und wird bei chronisch arterieller Verschlußkrankheit verwendet.

1.2.2.5 Arzneimittel mit Wirkung auf die Resorptions- und Ausscheidungsorgane

1983: Valbil® (Febuprol).
1984: Gevilon® (Gemfibrozil), Salofalk® (5-Aminosalicylsäure).
1985: Edrul® (Muzolimin).

Edrul® (Abb. 1–10) ist als Pyrazolinonderivat ein neues Schleifen*diuretikum*, das sich vom Lasix® (Furosemid) insbesondere durch seine etwas stärkere und längere Wirkung unterscheidet. Da Edrul® im Gegensatz zu den klassischen Diuretika keine Sulfonamidgruppierung aufweist, beeinflußt das Präparat nicht die Carbonat-Anhydrase und somit nicht die Hydrogencarbonat- und Phosphatausscheidung. Leider ist mit den auch von anderen Diuretika bekannten Auswirkungen auf den Zucker- und Lipidstoffwechsel zu rechnen.

Der *Lipidsenker* Gevilon® (Abb. 1–11) weist Strukturverwandtschaft mit dem Metaboliten des Clofibrat, der Clofibrinsäure, auf und ist bei schwerer Hypertriglyceridämie angezeigt, wenn diätetische Maßnahmen und Alkoholkarenz nicht ausreichen. Der Gesamtcholesterolspiegel wird unter Erhöhung des HDL-Cholat-Gehaltes und Erniedrigung der LDL- und VLDL-Cholesterolkonzentration nur mäßig abgesenkt.

In den Salofalk®-Suppositorien wird die 5-Aminosalicylsäure zur Behandlung der *Colitis ulcerosa* eingesetzt. Die 5-Aminosalicylsäure, die auch aus dem Prodrug Salazosulfapyridin (Azulfidine®) durch bakteriellen Abbau im Darm entsteht, wirkt antiphlogistisch, wobei die Frage nach der lokalen oder systemischen Wirkung noch ungeklärt ist.

Valbil®, ein Phenoxypropanolderivat, gehört zu den *Cholagoga*. Es steigert die Gallensekretion und die Ausscheidung von Gallensäure, Bilirubin, Cholesterol und Phospholipiden. Der Serumcholesterolspiegel soll gesenkt werden.

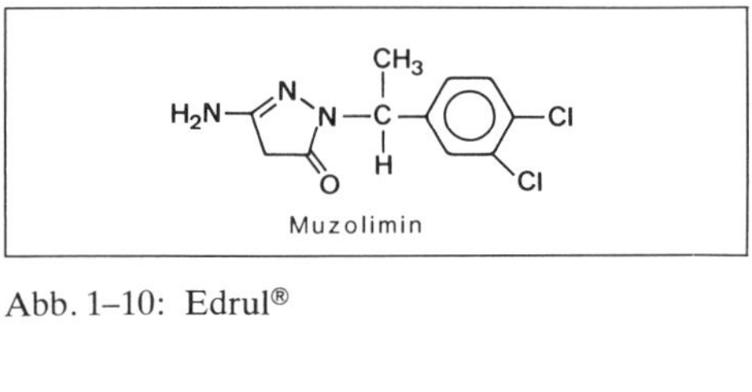

1.2.2.6 Antibiotika/Chemotherapeutika

1983: Ceftix® (Ceftizoxim), Lumota® (Apalcillin), Rocephin® (Ceftriaxon), Tacef® (Cefmenoxim), Zovirax® (Aciclovir).
1984: Aclaplastin® (Aclarubicin), ACNU® (Nimustin), Barazan® (Norfloxacin), Carcinil® (Leuprorelin), Cinobactin® (Cinoxacin), Farmorubicin® (Epirubicin), Fortum® (Ceftazidim), Fugerel® (Flutamid), Miraxid® (Pivampicillin, Pivmecillinam), Orimeten® (Aminoglutethimid), Sterecyt® (Prednimustin), Temopen® (Temocillin), Wilprafen® (Josamycin).
1985: Azactam® (Aztreonam, Arginin), Dynabiotic® (Aztreonam, Arginin), Novantron® (Mitoxantron), Tarivid® (Ofloxacin), Zienam® 500 (Imipenem, Cilastatin).

Bei den *β-Lactam-Antibiotika* geht die Entwicklung zu ß-lactamasestabilen Substanzen und Arzneistoffen mit breiten Wirkungsspektren weiter. In den Gruppen der Penicilline und Cephalosporine gibt es keine revolutionären Entwicklungen.

Das *Penicillinderivat* Temocillin im Temopen® unterscheidet sich vom Ticarcillin (Aerugipen®) nur durch eine Oxymethyl-

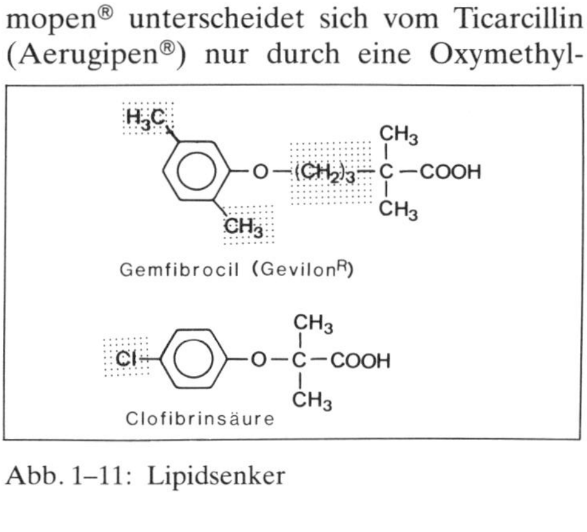

Gemfibrocil (Gevilon®)

Clofibrinsäure

Abb. 1–11: Lipidsenker

Muzolimin

Abb. 1–10: Edrul®

gruppe an C-6 im Lactamring, wodurch das Präparat penicillinasestabil wird. Die Verbindung erreicht nicht die Wirkungsbreite von Ticarcillin; die Einwirkung ist auf gramnegative aerobe Keime beschränkt. Da man den Stellenwert des Präparates noch nicht genau beurteilen kann, muß Temopen® als Reserveantibiotikum mit strenger Indikationsstellung angesehen werden.

In Lumota® (Apalcillin) ist die freie Aminogruppe des Ampicillins ähnlich wie in Pipril® (Piperacillin) acyliert. Es ist daher zu den Penicillinen mit breitem Wirkungsspektrum auf grampositive und gramnegative aerobe Erreger sowie grampositive Anaerobier zu rechnen; die Widerstandsfähigkeit gegen die Pseudomonas-ß-Lactamase wurde in Apalcillin weiter verbessert. Im Miraxid® wurden Pivampicillin (Maxifen®) mit Pivmecillinam (bisher noch nicht im Handel) im Verhältnis 5:4 kombiniert; beide Verbindungen sind die Pivaloyloxymethylester von Ampicillin (Binotal®) bzw. Mecillinam, deren Resorption dadurch wesentlich verbessert wird. Bereits in der Darmwand spalten Esterasen die Ester wieder in die Ausgangsverbindungen, die als solche nun über das Blut wirksam werden können. Beide Komponenten weisen verschiedene Angriffspunkte in der Biosynthese des Mureins auf und schädigen somit die Zellwand unterschiedlich. Aus diesem Grund wirkt die Kombination synergistisch; Miraxid® besitzt daher ein breites Wirkungsspektrum mit zusätzlichem Angriff auf gramnegative Keime einschließlich Enterobakterien.

Rocephin®, Tacef®, Ceftix® und Fortum® gehören in die Gruppe der *Cephalosporine* und weisen wie das schon lange bekannte Claforan® (Cefotaxim) identische Partialstrukturen (Aminothiazolring, veretherte Oximgruppe) auf. Sie werden vorwiegend klinisch parenteral angewendet und zeichnen sich durch ein breites Wirkungsspektrum gegen zahlreiche grampositive und -negative Keime sowie durch ihre Stabilität gegenüber bakteriellen ß-Lactamasen aus. Besonders auffällig ist die lange Halbwertszeit (7–8 h) von Rocephin®, welche eine einmalige tägliche Dosierung ermöglicht. Fortum® soll einerseits eine gute Wirksamkeit gegen Pseudomonas aeruginosa besitzen, ist aber andererseits wegen der Resistenzentwicklung für eine Monotherapie nicht zu empfehlen.

Aztreonam (Azactam®, Dynabiotic®) ist das erste synthetische *Monobactam* (Monozyklisches, bakteriell produziertes ß-Lactam-Antibiotikum), welches in die Therapie eingeführt wurde (Abb. 1–12). Die Seitenkette ist mit der von Fortum® identisch. Als solches besitzt es das gramnegative Wirkungsspektrum der neueren Cephalosporine. Es wirkt aufgrund einer hohen Affinität zum Penicillinbindeprotein-3 bakterizid. Die Vorteile gegenüber Cephalosporinen liegen in der besseren Verträglichkeit und geringeren Nebenwirkungsrate; so wurden bisher keine Ototoxizität und Nephrotoxizität bekannt.

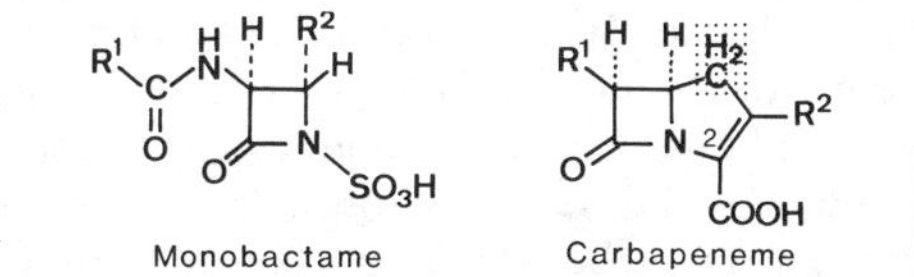

Abb. 1–12: Grundgerüste der Monobactam- und Carbapenem-Antibiotika

Zienam® ist ein Kombinationspräparat aus Imipenem und Cilastatin. Das neue Breitspektrum-Antibiotikum Imipenem gehört zur neuen Klasse der Carbapeneme. In den *Carbapenemen* (Abb. 1–12) wird der Schwefel des Penamgrundgerüstes der Penicilline durch einen Kohlenstoff ersetzt und eine Doppelbindung (C-2/3) eingeführt. Carbapeneme erreichen im allgemeinen eine hohe ß-Lactamese-Stabilität. Cilastatin, das selbst nicht antibakteriell wirkt, hat eine zweifache Funktion. Einmal hemmt die Substanz die Dehydropeptidase I in den luminalen Membranen der Tubuluszellen, welche die Carbapeneme spaltet, zum andern verringert sie die Sekretion von Imipenem aus dem Blut in die Tubuluszellen, wodurch eine Akkumulation und damit eine Schädigung der Niere vermieden wird.

Josamycin (Wilprafen®) gehört wie Erythromycin, dem es im Wirkungsspektrum ähnelt, zu den *Makrolid-Antibiotika*. Hervorzuheben sind die gute Gewebegängigkeit

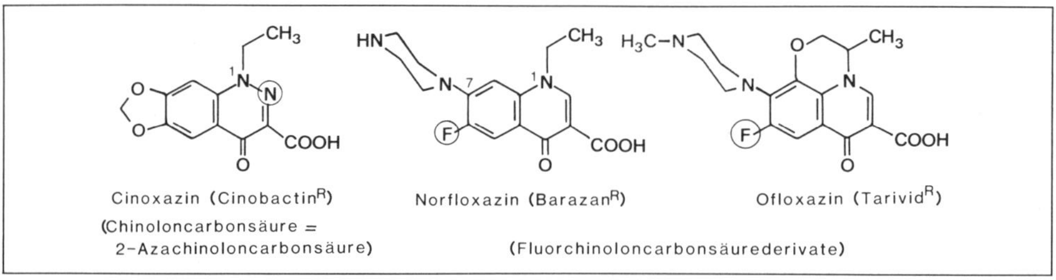

Cinoxazin (Cinobactin®)
(Chinoloncarbonsäure =
2-Azachinoloncarbonsäure)

Norfloxazin (Barazan®)

Ofloxazin (Tarivid®)

(Fluorchinoloncarbonsäurederivate)

Abb. 1–13: Gyrasehemmer

und geringere Resistenzrate gegenüber Staphyllococcus aureus.

Zu den *Gyrasehemmern* (gyratus = gewunden, geschlängelt) zählen Cinobactin®, Barazan® und Tarivid® (Abb. 1–13). Diese hemmen die Funktion von Bakterien-Gyrasen, welche an der DNA-Replikation und -Transskription sowie RNA-Synthese beteiligt sind. Die Gyrase führt in der als Doppelhelix vorliegenden DNA unter Energieaufwand übergeordnete Windungen (Überspiralen) ein. Diese übergeordneten Windungen zwingen die DNA in eine gespannte, verdrillte Konformation, so daß der 1 cm lange DNA-Strang in einer 1μm großen Bakterienzelle untergebracht werden kann. Bakterien können die genetische Information ihrer DNA nur im spiralisierten, verknäulten Zustand aufnehmen. Verhindern Gyrasehemmer diesen Vorgang, hat die Bakterienzelle keine Überlebenschance. Die älteren Gyrasehemmer, die sich von der Nalidixinsäure (Nogram®; 8-Azachinolonderivat) ableiteten, wurden zur Behandlung von Harnwegsinfektionen verwendet, während die neueren, die vereinfacht als Fluorochinolone bezeichnet werden können, ein größeres Wirkungsspektrum aufzeigen, das sich über gramnegative Erreger, grampositive Kokken und z. T. auch über Anaerobier erstreckt. Der Piperazinring an C-7 wird für die Aktivität gegen Pseudomonas verantwortlich gemacht. Gelegentlich treten gastrointestinale Störungen wie Appetitlosigkeit, Übelkeit, Durchfall, Bauchschmerzen auf. Seltener sind Kopfschmerzen, Schlafstörungen, Erregtheit und allergische Hautreaktionen. Gyrasehemmer sollen nicht während der Schwangerschaft und Stillzeit sowie an Kindern und Jugendlichen in der Wachstumsphase gegeben werden. Das Wirkungsspektrum von Cinobactin® erreicht nicht die Breite von Barazan®, da der Piperazinring fehlt. Cinobactin® und Tarivid® werden vorwiegend über die Niere ausgeschieden; dies ist bei eingeschränkter Nierenfunktion zu beachten. Tarivid® erwies sich als wirksam und gut verträglich bei Infektionen der Harnwege, der Weichteile, des Bauchraumes, der Atemwege inklusive bakterieller Pneumonien, bei Wundinfektionen, Erysipel und nichtgonorrhöischen Infektionen des Genitaltraktes.

Wie die anderen *Virustatika* Idoxuridin (Iducutit®, IDU®, Virunguent®, Zostrum®) und Vidarabin (Vidarabinphosphat Thilo®) blockiert das 1983 eingeführte Zovirax® (Aciclovir; Abb. 1–14) die Virus-DNA-Replikation. Der Unterschied liegt jedoch darin, daß Zovirax® spezifisch auf die Viruszelle gerichtet ist, da es als Prodrug erst von dem virusspezifischen Enzym Thymidinkinase phosphoryliert wird; über das Diphosphat entsteht der eigentliche Wirkstoff, das Aciclovir-Triphosphat. Zovirax® greift infolgedessen solche Herpes-Viren an, die eine eigene Thymidinkinase zu ihrer Replikation benötigen; es ist daher eine wirksame Substanz gegen Herpes simplex-Typen I und II sowie gegen den Varicella-Zoster-Virus. Aciclovir ist chemisch mit dem für die DNA-Synthese notwendigen Nucleosid

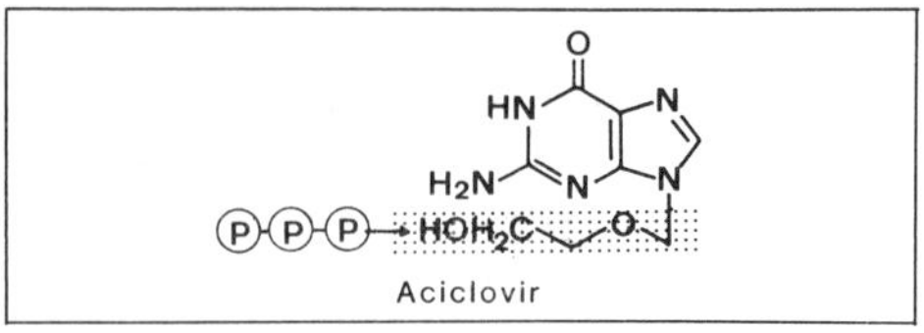

Aciclovir

Abb. 1–14: Zovirax®

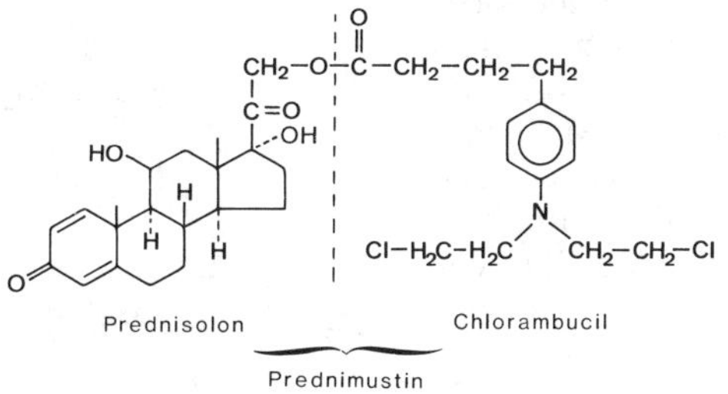

Prednisolon — **Chlorambucil**
Prednimustin

Abb. 1–15: Sterecyt®

Desoxyguanosin verwandt; der Desoxyribose-Ring wurde aufgespalten und die Kohlenstoffe C-2' und C-3' eliminiert.

Im vorliegenden Zeitraum kamen 8 neue *Zytostatika* in den Handel. ACNU® ist ein N-Nitrosoharnstoffderivat, welches die DNA-Synthese über Alkylierungs- und Carbamoylierungsreaktionen hemmt und wegen der leichten Überwindung der Blut-Hirn-Schranke vornehmlich bei Hirntumoren eingesetzt wird. ACNU® besitzt die bekannte Nebenwirkungspalette der sonstigen Zytostatika: Magen-Darmstörungen, Leber- und Nierenfunktionsstörungen, erhöhte Infektionsgefahr durch immusuppressive Reaktionen.

Aclaplastin®, Farmorubicin® und Novantron® sind wie Daunorubicin (Daunoblastin®) und Doxorubicin (Adriblastin®) zytostatisch wirksame Antibiotika und gehören in die Gruppe der Anthracycline bzw. Anthrachinonderivate. Sie besitzen bezüglich des Nebenwirkungsrisikos gegenüber Adriblastin® deutliche Vorteile: gastrointestinale Beschwerden, Alopezie und Kardiotoxizität sind wesentlich schwächer ausgeprägt.

Fugerel®, Sterecyt® und Carcinil® sind zu den hormonellen Zytostatika zu rechnen. Das p-Nitroanilidderivat Flutanid in Fugerel® gehört in die Gruppe der Antiandrogene und soll bei der Behandlung des fortgeschrittenen Prostatakarzinoms, das nicht durch Radikaloperation oder Bestrahlung zu behandeln ist, die Aufnahme von Testosteron in das Prostatagewebe und/oder die Bindung von Testosteron sowie Dihydrotestosteron an den Androgenrezeptor im Zellkern verhindern. In vergleichenden Studien war Fugerel® dem Diethylstilbestrol (als Di-

hydrogenphosphat im Honvan®) gleichwertig. Carnicil® enthält das Acetat des Leuprorelins, ein synthetisches Analogon zu Gonadorelin am GRH-Rezeptor mit einer 70–80fachen Wirksamkeit des Gonadotropin-Releasing-Hormons. Letztlich wird eine weitgehende Hemmung der Steroidbildung in den Keimdrüsen erreicht, entsprechend wird Carnicil® wie Fugerel® eingesetzt. Prednimustin in Sterecyt® (Abb. 1–15) ist der Ester aus Chlorambucil und Prednisolon; als solches vereint es die zytostatischen Wirkungen eines Alkylans und eines Glucocorticoids und wird zur Behandlung des Mammakarzinoms eingesetzt. Durch das leichtere Eindringen des Esters in die Tumorzelle nimmt die antineoplastische Wirkung gegenüber den unerwünschten Nebenwirkungen zu.

Das Aminoglutethimid (Orimeten®; Abb. 1–16; Glutethimid = Doriden® a. H.) war bereits früher als Antiepileptikum (Eliptan®) im Handel, mußte jedoch wegen seiner Nebenwirkungen auf den Stoffwechsel der Steroidhormone zurückgezogen werden. Es hemmt die Biosynthese von Gluco- und Mineralocorticoiden in der NNR und die Bildung von Östrogenen aus Androgenvorstufen im Fett- und Mammakarzinomge-

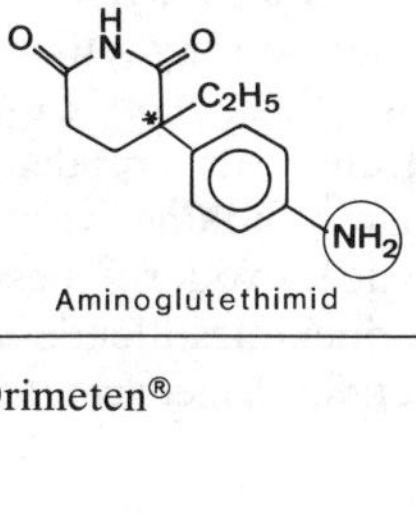

Aminoglutethimid

Abb. 1–16: Orimeten®

webe. Orimeten® wird daher bei metastasierendem Mammakarzinom und zur Behandlung des Cushing-Syndroms verschiedener Genese eingesetzt. Um bei der Mammakarzinombehandlung einen negativen Feed-Back auf die NNR zu verhindern, ist die zusätzliche Verabreichung eines Glucocorticoids notwendig.

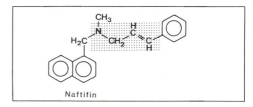

Abb. 1–17: exoderil®

1.2.2.7 Arzneimittel mit Wirkung an der Haut

1983: Meclosorb® (Meclocyclin), Mycospor® (Bifonazol), Organoderm® (Malathion), Oxoferin® (Chlor(IV)-oxid-Sauerstoffkomplex(4:1)-Hydrat), Tigason® (Etretinat).
1984: Myfungar® (Oxiconazol), Oceral® (Oxiconazol).
1985: Amciderm® (Amcinonid), Dermatop® (Prednicarbat), exoderil® (Naftifin), Roaccutan® (Isotretinoin), Tercospor® (Terconazol).

Mycospor® und Myfungar®/Oceral® zählen wie das dominierende Präparat in dieser Reihe, das Canesten®, zu den Imidazol-*Antimykotika*. Sie greifen in die Biosynthese von Ergosterol ein, welches als Baustein für die Pilzzellmembran notwendig ist. Die Wirkungsspektren entsprechen weitgehend dem des Canesten® (gegen Dermatophyten, Hefen, Schimmelpilze). Ob die einmal tägliche Applikation von Mycospor® und Myfungar®/Oceral® als besonderer Vorteil anzusehen ist, wird unter den Dermatologen konträr diskutiert.

Tercospor® wurde dem Nizoral® nachgebaut, der Imidazolring durch einen Triazoloring ausgetauscht und die Acetyl- durch eine Isopropylgruppe ersetzt. Trotzdem wird es nicht oral, sondern als Ovula und Creme gegen vulvovaginale Mykosen eingesetzt.

exoderil® (Abb. 1–17) enthält den Wirkstoff Naftifin, der als Allylamin in eine ganz neue Klasse der Antimykotika einzuordnen ist. Die Biosynthese von Ergosterol wird wesentlich früher als bei den Imidazolen gehemmt (Umwandlung von Squalen in Squalenperoxid). exoderil® besitzt den Vorteil, daß es juckreizstillende ·und entzündungshemmende Eigenschaften aufweist.

Das Medikament dringt gut in die Hornschicht der Haut und in Nagelschichten ein.

Roaccutan® (Isotretinoin) und Tigason® (Etretinat) sind *Retinoide* (Abb. 1–18). Isotretinoin ist das cis-Isomer der Vitamin A-Säure (13-trans-Retinsäure = Tretionoin), die in Airol®, Cordes® VAS und Eudyna® zur lokalen Schälbehandlung der Akne seit vielen Jahren verwendet wird. Isotretinoin, dessen Therapeutischer Index (Verhältnis von pharmakologischer Wirkung am Tiermodell zu Nebenwirkungen im Sinne einer Hypervitaminose) 2,5mal höher liegt als der für Tretinoin, hat inzwischen große Bedeutung bei der peroralen Behandlung schwerer Akneformen erhalten. Es vermindert die Talgdrüsenproduktion der Haut um 70–90% bei gleichzeitiger Verkleinerung der Talgdrüsen. Auch hier ist wie bei den anderen Retinoiden die teratogene Wirkung zu beachten, die eine Kontrazeption bis zu acht Wochen nach Absetzen des Medikamentes erforderlich macht. Tigason® (Etretinat) ist ein hochtoxisches aromatisches Retinoid, das zur symptomatischen Behandlung schwerster Verhornungsstörung der Haut, wie sie u. a. bei therapieresistenten Formen der Psoriasis vorkommen, verwendet wird.

Da das *Tetracyclinderivat* Meclocyclin enteral äußerst schlecht resorbiert wird,

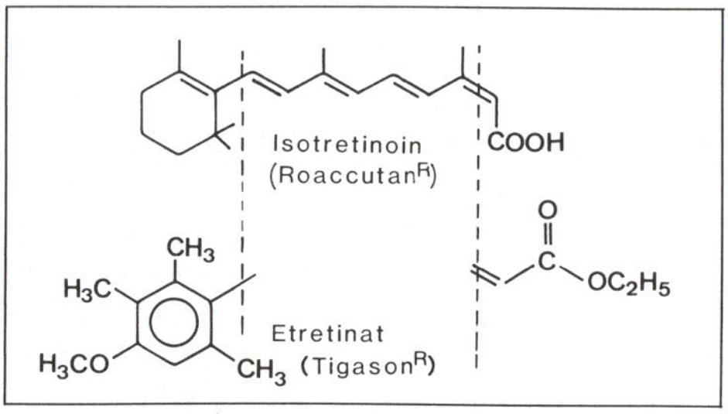

Abb. 1–18: Retinoide

kommt der Arzneistoff in Meclosorb® als Creme zur Behandlung der Akne vulgaris nur topisch zur Anwendung. Verabreichung an Schwangere und an Kindern unter 10 Jahren sollte wie bei allen anderen Tetracyclinen wegen auftretender Zahnanomalien (Einlagerung während der Dentalphasen) unterbleiben.

Malathion (Organoderm®) ist als Dithiophosphorsäureester ein Cholinesterasehemmstoff, welcher in der Behandlung der Kopfläuse größere Erfolge als Lindan (Cuprex®) erzielt. Wegen der raschen Inaktivierung durch Carboxylasen weist die Substanz eine relativ geringe Toxizität auf.

Der nur in Lösung stabilen Chlor(IV)-oxid-Sauerstoff-Komplex im Oxoferin® wird im biologischen Gewebe in Chlor und Sauerstoff gespalten und wirkt so bakterizid gegen Aerobier und Anaerobier. Außerdem wird die Phagozytose stimuliert, so daß Oxoferin bei Wundheilungsstörungen eingesetzt werden kann.

Dermatop® (Prednicarbat) und Amciderm® (Amcinonid) vergrößern die große Zahl der äußerlich angewendeten *Glucocorticoide* (Abb. 1–19). Prednicarbat gehört zu einer Gruppe bisher nicht therapeutisch eingesetzter Corticoid-17-alkylcarbonate. Der Arzneistoff soll die gleiche Wirkstärke wie die halogenierten Corticoide Betamethasonvalerat (Betnesol V®) oder Fluocortolon (Ultralan®) besitzen, jedoch geringere atrophage Potenz als diese aufweisen. Systemische Nebenwirkungen wie Suppression der körpereigenen Cortisolsynthese wurde auch nach großflächiger Anwendung an kranker Haut bisher nicht beobachtet. Im Amcinonid liegt ein Ketal des Cyclopentanons vor, welches wie die Acetonide (Delphicort®, Volonimat®, Sterax®, Tridesilon®, Jellin®) nicht durch Esterasen gespalten wird, wodurch die topische Wirkung wesentlich gesteigert ist.

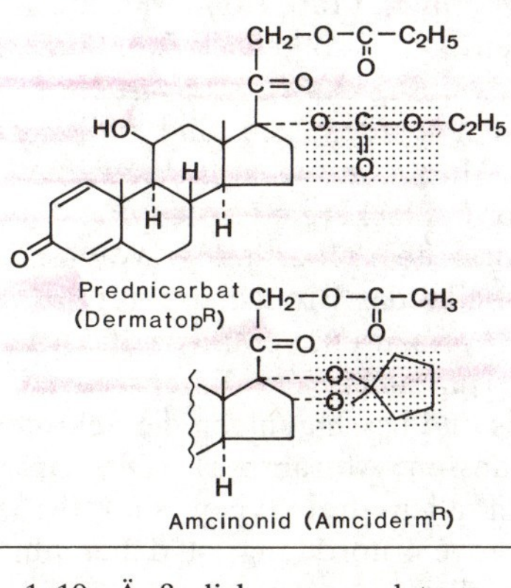

1.2.2.8 Sonstige Arzneimittel

1983: Dedrogyl® (Calcifediol), Muco Panoral® (Bromhexin, Cefaclor), Pygnoforton® (Pyknogenol).
1984: Glauconex® (Bufenolol), Sandimmun® (Ciclosporin).
1985: Berofor® Alpha 2 (Interferon alfa-2C), Clarvisor® (Pirenoxin), Mucotectan® (Ambroxol, Doxycyclin), Vistagan Liquifilm® (Levobunolol).

Expektorantia
Im Mucotectan® wird das Mukolytikum Ambroxol (Mucosolvan®, HWZ: 6–12 h) mit dem Tetracyclin Doxycyclin (HWZ: 22 h) kombiniert. Eine solche Kombination ist problematisch, da wegen der unterschiedlichen Halbwertszeiten eine exakte Dosierung nicht möglich ist und der Patient zu der Annahme verleitet wird, daß er nur einen »Hustensaft« einnimmt. Ähnliches gilt für Muco Panoral® Kapseln, in denen Bromhexin (Bisolvon®) mit dem Cephalosporin Cefaclor verarbeitet sind. Beide Fertigarzneimittel sind als nicht sinnvoll zu beurteilen.

Ophthalmika
In Berofor® Alpha 2 kommt das gentechnisch hergestellte Interferon alfa 2C zur Anwendung, welches die noch nicht virusinfizierte Zelle schützt. Das Fertigarzneimittel ist zur Zusatztherapie von Herpes-simplex-Infektionen am Auge bestimmt. Glauconex® und Vistagan® Liquifilm enthalten Betablocker zur Glaukombehandlung. Pirenoxin in Clarvisor® wurde zur Verzögerung des Fortschreitens einer Linsentrübung nur vorläufig zugelassen, da die Wirksamkeit umstritten ist. Nach tierexperimentellen Untersuchungen soll das Medikament eine

Abb. 1–19: Äußerlich angewendete Glucocorticoide

oxidative Schädigung von Linsenproteinen verhindern.

Venenmittel
Pyknogenol (Pygnoforton®) ist ein Flavonoid vom Leucoantocyanidin-Typ. Die Substanz soll kapillarabdichtend, koronardilatatorisch und peripher gefäßerweiternd wirken.

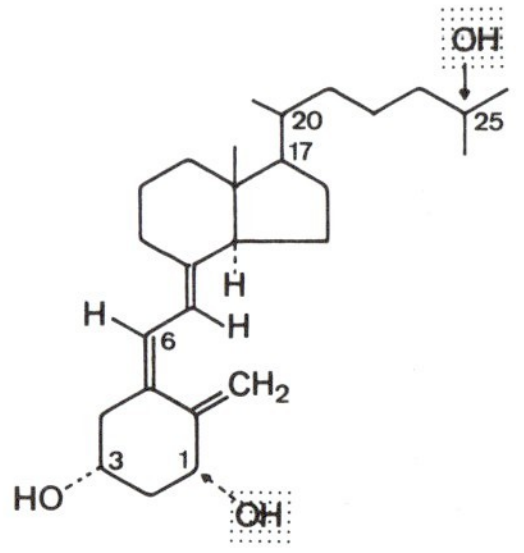

Vitamine
Calcifediol (Dedrogyl®); Abb. 1–20 ist das physiologisch in der Leber an C-25 hydroxylierte Colecalciferol (Vit. D_3). Die eigentliche Wirkform des Vitamin D_3, das 1,25-Dihydroxycolecalciferol (Calcitriol) ist seit 5 Jahren als Rocaltrol® im Handel.

Immunsuppressiva
Ciclosporin (Sandimmun®), ein zyklisches Peptid aus 11 Aminosäuren, hemmt die zelluläre Immunität und verhindert so die Abstoßung von Allotransplantaten. Infolgedessen wird das Medikament zur Propylaxe der Transplantat-Abstoßung nach Organ- und Knochenmark-Transplantationen verwendet.

Colecalciferol (Vit.D_3)
Calcifediol (25-Hydroxycolecalciferol)
Calcitriol (1,25-Dihydroxycolecalciferol)

Abb. 1–20: Vitamin D_3-Derivate

1.3 Antitussiva und Expektorantia

Von K.-A. Kovar

1.3.1 Husten

Husten ist das Symptom einer tracheobronchialen und pulmonalen Erkrankung. Er ist als sinnvolle Abwehrreaktion gegen Fremdkörper, Rauch und Reizgase anzusehen, die in die Atemwege eindringen. Husten befreit die Atemwege von übermäßigem Sekret, Schleim und Eiter. Bei entzündlichen Schleimhautveränderungen besitzt der Husten keinen Nutzeffekt. In diesem Fall ist er trocken und nicht expektorierend, er wirkt lästig und behindert den Schlaf.
Im Beratungsgespräch ist es daher sinnvoll, zunächst nach der Art des Hustens zu fragen und herauszufinden, ob es sich um einen Husten mit Verschleimung, um einen sogenannten „trockenen" Husten oder um einen chronischen Reizhusten handelt (Abb. 1–21).

1.3.2 Expektorantia

1.3.2.1 Übersicht

Expektorantien (Tab. 1–1) erleichtern das Abhusten. Dabei sollte reichlich Flüssigkeit zur Vermehrung des Bronchialsekretes eingenommen werden. Sie sind indiziert bei starkem Husten mit wenig, aber zähem Expektorat, bei lockerem Husten und dünnem Expektorat aber überflüssig. Während die Sekretolytika das Bronchialsekret verflüssigen und vermehren, verändern die Mucolytika die physikalischen Eigenschaften des Schleims und beschleunigen die Sekretomotorika dessen Abtransport. Die Grenzen zwischen allen drei Typen sind fließend, eine strenge Zuordnung ist daher nur bedingt möglich.

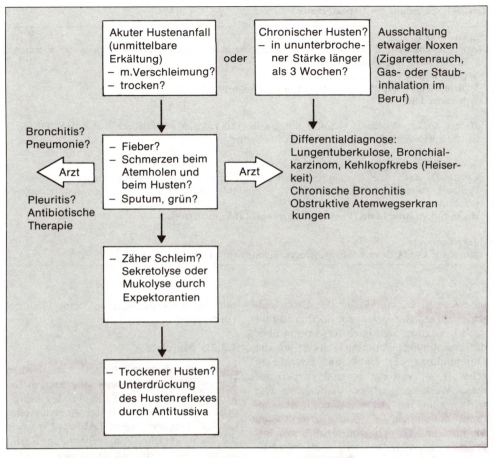

Abb. 1–21: Befragungsschema „Husten" (nach H. Beck)

1.3.2.2 Sekretolytika

Sekretolytika vermehren und verflüssigen das Bronchialsekret entweder durch direkten Angriff an den sezernierenden Becherzellen oder über die Erregung afferenter parasympathischer Nervenbahnen, die das Brechzentrum in der Medula oblongata und efferent den Nervus vagus reflektorisch anregen. Zu den Sekretolytika zählen die anorganischen Salze wie Kaliumiodid und Ammoniumchlorid, Saponindrogen, schleimhaltige Drogen und ätherische Öle. Kaliumiodid und Ammoniumchlorid lösen eine direkte Brochialsekretion aus. Beide Substanzen sind weniger zu empfehlen, da einerseits Kaliumiodid eine Iodallergie hervorrufen, andererseits Ammoniumchlorid insbesondere bei Dauergebrauch zu einer Azidose führen kann. Saponindrogen (Liquiritiae radix, Primulae radix, Quillajae cortex, Saponariae rubrae radix, Senegae radix) besitzen geringe emetische Wirkung und sollen eine Reflexexpektoration über die Reizung der Magenschleimhaut bewirken. Schleimhaltige Drogen (Altheae radix, Mucilago Salep, Malvae folium, Farfarae folium, Carragen, Plantaginis herba) überziehen die entzündliche Schleimhaut mit einer Schutzschicht. Ätherische Öle (Anisöl, Eucalyptusöl, Fenchelöl, Kiefernnadelöl, Pfefferminzöl, Terpentinöl, Thymianöl) werden peroral eingenommen, mit Campher oder Menthol als Bestandteil von Salben in die Brust, den Hals und den Rücken eingerieben, in die Nase eingeführt oder inhaliert. Ätheri-

Tab. 1–1: Einteilung der Expektorantia

Sekretolytika
Anorganische Salze: Kaliumiodid, Ammoniumchlorid (in verschiedenen Kombinationspräparaten z. B. Benadryl® Expektorans).

Saponindrogen
Schleimhaltige Drogen } in vielen Kombinationspräparaten
Ätherische Öle

Brenzkatechine: Guaiacol (Anastil®), Sulfoguaiacol (in Lakriment® N Bronchial-Pastillen), Guaifenesin (Robitussin®, in Guacalin® und Sagitta-Syrup®)

Mucolytika
Cystein-Derivate: Acetylcystein (Fluimucil®, Mucolyticum „Lappe"®), Carbocistein (Mucopront®, Pentox®, Pulmoclase®, Transbronchin®), Mesna (Mistabronco® Aerosol); alle verschreibungspflichtig.
Bromaniline: Bromhexin (Bisolvon®), Ambroxol (Mucosolvan®).

Sekretomotorika
ätherische Öle (s. Sekretolytika), Bromaniline (s. Mucolytika).

---

sche Öle wirken direkt an der Bronchialschleimhaut. Sie gelangen dorthin direkt nach Inhalation oder nach Resorption über die Ausatmung. Perkutan stärken sie die Durchblutung der Haut (auf Exantheme achten!), sie verdampfen und werden auf diese Weise eingeatmet. Ätherische Öle wirken zum Teil anaesthesierend, antiseptisch, antiphlogistisch und spasmolytisch. Menthol und Campher dürfen bei Säuglingen und Kleinkindern wegen der Gefahr eines reflektorischen Glottisödems mit Asphyxie und Kollaps nicht in die Nase eingebracht werden.

Guaiacol, dessen Kaliumsulfonat Sulfoguaiacol und Glycerinether Guaifenesin (Abb. 1–22) wirken stark sekretionsfördernd, aber auch bereits sekretionsverflüssigend, antiseptisch und sedativ. Sulfoguaiacol und Guaifenesin sind wegen ihrer besseren Magenverträglichkeit dem Guaiacol vorzuziehen.

1.3.2.3 Mucolytika

Mucolytika verändern die viskos-elastischen Eigenschaften des bereits sezernierten Sekretes. Hierzu gehören die verschreibungspflichtigen Cysteinderivate Acetylcystein, Carbocistein und Mesna (Abb. 1–23) sowie die nicht verschreibungspflichtigen Bormaniline Bromhexin und Ambroxol (1–25).

Acetylcystein und Mesna verändern aufgrund ihrer freien Thiolgruppe die Tertiärstruktur der Glykoproteine des Schleims durch reduktive Spaltung der Disulfidbrücken zwischen den einzelnen Aminosäureketten (Depolymerisation), wodurch kleinere Moleküle von geringerer Viskosität entstehen (Abb. 1–24).

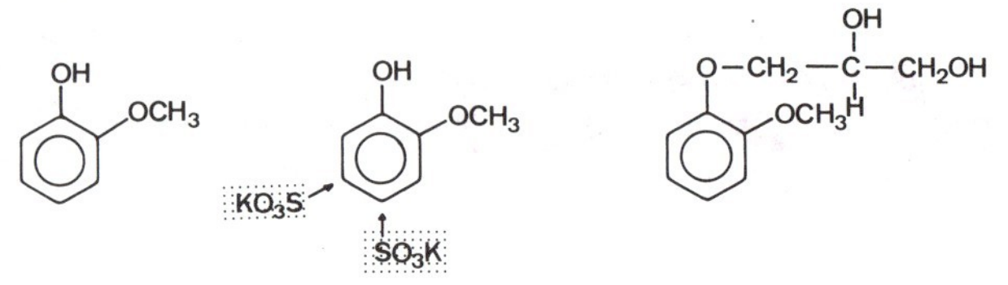

Abb. 1–22: Brenzkatechine als Sekretolytika

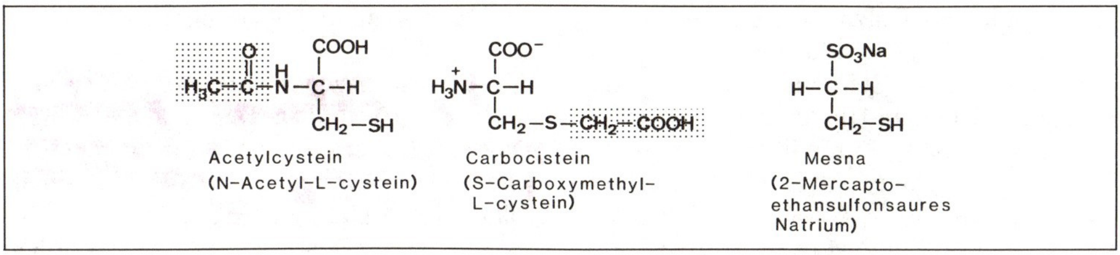

Information und Beratung durch den Apotheker 37

Abb. 1-23: Cysteinderivate als Mucolytika

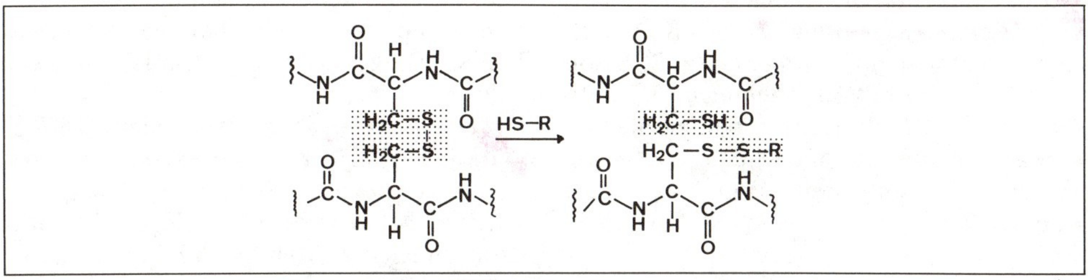

Abb. 1-24: Reduktive Spaltung der Disulfidbrücke von Glykoproteinen durch Acetylcystein oder Mesna.

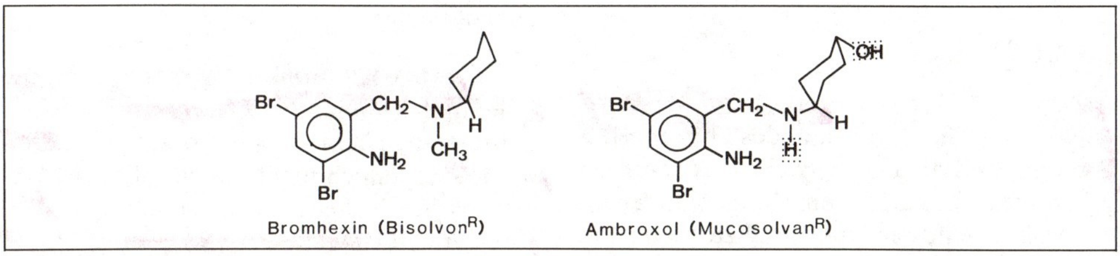

Abb. 1-25: Bromaniline als Mukolytika und Sekretomotorika

Carbocistein weist keine freie Thiolgruppe auf, es wirkt direkt auf die schleimbildenden Drüsenzellen unter Normalisierung der pathologisch veränderten Sekretzusammensetzung und vermindert die Schleimproduktion.

Bromhexin und sein aktiver Metabolit Ambroxol (Abb. 1-25) erleichtern durch Veränderungen der Zusammensetzung des Bronchialschleims – möglicherweise durch Stimulation der Bildung von oberflächenaktiven Phospholipiden – den Abtransport des Sekretes. Bisolvon® sollte ausreichend dosiert werden (mindestens 54 mg/die = 3×2 Tabletten). Auffallend ist, daß für Mucosolvan® eine höhere Dosierung (90–60 mg/die) vorgeschrieben wird.

1.3.2.4 Sekretomotorika

Sekretomotorika steigern die Flimmerfrequenz der Zilien. Hierzu zählen sowohl Bisolvon® und Ambroxol® (s. Mucolytika) als auch die ätherischen Öle, die vor allem sekretolytisch wirken.

1.3.2.5 Kombinationspräparate

Interessant ist die Zilioexzitation durch *β-Sympathomimetika*, die in Kombinationspräparaten wie Bricanyl® comp. (Guaifenesin und Terbutalin) oder Abiadin® (Bromhexin, Orciprenalin und Doxylamin) ausgenützt wird.

Die Kombination mit *Antihistaminen* (z. B. Abiadin®, Benadryl®) wird bei allergisch bedingten Entzündungen der oberen Luftwege anfangs als angenehm empfunden; in späteren Stadien können sie das Sekret eindicken und dadurch einen Reizhusten verursachen. Zur Einschränkung der Verkehrstüchtigkeit und der Wechselwirkung mit Alkohol s. Kapitel 6.2 bzw. 6.6. Bei Bronchospasmen verwendet man Kombinationspräparate mit *Broncholytika* (z. B. Bisolvomed®, Piniol®). Vorsicht! Ephedrinhaltige Arzneimittel werden gerne als Psychostimulantien mißbraucht (s. Kap. 6.5). Kombinationen mit *Antibiotika* (z. B. Bisolvomycin®) und mit *Sulfonamiden* (z. B. Bisolvonamid®) kommen für bakterielle Erkrankungen in Frage und sind der ärztlichen Verschreibung unterstellt. (Vgl. hierzu auch Kap. 1.2.2.8).

1.3.3 Nicht verschreibungspflichtige Antitussiva

1.3.3.1 Übersicht

Antitussiva (Tab. 1–2) erhöhen die Reizschwelle für die Auslösung des Hustenreflexes und werden bei *trockenem Reizhusten* verabreicht; bei größeren Mengen an Bronchialsekret sind sie kontraindiziert, da die gesteigerte Schleimproduktion ein Abhusten und somit den ungehemmten Hustenreflex erfordert, sonst kommt es durch Sekretstau zu Pneumonie. Bei chronischem Reizhusten muß eine differenzialdiagnostische Abklärung durch den Arzt erfolgen (Lungenkarzinom!, s. Abb. 1-21).

Tab. 1–2: Einteilung nicht verschreibungspflichtiger Antitussiva

Methadonderivate: Clobutinol (Silomat®), Clofedanol (Pectolitan®), Oxeladin (z. B. dorex® retard, in Stas – Hustensaft), Pentoxyverin (z. B. Sedotussin®, Germapect®, Tussa®-Tablinen), Butetamat (z. B. Pertix-Hommel®-Liquidum), Butamirat (Pertix-Hommel®, Sinecod®).
Morphinane: Dextromethorphan (z. B. in Rhinotussal®, Wick Formel 44®, MediNait®).
Piperazine: Dropropizin (Larylin®).
Phenothiazine: Pipazetat (Selvigon®).

1.3.3.2 Methadon-Abkömmlinge

Der zentrale Angriff von *Clobutinol* (Silomat®) am Hustenzentrum ist ähnlich stark wie beim Codein, jedoch fehlt die analgetische Komponente. Gewöhnung und Suchtgefahr sollen nicht auftreten.
Clofedanol (Pectolitan®) kann bei hohen Dosen einen trockenen Mund, Schwindel, Übelkeit und Sehstörungen bewirken; eine Verringerung der Dosis läßt die beschriebenen Symptome rasch abklingen. Vorsicht bei Schwangerschaft und Kindern unter 2 Jahren!
Pentoxyverin übertrifft Codein in der Wirkung erheblich, ohne wesentlich die Atmung zu beeinflussen. Eine Opstipation wird nicht verursacht. Gelegentlich tritt Trockenheit im Munde und in der Kehle auf. *Achtung b. Schwangerschaft!*

1.3.3.3 Morphinane, Piperazine und Phenothiazine

Bei *Dextromethorphan* fehlt die analgetische und sedierende Wirkung völlig. Der antitussive Effekt ist ausgeprägt. Ein Mißbrauch ist jedoch nicht auszuschließen. Unerwünschte Nebenwirkungen sind u. a. Bewußtseinsstörungen, Psychosen und Halluzinationen.
Dropropizin (Larylin®) beeinflußt weder Atmung noch Kreislauf. Überhöhte Dosen können eine orthostatische Hypotonie bewirken, schmerzhafter Husten soll ohne Hemmung des Abhustens beseitigt werden.
Pipazetat (Azapholizin; Selvigon®) weist zusätzlich lokalanästhetische und spasmolytische Eigenschaften auf. Als Nebenwirkungen werden Benommenheit, Tachykardie und Schlaflosigkeit beschrieben.

1.3.4 Beratung

Die Beratung verschiedener Behandlungs- bzw. Problemgruppen kann der Tab. 1–3 entnommen werden. Besondere Hinweise sind vor allem bei Säuglingen, älteren Patienten und Diabetikern zu beachten.

Tab. 1–3: Beratungsschema „Husten" für verschiedene Behandlungsgruppen (nach H. Beck)

Säugling	Kinder	Erwachsene
Gang zum Arzt empfehlen Unterstützend: feuchte Luft, reichlich Getränke, kein Menthol- oder Campher	Tee, Honigmilch, heiße Zitrone, Säfte z. B. Tussamag®, Thymipin®, Melrosum®, Bronchicum® Nachts: Sedotussin®-Supp. Antitussiva	Hustenbonbons, große Trinkmengen. Für unterwegs: Hustentropfen, Hustendragees. Für zuhause: Hustensäfte
Ältere Patienten mit Hypertonie, Tachykardie	Schwangerschaft	Raucher	Diabetiker	Abhängiger
Kein Ephedrin	Keine Antihistaminika oder Saponine	Pflege der oberen Luftwege, Emser Salz® Pastillen, Isla Moos®, Inhalationen. Antitussiva in niedriger Dosierung z. B. in Bonbons	Kein Saft, keine Bonbons, Tropfen, Tee	Möglichst keine Antitussiva wie Dextromethorphan, Codein und Derivate. Keine Ephedrinhaltigen Arzneimittel!

1.3.5 Literatur

Rote Liste 1986.
Helwig, Moderne Arzneimittel, Wiss. Verlagsges. mbH Stuttgart 1980.
Ammon, H. P. T., Arzneimittelnebenwirkungen, 2. Aufl. 1986, Wiss. Verlagsges. mbH Stuttgart.
Schlicht, W., Rationelle Anwendung der Antitussiva. Ärztliche Praxis 27, 3769 (1975).
Moser, U., Antitussiva und Expektorantien, DAZ-Fortbildung Pharmakologie 47, 383 (1985).
Darlath, W., Expektorantien, Med. Mo. Pharm. 8, 233 (1985).

1.4 Tee in der Apotheke

Von Chr. Höltzel

1.4.1 Einführung

Jeder Bundesbürger verbraucht – statistisch gesehen – im Jahr 258 Gramm Tee (Schwarztee eingeschlossen). Im Lebensmittelhandel wurden in 1984 für 200 Mio. DM Kräutertees und für gut 50 Mio. DM Arzneitees an den Verbraucher gebracht, während die Apotheken im selben Zeitraum für etwa 55 Mio. DM Arzneitee abgegeben haben (Hermes).

Daraus folgt, daß der Anteil der Apotheken an der gesamten Arzneitee-Versorgung kaum mehr als die Hälfte ausmacht. Wenn wir Apotheker diesen Anteil halten oder gar steigern wollen, wird uns das nur dann gelingen, wenn wir neben bester Drogenqualität eine fachkundige Beratung anzubieten haben. Mehr denn je erwartet das Publikum diese Beratung durch den Apotheker und ist möglicherweise sogar bereit, ein etwas höheres Preisniveau dafür in Kauf zu nehmen.

Bei der Ausbildung des Pharmaziestudenten liegt der Schwerpunkt im Fach Drogenkunde besonders auf der Analytik der Teedrogen und ihrer Inhaltsstoffe. Niemand außer dem Apotheker lernt das so genau. Mit den folgenden Ausführungen soll der Pharmaziepraktikant über die Teetherapie und insbesondere über die Zubereitung von Tee und über die verschiedenen in der Apotheke angebotenen Teeformen die Information bekommen, die er für die kompetente Beratung der teesuchenden Patienten über seine guten analytischen Kenntnisse hinaus benötigt.

Vor etwa 10–15 Jahren haben die Medien die Gesundheitswelle in Bewegung gebracht. Zusammen mit oft überspitztem Umweltbewußtsein wird inzwischen fast alles, was nach Chemie oder Retorte aussieht, weitgehend unkritisch in Bausch und Bogen als schädlich oder zumindest als suspekt verdammt. Dagegen werden „natürliche" Heilweisen und die Verwendung von Pflanzen oder Pflanzenarzneien in ihrer Wirkung meist weit überbewertet, aber gleichzeitig auch als völlig harmlos und frei von Nebenwirkungen dargestellt. Obskure Kräuterbücher, die sogar die Heilung von Krebs, Diabetes und anderen schweren Erkrankungen mit Teekräutern allein behaupten, erleben Millionenauflagen. Es gehört mit zu den schwierigsten und undankbarsten Aufgaben des Apothekers, in seinen Beratungen durch verantwortungslose Scharlatane hochgespielte Erwartungen seiner Patienten korrigieren zu müssen, ohne ihnen gleich die letzte Hoffnung zu zerstören. Andernfalls aber würden wir uns zu Komplizen dieser Personen abstempeln und damit das Vertrauen in den Apotheker als unabhängigen Arzneimittelberater bald verspielen.

1.4.2 Stellenwert der Teetherapie

Zweifellos gehört die Teetherapie als wesentlicher Teil der Pflanzenheilkunde unter das Dach der Phytotherapie.

Im Gegensatz zu den aus Pflanzen gewonnenen Fertigarzneien werden die wässerigen Teeaufgüsse in der Regel von den Patienten zu Hause – mit allen Fehlermöglichkeiten! – selbst zubereitet.

So ist es verständlich, daß nur ein Teil des Pflanzenspektrums als Ausgangsmaterial für eine Tee-Arznei Verwendung finden kann.

Es wäre lebensgefährlich, starkwirksame Drogen wie Digitalis oder Belladonna als Tee verwenden zu wollen. Schon bei etwas harmloseren Pflanzen wie etwa Arnika wird der Apotheker dennoch vor einer Teezubereitung warnen, und sogar die Langzeitanwendung mancher der „milden" Kräuter als Tee kann bei Dauergebrauch (Abführdrogen z. B.) noch Schäden verursachen.

Wenn wir dem Einteilungsschema von Weiss folgen, eignen sich für eine Teetherapie nur die Pflanzendrogen aus der „mite"-Gruppe und einige aus der Mittelgruppe, keinesfalls aber die aus der „forte"-Gruppe. (Abb. 1–26)

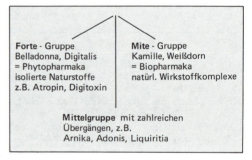

Abb. 1–26: Einteilung der Phytotherapeutica nach Weiss

1.4.3 Einsatzmöglichkeit und Teeangebot in der Apotheke

In der Regel werden wir Tee empfehlen zur Unterstützung bei einer akuten Erkrankung, so etwa bei Bronchitis einen Brust- oder Fencheltee oder bei Harnwegsinfekten einen Blasentee, immer unter Beachtung der ggf. vom Arzt mitverordneten Medikamente. Besonders gut eignet sich die Anwendung von Tee bei den kleineren alltäglichen Befindlichkeitsstörungen (Schnupfen, Magenverstimmung) und macht dadurch in vielen Fällen den Einsatz stärkerer Arzneimittel unnötig. Auch kennen wir viele chronische Erkrankungen, bei welchen eine zusätzliche Teetherapie die Beschwerden lindern kann.

Das Teeangebot der Apotheke beschränkt sich nicht nur auf die Einzeldrogen, sondern es besteht aus einer ganzen Reihe verschiedener Teeformen und -Zubereitungen:
- Die meist indikationsbezogene Teemischung.
- Die Teefilterbeutel, die Einzeldrogen oder auch Mischungen enthalten können.
- Die Tubentees, die einen „Spissum-Extrakt" enthalten.
- Die tassenfertigen Instant-Tees.

Ausgangsmaterial für jede Teebereitung ist die Einzelpflanze bzw. die davon gewonnene Rohdroge. Die folgende Abbildung soll die Zusammenhänge innerhalb der „Teefamilie" aufzeigen. (Abb. 1–27)

Eingangs wurden die Begriffe „Kräutertee" und „Arzneitee" in der statistischen Aufstellung ohne weitere Erklärung verwendet. Für *Arzneitees* gilt, daß alle Teedrogen den Vorschriften des Arzneibuches entsprechen müssen.

Kräutertees werden außerhalb der Apotheke als reines Lebensmittel angeboten z. B. als Erfrischungs- oder Familiengetränk; sie unterliegen somit ausschließlich den lebensmittelrechtlichen Bestimmungen. Es können Ausgangsstoffe verwendet werden, die in der Apotheke kaum üblich sind (Apfel- oder Kakaoschalen, Trockenfrüchte u. dergl.), oder aber Drogenqualitäten, etwa bei Pfefferminz- oder Kamillentee, die in ihrer Qualität nicht allen Arzneibuchanforderungen entsprechen, aber lebensmittelrechtlich dennoch einwandfrei sind.

Da das Marktvolumen dieser Kräutertees fast viermal so groß ist wie das der Arzneitees in der Apotheke, sollte versucht werden, Arzneitees durch unsere Fachkompetenz weitgehend in die Apotheke zurückzuholen und ihn dort zu halten.

Beim Kräutertee ist nur der Geschmack gefragt, vom Arzneitee aber wird eine zuverlässige Wirkung gefordert. Das erfordert eine gleichmäßige Dosierung sowie einen ausreichenden Gehalt an wirksamen Inhaltsstoffen.

Wenn wir dem Kunden einen einfachen Tee z. B. Kamillenblüten oder Pfefferminzblätter oder auch eine indikationsbezogene, fertige Teemischung zur Selbstherstellung eines Teeaufgusses in die Hand geben, dann ist es ihm überlassen, wie er eine Teearznei

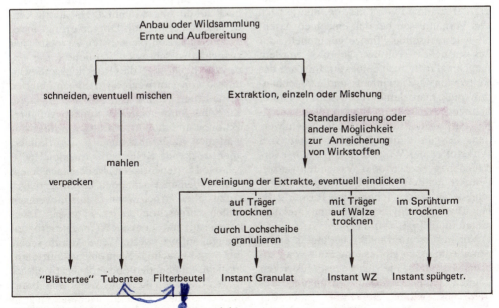

Abb. 1–27: Von der Rohdroge zum Teeprodukt

zubereitet: Er kann die Dosierung wählen und die Wassermenge genauso wie die physikalischen Verhältnisse (kalt – heiß – kochend, sekunden- oder stundenlang, still ziehen lassen oder heftig bewegen) variieren.

Leider ist die Wirksamkeit der Teedrogen nicht immer gleich. Die Vorschriften der Arzneibücher beschränken sich im Wirkstoffgehalt im allgemeinen auf einen Minimalwert, der nicht unterschritten werden darf, der aber von guten oder sehr guten Qualitäten auch weit übertroffen werden kann.

Unter diesen Umständen muß man davon ausgehen, daß die aus Monodrogen oder Teemischungen gefertigten Arzneitees hinsichtlich ihrer Qualität eine enorme Variationsbreite aufweisen dürften.

Aufgabe des Apothekers ist, durch seine Beratung Hilfestellung sowohl in der Auswahl des richtigen Tees, als auch für die richtige Behandlung der Ausgangsstoffe zu geben.

1.4.4 Gehaltsschwankungen von Teedrogen

Die in den Apotheken angebotenen Teekräuter stammen von Pflanzen, die, je nach den Verhältnissen bei den einzelnen Arten, als wildwachsende Pflanze gesammelt oder aus speziellen Kulturen geerntet wurden; manchmal trifft auch beides zu. Im Zuge des weltweiten Drogenanbaus und Drogenhandels muß man damit rechnen, daß immer häufiger verschiedene Rassen oder Varietäten derselben Pflanzenart angeboten werden. Es gibt einige Beispiele dafür, daß Wirkstoffe oder Wirkstoffkomplexe bei verschiedenen Rassen oder Varietäten derselben Art qualitative oder quantitative Unterschiede aufweisen (chemische Rassen z. B. bei Thymus serpyllum, Asarum, Achillea millefolium) (vgl. Tab. 1–4).

Neben diesen erbmäßig bedingten endogenen Einflüssen gibt es eine Fülle von exogenen Faktoren, die sich ebenso auswirken können: Güte des Bodens, Düngung, Bewässerung, Klima, Belichtung (oder Beschattung) und sogar die geographische

Tab. 1–4: Gehaltsschwankungen angebotener Drogenmuster (nach Menßen)

Menth. pip. fol.	äth. Öl	0,4– 3,8%
Foeniculi fruct.	äth. Öl	1,3– 7,2%
Sennae fol.	Sennoside	1,9– 4,0%
Sennae alex. fruct.	Sennoside	2,5– 6,0%
Uvae urs. fol.	Arbutin	5 –12 %
Betulae fol.	Flavonole	0,7– 1,5%

Breite (Tageslänge). Dazu kommen die unberechenbaren Einflüsse menschlichen Handelns: Wahl des Erntezeitpunkts, sachgerechte Aufbereitung und Trocknung, Transportbedingungen und Art und Weise der Lagerung.

1.4.5 Lagerung in der Apotheke

Erhebliche Einflüsse auf die Qualität der Teedrogen besitzen die *Lagerungsbedingungen*. Wesentliche Faktoren, die bei der Aufbewahrung von Drogen in der Apotheke und auch beim Patienten zu beachten sind, stellen Licht, Temperatur, Luftfeuchtigkeit, Zerkleinerungsgrad und Lagerdauer dar. In den meisten Arzneibüchern finden wir nur spärliche Hinweise, besonders auch im Hinblick auf die Lagerstabilität. Die apothekenübliche Lagerung von Drogen erfolgt unter *Lichtschutz*, den die meisten Arzneibücher zwingend vorschreiben. Zu hohe *Lagertemperatur* begünstigt die Reaktionsgeschwindigkeit von Stoffwechselvorgängen und den vermehrten Verlust von ätherischen Ölen. Zu hohe *Luftfeuchtigkeit* fördert Abbaureaktionen und die Vermehrung von Mikroorganismen (z. B. Schimmel). Ein kühler, aber trockener Kellerraum (maximal 60% relative Luftfeuchtigkeit) ist demnach einem sommerheißen Dachboden als Drogenlager vorzuziehen. Auch wenn es nur in wenigen Fällen vorgeschrieben ist, kann ein Trockeneinsatz mit dem stets regenerierbaren Blaugel auf preiswerte Weise Abhilfe schaffen, wenn Feuchtigkeitsprobleme auftreten. In dichtschließenden und möglichst weit gefüllten Lagerbehältern aus Weißblech, braunem Glas oder Polyamid, eventuell auch in aluminiumbeschichteten Papiersäcken, sind

Drogen optimal untergebracht. Holz, Papier, Polyethylen und PVC sind weniger geeignet, besonders weil letztere ätherische Öle absorbieren.

Auch die *Abgabegefäße* an den Patienten sollten die Teedrogen vor äußeren Einflüssen möglichst schützen, denn erfahrungsgemäß verwendet der Patient diese Gefäße gleichzeitig auch als seinen Lagerbehälter. Neuerdings schreiben die Standardzulassungen eine Mindestqualität (Papierbeutel mit Pergamineinsatz) vor, wenn man nicht dem noch etwas teureren metallbeschichteten Bodenbeutel den Vorzug geben möchte. Schraubdosen aus braunem Polyamid sind ideal, aber nicht billig.

Vorschriften über die *Lagerdauer* von Teedrogen sind in der Bundesrepublik Deutschland noch kaum in Kraft getreten. Die bislang einzige Kontrollmöglichkeit für den Apotheker ist seine Einkaufs- und Prüfungskartei, die ihm die Verweildauer der betreffenden Charge in seiner Apotheke mitteilt. Das sagt aber noch nichts über das tatsächliche Alter der Drogenpartie aus, denn in den wenigsten Fällen erfahren wir das Erntedatum. Die pauschale Regelung des 2. AB-DDR erscheint etwas überzogen. Als Höchstlagerdauer sind dort drei Jahre vorgeschrieben, für manche Drogen (z. B. ätherische Öle enthaltende) 18 Monate und für gepulverte Ware zum Teil nur 24 Stunden. Dennoch sollte man – auch aus Gründen der Arzneimittelsicherheit – die Lagerdauer künftig genauer beobachten. Die vorgesehenen Standardzulassungen für eine größere Zahl gängiger Drogen beinhalten eine teilweise Beschränkung der Lagerdauer für die abgepackte Droge und sind ein positiver Schritt in diese Richtung.

Allerdings stehen wir mit aussagekräftigen Untersuchungen über die *Lagerstabilität* von Drogen noch ziemlich am Anfang. Zwei Untersuchungen sollen als – sicher extreme – Beispiele diesen Diskussionspunkt abschließen:

Nach Feststellungen von Grahle besaßen Kamillenblüten zwölf Monate nach der Ernte noch 50% und 24 Monate nach der Ernte nur noch 6% ihrer Ausgangskonzentration an Azulen, während der Gehalt an Gesamtöl im selben Zeitraum nur auf 90% bzw. 80% nach 24 Monaten zurückfiel (Tab. 1–5). Dagegen wurde bei einer Partie gepulverter Tollkirschenblätter nach 16 Jahren Lagerdauer in einer Horo-Dose (Erntejahr unbekannt) noch ein Gesamtalkaloidgehalt (nach DAB 6) von 0,30% gefunden, der den Forderungen des DAB 6 voll entsprach (Höltzel).

Tab. 1–5: Lagerungsverluste bei Matricariae flos (nach Grahle)

	Gehalt im Erntejahr	nach 1 Jahr	nach 2 Jahren
Azulen	100%	50%	6%
Gesamtöl	100%	90%	80%

1.4.6 Teebereitung aus Einzeldrogen

Es ist die Aufgabe des Apothekers, das Publikum durch mündliche oder gedruckte Ratschläge über die Dosierung der Teekräuter und die jeweils in Frage kommende Teebereitungsmethode zu informieren.

Die Dosierung erfolgt häufig nach Erfahrungswerten (vgl. Wichtl) oder nach Angaben der Pharmakopoeen.

Die Herstellung des Teeauszuges wird meistens nach der sog. „Standardmethode" vorgenommen, die sich an der Bereitung eines üblichen Schwarzteeaufgusses orientiert:

Die geschnittenen Teedrogen werden mit kochendem Wasser überbrüht und nach 5 bis 10 min langem „Ziehenlassen" abgegossen. – Es gibt einzelne Drogen, bei welchen die Arzneibücher von dieser „Standardmethode" abweichende Vorschriften angeben. Wir kennen Abkochungen (Decocta), Heißwasseraufgüsse (Infusa) und Kaltwasserauszüge (Macerata). Allerdings gilt das nur für die Drogen, die in den Pharmakopöen enthalten sind (und da auch nicht für alle; das DAB 8 gibt beispielsweise nur in drei Fällen eine solche Vorschrift), während für alle anderen Drogen bindende Anweisungen fehlen.

In diesem Bereich werden die Standardzulassungen für einen großen Teil der „gängigen" Drogen in naher Zukunft die Zubereitungsmethode und die Dosierung vorschreiben. Es werden jedoch weiterhin noch Fragen nach der Zubereitung offen bleiben; in solchen Fällen sollte man sich der *allgemeinen Regeln zur Teebereitung* erinnern, die aber zu einem großen Teil auf Empirie beruhen. Daher finden sich in verschiedenen Büchern für dieselbe Pflanze oft recht unterschiedliche Angaben.

Zerkleinerungsgrad: *Blätter, Blüten* und *Kräuter* werden grob bis fein geschnitten verwendet. *Hölzer, Rinden, Wurzeln* und *Isländisches Moos* fein zerschnitten oder grob gepulvert, *Früchte* und *Samen* sind frisch zerquetscht, geschnitten oder grob gepulvert, *saponinhaltige Drogen* (Primelwurzel, Seifenkraut) und *Bärentraubenblätter* am besten fein gepulvert zu verwenden.

Da beim Zerkleinern Ölbehälter jeder Art beschädigt werden, muß mit Verlusten von ätherischen Ölen gerechnet werden. Andererseits ist es ein Kunstfehler, wenn man dem Patienten nicht empfiehlt, Apiaceenfrüchte und Wacholderbeeren unmittelbar vor Verwendung zu zerquetschen, denn Beispiele zeigen, daß z. B. unzerstoßene Fenchelfrüchte nur einen geringen Teil ihres ätherischen Öles an das Lösungsmittel abgeben.

Extraktionsart: Die *Standardmethode oder Aufgußmethode* – nämlich die Droge mit kochendem Wasser zu übergießen, in bedecktem Gefäß (evtl. ab und zu umrühren) 5 bis 10 min lang stehen zu lassen und dann durch ein Teesieb zu geben – eignet sich für die meisten Blatt-, Blüten- und Krautdrogen, ebenso für die frisch gequetschten Apiaceenfrüchte und Wacholderbeeren und für manche entsprechend zerkleinerte Rinden- und Wurzeldrogen.

Für die *Abkochung* wird die erforderliche Drogenmenge mit kaltem Wasser angesetzt, zum Sieden erhitzt und 5 bis 10 min lang mitgekocht. Nach kurzem Stehenlassen wird abgeseiht. Auf diese Weise wird man Drogen mit harter oder sehr harter Konsistenz behandeln (Hölzer, Wurzeln und Rinden), besonders wenn Gerbstoffe auszuziehen sind (Eichenrinde, Tormentillwurzel).

Beim *Kaltauszug* wird die vorgeschriebene Drogenmenge mit der entsprechenden Menge kalten Wassers übergossen und mehrere Stunden lang bei Zimmertemperatur stehengelassen (bedecken, ab und zu umrühren) und anschließend durch ein Teesieb abgegossen. Der Auszug kann kalt oder angewärmt verwendet werden. Nach diesem Verfahren wird man Schleimdrogen (Eibisch, Leinsamen, Isländisch Moos) behandeln, aber diese Methode auch in speziellen Fällen anwenden, wo der Heißauszug unerwünschte Inhaltsstoffe mit extrahieren würde, so die Viscotoxine bei Mistelkraut oder Gerbstoffe bei Bärentraubenblättern.

Tab. 1–6: Arbutin- und Gerbstoffausbeute in einer Zubereitung von Uvae Ursi fol. (nach Frohne). (10 g Droge werden mit 150 ml Wasser extrahiert)

	Heißextrakt 15 min lang kochen	Kaltextrakt 30 min lang schütteln
Arbutin	600 mg	800 mg
Gerbstoff	600 mg	300 mg

Tab. 1–7: Ausbeute bei verschiedener Behandlung von je 2 g Sennae fol. bei konstantem Verhältnis Droge/Wasser (nach Rinkel)

	Dekokt	Infus	Kaltmazerat
Glykoside	57,2 mg	60,0 mg	27,2 mg
Aglykone	6,3 mg	3,2 mg	14,7 mg

Die Tabellen 1–6 und 1–7 zeigen, daß bei Bärentraubenblättern im Heißauszug gleichviel Arbutin und Gerbstoffe im Tee gefunden werden, dagegen beim Kaltauszug mehr Arbutin, aber viel weniger Gerbstoffe. Somit ist dieser Teeauszug wirksamer und relativ wohlschmeckender als der Heißauszug. Die Ergebnisse bei Sennesblättern lassen darauf schließen, daß beim Kaltauszug insgesamt eine geringere Wirkstoffkonzentration erreicht wird und sich damit die „mildere" Wirkung erklärt.

Erwähnenswert ist, daß unter *mikrobiologischen Aspekten* der Kaltauszug nicht ganz unbedenklich erscheint. So hat Hameister berichtet, daß eine Teezubereitung aus einer mikrobiell nicht einwandfreien Ausgangsdroge beim üblichen Überbrühen mit

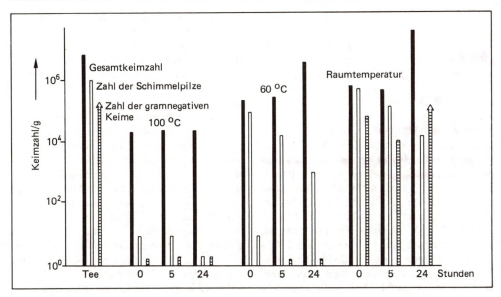

Abb. 1–28: Entwicklung von Mikroorganismen im Teeaufguß eines mikrobiologisch bedenklichen Tees nach Aufguß bei verschiedenen Temperaturen. Die Keimzahl im Aufguß wurde zu den angegebenen Zeiten bestimmt und berechnet auf g eingesetzten Tees. Die Aufbewahrung erfolgte bei Raumtemperatur. ⇧ Keimzahl mehr als 10/g. ∏ Keimzahl weniger als 10/g.

kochendem Wasser dennoch ein unbedenkliches Teegetränk ergibt; hingegen waren in Auszügen, die mit 60 °C heißem Wasser bereitet wurden, höhere, im Kaltauszug sogar sehr hohe Keimzahlen nachweisbar (Abb. 1–28). Inzwischen haben mehrere Drogenimporteure ihren gewerblichen Abnehmern nahegelegt, in Gebrauchsanweisungen für den Verbraucher grundsätzlich das Überbrühen der Drogen mit kochendem Wasser vorzuschreiben. In vielen Vortragsdiskussionen wurden für dieses Problem Lösungsvorschläge gemacht. So wäre es denkbar, den Heißauszug zu verwerfen und anschließend wie gewohnt kalt auszuziehen, oder aber den nach üblicher Methode hergestellten Kaltauszug vor der Einnahme kurz aufzukochen. Ob sich dabei gewisse Veränderungen der Extraktstoffe ergeben, wäre noch in Einzelfällen zu untersuchen.

Der wässerige Teeauszug erschöpft mit Sicherheit nur die Bestandteile der Teedrogen, die gut wasserlöslich sind (Gerbstoffe, Zucker, Salze, bestimmte Glykoside), während lipophile Substanzen mehr oder weniger im Aufgußrückstand verbleiben dürften. Für die ätherischen Öle in Kamillenblüten, Fenchelfrüchten und Pfefferminzblättern wurden kürzlich Untersuchungsergebnisse veröffentlicht. Bei diesen drei Drogen wurde zuerst der Gehalt an ätherischem Öl bestimmt, dann wurden nach der Standardmethode Teeaufgüsse bereitet und anschließend die im Aufgußrückstand verbliebenen Ölmengen festgestellt.

Es waren bei Fenchelfrüchten 76%, bei Kamillenblüten 70% (bei Filterbeutel nur 55%!), bei Pfefferminzblättern 28% der ätherischen Öle im Aufgußrückstand zurückgeblieben (Höltzel).

Diese Ergebnisse sprechen dafür, daß die Verwendung von industriellen Tee-Extrakten in vielen Fällen nicht nur eine bessere Dosierung und damit eine Verbesserung der Arzneimittelsicherheit bewirkt, sondern auch eine ökonomische Verwendung des teuren Naturproduktes Teedroge.

1.4.7 Teezubereitungen aus gemischtem Tee (Teespezialität)

Als Hausspezialität oder nach zentraler Vorschrift (z. B. STADA) werden in den meisten Apotheken auch heute noch indikationsbezogene Teemischungen (genannt „Species") hergestellt.

Dabei verwendet man Haupt- oder Leitdrogen (mit erster Relevanz für den Indikationsanspruch), Ergänzungsdrogen (nachgeordnete Relevanz für den Indikationsanspruch), Hilfsdrogen (als Aroma- oder Geschmacksträger) und in geringen Mengen bunte Schmuckdrogen. Nach guter pharmazeutischer Regel sollte eine Teemischung aus nicht mehr als vier bis sieben verschiedenen Komponenten bestehen, doch begegnen wir in der Praxis nicht selten Kompositionen mit 25 und noch mehr Bestandteilen. Analysieren wir weiter, dann sind dies oft Blätter, Blüten, Wurzeln, Früchte, Stengel, Hölzer, kurzum alle nur denkbaren Pflanzenteile, die nun, keiner individuellen Auszugsmethode unterworfen, alle „über denselben Leisten geschlagen" werden müssen. Nach unseren bisher gesammelten Kenntnissen dürfte der Nutzen eines solchen Tees bezüglich der Ausnützung der enthaltenen Wirkstoffe nicht sehr hoch einzustufen sein.

Wer sich einmal die Mühe macht, ein solches Teefertigarzneimittel, das über mehrere Wochen in einem Ziehschrank aufrechtstehend täglich mehrmals kräftig durchgeschüttelt wurde, vorsichtig auseinanderzunehmen, in eine obere, mittlere und untere Inhaltszone aufzutrennen und die Bestandteile nach den Methoden der Teeanalyse zu sortieren, der findet in jedem Packungshorizont eine völlig verschieden zusammengesetzte Mischung. Der Tee, den der Patient am ersten Tag aus der obersten Schicht bereitet, und der, den er später einmal aus den Bestandteilen am Grunde der Packung produziert, sind nur noch sehr weitläufig miteinander verwandt. Von einer optimalen Arzneiform sind wir hier sehr weit entfernt.

1.4.8 Der Teefilterbeutel

war dem Apotheker lange Zeit suspekt. Er vermutete im normalerweise nicht sichtbaren Beutelinhalt grobgemahlene Pflanzenteile mit möglicherweise erheblichen Beimengungen minderwertiger Droge oder gar drogenfremder Bestandteile. Die Untersuchungen von Franz, Fritz und Ruhland zeigten, daß dieses Mißtrauen nicht ganz unberechtigt war. Sie fanden in Kamillentee z. T. hohe Anteile von Kamillenkraut (weit über 50%) u. im Pfefferminztee bis 50% Stengelteile neben fremden Minzenarten (Mentha crispa).

Allerdings handelte es sich in den meisten Fällen um sogenannte Kräutertees, für deren Qualität nicht Arzneibuchvorschriften, sondern lebensmittelrechtliche Normen gelten, die dem Hersteller mehr Freiheiten erlauben. Von den im Jahre 1982 importierten 13 000 t Lebensmittel-Kräutertee wurden gut 90% in Filterbeuteln abgesetzt. Neben den Portionsbeuteln für die Einzeltassen gibt es für Großverbraucher wie Kliniken, Heime und Hotels auch Filterschläuche für Ansätze für 5, 10 und mehr Liter.

Im Kräuterteemarkt hat Pfefferminztee einen Anteil von 30%, Hagebutte-Hibiskus 25%, Kamillentee 20%, Früchtetee 10%, der Rest 15%.

Es ist überhaupt keine Frage, daß der Filterbeutel beim Lebensmitteltee die fast ausschließlich angebotene Teeform repräsentiert, und vom Verbraucher selbstverständlich akzeptiert wird.

Der Apotheker sollte darüber Bescheid wissen, daß für den Lebensmitteltee eigene Qualitätsnormen und damit auch andere Preise möglich sind. Deshalb sollte er darauf achten, nur apothekenadäquate, den Arzneibuchvorschriften entsprechende und nach dem AMG registrierte Tees anzubieten. Die Vorteile des Filterbeutels gegenüber loser Droge und Teemischungen liegen auf der Hand:

- Bei gleicher Füllmenge ergibt sich eine gleichbleibende Dosierung, das Problem der verschiedenen Löffelgrößen entfällt.
- Die übliche und notwendige Grobmahlung des Beutelinhaltes verbessert die Auszugsfähigkeit, die unter Umständen sogar einen möglichen Wirkstoffverlust beim Mahlvorgang kompensieren kann.
- Bei Teemischungen entfällt die Tendenz zur Entmischung und Anreicherung von Einzelbestandteilen.
- Für den Patienten entfallen die Manipulationen mit Sieben usw. zur Entfernung der Rückstände.

- Durch die Registrierung liegt die Qualitätsgarantie beim Hersteller.

Fazit: der Filterbeutel bringt dem Patienten mehr Bequemlichkeit bei gesteigerter Arzneimittelsicherheit.

1.4.9 Tee-Extrakte (vgl. Abb. 1–27)

Tee-Extrakte aus Einzeldrogen oder indikationsbezogenen Drogenmischungen erschienen als Arzneispezialitäten etwa 10 Jahre nach dem zweiten Weltkreig auf dem Markt.

Der von seiner Konsistenz her etwa einem Spissum-Extrakt entsprechende Tubentee konnte sich zwar über Jahrzehnte hinweg halten, hat aber nie die Bedeutung des sprühgetrockneten Instant-Tees erreichen können. Möglicherweise hat der (damals noch) sprühgetrocknete Nescafe als Prototyp des löslichen Pulverkaffees die Verbreitung dieser Instant-Teeform beim Verbraucher begünstigt.

Die *Teegranulate* gibt es noch nicht so lange. Sie wurden ursprünglich im Lebensmittelbereich (Zitronentee, Eistee, dann „Kindertee") angeboten und kamen verhältnismäßig spät als Arzneitees in die Apotheke, wo sie aber bald einen bedeutenden Marktanteil erreichen konnten. Ein nach anderem Verfahren (Walzentrocknung) hergestelltes Instant-Teeprodukt steht von der Galenik her dem Sprühextrakt etwas näher als dem Teegranulat, hat aber seinen Schwerpunkt außerhalb der Apotheke.

Instant-Tees besitzen den Vorteil der raschen Zubereitung; es genügt, das Produkt in heißem Wasser zu lösen, das „Ziehenlassen" und Abseihen entfällt. Sie weisen eine gleichmäßige und gleichbleibende Zusammensetzung auf und entsprechen damit einem Fertigarzneimittel. Die Herstellung der Instant-Tees erfolgt zumeist durch erschöpfende Extraktion der Ausgangsdrogen. Neben Wasser können auch andere geeignete Lösungsmittelgemische eingesetzt werden. Die Drogen können einzeln oder als Gemisch verarbeitet werden, und durch entsprechende Steuerung des Herstellungsprozesses kann im Endprodukt eine Standardisierung bestimmter Wirkstoffe erreicht werden.

Die industrielle Herstellung dieser Extrakte ist auch als Anreicherungsverfahren geeignet, denn sie erlaubt den Einsatz von nicht ganz arzneibuchkonformen Drogenpartien. Dieser Aspekt hat nicht nur rein wirtschaftliches Interesse, sondern gewinnt im Hinblick auf die mögliche Erschöpfung natürlicher Vorkommen (Artenschutz von Pflanzen!) immer größere Bedeutung.

Bei seiner Beratungstätigkeit muß der Apotheker berücksichtigen, daß ihm hauptsächlich zwei verschiedene Typen von Instant-Tee angeboten werden: der im Sprühverfahren hergestellte *Sprühextrakt* und der *Granulat-Tee*. Die Gegenüberstellung in Tabelle 1–8 erleichtert die Übersicht über die Eigenschaften, welche die verschiedenen Herstellungsverfahren bedingen.

Sprühextrakt: Die im Sprühturm durch eine Düse versprühten Drogenextraktlösungen sinken in Form feiner Tröpfchen im warmen Luftstrom nach unten, verlieren dabei ihre Feuchtigkeit und gelangen als mit der Lupe erkennbare trockene Hohlkügelchen in den Abscheider. Der Sprühextrakt benötigt nicht viel Trägersubstanzen, deshalb ist der Anteil an drogenfremden (und evtl. als Broteinheit zu berücksichtigenden) Kohlenhydraten relativ gering. Bei der Trocknung verlorengegangene ätherische Öle können als Wirkstoffe wieder zugesetzt werden, entweder durch einfaches Verreiben oder – besser – in mikroverkapselter Form. Das resultierende Produkt ist ein leicht wasserlösliches Pulver geringer Dichte; da es etwas hygroskopisch ist, kommt es hin und wieder zu Reklamationen wegen Verklumpung des Packungsinhalts, weil Patienten mit feuchtem Löffel Pulver entnehmen, bei der Teebereitung (Dampf!) das Gefäß längere Zeit offen stehen lassen oder es nach Gebrauch nicht sorgfältig verschließen.

Granulat-Tee: Beim Granulations- oder Agglomerationsverfahren werden die flüssigen Drogenextrakte auf Trägermaterial (zumeist Saccharose oder andere Kohlenhydrate) aufgesprüht und in der Wärme getrocknet. Man gibt zuvor die feuchte Masse durch ein Granulierwerk und erhält so korn- oder zylinderförmige Aggregate („Würstchen"). Diese Granulate mittlerer Dichte

Tab. 1–8: Herstellungsverfahren und Eigenschaften der Instant-Tee-Typen.

	Sprühextrakt	Granulat-Tee
Gerät	Sprühturm	Band oder ähnliches
Extrakteinsatz	Extrakt mit Träger zusammen versprüht	Aufsprühen des Extraktes auf Trägermaterial
Trocknung	mit Heißluft im Gleichstrom	mit Heißluft oder IR-Strahlung
Sammlung des Endproduktes	Ansammlung im Abscheider	Granulation durch Lochscheiben oder ähnliches
Trocknungstemperatur	hoch	nicht so hoch
Trocknungszeit	sehr kurz	länger
Technischer Aufwand	hoch	nicht so hoch
Konsistenz	hohlkugelförmig (Lupe)	Granulat, würstchenförmig
Dichte	gering	höher
Feuchtigkeitsempfindlichkeit (hygroskopisch)	etwas	kaum
Löslichkeit	etwas langsamer	schneller
Kohlenhydrat-Anteil	gering	hoch
Bei Diät, Diabetes Hinweis auf Broteinheit	kaum	unbedingt beachten!

sind sehr leicht löslich in Wasser, bei nur geringer hygroskopischer Tendenz, Verklumpungen des Packungsinhalts sind hier selten zu beobachten. Wegen einer leichten Handhabung und seines von Anfang an süßen Geschmacks wird dieser Typ des Instant-Tees vom Publikum manchmal bevorzugt; der Apotheker muß aber bedenken, daß besonders Diabetiker auf die Beachtung der Broteinheiten hinzuweisen sind und auch bei Kindern die Tendenz zur Kariesentstehung (bei Dauergebrauch) durch Saccharose gefördert wird. Deshalb sind in jüngster Zeit Hersteller sogenannter „Kindertees" dazu übergegangen, zuckerfreie Trägersubstanzen zu verwenden.

Beim Vergleich des Gehalts an Drogenextrakt im Endprodukt (Tab. 1–9) schneiden Granulat-Tees meistens viel schlechter ab als Instant-Tees, die aus sprühgetrockneten Extrakten hergestellt wurden: Granulat-Tees enthalten neben 97 bis 98% Füll- und Trägerstoffen nur 2 bis 3% Trockenextrakt, während im sprühgetrockneten Produkt fast die zehnfache Menge, nämlich durchschnittlich 20% Drogenextrakt enthalten ist.

Dieser sehr geringe Anteil an Drogenextrakt, bezogen auf die Gesamtmasse, rückt bei unserer Betrachtung die Teegranulate mehr in die Nähe des Lebensmitteltees, während der Sprühextrakt mit seinem hohen Extraktanteil apothekenüblicher ist.

Die hier herausgestellte Rangfolge Sprühextrakt – Teefilterbeutel – Monodroge – Teemischung ist unter galenischer Betrachtung sicher nicht zweifelhaft. Wer einen sicheren und hochwertigen Arzneitee zur Heilung oder Unterstützung bei chronischen oder akuten Erkrankungen empfehlen will, kann seine Entscheidung mit den vorliegenden Fakten begründen.

Daneben gibt es aber auch einen großen Kundenkreis, der, ohne ernsthaft krank zu sein, glaubt, „etwas für die Gesundheit" über „garantiert reine Naturtees" tun zu müssen.

Diesen Wünschen sollte man sich nicht verschließen, denn trotz aller medizinisch und naturwissenschaftlich belegbaren Un- oder Wirksamkeitsnachweise ist die psychologische Einstellung des Patienten zu seiner Arznei von nicht zu unterschätzender Bedeutung. In vielen Fällen kann die Beschäftigung mit den Teekräutern und ein gewisser damit verbundener Ritus der Teebereitung beim Patienten eine bessere Wirkung erzielen als der Tee allein. Um allen unseren Patienten gerecht werden zu können, sollten wir uns die Vielfalt in unserem Teeangebot erhalten, um nicht ausschließlich nach gale-

Tab. 1–9: Vergleich verschiedener Teefertigpräparate (Indikationsgruppe Bronchialtee nach Höltzel).

Herkunft Typ	A Granulat	B Granulat	C Sprühextr.	D Sprühextr.
Deklar. Drogenausgangsmenge pro 100 g Endprodukt	47 g	18 g	86 g	154 g
Prozent Trockenextrakt im Endprodukt	3,0	2,0	18,3	21,6
Füllstoffe Prozent plus Zusätze, zum Beispiel Vitamin C	97,0	98	81,7	78,4
Deklar. BE pro Dos.	0,22	0,2	0,13	0,07
Wiedergef. äther. Öl Prozent ber. nach Deklaration oder Ausgangswert dekl. Drogeneins.	15	40	85* +	85* +

* = mikroverkapselt zuzgesetzt   + = Bezugsgröße Schüttvolumen, bezogen auf Stampfvolumen ca. 95 Prozent.

nischen, sondern auch nach psychologischen Erfordernissen beraten und helfen zu können.

Literatur

Franz, Ch., D. Fritz, E. Ruhland: Planta Med. *42*, 132 (1981).
Frohne, D.: Planta Med. *18*, 1 (1970).
Grahle, A.: Dtsch. Apoth. Ztg. *96*, 538 (1956).
Hameister: in „Qualität pflanzlicher Arzneimittel", Hrsg. v. G. Hanke, Wissenschaftl. Verlagsgesellschaft, Stuttgart 1984.
Hermes, G.: Apotheker Journal *9*, S. 10 (1985).
Höltzel, C.: Dtsch. Apoth. Ztg. *124*, 2479 (1984).
Menßen, H. G. (Hrsg.): Moderne Aspekte der Phytotherapie, S. 29, pharm and medical inform Verlags GmbH, Frankfurt/M. 1981.
Rinkel, R.: Die Heilkunst, Heft 2, S. 3 (1979).
Weiss, R. F.: Lehrb. d. Phytotherapie. Hippokrates Verlag Stuttgart 1982.
Wichtl M. (Hrsg.): Teedrogen. Ein Handbuch für Apotheker und Ärzte. Wiss. Verlagsges. mbH, Stuttgart 1984.

1.5 Übersicht über Schutzimpfungen

Von H.-J. Gerth

Tab. 1–10: Übersicht über Schutzimpfungen beim Menschen

Erkrankung	Aktive Impfung	Indikation	Öffentliche Empfehlung	Passive Immunisierung
Cholera B	Totimpfstoff	Reise in endemische Gebiete	keine	–
Diphtherie B	Toxoid, meist in Kombination mit Tetanustoxoid	Säuglingsimpfung, bei älteren Kindern und Erwachsenen Auffrischung mit Td.	öffentlich empfohlen	Spez. Immunglobulin v. Pferd

B = Bakterielle Infektion
V = Virus-Infektion

Erkrankung	Aktive Impfung	Indikation	Öffentliche Empfehlung	Passive Immunisierung
FSME (Zeckenencephalitis) V	Totimpfstoff	Risikogruppen	keine	Spez. Immunglobuline v. Menschen
Gelbfieber V	Lebendimpfstoff	Reisende in afrik. u. amerikanische Tropen	öffentlich empfohlen f. Risikogruppen s. Text	–
Hepatitis A V	–	–	–	Normales Gammaglobulin v. Menschen
Hepatitis B V	HBsAg aus Plasma	Risikogruppen	öffentlich empfohlen f. Risikogruppen	Spez. Immunglobulin v. Menschen
Influenza V	Totimpfstoff	Bes. Risikogruppen	allgemein öffentlich empfohlen	–
Keuchhusten B	Totimpfstoff nur in Kombination mit Tetanus- und Diphterie-Texoid	Risikogruppen oder allgem. Säuglingsimpfung	öffentliche Empfehlung in den Bundesländern verschieden	–
Kinderlähmung, spinale (Poliomyelitis) V	1) Lebend-(Schluck)-impfstoff, 2) Totimpfstoff	Säuglingsimpfung	öffentlich empfohlen	Normales Gammaglobulin v. Menschen
Masern V	Lebendimpfstoff meist in Kombination mit Mumps-, Rötelnimpfstoff	Kleinkinderimpfung	öffentlich empfohlen	Normales Gammaglobulin v. Menschen
Mumps V	Lebendimpfstoff meist als Kombinationsimpfstoff m. Masern, Röteln	Kleinkinderimpfung	öffentlich empfohlen	–
Pneumokokkenerkrankungen B	Polysaccharidvakzine	Risikogruppen	keine	–
Röteln V	Lebendimpfstoff z. T. in Kombination mit Masern, Mumps	Kleinkinderimpfung, präpubertäre Mädchen, s. Risikogruppen	öffentlich empfohlen	Spez. Immunglobulin
Tollwut V	Totimpfstoff	Risikogruppen, postexpositionelle Impfung	öffentl. Empfehlung in Bundesländern verschieden	–
Tuberkulose B	Lebendimpfung (BCG)	Risikogruppen	in Bundesländern verschieden, meist eingeschränkte öffentliche Empfehlung	–

B = Bakterielle Infektion
V = Virus-Infektion

Erkrankung	Aktive Impfung	Indikation	Öffentliche Empfehlung	Passive Immunisierung
Typhus	Lebend-(Schluck)-impfstoff	Reisende in endem. Gebiete	keine	keine
Windpocken (Varizellen)	Lebendimpfstoff	Risikogruppen	keine	Spez. Immunglobulin
Wundstarrkrampf (Tetanus)	Toxoid-Impfstoff (oft in Kombination mit Diphtherie-Toxoid)	Säuglingsimpfung; bei älteren Kindern u. Erwachsenen Auffrischung; Auffrischung bei Verletzungen	allgemein öffentlich empfohlen	Spez. Immunglobulin v. Menschen in Kombination mit aktiver Impfung bei Verletzungen v. Personen ohne Grundimmunität

1.5.1 Cholera

Erreger: Choleravibrionen (Bakterien)
Infektionsverlauf: Bei typischem Krankheitsbild nach Inkubation von wenigen Stunden bis zu 5 Tagen Brechdurchfall mit massivem Wasser- und Elektrolytverlust. Die Letalität betrug früher 30–60%, heute liegt sie bei behandelten Fällen unter 1%. Leichtere und asymptomatische Infektionsverläufe kommen vor. Die Infektion hinterläßt keine lebenslängliche Immunität.
Vorkommen: 7. Cholerapandemie, die 1961 in Süd- und Ostasien begann, hat Afrika und den mittleren Osten erreicht und dringt gelegentlich bis in die Mittelmeerländer vor.
Übertragung: faekooral, besonders mit Wasser und Lebensmitteln.
Impfung
Impfstofftyp: Totimpfstoff. Applikationen: am besten 2× im Abstand von 1–4 Wochen i. m.
Verträglichkeit: häufig massive Lokalreaktionen, aber auch Allgemeinreaktionen (Fieber, Abgeschlagenheit).
Kontraindikationen: Nicht geimpft werden sollen: Säuglinge im 1. Lebenshalbjahr sowie Patienten mit akuten und chronischen Krankheiten.

Wirksamkeit: Individualprophylaxe, ohne epidemiologische Wirkung; nur partieller Schutz für etwa 6 Monate.
Impfempfehlung: Weder Bundesgesundheitsamt noch Weltgesundheitsorganisation empfehlen derzeit Cholera-Impfungen von Reisenden in Risikogebiete, zumal wirksame Therapie durch oralen Wasser- und Elektrolytenersatz zur Verfügung steht. Jedoch können einzelne Länder eine Bescheinigung der Choleraimpfung fordern. Die Impfbescheinigung ist nur 6 Monate gültig.

1.5.2 Diphterie

Erreger: Diptheriebakterien
Infektionsverlauf: Nach Inkubation von meist 2–5 Tagen Angina mit Ausbildung von weißen Belägen und schließlich bräunlichen Pseudomembranen (Rachenbräune); ein Übergang auf die tieferen Atemwege, insbesondere dem Kehlkopf mit Ausbildung stenosierender Laryngitis (Croup) ist möglich. „Lokalisierte Diphtherie" wird von Toxin-bedingten Allgemeinsymptomen begleitet, insbesondere Myokarditis, Kreislaufkollaps, Blutungen. Bis 6 Wochen nach Erkrankung kommen Spätschäden, insbesondere Myo-

karditis und Neuritiden vor. Geheilte sind nicht regelmäßig lebenslänglich immun.
Vorkommen: In säkularen großen Wellen, in Deutschland z. Z. selten, jedoch seit 1975 vereinzelte kleinere Ausbrüche in Westdeutschland mit insgesamt über 100 Erkrankungsfällen und hoher Letalität (ca. 20%).
Übertragung: Durch Tröpfchen, seltener Kontakt.
Impfstofftyp: Formoltoxoid, absorbiert an Al(OH)$_3$, verabreicht als Kombinationsimpfstoff mit Tetanustoxoid (TD, Td) + eventuell Keuchhustentotimpfstoff (DPT). Die Impfstoffe enthalten Di-Toxoid in altersabhängiger Dosierung: Kinder <8 Jahre 75 IE (Kombinationsimpfstoff „TD"), ältere Kinder und Erwachsene 5 IE (Kombinationsimpfstoff „Td").
Verträglichkeit: Bei Kindern sehr gut, nur lokale Reaktionen und sehr selten allergische Allgemeinreaktionen, bei älteren Kindern und Erwachsenen lokale und allgemein-allergische Reaktionen häufiger (deshalb Dosisreduktion).
Kontraindikationen: Akute Infektionen, Rekonvaleszenz, akute Infektionen in der Umgebung (Inkubation).
Dosierung: Grundimmunisierung (i. m.) 2 × 0,5 ml im Abstand von 4–6 Wochen (Beginn ab 3. Lebensmonat), 3. Injektion nach etwa einem Jahr, in der Regel als TD (s. Keuchhusten). Auffrischungsimpfung nach 6–7 Jahren. Danach mit einem Abstand von etwa 10 Jahren Auffrischungsimpfung. Bei zu häufiger Immunisierung können allergische Reaktionen auftreten!
Impfempfehlung: Allgemeine und „öffentlich empfohlene" Impfung.
Passive Immunisierung: Diphtherie-Antitoxin (vom Pferd), verwendet vor allem zu therapeutischen Zwecken. Anaphylaxie-Gefahr!

1.5.3 Frühsommer-Meningoencephalitis (FSME)

Synonyme: Zeckenencephalitis, Zentraleuropäische Encephalitis (CEE)
Erreger: FSME-Viren
Infektionsverlauf: 70–90% subklinisch. Nach Inkubationszeit von 4–21 Tagen oft nach grippeähnlichem Vorstadium (3–7 Tage) und anschließend mehrtägigen symptomfreiem Intervall bei etwa der Hälfte der Patienten Hirnhautentzündung mit Kopf-, Gliederschmerzen und Nackensteife (Prognose gut), bei dem Rest Gehirn- oder Rückenmarkentzündung. Als Spätfolgen können langdauernde Kopfschmerzen, Depressionen, seltener Lähmungen, zurückbleiben. Etwa 1% der symptomatischen Fälle verläuft tödlich. (Die meisten Hirnhautentzündungen im Sommer werden nicht durch FSME, sondern durch Enteroviren hervorgerufen – Prognose gut).
Vorkommen: In der BRD schätzungsweise 50 Fälle/Jahr. Vorkommen auf Süddeutschland, insbesondere Bayern und Baden-Württemberg, auf eng begrenzte Naturherde beschränkt. Häufiger in Österreich (außer Tirol und Vorarlberg), aber auch Schweiz, Elsaß, Tschechoslowakei und Jugoslawien.
Übertragung: Durch Zecken (Gemeiner Holzbock, Ixodes ricinus). Naturherde mit hoher Zeckendichte finden sich in feuchten, warmen Tallagen, besonders in Laubwäldern. Höhere Mittelgebirgs- und Hochgebirgslagen, Fichten- und Tannenwälder bleiben ausgespart. In der BRD ist in Naturherdgebieten etwa jede 1000ste Zecke infiziert.
Aktive Impfung: Zu erwägen für Personen mit häufigem Zeckenbefall, die in Naturherdgebieten exponiert sind, z. B. Waldarbeiter, Förster, Beerensammler, Wanderer in hochendemischen Gebieten.
Impfstofftyp: Formaldehyd-inaktivierter Adsorbat-Impfstoff. Grundimmunisierung: 2 Injektionen im Abstand von 2 bis ca. 12 Wochen und 1× nach 9–12 Monaten i. m.
Kontraindikationen sind Zeckenstich in den letzten 4 Wochen, fieberhafte Infekte, Eiallergie und neurologische Erkrankungen.
Verträglichkeit: Milde Lokalreaktionen, selten allergische Reaktionen, kommen vor.
Immunitätsdauer: Auffrischungsimpfung (1 Injektion) nach 3–5 Jahren empfohlen.
Impfempfehlung: Freiwillige Impfung, nicht öffentlich empfohlen (1985).
Passive Immunisierung: Gabe von FSME-

Immunglobulin vom Menschen ist in den ersten 4 Tagen nach Zeckenstich in Naturherden zu empfehlen. Die Schutzrate wird auf etwa 60% geschätzt.

"Lyme Disease": Zecken übertragen häufiger andere Erreger, vor allem eine Bakterienart (Borrelia burgdorferi), die ein langandauerndes Erythem hervorrufen kann, auch gefolgt von neurologischen Symptomen, Arthritis und Herzentzündung; letztere können auch isoliert auftreten.

Behandlung: Antibiotica.

1.5.4 Gelbfieber

Erreger: Gelbfiebervirus

Krankheitsbild: Das typische Krankheitsbild ist charakterisiert durch Fieber mit Hepatitits, Nephritis und starke Blutungsneigung. Die Letalität kann sehr hoch sein.

Vorkommen: In tropischen Gebieten Afrikas und Amerikas zwischen 17° nördlicher und 17° südlicher Breite.

Epidemiologisch unterscheidet man zwei Formen: 1. Urbanes Gelbfieber mit Übertragung von Mensch zu Mensch über die anthropophile Gelbfiebermücke, 2. Dschungelgelbfieber, übertragen von Affen auf den Menschen über verschiedene Mückenarten.

Aktive Immunisierung: Impfung mit Lebendimpfstoff (17D), subkutan. Da der derzeit angebotene Impfstoff sehr labil ist, darf nur in von den zuständigen Landesbehörden ermächtigten Impfstellen geimpft werden. Die *Verträglichkeit* der Impfung ist gut.

Die Immunitätsdauer beträgt mindestens 10 Jahre. Juristisch ist die Impfung öffentlich empfohlenen Impfungen gleichgestellt. Eine internationale Impfbescheinigung wird bei der Einreise in viele tropische Länder verlangt.

1.5.5 Hepatitis A

Erreger: Hepatitis A-Viren

Krankheitsbild: In der Kindheit verläuft die Infektion oft subklinisch. Die Krankheit beginnt nach einer Inkubation von 28–30 (15–50) Tagen mit Fieber und grippeähnlichen Symptomen, danach ist das Leitsymptom Gelbsucht. Der Verlauf ist meist gutartig. Es bleibt eine lebenslängliche Immunität.

Epidemiologie: Vorkommen weltweit, jedoch besonders in Tropen, Subtropen sowie mediterranen Reiseländern. Die Übertragung erfolgt faekooral, insbesondere auch mit Wasser und Lebensmitteln (Muscheln!). Die Infektiosität der Erkrankten beginnt etwa 10 Tage vor Gelbsuchtbeginn und dauert noch 2–3 Wochen an.

Immunisierung: Derzeit ist nur passive Immunisierung mit normalem Immunglobulin möglich. Das Gammaglobulin sollte direkt vor der Abreise in Risikogebiete intramuskulär verabreicht werden. Die Schutzdauer beträgt, je nach Dosierung ca. 3–6 Monate.

Nebenwirkungen bestehen in einigen Fällen in lokaler Rötung, Schwellung und Schmerzen.

1.5.6 Hepatitis B (Serumhepatitis, Spritzenhepatitis)

Erreger: Hepatitis B-Viren

Krankheitsverlauf: Asymptomatische Fälle sind häufig. Sie heilen z. T. nicht aus, sondern werden zu (infektiösen) Virusträgern, erkennbar am Virusoberflächenantigen (HBsAg) im Blut. Bei akuten Infektionen nach langer Inkubationszeit, meist 60–90 Tage, langsam einsetzende Gelbsucht, die über Wochen andauern kann. 5–10% der Erkrankungen werden chronisch, davon etwa ⅓ mit schwerem aggressivem Verlauf. Bei Hepatitis B-Trägern besteht ein erhöhtes Leberkrebsrisiko.

Vorkommen: Weltweit, jedoch besonders häufig in Afrika, Asien und Südamerika. Blut und bestimmte Blutprodukte, weniger Sekrete, sind besonders infektiös. Der effektivste Infektionsweg ist perkutan (Stiche, Schnitte, Schrunden), perinatale Übertragungen sind nicht selten.

Aktive Immunisierung: Impfstoff wird aus dem Plasma infizierter Menschen hergestellt. Das immunogene Antigen (HBsAg) wird gereinigt und mehrfach inaktiviert. Die Grundimmunisierung besteht aus 3 bzw. 4

i. m. Injektionen. Die Schutzrate beträgt bei Gesunden über 90%, die Schutzdauer schwankt und wird nach dem HB_5-Antikörper-Spiegel im Blut geschätzt (meist 3–5 Jahre). In entwickelten Ländern ist nur die Impfung von Risikogruppen empfohlen. Hierzu gehören vor allem medizinisches Personal, Kontaktpersonen von Hepatitis B-Virus-Infizierten, einschließlich Trägern, Fixer, Homosexuelle, Strafgefangene, Reisende in tropische Länder mit engem Bevölkerungskontakt, bestimmte Gruppen von Krankenhauspatienten, z. B. Hämodialyse-Patienten.

Verträglichkeit: Gut.

Impfempfehlung: Aktive Impfung ist für bestimmte Berufe von den Berufsgenossenschaften empfohlen und muß darum vom Arbeitgeber angeboten werden.

Passive Immunisierung: Hepatitis B-Immunglobulin (human) ist für i. m. und i. v. Applikation verfügbar. Es wird eingesetzt, um bei exponierten Personen schnell eine Immunität zu erreichen. Heute wird immer gleichzeitig Beginn mit aktiver Impfung empfohlen (Simultanimpfung).

1.5.7 Influenza (Grippe)

Erreger: Influenzavirus Typ A und B. Besonders bei Influenza A Antigenvarianten.

Infektionsverlauf: 50% der Infektionen verlaufen subklinisch. Typische Infektionen sind durch kurze Inkubationszeit (8 Stunden bis 3 Tage), plötzlichen Fieberanstieg, grippale Symptome gekennzeichnet. Gefürchtete Komplikationen sind Lungenentzündung, Mittelohrentzündung, Kreislaufversagen und bei Kindern Pseudokrupp. Bei Lungenentzündung ist meist, bei Mittelohrentzündung wohl immer eine bakterielle Superinfektion beteiligt.

Epidemiologie: Influenza kommt außerhalb der Pandemie fast nur in den Wintermonaten vor. Neben relativ seltenen Pandemien, die nach plötzlichen massiven Änderungen der Oberflächenantigene von Influenza A-Viren (Antigenshift) innerhalb eines Jahres einen großen Teil der Erdbevölkerung betreffen, kommt es im Abstand weniger Jahre zu epidemischen Wellen mehr lokalisierter Art, deren Auftreten durch ständige feinere Änderung der Virusoberfläche (Antigendrift) mitbestimmt wird. Pandemien führen zu hoher, epidemische Wellen zu sehr variabler Mortalität, die vor allem die Risikogruppen (s. u.) betrifft. Übertragung über Tröpfchen. Befallen werden alle Altersgruppen.

Aktive Immunisierung: Impfstoffe enthalten abgetötete Viren, extrahierte Virusantigene oder isolierte Oberflächenantigene (Ganzvirus-, Spaltvirus-, Subunit-Impfstoffe). Ganzvirusimpfstoffe weisen die beste Immunogenität auf, sind jedoch, insbesondere bei kleinen Kindern, weniger verträglich. Antigenzusammensetzung wird den wahrscheinlich zu erwartenden Epidemiestämmen angepaßt.

Schutzrate: Bei gesunden Erwachsenen 70–80% (Achtung: Nur 5–10% der grippeähnlichen „Erkältungskrankheiten" werden durch Influenzaviren hervorgerufen!) Applikation: Bei Erwachsenen 0,5 ml i. m. oder s. c. einmal jährlich im Herbst, bei Kindern unter 5 Jahren und bei drohenden Pandemien 2 Injektionen im Abstand von 4 Wochen. Bei Kindern ist die Einzeldosis zu reduzieren.

Impfempfehlung: Influenza-Impfung ist für die gesamte Bevölkerung öffentlich empfohlen, vorzugsweise jedoch für Risikogruppen, bei denen Influenza zu erheblicher Übersterblichkeit führen kann:
1. Personen mit chronischen Erkrankungen, insbesondere der Lunge, des Herz-Kreislaufsystems, der Niere und des Stoffwechsels,
2. Personen über 60–65 Jahre.

Kontraindikation: Hühnereiweißallergien, akute Infektionen.

1.5.8 Keuchhusten (Pertussis)

Erreger: Keuchhustenbakterien

Krankeitsverlauf: Nach Inkubationszeit von 1–3 Wochen uncharakteristisches (infektiöses) katarrhalisches Stadium von 1–2 Wochen Dauer, gefolgt von konvulsivem (wenig infektiösem) Stadium mit krampfartigen Hustenanfällen, das sich nach 3–4 Wochen langsam löst. Im Säuglingsalter oft schwere Verläufe. Die heute in der BRD seltenen Todesfälle sind die Folge von Pneumonien und Encephalopathien. Antibiotikabehandlung verspricht nur prophylaktisch und im katarrhalischen Stadium Erfolg.

Epidemiologie: Kinderkrankheit, Epidemien in 2–5jährigen Abständen. Erregerreservoir: Mensch, Tröpfcheninfektion.

Aktive Impfung: Der Totimpfstoff aus abgetöteten Bakterien wird verabreicht als Kombinationsimpfstoff mit Tetanus- und Diphtherietoxoid.

Dosierung: Die gesamte Immunisierung besteht aus 4 i. m. Injektionen (3 Injektionen im Abstand von 4–6 Wochen zwischen dem 3. und 12. Lebensmonat und einer 4. Injektion nach etwa einem Jahr). Nach dem zweiten Lebensjahr soll wegen schlechter Verträglichkeit nicht mehr gegen Pertussis geimpft werden.

Wirksamkeit: Die Impfung führt zu einem Teilschutz (~ 70%), der mit zunehmendem Alter nachläßt. Jedoch verläuft bei geimpften Kindern die Erkrankung in der Regel leichter. Übereinstimmende Daten zur Schutzwirkung sind u. a. wegen des unterschiedlichen Antigenaufbaus der Erreger nicht verfügbar.

Nebenwirkungen. Lokale Nebenwirkungen (meist leichten bis mittleren Grades) sind häufig. Als systemische Komplikation können Kollaps, Fieber sowie meist reversible neurologische Reaktion, wie Fieberkrämpfe, schrilles Schreien, in der Regel innerhalb von 24 bis höchstens 72 Stunden nach Impfung, vorkommen. Bei Auftreten solcher Symptome haben weitere Pertussis-Impfungen zu unterbleiben. Die Schätzungen der Dauerschäden durch Gehirnschäden nach Impfung gehen weit auseinander.

Impfempfehlung: Die Impfkommission des Bundesgesundheitsamts empfiehlt – aufgrund von Unsicherheiten in der Risikobewertung – die Impfung nur für bestimmte soziale und gesundheitliche Risikogruppen. Die öffentlichen Impfempfehlungen in den einzelnen Bundesländern sind nicht einheitlich und auch in verschiedenen Staaten unterschiedlich. Auf jeden Fall hat die Impfung bei gesundheitlich vorgeschädigten Kindern zu unterbleiben.

1.5.9 Kinderlähmung, spinale (Poliomyelitis)

Erreger: Polioviren (3 Typen)

Krankheitsverlauf: Über 99% der Poliovirus-Infektionen verlaufen ohne oder ohne typische Symptome. Bei Poliomyelitis kommt es nach der Inkubationszeit von meist 11–17 Tagen oft nach grippeähnlichem Vorstadium mit symptomfreiem Intervall zu schlaffen Lähmungen, die Extremitäten, aber auch Atem- und Schluckmuskulatur betreffen können. Die Letalität beträgt 4–10%.

Epidemiologie: In der BRD kamen vor der Impfung ca. 2–9000 Fälle jährlich vor. Heute sind die wenigen Poliomyelitis-Fälle in den Industrieländern die Folge von Einschleppungen aus Entwicklungs- und Schwellenländern.

Aktive Impfung: 1. Lebend-(Schluck-)Impfstoff (Sabin) enthält virulenzabgeschwächte Viren aller 3 Typen. Die Impfung führt zu einer Infektion, die auf den Magen-Darm-Trakt beschränkt bleibt. Die Impfviren können mehrere Wochen im Stuhl ausgeschieden werden und Kontaktpersonen infizieren. Als Grundimpfung wird dreimaliges Schlucken – beginnend im 3. Lebensmonat, 6 Wochen und etwa 1 Jahr später – empfohlen. Der Impfstoff kann bei Säuglingen direkt in den Mund, bei älteren Personen auf einem Stück Zucker verabreicht werden. Die Immunität soll in etwa 10jährigem Abstand aufgefrischt werden. Die Impfung führt zu einem langjährigen Schutz bei mehr als 95% der Geimpften. Es wird nicht nur die Krankheit, sondern auch die Infektion verhindert, und dadurch werden die Infektketten unterbrochen (Kollektivschutz).

Die Kontraindikationen sind besonders Abwehrschwäche jeder Art (z. B. Immundefekte, Cortisonbehandlung) auch bei ungeimpften Kontaktpersonen.

Als Nebenwirkungen kommen selten Verdauungsstörungen, Fieber und Angina vor.

Ein Impfschaden, in Form einer Impfpoliomyelitis, ist auf etwa 200 000–500 000 Impflinge (bei Impflingen selbst oder Kontaktpersonen) zu erwarten. Gute Hygiene bei Impflingen und Kontaktpersonen (Hände waschen!) ist wichtig.

Die Schwäche des Lebendimpfstoffes liegt in der Möglichkeit der Rückmutationen des ausgeschiedenen Virus.

2. *Totimpfstoff (Salk):* Der Impfstoff enthält formaldehydinaktivierte, an $Al(OH)_3$ adsorbierte Polioviren aller drei Typen. Der Impfstoff wird zweimal im Abstand von 4–8 Wochen und einmal 9 Monate später i. m. injiziert. Auffrischungsimpfungen, (1x) in fünfjährigem Abstand, sind erforderlich. Es gibt nur leichte, lokale Nebenwirkungen. Der Individualschutz liegt bei 80–90%, jedoch entsteht – jedenfalls nach der Grundimpfung – keine Darmimmunität. Die epidemiologische Wirkung ist deshalb mangelhaft. Salk-Impfstoff ist indiziert bei Personen mit Immundefekten. Außerdem kommt Salk-Impfung als Vorimpfung vor Lebendimpfung in Frage, um Impfpoliomyelitiden zu vermeiden.

Impfempfehlung: Lebend- wie Totimpfungen sind in allen Bundesländern öffentlich empfohlen. Auch Personen, die in Entwicklungsländer reisen und deren Impfung mehr als 10 Jahre zurückliegt, sollten unbedingt geimpft werden.

Passive Immunisierung: Bei Ausbrüchen ist eine prophylaktische Immunisierung mit normalem Immunglobulin (Gammaglobulin) von nicht sicher immunen Kontaktpersonen erfolgversprechend.

1.5.10 Masern (Morbilli)

Erreger: Masernvirus

Epidemiologie: Endemische Kinderkrankheit, in einzelnen Ländern, z. B. USA, DDR, durch Impfung fast ausgerottet. Die Übertragung erfolgt durch Tröpfchen und als „fliegende Infektion", aerogen, z. B. von Raum zu Raum.

Krankheitsverlauf: Alle Infektionen bei Nichtgeimpften verlaufen mit typischen Symptomen. Die Inkubationszeit bis zum Auftreten des Exanthems beträgt meist 14 (12–16) Tage. Patienten sind vom 6. Tag vor bis etwa 6 Tage nach Auftreten des Exanthems infektiös. Bei Säuglingen und Kleinkindern treten oft Superinfektionen mit Bakterien als Pneumonien, Pseudokrupp, Mittelohrvereiterung, bei älteren Kindern Hirnentzündung (etwa 1 Fall auf 2000 Masernerkrankungen) auf. Die Letalität der Masern – hauptsächlich durch Pneumonie und Encephalitis – beträgt etwa 1:10 000, in Entwicklungsländern ist sie viel höher (bis 5%).

Nach Encephalitis bleiben häufig schwere Spätschäden zurück. Eine seltene Komplikation, die Jahre nach der akuten Infektion auftritt, ist die tödlich verlaufende „Subakute Sklerosierende Panencephalitis" (SSPE).

Aktive Immunisierung: Lebendimpfung mit virulenzabgeschwächten Erregern (Kühlkette).

Applikation: In der Regel als Kombinationsimpfung mit Mumps- und evtl. Rötelnvirus im 15. Lebensmonat, 0,5 ml subkutan.

Kontraindikation: Allergie gegen Hühnereiweiß, Neomycin und verwandte Antibiotica, Immundefizienz, zytostatische Behandlung, Schwangerschaft.

Wirksamkeit: Schutzrate über 90%. Durchimpfung in der Bundesrepublik z. Z. noch nicht ausreichend für Unterbrechung der Infektketten.

Schutzdauer: Vermutlich lebenslänglich.

Nebenwirkungen: Vereinzelt gibt es masernähnliche Impfkrankheit oder Fieber ohne Exanthem. Es kommt nach der Impfung nicht zu Kontaktinfektionen. Sehr selten sind cerebrale Reaktionen.

Impfempfehlung: Die Impfung ist öffentlich empfohlen.

Passive Immunisierung: Normales Immunglobulin prophylaktisch oder bis zu 6 Tagen nach Ansteckung gegeben führt zur Unterdrückung oder Abschwächung der Symptome.

1.5.11 Mumps (Parotitis epidemica, Ziegenpeter)

Erreger: Mumpsvirus

Krankheitsverlauf: Etwa ⅓ der Infektionen verläuft asymptomatisch. Die Inkubationszeit ist 16–18 (12–26) Tage danach bei relativ gutem Allgemeinbefinden: Schwellung der Ohrspeichel- und anderer Speicheldrüsen. Bei postpubertär infizierten männlichen Patienten in etwa 20% Hodenentzündung, die (selten!) zur Sterilität führen kann. Andere Komplikationen sind Hirnhaut- und Hirnentzündung mit relativ guter Prognose, sowie Innenohrschwerhörigkeit bis zur Taubheit.

Epidemiologie: Endemische Kinderkrankheit, die hauptsächlich mit Tröpfchen übertragen wird.

Aktive Immunisierung: Ein Lebendimpfstoff (Kühlkette!), gezüchtet auf Hühnerembryozellkulturen und meist kombiniert mit Masern- bzw. Masern-Rötelnimpfstoff, wird verwendet. Der Kombinationsimpfstoff soll ab dem 15. Lebensmonat (subkutan) verabreicht werden.

Die Verträglichkeit des Kombinationsimpfstoffes ist ebenso gut wie die seiner Einzelkomponenten. Bei Mumpseinzelimpfung gelegentlich leichtes mumpsähnliches Bild.

Die Schutzrate beträgt 75–90%.

Die Indikation leitet sich vor allem von den neurologischen Komplikationen und Hodenentzündungen her.

Impfempfehlung: Die Mumpsimpfung ist als Einzelimpfung und in Kombination öffentlich empfohlen.

Kontraindikation: S. Masern.

Passive Immunisierung: Gaben von normalem und wahrscheinlich auch von Mumpsimmunglobulin sind unwirksam.

1.5.12 Pneumokokkenerkrankungen

Erreger: Pneumokokken (Bakterien)

Vorkommen: Pneumokokken sind sehr weit verbreitete Krankheitserreger des Respirationstrakts, insbesondere der Lunge (Pneumonie) und des Mittelohrs, die jedoch im allgemeinen durch Antibiotica zu beherrschen sind. Ausnahmen findet man bei Personen mit chronischen Erkrankungen der Lunge und des Kreislaufs und bei Patienten mit bestimmten chronischen Erkrankungen, z. B. Asplenie, und Personen über 65 Jahre, wo Pneumokokkeninfektionen oft tödlich verlaufen. Besonders gefährlich ist die Pneumokokkämie.

Aktive Immunisierung: Impfstoff enthält 23 verschiedene Kapsel-Polysaccharide verschiedener Pneumokokkenserotypen.

Die Wirksamkeit ist in den Risikogruppen nur schwer zu evaluieren. Die Antikörper bleiben nach der Impfung 3–5 Jahre erhöht.

Applikation: Subkutane oder i. m. Injektion (1×). Auffrischungsimpfungen sollten wegen oft starker allergischer Reaktionen nicht vor 5 Jahren nach der Erstinfektion erfolgen.

Als Nebenwirkungen treten häufig Lokalreaktionen leichteren und mittleren Grades, selten generalisierte Reaktionen auf.

Impfempfehlung: Indiziert ist die Impfung nur für bestimmte Risikogruppen. Es liegt keine öffentliche Empfehlung vor.

1.5.13 Röteln (engl. Rubella)

Erreger: Rötelnvirus

Krankheitsverlauf: Der Anteil der asymptomatischen Infektionen liegt bei 40%. Die Inkubationszeit beträgt 14–18 (12–23) Tage bis zum Ausbruch des Exanthems. Die Virusausscheidung beginnt etwa 5–6 Tage vor und dauert bis etwa 10 Tage nach Auftreten des Exanthems. Typisch sind stark vergrößerte Lymphknoten hinter den Ohren. Der Krankheitsverlauf ist im allgemeinen harmlos. Bei Frauen manchmal als Folgeerscheinung Arthritis. Das Problem sind pränatale Infektionen, die in den ersten drei Embryonalmonaten zu Aborten, Mißbildungen und chronischen Infektionen bei etwa 50% der in diesem Stadium infizierten Schwangeren führen. Danach ist die fötale Schädigungsrate gering. Etwa 10% der gebärfähigen Frauen sind in der Bundesrepublik nicht immun.

Epidemiologie: Endemische Kinderkrankheit, in einzelnen Ländern, z. B. USA, durch Impfung sehr weit zurückgedrängt. Übertragung durch Tröpfcheninfektion.

Aktive Immunisierung: Lebendimpfstoff (Kühlkette!) aus virulenzabgeschwächten Viren; für Kleinkinder in Kombination mit Masern und Mumpsimpfung.

Impfstrategie: Ziel der Impfung ist: Schutz der Leibesfrucht. Deshalb wird empfohlen, alle Mädchen im 13.–14. Lebensjahr – ohne Rücksicht auf Immunitätsstatus – und alle Frauen im gebärfähigen Alter zu impfen, soweit der Antikörpertest nicht ergibt, daß sie bereits immun sind. Weiterhin wird empfohlen, Kinder beiden Geschlechts im 15. Lebensmonat im Rahmen einer Kombinationsimpfung mit Masern und Mumps zu impfen unter der Vorstellung, hiermit die Zirkulation des Virus zu reduzieren. Unzureichende Teilimmunisierung der Bevölkerung erhöht die Gefahr der Altersverschiebung der Rötelninfektion bei den Nichtimmunisierten.

Applikation: Im höheren Lebensalter: 0,5 ml des Impfstoffs subkutan, im Kleinkindesalter als Kombinationsimpfung. Rötelnimmunitätsbestimmung gehört zu den Vorsorgeuntersuchungen in der Schwangerschaft.

Wirksamkeit: Die Schutzrate beträgt über 90%. Dauer des Schutzes ist noch nicht geklärt, jedoch wohl mehrere Jahrzehnte.

Kontraindikation: Bestehende Schwangerschaft. Nach der Impfung soll die Schwangerschaft für mindestens drei Monate vermieden werden, obwohl es keine Beweise für die Teratogenität des Impfstoffes gibt. Die übrigen Kontraindikationen sind die gleichen wie für andere Lebendimpfungen, d. h. besonders Impfung bei Immunsuppression vermeiden. Komplikationen: Selten kommt eine leichte rötelnartige Impfkrankheit vor. Bei Frauen gibt es selten Arthritiden, die über Jahre andauern können.

Impfempfehlung: Die Impfung ist allgemein öffentlich empfohlen.

Passive Immunisierung: Rötelnimmunglobulin ist nur in den ersten Tagen nach der Exposition, und dann nicht sicher, wirksam.

1.5.14 Tollwut (Rabies, Lyssa)

Erreger: Tollwutvirus

Infektionsverlauf: Nach Biß durch ein tollwütiges Tier treten beim Menschen in 10–50% der Fälle nach einer Inkubation von 1–3 Monaten (10 Tage bis über 1 Jahr) die zentralnervösen Symptome der Tollwut auf. Die Erkrankung verläuft immer tödlich. Bei Tieren besteht Tollwutverdacht bei Unruhe, Krämpfen, unprovoziertem Beißen, Schläfrigkeit; Wildtiere verlieren ihre Scheu und können aggressiv werden.

Epidemiologie: In Zentral-, Kontinental- und Westeuropa tritt die Tollwut als Wildtollwut mit dem Rotfuchs als Hauptüberträger auf. Die Infektionen sind hier bei Wildtieren häufig, beim Menschen sehr selten. Als epidemiologische Zwischenglieder kommen Katze, Hund und seltener Weidetiere in Frage. Kaum Gefahr geht von kleinen Nagern, Hasentieren und Vögeln aus. Die Übertragung auf den Menschen erfolgt fast ausschließlich transkutan besonders über Biß, obwohl – aufgrund von Erfahrungen beim Tier – auch Schleimhautübertragung für möglich gehalten wird. Indirekte Übertragung (etwa beim Beerensammeln oder Berühren eines tollwütigen Tieres) ist noch nie beschrieben worden.

Aktive Immunisierung: Derzeit werden 2 Totimpfstofftypen aus Menschen- bzw. Hühnerfibroplastenkulturen verwendet.

Praeexpositionelle Impfung (3 Injektionen) kommt nur für besondere Risikogruppen in Frage (z. B. Tierärzte, Tierpräparatoren, Jäger).

Postexpositionelle Impfung: Indiziert nach Biß oder transkutaner, seltener Schleimhautexposition durch tollwütiges oder tollwutverdächtiges Tier, auch entkommenes Wildtier (insgesamt 6 Injektionen).

Passive Immunisierung: Rabiesimmunglobulin vom Menschen wird zum Umspritzen von Wunden und i. m. zur Verlängerung der Inkubationszeit bei schwerer Exposition immer in Verbindung mit aktiver Immunisierung angewandt (Simultanimpfung).

1.5.15 Tuberkulose

Erreger: Tuberkulose-Bakterien (humane und bovine Form)

Infektionsverlauf: Die Übertragung erfolgt mit Tröpfchen und Staub. Die Erreger siedeln sich zuerst in der Lunge in Phagozyten an und befallen die örtlichen Lymphknoten. Es kann zur Streuung der Bakterien über das Blut mit verschiedenen Manifestationen kommen. Die Infektion wird meist durch zelluläre Immunabwehr kontrolliert. In der Regel überleben jedoch einige Bakterien, die noch nach Jahren reaktiviert werden und zur Erkrankung (am häufigsten zur Lungentuberkulose) führen können.

Verbreitung: In den Industrieländern ist die Tuberkulose nach dem Krieg stark zurückgegangen. Die Morbidität in der Bundesrepublik betrug 1980 noch 32,1/100 000 Einwohner. Heute findet sich Tuberkulose besonders in sozialen Risikogruppen, z. B. Türken, Asylanten. Die bovine Tuberkulose ist in der BRD ausgerottet.

Impfung: Lebendimpfstoff (virulenz-abgeschwächte bovine Tuberkulosebakterien BCG-Stamm).

Anwendung: Beim Neugeborenen streng intrakutan injizieren.

Impfschutz: Ergebnisse der Feldversuche schwanken stark (77-0% Schutzrate). Die Immunität läßt nach 10 Jahren stark nach. Erhofft wird vor allem Verhütung generalisierter Formen (Miliartuberkulose, Meningitis).

Nebenwirkungen: Nicht selten Impfulkus sowie Lymphknotenschwellung, gelegentlich Abszesse mit Narbenfolgen (1:1000–1:3000). Selten generalisierte Lymphknotenerkrankung, Knochentuberkulose (ca. 1:100 000).

Kontraindiziert ist die Impfung besonders bei Immundefekten.

Impfempfehlung: In den einzelnen Bundesländern sind die Impfempfehlungen unterschiedlich. Weitgehend akzeptiert ist die Indikationsimpfung von besonders exponierten Risikogruppen. Eine solche besondere Exposition kann z. B. in Familien mit einem Mitglied mit offener Tuberkulose, bei bestimmten Ausländergruppen und in bestimmten Wohngebieten angenommen werden.

1.5.16 Typhus

Erreger: Typhusbakterien (Salmonella typhi)

Infektionsverlauf: Die Übertragung erfolgt faekooral, insbesondere auch über Wasser und Nahrungsmittel (z. B. Muscheln). Die Inkubationszeit beträgt 1–3 Wochen. Danach treppenförmiges Ansteigen des Fiebers, gefolgt von hochfieberhafter Periode mit Delirien und starken Kopfschmerzen. Lytisches Absinken des Fiebers nach etwa 4 Wochen. Todesfälle sind früher häufig durch Darmblutungen und durchbrechende Darmgeschwüre verursacht worden. Da antibiotische Behandlung möglich ist, liegt die Letalität in der BRD heute unter 2%. 2–5% der Typhuskranken werden zu Dauerausscheidern.

Verbreitung: Häufig in den Tropen und Subtropen, weiterhin in einzelnen Mittelmeerländern. Die Morbidität in der BRD ist von 43,8/100 000 Einwohner 1947 auf 0,6 1980 zurückgegangen.

Impfung: In der BRD wird ein Lebend-(Schluck-)Impfstoff verwendet, der für Reisende in endemische Gebiete, besonders solche, die in engem Kontakt mit der einheimischen Bevölkerung leben, bestimmt ist.

Anwendung: Kühlkette! Die Packung des Impfstoffes **TYPHORAL L**® (Behringwerke) enthält Kapseln mit Lebendkeimen des virulenzabgeschwächten Stammes Salmonella typhi, Stamm Tya Berna. Die Grundimpfung besteht aus 3 Kapseln im Abstand von zwei Tagen, die vor dem Essen zu nehmen sind. Jährliche Wiederholungsimpfung wird empfohlen.

Verträglichkeit: Gelegentlich Magendarmbeschwerden.

Kontraindikation: Säuglinge im Alter unter 4 Monaten, Personen mit angeborenen und erworbenen Immundefekten sowie akuten fieberhaften Erkrankungen und Darminfektionen dürfen nicht geimpft werden.

Wechselwirkung mit anderen Medikamenten: Antibiotica, Sulfonamide und Malariamittel sollten nicht vor 3 Tagen nach der letzten Typhoral-Impfung eingesetzt werden.

Passive Immunisierung: Nicht möglich.

1.5.17 Windpocken (Varizellen)

Erreger: Varicella-Zoster Virus (VZV)

Infektionsverlauf: Die Übertragung erfolgt über Tröpfchen, Tröpfchenkerne (eingetrocknete kleine Tröpfchen, die lange in

der Schwebe bleiben) und selten durch direkten Kontakt. Nach der Inkubationszeit von 14 (19–21) Tagen treten schubweise Bläschen an Haut und Schleimhäuten auf, die nach wenigen Tagen vereitern und dann eintrocknen. Nach der Abheilung ruht das Virus in den Spinalganglien. Reaktivierung führt zum Zoster (Gürtelrose). VZV-Infektionen verlaufen bei Patienten mit Immunschwäche schwer; die sonst fast immer gutartigen Windpocken können zum Tode führen.
Verbreitung: Windpocken sind eine weltweit verbreitete hochinfektiöse Kinderkrankheit.
Aktive Impfung: Ein Lebendimpfstoff (Kühlkette!) aus virulenzgeschwächten Viren wird derzeit ausschließlich zur Immunisierung von Risikokindern, d. h. solchen mit Immundefizienz – sei es aufgrund erworbener oder angeborener Defekte oder als Folge von immunsuppressiver Behandlung – empfohlen. Der subkutan zu verabfolgende Impfstoff ist hocheffektiv, führt jedoch bei Immunsupprimierten manchmal zu einer windpockenartigen Impfkrankheit. Auch Zoster kommt – wenn auch selten – vor, so daß man davon ausgehen muß, daß auch die Spinalganglien mit dem Impfstamm infiziert werden können. Für die durch Wildviren lebensgefährdeten Mitglieder der Zielgruppe ist jedoch die Impfung unbedingt empfehlenswert.
Passive Immunisierung: VZ-Immunglobulin vom Menschen steht für die gleiche Zielgruppe zur Verfügung, wenn aktive Impfung versäumt wurde. Im Falle der Exposition muß die Injektion in den ersten Tagen der Inkubationszeit (oder prophylaktisch) verabfolgt werden. Die Infektion kann verhindert oder jedenfalls die Symptome verringert werden. Bei Zoster ist VZ-Immunglobulin wirkungslos.
Impfempfehlung: Freiwillige Impfung (keine öffentliche Empfehlung).

1.5.18 Wundstarrkrampf (Tetanus)

Erreger: Tetanusbakterien
Infektionsverlauf: Die Sporen der Erreger gelangen mit Schmutz in Wunden. Unter Sauerstoffabschluß keimen sie, und die lokalen Kolonien entwickeln Tetanustoxin, das über die Nerven ins Zentralnervensystem gelangt und zu schweren Muskelkrämpfen führt. Die Inkubationszeit ist 4–14 Tage; die Letalität liegt bei 40%.
Verbreitung: Sporen sind praktisch ubiquitär vorhanden. In der Bundesrepublik werden etwa 10 Fälle/Jahr, fast ausschließlich bei nicht oder nicht ausreichend geimpften Personen gemeldet.
Aktive Impfung: Toxoid-Adsorbat-Impfstoff (Formaldehyd-inaktiviertes Toxin an $Al(OH)_3$ absorbiert). Verwendet oft in Kombination mit Diphtherietoxoid TD, bzw. Td (s. Diphtherie) und evtl. Pertussis-Impfstoff (s. Keuchhusten).
Wirksamkeit: Schutz nahezu 100%.
Verträglichkeit: Sehr gut, leichte lokale Reaktionen meist durch $Al(OH)_3$ bedingt. Allergische Allgemeinreaktionen (selten tödlich) fast ausschließlich bei „Überimmunisierung" (zu häufiger Immunisierung).
Anwendung: Grundimmunisierung: zwei intramuskuläre Injektionen im Abstand von mindestens 4 Wochen und eine Injektion etwa 12 Monate später. Bei Säuglingen Beginn im 3. Lebensmonat, kombiniert mit Diphtherietoxoid. Begonnene und unterbrochene Impfserien können jederzeit weitergeführt werden!
Auffrischungsimpfung wird etwa alle 10 Jahre empfohlen.
Passive Immunisierung: Tetanusimmunglobulin (TIG) vom Menschen wird zum Sofortschutz bei nichtausreichend immunisierten Verletzten benutzt. Es gilt folgendes Schema:
Häufigere Auffrischungsimpfungen sollten wegen der Gefahr der Allergisierung nicht verabfolgt werden.
Impfempfehlung: Öffentlich empfohlene Impfung.

1. Unter aktiver Impfung (Immunisierung) versteht man die Stimulierung des Immunsystems des zu Schützenden mit Antige-

nen. Es kann sich dabei um Impfungen mit vermehrungsfähigen oder nicht vermehrungsfähigen Antigenen handeln. Der Schutz nach aktiver Immunisierung tritt meist nach Wochen ein und bemißt sich nach Jahren, ja er kann lebenslänglich sein.

2. Unter passiver Immunisierung versteht man Übertragung von Antikörpern, die in einem anderen Organismus gebildet worden sind auf den zu Schützenden. Der Schutz setzt schnell ein und bemißt sich nach Wochen bis Monaten. Generell wirkt passive Immunisierung nur prophylaktisch oder in den ersten Tagen der Inkubationszeit. Weit überwiegend werden heute homologe (von Menschen stammende) Immunglobuline verwendet, die länger wirken und seltener zu allergischen Reaktionen führen als heterologe. In speziellen Immunglobulinen sind im Gegensatz zu normalen die in Frage stehenden Antikörper angereichert. Immunglobuline werden intramuskulär injiziert. Besondere Präparationen sind für intravenöse Anwendung bestimmt.

2 Arzneimittelherstellung in der pharmazeutischen Praxis

2.1 Organisation und Überwachung der Arzneimittelherstellung in der Industrie am Beispiel „Tabletten" unter besonderer Berücksichtigung der Betriebsverordnung

Von Th. Liske und H. Rohrer

2.1.1 Rechtsgrundlagen

Der Bundesminister für Jugend, Familie und Gesundheit hat die Betriebsverordnung für pharmazeutische Unternehmer (Pharm-BetrV) im Bundesgesetzblatt verkündet und am 1. April 1985 in Kraft gesetzt.

Diese Verordnung hat das Ziel, die Arzneimittelsicherheit dadurch zu verbessern, daß für alle Arzneimittelherstellbetriebe die Grundregeln der Weltgesundheitsorganisation (WHO) für die ordnungsgemäße Herstellung und die Sicherung ihrer Qualität (GMP-Richtlinie) verbindlich gemacht werden.

Ermächtigungsgrundlage für den Erlaß dieser Verordnung ist § 54 des Arzneimittelgesetzes (AMG). Darin wird der Bundesminister für Jugend, Familie und Gesundheit ermächtigt „im Einvernehmen mit dem Bundesminister für Wirtschaft, durch Rechtsverordnung mit Zustimmung des Bundesrates Betriebsordnungen für Betriebe oder Einrichtungen zu erlassen, die Arzneimittel in den Geltungsbereich dieses Gesetzes verbringen oder in denen Arzneimittel hergestellt, geprüft, gelagert, verpackt oder in den Verkehr gebracht werden, soweit es geboten ist, um einen ordnungsgemäßen Betrieb und die erforderliche Qualität der Arzneimittel sicherzustellen".

Umsetzung der GMP-Richtlinie

Die verbindliche Einführung der GMP-Richtlinie wurde langfristig vorbereitet. Dies war notwendig, weil sie erhebliche Investitionen in Gebäuden und Einrichtungen, aber auch organisatorische Veränderungen in den Betrieben erforderlich machte.

Mit einer Bekanntmachung vom 1. Dezember 1977 wurde die revidierte GMP-Richtlinie in einer deutschen Fassung im Bundesanzeiger bekanntgemacht (BAnz. Nr. 1 vom 3. Januar 1978).

Mit dem Beitritt zur Pharmazeutischen Inspektions-Convention (PIC) im Jahre 1983, hatte die Bundesrepublik Deutschland sich verpflichtet, die Grundregeln dieser Convention ebenfalls in der Betriebsverordnung zu berücksichtigen. Diese PIC-Grundregeln stellen eine europäische Fortschreibung der GMP-Richtlinie dar.

Anwendungsbereich

Dieser Verordnung unterliegen nicht nur Arzneimittel im engeren Sinne des § 2 Abs. 1 AMG, sondern auch die sog. fiktiven Arzneimittel i. S. des § 2 Abs. 2 AMG. Das bedeutet, daß für Implantate, Verbandstoffe, In-vitro-Diagnostika und Raumdesinfektionsmittel die Verordnung ebenfalls Anwendung findet, da die qualitätsbezogenen Bestimmungen auch für diese Arzneimittelgruppen gelten.

Ergänzende Richtlinien

Die Betriebsverordnung ist so konzipiert, daß sie keine detaillierten und differenzier-

ten Regelungen für die verschiedenen Arzneimittelgruppen und Zubereitungsformen enthält, sondern nur die allgemeinen Rahmenbedingungen für die Herstellung und Qualitätskontrolle von Arzneimitteln beinhaltet. Diese Grundregeln können die spezifischen Anforderungen an die verschiedenen Arzneimittelgruppen und Arzneimittelformen (z. B. Sera, Impfstoffe, radioaktive Arzneimittel, Sterilprodukte, Blut und Blutzubereitungen, Fütterungsarzneimittel, Heilwässer, homöopathische Arzneimittel, Implantate, In-vitro-Diagnostika, medizinische Gase, Verbandstoffe) nicht im Detail ausgestalten. Entsprechend der allgemeinen Begründung zur Verordnung soll deshalb den Besonderheiten dieser Arzneimittelgruppen in speziellen Richtlinien Rechnung getragen werden. Diese liegen entweder bereits vor, z. B.
- Richtlinien für den Umgang mit Ausgangsstoffen,
- Richtlinien für die Herstellung und Kontrolluntersuchungen im Lohnauftrag,
- Richtlinien für die Herstellung von sterilen Produkten,
- Richtlinien für das Verpacken pharmazeutischer Produkte,

oder sie werden unter Beteiligung aller betroffenen Behörden, Stellen und Verbände noch ausgearbeitet.

Import und Export

Mit dem Erlaß dieser Betriebsverordnung kam die Bundesregierung der Aufforderung des Deutschen Bundestages und der Gesundheitsminister der Bundesländer nach, die GMP-Richtlinie der Weltgesundheitsorganisation in nationales Recht zu transformieren. Gleichzeitig erfüllte sie damit aber auch die Verpflichtung, die sie durch den Beitritt zur Pharmazeutischen Inspektions-Convention (PIC) übernommen hatte. Die Verordnung bietet die Basis für die gegenseitige Anerkennung von Inspektionen. Daher gilt die Betriebsverordnung auch für Arzneimittel, die in der Bundesrepublik für den Export hergestellt werden. Das Inkrafttreten dieser Verordnung bildete damit auch die Voraussetzung für den Beitritt der Bundesrepublik Deutschland zum Zertifikatsystem der WHO.

2.1.2 Qualitätssicherung

Betrachtet man die Entstehung eines Arzneimittels, so lassen sich drei Hauptabschnitte der Qualitätssicherung beschreiben:
1. *Die Sicherung der Qualität in der Planungsphase.* Berücksichtigt werden sollte dies insbesondere während der Entwicklung in der Galenik oder Verfahrensentwicklung, beim Einkauf der Ausgangsstoffe (Wirk-, Hilfsstoffe und Packmittel), bei der Produktion von Wirkstoffen, bei der Erstellung von Herstellungs- und Prüfungsvorschriften.
2. *Die Sicherung der Qualität bei der Herstellung.* Gemeint sind hier alle Bemühungen um die Einhaltung der Vorschriften bei der Herstellung sowie die Aktivitäten von Inprozeß- und Qualitätskontrolle.
3. *Die Sicherung der Qualität in der Nachbearbeitungsphase.* Hierunter fällt die Weiterführung der Stabilitätsprüfung der Fertigarzneimittel, die Festlegung von Verwendbarkeitsdaten, die Bearbeitung von Reklamationen und Berichten über unerwünschte Wirkungen. Aber auch Qualitätsdatenerfassung und -auswertung, Lieferantenbewertung und periodische Qualitätsberichterstattung.

2.1.3 Eingangskontrolle

Alle Ausgangsstoffe – gleichgültig, ob eingekauft oder selbst hergestellt – werden einer Eingangskontrolle unterzogen. Das gilt für Wirk-, Hilfsstoffe und für Packmittel.

Folgende Gesichtspunkte müssen dabei beachtet werden:
- Einkauf: Es ist selbstverständlich, daß nur geeignete Ausgangsstoffe bestellt werden. Noch in der Planungsphase wird anhand von Mustern die Qualität festgelegt und in Prüfvorschriften fixiert. Das Procedere bei der Anlieferung und bei der Übernahme ist sehr wichtig.
- Lagerung: Die Lagerbedingungen sind von ganz entscheidender Bedeutung für die Qualität der Ausgangsstoffe. Insbesondere spielen Temperatur, Feuchte, Räumlichkeit, Hygiene und Licht eine Rolle.
- Musterziehung: Sie erfolgt anhand von

statistischen Musterziehungsplänen, welche sich auf die Anzahl der Gebinde der eingehenden Chargen beziehen.
• Qualitätskontrolle: Sie erfolgt mit Hilfe der nationalen bzw. internationalen Pharmakopöen (z. B. DAB 8 bzw. DAB 9, Ph. Eur., BP, USP) sowie nach Fehlerbewertungslisten und DIN-Normen. Die dort gestellten Forderungen müssen aber häufig durch firmenspezifische Prüfungen bzw. Anforderungen anderer nationaler Pharmakopöen erweitert werden. Da im allgemeinen nur für einen Teil der Substanzen eine Monographie in den Pharmakopöen zu finden ist, müssen eigene Prüfungsvorschriften erstellt werden. Für (Primär-)Packmittel[1] dagegen bestehen größtenteils gesetzliche Vorschriften (z. B. Lebensmittel-Gesetz) bzw. Empfehlungen des BGA.
• Prüfpunkte bei Wirk- und Hilfsstoffen: Organoleptische Prüfungen erstrecken sich auf Aussehen und Geruch. Die Identität wird überwiegend durch IR- und UV-Spektren, Schmelzverhalten oder chromatographischen Befund (DC, PC, GC, HPLC)[2] gewährleistet.

Chemische Reinheit: Die Prüfmerkmale entstammen meist den Forderungen der Pharmakopöen und sind den Herstellverfahren angepaßt. Überwiegend werden chromatographische Methoden (GC, DC, HPLC) sowie die Thermoanalyse und auch klassische Verfahren (z. B. Jodzahl) und solche zum Nachweis von Spuren anorganischer Stoffe, z. B. Schwermetalle, Arsen usw. benutzt.

Mikrobiologische Reinheit: Pharmazeutische Grundstoffe, besonders solche natürlicher Herkunft, können mikrobiell kontaminiert sein. Um diese Kontamination nicht auf das Präparat zu übertragen, in welchem der Grundstoff meist in unveränderter Form vorliegt, ist es notwendig, die Ausgangsstoffe zu untersuchen [siehe hierzu: Mikrobiologische Reinheit von Arzneimitteln, die nicht steril sein müssen; Prüfmethoden – 2. Gemeinsamer Bericht des Komitees der offiziellen Laboratorien und Dienststellen zur Kontrolle von Medikamenten und der Sektion der Industrie-Apotheker FIP, Juli 1975 Pharm. Acta Helv. **51**, 41–49 (1976); sowie R. Gallien und Mitarb., Mikrobiologische Anforderungen an Wirk- und Hilfsstoffe, Pharm. Ind. **34**, 562 (1972)] (Tab. 2-1, Tab. 2-2).

Chemische Gehaltsbestimmung: Schwerpunktmäßig werden hier spektralphotometrische oder titrimetrische Methoden angewandt. Spezifischer sind aber andere quantitative analytische Methoden wie Densitometrie, Gaschromatographie, Hochdruckflüssigkeitschromatographie.

Biologische Gehaltsbestimmung: In Frage kommen für eine biologische „Aktivitätsbestimmung" vor allem: Antibiotika, Chemotherapeutika, Vitamine, Aminosäuren und Drogen mit herzwirksamen Glykosiden.

Alle Bestimmungsmethoden beruhen auf der Beeinflussung des Wachstums bestimmter spezifischer Testorganismen und werden sowohl mit dem Agardiffusionstest als auch mit Hilfe der Turbidimetrie-Methode durchgeführt.

Eigenschaften, die außerdem zur Qualitätsbeurteilung geprüft werden: Löslichkeit, Klarheit und Farbe der Lösung, Brechungsindex, Dichte, Optische Drehung, Tropfpunkt, Erstarrungspunkt, Trübungspunkt, Fettkennzahl (SZ, VZ, EZ, IZ, OHZ, POZ, unverseifbare Anteile) Teilchengröße (Siebmethoden, Sedimentationsmethoden, mikroskopische Methoden, Laserstrahlbeugung), Abmessungen (Kapseln ...), Schüttvolumen, Stampfvolumen, Wasseraufnahmevermögen, Adsorptionsvermögen, Gelierfähigkeit, Emulgierbarkeit, Sedimentation, Biologische Prüfungen (Toxizität, Pyrogene, blutdrucksenkende Stoffe, Sterilität).

Prüfpunkte bei (Primär-)Packmitteln:
• Mechanische Festigkeit (z. B. genügende Steifigkeit, Freiheit von Spannungsrißbil-

---

[1] Primär-Packmittel sind solche, die unmittelbar mit dem Medikament in Berührung kommen.
[2] DC = Dünnschichtchromatographie, PC = Papierchromatographie, GC = Gaschromatographie, HPLC = Hochdruckflüssigkeitschromatographie

Tab. 2–1: Anforderungen der Fédération Internationale Pharmaceutique (FIP) an die mikrobiologische Reinheit von Zubereitungen

Kategorie	Produkte	Anforderungen
1a	Injektionspräparate	Sterilität im Sinne der Pharmakopöen
1b	Augenpräparate Präparate zur Anwendung in normalerweise keimfreien Körperhöhlen, auf Verbrennungen und schweren Ulzera	Abwesenheit von vermehrungsfähigen Keimen in 1g oder 1ml
2	Präparate zur lokalen Anwendung, z. B. auf Hautverletzungen in Nase, Rachen, Ohr usw. (Präparate mit erhöhtem Risiko)	Grenzwert an vermehrungsfähigen Keimen: 100/g oder ml, darunter: – keine Enterobakterien – kein Pseudomonas aeruginosa – kein Staphylococcus aureus
3	Andere Präparate	Grenzwert an vermehrungsfähigen Keimen: – 1 000–10 000 aerobe Bakterien/g oder ml – 100 Hefen und Schimmelpilze/g oder ml Anforderungen für bestimmte Keimarten: – Abwesenheit von E. coli in 1g oder ml in bestimmten Fällen: – Abwesenheit von Salmonellen in 1g oder ml – andere Enterobakterien höchstens 100/g oder ml – Abwesenheit von Pseudomonas aeruginosa in 1g oder ml – Abwesenheit von Staphylococcus aureus in 1g oder ml

Tab. 2–2: Mikrobiologische Anforderungen an die Qualität von Wirk- und Hilfsstoffen

Wirk- und Hilfsstoffe für Kategorie	Maximale Keimzahl/g bzw. ml	In 1g bzw. ml nicht nachweisbar
1 (Sterilisation) (aseptische Herstellung)	1 000* 100* (1 000)	
2	1 000	Salmonella spec.
3	1 000	Escherichia coli
Ausnahme (Naturstoffe, für die keine keimreduzierenden Maßnahmen möglich sind, nur für Kategorie 2 und 3)	10 000*	Pseudomonas aeruginosa Staphylococcus aureus

* Diese Forderung wird z. Z. vom Bundesverband der Pharmazeutischen Industrie überarbeitet. Die Qualität des Endproduktes darf nicht beeinträchtigt werden.

dung, Widerstandsfähigkeit gegen Druck, Zug und Fall),
- Temperaturverhalten (z. B. Sterilisierbarkeit, Kältebeständigkeit, Wärmebeständigkeit),
- Chemische Inertheit (Freiheit von Stoffen, welche die Wirksamkeit/Stabilität des Arzneimittels beeinträchtigen: z. B. von Alkali- und Schwermetallen bei Glas, von Weichmachern, Gleitmitteln, Stabilisatoren, Emulgatoren, Resten von Katalysatoren, Füllstoffen, Formtrennmitteln bei Kunststoffen und Gummi),
- Keimarmut (mikrobiologisch),
- Durchlässigkeit (z. B. Wasserdampf, Sauerstoff, Licht, Fremdgeruch, Aroma),
- Korrosionsbeständigkeit,
- Kindergesicherte Verschlußsysteme.

2.1.4 Chargenkontrolle

Arzneimittel werden im allgemeinen in Chargen gefertigt. Üblicherweise definiert man die Charge folgendermaßen: „... die Menge des Arzneimittels, die in einem bestimmten Herstellungsvorgang gefertigt wird. Das Wesentliche einer Charge ist ihre Homogenität". Analog der Herstellung wird auch chargenweise geprüft. Hierzu werden repräsentative Muster der Halbfertigware nach auf die Produktion abgestimmten Musternahme-Plänen entnommen. Die Prüfung erfaßt im wesentlichen dieselben Qualitätsmerkmale wie bei den Rohstoffen, aber mit dem Unterschied, daß hier Zubereitungsformen vorliegen, in denen der Wirkstoff inkorporiert ist. Dies bedeutet bei der Analyse meist eine andere Vorgehensweise, vor allem bezüglich der Isolierung der zu bestimmenden Wirkstoffe. Zu den einzelnen Qualitätsmerkmalen sei folgendes aufgeführt:

Organoleptische Prüfung: Hier wird auf Aussehen und Geruch geprüft.
Identität: Es werden hier (häufig kombiniert mit der Prüfung auf Reinheit) überwiegend chromatographische, teilweise aber auch spektralphotometrische und chemische Methoden benutzt.

Chemische Reinheit: Der Schwerpunkt dieser Prüfung, die überwiegend chromatographisch, teilweise auch spektralphotometrisch durchgeführt wird, liegt bei der Aufdeckung eventueller Zersetzungen oder Verunreinigungen, die während der Herstellung entstanden sein könnten (Cross contamination). Weitere Prüfungen sind: Trocknungsverlust und Wassergehalt.
Mikrobiologische Reinheit: Hier gilt das unter Eingangskontrolle/Reinheit aufgeführte.
Chemische Gehaltsbestimmung: Methoden der Wahl sind hier wieder die Spektralphotometrie, die Densitometrie, die Hochdruckflüssigkeitschromatographie und die Titrimetrie. In Fällen niedrig dosierter Arzneimittel wird eine Prüfung auf Gleichförmigkeit des Gehaltes (Content uniformity) durchgeführt.

Zu den mikrobiologischen Bestimmungsmethoden gilt das unter „Eingangskontrolle/Gehalt" aufgeführte.
Technologisch-galenische Prüfungen: Diese sind ganz auf die Art der Zubereitung abgestimmt. Speziell für Tabletten gilt:
- Zerfallsprüfung,
- Bestimmung der Freisetzungsgeschwindigkeit des Wirkstoffs bzw. der Wirkstoffe (Dissolution rate),
- Wirkstofffreigabe bei Retardpräparaten,
- Abmessung, Bruchfestigkeit, Friabilität, Gewicht und
- ggf. Prüfung der Magensaftresistenz.

2.1.5 Quarantäne

Nach den GMP-Richtlinien handelt es sich dabei um den Zustand eines Materials, das isoliert gelagert wird und erst nach der Freigabe durch die Qualitätskontrolle zur Verfügung steht.

2.1.6 Herstellung von Fertigarzneimitteln

Im Unterschied zur rezepturmäßigen Herstellung einer Arzneizubereitung in der Apotheke bestehen bei der industriellen Herstellung folgende Besonderheiten:

- Es wird nicht manuell hergestellt, sondern maschinell und größtenteils automatisiert.
- Es handelt sich nicht um eine individuelle Einzelherstellung, sondern um die Herstellung in größeren Chargen.
- Es darf weder beim Transport noch bei eventuell längerer Lagerung eine Veränderung eintreten.

Fertigarzneimittel bedürfen daher einer gewissenhaften Entwicklung und Prüfung, bevor sie in die laufende Herstellung übernommen werden.

Man unterscheidet die Entwurfsqualität und die Prozeßqualität. Auf beide haben verschiedene Bereiche eines Unternehmens Einfluß. Abbildung 2-1 führt einige davon auf.

Von den vielen Faktoren, die eine sachgemäße Herstellung beeinflussen, sei besonders hingewiesen auf Vorschriften und Verfahren, Ausgangsstoffe, Räume und technische Ausrüstung, Personal und Hygiene.

Die Palette der industriell herzustellenden Fertigarzneimittel ist sehr verschiedenartig. So gibt es kaum eine Zubereitungsform, die nicht industriell hergestellt wird.

Es ist im Rahmen dieses Buches nicht möglich, auf alle Arzneiformen wie Ampullen, Lösungen, Aerosole, Salben oder Zäpfchen einzugehen. Stellvertretend für alle soll aber von einer industrietypischen Zubereitungsform, der Tablette, die Herstellung beschrieben werden. Auch diese kann sehr unterschiedlich sein, je nach Wirkstoff, Indikation oder Ansatzgröße. So können die Wirkstoffe lichtempfindlich, hygroskopisch, stark riechend, flüssig, sehr voluminös, leicht zersetzlich u. a. mehr sein und daher gewisse Kautelen oder besondere Verfahrensschritte bestimmen.

Andererseits bedingen manche Indikationen die Herstellung als Brausetablette, Depotpräparat, Kautablette, Lutschpastille oder Vaginaltablette.

Abbildung 2-2 veranschaulicht drei grundsätzliche Möglichkeiten der Herstellung:
- Die Direktpressung ist die rationellste, eleganteste und beste Methode. Sie läßt sich aber nur selten realisieren.
- Die Trockengranulation wird notwendig, wenn Unverträglichkeiten zwischen Wirkstoff und Granulierflüssigkeit zu erwarten sind.

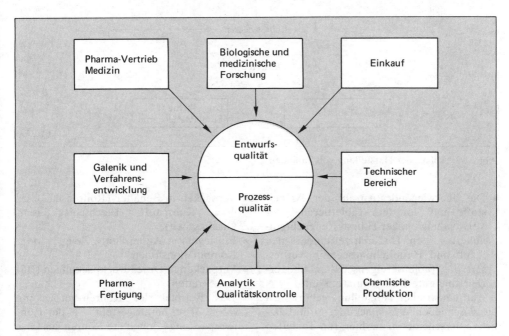

Abb. 2-1: Einfluß verschiedener Bereiche eines Unternehmens auf die Qualität

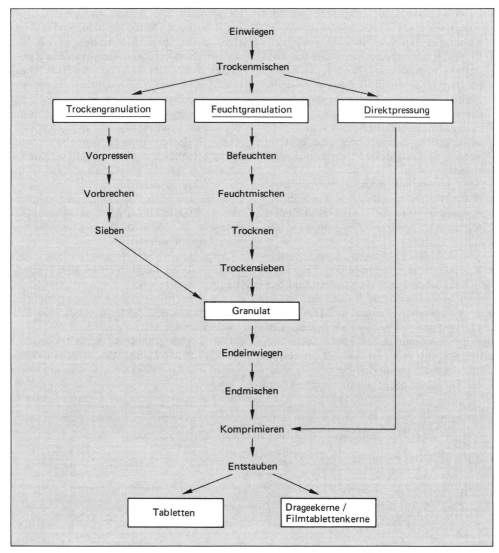

Abb. 2-2: Ablauf der Herstellung von Tabletten

- Die überwiegende Anzahl der Arzneistoffe muß vor dem Tablettieren unter Verwendung einiger Hilfsstoffe feuchtgranuliert werden. Dadurch vermindert man Staub und Entmischungsgefahr, verbessert die Tablettiereigenschaften und erzielt eine gute Komprimierbarkeit.

Zur industriellen Herstellung gehört auch die anschließende Verpackung. Grundsätzlich unterscheidet man hier für Tabletten drei Arten:

- Verpacken in Behälter (Röhren aus Glas oder Kunststoff, Blechschiebedosen, Glasflaschen),
- Einsiegeln in Aluminium-, Zellglas- oder Kombinationsfolien,
- Verpacken in Durchdrückpackungen (Blister-Streifen).

Das Beispiel der Röhren-Verpackung (Abb. 2-3) sei herausgestellt. Bei der Röhrenverpackung können die Röhren aus Glas oder Kunststoff bestehen. Weiterhin unter-

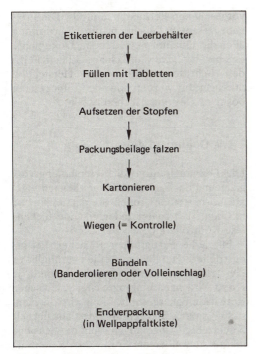

Abb. 2-3: Ablauf bei der Röhrenverpackung

scheidet man die geschichtete und die ungeordnete Abfüllung. Bei der geschichteten Abfüllung liegen die Tabletten dicht nebeneinander in einer exakt passenden Röhre, bei der ungeordneten liegen die Tabletten wahllos neben- und übereinander, und die Packung muß in diesem Falle zwangsläufig größer sein.

2.1.7 Inprocess-Kontrolle

Während aller Herstellungs- und Verpackungsschritte finden Inprocess-Kontrollen statt. Sie sollen sicherstellen, daß Abweichungen bei der Herstellung und Verpackung möglichst umgehend erkannt und abgestellt bzw. korrigiert werden. Gemeint ist hiermit eine Fertigungssteuerung, die darauf hinzuwirken hat, daß notwendige Korrekturen der Herstellung ohne Zeitverlust durchgeführt werden.

Zwangsläufig werden daher Prüfkriterien herangezogen, welche mit objektiven Meßmethoden leicht und schnell zu erfassen sind. Im Prinzip stellen Inprocess-Kontrollen damit einen permanenten Soll-Ist-Vergleich dar.

Für die Arzneiform Tablette sind beispielsweise folgende Prüfkriterien relevant:

• **Granulate**

Feuchtigkeit: Zu feuchte Granulate können Schimmelwachstum auf Tabletten oder Hydrolyse bewirken. Restlos ausgetrocknete Granulate lassen sich kaum verpressen. Das einfachste Prinzip zur Ermittlung der absoluten Feuchtigkeit ist eine Trocknung mit Vor- und Nachwägung.

Schüttvolumen: Bei der Verarbeitung pulverförmiger Substanzen ist die Kenntnis der Dichte wichtig. Meistens wird das Schüttvolumen ermittelt und in ml/g angegeben.

Kornverteilung: Bei Granulaten ist die exakte Verteilung der Korngröße von Belang. Durch Siebe läßt sich das Spektrum der Kornverteilung ermitteln.

Fließvermögen: Das Fließvermögen von Granulaten kann die exakte Dosierung bei der Komprimierung beeinflussen. Man ermittelt die Zeit, in welcher eine bestimmte Menge Granulat aus einem genormten Trichter ausfließt.

• **während der Komprimierung**

Gewicht: Das vorgeschriebene Einzelgewicht muß in bestimmten Toleranzen eingehalten werden. Die Häufigkeit der Kontrollen richtet sich nach Ansatzgröße, Geschwindigkeit der Presse und auch nach der Eigenart des Granulates.

Höhe: Diese ist eine einfache aber aussagekräftige Prüfmöglichkeit für die gleichmäßige Funktion der Maschine und der einzelnen Preßwerkzeuge.

Bruchfestigkeit: Sie gibt Auskunft über die mechanische Festigkeit („Härte") und wird in Newton oder empirischen Einheiten angegeben.

Zerfall: Die Zeit bis zum Zerfall der Tablette in Wasser oder künstlichem Magen- bzw. Darmsaft wird gemessen.

Friabilität: Die Friabilität oder der Rollverschleiß ist besonders bei Drageekernen und

Filmtablettenkernen von Bedeutung. Sie wird in einer speziellen „Trommel" ermittelt.

- **bei der Verpackung**

Identität des Behälterinhalts: vor Beginn der Verpackung wird geprüft, ob der Inhalt des Behälters für die Bulkware[1] mit der Beschriftung und ob die Bulkware mit der Verpackungsvorschrift (= Verpackungsauftrag) übereinstimmen. Dabei spielen Merkmale wie Aussehen, Farbe, Form, Codierung, Gravur oder Geruch eine wichtige Rolle.

Packmittelidentität: Alle Packmittel werden stichprobenweise mit der Verpackungsvorschrift verglichen. Falls die technische Ausrüstung vorhanden ist, werden bedruckte Packmittel durch elektronische Code-Inspektoren überprüft. Die Funktion solcher Geräte wird stündlich getestet. Ist eine solche elektronische Überprüfung nicht möglich, muß eine visuelle Vollkontrolle aller bedruckten Packmittel erfolgen.

Mengenkontrolle: Alle nach Stückzahl, Gewicht oder Volumen abgefüllten Packungen werden in bestimmten Zeitintervallen durchgezählt oder nachgewogen. Mittelwert, Standardabweichungen und Variationskoeffizient werden errechnet und mit den Vorgaben verglichen.

Dichtigkeitskontrolle: Die Dichtigkeit von Blisterstreifen und Siegelzuschnitten wird geprüft, indem die Streifen in einen Exsikkator unter Wasser eingebracht und einem Druck von etwa 500 mbar während etwa 2 Minuten ausgesetzt werden. Danach wird wieder belüftet und geprüft, ob Wasser in die Streifen eingedrungen ist.

Deklaration der Wellpappfaltkisten: Die Deklaration der Versand-Wellpappfaltkisten muß mit Inhalt und Verpackungsvorschriften übereinstimmen.

2.1.8 Endkontrolle und Freigabe

Darunter versteht man im allgemeinen die Kontrolle und Freigabe des zum Vertrieb vorgesehenen Fertigarzneimittels. Die Freigabe geschieht, nachdem die Überprüfung aller die Qualität betreffenden Dokumente ergeben hat, daß sämtliche qualitätssichernden Schritte während der Herstellung durchgeführt wurden und alle Prüfungen ein positives Resultat ergeben haben.

2.1.9 Dokumentation

Die Dokumentation aller Herstellungsvorgänge hat das Ziel, den Gesamtherstellungsablauf in seinen Teilen so darstellbar zu machen, daß später jederzeit eine lückenlose Kontrolle möglich ist.

Für jedes Fertigpräparat existiert bei industrieller Herstellung eine verbindliche Herstellungsvorschrift („master formula"). Diese wird nach umfangreicher galenischer Entwicklung hergestellt. In ihr wird die Herstellung eines Fertigpräparates ausführlich beschrieben, angefangen von der Zusammensetzung über die Form, das Verfahren, die Inprocess-Kontrollen, die Geräte sowie Hinweise und Kommentare. Hier kann sich die Beschreibung der Verpackung anschließen, oder es wird eine eigene, separate Verpackungsvorschrift erstellt.

Der Inhalt einer Herstellungsvorschrift muß so eindeutig formuliert sein, daß Reproduzierbarkeit während der Herstellung unter allen Umständen gewährleistet ist (s. Beispiel in Tab. 2-3).

Voraussetzung dafür sind validierte Herstellungsverfahren und Kontrollmethoden. Unter Validierung im Sinne eines Vorschlages der Fédération Internationale Pharmaceutique (FIP) wird folgendes verstanden:
- Spezifizieren von Ausgangsstoffen und Verfahren,
- Qualifizieren von Maschinen und Hilfseinrichtungen,
- Überprüfen des Verfahrens auf kritische Größen,
- Ermitteln von Toleranzbreiten durch Belastungsversuche,
- Überprüfen der Kontrollmethoden auf Spezifität, Richtigkeit, Linearität, Präzision und Empfindlichkeit.

Analog zu der Herstellungsvorschrift, die gewissermaßen das Herstellungs-*Soll* dar-

---
[1] Begriffsbestimmung s. 2.1.11 Anhang.

Tab. 2–3: Beispiel einer Herstellungsvorschrift für Tabletten

1. Zusammensetzung
Bestandteile (auch flüchtige Bestandteile)
Erläuterungen

2. Beschreibung
Gewicht
Stempeldurchmesser
Form
Farbe
Prägung/Bedruckung/Code
Druckfestigkeit
Zerfall

3. Herstellungsverfahren
3.1 Granulat: Granulierflüssigkeit
             Mischen und Befeuchten
             Trocknung
             Trockensiebung
3.2 Endmischung
3.3 Komprimierung

4. Kontrollen während der Herstellung
4.1 Granulat: Feuchtigkeit
            Schüttvolumen
4.2 Preßlinge: Gewicht
             Höhe
             Zerfall
             Druckfestigkeit
             Friabilität etc.

5. Geräte

6. Hinweise für Abfüllung und Verpackung

7. Kommentar

stellt, gibt es den sogenannten Herstellungsbericht oder „Batch-Record", in welchem die gesamten tatsächlich durchgeführten Vorgänge bei der Fertigung dokumentiert werden, also gewissermaßen das Herstellungs-Ist.

Dieser Herstellungsbericht ist der eigentliche „Lebenslauf" jedes Fertigarzneimittels. Er enthält alle Fertigungsdaten, beginnend mit der Einwage der Substanzen, und begleitet die einzelnen Chargen bei jedem einzelnen Arbeitsschritt. Die verschiedenen Eintragungen werden in den Herstellungsbereichen und zu dem Zeitpunkt durchgeführt, zu dem die einzutragenden Ergebnisse bzw. festzuhaltenden Angaben anfallen.

Die Originale des Herstellberichts werden nach Beendigung der Herstellung der einzelnen Präparate-Chargen im allgemeinen sechs Jahre aufbewahrt und erlauben auch später Information über irgendwelche, evtl. auch unscheinbare Abweichungen.

Zu einer vollständigen Dokumentation gehören auch: Verpackungsbericht, Maschinenabnahmeprotokolle, Atteste der Ausgangsstoffe, Ergebnisse von Zwischenkontrollen und das Freigabeattest der Qualitätskontrolle.

2.1.10 Überwachung durch Apotheker der Aufsichtsbehörde

In regelmäßigen Abständen werden arzneimittelherstellende Betriebe durch die Aufsichtsbehörden der Länder kontrolliert. Dabei werden alle Herstell-, Kontroll- und Lagerbereiche hinsichtlich Räumlichkeiten, technischer Ausrüstung, Hygiene, Herstellungsvorgängen, Qualitätskontrollsystem und Personal inspiziert. Außerdem werden in regelmäßigen Abständen Rückstellmuster entnommen und vom zuständigen Landesuntersuchungsamt überprüft.

2.1.11 Anhang

Begriffsbestimmungen bei der Überwachung des Verkehrs mit Arzneimitteln
RdErl. d. Ministers für Arbeit, Gesundheit und Soziales v. 23. 3. 1981 – V C 4 – 0611.4; MBl. S. 908 vom 29. Mai 1981)

Pharmazeutische Begriffsbestimmungen

Rohstoffe:
Rohstoffe sind Stoffe für die Synthese von Arzneimitteln, tierisches Material, Pflanzen oder Pflanzenteile.
Grundstoffe:
Grundstoffe sind Stoffe als Ergebnis einer Synthese oder einer Naturstoffaufbereitung wie zum Beispiel Alkaloide, Extrakt.
Ausgangsstoffe:
Ausgangsstoffe sind alle Stoffe, die von einem

pharmazeutischen Hersteller für die Herstellung von Arzneimitteln verwendet werden, gleichgültig, ob Wirkstoffe, Hilfsstoffe oder Packmittel und ohne Rücksicht darauf, ob sie unverändert bleiben oder verändert werden.

Wirksame Bestandteile:
Wirksame Bestandteile sind Stoffe, die arzneiliche Wirkungen haben (Wirkstoffe) sowie andere Stoffe, die als solche pharmakologische Wirkungen zeigen oder die Wirkung anderer Bestandteile des Arzneimittels beeinflussen.

Wirkstoffe:
Wirkstoffe sind arzneilich wirksame Bestandteile, Stoffbegriff des § 3 i.V.m. § 2 AMG.

Hilfsstoffe:
Hilfsstoffe sind Stoffe, die in der im Endpunkt verwendeten Dosierung ohne pharmakologische Relevanz sind. Sie sind arzneilich nicht wirksame Stoffe, die zur Herstellung einer optimalen Darreichungsform erforderlich sind.

Packmittel:
Packmittel sind Behältnisse, äußere Umhüllungen, Etiketten und Packungsbeilagen.

Halbfertigware:
Halbfertigware sind Arzneimittel, die noch weiterer Herstellungsvorgänge bedürfen, mit Ausnahme des Abfüllens (s. 7.2), des Abpackens (s. 7.3) und des Kennzeichnens.

Bulkware:
Bulkware sind Arzneimittel in großen Gebinden, aus denen in die zur Abgabe an den Verbraucher bestimmten Packungen in den Verkehr gebracht werden.

Umfüllen:
Umfüllen ist das Einbringen in andere Behältnisse.

Abfüllen:
Abfüllen ist das Umfüllen in das zur Abgabe an Verbraucher bestimmte Behältnis.

Abpacken:
Abpacken ist insbesondere das Verschließen des Behältnisses und das Einbringen in die äußere Umhüllung; bei Fertigarzneimitteln auch das Einlegen der Packungsbeilage.

Begriffsbestimmungen Wirkstoffe

Wirkstoffzuschlag:
Jeder Wirkstoffzusatz bei der Herstellung eines Fertigarzneimittels, der über die aus dem deklarierten Wirkstoffgehalt zu berechnenden Ansatzmenge hinaus erfolgt.

Produktionszuschlag:
Wirkstoffzuschlag als Ausgleich für die während der Herstellung auftretenden Wirkstoffverluste.

Stabilitätszuschlag:
Wirkstoffzuschlag als Ausgleich für die während der Lagerung auftretenden Wirkstoffverluste.

Wirkstoffe im Sinne dieser Bestimmungen sind arzneilich wirksame Bestandteile.

Allgemeines:
Zwischen Arzneimitteln zur Anwendung am Menschen und am Tier wird nicht unterschieden.

Ein Stabilitätszuschlag sollte grundsätzlich nur in den Fällen in Frage kommen, in denen es nicht möglich ist, die Darreichungsform eines oder mehrerer empfindlicher Wirkstoffe entsprechend dem jeweiligen Stand der pharmazeutischen Technologie über einen angemessenen Zeitraum haltbar zu machen.

Wirkstoffzuschläge können mangelhafte Technologie nicht ersetzen.

Angabe von Produktions- und Stabilitätszuschlägen:
Produktions- und Stabilitätszuschläge sind mit dem Zulassungsantrag als Teil der Angaben nach *§ 22 Abs. 11 AMG* mitzuteilen und jeweils zu begründen. Die Änderung von Produktions- und/oder Stabilitätszuschlägen bedingt unter den Voraussetzungen der Ziffer 5 keine neue Zulassung. Es besteht jedoch Anzeigepflicht.

Deklaration von Stabilitätszuschlägen:
Eine Deklaration von Stabilitätszuschlägen im Rahmen des *§ 10 Abs. 1 Nr. 8 AMG* sollte grundsätzlich nicht erfolgen.

Zulässigkeit von Stabilitätszuschlägen:
Soweit die Haltbarkeitsprüfungen eine eingeschränkte Wirkstoffstabilität ergeben, kann ein Stabilitätszuschlag von bis zu 10% – unter Berücksichtigung des Analysenfehlers – grundsätzlich akzeptiert werden.

Ausnahmen können dann gemacht werden, wenn in gesetzlichen Vorschriften (z. B. Arzneibuch, Standardzulassung) höhere Zuschläge zulässig sind; sie können auch dann in Frage kommen, wenn in besonders begründeten Einzelfällen in Abhängigkeit von stofflichen Eigenschaften des Wirkstoffes, Höhe der Dosierung oder Darreichungsform höhere Zuschläge erforderlich sind.

Stabilitätszuschläge über 10% sind dann nicht gerechtfertigt, wenn damit eine Verlängerung der Haltbarkeit über 3 Jahre hinaus erreicht werden soll.

2.2 Entwicklung und Beurteilung von Rezepturen und Arbeitsvorschriften im Apothekenbetrieb am Beispiel „Augentropfen"

Von P. E. Heide und Chr. Mangold

2.2.1 Allgemeine Gesichtspunkte zur lokalen Therapie am Auge

Bei der Behandlung von Infektionen der Bindehaut und Hornhaut sowie bei Infektionen des Augeninneren steht die lokale Therapie im Vordergrund. Durch direkte Applikation von Arzneimitteln in den Bindehautsack können nämlich wesentlich höhere Konzentrationen erzielt werden als durch eine systemische Anwendung. Zu diesem Zweck eignen sich verschiedene Arzneiformen.

Die meisten Arzneimittel werden am Auge in flüssiger Form und zwar als wäßrige oder ölige Augentropfen (Oculoguttae) appliziert. *Wäßrige Augentropfen* beeinträchtigen das Sehvermögen nicht. Sie bleiben jedoch nur 5 bis 10 Minuten im Bindehautsack und sind danach stark verdünnt im Tränensack nachweisbar. Soll ein konstanter Wirkstoffspiegel gewährleistet sein, zum Beispiel bei der Antibiotikatherapie, müssen Augentropfen halbstündlich angewandt werden (zum Vergleich: bei Augensalben genügt eine stündliche Applikation). *Ölige Augentropfen* garantieren eine längere Verweildauer im Bindehautsack, werden jedoch subjektiv als unangenehmer empfunden.
Augenbäder (Oculobalnea, Collyria) werden zu Spülungen des Auges benutzt und zwar naturgemäß in größeren Volumina als Augentropfen, weshalb sie unbedingt isotonisch und euhydrisch sein müssen. Wegen der geringen Dosiergenauigkeit enthalten sie meist keine stark wirkenden Pharmaka.
Augensalben (Oculenta) gelten als intensivste äußerliche Anwendungsform. Man beobachtet eine eindeutige Wirkungsverbesserung gegenüber öligen Augentropfen. Aufgrund der starken Sehbeeinträchtigung müssen Patienten, die mehrmals täglich eine Augensalbe anwenden, jedoch arbeitsunfähig geschrieben werden.

Die intraokulare Injektion ist angezeigt, wenn eine besonders starke Penetration des Wirkstoffes in den Augapfel erzielt werden soll. So werden z. B. Lokalanästhetika oft in die Augenlider oder retrobulbär (hinter den Augapfel) injiziert.
Feste Zubereitungen wie Augentabletten spielen heute eine untergeordnete Rolle. Neuerdings wird bei der Glaukombehandlung gelegentlich mit transparenten, arzneistoffimprägnierten Lamellen aus porösen Kunststoffen therapiert. Man erzielt hierbei durch eine wesentlich verlängerte Kontaktzeit beachtliche Depoteffekte.
Augensprays haben für die lokale Anwekdung eine Bedeutung und stellen eine elegante Applikationsform dar, welche die Vorzüge einer hohen Dosiergenauigkeit, feinster Verteilung und Ausschluß der Rekontamination in sich vereinigt.
Augentropfen-Monodosis. Mit einem Volumen von 0,2 bis 2 ml Arzneistofflösung kommt diese Arzneiform verstärkt in den Ambulanzen der Augenkliniken zum Einsatz. Die Einmaldosis ermöglicht ein hygienisch einwandfreies Anwenden. Angeboten werden z. Z. von der Pharma-Industrie Mydriatika, Anästhetika und Diagnostika.

Abschließend sei darauf hingewiesen, daß lokal am Auge angewandte Arzneistoffe resorbiert werden und dann zu allgemeinen Nebenwirkungen führen können. So wird das blutdrucksenkende Medikament Clonidin am Auge bei der Glaukomtherapie eingesetzt. Bei der Behandlung mit einer 0,5 proz. Clonidinlösung an beiden Augen, 3× täglich, wird mehr Clonidin resorbiert als bei einer durchschnittlichen Behandlung des Hochdrucks mit Tabletten zugeführt wird.

In Tabelle 2-4 sind die verschiedenen Opthalmika mit ihren Anwendungsgebieten und den Nebenwirkungen zusammengestellt.

Tab. 2–4: Kurze Übersicht über die wichtigsten Anwendungsgebiete von Ophthalmika

	Indikationen	Kontraindikationen	Bemerkungen
Adstringentia (z. B. Zinksalze) Vasokonstriktoren (α-Sympathomimetika) Antiphlogistika (z. B. Oxyphenbutazon)	Unspezifische Entzündungen von Bindehaut und Lidrand Allergien, Ödeme, Schmerzen der Bindehaut infolge chemischer oder mechanischer Reize	Rhinitis sicca, Glaukom (soweit Vasokonstriktoren enthalten sind)	
Antibiotika (z. B. Chloramphenicol, Tetracycline, Neomycin)	Bakterielle Entzündungen der Bindehaut und Hornhaut, Verätzungen, Verbrennungen, Entzündungen des Tränensackes	Antibiotika-Allergien	Antibiotika müssen hochdosiert in kurzen Abständen gegeben werden. Bei zu langer Anwendungsdauer treten Reizungen am Auge auf. Da Penicillin-Augentropfen nur schlecht in das Augeninnere eindringen können, wird statt dessen oft Chloramphenicol verwendet.
Chemotherapeutika, unspezifische (z. B. Bismut- Quecksilber-, Silbersalze)	Alle entzündlichen Erkrankungen, die durch Bakterien hervorgerufen werden		Zur Credé-Prophylaxe (gegen Gonorrhoe) bei Neugeborenen ist eine 1proz. Silbernitratlösung gesetzlich vorgeschrieben
Corticosteroide (z. B. Dexamethason, Hydrocortison)	Unspezifische Entzündungen allergischer Genese; verschiedene Formen der Keratitis; Iritis; Iridocyclitis; Hornhautübertragungen	Hornhaut-Defekte; Ulcera corneae; Glaukom; akute und unbehandelte eiternde Augeninfektion; Virus- und Pilzinfektionen	Virus- und Pilzinfektionen breiten sich unter Corticosteroiden aus. Corticosteroide sollen nicht zu lange und vor allem in Kombinationen mit Antibiotika nur unter strengster ärztlicher Kontrolle angewandt werden.
Lokalanästhetika (z. B. Tetracain)	Schmerzbekämpfung, z. B. bei Fremdkörperentfernung, Operationen	Verbrennungen; Verätzungen	Langzeitanwendung führt zur Auflockerung des Hornhautepithels
Miotika (z. B. Pilocarpinhydrochlorid, Neostigminbromid)	Glaukom	Iritis; Iridocyclitis; starke systemische Wirkung, z. B. auf Herz, Lunge, Magen-Darm-Trakt	Irreversible Cholinesterasehemmer, z. B. Mintacol®, erzeugen einen Ciliar-Spasmus. Sie machen die Pupille auf Dauer reaktionsunfähig und führen zu intraokularen Reizungen.
Mydriatika (z. B. Atropinsulfat, Scopolaminhydrobromid)	Diagnosezwecke; Entzündungen des vorderen Augenabschnitts, z. B. Iritis, Iridocyclitis	Glaukom; Glaukom-Disposition (enger Kammerwinkel)	Bei allen Entzündungen des Augeninneren muß die Pupille anhaltend erweitert werden.

Tab. 2–4: Kurze Übersicht über die wichtigsten Anwendungsgebiete von Ophthalmika (Forts.)

	Indikationen	Kontraindikationen	Bemerkungen
Regenerierende Präparate (z. B. Vitamin A, B_1, B_2)	nach Infektionen und Verletzungen		Vitamin A-haltige Präparate verbessern zusätzlich die Stäbchen- und Zäpfchenadaption.
Vasokonstriktoren	siehe Adstringentia		
Virustatika (z. B. Idoxuridin, Tromantadin)	Befall mit Viren (Herpes simplex, Keratis dendritica und disciformis)	Idoxuridin bei Gravidität, Jodallergie und tiefen Hornhautdefekten	Idoxuridin soll stündlich oder öfter verabreicht werden.

Tab. 2–5: Übersicht der Arbeitsgänge bei der Augentropfenherstellung

Planung
Ansatzmenge, Gerätschaften, Arznei- und Hilfsstoffe, Arbeitsgang, Zeitplan, Taxe, Literatur.
Voraussetzung
GMP-gerechtes Arbeiten, GMP-gerechte Räume, geeignete Gerätschaften und Behältnisse, also Richtige Auswahl des Sterilisationsverfahrens Einwandfreie Wirk- und Hilfsstoffe bzw. Vehikel Hygienisch einwandfreier Arbeitsplatz Kleidung- und Händedesinfektion Berücksichtigung der Isotonie, Isohydrie bzw. Euhydrie, Isoviskosität, Schwebstoff-Freiheit, Haltbarkeit, Verträglichkeit und optimale Anwendbarkeit.
Herstellung (z. B. einer Lösung)
Einwaage und Lösen Schwebstoffiltration Abfüllen, Sterilisation oder Sterilfiltration Etikettieren
Prüfungen
Prüfung auf Reinheit, Teilchengröße bei Suspensionen Prüfung auf Sterilität Zumindest bei größeren Ansätzen sollte noch geprüft werden auf Schwebstoffe, Gehalt, pH-Wert, Dichtigkeit der Verschlüsse, Bubble Point, Korngrößenveränderungen bei Suspensionen, Viskositätsveränderung.
Lagerung und Verpackung **Taxation** **Abgabe und Beratung**

2.2.2 Herstellung von Augentropfen in der Apotheke

Laut Definition des DAC sind Augentropfen sterile, wäßrige oder ölige Lösungen oder Dispersionen, die zur Anwendung am Auge durch Einträufeln in den Bindehautsack bestimmt sind.

Die sachgemäße Herstellung von Augentropfen (Übersicht über die Arbeitsgänge in Tab. 2-5) stellt hohe Anforderungen nicht nur bezüglich der Sterilität, sondern auch hinsichtlich anderer Parameter wie Isotonie, Euhydrie, Isohydrie und Konservierung. Da es nur eine Qualität von Arzneimitteln gibt, sind somit bei der Herstellung von Augentropfen stets die gleichen hohen Qualitätsnormen einzuhalten, unabhängig davon, ob es sich um ein industriell hergestelltes Produkt oder eine Rezeptur in der Apotheke handelt.

Augentropfen müssen in der Apothekenpraxis hergestellt werden,
- wenn sie von der Industrie nicht verfügbar sind (z. B. in Notfällen),
- wenn ein spezielles Rezept des Arztes vorliegt,
- wenn Stabilitätsprobleme die industrielle Fertigung ausschließen.

In der neueren Literatur wird über zahlreiche Fälle berichtet, bei denen durch Verunreinigung der Augentropfen mit Bakterien chronische Erkrankungen des Auges aufgetreten sind, die nicht selten zur Erblindung geführt haben.

Deshalb fordern die neueren Arzneibücher und die staatlichen Kontrollvorschriften, daß alle Zubereitungen zur Anwendung am Auge nicht nur *steril*, sondern in der Regel auch *konserviert* sein müssen.[1]

Wäßrige Augentropfen sind mit *Wasser für Injektionszwecke* herzustellen. Für die Apothekenpraxis bringt die *Forderung der Sterilität* von Augentropfen Probleme, da nur ein Teil der Wirkstofflösungen die relativ problemlose Hitzesterilisation aushält. Es muß deshalb entweder die Sterilfiltration mittels Membranfilter durchgeführt oder unter aseptischen Bedingungen gearbeitet werden. Die Arbeiten lassen sich sehr zweckmäßig unter einem *Laminar-Flow-Gerät* ausführen, wobei sich die dafür erforderlichen Investitionskosten bald durch ersparte Arbeitszeit amortisieren.

Für die Herstellung kleiner Chargen, wie sie in der Apotheke üblich sind, hat sich vor allem die *Membranfiltration* bewährt. Membranfilter bestehen meist aus Celluloseacetat oder -nitrat, regenerierter Cellulose oder Polycarbonat und sind mit einem Porendurchmesser von etwa 0,2 µm geeignet, Bakterien einschließlich des gefährlichen Pseudomonas aeruginosa (nicht jedoch Viren) mit Sicherheit zurückzuhalten.

Dabei kommt es nur zu geringen Verlusten an Wirkstoff- und Gesamtlösungsmenge. Die Membranfilter selbst stehen als aufsetzbare Einheiten (z. B. Millex®) auf Einmalspritzen oder geeignete Spritzen aus Metall und Glas zur Verfügung. Bei Verwendung industriell vorgefertigter Einwegfiltervorsätze kann auf eine Sterilisation verzichtet werden. Werden dagegen lediglich sterile Membranen in einen mehrfach verwendbaren Filtervorsatz eingelegt, so muß dieser, nicht jedoch die Spritze selbst, vor jeder Anwendung sterilisiert werden.

Man beachte, daß der sterile Filtervorsatz erst nach dem Einfüllen der Arzneilösung in die Spritze aufgesetzt werden darf.

Bei den Fertigfiltern muß außerdem darauf geachtet werden, daß während des Filtrationsvorganges mit dem Kolben niemals ein Zug, sondern nur Druck ausgeübt wird, da anderenfalls die Membran zerbrechen kann. Es ist immer ratsam, zur Überprüfung der Membran eine *Blasendruckpunktbestimmung* durchzuführen (Bubble Point).

Einfache Bestimmung des Blasendruckpunktes (für eine 10 ml Spritze, wäßriges Milieu): Nach Filtration der Lösung wird die Filtereinheit abgeschraubt und der Kolben zurückgezogen. Auf den jetzt mit Luft gefüllten Zylinder wird die Filtereinheit wieder aufgesetzt und die Luft in ein mit Wasser gefülltes Becherglas ausgedrückt. Luftbläschen dürfen erst herausperlen, wenn die Luft auf 2 ml Restvolumen (entsprechend 4 bar) zusammengedrückt ist. Diese Werte gelten jedoch nur bei nassem Filter mit 0,2 µm Porenweite. Bei Tensidzusatz ist das Filter vorher klarzuspülen.

In der Regel wird bei der Membranfiltration die fertige Augentropfenlösung gleich in das vorsterilisierte Augentropfenglas abgefüllt. Um die Gefahr einer nachträglichen mikrobakteriellen Kontamination so gering

---
[1] Allgemeine Richtlinien finden sich in den Monographien des DAB 8 (Augensalben und Augentropfen). Der DAC 1979, 1. Ergänzung 81, macht in seinen Anlagen A und B Angaben zur Konservierung und Isotonierung von Augentropfen; ferner sind hier in insgesamt 13 Monographien Rezepturvorschriften für Augenarzneien aufgeführt.

wie möglich zu halten, verwendet man Plastiktropfflaschen oder Gläser mit aufgesetzten Tropfern. Eintauchpipettengläser sollten nicht mehr als Behältnisse für Augentropfen dienen. Bei Gummi- und Plastikteilen der Verschlüsse von Glasgefäßen kann es zur Absorption vor allem der niedrig konzentrierten Konservierungsmittel kommen. Der Apotheker sollte deshalb den Patienten darauf hinweisen, daß das Augentropfenglas aufrecht stehend aufzubewahren ist.

Augentropfen in Mehrdosenbehältern müssen konserviert sein, um die Rekontamination der Lösung während der Anwendung auszuschließen.

Die Auswahl des entsprechenden *Konservierungsmittels* ist nicht ganz unproblematisch, da jedes Konservierungsmittel ein pH-Optimum hat und Unverträglichkeiten mit den Arzneistoffen auftreten können. Es muß physiologisch verträglich sein und eine ausreichende bakterizide Wirkung bei entsprechendem pH-Wert aufweisen. In der einschlägigen Literatur sind Tabellen mit dem im speziellen Fall geeigneten Konservierungsmittel zu finden (vgl. auch Tab. 2–6).

Augentropfen zu mehrmaligem Gebrauch dürfen, auch wenn sie konserviert sind, nicht länger als einen Monat nach Anbruch verwendet werden. Chloramphenicol und

Tab. 2–6: Konservierungsmittel und Anwendungsbereiche

Konservierungsmittel	pH-Optimum	Konzentration in %	Pharmakopöe
Benzalkoniumchlorid	7,0	0,01	DAC, BPC 68 USP XIX
		0,02	ÖAB
		0,002	2. AB–DDR
Inkompatibel mit: Benzoaten, Bromiden, Fluorescein-Na, Iodiden, Nitraten, Salicylaten, Schwermetallsalzen, Silberprotein, Sulfadiazin-Na, Sulfathiazol-Na, Tannin, anionenaktiven Netzmitteln, Dextrose.			
Chlorhexidin - acetat - gluconat - hydrochlorid	8,0	0,01 0,01	DAC BPC 68
Inkompatibel mit: Choramphenicol, Fluorescein-Na, Hydrobromiden, Phosphaten, Physostigminsalicylat, Pilocarpin, Silberprotein, Silbersalzen, Sulfaten, anionenaktiven Netzmitteln, Carboxymethylcellulose, Methylcellulose, Natriumhydrogencarbonat.			
Phenylquecksilber - acetat - borat (DAC) - nitrat (DAC)	4–7,5	0,002 0,001	DAC 2. AB DDR BPC 68, ÖAB USP XIX
Inkompatibel mit: Atropin, Bromiden, Ephedrin, Eucatropin, Homatropin, Hydrobromiden, Iodiden, Nitraten, Pilocarpin, Sulfiden, Thiolen, Polyethylenbehältern, Tween 80, Methylcellulose (nur mit Phenylquecksilber-acetat).			
Thiomersal (DAC)	7–8,5	0,002	DAC, 2. AB DDR
Inkompatibel mit: KI, quartären Ammoniumverbindungen, sauer reagierenden Stoffen, Silbernitrat, Polyethylenen, Polyvinylchlorid.			
Chlorobutanol	5–6	0,5	USP, XIX
Inkompatibel mit: Silbernitrat, Polysorbaten 20 + 80, Tween 80, Erwärmen und pH > 6.			
Phenethanol	5–6	0,5	USP, BPC
Inkompatibel mit: Oxidationsmitteln, Tweenen, Polyethylenen.			

Silbereiweiß - Acetyltannat - Augentropfen sind nach Anbruch sogar nur 2 Wochen haltbar. Ein entsprechender Hinweis ist auf dem Etikett anzubringen. Darüber hinaus muß das Konservierungsmittel und seine Konzentration deklariert sein. Die maximale Abgabemenge pro Mehrfachdosisbehälter beträgt 10 ml Lösung.

Am verletzten Auge und zur Verwendung bei chirurgischen Eingriffen (z. B. Lokalanästhetika, Diagnostika) dürfen keine Konservierungsmittel eingesetzt werden. Hier sind sterile Augentropfen in Einzeldosisbehältern zu bevorzugen.

Der osmotische Druck der Tränenflüssigkeit entspricht in etwa demjenigen einer isotonischen Kochsalzlösung (0,9 %). Zur Angleichung hypotoner Arzneistofflösungen werden Elektrolyte zugesetzt.

Zur Berechnung bzw. Messung der *Isotonie* gibt es verschiedene Verfahren (s. Hager Bd. VII). Wegen der großen Toleranz des Auges vor allem gegenüber hypertonischen Lösungen kann jedoch in der Praxis auf eine genaue Einstellung der Isotonie meist verzichtet werden.

So genügt es für nahezu alle ophthalmologisch gebräuchlichen Arzneistoffe, eine 0,8 proz. Natriumchlorid- oder eine ihr osmotisch äquivalente Lösung zu verwenden. Nach diesem Verfahren werden im allgemeinen verträgliche Endlösungen erhalten, solange die Wirkstoffkonzentration 5 % nicht übersteigt.

Der *pH-Wert* der Tränenflüssigkeit liegt bei 7,4, der Toleranzbereich des Auges zwischen pH 7 und 10; in der überwiegenden Zahl der Fälle werden sogar Lösungen mit pH-Werten zwischen 5,8 und 11,4 ohne Reizung toleriert.

Viele Arzneistoffe sind nur bei unphysiologischen pH-Werten stabil. Da die Stabilität der Lösungen möglichst nicht gemindert werden soll, begnügt man sich in der Praxis mit der bestmöglichen Annäherung an den physiologischen pH-Wert (Euhydrie). Ein Rezeptbeispiel für wäßrige Augentropfen ist unten wiedergegeben.

Ölige Augentropfen sind wegen der verzögerten Wirkstoff-Freigabe am Auge länger wirksam als wäßrige. Sie werden in der Regel mit sterilisiertem Rizinusöl hergestellt. Dazu wird Rizinusöl 60 Minuten bei 150 °C im Trockenschrank sterilisiert. Rezeptbeispiel hierzu s. u.

Augensalben sind sterile Zubereitungen von weicher Konsistenz, die Arzneistoffe in einer zur Anwendung am Auge geeigneten Salbengrundlage gelöst und gleichmäßig verteilt enthalten. Hauptsächlich werden weiße Vaseline und Paraffin verwendet, denen bisweilen Emulgatoren wie Wollfett, Cetyl- oder Wollwachsalkohol zugesetzt sind, um eine W/O Emulsion zu erhalten.

Die Abfüllung erfolgt in Tuben mit maximal 5 ml Inhalt.

Rezeptbeispiele für wäßrige Augenarzneizubereitungen

Titriplex-Augentropfen 0,01 molar

Rp.	Titriplex III	0,037
	Natrium bicarbon.	0,010
	Aqua dest.	ad 10,000

Die 0,01 M-Natrium-EDTA-Lösung wird partikelfrei filtriert und in einem geeigneten Behältnis autoklaviert. Das Abfüllen erfolgt in vorsterilisierte Polyethylenflaschen.

Anwendung: Sofortmaßnahmemittel bei Verätzungen am Auge mit Mörtel oder Kalk.

Rp.	Wäßrige Prednisolon-Suspension 1 %	10,0

Herstellung
In eine sterile Augentropfenflasche wird unter aseptischen Bedingungen 0,1 g mikronisiertes und sterilisiertes Prednisolon eingewogen, mit 10 Tropfen einer 0,2 proz. Benzalkoniumchloridlösung versetzt und verrührt.

In diese Suspension werden portionsweise 9,9 g „Viskose Augentropfen DAC" eingerührt.

Rezeptbeispiele für ölige Augenarzneizubereitungen

Rp.	Sol. Chloramphenicol oleos. 1 %	10,0

Herstellung
9,9 g Rizinusöl werden in einem bedeckten Becherglas 1 Stunde im Trockenschrank auf

150 °C erhitzt. Nach dem Abkühlen wird dem noch warmen Öl 0,1 g Chloramphenicol zugesetzt. Diese Lösung wird sterilfiltriert. Das Rizinusöl muß den Anforderungen „Öl für Injektionszwecke" entsprechen.

Rp.	Indometacin 1%	10,0

Herstellung
9,7 g Rizinusöl und 0,2 g Eutanol G (2-Octyl-dodecanol) werden hitzesterilisiert, der Wirkstoff zugesetzt und wie oben verfahren. In beiden Fällen empfiehlt es sich, als Konservierungsmittel Chlorobutanol (hier 0,03 g) hinzuzufügen.

Literatur

Honegger, H., H. Gebler, Das Auge und seine medikamentöse Beeinflussung, Landesapothekerkammer Baden-Württemberg.

Hagers Handbuch der pharmazeutischen Praxis. Vierte Neuausgabe, VII. Band, Teil A, Springer-Verlag, Berlin-Heidelberg-New York 1971.

Deutsches Arzneibuch, 8. Ausgabe 1978, Deutscher Apothekerverlag Stuttgart, Govi-Verlag GmbH, Frankfurt.

Europäisches Arzneibuch, Band II, Deutscher Apotheker Verlag Stuttgart, Govi-Verlag GmbH, Frankfurt 1975.

APV Mainz, R. Dolder und F. S. Skinner (Hrsg.): Ophthalmika. Pharmakologie, Biopharmazie und Galenik der Augenarzneimittel, 3. Aufl. Wissenschaftliche Verlagsgesellschaft mbH, Stuttgart 1982.

Deutscher Arzneimittel-Codex, Stammlieferung 1972, Govi-Verlag GmbH, Frankfurt, Deutscher Apotheker-Verlag, Stuttgart.

Oeser, W., A. Sander, GMP, Grundregeln für die Herstellung von Arzneimitteln. Kommentar zum Fragebogen für die Überwachung pharmazeutischer Industriebetriebe, 3. Aufl., Wissenschaftliche Verlagsgesellschaft mbH, Stuttgart 1983.

Hamacher, H., Pharmazie in unserer Zeit **3**, 77 (1976).

3 Haltbarkeit von Arzneimitteln

von A. Wolff

3.1 Definitionen und allgemeine Bestimmungen

Soll die Wirksamkeit von Arzneimitteln sichergestellt sein, muß das Arzneimittel vor allen unerwünschten vermeidbaren Einwirkungen während der Lagerzeit gesichert werden. Zu diesem Zwecke dienen systematische Haltbarkeitsuntersuchungen des Herstellers und daraus abgeleitete Festlegungen von Laufzeit, Lagerungshinweisen und Aufbewahrungshinweisen.

„*Haltbarkeit* bedeutet spezifikationsgerechte Qualität des Arzneimittels bis zum Ende der vom Hersteller festgelegten Laufzeit" (A.P.V.-Richtlinie 1985, s. Teil II, 6.1.8).

Als *Laufzeit* eines Arzneimittels gilt der Zeitraum, in dem die Qualität bei sachgemäßer Lagerung gesichert ist (A.P.V.-Richtlinie 1985).

Unter *Lagerungshinweisen* sind nach 2. AMG 1976 Hinweise zur Lagerung zu verstehen, die für Fachkreise bestimmt sind. Diese sind auf der äußeren Umhüllung des Arzneimittels anzugeben.

Aufbewahrungshinweise nach 2. AMG 1976 sind für den Verbraucher bestimmt. Diese sind auf der Packungsbeilage anzugeben.

Die begriffliche Trennung zwischen Lagerung und Aufbewahrung ist insofern gerechtfertigt, als für die (in der Regel längerfristige) „Lagerung" durch Pharmakopöe und Apothekenbetriebsordnung die räumlichen und physikalischen Voraussetzungen für sachgerechte Lagerungsbedingungen vorgeschrieben sind, während für die „Aufbewahrung" keinerlei Voraussetzungen dieser Art bestehen.

Die Formulierung der Lagerungshinweise folgt den Empfehlungen des Ministeriums für Jugend, Familie und Gesundheit, die sich in gleicher Form in der A.P.V.-Richtlinie 1985 wiederfindet, und wie sie auch vom Pharmazeutischen Ausschuß des Bundesverbandes der Pharmazeutischen Industrie (BPI) empfohlen wurde: Arzneimittel, die normal gelagert werden, also bei Raumtemperatur (+ 15 °C bis + 25 °C nach Ph. Eur.) und einer mittleren Feuchte von nicht über 60 %, bedürfen keines besonderen Lagerungshinweises.

Darüber hinaus gelten Pharmakopöebestimmungen, die in Tab. 3-1 aufgeführt sind.

Eine absolute Haltbarkeit von Arzneimitteln läßt sich nicht erreichen und wird auch nicht gefordert. Im allgemeinen wird heute erwartet, daß Industrieprodukte 5 Jahre lang stabil bleiben. Arzneimittel, die weniger als 3 Jahre lang haltbar sind, müssen laut

---

Wärmeschutz/Kälteschutz:
– Nicht über + 25 °C lagern!
– Nicht über + 20 °C lagern!
– Nicht über + 8 °C lagern!
– Nicht unter + 8 °C lagern!

Feuchteschutz:
Vor Feuchtigkeit schützen!

In besonders begründeten Fällen:
– Nicht über + 30 °C lagern!
– Nicht über + 15 °C lagern!

Lichtschutz:
Vor Licht schützen!

Tab. 3–1: Bestimmungen zu Lagerungshinweisen nach verschiedenen Pharmakopöen.

	DAB 8/ Ph. Eur.	USP XXI NF XVI
Raumtemperatur	15 °C – 25 °C	15 °C – 25 °C Kontrollierte Raumtemperatur: 15 °C – 30 °C
Vor Wärme schützen/kühl lagern	6 °C – 15 °C	8 °C – 15 °C
Im Kühlschrank lagern	0 °C – 6 °C	2 °C – 8 °C
Tiefgekühlt lagern	– 15 °C – 0 °C	– 20 °C – – 10 °C
Feuchtigkeitsschutz	Über Blaugel	
Lichtschutz	Vor Licht schützen	light-resistant containers
Schutz gegen Umwelteinflüsse	dicht verschlossen	well-closed containers tight containers hermetic containers

AMG mit einem Verfalldatum gekennzeichnet sein. Rezepturen aus der Apotheke sollten in der Regel nur wenige Tage bis Monate aufbewahrt werden. Augentropfen dürfen nach Anbruch nur 4 Wochen verwendet werden.

3.2 Grundlagen für Haltbarkeitsprüfungen

Als Grundlage für Haltbarkeitsprüfungen dienen dem Hersteller von Arzneimitteln:
- Die Ergebnisse von Haltbarkeitsversuchen.
- Die gesetzlichen Bestimmungen und Richtlinien (Tab. 3-2).
- Die Anforderungen von Registrierungsbehörden (BRD: Bundesgesundheitsamt) für die Zulassung in der BRD bzw. für die Registrierung im Ausland.

Tab. 3-2: Gesetzliche Bestimmungen und Richtlinien für Haltbarkeitsversuche

Gesetz zur Neuordnung des Arzneimittelrechts vom 24.08.76, insbesondere § 10 Abs. 2 bzw. § 11 Abs. 2.	Bekanntmachung der revidierten Grundregeln der Weltgesundheitsorganisation (WHO) für die Herstellung von Arzneimitteln und die Sicherung ihrer Qualität (GMP-Richtlinie) vom 01.12.77 (Bundesanzeiger Nr. 1 vom 03.01.78), Abschnitt 10. Qualitätskontrollsystem.
Bekanntmachung einer Empfehlung über Lagerungshinweise für Arzneispezialitäten vom 14.03.72, Bundesanzeiger Nr. 59 vom 24.03.72.	
EG-Richtlinie 75/318/EWG vom 09.06.75 (Dtsch. Apoth. Ztg. **115**, 1083, (1975), geändert durch EG-Richtlinie 83/570/EWG vom 26.10.83 (Amtsblatt der Europäischen Gemeinschaften vom 28.11.83).	Good Storage Practice, Pharm. Ind. **44**, 491, (1982).
	Richtlinien-Empfehlung über den Umgang mit Arzneimitteln im Krankenhaus, Pharm. Ztg. **127**, 2635 (1982).
A.P.V.-Richtlinie „Haltbarkeit und Haltbarkeitsprüfung von Arzneimitteln", Pharm. Ztg. **130**, 649 (1985).	Verordnung über den Betrieb von Apotheken (ApoBetrV), Entwurf vom 23.05.85, Pharm. Ztg. **130**, 1430 (1985).
BPI-Richtlinien „Haltbarkeitsprüfungen von Arzneispezialitäten", Pharm. Ind. **34**, 479 (1972).	Entwurf einer Richtlinie zur Prüfung von Fertigarzneimitteln in der Apotheke, Dtsch. Apoth. Ztg. **125**, 298 (1985).

Aus einem sinnvoll angelegten Haltbarkeitsversuch mit haltbarkeitsspezifischen Untersuchungsmethoden erhält man insbesondere die folgenden Informationen:
- Hinweise auf physikalisch-chemische Veränderungen.
- Hinweise auf mikrobiologische Veränderungen.
- Hinweise auf das Auftreten von Abbauprodukten.
- Hinweise auf mögliche Inkompatibilitäten zwischen Wirkstoffen und/oder Hilfsstoffen.
- Einfluß von Licht, Feuchte, Sauerstoff, Schwermetallen, die Wirksamkeit von Stabilisatoren, Einfluß von Herstellungsbedingungen u. a.
- Hinweise auf mögliche autokatalytische Vorgänge oder Gleichgewichte.
- Die Reaktionsordnung.
- Reaktionskonstanten k für die Reaktionsgeschwindigkeit $\frac{dc}{dt}$ bei den verwendeten Lagertemperaturen mit

$$k = \frac{c_0 - c_t}{t}$$

(für 0. Ordnung).
- Zusammenhang zwischen der Reaktionskonstante k und der Lagertemperatur T im Arrheniusdiagramm,

$$\frac{d \ln k}{dT} = \frac{E_A}{RT^2} \quad (E_A = \text{Aktivierungsenergie})$$

- Hieraus sind berechenbar die Reaktionskonstanten für beliebige Lagertemperaturen:

$$\log \frac{k_2}{k_1} = \frac{E_A}{2{,}303\,R} \left(\frac{1}{T_1} - \frac{1}{T_2} \right)$$

- Hieraus ergibt sich die Haltbarkeit bei der gewünschten Temperatur t, da gilt:

$$t = \frac{c_0 - c_t}{k} \quad \text{(für 0. Ordnung)}.$$

- Die statistische berechenbare Mindesthaltbarkeit.

Hat das Arzneimittel nur eine begrenzte Haltbarkeit, so muß der Hersteller in dem Dreieck

```
              Lagerungshinweis
             ╱               ╲
Laufzeit ─────────── Stabilitätszuschlag
                              (bis 10%)
```

ein Optimum finden.

Nach der van't Hoffschen Faustregel steigert sich bei einer Temperaturerhöhung um 10 °C die Reaktionsgeschwindigkeit auf das 2- bis 4fache. Dies entspricht einer Aktivierungsenergie der Reaktion von etwa 50 bis etwa 100 kJ/Mol.

3.3 Mögliche Veränderungen einzelner Arzneipräparate

Die möglichen Veränderungen der
- physikalischen, physikalisch-chemischen oder galenischen,
- chemischen,
- mikrobiologischen,
- biopharmazeutisch-pharmakokinetischen und
- toxikologischen Eigenschaften

eines Arzneimittels sind in den Tabellen 3-3 bis 3-7, aufgeschlüsselt nach Arzneiformen, zusammengestellt. Hierbei wurde eine Unterscheidung zwischen ästhetischen, die Wirkung eines Arzneimittels aber nicht beeinträchtigenden Veränderungen und die Wirksamkeit beeinträchtigenden Veränderungen versucht, wobei die Unterscheidung nicht immer klar möglich ist.

Tab. 3–3: Mögliche Veränderungen unter Wärmeeinfluß

Arzneiform	Mögliche Veränderungen	Bewertung
Tabletten	Sintern eutektischer Gemische (besonders bei Kombinationspräparaten) →	
	→ Zusammenbacken von Hilfsstoffen und Veränderung der Porenstruktur	w

Tab. 3–3: Mögliche Veränderungen unter Wärmeeinfluß (Fortsetzung)

Arzneiform	Mögliche Veränderungen	Bewertung
	→ Verfärbung der Granulatpartikeln	ä
	→ Zerfallsverzögerung	w
	→ Verzögerung der Freisetzung	w
	→ Beschleunigung von Zersetzungsvorgängen	(w)
	→ Erhöhung der Bruchfestigkeit	o
	Austrocknen →	
	→ Erhöhte Friabilität	o (ä)
	→ Erniedrigte Bruchfestigkeit,	o
	Bruch, Deckelung, Bröckeligkeit	ä
Filmtabletten und Dragees	Wie Tabletten, zusätzlich: Risse der Hülle	ä
Orale Retardform	Langsamere Freisetzung	w
	Schnellere Freisetzung	w
	Risse → veränderte Freisetzung?	ä oder w
Hartgelatine-Kapseln	Analog Tabletten, zusätzlich: Verspröden durch Austrocknung	ä
Weichgelatine-Kapseln	Verspröden durch Austrocknung	ä
	Erweichen als Wirkung gestauter Restfeuchte	ä
Lösungen	Schnellere Wirkstoffzersetzung	w
	Ausfällung von Pflanzenextraktstoffen, Makromolekülen	ä oder w
	Schnelleres Keimwachstum	m
	Erniedrigung der Viskosität	o
Emulsionen	Aufrahmen →	w
	→ Irreversible Zerstörung des Emulsionssystems	w
	Schnelleres Keimwachstum	m
	Schnellere Wirkstoffzersetzung	w
Suspensionen	Erniedrigung der Viskosität →	o
	→ Schnelleres Sedimentieren	o
	→ Schnelleres Zementieren	w
	Schnellere Wirkstoffzersetzung	w
	Schnellere Kornvergröberung	o
	→ Geändertes Löslichkeitsprofil	w
	Schnelleres Keimwachstum	m
Salben	Wie Emulsionen, Suspensionen	
Suppositorien	Aufschmelzen →	
	→ Sedimentieren	(ä)
	→ Schnellere Verfärbung	ä
	→ Schnellere Wirkstoffzersetzung	w
	→ Änderung der Modifikation der Zäpfchenmasse und dadurch möglicherweise Veränderung der Freisetzung	o w
	→ Erniedrigung der Bruchfestigkeit	ä
	→ Entstehung scharfer Kanten	ä
Allgemein	Annäherung ans Temperaturoptimum von Mikroorganismen	m
	Schnellere Wirkstoffzersetzung	w

Es bedeuten:
ä = Veränderungen des Aussehens ohne Konsequenzen auf die Wirkung
w = Beeinträchtigung der Wirksamkeit möglich
o = Veränderungen ohne Einfluß auf Wirksamkeit und Aussehen
m = mikrobiologische Veränderungen oder Kontaminationsrisiko
→ = mögliche Folgeschäden aus einer Primärursache

Tab. 3–4: Mögliche Veränderungen durch Kälteeinfluß

Arzneiform	Mögliche Veränderungen	Bewertung
Lösungen	Auskristallisationen	
	→ reversibel nach Erwärmen auf Raumtemperatur	o
	→ Irreversibel nach Erwärmen auf Raumtemperatur	w
	In Einzelfällen: Vermehrte Wirkstoffzersetzung nach Ausfrieren	w
Emulsionen, Emulsionssalben	Phasentrennung	w
Pflanzenextrakthaltige Liquida	Trübungen, Bodensatz, Ausfällung von Pflanzeninhaltsstoffen	ä, o oder w?
Kunststoffbehältnisse	Sprödigkeit bei Tieftemperaturlagerung	
	→ Rißbildung, die Keimkontaminationen fördern	m
Verschlüsse	Gelockerter Verschluß, Undichtigkeiten	m, o, ä

Tab. 3–5: Mögliche Veränderungen durch Feuchteeinfluß

Arzneiform	Mögliche Veränderungen	Bewertung
Tabletten	Verfärbung	ä
	Quellen	ä
	Geruch	ä (w)
	Erhöhte Bruchgefahr	o
	Erhöhter Abrieb	o
	Schlechterer Zerfall	w
	Schlechtere Freisetzung	w
	Hydrolyse des Wirkstoffs	w
	Schimmelbildung	m
Dragees und Filmtabletten	Wie Tabletten, zusätzlich:	
	Mattwerden des Überzugs	ä
	Weichwerden des Überzugs (>75 bis 80% r. F. bei Dragees)	ä
	Risse	ä
	Verklebung des Überzugs	ä
Orale Retardformen	Wie Tabletten bzw. Dragees und Filmtabletten, zusätzlich:	
	Verkleben des Überzugs	ä
	→ u. U. verminderte Magensaftresistenz	o oder w
Puder	Verklumpung	ä
	→ Verminderte Streufähigkeit	ä
	Hydrolyse	w
Hartgelatine-Kapseln	Analog Tabletten, zusätzlich:	
	→Erweichen	ä
	→ Schlechtere Entnehmbarkeit aus dem Behältnis	ä
	Verklumpung des Granulats	ä
	→ Schlechtere Auflösung	w
Weichgelatine-Kapseln	Analog Tabletten, zusätzlich:	
	Weichwerden	
	→ Schlechte Entnehmbarkeit aus dem Behältnis	ä
	→ Ausfließen des Inhalts	w, ä
	Erhöhte Gefahr der Schimmelbildung	m

Tab. 3–6: Mögliche Veränderungen durch Lichteinfluß

Arzneiform	Mögliche Veränderungen	Bewertung
Tabletten	Verfärbung	ä
	Fleckbildung	ä
	Oberflächliche Wirkstoffzersetzung	((w))
Dragees und Filmtabletten	Farbverblassung	ä
	Fleckbildung	ä
Lösungen	Verfärbungen	ä
	Wirkstoffverlust	w w
Suppositorien	Verfärbungen	ä
	Fleckbildung	ä

Tab. 3–7: Schutzwirkung von Packmitteln

Packmittel	Schutzwirkung	Mögliche Probleme
Gegen Wärme:	Keine Wirkung	Reichlich
Gegen Feuchte:		
Gläser mit Polyethylenstopfen	Sehr gut	Schlechter Sitz des Stopfens, Verformung bei hoher Temperaturbelastung
Gläser mit Trockenmittel	Ausgezeichnet	Wie bei Polyethylenstopfen; zusätzlich: erschöpfte Wasseraufnahmefähigkeit des Trokkenmittels
Polystyroldosen	Problematisch bei hoher Feuchte (Klimazone IV) und hoher Feuchteempfindlichkeit des Präparates	Wie bei Polyethylenstopfen; zusätzlich: mäßige Wasserdampfdurchlässigkeit des Behälters
Tiefziehverpackung:		
a) PVC/PVDC	Mangelhaft bei hoher Feuchte (Klimazone IV) und Feuchteempfindlichkeit des Präparates	Wasserdampfdurchlässigkeit des Materials, schlechte Siegelung
b) PVC	Nicht einsetzbar für Klimazone IV und feuchtempfindliche Produkte für Klimazone II	Hohe Wasserdampfdurchlässigkeit des Materials, schlechte Siegelung
Aluminiumfolie	Ausgezeichnet	Perforation dünner Folien, schlechte Siegelung
Arzneiflaschen	Ausgezeichnet	Undichter Verschluß
Tuben	Ausgezeichnet	Undichter Verschluß
Ampullen	Ausgezeichnet	Keine
Gegen Licht:		
Aluminiumtuben (für Salben, Cremes usw.)	Ausgezeichnet	Keine
Aluminiumfolie	Ausgezeichnet	Keine
Farbloses Glas	Kaum vorhanden	Abhängig von Präparat und Darreichungsform

Tab. 3–7: Schutzwirkung von Packmitteln (Fortsetzung)

Packmittel	Schutzwirkung	Mögliche Probleme
Braunes Glas	Sehr gut	Möglicherweise nicht ausreichender Lichtschutz, insbesondere bei stark lichtempfindlichen Stoffen mit Absorptionen über 280 nm; Braunglas suggeriert Lichtschutz (Aufbewahrungshinweis anbringen): ungleichmäßige Einfärbung; Empfindlichkeit gegen katalytisch wirksame Schwermetallspuren (Fe)
Hart-PVC-Folie, Polyethylenfolie	Kaum vorhanden	Abhängig vom Präparat
Weich-PVC	Eigenabsorption des Weichmacheranteils um ca. 275 nm	Abhängig vom Präparat
Opake Hart-PVC-Folie	Wenig bis vollständig, je nach Eintrübungsgrad und Foliendicke	Abhängig vom Präparat
Umkarton	In der Regel vollständig	Kann vom Anwender beseitigt werden, (Aufbewahrungshinweis anbringen!)
Hartgelatine-Kapsel, Weichgelatine-Kapsel	Bei Pigmentierung vollständiger Schutz des Inhalts erreichbar	Kapselfarbstoff ist nicht geschützt

3.4 Kontrolle und Einhaltung von Lagerungsbedingungen

Dem Apotheker in Industrie, Großhandel und Offizin obliegt nach der Apothekenbetriebsordnung (§ 9, Abs. 2) die Einhaltung und Kontrolle der sachgerechten Lagerungsbedingungen:

„Arzneimittel sind so zu lagern, daß ihre einwandfreie Beschaffenheit erhalten bleibt. Die Vorschriften des Arzneibuches über die Lagerung sind zu beachten."

Dies bedeutet die Kontrolle
- der Temperatur,
- der Feuchte und
- des Lichteinflusses

mit Hilfe hinreichend genauer Meßinstrumente an den Lagerorten oder deren ungünstigsten Teilbereichen (Heizung, Fenster).

Zu beachten ist:
- Schon eine kurzfristige Erwärmung oder Abkühlung kann das Präparat irreversibel schädigen (z. B. Erwärmen von Zäpfchen über 30 °C, Auskristallisation schwer löslicher Wirkstoffe in unbeheizten Räumen bei winterlichen Temperaturen).
- Das Verfalldatum (siehe auch J. Schwendinger, D. Schaaf, B. Marschall, Haltbarkeits- und Herstellungsdaten deutscher Arzneimittel, Deutscher Apotheker-Verlag, Stuttgart 1985).
- Lagerungs- und Aufbewahrungshinweise, Angaben zu Aufbrauchfristen.

Dem Apotheker obliegt auch die Aufklärung der Patienten hinsichtlich einer sachgerechten Aufbewahrung von Arzneimitteln mit dem Ziel eines selbstkritischen Umgangs des Patienten mit Arzneimitteln. Dazu besteht z. B. Anlaß, bei der Entgegennahme von Reklamationen oder der Durchsicht von Hausapotheken bzw. Stationsvorräten in Kliniken.

Literatur

Thoma, K., Arzneimittelstabilität. Frankfurt/Main 1978.

Grimm, W., G. Schepky, Stabilitätsprüfung in der Pharmazie, Editio Cantor, Aulendorf, 1980.

Voigt, R., Lehrbuch der Pharmazeutischen Technologie, VEB Verlag Volk und Gesundheit, Berlin 1979.

Feltkamp, H., P. Fuchs, H. Sucker, Pharmazeutische Qualitätskontrolle, Georg Thieme Verlag, Stuttgart/New York (1983).

4 Die Interpretation von ärztlichen, zahnärztlichen und tierärztlichen Verschreibungen sowie deren Terminologie

4.1 Ausstellung und Aussehen eines Rezeptes

Von H. Dippon und J. Keidel

4.1.1 Allgemeine Vorschriften

Ein Rezept (Praeceptum = Vorschrift) ist die schriftliche Anweisung eines Arztes, Zahnarztes oder Tierarztes an den Apotheker, dem auf dem Rezept bezeichneten Kranken ein Arzneimittel abzugeben. Es ist das Bindeglied vom Arzt über den Apotheker zum Patienten und wird auch heute noch in den meisten Ländern in lateinischer Sprache abgefaßt. An ein ordnungsgemäß ausgestelltes Rezept werden bestimmte Anforderungen gestellt, die sich aus gesetzlichen und vertraglichen Bestimmungen ergeben. In jedem Fall muß es außer dem verordneten Arzneimittel das Datum der Ausstellung sowie Adresse und Unterschrift des Verordners enthalten. Im allgemeinen werden vorgedruckte Formulare verwendet; ist kein solches vorhanden, so genügt auch ein einfaches Blatt Papier, das dann die obigen Angaben handschriftlich tragen muß.

Im juristischen Sinne ist jedes Rezept eine *Urkunde*. Daraus folgt, daß nichts daran geändert werden darf. Jedoch ist es dem Apotheker erlaubt, ergänzende Zusätze anzubringen, z.B. wenn zur Rezeptur erlaubte Hilfsstoffe verwendet werden müssen oder wenn bei Kassenrezepten Angaben zur Person des Kranken fehlen. Im Gesetz finden sich Hinweise zur Bearbeitung von ärztlichen Rezepten in § 10/4 der Apothekenbetriebsordnung, wo zuerst das *Substitutionsverbot* angesprochen ist. Arzneimittel müssen den Verschreibungen entsprechen; es ist dem Apotheker also verboten, anstelle des verordneten Mittels ein anderes, auch kein stofflich identisches abzugeben. Weiterhin wird bestimmt, daß, wenn sich bei einer Verordnung Bedenken ergeben, das Arzneimittel erst abgegeben werden darf, wenn der Apotheker nach Rücksprache mit dem Arzt die Unklarheiten beseitigt hat. Zum anderen schreibt der § 2 der Verordnung über verschreibungspflichtige Arzneimittel genau vor, welche Angaben ein Rezept über solche Arzneimittel enthalten muß (s. Kap. II, 5 und 6).

Ergänzend ist zu sagen, daß bei der *Abgabe von Betäubungsmitteln* die Vorschriften der Betäubungsmittelverschreibungsverordnung zu beachten sind (s. Kap. II, 7) und daß bei *Belieferung von Kassenrezepten* nach den Bestimmungen der zwischen Kassen und Apothekervereinen ausgehandelten Verträge verfahren werden muß (s. Kap. I, 12). Auch *Rezepte über nichtverschreibungspflichtige Mittel* sind Willensäußerungen eines Arztes oder Heilpraktikers und sollten als solche bearbeitet werden, wobei allerdings bei Privatrezepten den Wünschen des Patienten Packungsgröße und Wiederholbarkeit betreffend ein etwas weiterer Spielraum gegeben ist. Selbstverständlich ist jedes Rezept vertraulich zu behandeln (Abb. 4-1 bis 4-3).

Die Interpretation von Verschreibungen 89

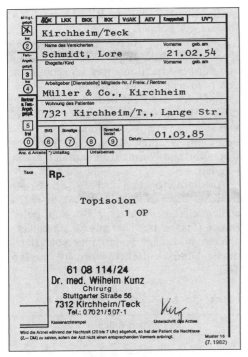

Abb. 4-1: Muster verschiedener Kassenrezepte

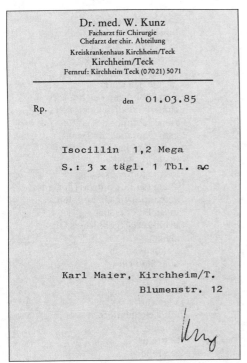

Abb. 4-2: Muster eines Privatrezeptes

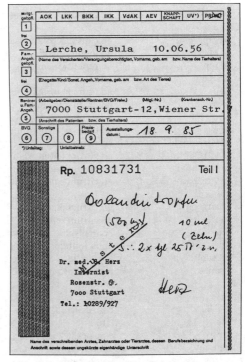

Abb. 4-3: Muster eines Btm-Rezeptes

4.1.2 Spezielle Vorschriften

Jede Verschreibung beginnt mit der *Angabe „Rp."* (recipe). Darauf folgt die Praescriptio, d. h. bei Rezepten, die angefertigt werden müssen, die *Angabe der einzelnen Inhaltsstoffe und der dazugehörenden Gewichtsmengen.* Die Wirk- und Hilfsstoffe werden im Genitiv, die Mengen im Akkusativ angegeben.

> Beispiel:
> Rp. Zinci oxidi
> Talci aa 20,0
> Glyceroli
> Aquae destillatae aa ad 100,0

Im allgemeinen bedeuten arabische Ziffern Gramm, römische Ziffern Stück oder (heute noch selten) Zeiten (z. B. adde gtt. XV, macera per horas II).

% bedeuten meist Gewichtsprozente (Ausnahme: Ethanol = Volumprozent ml/100 ml; bei Injektions- und Infusionslösungen = Mischprozente g/100 ml).

„ad" vor der Zahl bedeutet, daß bis zu dieser Menge aufgefüllt werden soll. Soll von einem Wirk- oder Hilfsstoff nur eine bestimmte Tropfenanzahl zugegeben werden, so ist ein Normaltropfenzähler zu verwenden.

An diese Angaben schließt sich die *Arbeitsanweisung* (Subscriptio) und die herzustellende Arzneiform an, z. B. „m. f. pulv." (misce (ut) fiat pulvis = mische ein Pulver), analog „m. f. ungt." oder „m. f. sol." (lateinischer und deutscher Wortlaut, s. Tab. 4-1).

Tab. 4–1: Lateinische Abkürzungen auf Rezepten, ihr lateinischer und deutscher Wortlaut**

aa, ana	ana partes	zu gleichen Teilen
abs.	absolutus	absolut
a. c.	ante cenam	vor dem Essen
add.	adde	füge hinzu
ad lib.	ad libitum	nach Belieben
ad caps. amyl.	ad capsulas amylaceas	in Oblatenkapseln, Stärkemehlkapseln
ad caps. gel.	ad capsulas gelatinosas	in Gelatinekapseln
ad man. med.	ad manus medici	zu Händen des Arztes
ad rep.*	ad repetitionem	zur Wiederholung
ad scat.	ad scatulam	in eine Schachtel
ad us. ext.	ad usum externum	zum äußerlichen Gebrauch
ad us. int.	ad usum internum	zum innerlichen Gebrauch
ad us. med.	ad usum medici	zum Gebrauch des Arztes
ad us. vet.	ad usum veterinarium	zum Gebrauch für Tiere
ad vitr. ampl.	ad vitrum amplum	in ein Weithalsglas
ad vitr. gutt.	ad vitrum guttatorium	in ein Tropfglas
ad vitr. hom.	ad vitrum homoeopathicum	in ein Homöopathenglas
ad vitr. pat.	ad vitrum patentatum	in ein Patenttropfglas (mit eingeschliffenem Glasstopfen)
ad vitr. pip.	ad vitrum pipettatum	in ein Pipettenglas
ad vitr. rel.	ad vitrum relatum	in ein zurückgebrachtes Glas
aeq.	aequalis	gleich
aqu. font.	aqua fontana	Leitungswasser
aut simil.	aut simile	oder ähnliches
bismund.	bismundatus	doppelt geschält
C	centum	hundert
	cave	Vorsicht!
c. calic.	cum calicibus	mit Kelchblättern
cito	cito	schnell
consp.	consperge	bestreue
cont.	contunde	zerstoße
corros.	corrosivus	ätzend

Tab. 4–1: Lateinische Abkürzungen auf Rezepten, ihr lateinischer und deutscher Wortlaut (Forts.)

Abk.	Latein	Deutsch
ctr.	contra	gegen
c. v.	cum vitro	mit Arzneiglas
D		Abk. f. homöopath. Dezimalpotenz
D oder d.	da (detur, dentur)	gib (es werde(n) gegeben)
DRF		Deutsche Rezeptformeln
d. s.	da, signa	gib, bezeichne
d. t. d. (d. tal. dos.)	dentur tales doses	solche Mengen sollen gegeben werden
dil.	dilutio	homöopathische Verdünnung
div. i. part. aeq.	divide in partes aequales	teile in gleiche Teile
elect.	electus	ausgelesen
e lign.	e ligno	aus Holz
e res.	e resina	aus Harz
fact.	factitius	künstlich
frig. parat.	frigide paratus	kalt zu bereiten
fus.	fusus	gegossen
gross. pulv.	grossus pulveratus	grob gepulvert
gtt.	gutta, guttae	Tropfen (Nominativ Sing. u. Plural)
i.	in	in
i. m.	intra musculum	intramuskulär
inspiss.	inspissatus	eingedickt
i. v.	intra venam	intravenös
L		fünfzig
l. a.	lege artis	kunstgerecht
laev.	laevigatus	geschlemmt
mass. pil.	massa pilularum	Pillenmasse
mass. supp.	massa suppositoriorum	Zäpfchenmasse
MDS	misce, da, signa	misch, gib, bezeichne;
	misceatur, detur, signetur	es werde gemischt, gegeben, bezeichnet
M. f.	misce, fiat	mische, es soll werden
	misce, fiant	mische, es sollen werden
min. conc.	minutim concisus	feingeschnitten
N. N.	nomen nescio	ich weiß den Namen nicht
ne reit.*	ne reiteretur	soll nicht wiederholt werden
ne rep.*	ne repetatur	soll nicht wiederholt werden
noctu	noctu	nachts
Nr.	numerus, numero	Anzahl (es folgt ein lateinisches Zahlsymbol)
NRF		neues Rezeptur-Formularium
par.	paratus, -a, -um	bereitet
part.	partes	Teile
penic.	penicillus	Haarpinsel
plv.	pulvis	Pulver
pro bal.	pro balneo	zum Bad
p. c.	post cenam	nach dem Essen
p. d.	pro die	täglich
pro dos.	pro dosi	für eine Dosis
pro infant.	pro infantibus	für Kinder
pro med.	pro medico	für den Arzt
pulv. subt.	pulvis subtilis	feines Pulver
q. s.	quantum satis	eine ausreichende Menge, genügend viel

Tab. 4–1: Lateinische Abkürzungen auf Rezepten, ihr lateinischer und deutscher Wortlaut (Forts.)

R. F.	. . . .	Reichsformeln
rec. par.	recenter paratus	frisch bereitet
rect.	rectificatus	gereinigt
Rp.	recipe	nimm
reit.*	reiteretur	es darf wiederholt werden
rep.*	repetatur	es darf wiederholt werden
rep. (non) lic.*	repetitio (non) licet	Wiederholung (nicht) erlaubt
S.	signa	bezeichne, schreibe
s.	sine	ohne
solv.	solve	löse
s. conf.	sine confectione	ohne Verpackung
s. cop.	sine copia	ohne Rezeptabschrift
sicc.	siccatus	getrocknet
s. olla, scatula, vitro	sine olla, sine scatula, sine vitro . .	ohne Kruke, ohne Schachtel, ohne Arzneiglas
sol.	solutio	Lösung
solv. len. cal.	solve leni calore	löse bei gelinder Wärme
solv. sin. calor.	solve sine calore	löse ohne Wärme
subc.	subcutanus	subcutan, unter die Haut
sub form.	sub formula	mit der Rezeptformel zu signieren
sub nom.	sub nomine	frei übersetzt; unter seinem (deutschen) Namen abzugeben
suo nom.	suo nomine	mit seinem Namen
tal.	talis, -e	solch
	tales	solche
titr.	titratus	eingestellt
tost.	tostus	geröstet
trit.	trituratio	Verreibung
ungt.	unguentum	Salbe
ust.	ustus	gebrannt
vap. par.	vapore paratus	mit Dampf bereitet
ven.	venalis	käuflich, Handelsware
v. h. p.	via humida paratum	auf feuchtem Weg bereitet
z. Hd. d. A.	. . . .	zu Händen des Arztes

* Alte Bezeichnung ohne gesetzliche Grundlage
** Auch bestellte Drogen und Chemikalien sind häufig mit lateinischen Abkürzungen etikettiert.

Soll eine einzeln dosierte Arzneiform (abgeteilte Pulver, Suppositorien, Pillen) hergestellt werden, so gibt es zwei Möglichkeiten der Arbeitsanweisung:

- Dispensier- oder Multiplikationsverfahren

Die Menge für *ein* Pulver ist angegeben. Der Apotheker soll zehn solcher Pulver anfertigen. Also: „m. f. pulv. d. tal. dos. Nr. X" (dentur tales doses = solche Mengen sollen gegeben werden).

Dieselben Angaben sind gebräuchlich bei der Herstellung von Suppositorien. Die Wahl der Suppositorienmasse wird dem Apotheker überlassen. Ein Zäpfchen für Erwachsene wiegt etwa 2,0 g, für Kinder etwa 1,0 g:

„m. supp. q. s." (massa suppositoriorum quantum satis = genügend viel Zäpfchenmasse).

Beispiele:
Rp. Cod. phos. 0,01
Ac. acet. sal. 0,2
Paracetamoli 0,2
m. f. pulv. d. tal. dos. Nr. X

Rp. Aethylmorph. hydrochl. 0,02
Bellad, extracti 0,02
Papav. chloridi 0,04
m. supp. q. s.
m. f. supp. d. tal. dos. Nr. VI

- Dividiermethode
Hier ist die *Gesamtmenge* vorgeschrieben, der Apotheker soll in zehn gleiche Teile teilen. Am Beispiel eines Pulvers also:
„m. f. pul. div. i. part. aeq. Nr. X"
(divide in partes aequales = teile in gleiche Teile).

Pillen werden meist nach der Dividiermethode hergestellt. Die Wahl der Pillenmasse bleibt dem Apotheker überlassen, die Menge soll so bemessen sein, daß eine Pille 0,1-0,25 g wiegt:
„m. pil. q. s. ut f. pil. Nr. XXX" (massa pilularum quantum satis ut fiant pilulae Nr. XXX = genügend viel Pillenmasse, um 30 Pillen herzustellen).

Beispiele:
Rp. Cod. phos. 0,1
Ac. acet. sal. 2,0
Paracetamoli 2,0
m. f. pulv. div. i. p. aeq. Nr. X

Rp. Bell. extracti 0,3
Rhei extracti
Aloes extracti aa 2,0
entw.: m. pil. q. s. ut f. pil. Nr. XXX
oder: m. pil. q. s.
m. f. pil. div. i. part. aeq. Nr. XXX

Oft jedoch sind obige Angaben unvollständig, und der Apotheker tut gut daran, vor der Herstellung einer solchen Rezeptur zu überlegen, ob der Arzt die Menge für eine Einzeldosis oder für die ganze Arznei angegeben hat. Durch Unachtsamkeit sind schon häufig Fehler vorgekommen und Medikamente unter- oder überdosiert angefertigt worden.

Weitere gebräuchliche Arbeitsanweisungen: „adde" (füge hinzu), „solve" (löse), „frigide paratus" (kalt zubereiten), „sine calore paratus" (ohne Wärme zubereiten).

Nun folgen Angaben auf dem Rezept über die *Art der Verpackung*: „d. ad vitr. pip.", „d. ad caps. amyl." (gelat.), „d. ad vitr. relat". Die letzte Anweisung darf bis jetzt nur befolgt werden, wenn es sich um Gefäße handelt, die zum Gebrauch in einer Arztpraxis bestimmt sind. Jedoch wird nach der neuen Apotheken-Betriebsverordnung eventuell der § 10/7 der noch gültigen Apotheken-Betriebsordnung aus Gründen der Arzneimittelsicherheit dahingehend ausgedehnt werden, daß überhaupt nur neue Gefäße zur Arzneimittelabgabe verwendet werden dürfen.

Meistens erscheint jedoch statt dieser genauen Verpackungsvorschriften nur der Buchstabe D (da = gib).

Daran schließt sich die Signatura, die *Gebrauchsanweisung* an, eingeleitet mit dem Buchstaben „S" (signa = schreibe), in der Regel in deutscher Sprache abgefaßt und ein nicht zu unterschätzender Teil der Verordnung (Kontrolle der Dosierung). Aus ihr muß hervorgehen, ob das Medikament äußerlich oder innerlich anzuwenden ist.

Bei äußerlich zu verwendenden Mitteln beschränkt sich die Anweisung meistens auf einen allgemein gehaltenen Vermerk, z. B. „Zum Einreiben der Beine", „Zum Pinseln der Nägel".

Bei innerlich anzuwendenden Mitteln soll die Häufigkeit der Anwendung und die verwendete Menge eindeutig angegeben sein. Zusätzlich wird manchmal bestimmt, ob vor dem Essen (a.c.) oder nach dem Essen (p.c.) eingenommen werden soll, ob mit Wasser oder Milch etc.

z. B.: „3 x tgl. 7 Tr. a.c."
oder „Abends 1 Eßl. voll in heißer Flüssigkeit."

Will der Arzt die Einzel- oder Tagesmaximaldosis überschreiten, so muß er dies durch Anbringung eines Ausrufezeichens und Wiederholung der Dosis in Worten kenntlich machen. Vom Apotheker müssen in bestimmten Fällen Anweisungen auf der Arzneipackung angebracht werden, die selten vom Arzt auf der Verschreibung angegeben werden.

z. B.: bei Infusionen u. Dekokten: „Vor Gebrauch schütteln!" oder
bei Augentropfen: „Haltbar bis . . ."

Bei *Rezepten über Fertigarzneimittel* wird ähnlich wie bei anzufertigenden Medikamenten verfahren.

Auf die Angabe des Spezialitätennamens folgt die Darreichungsform, wenn erforderlich der Gehalt der Einzeldosis und die Menge des abzugebenden Mittels, z. B.: „Frisium 10 Tbl. Nr. L".

Häufig wird statt der Mengenangabe nur „OP" geschrieben. Der Apotheker muß sich dann bei der Abgabe an die Verordnung über verschreibungspflichtige Arzneimittel halten, oder bei nichtverschreibungspflichtigen Arzneimitteln die für die Medikation sinnvolle Packungsgröße abgeben. Bei ungenauer Größenangabe auf Kassenrezepten sei nochmals auf die Bestimmungen der jeweiligen Lieferverträge hingewiesen, die in diesen Fällen die Mengenabgabe limitieren.

Die Angabe der gewünschten Menge eines Arzneimittels würde eindeutig sein, wenn die geplanten therapiegerechten Packungen durchweg eingeführt wären. Leider dauert diese Maßnahme jedoch länger als ursprünglich angenommen wurde. Es soll nach dem sehr begrüßenswerten Konzept (zunächst einmal nur für feste orale Arzneiformen) von einer Dreiteilung ausgegangen werden. Die einzelnen Größen, mit N1, N2, N3 bezeichnet, werden folgendermaßen eingeteilt:

N1: Test der Verträglichkeit; Behandlung von Krankheiten mit erfahrungsgemäß kurzer Dauer;
N2: Behandlung von Krankheiten mit mittlerer Verlaufsdauer;
N3: Dauertherapie.

Es bleibt sehr zu hoffen, daß die vielen Unklarheiten, die für den Arzt bei der Verordnung einer gewünschten Packungsgröße und für den Apotheker bei deren Abgabe auftreten, durch eine baldmögliche Lösung beseitigt werden, zu der vor allem die Arzneimittelhersteller entscheidend beitragen können.

Soll ein Fertigarzneimittel „s. conf." abgegeben werden, so will der Arzt, daß hier der Patient weder Packung noch Prospekt ausgehändigt bekommt. Das Medikament muß in ein neutrales Behältnis umgepackt werden, jedoch müssen die Inhaltsstoffe möglichst in wissenschaftlicher Bezeichnung auf der Verpackung angegeben werden.

Vervollständigen können ein Rezept z. B.
– ein Dringlichkeitsvermerk: „cito"
Diese Rezepte müssen vor allen anderen bearbeitet werden.
– „noctu"
Das Rezept soll auch zwischen 20 und 7 Uhr beliefert werden.

Erwähnt werden sollen noch Verschreibungen, auf denen *homöopathische Mittel* verordnet sind. Urtinkturen, Dilutionen, Tabletten, Triturationen, Globuli und Mischungen aus diesen werden in Deutschland in der Regel als Potenzen verschrieben, die nach der Dezimalskala hergestellt werden: „Belladonna D_4 10.0 dil."

In anderen Ländern wird vielfach nach der Centesimalskala potenziert: „Aconit C_6 10,0 glob."

Zum Schluß steht die *eigenhändige Unterschrift* (keine Stempelunterschrift!) des Arztes, die das Rezept zur Urkunde macht. Rezepte ohne Unterschrift sind nur Anforderungszettel und dürfen nur bearbeitet werden wie eine Bestellung im Handverkauf.

Fernmündlich übermittelte Rezepte dürfen in jedem Fall erst angefertigt werden, wenn der Apotheker durch Rückruf sich über die Identität des Verordners Gewißheit verschafft hat.

Die Verwendung von *Verschreibungsvordrucken* von ärztlichen Praxisinhabern durch die sie vertretenden Ärzte ist zulässig. Jedoch muß der vertretende Arzt zusätzlich seinen Stempel aufdrücken oder die für ein Rezept erforderlichen Angaben zu seiner Person und Berufsbezeichnung handschriftlich beifügen.

Arzt, Zahnarzt oder Tierarzt dürfen Arzneimittel nur im Bereich des Zweiges der medizinischen Wissenschaft verordnen, in dem sie ausgebildet sind. Der Apotheker hat aber nicht zu prüfen, ob der Arzt seine Befugnisse überschritten hat.

Arzt, Zahnarzt oder Tierarzt dürfen Arzneimittel nur als Heilmittel oder zur Krankenpflege verordnen. Werden stark wirkende Mittel zu anderen Zwecken verordnet, unterliegen diese dann der Giftverordnung.

4.2 Prüfung und Abgabe durch den Apotheker

Von H. Beck, Stuttgart

4.2.1 Beiträge zur Arzneimittelsicherheit

Bei der Arzneimittelversorgung durch den Apotheker spielt die Belieferung ärztlicher Verschreibungen eine dominante Rolle. Seitdem der Apotheker nur in wenigen Fällen selbst der Hersteller der ausgehändigten Arzneimittel ist, werden immer wieder Fragen nach dem Sinn seiner Einbeziehung in das Arzt-Patient-Verhältnis laut.

Wie ist seine Aufgabe definiert? Führt er das ihm verbliebene Handelsmonopol primär aus wirtschaftlichen Gründen fort? Ist er nur „kundiger Distribuent" (W. Forth) oder gar der „Arzneimittelfachmann"?

Sein Funktionskatalog ist anerkanntermaßen breit gefächert (Herstellung, Prüfung, Selbstmedikation-OTC-Bereich,[1] Gesundheitsberatung u. a.). Zusammen mit der Prüfung und Belieferung des Rezepts müssen seine Leistungen für das Allgemeinwohl so überzeugend sein, daß sie sein hohes und für die Öffentlichkeit teures Ausbildungsniveau legitimieren.

Das Arzneimittel und seine richtige Anwendung sind für den heutigen Menschen ein wesentlicher, oft entscheidender Bestandteil seines Lebens. Leider wird sich meist erst der ältere Mensch dieses Stellenwertes der Arzneimittel für sein Wohlergehen voll bewußt. Viele Patienten schätzen auch die *doppelte Sicherheit*, die sich durch das Vorhandensein *zweier in Eigenverantwortung* handelnder Berufe, die des Arztes und Apothekers, auf diesem Gebiet bewährt hat.

Die ungeheure *Ausweitung des Arzneischatzes* in den letzten Jahrzehnten, der Zuwachs an Effektivität und damit an Bedeutung für die Menschheit bilden die neue Grundlage für die *gesellschaftsrelevante Aufgabe* des Apothekers.

Auch der Arzt – nicht nur der Apotheker – muß der geschichtlichen Entwicklung Rechnung tragen. Konnte er früher nach dem Studium weitgehend seine eigenen Erfahrungen erwerben und danach handeln, so steht er heute unter dem Zwang, mit der Entwicklung der medizinischen Wissenschaften Schritt zu halten und ist verpflichtet, sie gebührend zu berücksichtigen. Vorrang vor individueller Einschätzung der Arzneimittel haben wissenschaftlich kontrollierte Studien und großräumige Erfahrungsauswertungen durch öffentliche Instanzen, wie Bundesgesundheitsamt oder Arzneimittelkommissionen. Die Wirkungen der Arzneimittel müssen stets neu auf Risiko und Nutzen hinterfragt werden, da Bewertungen von Arzneimitteln nie endgültig sein können. Persönliche Erfahrungen des Arztes sind ein wichtiger Baustein der ärztlichen Therapie, aber nur auf dem soliden Sockel abgesicherten pharmakologischen Wissens.

Sprachen wir oben nicht vom „Arzneimittelfachmann" Apotheker? Mir klingt dieser Titel naiv-anmaßend. So kann er auch den anderen um das Arzneimittel bemühten Berufen nicht akzeptabel sein. Das Ende des 20. Jahrhunderts ist nicht die Zeit der Universalgelehrten und Spezialisierung eine notwendige Folge der Wissensexplosion. Es ließe sich korrekter der Pharmakologe als der „Fachmann für Arzneimittelwirkung" apostrophieren, der Arzt als „Fachmann für Arzneimittelanwendung"!

Dem Apotheker bliebe die mühsame, aber verdienstvolle Aufgabe des „Fachmanns für Arzneimittelsicherheit", die er in der Vergangenheit oft erfolgreich und in aller Stille zugunsten des Patienten wahrgenommen hat.

Auch der heutige Patient ist nicht stehengeblieben. Aufmerksam verfolgt er die in aller Öffentlichkeit geführten Auseinander-

---

[1] OTC = „Over the counter" entspricht deutsch „Handverkauf", dem Verkauf rezeptfreier Arzneimittel durch den Apotheker.

setzungen um den Wert und die Gefahren, die durch Arzneimittel bewirkt werden. Ein Unbehagen erfaßt ihn beim Streit der Experten. Er ist keineswegs immer und selbstverständlich bereit, dem vom Arzt eingeschlagenen therapeutischen Weg spurtreu zu folgen. Der vorinformierte oder auch vorurteilsbeladene Patient stellt dem Apotheker manche Frage zum Rezept. Ihn für die eingeschlagene Therapie zu motivieren und Informationslücken fachgerecht und situationsgemäß zu schließen, kann für den Erfolg oft ausschlaggebend sein. Als *letzte fachliche Instanz* vor dem Patienten hat der Apotheker die Aufgabe, möglichst viel zu einer sinnvollen und sicheren Arzneitherapie beizutragen.

Hier darf sich der junge Pharmazeut nicht nur an überkommenen Rollenvorstellungen orientieren. Von der ärztlichen Standesführung wird ein enger fachlicher Informationsaustausch von Ärzten und Apothekern bejaht. Noch ist diese Einstellung nicht selbstverständliche Grundhaltung der praktizierenden Ärzte. Mit Nachdruck muß auf mehr Zusammenarbeit hingearbeitet werden, auch wenn dies heute noch äußerst mühsam ist. Historisch gewachsene Verkrustungen sind langlebig. Schütten wir die trennenden Gräben zu und bauen gemeinsam Barrieren gegen diejenigen, die auch im Arzneimittel *nur* eine verkaufbare Ware sehen („Fachmänner für Arzneimittelvermarktung"). Das Verhalten im Alltag zeigt schnell, ob der Apotheker, jung oder alt, sein Wissen im wesentlichen dazu erworben hat, um das Privileg des Handelsmonopols zu erwerben.

Er spart Mühe, Ärger und Kosten, indem er sich der Pharmaindustrie und den Ärzten gegenüber mit der Rolle des distanzierten Beobachters begnügt.

Nur wer nicht müde wird, *jedes Rezept* und *jede Frage* ernst zu nehmen, wer sich nicht scheut, mit eigenem Sachverstand in den Widerstreit der Meinungen und Interessen beim Einsatz der Arzneimittel einzutreten, trägt dazu bei, daß die *Arzneimittelversorgung* das Attribut „ordnungsgemäß" verdient (Abb. 4-4).

Es ist sehr wichtig, eine klare Vorstellung der Aufgabenstellung in die Betriebsamkeit der Apotheke mitzubringen. Nur bei Verschreibungen, die eine Rezeptur enthalten oder nicht sofort beliefert werden können,

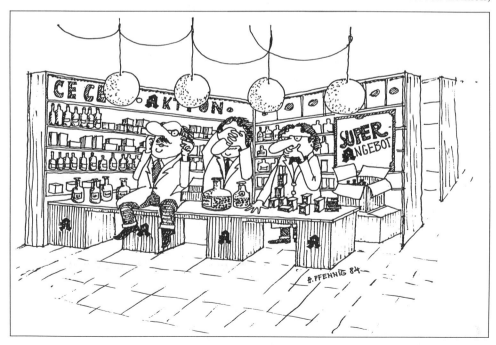

Abb. 4-4: ... drei „weise" Kollegen

bleibt die Zeit, sich in Ruhe mit der Problematik einer Ordination auseinanderzusetzen. Vor dem Kunden muß in allerkürzester Zeit eine Entscheidung über die Unbedenklichkeit getroffen werden. In einer lebhaften Apotheke kommen dazu noch weitere Störmomente, wie die Beaufsichtigung von Mitarbeitern, Zwischenfragen von Kunden etc.

Der gesetzliche Auftrag ist in § 10 Absatz 4 ABO klar umrissen: „Enthält eine Verschreibung einen *Irrtum*, ist sie *unleserlich* oder ergeben sich *sonstige Bedenken*, so darf das Arzneimittel nicht abgegeben werden, bevor die Unklarheit beseitigt ist."

Dies bedeutet im einzelnen:
- Das Korrigieren von Fehlern und Verwechslungen.
- Das Erkennen von Fälschungen.
- Ergänzende Unterrichtung des Patienten.
- Abstimmung mit bekanntgewordener Selbstmedikation.
- Hinweise an die verordnenden Ärzte.

Die zur Erreichung einer befriedigenden *Arzneimittelsicherheit* notwendige Interpretation des ärztlichen Rezeptes soll nun in der Reihenfolge der Arbeitsabläufe bei der Belieferung näher erläutert werden.

4.2.2 Lesen und Verstehen des Rezeptes

Nicht mangelnde Kenntnisse des Lateins, das nur noch in spärlichster Form und weitgehend zu Abkürzungen reduziert auftritt, machen das Rezept zu einer schwer lesbaren Botschaft. Die größte Schwierigkeit bereitet die schon sprichwörtlich „individuelle" Handschrift vieler Ärzte. Bedenkt man die fast unendlich variierten Handelsnamen, so wird das Lesen zu einer eigenen „Kunst". Für das Beibehalten der Handschrift spricht jedoch die Fälschungssicherheit und daß aus Handgeschriebenem für den Apotheker erkennbar wird, welche Verschreibung direkt aus der Feder des Arztes stammt.

Jeder Patient hat Verständnis dafür, wenn der Apotheker das Rezept zunächst prüfend betrachtet und auch mit dem Lesen seine Mühe hat. Umso mehr zollt er dem Apotheker Respekt für seine Leistung je sicherer und routinierter das vertraute Arzneimittel erkannt wird. Patienten haben Angst vor Verwechslungen und begegnen jedem neuen Gesicht in der Apotheke zunächst mit verhaltener Skepsis. Es ist daher für einen Berufsanfänger nicht günstig, sofort seine Geschicklichkeit in der Rezeptabgabe zu versuchen. Wagt er sich zu früh in der Ausbildung an den Patienten, so prägt sich diesem oft ein negativer Eindruck ein, der die ganze Zeit des Praktikums anhalten kann. Auch gilt es zu bedenken, daß der ausbildende Apotheker ihm seine Kundschaft quasi als Experimentierfeld zur Verfügung stelle. Bei der heutigen Apothekendichte möchte er diese tunlichst gut behandelt sehen!

Der Abgebende muß über *fortgeschrittene Kenntnisse der Handelsnamen* und *Handelsformen*, sowie der darin enthaltenen Substanzen verfügen. Diese lassen sich am schnellsten durch Helfen beim Auffüllen des Warenlagers der Apotheke einprägen.

Was die reine Lesetätigkeit betrifft, lernt auch der Anfänger bald eine Technik der Dechiffrierung. Man versucht, Analogien in der Schreibweise aufzuspüren und so Brücken vom Lesbaren zum Unverstandenen zu schlagen. Zur Sicherheit trägt oft ein Nachsehen im Lauer oder geeigneten Listen bei, die einen Überblick über die in Frage kommenden Möglichkeiten geben. Treten echte Leseschwierigkeiten auf oder sitzt man „auf der Leitung", so scheuen auch erfahrene Kollegen nicht davor zurück, andere zu Rate zu ziehen, um ihre Vermutung abzusichern.

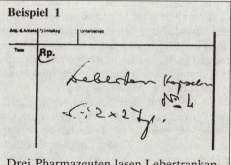

Drei Pharmazeuten lasen Lebertrankapseln. Die Abgabe war falsch! Es sollte *Deblaston* heißen.

Es gibt eine Reihe *typischer Verwechslungsmöglichkeiten*, die besonderer Aufmerksamkeit bedürfen.

Die *Ähnlichkeit im Schriftbild* von Enzynorm®, Euglucon® und Eugynon® führten zu folgenschweren (ungewollte Schwangerschaft!) Lesefehlern. Erst nachträglich wurden zur besseren Unterscheidung Ziffern bzw. Kennbuchstaben hinzugefügt (Euglucon®5, Euglucon®-N, Eugynon® 21, etc.).

Weitere Verständnisschwierigkeiten treten aber auch dadurch auf, daß der Handelsname allein noch keine eindeutige Aussage ergibt.

- Praefixe (Semi-, Gyno-, Procto-, etc.),
- Suffixe (-forte, -mite, -retard, -depot, etc.),
- Zusatzwörter (Bisolvon-Linctus, -Gribletten; Bricanyl-Duriles etc.),
- Kennbuchstaben (Spalt-N, Lanitop-E, etc.) und
- Zahlen über Dosis oder Prozentgehalt (Voltaren 50, Intensain 150 – Lanicor 1/8, etc.),

kommen in vielen Variationen hinzu.

Vorprogrammierte Unklarheiten ergibt die *Zahlengleichheit* von *Dosisangabe* und *Abpackungsmenge* (Euthyrox 100, 100 Tbl. etc.) Bei der Angabe „Voltaren 50" auf dem Rezept ergeben sich zwei Möglichkeiten – Voltaren (25 mg) 50 Stück und Voltaren 50 (mg) 20 Stück.

Bei unvollständigen Angaben gilt mit Einschränkung das Übereinkommen, daß ein *Weglassen der Zusatzbezeichnungen* die am *niedrigsten dosierte*, therapeutisch sinnvolle Form bedeuten soll. Man darf dieser Konvention nicht blind folgen. Eine versehentliche Unterlassung der genaueren Kennzeichnung führt leicht zu gravierenden Fehldosierungen (z. B. bei allen Stoffen mit geringer therapeutischer Breite: Herzglykoside, Antiepileptika, Antibiotika etc.).

So empfiehlt sich bei der Abgabe z. B. von Novodigal 0,2, den Patienten nach der Farbe der gewohnten Tabletten zu fragen. Wie oft wird der Zusatz „mite" aus Flüchtigkeit vergessen, was einer Verdopplung der Erhaltungsdosis (cave: Intoxikation) gleichkommt.

Weitere Mißverständnisse ergeben sich durch das Übermaß an Dosierungsvarianten. Beim Nifedipinpräparat Adalat® sind nach Lauer folgende Formen im Handel:

- Adalat 5 Kps, Bayer, entspricht 5 mg/Kps.
- Adalat Kps, Bayer, entspricht 10 mg/Kps.
- Adalat 20 Kps, Bayer, entspricht 20 mg/Kaps.
- Adalat retard 20 Retardtabl., Bayer, entspricht 20 mg/Kps.
- Adalat T 10 Tbl., Bayer, entspricht 10 mg/Tabl.
- Adalat, verschiedene Formen, Reimporteure

Verordnet der Arzt lapidar „Adalat N2", so ist hier nicht die schwächste, besonders durch „5" (mg) gekennzeichnete Form, sondern „Adalat (10 mg) 50 Kps. von Bayer abzugeben.

Ist man nicht wirklich sicher, so hilft nur der Anruf beim Arzt. *Grundsätzlich muß jede Unklarheit vor Abgabe ausgeräumt werden.* Schon aus Verantwortungsgründen und auch aus eigenem Interesse sollte man diesen Schritt nicht scheuen. Sicher sind das für beide Seiten nicht immer erfreuliche Telefonate, wird doch der „schwarze Peter" manchmal gleich wieder zurückgeschoben, indem dem Apotheker vermittelt wird, hier zumindest etwas pedantisch oder weniger routiniert als seine Konkurrenz zu sein. Häufen sich jedoch solche störenden und lästigen Telefonate beim Arzt, so können sie doch auch ein Stimulus sein, in Zukunft exakter und besser lesbar zu verordnen.

Das Praktikum dient dem angehenden Apotheker dazu, sich für die Verwechslungsmöglichkeiten und deren Vermeidung zu sensibilisieren. Kein Pharmaziepraktikant wird immer auf Anhieb das richtige Präparat bereitlegen. Hier wird jeder seine Schlüsselerlebnisse machen müssen. Auch als approbierter Apotheker steht er sein ganzes Berufsleben unter der Bedrohung, daß *eine* unkonzentrierte Abgabe für ihn zum folgenschweren Ereignis werden kann. So tut der Pharmaziepraktikant sich und seinen Ausbildern keinen Gefallen, wenn er vorschnell zu selbständiger (nicht legaler) Abgabe drängt und die vorgeschriebene Kontrolle durch einen approbierten Kollegen unterläuft.

Die obigen Beispiele zeigen, wie sehr es

auf Buchstabengenauigkeit ankommt. Der Apotheker sollte jedoch nicht auf dieser Stufe stehenbleiben, die durchaus auch von einer Helferin erreicht werden kann. Er hat die Fachkompetenz, wenigstens im Ansatz, das *therapeutische Konzept* der Verschreibung zu erkennen. Angaben über das Alter und Geschlecht des Patienten sowie die Fachspezialisierung des Arztes finden sich auf dem Rezept. Oft sind ihm die Patienten bekannt, oder er kann sich durch scheinbar belanglos einfließende Fragen ein Bild über den vorliegenden Fall machen. Ein waches Vorgehen und mosaikartiges Zusammenfügen verschiedener Faktoren lassen dann den Apotheker sonst unauffindbare Fehler erkennen und voll die Schutzfunktion für den Patienten erfüllen.

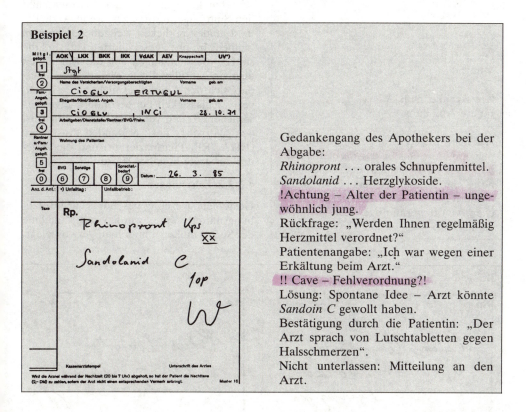

Gedankengang des Apothekers bei der Abgabe:
Rhinopront ... orales Schnupfenmittel.
Sandolanid ... Herzglykoside.
!Achtung – Alter der Patientin – ungewöhnlich jung.
Rückfrage: „Werden Ihnen regelmäßig Herzmittel verordnet?"
Patientenangabe: „Ich war wegen einer Erkältung beim Arzt."
!! Cave – Fehlverordnung?!
Lösung: Spontane Idee – Arzt könnte *Sandoin C* gewollt haben.
Bestätigung durch die Patientin: „Der Arzt sprach von Lutschtabletten gegen Halsschmerzen".
Nicht unterlassen: Mitteilung an den Arzt.

4.2.3 Prüfung des Rezepts

4.2.3.1 Formfehler

Bevor wir uns dem Inhalt eines Rezeptes widmen, sollte stets der erste Blick dem Datum und den formalen Kriterien, die in Teil I beschrieben wurden, gelten. Bei unbekannten Kunden und ortsfremden Verordnern muß mit erhöhter Aufmerksamkeit die Überprüfung des Rezeptes als Urkunde auf Gültigkeit erfolgen.

Die vorgeschalteten Institutionen, wie Kliniken und die für die Vordrucke verantwortlichen Stellen, bringen häufig eine Lässigkeit gesetzlichen Vorschriften gegenüber zum Ausdruck, die den Apotheker in Schwierigkeiten bringen kann.

Besonders bei Betäubungsmittelrezepten kommt der Apotheker in echte Gewissensnöte. Ärzte haben häufig wenig Liebe für enge gesetzliche Vorschriften. Der Apotheker wird jedoch unter Strafandrohung zum Hilfspolizisten gemacht. Die vom Gesetzgeber in solchen Fällen vorgesehene Abgabeverweigerung ist oft in der Praxis nicht durchführbar. Wer will einem Karzinompa-

Beispiel 3

Univ.-Augenklinik
Silmingen

61 19 956/01
Dr. med. Rudi Ratlos
Schleichweg 12
7000 Stuttgart 1

1079 0
Dr. J. Blitz
München

Kreiskrankenhaus Adorf
Innere Abteilung

Auf allen Rezeptformularen bzw. Stempeln fehlt die Angabe der Berufsbezeichnung des Arztes. Sollte eine Rückfrage nötig sein, ist es besonders bei Krankenhäusern unmöglich, den verantwortlichen Arzt in vernünftiger Zeit ausfindig zu machen.

tienten, der als zuverlässiger Kunde jahrelang bekannt ist, zumuten, aus offensichtlichen Formgründen nochmals zum Arzt zu gehen. Was bleibt dem Apotheker anderes übrig, als schnell einen Mitarbeiter – so er hat – heimlich beim Arzt die Änderungen vornehmen zu lassen, um alle Beteiligten aus der peinlichen Situation zu erlösen.

Den komplizierten, allzu komplexen Vorschriften kann man die gute Absicht und den Sinn nicht absprechen, wenn Arzt, Patient und Apotheker weitgehend anonym bleiben. Im oben geschilderten Fall sind die starren Bestimmungen für die Beteiligten eine arge Mühe. Trotz dieser Diskrepanz darf sich der Apotheker nicht zu resignativer Nachlässigkeit bei besonders unverbesserlichen Ärzten verleiten lassen. Ihn trifft der Vorwurf der prüfenden Instanzen (BGA, RP, Pharmazieräte) und die angedrohte Strafe in voller Härte.

4.2.3.2 Fälschungen

Gestohlene Rezepte, besonders auch Betäubungsmittelrezepte, werden mit Zunahme der Suchtkranken immer häufiger vorgelegt.

Beispiel 4

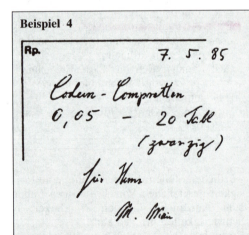

A
Drogenabhängige, denen auf legalem Wege der Zugang zum Ziel ihrer Bedürfnisse versperrt ist, lassen es an Wagemut und Einfallsreichtum nicht fehlen. So war selbst folgendes (A) möglichst fälschungssicher ausgestellte Rezept noch einen Versuch (B) wert.

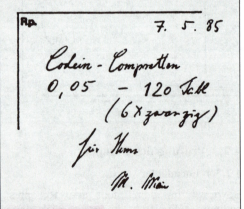

B
Die ungewöhnliche Menge von 120 Compretten mußte Verdacht erregen, zumal das mathematische Gleichgewicht erst durch ein 6mal vor der ausgeschriebenen zwanzig wiederhergestellt werden konnte. Verschiedene Kugelschreiberfarben geben ebenfalls häufig wichtige Hinweise.

Grundsätzlich muß hier der Apotheker nicht nur auf alle vom Gesetzgeber erlassenen Vorschriften achten, sondern auch (z. B. bei Ortsfremden) durch besondere Sorgfalt (Anruf beim Arzt) einer Ausweitung dieser Fälschungsversuche entgegenwirken. Es ist jedoch ratsam, den (evtl. gewalttätigen) Patienten den Verdacht nicht sofort erkennen zu lassen, sondern unter Ausreden zu versuchen, das Rezept einzubehalten. Dieses ist dann an die für die Strafverfolgung zuständige Polizeibehörde weiterzuleiten.

Beispiel 5

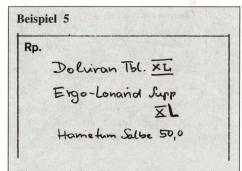

Eigenmächtige Veränderungen auf dem Rezept durch den Patienten werden besonders häufig an lateinischen Ziffern der Mengenangaben versucht. An der unterschiedlichen Schreibweise von „L" läßt sich dieser naive Täuschungsversuch leicht erkennen.

Der *Urkundencharakter* ist vielen Patienten nicht klar. Sie korrigieren ohne Unrechtsbewußtsein die „Mengenfehler" des Arztes oder seiner Hilfskräfte selbst. Um als Apotheker beim Kostenträger nicht in den Verdacht zu kommen, hier gewinnhebende Manipulationen vorgenommen zu haben, müssen diese „Selbständigkeiten" der Patienten dringend unterbunden werden. Die oft flüchtige Ausschreibung der Rezepte und die im Vergleich zu Scheckformularen (kopiersicheres Papier, Durchnumerierung, Zeilenvorgabe, Mengenfächer) noch erstaunlich primitiven Verordnungsblätter leisten hier unerlaubten Änderungsvorschub.

Fälscher ändern immer wieder ihre Taktiken. Durch Annullierung des Abgabevermerkes der Apotheke kann z. B. eine nochmalige Einlösung erreicht werden.

4.2.3.3 Verwechslungen, Irrtümer und mangelnde Beaufsichtigung des Hilfspersonals

Wo Menschen arbeiten, kommen auch Fehler vor. Der Arzt soll sich auf die wachen Sinne des Apothekers als Sicherheitsfaktor verlassen können. Es wäre ungut, wenn die Ärzteschaft den Eindruck gewänne, daß der Apotheker sein Selbstbewußtsein in erster Linie von ärztlichen Fehlerchen und Fehlern ernährte. In diesem Punkt haben beide Berufsgruppen Verständnis füreinander, sind sie doch ähnlichen Risiken ausgesetzt.

Lag in der Vergangenheit die größte Gefahr bei Irrtümern in der *Konzentration* oder *Dosierung*, so ist durch die Verordnung von Fertigarzneimitteln dieses Gefahrenmoment zurückgetreten. Dennoch ist es nach wie vor Pflicht des Apothekers, bei Rezepturen die im Arzneibuch angegebenen höchsten Einzel- und Tagesgaben als obere Grenzwerte nicht zu überschreiten. Es ist selbstverständlich, auch bei Fertigarzneimitteln diese bewährte Tradition weiterzuführen und seine Aufmerksamkeit auf die Einhaltung eines sinnvollen Dosierungsspielraums zu richten.

Beispiel 6

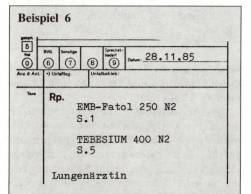

In der „Signatur" wurden die Dosierungsangaben verwechselt. 5 x 400 mg Isoniazid liegt mit 2,0 über der Maximaldosis des DAB 8 (1,5!) und weit über der Normdosis. (Vgl. Haffner-Schultz-Schmid, Normdosen gebräuchlicher Arzneistoffe und Drogen. Wissenschaftliche Verlagsgesellschaft, Stuttgart 1984).

Verwechslungen und Irrtümer können sich überall einschleichen. So wird dem falschen Patienten ein im voraus ausgeschriebenes Rezept ausgehändigt. Anschriftenköpfe werden vertauscht oder früher verschriebene Präparate versehentlich zusätzlich nochmals verordnet.

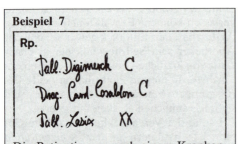

Beispiel 7

Die Patientin war nach einem Krankenhausaufenthalt auf das Digitoxin-Präparat *Digimerck* umgestellt worden. Dem Arzt entging bei der Unterschrift, daß das abgesetzte Digoxin-haltige *Card-Cosaldon* von der Sprechstundenhilfe nochmals notiert worden war. Diese versehentliche Verordnung von zwei Herzglykosiden ist wegen der geringen therapeutischen Breite äußerst gefährlich. Die Situation wird auch dadurch verschlimmert, daß der Patient an die Einnahme verschiedener Herzmittel gewöhnt ist und selbst den Irrtum kaum erkennen kann.

Seltener sind die Fälle, bei denen der Arzt durch Fehlassoziation einen falschen Präparatnamen aufschreibt.

Sprechstundenhilfen, die ja nur allmählich durch ihre Berufstätigkeit mit den Arzneimittelnamen bekannt werden, sorgen häufiger für neue Namensvarianten, seien es Hörfehler oder unerlaubte Selbständigkeiten. In einer lebhaften Praxis kann es vorkommen, daß der Arzt mit seiner Aufsichts- und Sorgfaltspflicht über seine Hilfskräfte nicht nachkommt. Was die korrigierende Hand des Arztes nicht erfaßt, sollte dem Pharmazeuten nicht entgehen. Hat der Patient erst entdeckt, daß eine besonders nette Sprechstundenhilfe hier unüberwacht Mengenangaben ändern oder gar Präparatewünsche erfüllen kann, so ist der Arzt froh, wenn ihm vom Apotheker rechtzeitig ein Hinweis zukommt.

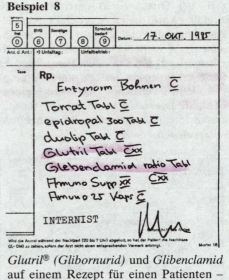

Glutril® (Glibornurid) und *Glibenclamid* auf einem Rezept für einen Patienten – hier muß ein Fehler unterlaufen sein.

4.2.4 Stellungnahme zu therapeutischen Problemen

4.2.4.1 Interaktionen

Die wissenschaftlichen Grundlagen werden in Kapitel 6.1 beschrieben.

Sobald eine Gefährdung des Patienten besteht, muß eine Abgabe zurückgestellt werden, bis das Problem mit dem Arzt geklärt ist. Bei Interaktionen entscheidet in der Praxis allein die „klinische Relevanz". Ist diese gegeben, muß der Apotheker auch dem weniger aufgeschlossenen Arzt gegenüber das Interesse des Patienten vertreten. Die Brisanz des Themas wird sich legen, wenn der Arzt sichergeht, daß der Apotheker seine Leistung nicht stolz dem Kunden verkündet und damit den Arzt als zu sorglos bloßstellt. Hier ist Versachlichung der Standpunkte geboten, auf jeden Fall sollte aus Interaktionen kein angsterregender Kult gemacht werden.

Im laufenden Apothekenbetrieb entgehen Apotheker und PTA allzuleicht auch wesentliche Interaktionen, wenn sie nicht

Die Interpretation von Verschreibungen 103

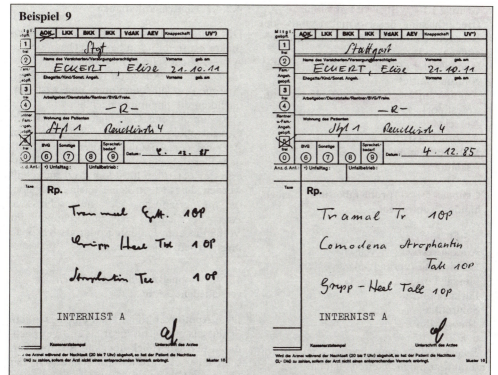

Beispiel 9

Die Patientin ließ sich von der Sprechstundenhilfe noch ein zweites Rezept mit den gleichen Mitteln ausschreiben. Aus dem Homöopathikum *Traumeel* wurde das Opioid *Tramal* (!).

Auch die Ordination des Arztes selbst (linkes Rezept) war nur sehr flüchtig ausgestellt. Die *Strophanthin-Herztabletten Cosmochema* wurden nur als *Strophanthin-Tbl* bezeichnet, was auch ein allopathisches Generikum bedeuten könnte.

probate Hilfsmittel beherrschen und sich ein praktikables Vorgehen zu eigen gemacht haben. Die besten neuen Standardwerke oder Computerprogramme sind nur dann von Nutzen, wenn das Problem erkannt wird und genügend Zeit zur Ermittlung bleibt.

Als einfachstes Grundrezept hat sich beim Autor folgendes Schema bewährt:

- **Gruppe I – immer nachschlagen!**
(Alle Substanzen mit gefährlichen, vielfältigen Interaktionsmöglichkeiten bei häufig extrem geringer therapeutischer Breite) z. B.:
Antikoagulantien
Antiepileptika
Antiarrhythmika
Zytostatika
u. a.

- **Gruppe II – auswendig wissen!**
(Eindeutig erkennbare, wichtige Interaktionen) z. B.:
Antibiotika – bakteriostatisch + bakterizid
Tetracycline – zwei- + dreiwertige Metallionen
Orale Kontrazeptiva – Enzyminduktoren (Rifampicin, Barbiturate u. a.) – Antibiotika (Ampicillin, Tetracycline, Cotrimoazol u. a.)
Lithium – Saluretika, NSA (nichtsteriodale Antirheumatika)
Verapamil/Gallopamil – β-Rezeptorenblocker
Cimetidin – viele Benzodiazepine, Lidocain
u. a.

- **Gruppe III – weitgehend ableitbar!**
  (Beeinflussung des Normalzustands, der Resorptions- und Ausscheidungsbedingungen) z. B.:
  Genußmittel (Alkohol, Coffein, Nicotin)
  Nahrungsmittel
  Anionenaustauscherharze (Colestyramin, Colestipol)
  Antacida
  Absorbentien
  Metoclopramid
  Laxantien
  u. a.
- **Gruppe IV – problembewußt bleiben, häufige Kontrollen!**
  z. B.:
  Antidiabetika,
  Antidepressiva (tricyclisch)
  Barbiturate (vermeiden)
  Herzglykoside
  Parkinsonmittel
  Saluretika.
  Theophyllin
  u. a.

Es gibt Substanzen, die eine Vielzahl von Interaktionsmöglichkeiten haben. Da sie zum Teil sehr häufig verordnet werden, ist es allein von der Zahl her nicht machbar, hier alle möglichen Rückfragen zu stellen. Diese wären auch nicht in jedem Fall sinnvoll, da bei einer Dauertherapie Interaktionen oft durch eine Anpassung des Dosierungsschemas bereits berücksichtigt worden sind (z. B. Digoxin – Chinidin). Hier muß die Verantwortung im wesentlichen vom Therapeuten allein getragen werden.

Für den Apotheker gilt es, bei diesen Interaktionen in jedem Einzelfall abzuwägen zwischen
- Gefährdung des Patienten,
- Störung der Patienten-Compliance,
- Möglichkeit des Gedankenaustausches mit dem Verordner.

Zusätzlich bewährt sich eine begleitende schriftliche Benachrichtigung des Arztes unter Hinzufügung entsprechender Literatur. Nun kann der Arzt in Ruhe die Argumentation nachvollziehen. Erkennt er eine vermeidbare Gefährdung seines Patienten, wächst seine Bereitschaft, sich vom Apotheker informieren zu lassen und sein Therapiekonzept zu ändern.

4.2.4.2 Kontraindikationen

Der Patient fühlt sich als Kunde beim Apotheker oft freier als in der Sprechstunde des Arztes. Nicht selten fallen ihm für die Therapie wichtige Aussagen (Schwangerschaft, Allergien) oder Symptome nun erst ein, nachdem die Spannung nachläßt.

Kommen beim Gespräch in der Offizin Gesichtspunkte zum Vorschein, die dem Arzt bei der Anamnese vorenthalten wurden oder entgangen sind, so muß im Interesse des Patienten dies dem Arzt mitgeteilt werden. Dies ist oft keine leichte Aufgabe, da nur erfahrene oder aufgeschlossene Ärzte dies nicht als eine Einmischung in ihr Verhältnis zum Patienten oder als Kritik an ihrer Arbeitsweise werten.

4.2.4.3 Doppelverordnungen durch verschiedene Ärzte

Dem Apotheker kommt hier eine besondere Schlüsselstellung zu, da er als einziger Fachmann den Überblick über die Rezepte verschiedener Verordner (einschließlich der Heilpraktiker) und die Selbstmedikation des Patienten haben kann.

4.2.4.4 Mehrfachverordnungen

Nur relativ selten wird Arzneimitteln durch eine Entscheidung des Bundesgesundheitsamtes die Zulassung entzogen oder werden sie in ihrer Indikation und Anwendung eingeschränkt (z. B. Phenylbutazon).

Es gibt keine zentrale Stelle, die den Arzt auf eine bestimmte Therapie festlegt. Er hat mit der freien Wahl der Therapie auch die Hauptlast der Verantwortung zu tragen. Sowohl diese Tatsache, als auch ein grundsätzliches Respektieren der therapeutischen Ausrichtung des Arztes, wie Homöopathie, Anthroposophie und Allopathie durch den Apotheker, sind eine selbstverständliche Arbeitsgrundlage beider Berufe und dienen einer klaren Abgrenzung der Befugnisse. Entsprechend der Rechtsprechung hat der Apotheker alles zu vermeiden, was generell das Vertrauen des Patienten in die Tätigkeit des Arztes untergräbt (z. B. Aussagen wie: „Er verschreibt zu starke Mittel").

Beispiel 10

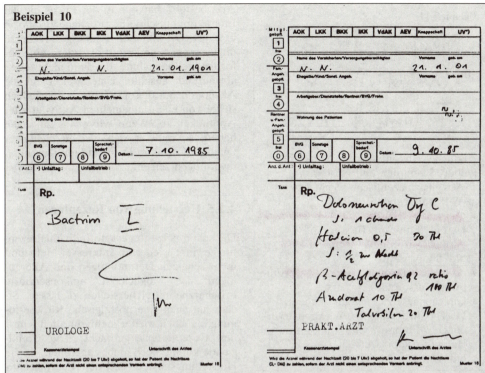

Dem Hausarzt war die Verordnung von *Bactrim®* *(Co-trimoxazol)* durch den Urologen nicht bekannt. Wegen eines Infekts der oberen Atemwege verschrieb er *Azudoxat®* *(Doxycyclin)*. Um eine unnötige Doppelbehandlung zu vermeiden, muß mit mindestens einem der behandelnden Ärzte Kontakt aufgenommen werden.

Die *Therapiefreiheit* des Arztes ist jedoch genauer betrachtet *weniger Freiheit* als die *Pflicht*, das jeweils Optimale für den Patienten zu leisten. Nach dem Stand der Wissenschaft trifft der Arzt im Idealfall eine bewußte Entscheidung unter der Abwägung von Nutzen und Risiko. Hier ist es bedauerlich, daß die Mehrheit der Ärzte das Wissenspotential des Apothekers nicht mit einbeziehen. Als selbstverantwortlicher Beruf ist der Apotheker in der mißlichen Lage, in der *Mitverantwortung* zu stehen. Im Schadensfall hat der Apotheker es schwer plausibel zu machen, warum er (z.B. bei einer nicht zugelassenen Verordnung von Phenylbutazon bei nicht zugelassenen Indikationen) gegen besseres Wissen geschwiegen hat.

Die Standesführungen beider Berufe begrüßen eine engere Zusammenarbeit in Fragen der Pharmakotherapie. Im Hinblick auf die oft weitgehende wirtschaftliche Abhängigkeit des Apothekers vom Arzt muß die nötige Emanzipation des Pharmazeuten zumindest von denen konsequent angegangen werden, die über genügend Durchhaltereserven verfügen.

Es gibt eine Vielzahl von Anregungen, die vom Apotheker ausgehen müßten. Nehmen wir als Beispiel die Mehrfachverordnungen durch die Häufung gleicher oder gleichwirkender Substanzen in der selben Ordination. Hierfür ist jedoch auch die Eigenart ärztlicher Schulung, das Denken in Indikationen, verantwortlich („für Indikation A verwende Präparat X").

> **Beispiel 11**
>
>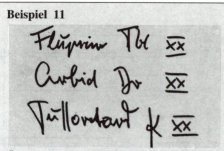
>
> Ärztliche Absicht: je ein Mittel gegen Fieber, Schnupfen und Husten.
> Aus pharmazeutischer Sicht (Denken in Wirkstoffgruppen):
> - dreifach verordnet: Antihistamine (Arbid®/Fluprim®/Tussoretard®)
> - doppelt verordnet: Antipyretika (Arbid®/Fluprim®)
> - doppelt verordnet: Antitussiva (Fluprim®/Tussoretard®)
> - entgegengesetzt wirksam: Ephedrin + D, L-N-Methylephedrin (kapillarverengend, Fluprim® und Tussoretard®), Bufenin (kapillarerweiternd, in Arbid®)

Mißbräuchlich verwendete Arzneimittel begegnen dem später Abhängigen häufig zum erstenmal im Krankenhaus oder werden ihm ganz legal verordnet. Dies ist in der Öffentlichkeit nur wenig bekannt (z.B. Barbiturate, Benzodiazepine u.a.).

„Medikamentöse *Polypragmasie* und *Maximaltherapie*, sowie der häufige Wechsel von Medikament zu Medikament sind ein deutliches Zeichen von Schwäche in der Pharmakotherapie" (Habermann, Löffler). Hier sollte der Apotheker dem „Vormund" des Patienten in therapeutischen Dingen durch speziell auf seine Probleme und Kenntnislücken abgestimmte Hinweise assistieren.

Wollen wir nicht selbst dazu beitragen, daß in absehbarer Zeit der Apotheker bei den untergeordneten paramedizinischen Hilfsberufen eingeordnet wird, muß er als kompetenter Mitwisser der Therapiegewohnheiten seiner Ärzte hier auch in unbequemen Situationen Farbe bekennen. Sofern kein guter persönlicher Kontakt zum Arzt besteht, hat sich in der Praxis die bei Interaktionen schon besprochene *Briefform* bewährt. Oft kommen Telefongespräche zu ungelegener Stunde und erfordern eine sofortige Stellungnahme, die dann nicht selten abwehrend ausfällt. Eine weitergehende Akzeptanz auf diesem Gebiet hängt jedoch sicher von einer allgemeinen Aktivität aller Apotheker ab. Wenn wir etwas zu sagen haben, so muß es sich hier in fachlicher Qualität, korrekter Form und mit Durchhaltevermögen zeigen.

4.2.5 Herstellung von Rezepturen

Die schon lange totgesagte Individualrezeptur gewinnt wieder an Interesse. Mehr und mehr schätzen Dermatologen und Allergologen die Möglichkeit, unkonservierte Frischarzneimittel herstellen zu lassen. Sicher hat auch eine nostalgische Rückbesinnung manchen wieder mehr zur alten Kunst des Rezeptierens gebracht. Die Trendwende könnte noch mehr zunehmen, da die Herstellungskosten bei der Pharmazeutischen Industrie durch einen hohen Vertriebs- und Werbeaufwand nicht mehr konkurrenzlos niedrig liegen.

Der junge Pharmazeut erhielt auf diesem Gebiet mehr eine theoretisch orientierte Ausbildung, während die älteren Kollegen aus ihrer Berufsanfangszeit her noch über einen reichen praktischen Erfahrungsschatz verfügen. Hier heißt es nun, das Gute der Tradition mit neuen wissenschaftlichen Ansprüchen zu verbinden.

Die Anregungen der GMP-Richtlinien müssen vor allem auf hygienischem Gebiet in praxisadäquater Weise Beachtung finden. Der geringe Mengenverbrauch der Grundsubstanzen bedingt oft, daß empfindliche Substanzen (z.B. Tetracycline, Dithranol etc.) in schönen Standgefäßen zulange auf ihre Verarbeitung warten.

Vor der Herstellung müssen die höchsten *Einzel-* und *Tagesdosen* überprüft werden (nach den Angaben im Arzneibuch, die auf den Standgefäßen angebracht sind). *Inkompatibilitäten* verschiedener chemischer Substanzen sind der Literatur zu entnehmen. Durch nostalgische Rückgriffe kommen im-

Beispiel 12

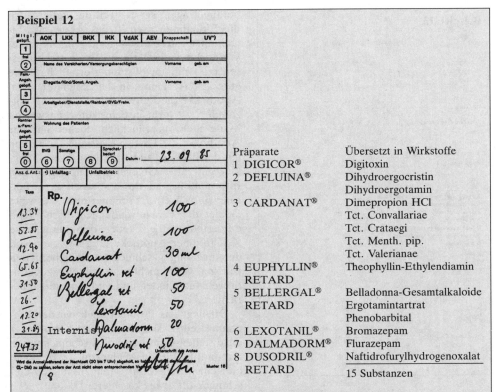

Präparate	Übersetzt in Wirkstoffe
1 DIGICOR®	Digitoxin
2 DEFLUINA®	Dihydroergocristin
	Dihydroergotamin
3 CARDANAT®	Dimepropion HCl
	Tct. Convallariae
	Tct. Crataegi
	Tct. Menth. pip.
	Tct. Valerianae
4 EUPHYLLIN® RETARD	Theophyllin-Ethylendiamin
5 BELLERGAL® RETARD	Belladonna-Gesamtalkaloide
	Ergotamintartrat
	Phenobarbital
6 LEXOTANIL®	Bromazepam
7 DALMADORM®	Flurazepam
8 DUSODRIL® RETARD	Naftidrofurylhydrogenoxalat
	15 Substanzen

Hier ersetzt Polypragmasie eine sinnvolle Pharmakotherapie! Es finden sich in der Indikation, und in den Wirkungen zahlreiche Überschneidungen. Der Mehrfacheinsatz gleicher und ähnlicher Substanzen führt zu additiven Wirkungsverstärkungen (Herzglykoside in Nr. 1+3/ Sedativa in Nr. 5, 6, 7/ Mutterkornalkaloide in Nr. 2, 5). Andererseits antagonisieren sich Dimepropion HCl und die Sedativa. (Das im CARDANAT enthaltene Dimepropion ist ein zentralstimulierendes Sympathomimetikum, das dem Appetithemmer REGENON chemisch sehr nahe steht.)
Welche Konsequenz ist aus solch einem Rezept zu ziehen?
Der verordnende, ältere Arzt beruft sich auf die „guten Erfahrungen", die er gerade mit dieser Zusammenstellung von Arzneimitteln bei diesem Patienten gemacht hat. Er beharrt auf seiner Therapiefreiheit und wünscht keine weiteren Informationen.

---

mer wieder toxische Stoffe in Rezepturen vor. Hier steht das Risiko zum Nutzen in keinem vertretbaren Verhältnis (z. B. Benzol, anorganische lösliche Hg-Salze, Borsäure).

Obwohl vom Gesetzgeber nicht zwingend vorgeschrieben, sollten neben den üblichen Beschriftungen Hinweise auf eine vermutliche Verwendungsdauer und z. B. stark färbenden Inhalt angebracht werden.

Der Apotheker ist auch bei der Herstellung von Rezepturen *verpflichtet*, den Patienten in einem zumutbaren Zeitraum zu versorgen.

4.2.6 Aufklärung und Motivierung des Patienten

Wenig ist erwachsenen Menschen so zuwider, wie in der Öffentlichkeit belehrt zu werden. Muß der Patient informiert werden, dann nur in einer Form, die auf seine Empfindsamkeit Rücksicht nimmt. Nie darf

Beispiel 13

Rückfrage zum Rezept
für:
vom:
Kostenträger:
Ordination

O Frage zur Nutzen-Risiko-Abwägung
O Kontraindikation
O Interaktion
O Dosierung
O Mehrfachverordnung
O Frage zur "non-compliance"
O Sonstiges
hier:

Quelle:
Anlage:

---

die Vermittlung bei ihm den Eindruck hinterlassen, daß der Belehrende schulmeisterlich die Situation genießt und dem Patienten die Rolle des naiven Dummerchens zumutet.

So ist es wichtig, ein Gespür für die Akzeptanz von Informationen zu entwickeln, die je nach Interesse, Intelligenz, Sprachvermögen und psychischer Verfassung eine andere Form finden müssen. Hier gibt es oft ganz banale Hemmnisse, wie ein vermindertes Hörvermögen, das ältere Menschen oft nicht zugeben wollen. Es ist günstig, die Information abgepuffert in Suggestionssätzen zu äußern: „Ihnen ist ja sicher bekannt, daß ..."

Das riesige Gebiet der Informationsmöglichkeiten des Patienten im Zusammenhang mit der Rezeptbelieferung soll hier in drei Gruppen gegliedert angesprochen werden.

4.2.6.1 Präzisierung und Ergänzung der ärztlichen Anweisung

Fragen zu Dosierung und Anwendung werden in großem Maße an den Apotheker herangetragen, sei es, weil der Patient sich die Einnahmevorschrift des Arztes aus Sicherheitsbestrebungen gerne vom Apotheker nochmals bestätigen läßt, er sie vergessen oder nur unvollständig erfaßt hat. Die gute alte Regelung, in der „Signatur" dem Apotheker die individuelle Dosierung mitzuteilen, ist nicht in dem wünschenswerten Maße mehr gebräuchlich. Sicher hat der Apotheker die Last, die genaue Dosierung auf der Packung zu vermerken. Diese Tätigkeit gibt aber Gelegenheit, nebenbei den Informationsgrad des Patienten in Erfahrung zu bringen. Es soll hier nicht das weite Gebiet der Fehlanwendungen erschöpfend dargestellt werden. Jeder, der eine gewisse Zeit in einer Apotheke tätig ist, kann von den unzählig geschluckten Zäpfchen, den trocken verabreichten Antibiotikazubereitungen für Kinder und anderem mehr berichten.

Oft liegt das Problem auch bei der Einnahme selbst. Wie bringt man Kleinkinder dazu, einen nicht besonders schmackhaften Antibiotikasaft zu schlucken (z. B. kann hier ein Mischen mit Orangensaft den Geschmack oft etwas kaschieren)?

Der Beipackzettel ist in der Regel für den Patienten ziemlich unverständlich und eher angsterzeugend. Was soll er auch mit einer Einnahmevorschrift wie „3-4mal täglich 1-2 Dragées" anfangen? Der Apotheker kann bei der Abgabe solche Fragen aufnehmen und nützliche Übersetzungs- und Interpretationshilfe leisten. Hinweise auf besondere Gefahren können nicht oft genug gegeben werden. Sie vermitteln dem Patienten das Gefühl, daß der Apotheker echtes Interesse an seinem Wohlbefinden hat.

4.2.6.2 Zusätzliche Motivierung des Patienten zur Compliance

Der Apotheker kann in starkem Maße die Patienten-Compliance in positiver, jedoch auch negativer Weise beeinflussen. Der Patient hört mit besonderer Aufmerksamkeit jede Aussage des Apothekers zu seinen Arzneimitteln. Auch scheinbar belanglose Nebensätze, die mehr „laut gedacht" waren, als für den Patienten bestimmt, können dessen latentes Mißtrauen und verborgene

Ängste unnötig verstärken. Für den Apotheker ist es wichtig, seine Ausdrucksweise stets unter dem Aspekt der Compliance zu kontrollieren. Vokabeln wie „stark, gefährlich, bedenklich" sollten aus dem Wortschatz verschwinden. Es entsteht so häufig die paradoxe Situation, daß der Apotheker beim Erklären, aus welchen Gründen er einem Kunden ein rezeptpflichtiges Arzneimittel nicht verkaufen darf, viel von Nebenwirkungen und Risiken spricht. Wird nun dem Kunden dieses als gefährlich dargestellte Mittel auf Rezept verordnet, so hat er keinen Mut, diese „giftige" Medizin einzunehmen. Der Kollege hat seine liebe Not, ihn nun von der Notwendigkeit der Einnahme zu überzeugen.

Die Angst vor Krankheiten berührt jeden Menschen in seinen tiefsten Emotionen. Kein Wunder ist es, daß sich die Presse eingehend mit diesem Thema und damit auch mit Arzneimitteln befaßt. Es gehört heute zur Pflichtlektüre für den Apotheker, die Regenbogenpresse mit ihren Kleinanzeigen, die großen Sensationsberichte der Illustrierten oder auch im Fernsehen wenigstens am Rande zu erfassen. Auch diese Form von Bildung ist notwendig, um den Patienten in seiner Verunsicherung besser zu verstehen. Der Apotheker wird vom Patienten nicht nur wegen seines Fachwissens geschätzt, sondern weil er mitten im Leben steht und so zu einer gesundheitsfördernden Lebensführung mit Ratschlägen zu Zusatzmaßnahmen, wie Diät, glaubwürdig beitragen kann.

Aufgrund seiner breiten naturwissenschaftlichen Ausbildung, durch den Einblick in Erfolge und Mißerfolge der konkurrierenden Therapiesysteme sowie der sich nach und nach einstellenden Menschenkenntnis, kann der Apotheker manchen sinnvollen Rat erteilen. Er ist schließlich der einzige, leicht erreichbare, akademisch gebildete Gesprächspartner, der mit seinem Wissen jedermann kostenlos zur Verfügung steht.

4.2.6.3 Umgang mit Arzneimitteln und Arzneimittelresten

Wer schon häufiger eine Hausapotheke überprüft hat, weiß, wie stark die Kunden an den für teures Geld erworbenen oder vom Arzt verordneten „Schätzen" hängen. Eine Hausapotheke sollte kein latenter Gefahrenherd sein, sondern eine streng nutzenorientierte Einrichtung. Die schlimmste Folge sind die akzidentiellen Vergiftungsfälle bei Kindern. Wenn Kinder im Haushalt sind, sollen Arzneimittel streng getrennt von Lebensmitteln an einem schwer erreichbaren Ort aufbewahrt werden. Hinweise über Lagerzeit und Wiederverwendbarkeit sind notwendig (Abb. 4-5). Wie häufig werden Restbestände von Antibiotikasäften als banale Hustensäfte eingesetzt.

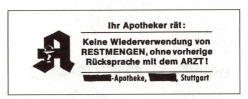

Abb. 4-5: Hinweis gegen Einsatz von Restbeständen.

Hier darf der Apotheker nicht müde werden, auf diese unnötigen Gefahrenquellen immer wieder hinzuweisen. Die „Entsorgung" gehört eben auch zur „ordnungsgemäßen Arzneimittelversorgung". Sicher ist die Rücknahme von Altarzneimitteln nicht immer eine angenehme, weil auch kostenträchtige Aufgabe. Was zeigt jedoch besser seine Anerkennung als Fachmann für Arzneimittelsicherheit, wenn sich auch hier die Bevölkerung vertrauensvoll an ihn wendet.

4.2.7 Abgabe

Es gibt eine Reihe von Fertigarzneimitteln, die ihrem Namen nicht ganz gerecht werden. Es handelt sich um Substanzen, die in flüssiger Form nicht genügend stabilisiert werden können und vom Apotheker *unmittelbar vor Abgabe zubereitet* werden müssen (Augentropfen: Clarvisor®, Ecolicin®, Glaucardin®, Glaucostat® u. a.). Auch bei Antibiotikasäften zur Selbstbereitung sollte, besonders bei sprachunkundigen Ausländern oder wenig gewandten Kunden, der Apotheker die Fertigstellung übernehmen.

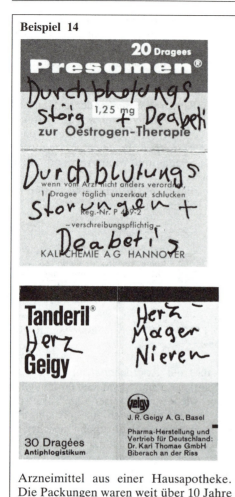

Beispiel 14

Arzneimittel aus einer Hausapotheke. Die Packungen waren weit über 10 Jahre alt. Die Beschriftung spricht für sich!

Inhalt her kann ein Rezept jedoch in kürzester Zeit fragwürdig werden. Ein verordnetes Antibiotikum ist oft nach einer Woche schon keine sinnvolle Therapie mehr!

Bei offensichtlichem Mißbrauch (drogenabhängige Patienten) *muß* die Abgabe unterbleiben.

Besondere Situationen können sich im Nachtdienst, am Wochenende, bei Epidemien oder Behinderung der Zulieferung (im Winter) ergeben. Nun muß in Rechnung gestellt werden, ob der Zeitverlust bis zum Therapiebeginn verantwortet werden kann. Können benachbarte Apotheken nicht aushelfen, so sollte versucht werden, in Zustimmung mit dem Verordner auf ein möglichst identisches oder ähnliches Präparat auszuweichen. Ist der Arzt nicht erreichbar, so muß der Apotheker unter sorgfältigem Abwägen der Interessen nach eigenem Wissen und Gewissen entscheiden. Dem Arzt ist unverzüglich davon Mitteilung zu machen.

Die Abgabe von Arzneimitteln an Minderjährige und Kinder ist ein schwer kalkulierbares Risiko. Die Verantwortung trägt immer der Apotheker. Wo hier die Grenzen zu ziehen sind, muß im Einzelfall entschieden werden. Ein von der PIZ (Pharmazeutisches Informationszentrum) verfaßter „Elternbrief" kann den Eltern die Problematik für alle Beteiligten näherbringen. Wird ein Arzneimittel dennoch an ein Kind ausgehändigt, so ist es vielleicht etwas sicherer, wenn es in einer zugeklebten Tüte übergeben wird und zur Ablenkung dem Kind eine Kleinigkeit als Zugabe überreicht wird.

Die *Dokumentation* der Abgabe erfolgt nach den jeweils geltenden gesetzlichen Bestimmungen. Bei Privatrezepten ist sie als „Entwertung" von besonderer Bedeutung. Da der Preis Rückschlüsse auf das abgegebene Medikament zuläßt, ist er unmittelbar bei der Abgabe anzubringen.

4.2.8 Schlußbetrachtung

Keines der vorgelegten Beispiele wurde konstruiert, sie entstammen ausschließlich der eigenen Praxis.

Es kann nicht Aufgabe eines Lehrbuches sein, hier einen umfassenden Überblick zu

Sind die in den vorangegangenen Abschnitten besprochenen Punkte mit genügender Sorgfalt berücksichtigt worden, so steht einer Abgabe nichts mehr im Wege. Es gehört auch zur Aufgabe des Apothekers, seine PTA dahingehend zu beeinflussen, daß sie die Grenzen ihrer Möglichkeiten sicher erkennt und rechtzeitig wichtige Beratungen oder potentielle Probleme an ihn weiterleitet. Nur selten wird es zu einer Abgabeverweigerung kommen. Wird ein Rezept verspätet vorgelegt (BtM: 1 Woche, RVO-Kassen: 1 Monat, Ersatzkassen: 3 Monate, Privatrezepte: 1/2 Jahr, s. Kap. 12.1), so verliert es seine Gültigkeit. Vom

vermitteln. Das Praktikum in der Offizin bietet Beispiele in Fülle. Jeder Praktikant kann durch Anlegung einer kleinen Sammlung von problematischen Rezepten nicht nur seine eigene Leistungsfähigkeit unter Beweis stellen, sondern auch für PTA und nachfolgende Pharmaziepraktikanten ein aktuelles und anregendes, weil praxisnahes Repetitorium zusammenstellen.

Der Wechsel von der Universität in die Apothekenpraxis ist für den jungen Kollegen eine schwierige Übergangszeit. Nun entscheidet sich, wieviel seines erlernten Wissens er in anwendbare Formen transponieren kann, bevor es ihm wieder entgleitet. Schafft er es, die nötigen Ergänzungen selbständig zu erwerben und seine Kenntnisse so umzusetzen, daß für den Patienten verständliche, für Ärzte nützliche und für den Berufsstand förderliche Impulse von ihm ausgehen? Unser Beruf ist keine ökonomische Nische, und die Ambivalenzen sind in vielen Bereichen für jeden offensichtlich und belastend.

Die Aufgaben bei der Belieferung des ärztlichen Rezeptes werden heute noch nicht selbstverständlich im oben beschriebenen Umfang gesehen. Diese *„Idee der Offizinpharmazie"* kann zu breiter Geltung kommen, wenn genügend Kollegen sie tagtäglich in vielen Apotheken zu praktizieren bereit sind.

Vom Gesetzgeber her ist der Rahmen schon lange dafür geschaffen.

5 Dokumentation, Auswertung und Weitergabe von Informationen über Arzneimittel

Von K.-A. Kovar und B. Kohm

5.1 Arzneibücher und Deutscher Arzneimittelcodex (DAC)

Die Geschichte der Deutschen Arzneibücher (vgl. 13.2.9) begann 1546 mit der Einführung des „Dispensatorium" des Valerius Cordus für die Stadt Nürnberg, dem 1594 die Augsburger Pharmakopöe folgte. Erst im 19. Jahrhundert entstanden Arzneibücher auf Länderebene in Deutschland, die 1872 durch das erste Deutsche Arzneibuch (DAB 1), die *Pharmacopoea Germanica*, abgelöst wurden. Es folgten bis 1968 nacheinander sechs weitere nationale Deutsche Arzneibücher (DAB 2–DAB 7). 1974 gelang mit der Einführung des ersten Bandes der 1. Ausgabe der *Pharmacopoea Europaea* (Ph. Eur. I) eine Übereinkunft auf Europäischer Ebene, dem bald der zweite (1976) und der dritte Band (1979) folgten. Dazwischen erschien 1978 die erste offizielle Ausgabe des *Homöopathischen Arzneibuches* (HAB 1). Zum 1. 7. 1979 wurde mit der „Verordnung über das Arzneibuch" (vom 25. 7. 78) die 8. Ausgabe des *Deutschen Arzneibuches* (DAB 8) in Kraft gesetzt, welche das DAB 7 von 1974 ablöste. Somit besteht das derzeit nach § 55 2. AMG (1976) gültige *Arzneibuch* aus

- den Bänden Ph. Eur. I–III in der amtlichen deutschen Fassung und deren 1. Nachtrag (1980),
- dem DAB 8 mit dessen 1. Nachtrag (1980) und
- dem HAB 1 mit vier Nachträgen (1981–1986).

Nach dem Arzneimittelgesetz von 1976 ist das Arzneibuch eine Sammlung anerkannter pharmazeutischer Regeln über die Qualität, Prüfung, Lagerung, Abgabe und Bezeichnung von Arzneimitteln.

DAB 8 und Ph. Eur. I–III enthalten rund 570 Monographien, wobei ⅓ davon auf das Deutsche und ⅔ auf das Europäische Arzneibuch entfallen. Die Auswahl der Monographien für das DAB 8 erfolgte unter dem Gesichtspunkt, daß die gleiche Monographie in absehbarer Zeit nicht in der Ph. Eur. erscheinen wird, die entsprechenden Substanzen aber wichtig und medizinisch anerkannt sind oder der weiten Verbreitung wegen nicht unberücksichtigt bleiben können.

Arzneimittel dürfen nur hergestellt und zur Abgabe an den Verbraucher in den Verkehr gebracht werden, wenn die in ihnen enthaltenen Stoffe und ihre Darreichungsformen den für sie geltenden Regeln des Arzneibuches entsprechen. Wichtig für die Praxis ist der § 4 der Verordnung über das Arzneibuch, der zur Herstellung und Prüfung auch andere Methoden und Geräte zuläßt, wenn damit die gleichen Ergebnisse wie mit den beschriebenen Methoden und Geräten des Europäischen und Deutschen Arzneibuches erzielt werden. Arzneimittel, die im Arzneibuch nicht aufgeführt sind, müssen nach den sonst allgemein anerkannten Regeln der pharmazeutischen Wissenschaften geprüft werden (§ 7 der noch gültigen Apothekenbetriebsordnung von 1968). Um dem gerecht zu werden, wird von der Berufsvereinigung Deutscher Apothekerverbände (ABDA) der *Deutsche Arzneimittel-Codex* (DAC – 1979) als Loseblattsammlung herausgegeben, die in der Regel jährlich ergänzt und aktualisiert wird. Nach der Apothekenbetriebsordnung muß der DAC in jeder Apotheke vorhanden sein; er ist als Ergänzungsbuch zum Arzneibuch formal und sprachlich diesem angeglichen. Der DAC enthält neben Vorschriften zur Analytik, Monographien von Arzneistoffen und Zubereitungen sowie von Drogen und Hilfsstoffen, die für die Praxis wichtig sind und noch keine Aufnahme in das z. Z. gültige Arzneibuch gefunden haben. 1984 wurde der DAC durch ein „Neues Rezepturformularium (NRF) weiter ergänzt, welches die in der Bundesrepublik benützten historischen Vorschriftensammlungen (DRF, FMB, RF) ablöst.

5.2 Nomenklatur der Arzneibücher

5.2.1 Verschiedene lateinische Nomenklaturen

Die Einführung des Europäischen Arzneibuches brachte für den deutschen Sprachraum neue lateinische Bezeichnungen romanisch-englischen Ursprungs, die auf *Antoine-Laurent Lavoisier* (1743–1794) zurückgehen und von den Engländern übernommen wurden. Die alte lateinische Nomenklatur der früheren Deutschen Arzneibücher DAB 1 bis 7, die sich davon deutlich unterscheidet, ist eine neulateinische Kunstsprache, welche von *Martin Heinrich Klaproth* (1743–1817) begründet wurde. Im Gegensatz dazu enthält die Pharmacopöe der USA keine lateinischen, sondern nur noch englische Titel. Um die Orientierung zu erleichtern, wurde 1980 ein *Synonym-Verzeichnis zum Arzneibuch* herausgegeben, das auch für die Schweiz und Österreich Gültigkeit besitzt. Für die Signierung der Standgefäße in den Apotheken ist keine bestimmte Nomenklatur vorgeschrieben. Die Kennzeichnung hat entsprechend der Apothekenbetriebsordnung (3. Änderungsverordnung 1980) nach dem Synonym-Verzeichnis zum Arzneibuch zu erfolgen.

5.2.1 Chemische Arzneistoffe

5.2.1.1 Säuren

Zahlreiche anorganische und organische Säuren weisen nach beiden Arzneibuchnomenklaturen die gleiche Bezeichnung auf; sie enden auf *-icum* (Tab. 5-1).

Tab. 5–1: Bezeichnung von Säuren

Deutsche Bezeichnung	Arzneibuchnomenklatur
Ameisensäure	Acidum formicicum
Essigsäure	Acidum aceticum
Eisessig	Acidum aceticum glaciale
Phosphorsäure	Acidum phosphoricum
Salpetersäure	Acidum nitricum
Salzsäure	Acidum hydrochloricum
Schwefelsäure	Acidum sulfuricum
Acetylsalicylsäure	Acidum acetyl(o)salicylicum
Ascorbinsäure	Acidum ascorbicum
Benzoesäure	Acidum benzoicum
Citronensäure	Acidum citricum
Milchsäure	Acidum lacticum
Salicylsäure	Acidum salicylicum
Weinsäure	Acidum tartaricum

5.2.1.2 Anionen

Ein- und mehratomige Anionen, die nach IUPAC (International Union of Pure and Applied Chemistry) auf *-id* enden, erhalten nach der Ph. Eur.-Nomenklatur die Endung *-idum*; sie werden in der alten DAB-Bezeichnung durch das Suffix *-atum* charakterisiert (Tab. 5-2).

Tab. 5–2: Anionen mit den Suffixen, -id, -idum und -atum

IUPAC-Nomenklatur	Neue lateinische Bezeichnung	Alte lateinische Bezeichnung
Fluorid	fluoridum	fluoratum
Chlorid	chloridum	chloratum
Bromid	bromidum	bromatum
Iodid	iodidum	jodatum
Sulfid	sulfidum	sulfuratum
Oxid	oxidum	oxydatum
Hydroxid	hydroxidum	hydroxydatum (causticum)
Peroxid	peroxidum	peroxydatum
Cyanid	cyanidum	cyanatum

Alle anderen mehratomigen Anionen, die nach IUPAC auf *-at* bzw. in der früheren DAB-Nomenklatur auf *-icum* enden (meist sauerstoffhaltig), erhalten das Suffix *-as* (Tab. 5-3).

Tab. 5–3: Anionen mit den Suffixen, -at, as und -icum

IUPAC-Nomenklatur	Neue lateinische Bezeichnung	Alte lateinische Bezeichnung
Carbonat	carbonas	carbonicum
Chlorat	chloras	chloricum
Manganat	manganas	manganicum
Nitrat	nitras	tritricum
Phosphat	phosphas	phosphoricum
Sulfat	sulfas	sulfuricum
Thiosulfat	thiosulfas	thiosulfuricum
Benzoat	benzoas	benzoicum
Cyclamat	cyclamas	cyclamicum
Gluconat	gluconas	gluconicum
Maleat	maleas	maleinicum
Salicylat	salicylas	salicylicum
Tartrat	tartras	tartaricum

Das Suffix *-is* wird benutzt, wenn eine niedrigere Oxidationszahl des Zentralatoms in mehratomigen Anionen vorliegt, die nach IUPAC die Endung *-it* und im deutschsprachigen Latein *-osum* erhält (Tab. 5-4).

Die niedrigste Oxidationszahl wird wie in der IUPAC-Nomenklatur zusätzlich durch das Präfix *hypo-* ausgedrückt, während für die höchste Oxidationszahl in dieser Reihe das Präfix *per-* gewählt wurde.

Hydrogenanionen erhalten nunmehr das Präfix *hydrogeno-* statt *bi-*. Die Multiplikationspräfixe *di-*, *tri-* und *tetra-* bleiben bestehen.

5.2.1.3 Salze

In der Bezeichnung der Salze wird in der neuen lateinischen Nomenklatur sowohl das Kation als auch das Anion substantiviert, wobei das Kation voran und im Gegensatz zur alten DAB-Nomenklatur nicht im No-

Tab. 5–4: Anionen mit den Suffixen, -it, -is und -osum und den Präfixen hypo- und per-.

IUPAC-Nomenklatur	Neue lateinische Bezeichnung	Alte lateinische Bezeichnung
Chlorit	chloris	chlorosum
Nitrit	nitris	nitrosum
Sulfit	sulfis	sulfurosum
Hypochlorit	hypochloris	hypochlorosum
Perchlorat	perchloras	perchloricum
Permanganat	permangas	permanganicum
Hydrogencarbonat	hydrogenocarbonas	bicarbonicum
Hydrogentartrat	hydrogenotartras	bitartaricum
Disulfit	disulfis	disulfurosum
Trisilikat	trisilicas	trisilicicum
Tetraborat	Tetraboras	tetraboricum

minativ, sondern im Genitiv steht und das Anion im Nominativ folgt:
Natri*i* clor*idum* statt Natri*um* clor*atum*.
Wörtlich übersetzt bedeutet dies: das Chlorid des Natriums.

Die niedrigere Oxidationsstufe des Kations wird durch das Suffix *-osi* ausgedrückt (Tab. 5-5).

Tab. 5–5: Bezeichnung neutraler Salze.

IUPAC-Nomenklatur	Neue lateinische Bezeichnung	Alte lateinische Bezeichnung
Eisen(II)-gluconat	Ferrosi gluconas	Ferrum gluconicum
Eisen(III)-chlorid	Ferri chloridum	Ferrum sesquichloratum cristallisatum
Quecksilber(I)-chlorid	Hydrargyrosi chloridum	Hydrargyrum chloratum mite
Quecksilber(II)-chlorid	Hydrargyri perchloridum	Hydrargyrum bichloratum

Unnötigerweise wird für das Quecksilber-(II)-chlorid in Ph. Eur. II die Namensgebung Hydrargyri *per*-chloridum gewählt, um deutlich von Quecksilber(I)-chlorid abzuheben. Das Quecksilber(II)-Kation sollte aber nach den Regeln nicht durch das Präfix *per-* dokumentiert werden.

In basischen Salzen wird das Anion durch das Präfix *sub-* komplementiert (Tab. 5-6).

Tab. 5–6: Bezeichnung basischer Salze.

IUPAC-Nomenklatur	Neue lateinische Bezeichnung	Alte lateinische Bezeichnung
Basisches Bismut-gallat	Bismuthi subgallas	Bismuthum subgallicum
-nitrat	-subnitras	-subnitricum
(Leichtes) basisches Magnesiumcarbonat	Magnesii subcarbonas levis	Magnesium subcarbonicum leve

Andere wichtige Bezeichnungen sind in der Tab. 5-7 aufgeführt.

5.2.1.4 Organische Arzneistoffe

Bei der Bezeichnung organischer Arzneistoffe halten sich die neuen Arzneibücher im allgemeinen an die INN-Namen (INN = International Nonproprietary Names; generic names), die latinisiert werden. Die E-Schreibweise hat sich erst teilweise durchgesetzt (Tab. 5-8).

Tab. 5–7: Wichtige Arzneibuch- bzw. DAC-Bezeichnungen von anorganischen Arzneistoffen sowie deren Zubereitungen und von Chemikalien.

Deutsche Bezeichnung (Trivialnamen)	Neue lateinische Bezeichnung	Alte lateinische Bezeichnung
Aluminiumkaliumsulfat (Alaun)	Alumen (Aluminii-kalii sulfas)	Alumen
Calciumcarbonat (Schlemmkreide)	Calcii carbonas	Calcium carbonicum
Calciumhypochlorit (Chlorkalk)	Calcii hypochloris	Calcaria chlorata
Calciumsulfat-Hemihydrat (gebrannter Gips)	Calcii sulfas hemihydricus	Calcium sulfuricum ustum
Kaliumcarbonat (Pottasche)	Kalii carbonas	Kalium carbonicum
Medizinische Kohle	Carbo activatus	Carbo medicinalis
(Leichtes) Magnesiumoxid	Magnesii oxidum leve	Magnesia usta
Magnesiumsulfat-Heptahydrat (Bittersalz)	Magnesii sulfas	Magnesium sulfuricum
Natriumcarbonat-Dekahydrat (Soda)	Natrii carbonas decahydricus	Natrium carbonicum
Natriumhydrogencarbonat (Natron)	Natrii hydrogenocarbonas	Natrium bicarbonicum
Natriumhydroxid (Ätznatron)	Natrii hydroxidum	Natrium hydroxydatum
Natriumsulfat-Dekahydrat (Glaubersalz)	Natrii sulfas decahydricus	Natrium sulfuricum
Quecksilber(II)-amidochlorid	Hydrargyri amidochloridum	Hydrargyrum praecipitatum album
(Rotes) Quecksilber(II)-sulfid	Hydrargyri sulfidum rubrum	Hydrargyrum sulfuratum rubrum
Silbernitrat (Höllenstein)	Argenti nitras	Argentum nitricum
Schwefel	Sulfur	Sulfur depuratum
Feinverteilter Schwefel	– praecipitatum	– praecipitatum
Sublimierter Schwefel	– sublimatum	– sublimatum
Talcum (Magnesiumsilicat)	Talcum	Talcum
Weißer Ton (Aluminiumsilikat)	Kaolinum ponderosum	Bolus alba
Zinkoxid (Zinkweiß)	Zinci oxidum	Zincum oxidatum
Aluminiumacetat-tartrat-Lösung	Aluminii acetatis tartratis solutio	Liquor Aluminii acetico-tartarici
Alkoholische Iodlösung	Iodi solutio	Tinctura Jodi
Wäßrige Iodlösung	Iodi solutio aquosa	Solution Jodi „Lugol"
Isotonische Natriumchlorid-Lösung	Natrii chloridi solutio isotonica	Solutio Natrii chlorati isotonica
Künstliches Karlsbader Salz	Sal carolinum artificiale	Sal carolinum factitium
Gereinigte Wasser	Aqua purificata	Aqua demineralisata
Konserviertes Wasser	Aqua conservata	Aqua conservans
Wasserstoffperoxid-		Hydrogenium peroxydatum
– Lösung (3 Proz.)	Hydrogenii peroxidum dilutum	solutum
– Lösung (30 Proz.)	– 30 per centum	– concentratum
Ammoniaklösung 10% (Salmiakgeist)	Ammonii hydroxidi solutio 10 per centum	Liquor Ammonii caustici
– 25%	– 25 per centum	– triplex
Kaliumhydrogentartrat (Weinstein)	Kalii hydrogenotartras	Kalium bitaricum
Kaliumnitrat (Salpeter)	Kalii nitras	Kalium nitricum
Kaliumsulfid (Schwefelleber)	Kalii sulfidum pro balneo	Kalium sulfuratum
Natriumhypochlorit-Lösung	Natrii hypochlorotis solutio	Liquor Natrii hypochlorosi
Natriumthiosulfat (Fixiersalz)	Natrii thiosulfas	Natrium thiosulfuricum

Tab. 5–8: Nomenklatur organischer Arzneistoffe.

IUPAC-Nomenklatur/Neue lateinische Bezeichnung	Alte lateinische Bezeichnung
Aminophenazonum	Dimethylaminophenyldimethylpyrazolonum
Barbitalum	Acidum diaethylbarbituricum
Dantronum	Dihydroxyanthrachinonum
Diethylstilbestrolum	Diaethylstilboestrolum
Glycerolum	Glycerinum
Methenaminum	Hexamethylentetraminum
Phenazonum	Phenyldimethylpyrazolonum
Phenobarbitalum	Acidum phenylaethylbarbituricum

Die Salze von Säuren mit latinisierten internationalen Kurzbezeichnungen werden folgendermaßen charakterisiert: Der wichtigere Bestandteil (hier das Anion) wird wie in der INN-Nomenklatur vorangestellt und erscheint als Substantiv im Nominativ, der weniger wichtige Teil (hier das Kation) folgt als Adjektiv zum Substantiv (Tab. 5-9).

Tab. 5–9: Salze organischer Säuren mit latinisierten Kurzbezeichnungen.

IUPAC-Nomenklatur	Neue lateinische Bezeichnung	Alte lateinische Bezeichnung

Benzylpenicillin-
  Kalium
  – Natrium
	Benzylpenicillinum
	  kalium
	  natricum	

Cyclobarbital-Calcium	Cyclobarbitalum calcium	Calcium cyclohexenylaethylbarbituricum

Noramidopyrinmethan-
  sulfonat-Natrium
  (Metamizol-Natrium)
	Metamizolum natricum	Natrium phenyldimethyl-
		  pyrazolonmethylamino-
		  methansulfonicum

Saccharin-Natrium	Saccharin natricum	Saccharinum solubile

Salze von stickstoffhaltigen Arzneistoffbasen werden ähnlich wie die von anorganischen bezeichnet: Das Kation steht im Genitiv, das Anion folgt im Nominativ (Tab. 5-10).

In der Ph. Eur. I hielt man sich an die IUPAC-Regel, wonach die quartäre Natur auch bei Salzen primärer, sekundärer und tertiärer Amine mit der Endung -ium gekennzeichnet wurde. Der pharmazeutische

Tab. 5–10: Salze stickstoffhaltiger Arzneistoffbasen.

IUPAC-Nomenklatur	Neue lateinische Bezeichnung	Alte lateinische Bezeichnung

Cholin-
  chlorid
  – hydrogentartrat
	Cholini
	  chloridum
	  – tartras
		Cholinum
		  chloratum
		  – bitartaricum

Ethacridinlactat	Ethacridini lactas	Aethacridinum lacticum

Neostigmin-
  bromid
	Neostigminii bromidum	Dimethylcarbaminoyloxy-
		  phenyl-trimethylammonium
		  – bromatum

– methylsulfat	– methylsulfas	– methylsulfuricum
Physostigminsulfat	Physostigmini sulfas	Physostigminum sulfuricum

Pilocarpin
  – hydrochlorid
  – nitrat
	Pilocarpini(i)
	  – hydrochloridum
	  – nitras
		Pilocarpinum
		  – hydrochloricum
		  – nitricum

Chemiker ist aber gewohnt, diese Endung nur bei vierfachsubstituierten Ammoniumverbindungen zu gebrauchen; dieses Vorgehen hat sich ab der Ph. Eur. II durchgesetzt. Andere wichtige Bezeichnungen sind in Tab. 5-11 aufgelistet.

Tab. 5–11: Wichtige Arzneibuch- bzw. DAC-Bezeichnungen von organischen Arzneistoffen und Hilfsstoffen.

Deutsche Bezeichnung/ IUPAC-Nomenklatur	Neue lateinische Bezeichnung	Alte lateinische Bezeichnung
Ergocalciferol	Ergocalciferolum	Calciferolum
4-Hydroxybenzoesäureethylester (Methylparaben)	Methylis parahydroxybenzoas	Methylium paraoxybenzoicum
– Propylester (Propylparaben)	Propylis parahydroxybenzoas	Propylium paraoxybenzoicum
Glucose-Monohydrat (Traubenzucker)	Dextrosum	Saccharum amylaceum
Lactose (Milchzucker)	Lactose	Saccharum Lactis
Kartoffelstärke	Amylum solani	Amylum Solani
Maisstärke	Amylum maydis	Amylum Maydis
Reisstärke	Amylum oryzae	Amylum Oryzae
Weizenstärke	Amylum tritici	Amylum Tritici

5.2.2 Drogen und ihre Zubereitungen

Während früher der Pflanzenteil im Plural oder Singular vor dem Namen der Pflanze stand, wird jetzt grundsätzlich der Stammname der Pflanze im Genitiv an erster Stelle genannt, und die Bezeichnung des Pflanzenteils im Nominativ Singular folgt an zweiter Stelle (Tab. 5-12).

Tab. 5–12: Bezeichnung der Drogen.

Deutsche Bezeichnung	Neue lateinische Bezeichnung	Alte lateinische Bezeichnung
Kamillenblüten	Matricariae flos	Flores Chamomillae
Römische Kamille	Anthemidis flos	Flores Chamomillae Romanae
Pfefferminzblätter	Menthae piperitae folium	Folia Menthae piperitae
Alexandriner-Sennesfrüchte	Sennae fructus acutifoliae	Folliculi Sennae
Tinnevelly-Sennesfrüchte	– angustifoliae	Folliculi Sennae
Heublumen	Graminis flos	Flores Graminis

Ebenso verhält es sich mit den Zubereitungen aus Drogen. Zwischen ätherischen und fetten Ölen wird im Gegensatz zur alten DAB-Nomenklatur durch den Zusatz *aetheroleum* bzw *oleum* eine Unterscheidung getroffen (Tab. 5-13).

Tab. 5–13 Bezeichnung von Drogenzubereitungen.

Deutsche Bezeichnung	Neue lateinische Bezeichnung	Alte lateinische Bezeichnung
Belladonnaextrakt	Belladonnae extractum	Extractum Belladonnae
Opiumtinktur	Opii tinctura	Tinctura Opii
Brustpulver	Liquiritiae pulvis compositus	Pulvis Liquiritiae compositus
Eucalyptusöl	Eucalypti aetheroleum	Oleum Eucalypti
Kiefernnadelöl	Pini silvestris aetheroleum	Oleum Pini silvestris
Lebertran	Iecoris oleum	Oleum Jecoris
Olivenöl	Olivae oleum	Oleum Olivarum

5.2.3 Galenische Zubereitungen

Galenische Zubereitungen werden im allgemeinen durch ihren lateinischen Namen und durch ein erläuterndes Adjektiv erfaßt. Die nähere Erläuterung, um wessen Zubereitung es sich handelt, steht im Genitiv (Tab. 5-14).

Tab. 5–14: Galenische Zubereitungen.

Deutsche Bezeichnung	Neue lateinische Bezeichnung	Alte lateinische Bezeichnung
Ätherweingeist (Hoffmannstropfen)	Spiritus aethereus	Spiritus aethereus
Hartfett	Adeps solidus	Adeps solidus
Dickflüssige Extrakte	Extracta spissa	Extracta spissa
Fluidextrakte	Extracta fluida	Extracta fluida
Trockenextrakte	Extracta sicca	Extracta sicca
Infusionslösungen	Solutiones infundibiles	Solutiones pro infusione
Injektionslösungen	– iniectabiles	– pro injectione
Gelatinekapseln	Capsulae gelatinosae	Capsulae gelatinosae
Stärkekapseln	– amylaceae	– amylaceae
Kühlsalbe	Unguentum leniens	Unguentum leniens
Wasser für Infusionslösungen	Aqua ad infundibilia	Aqua pro infusione
Wasser für Injektionszwecke	Aqua ad iniectabilia	Aqua pro injectione
Ascorbinsäure-Tabletten	Acidi ascorbici compressi	Tabulettae Acidi ascorbici
Atropinsulfat-Augentropfen	Atropini sulfatis oculogutae	Oculoguttae Atropini sulfurici
Injektionslösung	– solutio iniectabilis	Solution Atropini sulfurici pro injectione
Benzoetinktur	Benzoes tinctura	Tinctura Benzoes
Bleipflastersalbe	Plumbi emplastri unguentum	Unguentum diachylon
Codeinphosphat-Kapseln	Codeini phosphatis capsulae	Capsulae Codeini phosphorici
Eibischsirup	Althaeae sirupus	Sirupus Althaeae
Franzbranntwein	Vini gallici spiritus	Spiritus Vini gallici
Salmiaktabletten	Ammonii chloridi pastilli	Pastilli Ammonii chlorati
Steinkohlenteer-Lösung	Picis lithanthracis liquor	Liquor Carbonis detergens
Wollwachsalkoholsalbe	Lanae (cerae) alcoholum unguentum	Unguentum Alcoholum lanae
Weiche Zinkoxidpaste	Zinci oxidi pasta mollis	Pasta Zinci mollis
Zinkoxidschüttelmixtur	Zinci oxidi lotio	Lotio Zinci

Tabletten werden als *compressi* bezeichnet, Unguentum diachylon in *Plumbi emplastrum unguentum* umbenannt. Liquor Carbonis detergens heißt im Europa-Latein nunmehr *Picis lithantracis liquor*.

5.2.4 Verbandstoffe

Verbandstoffe (s. Kap. 9.3) wurden neu in das Arzneibuch aufgenommen (Tab. 5-15).

Tab. 5–15: Bezeichnung der Verbandstoffe.

Deutsche Bezeichnung	Arzneibuchnomenklatur
Baumwolle	Gossypium
Verbandmull (Mullgewebe)	Tela
Verbandzellstoff	Cellulosum ligni
Watte	Lanugo
Zellwolle	Cellulosum

5.3 Listen

- *Große Deutsche Spezialitäten-Taxe (Lauer-Taxe)*

Sie stellt die umfassendste Dokumentation der im Handel befindlichen Fertigarzneimittel dar und enthält u. a. Angaben über Hersteller, Darreichungsformen, Packungsgrößen, Preise sowie Aufbewahrungs- und Abgabevorschriften, jedoch keine wissenschaftlichen Informationen. Die Lauer-Taxe erscheint zweimal monatlich als Mikrofilm mit allen notwendigen Ergänzungen und Änderungen, wie neu herausgekommene oder aus dem Handel genommene Fertigarzneimittel und Preisänderungen.

- *Rote Liste*

Die Rote Liste ist ein auf Herstellerangaben basierendes Verzeichnis von Fertigarzneimitteln. Sie wird im jährlichen Turnus vom Bundesverband der Pharmazeutischen Industrie e. V., Frankfurt a. M., herausgegeben.

In der Roten Liste 1986 sind 8926 Fertigarzneimittel mit 11 202 Darreichungsformen erfaßt, die rund 95% der deutschen Arzneimittelproduktion ausmachen. Die Hauptgliederung erfolgt nach 87 Indikationsgruppen.

Im einzelnen enthält die Rote Liste folgende 12 Verzeichnisse:
– Alphabetisches Verzeichnis der 87 Hauptgruppen (z. B. Antidiabetika, Gynäkologika, Venenmittel).
– Alphabetisches Verzeichnis der Fertigarzneimittel mit Darreichungsformen und Packungsgrößen.
– Alphabetisches Verzeichnis chemischer Kurzbezeichnungen mit den dazugehörigen Monopräparaten. Bei den von der WHO empfohlenen Kurzbezeichnungen ist die wissenschaftliche chemische Bezeichnung zusätzlich angegeben.
– Eine Erläuterung der wichtigsten Bestimmungen der Betäubungsmittel-Verschreibungs-Verordnung.
– Alphabetisches Verzeichnis der Fertigarzneimittel mit Bezeichnung der Hauptgruppen, Untergruppen und Synonyma sowie entsprechenden Hinweisen auf die Fundstelle.
– Präparateteil, gegliedert nach Stoff- oder Indikationsgruppen. Jedes Fertigarzneimittel wird nur einmal mit den vollständigen Angaben wie Zusammensetzung, Dosierung, Gegenanzeigen, Neben- und Wechselwirkungen, Hinweisen, Packungsgrößen und Preisen aufgeführt und gegebenenfalls an anderer Stelle nur namentlich und mit Verweis auf den Haupteintrag erwähnt.

Innerhalb dieser Gruppen wird unter Berücksichtigung der die Wirkung ausschließlich oder überwiegend bestimmenden Inhaltsstoffe die folgende Unterteilung vorgenommen: Pflanzen und Pflanzenbestandteile, chemisch definierte Stoffe und Zubereitungen aus Organen, Organbestandteilen oder Stoffwechselprodukten.

– Zusammenstellung von Gegenanzeigen und Anwendungsbeschränkungen, Neben- und Wechselwirkungen.
– Eine Zusammenstellung von Hinweisen für Arzneimittel, welche die Fähigkeit zur aktiven Teilnahme am Straßenverkehr oder zum Bedienen von Maschinen beeinflussen können.
– Verzeichnis von Notfalldepots für Sera und Plasmaderivate.
– Zusammenstellung der Anschriften von Informationszentren für Vergiftungsfälle.
– Therapiemaßnahmen bei Überdosierung und Intoxikationen.
– Alphabetisches Firmenverzeichnis mit Namen und Anschrift der Firmen sowie deren Fertigarzneimittel. Sofern ein Hersteller einen 24-Stunden-Telefondienst für Vergiftungsfälle unterhält, ist diese Nummer zusätzlich angegeben.

Zur schnelleren Auffindbarkeit werden die wichtigsten Verzeichnisse durch unterschiedliche Farbgebung der Seiten voneinander abgesetzt.

- *Heilmittelindex*

Präparate zur Selbstmedikation. Zum Teil deckungsgleich mit Präparaten und Herstellern der „Roten Liste"

- *Scribas Tabelle*

Verschreibungspflichtige Arzneimittel

- *Gelbe Liste*
  Verschreibungspflichtige Arzneimittel
- *Graue Liste*
  Homöopathische Liste
- *Grüne Liste*
  Verzeichnis diätetischer und diätgeeigneter Lebensmittel
- *Pharmindex Liste*
  Sie erscheint vierteljährlich und gibt Auskunft über die nach Rezepturhäufigkeit therapiebestimmenden Fertigarzneimittel, ist also im Vergleich zur Roten Liste kein annähernd vollständiges Verzeichnis. Ähnlich wie in der Roten Liste erleichtern mehrere Register das Aufsuchen eines Präparates. Zusätzlich enthält die Pharmindex Liste ein Verzeichnis neuer, auch ausländischer Fertigarzneimittel.
- *Pharmazeutische Stoffliste des Arzneibüros der ABDA*
  Sie enthält außer allen in Deutschland verwendeten Fertigarzneimittel auch viele aus den EG-Staaten, Österreich, der Schweiz und teilweise aus den USA. Es werden die Synonyme, die internationalen Kurzbezeichnungen, die Konstitutionsformeln, physikalische Daten und die Fertigarzneimittelnamen, unter denen sich die Substanz im Handel befindet, angegeben.
- *Index Nominum*
  Verzeichnis über international gebräuchliche Synonyme der neueren Arzneistoffe und ihrer Fertigarzneimittel. Für etwa 3800 Arzneistoffe sind die chemische Formel, die Strukturformel, die offizielle Kurzbezeichnung (Generic Name der WHO) und andere inoffizielle Kurznamen sowie Pharmakopoe-Monographien auf internationaler Ebene mit mehr als 25 000 Fertigarzneimittelnamen genannt.
- *„Scholz-Liste"*
  Die „Scholz-Liste" enthält in einem Generalalphabet ca. 2000 Suchbegriffe, d. h. Namen von 150 Wirkstoffgruppen wie „Beta-Rezeptorenblocker", 850 Wirkstoffen (INN) wie *„Clonidin"* und 1000 Fertigarzneimitteln wie „Aspirin®".

Bei ca. 500 Suchbegriffen, die repräsentative und besonders häufig vorkommende Arzneimittel bzw. Arzneimittelgruppen darstellen, befinden sich spezielle Wechselwirkungsmonographien.

Bei weniger gebräuchlichen Suchbegriffen befinden sich Hinweise auf repräsentative Wechselwirkungsmonographien, zum Beispiel: *Metoprolol* → Beta-Rezeptorenblocker, Beloc.

Suchbegriffe ohne weitere Angaben signalisieren, daß Wechselwirkungen für das betreffende Arzneimittel nicht bekannt sind.

Das Literaturverzeichnis am Ende der Liste dient der weiterführenden Information.

5.4 Karteien

5.4.1 Mikropharm I – Interaktionskartei der ABDA

Das Basismaterial für Mikropharm I erstellt die wissenschaftliche Zentralstelle des Schweizerischen Apothekervereins im Rahmen der API (Arbeitsgemeinschaft für Pharmazeutische Information). Dort werden die weltweit erscheinenden Informationen über *Interaktionen* gesammelt und nach folgenden Kriterien ausgewertet: die für die Kartei in Frage kommenden Interaktionen müssen:

– Schwer oder gar nicht voraussehbar sein
– Durch ausführliche klinische Beobachtungen belegt sein
– Den totalen Mißerfolg der beabsichtigten Therapie bedeuten können.

Am Maßstab dieser Richtlinien erfolgte die Auswahl stets aufgrund von Originalarbeiten, niemals nur aufgrund der Sekundärliteratur. Dies bedeutet, daß Interaktionen, die vereinzelt irgendwo einmal beschrieben worden sind, keinen Eingang in die Kartei finden.

Wird ein Präparat in der Kartei vermißt,

so ist dies nicht vergessen worden, sondern es liegen zur Zeit keine gesicherten klinischen Veröffentlichungen vor. Diese sind absolute Voraussetzung für eine Eintragung.

Für den Bereich der Bundesrepublik Deutschland erfolgt die Zuordnung von Fertigarzneimitteln zu den erwähnten Arzneistoffen durch das Arzneibüro der ABDA mit Hilfe der dort geführten Dokumentationsmittel, insbesondere der Pharmazeutischen Stoffliste.

Während im Grundwerk Wechselwirkungen von Arzneimitteln untereinander und mit Alkohol beschrieben werden, befaßt sich die Ergänzungslieferung vom Oktober 1981 schwerpunktmäßig mit Interaktionen zwischen Arzneimitteln und Nahrungsmitteln.

Schematischer Aufbau von Mikropharm I

Die Kartei besteht aus zwei Registern (Register der Fertigarzneimittel, Stoffregister) und dem Hauptteil mit den Monographien über Arzneimittel-Interaktionen. Mikropharm I wird als Mikrofilm (Abb. 5-1) und als Karteikartensatz vertrieben. Um einen schnelleren Zugriff zu gewährleisten, sind die Karteikarten mit einer farbigen Kopfleiste gekennzeichnet:
- Einführung und alphabetische Übersicht der besprochenen Monographien (grüne Markierung)
- Register der Fertigarzneimittel (blaue Markierung)
- Stoffregister (orange Markierung)
- Monographien von Stoffgruppen sowie von einzelnen Wirkstoffen (durchgehend weiße Karte)

Optische Signale

Optische Signale in der „Titelzeile" der jeweiligen Monographie dienen der schnellen Sofortinformation. Hier findet man in Kurzform zusammengefaßt eine Beschreibung der möglichen Interaktion. Links steht die Substanz oder Gruppe, deren Wirkung abgeändert wird, rechts die Substanz oder Gruppe, welche die Wechselwirkung verursacht.

Ausnahmen bilden solche Monographien, bei denen auf beiden Seiten eine Beeinflussung erfolgt. Folgende Signale werden verwendet:

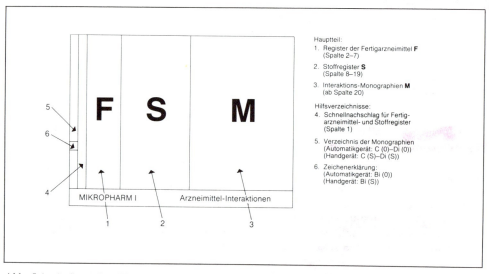

Abb. 5-1: Aufbau des Films Mikropharm I [aus: Mikropharm I – „Arzneimittelinteraktionen", Broschüre der Werbe- und Vertriebsgesellschaft Deutscher Apotheker mbH Frankfurt]

	Zwischen Wirkstoffen oder Wirkstoffgruppen
← →	linksstehendes interagiert mit rechtsstehendem
	Vor Wirkstoff oder Wirkstoffgruppe
↑	Wirkungszunahme
↓	Wirkungsabnahme
▲	Toxizität als Folge der Interaktion
⇌	Wirkungsumkehr
	Maßnahmen
⊖	Kombination abzuraten
△	Patient ist zu überwachen
	Vor Fertigarzneimitteln
○	Monostoffarzneimittel
⊙	Kombinationspräparat

Im *Fertigarzneimittelregister* sind die Fertigarzneimittel aufgeführt, die Stoffe enthalten, welche im Stoffregister aufgelistet sind. Hinter jedem Fertigarzneimittelnamen findet man den Hinweis auf die dazugehörige Stoffgruppe und die entsprechende Fundstelle im Monographieteil.

Dem *Stoffregister* können sowohl Informationen über einzelne Wirkstoffe als auch über ganze Stoffgruppen entnommen werden. In jedem Fall findet man hinter der Stoffbezeichnung den Verweis auf die zugehörige Fundstelle im Monographie-Teil.

Die folgenden drei Suchschemata (Abb. 5-2, 5-3 und 5-4) verdeutlichen den Weg von der Ausgangsfragestellung bis zur Interaktionsmonographie.

Vor- und Nachteile von Mikrofilm und Karteikartensatz

Der *Mikrofilm* hat für den Ersteller den großen Vorteil, daß er einfacher herzustellen, zu aktualisieren und zu versenden ist, außerdem ist er preiswerter.

Die *Karteikarte* hat gegenüber dem Mikrofilm den Vorteil, daß man von ihr leichter eine Fotokopie für den Arzt anfertigen kann. Dies trägt wesentlich zur Vermeidung von Konfrontationen mit der Ärzteschaft bei. Einen entscheidenden Nachteil des Films hat die Kartei nicht: Das Material beinhaltet naturgemäß viele Verweise. Wenn man auf einen Verweis hin auf dem Film eine neue Stelle sucht, muß die alte zwangsläufig aufgegeben werden. Bei der

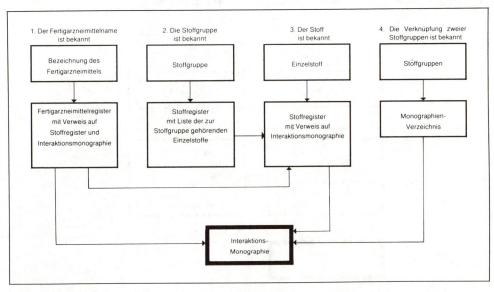

Abb. 5-2: Suchschema zu Mikropharm I (aus: Mikropharm I – Arzneimittelinteraktionen. Broschüre der Werbe- und Vertriebsgesellschaft Deutscher Apotheker mbH, Frankfurt

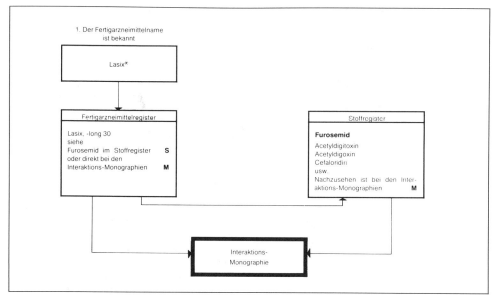

Abb. 5-3: Fallbeispiel 1 zum Suchschema (Abb. 5-2)

Kartei zieht man dagegen die einzelnen Karten heraus, legt sie nebeneinander und hat so in einer Synopse alles Wissenswerte vor sich.

Die rein mechanische Handhabung von Mikropharm I ist relativ einfach. Viel schwieriger ist es, eine sachlich richtige, emotionslose und dem Einzelfall angemessene Aussage zu machen, wenn

a) auf einem Rezeptblatt eine verdächtige Kombination erscheint,
b) der Kunde nach der Rezepteinlösung zusätzlich ein unverträgliches HV-Präparat verlangt und

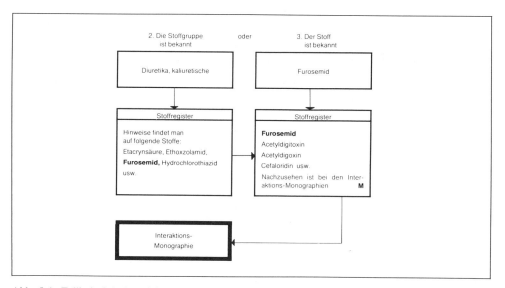

Abb. 5-4: Fallbeispiele 2 und 3 zum Suchschema (Abb. 5-2)

c) Stammkunden von verschiedenen Ärzten Verordnungen bringen, die möglicherweise interagieren.

Zu a)
Hier bittet man – wie bei allen unklaren, unleserlichen oder fehlerhaften Verschreibungen – den Patienten, Platz zu nehmen und ruft den Arzt an. Gegebenenfalls bietet man dem Arzt die Fotokopie der entsprechenden Interaktions-Karteikarte an. Der Patient ist nur einzuschalten, wenn dadurch das Vertrauensverhältnis zum Arzt nicht berührt wird.

Zu b)
Der private Zukauf von HV-Artikeln stellt den weitaus größten und dankbarsten Teil der apothekerlichen Beratung dar. Hier liegt der wahre Wert der Kartei für den Offizinapotheker.

Zu c)
Das größte Problem entsteht bei Verordnungen verschiedener Ärzte für ein und denselben Patienten.

Es gibt zur Zeit zwei Systeme, um diese Verschreibungen zu erfassen und festzuhalten:
- Den vom Deutschen Apotheker Verlag herausgegebenen *Arzneimittel-Paß* (Abb. 5-5).

Er ist vom Patienten zu führen, bleibt in dessen Hand, und somit ist die freie Apothekenwahl unberührt.

- Eine *Kundenkartei in der Apotheke*

Bei der Einrichtung einer solchen Kartei sind Datenschutz und Sozialgeheimnis zu berücksichtigen, vor der Datensammlung im nicht automatisierten Verfahren muß die Einwilligung des Betroffenen vorliegen. Der Apotheker muß also den Kunden vorher darauf aufmerksam machen, daß dessen Arzneimitteldaten gespeichert werden sollen.

5.4.2 Mikropharm II

Mikropharm II besteht aus dem Material der *Novitäten- und Indikationskartei* des Arzneibüros der ABDA. Damit ist ein Verbund zwischen der nach Arzneimittelnamen geordneten Novitätenkartei und der nach Indikationsgruppen aufgebauten Indikationskartei geschlossen worden. Das Hauptordnungsmerkmal bei Mikropharm II sind die Indikationen.

Das umfangreiche Material (etwa 4000 Arzneimittelbeschreibungen in ca. 12 000 Darreichungsformen) ist auf 4 Filmen untergebracht. Die vier Filme sind mit farbigen Randstreifen versehen worden, um schon makroskopisch den gesuchten Film zu erkennen.
- Film I mit weißem Randstreifen
- Film II mit rotem Randstreifen

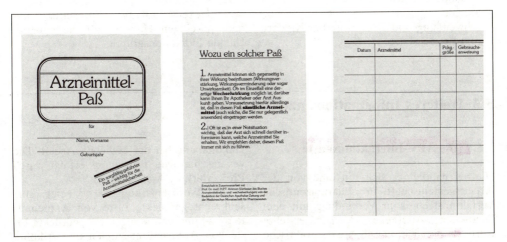

Abb. 5-5: Arzneimittelpaß

- Film III mit braunem Randstreifen
- Film IV mit grünem Randstreifen

Mit Hilfe eines Registersystems ist es möglich, nach folgenden Begriffen zu fragen:
- Arzneimittelnamen → Fertigarzneimittel-Register
- Indikationsgruppen → Indikationsgruppen-Register

Register der Fertigarzneimittel

Hier findet man in alphabetischer Reihenfolge die Fertigarzneimittel von „Abiadin" bis „Zymafluor". Dieses Präparateregister ist auf allen vier Filmen in den Horizontalpositionen S und 1, also auf den ersten beiden Spalten des Lauer-Geräts zu finden. Hinter dem Fertigarzneimittel-Namen ist die Position der Monographie auf dem Mikro-Fiche angegeben, z. B. Abiadin Kl/10 III.

Dies bedeutet: auf dem Film III (brauner Randstreifen) findet man in der Position Kl/10 (Lauer-Gerät) bei den Präparatemonographien:
- Präparatenamen
- Hersteller
- Indikationsgruppe 371 (vorwiegend expektorierende Mittel, einschließlich der Präparate mit Antibiotika oder Sulfonamiden)
- Zusammensetzung
- Eigenschaften
- Indikationen
- Besondere Hinweise, z. B. Wechselwirkungen
- Anwendung und Dosierung bei Kindern und Erwachsenen
- Hinweise auf Verschreibungspflicht
- Ausbietungsdatum – hier: 01.01.71

Register der Indikationen

Dieses ist in der Horizontal-Position 2 des Mikro-Fiche enthalten. Die Indikationsgruppen verteilen sich folgendermaßen auf die 4 Filme:
- Film I – Analgetika (010) bis Antibiotika (100)
- Film II – Antidiabetika (120) bis Digitalis lanata und Kombinationen (333)
- Film III – Digitaloide, Crataegus, andere Kardiotonika (334) bis Sonstige Mineralverb. und Kombinationen (423)
- Film IV – Mittel gegen den varikösen Symptomenkomplex (430) bis Weitere Antidote (617)

Bei den einzelnen Indikationsgruppen auf den Filmen sind zunächst die dazu gehörenden Präparate alphabetisch angegeben, mit der jeweiligen Position des Präparates auf dem Film, z. B. Starkwirksame Analgetika – Ajan A/03 bis Valoron N A/27.

Anschließend finden sich unter der Rubrik „Weitere Präparate" diejenigen, die zwar zu dieser Indikationsgruppe zählen, aber nicht auf dem Film besprochen sind.

Zur Vereinfachung des Suchvorgangs gibt es als Ergänzung zum Film eine gedruckte alphabetische *Auflistung der Einzelindikationen*, Präparategruppen und Krankheitsbezeichnungen von „Abführmittel" über „Depressionen", „Fußpilz", „Gastritis" und „Hexenschuß" bis „Zytostatika" mit dem jeweiligen Hinweis auf die entsprechende Indikationsgruppe.

5.5 Weiteres Informationsmaterial

5.5.1 Die APV-Interaktionskarte

Hierbei handelt es sich um eine von der Arbeitsgemeinschaft für Pharmazeutische Verfahrenstechnik in Verbindung mit dem Deutschen Apotheker Verlag erstellte Karte für die „Kitteltasche". Das praktische Format ermöglicht eine leichte und schnelle Handhabung bei der täglichen Arbeit. Die wissenschaftliche Betreuung erfolgt durch Prof. Merkus, Amsterdam.

Die Wechselwirkungskarte zeigt eine senkrecht gedruckte Liste von Arzneimitteln (A) und eine waagerecht gedruckte Liste von Arzneimittelgruppen und Alkohol (B) (Abb. 5-6).

Dokumentation, Auswertung und Weitergabe von Informationen 127

Interaktionskarte

APV — Arbeitsgemeinschaft für Pharmazeutische Verfahrenstechnik
Copyright: F. W. H. M. Merkus, Amsterdam
Deutsche Fassung:
Prof. Dr. F. W. H. M. Merkus
Prof. Dr. K. H. Rahn
P. Reisen

A \ B	Alkohol	Antidepressiva (tricycl.)	Antidiabetika	Antihypertensiva	Antikoagulantien	Barbiturate	β-Blocker	Salicylsäurederivate
Anticonceptiva (oral)			2		4			
Antidepressiva (tricycl.)	1			2	1	1.4		
Antidiabetika (oral)	1.4				1.3		3	3
Antihistaminika	1.3	1.3				1.3		
Antikoagulantien	3.4	3	1.3			4		3
Barbiturate	1.3	2.3			2			
Benzodiazepine	1.3	1.3				1.3		
Carbamazepin	1	1.3						
Chloralhydrat	1.3				1	1.3		
Clofibrat					1			
Corticosteroide (Glucocorticoide)			2		1.2	4		1.3
Digoxin				1.3			3	
Diuretika			2	1.3	2		1.3	
Fenfluramin			1	1				
Furazolidon und Metronidazol	1							
Glafenin					1			
Griseofulvin					2	4		
Guanethidin		4					1.3	
Indometacin								1.3
Insulin	3		1.3				3	3
Meprobamat	1.3	3						
Mercaptopurin und Methotrexat								3
Morphin und Morphinersatzmittel	1.3	1.3				1.3	1.3	
Phenothiazine	1.3	1.3	2	1		1.4		
Phenylbutazon und Oxyphenbutazon			1		1			1.3
Phenytoin	4	1.4	2		1.3	1.4		3
Probenecid			1					1.4
Rifampicin			2		2			
Schilddrüsenhormone		1.3	2		1			
Sulfinpyrazon					1			1.4
Sulfonamide			1		1			
Sympathikomimetika		3		2.4		4		

Wirkung/Nebenwirkung
1. A kann B verstärken
2. A kann B abschwächen
3. B kann A verstärken
4. B kann A abschwächen

☐ Klinisch bedeutsam

Mechanismus:
- Verdrängung aus der Plasmaproteinbindung
- Enzyminduktion, Enzymhemmung
- Addition, Potenzierung, Antagonismus
- Ziffer: Verschiedene Interaktionsmechanismen

Abb. 5-6: Interaktionskarte

Die Art der Wechselwirkungen zwischen (A) und (B) wird in vier Ziffern angegeben:
- A kann B verstärken,
- A kann B abschwächen,
- B kann A verstärken,
- B kann A abschwächen.

Klinisch bedeutsame Wechselwirkungen sind durch eine Unterstreichung der Ziffern hervorgehoben. Außer den mit Ziffern gekennzeichneten Wechselwirkungsfolgen sind die Mechanismen auf der Karte mit den Farben Rot, Grün, Gelb und Weiß angedeutet.

5.5.2 Arzneistoff-Profile – Basisinformation über arzneiliche Wirkstoffe

Herausgegeben von V. Dinnendahl und U. Fricke i. A. der Arbeitsgemeinschaft für Pharmazeutische Information (API).

Die „Arzneistoff-Profile" versuchen in standardisierter Form möglichst objektiv den gegenwärtigen Stand der Erkenntnisse für einzelne Arzneistoffe darzustellen, soweit er in der wissenschaftlichen Standardliteratur gesichert erscheint. Jede Arzneistoff-Monographie ist nach folgendem einheitlichen Schema aufgebaut:
- Bezeichnung
- Strukturformel
- Wirkungen und Wirkungsmechanismus
- Indikationen und Wirksamkeit
- Pharmakokinetik
- Dosierung
- Unerwünschte Wirkungen
- Anwendung während der Schwangerschaft und Stillperiode
- Kontraindikationen
- Interaktionen
- Besondere Bemerkungen
- Stoffeigenschaften
- Referenznummern
- Spezielle Literatur
- Eigene Anmerkungen der Autoren und Herausgeber

5.5.3 Gebrauchsinformationen

Die Gebrauchsinformation gelangt – als gesetzlich vorgeschriebene Packungsbeilage – in die Hand des Patienten. Nicht zuletzt wegen der verwendeten Fachausdrücke ist sie für ihn oft schwer verständlich. Der Apotheker sollte, speziell zu den aufgeführten Nebenwirkungen, aufklärende und erklärende Auskunft geben können.

Die Packungsbeilage muß nach § 11 des 2. AMG 1976 u. a. Angaben über Anwendungsgebiete, Gegenanzeigen, Nebenwirkungen, Wechselwirkungen mit anderen Mitteln, Dosierungsanleitung, Art und Dauer der Anwendung, Verfalldatum, Warnhinweise und Aufbewahrungshinweise enthalten.

5.5.4 Fachinformationen – „Gebrauchsinformationen für Fachkreise"

Grundlage für dieses System ist die „Gebrauchsinformation für Fachkreise", ein von Format, Gliederung und Informationsangebot her standardisiertes Informationsblatt über Arzneimittel, welches der Bundesverband der Pharmazeutischen Industrie in Abstimmung mit der Bundesärztekammer und der Kassenärztlichen Bundesvereinigung entwickelt hat. Mit diesem neuen Informationssystem wird einer Empfehlung der „Konzertierten Aktion im Gesundheitswesen" Rechnung getragen, wonach eine systematisch aufgebaute und objektive Information über die therapeutischen Eigenschaften und unerwünschten Wirkungen von Arzneimitteln geschaffen werden sollte. Die „Gebrauchsinformationen" der einzelnen pharmazeutischen Firmen sind z. Zt. in ihrer Qualität noch sehr unterschiedlich.

5.5.5 Tabellen für die pharmazeutische Praxis (Gebler)

In dem zweibändigen Werk findet man eine Fülle wichtiger Daten für den pharmazeutischen Alltag. Das reicht von einer Aufzählung der Elemente – ihrer internationalen Abkürzungen, Atomgewichte und Ordnungszahlen – über eine Aufstellung der verschiedensten Indikatoren zur Arzneimittelanalyse, einer Liste von Arzneistoffen und Chemikalien mit Analysendaten, Löslichkeit und Dosierung bis hin zu Impfplänen, Erläuterungen zur Behandlung von Vergiftungen und der Zusammensetzung einer Haus- und Reiseapotheke.

Für seine Beraterfunktion erspart dieses Kompendium dem Apotheker bei täglich wiederkehrenden Fragen das Suchen in einer Vielzahl unterschiedlicher Publikationen. Als Beispiele seien angeführt: Tabellen über Kontaktlinsenflüssigkeiten, über Entwicklungsstufen des Säuglings und Kleinkindes, die Halbwertszeiten der am häufigsten gebrauchten Arzneistoffe, die Dosierung von Arzneistoffen bei Nieren- und Lebererkrankungen, die Anwendung von Arzneimitteln in Schwangerschaft und Stillzeit, Arzneistoffschäden beim Kind, Erbgutschäden durch Arzneimittel, Arzneimittel und Verkehr und vieles andere mehr.

Zu Anfang jeder Tabelle ist eine Gebrauchsanweisung und, sofern notwendig, ein für diese Tabelle unterstützendes Abkürzungsverzeichnis angegeben. Darüber hinaus ist ein Gesamtabkürzungsverzeichnis vorhanden, das nicht nur die in diesem Buch verwendeten Abkürzungen enthält, sondern auch solche, die in der wissenschaftlichen Literatur weit verbreitet sind.

5.6 Vom Benutzer selbst einzurichtende Informationssysteme

Informationssysteme, die der Apotheker selbst erstellen muß, haben den Vorteil, daß sie individuell an die speziellen Bedürfnisse der eigenen Apotheke angepaßt werden können.

Sammlung von Firmenlisten, Herstellerprospekten und Gebrauchsinformationen

Den Firmenlisten und Herstellerprospekten können sowohl pharmazeutisch-wissenschaftliche als auch kaufmännische Daten entnommen werden. Die Qualität der angebotenen Informationsträger reicht von „sehr gut" bis „sehr schlecht" bzw. „dürftig", so daß Vorsicht bei der Verwertung dieser Quellen angebracht ist. Darüber hinaus bergen solche Sammlungen immer die Gefahr der zunehmenden Unübersichtlichkeit und Überalterung. Es hat sich als sinnvoll erwiesen, die einzelnen Firmeninformationen über Arzneimittel nach Indikationsgebieten aufzugliedern. Für die übersichtliche Aufbewahrung bieten sich 87 Hängeordner an (entsprechend den 87 Indikationsgruppen der Roten Liste).

Ein derartiger Aktenschrank wird sich in der Regel jedoch nur in einer Krankenhausapotheke einrichten lassen.

Fundstellenkartei

In einer solchen Kartei können Fundstellen wichtiger Veröffentlichungen gespeichert werden. Die Fundstellenkartei des Verfassers besteht aus einem Kasten mit Karteikarten, auf denen in alphabetischer Reihenfolge Bezeichnungen von Fertigarzneimitteln und Arzneistoffen, Indikationen, Warnhinweise, Krankheitsbegriffe u. ä. mit der entsprechenden Fundstelle festgehalten werden.

Als Beispiel sei eine Literaturauflistung angeführt, die subjektiv zusammengestellt ist und keinerlei Anspruch auf Vollständigkeit erhebt:

- Deutsche Apotheker Zeitung
- Pharmazeutische Zeitung
- Medizinische Monatsschrift für Pharmazeuten
- Arzneitelegramm
- ZL-Report
- Deutsches Ärzteblatt
- Baden-Württembergisches Ärzteblatt
- Die Pharmazeutische Industrie
- Transparenzlisten
- Mitteilungen des Deutschen Arzneiprüfungsinstitutes

Informationszentren – EDV – Btx

Telefonisch können pharmazeutisch-wissenschaftliche und kaufmännische Arzneimitteldaten beim Arzneibüro der ABDA und bei vielen Büros des Pharmazeutischen Großhandels abgerufen werden.

In zunehmendem Maße werden die hier vorhandenen Informationen EDV-mäßig erfaßt. Die Daten können dann per Computer oder Btx schnell und übersichtlich vom Benutzer abgerufen werden.

Auswahl verschiedener Standardwerke

Ammon, Arzneimittelneben- und -wechselwirkungen
Apotheker-Jahrbuch 1985
Arends, Volkstümliche Namen der Arzneimittel, Drogen, Heilkräuter und Chemikalien
Auterhoff, Wörterbuch der Pharmazie. Band 1: Pharmazeutische Biologie, Chemie und Technologie
Bundes-Apotheken-Register 1985
Brandenburg/Kraft/Neumann, Krankenpflegeartikel-Bildlexikon
Fey Otte, Wörterbuch der Kosmetik
Ebert, Arznei- und Gewürzpflanzen
Fresenius, Freiverkäufliche Arzneimittel
„Hagers" Handbuch der Pharmazeutischen Praxis, vollständige (vierte) Neuausgabe in VIII Bänden
Haffner/Schultz, Normdosen der gebräuchlichen Arzneimittel
Harnack/Janssen, Pädiatrische Dosistabellen (Mittlere Gebrauchsdosen kinderärztlich verwendeter Medikamente)
Helwig, Moderne Arzneimittel. Eine Spezialitätenkunde nach Indikationsgebieten für Ärzte und Apotheker, 5. Auflage.
Das Werk informiert über chemische Zusammensetzung, Indikationen und Kontraindikationen, Haupt- und Nebenwirkungen, sowie Dosierung, Handelsformen etc. aller wichtigen Medikamente. Es führt in den therapeutischen Zusammenhang der einzelnen Präparategruppen ein und unterzieht sie einer kritischen Würdigung. Dadurch sind Vergleiche möglich, wobei die neuesten Erkenntnisse in der Pharmazie, Pharmakologie, Bioverfügbarkeit, Pharmakokinetik, Toxikologie sowie über Interaktionen und Indikationen berücksichtigt werden.
Hörath, Gifte (Gesetzes- und Giftkunde)
Hügel/Fischer/Kohm, Pharmazeutische Gesetzeskunde, 25. Auflage
Hunnius, Pharmazeutisches Wörterbuch
Roth, Pharmazeutisches Taschenbuch, 9. Auflage (u. a. Tabellen zum Arzneibuch, Harnanalytische Schnelltests, Immunologische Schwangerschaftsschnellnachweise, Vorschläge für die Handbibliothek eines Apothekers, Entfernung von Flecken, Dosierung von Tierarzneimitteln, Tabellen über DDR-Arzneimittel, Nährwerttabellen, Übersicht über Diät- und Kindernährmittel usw.)
Kleiner Sprachführer für die Pharmazeutische Praxis (die wichtigsten Fachausdrücke in Italienisch, Spanisch, Griechisch, Jugoslawisch, Türkisch, Englisch, Französisch)
Mutschler, Arzneimittelwirkungen
Pschyrembel, Klinisches Wörterbuch
Riedel/Triebsch, Verbandsstoff-Fibel
Schmidt-Wetter, Vademecum für Pharmazeuten
Schwendinger/Schaaf/Marschall, Herstellungs- und Haltbarkeitsdaten deutscher Arzneimittel
Stather/Döderlein, Tierarzneirezepte
Werner, Kleine Touristik- und Tropenmedizin
Wilson/Kohm, Verbandstoffe und Krankenpflegeartikel
Wichtl, Teedrogen
Wiesenauer, Homöopathie
Mutschler/Lemmer, Wörterbuch der Pharmazie 2.

6 Gefahrenhinweise bei der Abgabe von Arzneimitteln

Von H. P. T. Ammon

6.1 Arzneimittelwechselwirkungen

6.1.1 Vorbemerkungen

Erst in jüngerer Zeit hat man erkannt, daß verschiedene Arzneistoffe – zur gleichen Zeit gegeben – sich gegenseitig in ihrer Wirkung beeinflussen können. Dieser Vorgang wird als Arzneimittelwechselwirkung oder Arzneimittelinteraktion bezeichnet. Dabei kann es zu einer Verstärkung der Wirkung bis hin zu toxischen Erscheinungen, aber auch zur Wirkungsabschwächung kommen. Obwohl es, wie wir insbesondere aus Tierversuchen wissen, zahlreiche Interaktionen zwischen Arzneistoffen gibt, sind glücklicherweise nicht alle von klinischer Bedeutung. Interaktionen zweier oder mehrerer Arzneistoffe können sehr unterschiedliche Ursachen haben. Chemische oder physikochemische Inkompatibilitäten, wie sie bei der Konservierung von Augentropfen oder bei der Mischung von Injektionslösungen auftreten, sollen hierbei außer acht gelassen und statt dessen Interaktionen, welche auf der gegenseitigen Beeinflussung von Arzneimitteln im Bereich der Pharmakokinetik und der Pharmakodynamik beruhen, behandelt werden.

Interaktionen im Bereich der *Pharmakokinetik* spielen sich bei der Resorption, der Verteilung und der Elimination ab. Im Bereich der *Pharmakodynamik* vollzieht sich die Interaktion zweier Stoffe bei der Wirkung selbst.

6.1.2 Resorption

Generell kann eine Interaktion bei der Resorption entweder zur Verminderung der resorbierten Menge führen, welches einer Dosisverminderung gleichkommt, oder zu einer Verminderung bzw. Steigerung der Resorptionsgeschwindigkeit, welches sich klinisch als Verzögerung oder Beschleunigung des Wirkungseintritts auswirkt.

Ob diese Art der Interaktion von Bedeutung ist, kann von Fall zu Fall unterschiedlich sein. Eine Verlangsamung der Resorptionsgeschwindigkeit macht sich nur dann nachteilig bemerkbar, wenn auf einen schnellen Wirkungseintritt Wert gelegt wird. Eine Verminderung der resorbierten Menge kann zur Unterschreitung der therapeutisch notwendigen Blutspiegelkonzentration führen.

Die Resorption von Arzneistoffen im Magen-Darm-Kanal ist von einer Reihe von Faktoren abhängig, die die verschiedensten Interaktionsmöglichkeiten bedingen. Zu diesen Faktoren zählen die Freisetzungsgeschwindigkeit aus der galenischen Zubereitung, Nahrungsaufnahme, Geschwindigkeit der Magenentleerung, Lösungsgeschwindigkeit des Arzneistoffes, pH-Verhältnisse, Passagezeiten, Zustand und Durchblutung der resorbierenden Schleimhäute. Die immer wieder vorgebrachte Frage, ob ein Medikament vor dem Essen, nach dem Essen oder mit den Mahlzeiten eingenommen werden soll, ist durchaus berechtigt und von Fall zu Fall unterschiedlich zu beurteilen.

Magenentleerung: Die Geschwindigkeit der Magenentleerung beeinflußt die Resorptionsgeschwindigkeit von Arzneistoffen, insbesondere dann, wenn diese bevorzugt im alkalischen Milieu des Darmes resorbiert werden. Die Magenentleerung steht im engen Zusammenhang mit der Zusammensetzung der Nahrung, sie wird aber auch durch Arzneimittel beeinflußt. So wird die Magenentleerung z. B. durch fettreiche Nahrung verzögert; verzögernd wirken auch Parasympatholytika. Letztere führen darüber hinaus zu einem Anstieg des pH-Wertes der Magensäure. Dies kann wiederum zur verminderten Löslichkeit von Arzneistoffen führen, die als schwache Basen vorliegen.

Löslichkeit: Die Resorption von Arzneistoffen ist im wesentlichen abhängig von ihrer Löslichkeit aus der galenischen Form, wobei die Löslichkeit einmal von den Eigenschaften des Arzneistoffes selbst, zweitens von den örtlichen pH-Verhältnissen und drittens von der Verweildauer an dem Ort abhängt, an dem die besten Lösungsverhältnisse vorliegen. Die pH-Verhältnisse spielen jedoch nicht nur eine Rolle für Löslichkeit, sondern auch für die Resorbierbarkeit durch das Epithel der Darmwand. Auf der einen Seite lösen sich Arzneistoffe gut, wenn der pH eine Ionisation erlaubt, andererseits spielt gerade die nichtionisierte Form eines Arzneistoffes eine große Rolle für den Membrandurchtritt. Es ist verständlich, daß Arzneistoffe, die den pH-Wert des Magen-Darmsaftes verändern, die Löslichkeit oder Resorbierbarkeit anderer Arzneistoffe verändern können. Es scheint jedoch so zu sein, daß die Lösung des Arzneistoffes aus der galenischen Zubereitung den die Resorptionsgeschwindigkeit bestimmenden Schritt darstellt. Eine Änderung des pH wird z. B. erzielt durch Verabreichung von Antazida. Antazida neigen dazu, die Resorption mehr basischer Stoffe zu vermindern und die Resorption von mehr sauren Arzneistoffen zu verbessern. Im Falle der gleichzeitigen Gabe von Natriumhydrogencarbonat und Acetylsalicylsäure haben wir folgende Situation: Acetylsalicylsäure ist schlecht wasserlöslich. Durch Natriumhydrogencarbonat wird ihre Löslichkeit erhöht, und da die Löslichkeit aus der galenischen Zubereitung den geschwindigkeitsbestimmenden Schritt bei der Resorption darstellt, ist auch die Resorptionsgeschwindigkeit gesteigert. Anders liegen die Verhältnisse bei der Interaktion von Antazida mit Tetracyclinen. Von diesen Stoffen wissen wir, daß sie in Gegenwart von Calcium-, Magnesium-, Aluminium- und Eisenionen zur Bildung von Chelaten neigen, die nicht resorbiert werden können. Die Chelatbildung nimmt dabei mit steigendem pH-Wert zu. Bei Antazida, die den pH erhöhen, kommt es daher zur Hemmung der Resorption von Tetracyclinen.

Passagezeit: Sowohl die Hemmung als auch die Beschleunigung der Magen-Darmpassage kann zur Verminderung der Resorption führen. Bei der Hemmung der Passage steht im Vordergrund eine verzögerte Magenentleerung bzw. unzureichende Vermischung und damit unzureichender Kontakt mit der resorbierenden Darmschleimhaut. Bei Beschleunigung der Darmpassage kann wiederum insbesondere bei schwer löslichen Arzneistoffen, die eine längere Resorptionszeit benötigen, die zur Resorption zur Verfügung stehende Zeit zu kurz sein. Dadurch kann es zu einer Verminderung der resorbierten Menge kommen. So werden z. B. stark wirkende Laxantien eingesetzt, um bei oralen Vergiftungen durch Beschleunigung der Darmpassage die Resorption von Gift zu verringern.

Interaktion kann auch erfolgen, wenn sich Arzneistoffe bereits im Darm an andere binden und so die Resorption erschwert wird. Solche Substanzen sind z. B. Kohle, Kaolin oder Austauschharz. Bekannt ist z. B. die Hemmung der Resorption von Lincomycin durch Kaolin oder von Digitalisglykosiden durch Colestyramin. Paraffinöl und polysiloxanhaltige Arzneimittel können die Resorption oraler Kontrazeptiva, Cumarinderivate oder fettlöslicher Vitamine hemmen. Andererseits ist aber auch eine Beschleunigung der Resorption von Arzneistoffen z. B. durch oberflächenaktive Stoffe (Dioctyl-Sulfosuccinat-Natrium) möglich.

6.1.3 Verteilung

Im Anschluß an ihren Übertritt vom Darmlumen in das Blut werden die Arzneistoffe verteilt, d. h. an Gewebe und Plasmaproteine gebunden, wobei das Verhältnis von freiem zu gebundenem Arzneistoff von seinen Eigenschaften, der Kapazität an Bindungsstellen und von der Gegenwart anderer Substanzen abhängig sind. Von seiten des Gewebes sind für die Verteilung maßgeblich: Gewebsdurchblutung, Menge des Gewebes sowie Affinität des Arzneistoffes zum Gewebe. So reichern sich z. B. lipophile Substanzen bevorzugt im Zentralnervensystem und im Fettgewebe an. Die Geschwindigkeit der Anreicherung ist jedoch unterschiedlich, sie ist rascher im stärker durchbluteten Nervengewebe und langsamer im Fettgewebe. Die Verteilung im Fettgewebe ist jedoch – quantitativ betrachtet – von weitaus größerer Bedeutung.

Interaktionen bei der Verteilung können dadurch entstehen, daß Arzneistoffe, die über gleiche Bindungsstellen verfügen, um diese konkurrieren. So kann ein Arzneistoff einen anderen aus einer *Gewebsbindung* verdrängen und damit dessen Konzentration im Blut so stark erhöhen, daß es zu toxischen Erscheinungen kommt. Eine besondere Rolle spielt dabei die Bindung an Plasmaproteine. Ein Arzneistoff ist nur dann pharmakologisch wirksam, wenn er in freier, ungebundener Form, nicht dagegen in Form einer Bindung an Plasmaproteine vorliegt. Aber auch die Geschwindigkeit seiner Metabolisierung und Ausscheidung ist von der *Plasmaproteinbindung* abhängig: Bei hoher Bindung wird er nur langsam metabolisiert und ausgeschieden. Arzneistoffe können sich gegenseitig aus solchen Plasmaproteinbindungen verdrängen. Dies ist insbesondere dann gefährlich, wenn ein Stoff von Natur aus eine sehr hohe Plasmaproteinbindung aufweist. In diesem Fall führt bereits eine geringe Verdrängung zu einem starken Anstieg des Blutspiegels an freiem Arzneistoff. Auf der anderen Seite wirkt sich klinisch eine Verdrängung aus der Plasmaproteinbindung kaum bei solchen Stoffen aus, die eine verhältnismäßig niedrige Bindung haben. Durch Verdrängung aus der Plasmaeiweißbindung werden sowohl Wirkungsintensität als auch Biotransformationsrate und Elimination durch die Niere gesteigert. Eine hohe Plasmaeiweißbindung weist z. B. das Cumarinderivat Warfarin auf. Wiederholt wurde berichtet, daß Stoffe, die ebenfalls über eine hohe Plasmaeiweißbindung verfügen wie Phenylbutazon, Sulfonamide, Tolbutamid oder Phenytoin, wenn diese gleichzeitig mit dem Cumarinderivat gegeben wurden, zu schweren Blutungen führten. Verdrängung aus dieser Bindung kann zu schweren Hypoglykämien führen.

6.1.4 Elimination

Die Elimination von Arzneistoffen erfolgt durch Metabolismus und Exkretion über Niere und Galle. Stoffe, welche die Elimination anderer beeinflussen, führen zur Änderung von deren biologischer Halbwertszeit. Dabei kann es insbesondere bei Arzneistoffen mit langer Halbwertszeit zur Kumulation kommen, wenn ihre Elimination gehemmt wird.

Biotransformation: Auf der Stufe der Biotransformation ist eine Arzneistoffinteraktion in zweifacher Hinsicht möglich: 1. durch Induktion arzneistoffabbauender Enzyme, 2. durch Hemmung von arzneistoffmetabolisierenden Enzymen. Sehr früh war bekannt, daß Barbiturate zur Enzyminduktion führen. Daraus resultiert eine Verminderung der Wirkungsintensität und Wirkungsdauer, die durch Erhöhung der Dosis ausgeglichen werden muß. Dabei kann es zu bedenklichen Zwischenfällen kommen. So wird z. B. durch Barbiturate der Abbau von Dicumarol beschleunigt und damit dessen gerinnungshemmende Wirkung vermindert. Um den therapeutischen Effekt des Dicumarols aufrechtzuerhalten, ist es jedoch notwendig, die Dosis zu erhöhen. Wird aber das Barbiturat abgesetzt und die Dicumaroldosis beibehalten, so kann es zu schweren Blutungen kommen, da jetzt die enzyminduzierende Wirkung des Barbiturates nicht mehr vorhanden ist und dem Patienten praktisch eine Überdosis Dicumarol verabreicht wird. Barbiturate führen nicht nur zum beschleunigten Abbau von Dicumarol sondern beispielsweise auch von Analgetika, Hydantoinen, Meprobamat, Antihistaminika und Antiphlogistika. Jedoch nicht nur Barbiturate, sondern auch eine große Anzahl anderer Arzneistoffe, die den Gruppen der Hypnotika, Analgetika, Antiepileptika, Psychopharmaka, oralen Antidiabetika, Steroidhormonen, Antihistaminika und einigen Antibiotika zuzuordnen sind, führen mehr oder weniger stark zur Enzyminduktion und damit zur Abschwächung der Wirkung anderer Pharmaka.

Ausscheidung durch die Nieren: Auch bei der Ausscheidung von unveränderten Arzneistoffen durch die Nieren ist Interaktion möglich. Die Verlangsamung ihrer Ausscheidung kann zur Kumulation führen. Andererseits führt eine Beschleunigung der Ausscheidung durch die Nieren zur Wirkungsabkürzung.

Die erste Interaktionsmöglichkeit besteht bereits bei der Filtration. Stoffe, die an Protein gebunden sind, werden nicht filtriert. Wird ein Stoff jedoch von einem anderen aus seiner Proteinbindung verdrängt, so kann er filtriert und damit ausgeschieden werden. Seine Wirkung ist verkürzt.

Viele Arzneistoffe werden vom Blut direkt über Tubuluszellen in das Tubuluslumen sezerniert, oft sogar entgegen einem Konzentrationsgefälle und zwar durch aktiven Transport. Bei dieser Art von Ausscheidung besteht eine Interaktionsmöglichkeit darin, daß zwei Stoffe um denselben Transportmechanismus in Konkurrenz treten und dabei gegenseitig ihre Sekretion in das Tubuluslumen hemmen. Auf diese Weise verzögert z. B. Probenecid die tubuläre Sekretion von Penicillin und Indometacin.

Die dritte Möglichkeit besteht in der Interaktion bei der Rückresorption von Arzneistoffen im Tubulussystem. Arzneistoffe, die durch Filtration und Sekretion in den Tubulusapparat gelangt sind, werden im Verlauf der Rückresorption konzentriert. Wenn ein Arzneistoff genügend lipophil ist, kann er passiv rückresorbiert werden. Da die Reabsorbierbarkeit von der Lipophilie bzw. von der Polarität abhängt, ist es verständlich, daß pH-Änderungen im Primärharn bei schwachen Elektrolyten deren Rückresorbierbarkeit ändern. pH-Veränderungen des Urins sehen wir nach Verabreichung von Natriumhydrogencarbonat und Amoniumchlorid. Die Steigerung des pH im Urin erhöht die Rückresorption schwacher Basen, eine Senkung des pH erhöht ihre Ausscheidung. So wird z. B. die Halbwertszeit von Amphetamin – einer schwachen Base – verdoppelt, wenn der pH des Urins von 5 auf 8 erhöht wird. Nach Verabreichung von Antazida dagegen und der damit einhergehenden Alkalisierung des Harnes wird die Ausscheidung von Salicylaten erhöht. Der Grund hierfür liegt in der stärkeren Ionisation des Salicylats und der damit verbundenen geringeren Lipophilie: Es wird schwerer rückresorbierbar, und damit ergibt sich eine Verkürzung der Wirkungsdauer.

6.1.5 Interaktion bei der Wirkung

Eine Interaktion bei der Wirkung kann dann angenommen werden, wenn eine der Plasmakonzentration des Arzneistoffes inadäquate Wirkungsstärke vorliegt. Für diese Art der Interaktion kommen mehrere Möglichkeiten im Sinne des Synergismus und Antagonismus in Frage, wie: Arzneistoffe können um einen gemeinsamen Rezeptor in synergistischer oder antagonistischer Weise in Konkurrenz treten. Für die Konkurrenz um einen gemeinsamen Rezeptor gibt es genügend Beispiele aus dem pharmakologischen Alltag. Erwähnt seien hier nur β-Rezeptorenblocker, α-Rezeptorenblocker, Atropin usw., die die Wirkung von Adrenergika bzw. Cholinergika aufheben, da sie sich in kompetitiver Weise an die entsprechenden Rezeptoren binden, ohne eine Intrinsic Activity auszulösen; gleichzeitig verhindern sie aber die Bindung von Adrenergika bzw. von Cholinergika. An synergistischen Wirkungen kennen wir z. B. die Wirkungsverstärkung von Sedativa, Tranquillantien, gewissen Antihypertensiva oder Antihistaminika durch Alkohol. Eine Verstärkung der Wirkung von Digitalisglykosiden ergibt sich z. B. bei gleichzeitiger Injektion von Calcium. Antagonistisch verhalten sich auf der anderen Seite Cumarin-Derivate und Vitamin K.

Neben den hier als Beispielen aufgeführten Interaktionen gibt es eine große Zahl weiterer Interaktionsmöglichkeiten. Im Einzelfall wird man gezwungen sein, sich detaillierte Informationen aus den wissenschaftlichen Schriften zu entnehmen.

Einige wichtige Interaktionen zeigt Tabelle 6-1.

Tab. 6–1: Einige ausgewählte Arzneimittel-Wechselwirkungen.
Die Änderung der Wirkung bezieht sich jeweils nur auf Arzneistoffgruppen der ersten Spalte.
[Ausführliche, vollständige und übersichtliche Darstellung s. H. P. T. Ammon (Hrsg.): Arzneimittelneben- und -wechselwirkungen, 2. Auflage, Wiss. Verlagsges. Stuttgart (1986)] ↑ : Verstärkung
↓ : Abschwächung der Wirkung von A durch B

Arzneistoff A	Arzneistoff B	Änderung der Wirkung von A	Geänderte Wirkung
Parasympathomimetika	Chinidin Procainamid	↓	Parasympathomimetische Wirkung
Parasympatholytika	Harn-alkalisierende Stoffe Sympathomimetika Trizyklische Antidepressiva Phenothiazine Antihistaminika Procainamid Chinidin	↑	Parasympatholytische Wirkung
Sympathomimetika	Antidepressiva Halothan Cyclopropan Harn-alkalisierende Stoffe	↑ ↑ ↑ ↓	Blutdrucksteigerung Herzwirkung Herzwirkung Sympathomimetische Wirkung
Sympatholytika (β-Blocker)	Antihypertonika	↑	hypotensive Wirkung
Sedativa/Hypnotika	Sedativa/Hypnotika Antihistaminika Phenothiazine Alkohol Harn-alkalisierende Stoffe Barbiturate (Enzyminduktion)	↑ ↓ ↓	Sedierende/hypnotische Wirkung Sedierende/hypnotische Wirkung Sedierende/hypnotische Wirkung
Tranquillantien	Zentral dämpfende Stoffe allgemein Alkohol	↑	Sedierende Wirkung
Neuroleptika Phenothiazine	Zentral dämpfende Stoffe allgemein Alkohol Benzodiazepine Antihistaminika	↑	Sedierende Wirkung
	Trizyklische Antidepressiva Anticholinergika Barbiturate (bei längerer Anwendung) Parasympatholytika Neuroleptika Antiparkinsonmittel Antihistaminika	↑ ↓ ↑	Anticholinerge (Neben)wirkungen Neuroleptische Wirkungen Anticholinerge Wirkung

Tab. 6–1: Einige ausgewählte Arzneimittel-Wechselwirkungen (Forts.).

Arzneistoff A	Arzneistoff B	Änderung der Wirkung von A	Geänderte Wirkung
	Zentraldämpfende Stoffe Alkohol Benzodiazepine	↑	Sedierung
	β-Blocker	↑	Thymoleptische Wirkung
Narkotika	Zentraldämpfende Stoffe	↑	Narkotisch-hypnotische Wirkung
	Muskelrelaxantien Neomycin Kanamycin Streptomycin	↑	Verlängerung der muskelrelaxierenden Wirkung
Halothan	Adrenalin	↑	Arrhythmien
	Zentraldämpfende Stoffe auch Alkohol	↑	Zentrale Dämpfung
Opiatanalgetika	Antihistaminika Phenothiazine Reserpin β-Blocker		
	Muskelrelaxantien	↑	Atemdepression
Analgetika mit antipyretischer und antiphlogistischer Wirkung Salicylate	Barbiturate (bei längerer Anwendung)	↓	Analgetische Wirkung
	Antazida	↓	Analgetische Wirkung
	Azida	↑	Analgetische Wirkung
Paracetamol	Atropin und Spasmolytika	↓	Verzögerter Wirkungseintritt
Phenylbutazon	Barbiturate (bei längerer Anwendung)	↓	Therapeutische Wirkung
	Antazida	↓	Therapeutische Wirkung
Antiparkinsonmittel Anticholinergika	Azida	↓	Therapeutische Wirkung
	Antazida	↑	Therapeutische Wirkung
Levodopa	Neuroleptika Tranquilizer	↓	Therapeutische Wirkung
Zentrale Muskelrelaxantien	Zentraldämpfende Stoffe	↑	Sedierende Wirkung
Periphere Muskelrelaxantien	Bestimmte Antibiotika und Narkotika β-Blocker Chinidin Lokalanästhetika Zentrale Muskelrelaxantien	↑	Muskelrelaxierende Wirkungen

Tab. 6–1: Einige ausgewählte Arzneimittel-Wechselwirkungen (Forts.).

Arzneistoff A	Arzneistoff B	Änderung der Wirkung von A	Geänderte Wirkung
Antiepileptika	Antikoagulantien Oxyphenbutazon Chloramphenicol PAS Isoniazid Sulfonamide Disulfiram	↑	Antiepileptische Wirkung
	Antazida	↓	Antiepileptische Wirkung
Phenobarbital Benzodiazepine	(s. Sedativa/Hypnotika) (s. Tranquillantien)		
Antiarrhythmika	Alkohol Stoffe, die zur Hyperkaliämie führen	↑	Herzwirkung
	Stoffe, die zur Hypokaliämie führen	↓	Herzwirkung
Positiv inotrop wirkende Stoffe (Herzglykoside)	Calciumsalze Thiazid-Diuretika Furosemid Etacrynsäure Chronische Laxantienanwendung Corticoide Carbenoxolon Spironolacton	↑	Herzwirkungen
	β-Blocker Amilorid Triamteren	↓	Herzwirkungen
	Sympathomimetika	↑	Arrhythmien
	Antazida	↓	Herzwirkungen
Stoffe zur Behandlung koronarer Herzerkrankungen Nitrate Dipyridamol und Dilazep	Alkohol Coffein	↑ ↓	Hypotensive Wirkung Antistenokardische Wirkung
Stoffe zur Behandlung peripherer Durchblutungsstörungen	Antihypertensiva	↑	Hypotensive Wirkung
Antihypertensiv wirkende Stoffe	Vasodilatatoren Diuretika Hypnotika/Narkotika Phenothiazine Antihistaminika	↑	Hypotensive Wirkung
Reserpin Clonidin Levodopa Dihydralazin	Zentraldämpfende Stoffe	↑	Sedierende und hypnotische Wirkung

Tab. 6–1: Einige ausgewählte Arzneimittel-Wechselwirkungen (Forts.).

Arzneistoff A	Arzneistoff B	Änderung der Wirkung von A	Geänderte Wirkung
Antikoagulantien	Salicylate bestimmte Antibiotika Sulfonylharnstoffe Phenylbutazon Sulfonamide	↑	Gerinnungshemmung
	Barbiturate (bei längerer Anwendung) Laxantien Rifampicin Vitamin K Antazida	↓	Gerinnungshemmung
Stoffe zur Behandlung von Anämien Eisenverbindungen	Tetracycline Antazida	↓	Therapeutische Wirkung
Diuretika Furosemid Etacrynsäure	Alkohol Barbiturate Diazepam	↑	Hypotensive Wirkung
	Corticoide	↑	Hypokaliämie
Spironolacton	Salicylate	↓	Diuretische Wirkung
Antitussiva Morphinderivate	Zentraldämpfende Stoffe	↑	Zentraldämpfende Wirkung
Ammoniumchlorid Bromhexin Guajakole Ipecacuanha Kaliumiodid Saponine	Salicylate Phenylbutazon Oxyphenbutazon	↑	Magenreizende Wirkung
Bronchospasmolytika (s. auch Sympathomimetika)	Harn-alkalisierende Substanzen trizyklische Antidepressiva	↓	Bronchospasmolytische Wirkung
	β-Sympathomimetika	↑	Bronchospasmolytische Wirkung
Schilddrüsenhormone	Acetylsalicylsäure Enzyminduktoren (Phenobarbital) Estrogene	↓	Hormonwirkungen
	Phenylhydantoin	↑	Hormonwirkungen
Corticoide	Antikoagulantien Salicylate	↑	Auftreten von Blutungen, Magenulzera
	Enzyminduktoren (Barbiturate, Rifampicin)	↓	Corticoidwirkungen
Estrogene	Enzyminduktoren (Barbiturate, Rifampicin)	↓	Hormonwirkungen
Insulin und orale Antidiabetika	Acetylsalicylsäure β-Blocker Phenylbutazon	↑	Hypoglykämische Wirkung

Tab. 6–1: Einige ausgewählte Arzneimittel-Wechselwirkungen (Forts.).

Arzneistoff A	Arzneistoff B	Änderung der Wirkung von A	Geänderte Wirkung
Orale Antidiabetika	Oxytetracyclin Adrenalin Corticoide Diuretika (Thiazide, Triamteren, Etacrynsäure) Phenothiazine	↓	Hypoglykämische Wirkung
	Alkohol Chloramphenicol Cumarine Phenylbutazon u. a.	↑	Verlängerung der hypoglykämischen Wirkung
	Chronischer Alkoholgenuß Enzyminduktoren	↓	Hypoglykämische Wirkung
Antihistaminika Diphenhydramin	Corticoide Enzyminduktoren Antikoagulantien Phenylbutazon	↓	Therapeutische Wirkung
Gichtmittel Urikosurika	Sulfinpyrazon Phenylbutazon	↑	Therapeutische Wirkung
Antibiotika Aminoglykoside	Furosemid Methoxyfluoran Cephalosporine Etacrynsäure Polymyxine	↑	Nephrotoxische Wirkung
Penicilline	Rifampicin	↓	Antibakterielle Wirkung
Tetracycline	Antazida Calcium (oral)	↓	Antibakterielle Wirkung

6.2 Arzneimittel und Straßenverkehr

Von H. Kurz

6.2.1 Allgemeine Gesichtspunkte

Kann ein Arzneimittel die Verkehrstüchtigkeit beeinträchtigen, so muß der Patient auf diesen Umstand hingewiesen werden. Zwar sind solche Nebenwirkungen auf dem Beipackzettel angegeben. Nach Meinung von Verkehrsrichtern könne man jedoch nicht erwarten, daß alle Patienten den Beipackzettel lesen. Eine Verpflichtung bestehe nicht. Kommt es zu einem Verkehrsunfall und läßt sich nachweisen, daß weder Arzt noch Apotheker einen entsprechenden Warnhinweis abgegeben haben, so können diese u. U. zum Schadenersatz verurteilt werden. Zwar setzt sich erfreulicherweise in der Rechtsprechung immer mehr die Ansicht durch, daß jeder Kraftfahrer nach Einnahme eines Arzneimittels prinzipiell mit einer Beeinträchtigung seines Fahrvermögens rechnen muß. Dies entbindet jedoch den Apotheker als Arzneimittelfachmann nicht von einer entsprechenden Unterrichtung des Patienten.

Beim Bedienen gefährlicher Maschinen am Arbeitsplatz gelten ähnliche Einflüsse von Arzneimitteln auf die Sicherheit. Verkehrsmedizinisch relevante Warnhinweise müssen daher entsprechend auch auf das Verhalten am Arbeitsplatz ausgedehnt werden.

Der normale Straßenverkehr erfordert im allgemeinen nicht den vollen Einsatz aller geistigen und körperlichen Fähigkeiten des Fahrers. Dieser könnte sich daher auch mit einer geringen arzneimittelbedingten Einschränkung seiner Verkehrstüchtigkeit im normalen Straßenverkehr noch sicher bewegen. Er muß jedoch immer damit rechnen, daß plötzlich Situationen auftreten, die er im Vollbesitz seiner Fähigkeiten gerade noch unbeschadet überstehen kann, die aber bei der geringsten Minderung seiner Leistungsfähigkeit unweigerlich zu einem Verkehrsunfall führen. Die Beurteilung möglicher Gefahren für die Verkehrstüchtigkeit darf daher nicht auf massive Arzneimittelwirkungen beschränkt werden, wie sie sich bereits in einfachen Tests wie z. B. Gehen mit geschlossenen Augen auf einem weißen Strich oder dem Finger-Nase-Zeigeversuch erkennen lassen. Mit solchen Tests lassen sich lediglich Motorik, Gleichgewichtssinn und Koordinationsfähigkeit prüfen. Damit kann man vielleicht die „Gehfähigkeit", nicht jedoch die Fähigkeit zum sicheren Führen eines Kraftfahrzeugs beurteilen.

Fehlverhalten im Straßenverkehr wird nicht nur durch eine mangelhafte psychomotorische Leistungsfähigkeit ausgelöst. Zum optimalen Verhalten gehören auch bestimmte Voraussetzungen der Persönlichkeit des Verkehrsteilnehmers. Wird durch Arzneimittel dessen affektives Verhalten, z. B. seine Aggressivität, verändert, so wirkt sich auch das als Beeinträchtigung der Verkehrstüchtigkeit aus. Um solche feineren Einflüsse der Arzneimittel zu erkennen, muß man zum Teil sehr komplizierte Testmethoden anwenden. Meist handelt es sich dabei nicht um einen einzelnen Test, sondern um ein sinnvolles System einander ergänzender Methoden.

Für die Beeinträchtigung der Verkehrstüchtigkeit durch Arzneimittel spielen folgende Faktoren eine Rolle:

- *Nebenwirkungen* vor allem an ZNS, die sonst nicht ins Gewicht fallen, oder die therapeutische Hauptwirkung selbst, lösen Störungen körperlicher, psychischer oder charakterlicher Art aus (Tab. 6-2). Manchmal treten solche Störungen erst nach längerdauernder therapeutischer Anwendung auf.
- Durch *Überdosierung* können Vergiftungserscheinungen mit schwerer Störung körperlicher Funktionen und des Bewußtseins auftreten.
- Bei *chronischer mißbräuchlicher Anwendung* können körperliche oder psychische Ausfallserscheinungen zustande kommen. Handelt es sich um Arzneimittel, bei denen die Gefahr der Entstehung einer Abhängigkeit gegeben ist, so kann unter Umständen durch die Entzugserscheinungen eine noch größere Gefahr für die Verkehrstüchtigkeit entstehen.
- Die Verkehrstüchtigkeit kann außerdem durch *Wechselwirkungen* von Arzneimitteln beeinflußt werden. Dazu gehören auch die Wechselwirkungen von Arzneimitteln mit Alkohol.

In welchem Ausmaß die Verkehrstüchtigkeit beeinträchtigt wird, hängt verständlicherweise von der *Höhe der Arzneimitteldosis* ab. Daneben ist aber auch der *Zeitpunkt der Einnahme* entscheidend. Wird z. B. ein Schlafmittel am Abend eingenommen, so rechnet man damit, daß eine mit 6 bis 8 Stunden angegebene Wirkung beim Aufstehen wieder voll abgeklungen ist. Da es sich fast immer um die Elimination nach einer Kinetik 1. Ordnung handelt, trifft dies streng genommen gar nicht zu. Die Wirkungskurve nähert sich asymptotisch der Null-Linie. Das heißt, am Morgen wird vielleicht keine deutlich erkennbare sedierende Wirkung mehr vorhanden sein. Ob jedoch die volle Verkehrstüchtigkeit bereits wieder besteht, kann man daraus nicht entnehmen. Da die Abklinggeschwindigkeit der Wir-

Tab. 6–2: Durch Arzneimittel verursachte Störungen der Verkehrstüchtigkeit (nach Schüle, Fortschr. Kiefer- und Gesichtschirurgie 5, 80 (1959)).

Physische Störungen	
Herabgesetzte Sinnesfunktionen: • Fusionsstörungen • Adaptationsschwäche • Blendempfindlichkeit • Gesichtsfeldeinengung (Tunnelphänomen) • Akkomodationsstörung • Hörverminderung • Gleichgewichtsstörung	Bewußtseinsstörungen: • kreislaufbedingt • zerebral bedingt • toxisch bedingt • durch Atemdepression bedingt
Psycho-physische Störungen	
Manifestation an folgenden Teilfunktionen: • Auffassung • Konzentration • Kritikfähigkeit • Kombinationsvermögen	• Reaktionsgeschwindigkeit • Motorische Koordination • Gesteigerte Ermüdbarkeit
Charakterliche Veränderungen	
• Störungen der Antriebssteuerung (gestörte Relation von Antrieb und Hemmung)	• Affektstörungen • Labilität der Persönlichkeit

kung mit der Halbwertszeit des Schlafmittels korreliert ist, wird Personen, die aus beruflichen Gründen ein Kraftfahrzeug führen müssen, meist ein Schlafmittel mit kurzer Wirkung wie Pentobarbital als besonders sicher empfohlen. Aber auch diese Sicherheit hängt vom Einnahmezeitpunkt ab. Nimmt der Betreffende nach einer größtenteils schlaflosen Nacht das Schlafmittel erst gegen Morgen ein, so kann auch dieses „sichere" Schlafmittel Ursache eines Fehlverhaltens im Straßenverkehr werden. Bei der Beratung des Patienten muß daher auf den Einnahmezeitpunkt hingewiesen werden.

Eine Bedeutung für die Verkehrstüchtigkeit können außerdem die sogenannten *paradoxen Reaktionen* haben. Sie bestehen in Erregungszuständen, die vor allem bei älteren Personen durch normalerweise sedierend wirkende Mittel wie Barbiturate, Diazepam oder Morphin hervorgerufen werden können.

Einige Nebenwirkungen wie vor allem die sedierende Wirkung treten besonders stark zu *Beginn einer Behandlung* auf. Im weiteren Verlauf der Anwendung wird diese Wirkung nicht mehr so stark empfunden oder ist gar nicht mehr wahrnehmbar. Dabei muß es sich nicht immer um eine echte Gewöhnung handeln. Das Zurückgehen der Wirkung kann auch subjektive Gründe haben, weil sich der Patient an die Sedierung gewöhnt hat. Das heißt, diese fällt ihm nicht mehr auf, obwohl eine objektive Beeinträchtigung seiner Verkehrstüchtigkeit weiterhin besteht. Allgemein ist die Gefahr, eine verminderte Verkehrstüchtigkeit selbst nicht zu erkennen, immer dann besonders groß, wenn die Wirkung einschleichend zustande kommt. Dies ist vor allem bei Arzneimitteln mit langer Halbwertszeit der Fall, weil dabei auch in vermeintlich sicherer niedriger Dosierung bei längerdauernder Anwendung die Sedierung unmerklich langsam (Kumulation) einsetzen kann.

Eine Beeinflussung der Verkehrstüchtigkeit ist grundsätzlich bei keinem Arzneimittel auszuschließen. Arzneimittelwirkungen haben, wenn sie zu einem Verkehrsunfall führen, fast immer juristische Konsequenzen. Man sollte daher bei der Beratung eines Patienten selbst bei Arzneimitteln, die relativ harmlos sind, mit der Feststellung zurückhaltend sein, damit werde die Verkehrstüchtigkeit auf keinen Fall beeinträchtigt. Man weiß nie, ob der Patient nicht infolge eines Mißverständnisses oder mangels Intelligenz eine Situation heraufbeschwört, in welcher ein sonst harmloses Arzneimittel ein Fehlverhalten im Verkehr bewirkt. Schließlich kann selbst ein Abführmittel einen Verkehrsunfall auslösen, wenn es zur unrechten Zeit eingenommen wurde.

Abgesehen von der bei allen Arzneimitteln vorhandenen potentiellen Gefahr, ist bei den folgenden Gruppen eine Beeinträchtigung der Verkehrstüchtigkeit mit besonders hoher Wahrscheinlichkeit zu erwarten.

6.2.2 Besonderheiten einzelner Arzneimittelgruppen

Narkotika

Bei längerdauernden Narkosen, z. B. während eines größeren chirurgischen Eingriffes, besitzt die verminderte Verkehrstüchtigkeit keine Bedeutung, da der Patient ja anschließend noch einige Zeit in stationärer Behandlung bleibt. Dagegen werden Kurznarkosen mit Injektionsnarkotika auch zur Durchführung kleinerer Eingriffe oder von diagnostischen Maßnahmen benützt, bei denen der Patient kurze Zeit nach dem Aufwachen wieder als „gehfähig" entlassen wird. Bei *Propanidid*, das im Organismus sehr schnell durch Hydrolyse inaktiviert wird, ist eine länger anhaltende Beeinträchtigung der Verkehrstüchtigkeit unwahrscheinlich. Bei den anderen Injektionsnarkotika muß mit einer Beeinträchtigung gerechnet werden, auch wenn der Patient sich selbst wieder völlig beschwerdefrei fühlt. Die *Thiobarbiturate* und in geringerem Maße auch *Hexobarbital* verlieren zwar durch Umverteilung rasch ihre narkotische Wirksamkeit. Da sie aber noch über längere Zeit in unveränderter Form im Muskel- und Fettgewebe gespeichert werden, ist bis zu 24 Stunden nach der Narkose noch mit einer Beeinträchtigung der Verkehrstüchtigkeit zu rechnen und vom Führen eines Kraftfahrzeuges abzuraten. Die Gehfähigkeit, d. h. die Möglichkeit, ohne fremde Hilfe zu gehen, ist bereits 1 bis 2 Stunden nach der Narkose wieder vorhanden. Aber auch in diesem Zustand sollte der Patient nicht allein, sondern zusammen mit einer Begleitperson nach Hause gehen.

Hypnotika, Sedativa

In geringen Dosen als Sedativa eingenommen, dämpfen diese Stoffe eine gesteigerte psychische Erregbarkeit. In höherer Dosis als Schlafmittel können sie in unterschiedlich starker Weise für die Verkehrstüchtigkeit wichtige Funktionen wie Aufmerksamkeit, Beobachtungsschärfe, Reaktionsschnelligkeit und Sicherheit hemmen. Auch die gelegentlich nach Schlafmittelgebrauch auftretenden euphorischen Enthemmungszustände können Ursache für ein Fehlverhalten im Straßenverkehr sein. Eine zusätzliche Verminderung der Verkehrstüchtigkeit kann dadurch zustande kommen, daß durch Schlafmittel wie vor allem *Barbiturate* und *Benzodiazepinderivate* der Blutdruck gesenkt wird und dadurch Schwindel und Benommenheit auftreten. Benzodiazepine hemmen polysynaptische Reflexe. Dadurch kann die motorische Reaktionsfähigkeit vermindert werden.

Die Gefährdung durch Schlafmittel kommt weniger durch die akute Wirkung zustande als durch die Nachwirkungen. Besonders groß ist diese Gefahr, wenn bei Mitteln mit langer Halbwertszeit Kumulation eintritt. Zu diesen gehören das *Barbital*, das noch in einigen sogenannten Nervenmitteln als Bestandteil enthalten ist, und das *Diazepam*. Auch die *Bromureide* sind gefährlich, da das im Organismus abgespaltene Bromid ebenfalls sedierend wirkt und mit seiner langen Halbwertszeit von 12 bis 14 Tagen selbst bei niedriger Dosierung im Laufe von Wochen in bedenklicher Weise kumulieren kann. Außerdem ist zu berücksichtigen, daß bei den meisten Schlafmitteln (*Barbiturate, Bromureide, Benzodiazepine*) eine Arzneimittelabhängigkeit entstehen kann. In diesem Fall können durch Entzugserscheinungen Gefahren für die Sicherheit im Straßenverkehr auftreten.

Psychopharmaka

Die Hauptgefahr für die Verkehrstüchtigkeit besteht in der sedierenden Wirkung, welche die meisten dieser Stoffe besitzen. Diese tritt vor allem zu Beginn der Behandlung auf und kann sich dann bei weiterer Verabreichung wieder verringern. Ob nach längerdauernder Anwendung und unter der Voraussetzung nicht allzu hoher Dosen dem Patienten das Führen eines Kraftfahrzeuges wieder erlaubt werden darf, muß der behandelnde Arzt entscheiden. Bei den Tranquilizern muß außerdem daran gedacht werden, daß gelegentlich paradoxe Reaktionen auftreten können. Meist besteht dabei ein Zusammenhang mit dem gleichzeitigen Genuß von alkoholischen Getränken und Kaffee.

Tranquilizer, Neuroleptika sowie auch die *Antidepressiva* können durch ihre blutdrucksenkende Wirkung das Auftreten orthostatischer Kreislaufstörungen begünstigen und dadurch ebenfalls die Verkehrstüchtigkeit vermindern. Eine weitere Gefährdung ist dadurch gegeben, daß Neuroleptika und Antidepressiva durch Störung der Akkomodation das Sehvermögen beeinträchtigen.

Alle Psychopharmaka verstärken auch die Wirkung des Alkohols. Bei den Neuroleptika ist dies besonders gefährlich, da die Alkoholwirkung supraadditiv (Potenzierung) verstärkt wird. Es ist wichtig, daran zu denken, daß Neuroleptika – oft nicht direkt erkennbar – in Kombinationspräparaten wie Mitteln gegen Hyperazidität, Mitteln gegen Hypertonie, Mittel zur vegetativen Dämpfung und auch als Zusatz in Schlafmitteln enthalten sein können. Bei längerdauernder Anwendung von Neuroleptika kann die Verkehrstüchtigkeit durch das Auftreten extrapyramidalmotorischer Störungen vermindert werden. Bei entsprechend empfindlichen Personen reichen dazu schon die geringen in Kombinationspräparaten enthaltenen Mengen aus.

Nach Anwendung der *Lithiumsalze* ist mit einer Beeinträchtigung der Muskelfunktion durch Muskelschwäche und Tremor zu rechnen. Wegen der geringen therapeutischen Breite dieses Arzneimittels können sehr leicht toxische Symptome wie Schläfrigkeit, Ataxie, Benommenheit, Krämpfe auftreten.

Schließlich darf nicht außer acht gelassen werden, daß die Anwendung der Psychopharmaka in der Regel durch eine psychische Erkrankung ausgelöst wird. Allein diese Erkrankung kann bereits ein wesentlicher Anlaß zu einer Verminderung der Verkehrstüchtigkeit sein. Die Entscheidung darüber muß der behandelnde Arzt treffen.

Antiepileptika

Eine Beeinträchtigung der Verkehrstüchtigkeit kann schon durch die Erkrankung selbst gegeben sein und u. U. sogar durch die Anwendung der Antiepileptika verbessert werden. Da es sich um eine lebenslange Therapie handelt, ist vor allem mit chronischen Wirkungen zu rechnen. Sie bestehen einmal in der sedierenden Wirkung der meisten Antiepileptika, die zu Müdigkeit, Benommenheit und Schwindel führt. Daneben drohen weitere Gefahren für die Sicherheit im Verkehr durch Ataxie, Tremor, Nystagmus und Lichtscheu. Ob einem Epileptiker das Führen eines Kraftfahrzeuges erlaubt werden kann, vermag bei kritischer Abwägung aller Gesichtspunkte nur der behandelnde Arzt zu entscheiden.

Analgetika

Die *morphinartig wirkenden Analgetika* einschließlich der zu den Betäubungsmitteln gehörenden *Antitussiva* können bereits bei einer einzelnen Dosis durch rauschartige Zustände, Sedierung und Benommenheit zu Fehlverhalten im Straßenverkehr führen. Gelegentlich kommt es auch zu paradoxen Erregungszuständen. Nach längerdauernder Anwendung droht außerdem die Gefahr, daß Entzugserscheinungen auftreten. Bei Anwendung dieser Arzneimittel sollte daher grundsätzlich auf das Führen eines Kraftfahrzeuges verzichtet werden. Dafür spricht außerdem, daß einer begründeten Anwendung dieser Mittel wohl immer eine ernst zu nehmende Erkrankung zugrunde liegt.

Die schwächeren *Analgetika mit antipyretischer Wirkung* wie die *Salicylate, Phenacetin, Paracetamol, Propyphenazon* haben keine sedierende, sondern eher eine zentral erregende Wirkung. Eine Ausnahme bildet Salicylamid, das sedierend wirkt. Durch Kombination mit Coffein wird die erregende Wirkung der Analgetika verstärkt.

Dadurch können Erregungszustände ausgelöst werden, die häufig von einer euphorisch gefärbten Enthemmung begleitet sind. Die Verkehrstüchtigkeit wird unter Umständen beträchtlich eingeschränkt. Analgetische Kombinationen können auch Barbiturate, Codein oder Phenothiazine enthalten. Bei Codein und den Phenothiazinen ist außer mit deren sedierender Eigenwirkung auch noch mit einer Potenzierung der Wirkung von Alkohol oder der Barbiturate zu rechnen. Durch chronischen Mißbrauch der Analgetika kann eine allgemeine Verminderung der physischen und psychischen Leistungsfähigkeit mit entsprechender Beeinträchtigung der Verkehrstüchtigkeit entstehen.

H_1-Antihistaminika

Diese Stoffe vermindern die Verkehrstüchtigkeit vor allem durch ihre sedierende Wirkung. Durch den gleichzeitigen Zusatz von Coffein läßt sich diese Gefahr nicht sicher ausschließen. Von Bedeutung ist außerdem die Kreislaufwirkung der Antihistaminika, durch welche orthostatische Regulationsstörungen hervorgerufen werden können. Die Frage nach der Beeinträchtigung der Verkehrstüchtigkeit stellt sich besonders für die an einer Allergie wie Heuschnupfen leidenden Patienten, da diese oft über einen langen Zeitraum Antihistaminika einnehmen müssen. Auch bei den Antihistaminika ist die sedierende Wirkung vor allem zu Beginn der Behandlung ausgeprägt. Später kann eine Besserung eintreten. Wenn sich nach einer längerdauernden Anwendung die individuelle Reaktion eingespielt hat, muß der Arzt von Fall zu Fall entscheiden, ob das Führen eines Kraftfahrzeuges gestattet werden kann. Bei Astemizol (Hismanal®), Tritoqualin (Inhibostamin®) und Terfenadin (Teldane®) soll keine Beeinträchtigung der Verkehrstüchtigkeit auftreten.

Antihypertensiva

Bei diesen Arzneimitteln wird die Verkehrstüchtigkeit einmal durch ihre sedierende Wirkung beeinträchtigt. Eine solche findet man vor allem bei *Reserpin, Methyldopa, Clonidin* und den β-*Rezeptoren-Blockern*.

Auf der anderen Seite kann die Beeinträchtigung bei den stark wirkenden Mitteln wie *Guanethidin, Methyldopa* und in geringerem Ausmaß bei *Clonidin* durch orthostatische Hypotension, Schwindel, Benommenheit und eventuell sogar durch eine vorübergehende Ohnmacht entstehen. Die Wirkung des Alkohols wird durch sedierend wirkende Antihypertensiva verstärkt. Wie bei anderen chronisch angewandten Arzneimitteln muß auch bei den Antihypertensiva im Einzelfall der behandelnde Arzt entscheiden, ob das Führen eines Kraftfahrzeuges erlaubt werden kann.

Die Gefahr einer verminderten Verkehrstüchtigkeit durch orthostatische Hypertension droht auch bei anderen Stoffen, die durch ihre Wirkung an den Blutgefäßen den Blutdruck senken. Solche sind z. B. Arzneistoffe, die zur Behandlung peripherer Durchblutungsstörungen angewandt werden, und auch das Isoniazid.

Stimulantien und Appetitzügler

Daraus, daß die zentral hemmenden Stoffe die Verkehrstüchtigkeit vermindern, kann man nicht umgekehrt schließen, daß zentral erregend wirkende Stoffe wie *Coffein* konsequenterweise eine Verbesserung bewirken müßten. Die durch solche Stoffe ausgelöste psychische Erregung, die Steigerung der Aggressivität und die sonstigen Änderungen des affektiven Verhaltens können ebenfalls Ursachen für ein Fehlverhalten im Straßenverkehr sein. Hohe Dosen von Coffein rufen neben Unruhe, Konzentrationsstörungen und Verwirrtheit außerdem auch körperliche Reaktionen wie Kopfschmerzen, Herzklopfen, Schwindel und Zittern hervor. Man spricht nicht zu Unrecht bei übermäßigem Genuß coffeinhaltiger Getränke auch von einem „Coffeinrausch".

Häufig wird versucht, die Wirkungen des Alkohols durch Coffein oder andere zentral erregend wirkende Stoffe zu kompensieren. Damit gelingt es, die müdemachende Wirkung des Alkohols zu verringern und Aufmerksamkeit sowie Wahrnehmungsfähigkeit wieder zu verbessern. Die durch Alkohol gestörte Motorik bleibt jedoch nahezu unbeeinflußt. Andererseits tritt die alkoholbedingte Enthemmung, die vorher durch die dämpfende Wirkung des Alkohols überdeckt war, viel stärker in Erscheinung. Dadurch kommt es zur Überschätzung der eigenen Fähigkeiten. Fast immer wird daher durch zentral erregende Mittel die Verkehrstüchtigkeit eines unter Alkoholeinwirkung stehenden Menschen nicht verbessert, sondern eher verschlechtert.

Zu den erregend wirkenden Arzneimitteln mit verkehrsmedizinischer Bedeutung gehören außerdem noch die *Appetitzügler* sowie die *Sympathomimetika*, die als *Kreislaufmittel* oder auch in *Hustenmitteln* (z. B. *Ephedrin*) angewandt werden.

Antidiabetika

Bei der Anwendung dieser Stoffe muß immer mit der Gefahr der Über- bzw. Unterdosierung gerechnet werden. Die Verkehrstüchtigkeit kann dann durch hypo- oder hyperglykämische Zustände stark beeinträchtigt werden. Die Sicherheit des Diabetikers im Verkehr hängt daher in starkem Maße davon ab, wie sorgfältig er die ärztlichen Anweisungen in bezug auf Diät und Anwendung der Antidiabetika befolgt. Die Verkehrstüchtigkeit kann außerdem durch die Wechselwirkungen oraler Antidiabetika mit Alkohol vermindert werden. Mit einer direkten zentralnervösen Beeinflussung durch die Antidiabetika ist nicht zu rechnen.

β-Rezeptorenblocker

Durch β-Rezeptorenblocker kann die Verkehrstüchtigkeit infolge ihrer Kreislaufwirkungen vermindert werden. Andererseits können sie die körperlichen Auswirkungen von Streßsituationen im Straßenverkehr vermindern und auf diese Weise auch das Fahrverhalten verbessern. In einigen Untersuchungen hat man jedoch festgestellt, daß unter der Wirkung von β-Blockern Aufmerksamkeit und Konzentration nachlassen sowie die Reaktionszeit zunimmt. Im Fahrtest ergibt sich daraus eine erhöhte Fehlerhäufigkeit, die vor allem zu Beginn der Verabreichung beobachtet wird. Nach 3 Wochen bildet sich diese Erscheinung wieder zurück. Die Erlaubnis zum Führen eines Kraftfahrzeuges bei einer Behandlung mit β-Blockern muß daher von der individuellen Beurteilung durch den behandelnden Arzt abhängig gemacht werden.

Sonstige Arzneimittel

Eine Verminderung der Verkehrstüchtigkeit kann auch durch Arzneimittel erfolgen, welche die Funktion der Sinnesorgane verändern. So kann das Sehvermögen durch *Parasympathomimetika* (Miosis) oder durch *Parasympatholytika* (Mydriasis, Akkomodationslähmung) verschlechtert werden. Zu den Stoffen mit parasympatholytischer Wirkung gehören nicht nur Atropin und therapeutisch ähnlich verwendete Stoffe, sondern auch die trizyklischen Antidepressiva. Sehstörungen können außerdem nach Anwendung von *Ethambutol, Chloroquin* und *herzwirksamen Glykosiden* entstehen. *Aminoglykoside* können den Gehör- und Gleichgewichtssinn beeinflussen. Durch einige Arzneimittel werden nach längerdauernder Anwendung psychische Veränderungen und eventuell sogar psychotische Zustände ausgelöst. Solche Stoffe sind vor allem *Corticoide, Isoniazid* und die *herzwirksamen Glykoside*.

6.3 Arzneimittel und Schwangerschaft

Von H. Kurz

6.3.1 Allgemeine Gesichtspunkte

Nach einer größeren Studie nahmen über 90% der Frauen während der Schwangerschaft Arzneimittel ein. Im Durchschnitt benutzte dabei jede Schwangere elf verschiedene Mittel. Da abgesehen von großmolekularen Arzneistoffen wie Plasmaersatzmitteln, Insulin oder Heparin alle Arzneistoffe durch die Plazenta in den kindlichen Kreislauf übergehen, ist die Wahrscheinlichkeit sehr groß, daß die Eizelle bis zur Entwicklung des lebensfähigen Kindes dem Einfluß von Arzneimitteln unterliegt.

Man unterscheidet dabei zwei Möglichkeiten der Einwirkung. Als *embryotoxische Wirkung* bezeichnet man Reaktionen eines Arzneistoffes, die im mütterlichen und im kindlichen Organismus qualitativ ähnliche Auswirkungen haben. Wegen der höheren Empfindlichkeit des Embryos ist jedoch die Wirkung bei diesem meist quantitativ stärker. Von einer *teratogenen Wirkung* spricht man, wenn als Reaktion eine Mißbildung auftritt.

6.3.2 Arzneimittel während der intrauterinen Entwicklung

Embryotoxische und teratogene Wirkungen kommen häufig schon bei Arzneistoffdosen zustande, bei denen im mütterlichen Organismus noch keine wesentlichen Nebenwirkungen auftreten *(selektive Toxizität)*. Dafür sind vor allem zwei Faktoren verantwortlich.
- Embryonales Gewebe proliferiert sehr rasch und besitzt daher einen intensiven Stoffwechsel. Alle Arzneistoffe, die irgendwie in den Zellstoffwechsel eingreifen, müssen daher an solchen Zellen stärker schädigend wirken als an den langsam wachsenden mütterlichen Zellen.
- Die arzneistoffabbauenden Enzyme besitzen beim Embryo noch nicht die Aktivität wie beim Erwachsenen. Dadurch erfolgt die Inaktivierung der Arzneistoffe im kindlichen Organismus langsamer als bei der Mutter.

Kritische Phasen: Die Gefahr der Entstehung einer Mißbildung sowie die Art der Mißbildung sind in den einzelnen Entwicklungsphasen der Schwangerschaft verschieden groß (Abb. 6-1).

In der *Progenese* wirken sich Arzneimittelschäden als Befruchtungsunfähigkeit aus. Der Zusammenhang mit der Arzneistoffwirkung ist sehr schwer zu verifizieren, da eine solche Störung auch durch zahlreiche andere Faktoren ausgelöst wird. Aussagen darüber basieren meist auf einem Verdacht, der aus Tierversuchen abgeleitet wurde.

In der *Blastogenese* führen Schädigungen zum Absterben des Keimes, der dann meist von der Uterusschleimhaut resorbiert wird, ohne daß äußere Erscheinungen auftreten. Da eine Schwangerschaft kaum bereits in den ersten 15 Tagen erkannt wird, gelangt diese Schädigung fast nie zur Kenntnis der betreffenden Frau. Über Schädigungen in diesem Zeitraum gibt es daher fast keine verwertbaren Angaben.

In der *Embryogenese* haben Schädigungen dagegen starke Auswirkungen. Da in diesem Entwicklungsabschnitt Arme, Beine, die äußere Körperform und die inneren Organe angelegt werden, entstehen Fehlentwicklungen, die von partiellen Schäden bis zum gänzlichen Fehlen eines Organs, wie z. B. des Gehirns (Anenzephalie) oder einer Niere, reichen können.

In der *Fetalzeit* erfolgt die Feindifferenzierung der Organe und die Ausbildung der Körperfunktionen. In diesem Zeitraum rufen Schädigungen meist keine Mißbildungen mehr hervor, sondern äußern sich in einer Unreife der Organe und in mangelhaften Körperfunktionen.

Auch bei der *Plazentarentwicklung* können Störungen entstehen. In der geschädig-

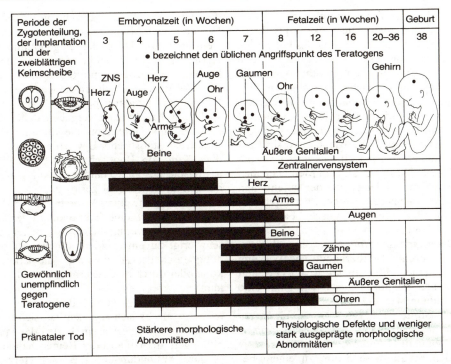

Abb. 6-1: Schematische Darstellung der Entwicklungsperioden, in denen der menschliche Embryo bzw. Fetus durch Teratogene gefährdet ist (aus Thews, Mutschler, Vaupel, Anatomie, Physiologie und Pathophysiologie des Menschen, Wissenschaftliche Verlagsgesellschaft mbH, 2. Auflage, Stuttgart 1982). Schwarze Felder = Perioden von hoher Gefährdung, helle Felder = Perioden weniger starker Empfindlichkeit.

ten Plazenta ist der Stoffaustausch zwischen kindlichem und mütterlichem Blut gestört. Dadurch können sekundär Schäden beim Embryo bzw. Feten auftreten.

Die Frühschwangerschaft ist die empfindlichste Phase für das Auftreten teratogener Wirkungen und wird daher als die kritische Periode bezeichnet. Obwohl sie individuell und von Schwangerschaft zu Schwangerschaft etwas variiert, kann man in der Praxis davon ausgehen, daß mit Ausnahme einiger spezifischer Wirkungen die größte Gefahr einer Arzneimittelschädigung innerhalb der ersten drei Monate der Schwangerschaft gegeben ist.

6.3.3 Problematik der Beurteilung embryotoxischer und teratogener Wirkungen beim Menschen

Beurteilung von Ergebnissen aus Tierversuchen: Teratogene Wirkungen sind häufig artspezifisch verschieden. So kommen einige Mißbildungen nur beim Menschen vor. Andererseits können Tiere auf Arzneistoffe mit Mißbildungen reagieren, die beim Menschen keine Entwicklungsstörung auslösen. Im allgemeinen scheinen Tiere auch gegenüber teratogenen Wirkungen empfindlicher zu sein als der Mensch. In diesem Falle würde die unkritische Übertragung solcher Ergebnisse auf den Menschen zu einer unnötigen Einschränkung der Arzneimittelanwendung führen. Bei einigen Arzneistoffen wie dem Thalidomid ist die Empfindlichkeit der Tiere wesentlich geringer als die des Menschen. Die Unkenntnis dieser Tatsache hat zur Entstehung des bekannten Thalidomidunglücks beigetragen. Bei den meisten Arzneistoffen beruht heute die Warnung vor möglichen teratogenen Wirkungen auf der Beobachtung im Tierversuch. Die Signifikanz für den Menschen ist sehr schwer zu beurteilen und kann manchmal vielleicht eine übertriebene Vorsicht zur Folge haben. Da jedoch eine gezielte experimentelle Untersuchung am Menschen ausscheidet, muß solange von der potentiellen Gefahr ausgegangen werden, bis durch entsprechend zahlreiche klinische Fallstudien eine Klärung erfolgt ist.

Mangelnde Spezifität teratogener Wirkungen: Während die therapeutische Wirkung eines Arzneistoffes in der Regel bei allen Menschen qualitativ gleich ist, kann eine Mißbildung wie die offene Gaumenspalte durch Stoffe mit ganz unterschiedlicher Struktur wie Antimetaboliten, Cortison oder Vitamin A (in hohen Dosen) ausgelöst werden, wenn diese Stoffe zu einem bestimmten Zeitpunkt der Schwangerschaft verabreicht werden. Andererseits kann dieselbe Substanz, zu verschiedenen Zeitpunkten verabreicht, verschiedene Mißbildungen hervorrufen. Ein weiterer Unterschied zur therapeutischen Wirkung besteht darin, daß für die teratogene Wirkung meist keine klare Dosis/Wirkungs-Beziehung besteht.

Multifaktorielle Auslösung teratogener Wirkungen: Viele Frauen bringen auch nach Einnahme von Arzneimitteln, von denen teratogene Wirkungen beim Menschen bekannt sind, ein gesundes Kind zur Welt. Man schließt daraus, daß zur Manifestierung teratogener Wirkungen außer dem Arzneimittel noch andere Faktoren vorhanden sein müssen. Die mangelhafte Kenntnis macht es außerordentlich schwer, die Wahrscheinlichkeit einer Mißbildung für das Individuum zu beurteilen.

Schwierigkeit der Untersuchung am Menschen: Für Studien am Menschen gibt es zwei Möglichkeiten. Einmal können retrospektive Erhebungen an Schwangerschaften, die zu Mißbildungen geführt haben, vorgenommen werden. Dies führt relativ schnell zum Ziel, hat jedoch den Nachteil der Ungenauigkeit, da sich die meisten Frauen nach 9 Monaten oder später an Art, Zeitpunkt und Dosis der eingenommenen Arzneimittel nicht mehr genau erinnern können. Außerdem sind die Mutter und auch der Befragende durch die Kenntnis der Mißbildung subjektiv beeinflußt. Bei prospektiven Erhebungen vergehen daher oft 10 oder mehr Jahre, bis die für eine einwandfreie statistische Bewertung notwendige Zahl von Beobachtungen vorhanden ist, da die absolute Häufigkeit von Mißbildungen an sich ja sehr gering ist.

Die Einnahme eines Arzneimittels wird in der Regel durch eine Erkrankung oder andere Störung veranlaßt. Es ist daher oft schwierig, zu entscheiden, ob die Mißbildung durch das Arzneimittel, die Erkrankung oder durch beides zusammen zustande kam.

Die Erfassung von Mißbildungen ist leicht, wenn es sich um deutlich sichtbare Störungen wie eine Hasenscharte oder Mißbildungen an Armen oder Beinen handelt. Andere Mißbildungen, z. B. am Herzen, werden häufig erst in den späteren Lebensmonaten oder erst nach 1 bis 2 Jahren erkannt.

Die größte Schwierigkeit liegt jedoch darin, daß oft die Zahl der Beobachtungen für eine sichere Beurteilung nicht ausreicht. Diese Zahl ist nach den Regeln der Statistik mit der Häufigkeit des Auftretens einer Mißbildung korreliert. Für die Polyneuropathie durch Thalidomid z. B. wird eine Häufigkeit von 1–2‰ angegeben. In diesem Falle wäre für eine sichere Beurteilung die Untersuchung von 7000 Schwangeren mit Thalidomideinnahme erforderlich. Falls die Untersuchungen nicht unter streng kontrollierbaren klinischen Bedingungen erfolgen können, müßte die Zahl in beiden Gruppen noch wesentlich erhöht werden. Dies zeigt, warum es bei einer großen Zahl von Arzneimitteln bisher noch nicht möglich ist, über die Warnung vor einer potentiellen Gefahr hinaus, konkretere Angaben zu machen.

6.3.4 Empfehlungen für die Anwendung von Arzneimitteln während der Schwangerschaft

- Ein Arzneimittel darf nur dann angewandt werden, wenn es unbedingt erforderlich ist und das angestrebte therapeutische Ziel nicht durch eine andere, risikoärmere Maßnahme erreicht werden kann.
- Andererseits darf bei einer vitalen Indikation der Schwangeren ein wichtiges Arzneimittel nicht deshalb vorenthalten werden, weil die Gefahr einer Mißbildung nicht ausgeschlossen werden kann. Bei Arzneimitteln mit besonders großer Mißbildungswahrscheinlichkeit, wie z. B. den Zytostatika, muß ein Abbruch der Schwangerschaft erwogen werden.
- Jeder Entscheidung, ein Arzneimittel in der Schwangerschaft anzuwenden, muß eine sorgfältige Risikoabwägung vorausgehen. Dabei muß bedacht werden, daß auch die Krankheit, wegen der das Arzneimittel angewandt werden soll, eine Schädigung des Kindes hervorrufen kann.
- In der Frühschwangerschaft, d. h. den ersten 3 Monaten, ist eine besondere Zurückhaltung bei der Anwendung von Arzneimitteln geboten.
- Die Anwendung neu auf den Markt gekommener Arzneimittel soll vermieden werden, und statt dessen sollen Arzneimittel gleicher therapeutischer Wirkung benutzt werden, bei denen schon mehr Erfahrungen über das Risiko teratogener Wirkungen vorliegen.
- Bei der Anwendung von Arzneimitteln mit besonders hohem Mißbildungsrisiko muß daran gedacht werden, daß bei jeder Frau im generationsfähigen Alter der Beginn einer noch nicht erkannten Schwangerschaft vorliegen kann.
- Der Apotheker sollte bei der Abgabe von nicht verschreibungspflichtigen Arzneimitteln bedenken, daß sich einfachere Störungen des Wohlbefindens auch durch diätetische Maßnahmen oder eine Änderung der Lebensweise beeinflussen lassen. Eine Vielzahl von Störungen kann auch durch Homöopathika oder nebenwirkungsarme Plazebos gebessert werden.

6.3.5 Übersicht über schädliche Arzneimittelwirkungen in der Schwangerschaft

a	≙	Schädigungen vor allem nach Anwendung in den ersten 3 Monaten
b	≙	Schädigungen vor allem nach Anwendung in den letzten 6 Monaten
ab	≙	Schädigungen nach Anwendung während der ganzen Schwangerschaft
c	≙	Schädigungen nach Anwendung kurz vor der Geburt

Tab. 6–3: Gruppe I: Arzneistoffe, bei denen die Möglichkeit einer Schädigung aufgrund von Beobachtungen am Menschen abgeleitet wird.

Antiepileptika	a	Hasenscharte, offene Gaumenspalte und andere körperliche Mißbildungen
Barbiturate	a	Zahlreiche körperliche Anomalien
Chemotherapeutika		
Streptomycin und andere Aminoglykoside	b	Gehörschädigung
Tetracycline	b	Zahnanomalien
Zytostatika	ab	Mißbildungen verschiedener Art
Diuretika vom Benzothiadiazintyp	b	Thrombozytopenie, Hyperbilirubinämie
Hormone:		
Androgene	ab	Maskulinisierung weiblicher Feten
Gestagene	ab	Maskulinisierung weiblicher Feten

Tab. 6–3: Gruppe I: Arzneistoffe, bei denen die Möglichkeit einer Schädigung aufgrund von Beobachtungen am Menschen abgeleitet wird (Forts.).

Estrogene	a	Nach hohen Dosen („Pille danach") Hydrocephalus und andere Mißbildungen („Wasserkopf")
Diethylstilbestrol	a	Bei Mädchen mit mittlerer Latenzzeit von 17 Jahren Auftreten eines Adenokarzinoms der Vaginalschleimhaut
Laxantien, (stark wirkende)	b	Abortgefahr
Morphinartig wirkende Analgetika	b,c	Atemlähmung bzw. Entzugserscheinungen beim Neugeborenen
Narkotika	ab	Erhöhte Abortgefahr nach wiederholter Einwirkung (Anästhesistinnen)
Prostaglandine	ab	Wehenauslösung, Abort
Secale-Alkaloide	b	Spontanabort
Thyreostatika	b	Hyperthyreose, Kropfbildung
Alkohol	ab	Nach hohem Alkoholkonsum in der Schwangerschaft Alkoholembryopathie
Impfungen:		
Pocken	ab	Embryopathie, Abort
Gelbfieber	ab	Embryopathie
Diphtherie	ab	Embryopathie
Röteln	ab	Embryopathie

6.3.6 Empfehlungen zur Beratung bei Arzneimitteln in der Schwangerschaft

Arzneimittel zur Eisensubstitution: Da bei einer ausgeglichenen Ernährung auch während der Schwangerschaft kein Eisenmangel aufzutreten braucht, andererseits die Gefahr einer Schädigung durch die Eisentherapie nicht ganz auszuschließen ist, sollten Eisenpräparate nicht prophylaktisch, sondern nur bei nachgewiesenem Eisenmangel angewandt werden. Die i.v. Injektion von Eisenverbindungen ist sehr gefährlich und darf nur durchgeführt werden, wenn die perorale Gabe aus zwingenden Gründen nicht in Frage kommt.

Antiemetika: Im allgemeinen kann man bei leichterem Schwangerschaftserbrechen bereits durch psychische Beeinflussung, autogenes Training, durch Anwendung von Plazebos oder des ungefährlichen Vitamin B$_6$ eine Besserung erreichen. Bei schwerem Erbrechen mit der Gefahr gravierender Elektrolytverluste sollten H$_1$-Antihistaminika oder Neuroleptika mit antiemetischer Wirkung, unter Abwägen des therapeutischen Risikos angewandt werden.

Antazida: Bei Beschwerden durch Hyperazidität soll soweit wie möglich von der puffernden Wirkung der Milch oder von Milchpräparaten Gebrauch gemacht werden. Magnesium- und aluminiumhaltige Antazida sind auf das unbedingt erforderliche Maß zu begrenzen. Natriumhaltige Antazida können Elektrolytstoffwechselstörungen (Eklampsie) begünstigen. Alginsäurehaltige Mittel können Eisenresorptionsstörungen verursachen.

Laxantien: Alle stärker wirkenden Laxantien erregen außer der Muskulatur des Darmes auch die Uterusmuskulatur. Dadurch kann vor allem gegen Ende der Schwangerschaft ein Abort ausgelöst werden. Laxantien, die im Darm resorbiert werden, sind wegen der Gefahr des Übertritts in das kindliche Blut zu vermeiden. In der Schwangerschaft kommt es nicht allzu selten zu Elektrolytausscheidungsstörungen. In diesem Fall besteht bei Anwendung von Magnesiumsulfat die Gefahr einer Magnesiumvergiftung. Durch länger dauernde Anwendung von Natriumsulfat kann die Entstehung einer Eklampsie begünstigt werden. Auch die länger dauernde Anwendung von flüssigem Paraffin sollte besser unterbleiben, da durch Hemmung der Resorption fettlöslicher Vit-

Tab. 6–4: Gruppe II: Arzneistoffe, bei denen im wesentlichen aufgrund von Tierversuchen der Verdacht auf eine Schädigung beim Menschen besteht.

Antihistaminika	a	Unbestimmte Schädigungen
Angiotensin	ab	Unbestimmte Schädigungen
Bradykinin	ab	Unbestimmte Schädigungen

Chelatbildner:
  EDTA, Deferoxamin,
  Penicillamin
	a	Unbestimmte Schädigungen

Chemotherapeutika
  Sulfonamide einschließlich
  Trimethoprim
	b	Hyperbilirubinämie und Kernikterus

Idoxuridin	a	Unbestimmte Schädigungen
Pyrimethamin	a	Unbestimmte Schädigungen
Metronidazol	a	Mißbildungen verschiedener Art
Clofibrat	a	Unbestimmte Schädigungen
Clomifen	a	Unbestimmte Schädigungen
Corticoide	a	Offene Gaumenspalte und andere Mißbildungen
Cumarinderivate	ab	Blutungsneigung
Lithiumsalze	ab	Unbestimmte Schädigungen
Salicylate	a	Körperliche Mißbildungen verschiedener Art
	b	Blutungsneigung des Neugeborenen durch Hemmung der Thrombozytenaggregation
Wurmmittel: Niclosamid	a	Unbestimmte Schädigungen
Piperazin	ab	Unbestimmte Schädigungen
Vitamine: Vitamin A	a	Nach hohen Dosen Schädigung von Urogenitaltrakt, ZNS und Leber
Vitamin D	ab	Nach hohen Dosen Schädigung durch Calciumeinlagerung in die Gewebe

Tab. 6–5: Gruppe III: Arzneistoffe, bei denen die Möglichkeit einer Schädigung umstritten ist.

Amphetamin und Appetitzügler	a	Unbestimmte Schädigungen
Antazida	ab	Schädigungen verschiedener Art
Antidiabetika, orale	ab	Mißbildungen verschiedener Art, Hypoglykämie
Antidepressiva, trizyklische	a	Unbestimmte Schädigungen
Chemotherapeutika: Tuberkulostatika	a	Unbestimmte Schädigungen
Chinin, Chloroquin	ab	Schädigung von Gehör- und Sehnerven (nicht in Dosen zur Malariaprophylaxe)
	b	Bei sehr hohen Dosen Abortgefahr
Hexachlorophen	ab	Unbestimmte Schäden nach Vaginalspülung
Eisenverbindungen oral	ab	Schädigungen verschiedener Art
parenteral	ab	Störung der Plazentardurchblutung
Esterasehemmstoffe	a	Unbestimmte Schädigungen
Glutethimid	a	Unbestimmte Schädigungen

Tab. 6–5: Gruppe III: Arzneistoffe, bei denen die Möglichkeit einer Schädigung umstritten ist (Forts.).

Hormone:		
Oxytocin	b	Vermehrte Häufigkeit eines Icterus neonatorum
Schilddrüsenhormone	ab	Hyperthyreose bei Überdosierung in der Anwendung bei der Mutter
Lokalanästhetika	c	Erhöhte Häufigkeit des perinatalen Todes nach parazervikaler Blockade
Lysergid (LSD)	a	Unbestimmte Schädigungen
Meprobamat	a	Unbestimmte Schädigungen
Muskelrelaxantien	c	Atemhemmung des Neugeborenen durch vorübergehende Lähmung der Skelettmuskulatur
Phenacetin	b	Ferrihämoglobinämie
Tabakrauchen	ab	Verringertes Geburtsgewicht, höhere Sterblichkeit des Neugeborenen

amine ein Mangel der Vitamine A, D und K auftreten kann. Allgemein kann bei jeder länger anhaltenden abführenden Wirkung eine Hypokaliämie eintreten. Am geringsten sind die Bedenken für die Anwendung von Quellmitteln wie Leinsamen, Agar oder Cellulosederivaten sowie für die rektale Anwendung von verdünntem Glycerin.

Venenmittel: Für die wesentlichen Inhaltsstoffe dieser Mittel Aescin, Flavonoide, Benzaron, Dobesilat-Ca und Tribenosid sind teratogene Wirkungen bisher nicht bekannt geworden. Bei Kombinationsmitteln ist zu bedenken, daß diese manchmal gefährliche Bestandteile wie Salicylate, Antihistaminika, Secale-Alkaloide u. a. enthalten können.

Vitamine: Bei der Verabreichung in der Schwangerschaft sollten für Vitamin A eine tägliche Dosis von 50 000 I.E. und für Vitamin D eine tägliche Dosis von 100 000 I.E. nicht überschritten werden.

Einfache Analgetika: Salicylate sollten in der Schwangerschaft nicht angewandt werden. Zwar ist eine teratogene Wirkung nicht gesichert. Es bestehen jedoch Bedenken wegen der blutungsfördernden Wirkung. Für Phenacetin und die Pyrazolonderivate sind die bisherigen Erkenntnisse unzureichend, um eine teratogene Wirkung beurteilen zu können. Da Phenacetin auch beim ungeborenen Kind eine Ferrihämoglobinämie hervorrufen kann, sollte Paracetamol bevorzugt werden. Für Codein sind keine teratogenen Wirkungen bekannt. Da es das Atemzentrum hemmt, sollte es gegen Ende der Schwangerschaft wegen der Gefahr einer verminderten Atmung des Neugeborenen vermieden werden.

Kombinationspräparate können gefährliche Zusätze wie Barbiturate oder Secalealkaloide enthalten. Ganz allgemein ist jedoch von Kombinationen wegen der Unübersichtlichkeit ihrer Wirkungen in der Schwangerschaft abzuraten und den Monopräparaten der Vorzug zu geben. Dabei dürfte nach den bisherigen Erfahrungen das Paracetamol mit dem geringsten Risiko einer Schädigung des ungeborenen Kindes behaftet sein.

Chemotherapeutika: Bei einer bestehenden Penicillinallergie ist nach Anwendung der Penicilline die Aborthäufigkeit erhöht, da durch einen eventuellen anaphylaktischen Schock die Plazentardurchblutung empfindlich gestört wird. Befunde über Mißbildungen durch Penicilline liegen nicht vor. Daher sind die Penicilline in der Schwangerschaft – eine entsprechende Erregerempfindlichkeit vorausgesetzt – die Mittel der Wahl. Bei penicillinresistenten Erregern müssen andere Chemotherapeutika unter Abwägen einer möglichen Schädigung des Kindes angewandt werden.

6.4 Arzneimittelallergien

Von S. Heinzl

6.4.1 Definitionen

Allergie bezeichnet einen Zustand, in dem der Organismus eine veränderte Reaktionsweise auf fremde Stoffe (Allergene) entwickelt hat. Das Allergen oder Immunogen löst Überempfindlichkeitsreaktionen aus, die mit Gewebeschäden einhergehen. Aus diesen kann relativ zuverlässig auf die der Reaktion zugrunde liegenden Mechanismen geschlossen werden. Allergische Reaktionen äußern sich in einer großen Zahl verschiedener klinischer Bilder. Sie sind manifester Ausdruck einer Funktionsstörung, die durch eine *Antigen-Antikörper-Reaktion* bzw. *Antigen-Immunzellen-Reaktion* ausgelöst wird.

Streng abzugrenzen von den allergischen Reaktionen sind die toxischen Effekte, die pharmakologische Intoleranz sowie vor allem die pseudoallergischen Reaktionen. *Pseudoallergische Reaktionen* sind Unverträglichkeitserscheinungen, die in ihren klinischen Symptomen den allergischen Reaktionen sehr ähneln, jedoch nicht immunologisch bedingt sind.

6.4.2 Antigene

Die Molekülgröße und -struktur des Antigens (Allergens, Immunogens) sind entscheidende Parameter bei der Auslösung einer Antikörperbildung oder von anderen immunologischen Mechanismen. So können unverzweigte Polypeptide mit einem Molekulargewicht von etwa 80 000 als Vollantigen wirken, während dies bei verzweigten Polypeptiden schon ab einem Molekulargewicht von etwa 13 000 möglich ist. Moleküle mit einem Molekulargewicht unter 1000, zu denen die meisten Arzneimittel gehören, können praktisch nie selbst als Vollantigen wirken, d. h. sie können nie unmittelbar selbst immunologische Vorgänge auslösen. Sie können nur immunogen und sensibilisierend wirken, wenn sie oder einer ihrer Metaboliten durch *feste kovalente Bindungen an ein Protein* zu einem *Vollantigen* (Komplexantigen) komplettiert werden:

Arzneimittel + Protein → Vollantigen
(Hapten, Halbantigen)

Eine lockere Bindung, wie sie viele Arzneimittel in ihrer Transportform gebunden an Plasmaalbumin eingehen, genügt nicht zur Vollantigenkomplettierung. Vorwiegend solche Substanzen können also sensibilisierend wirken, die in der Lage sind, mit Proteinen eine feste chemische Bindung einzugehen. Haptene, die Amino-, Nitro-, Azo- oder Carbamin-Gruppen enthalten, reagieren mit den Carboxyl- und Hydroxylgruppen vor allem des Tyrosins und der Sulfhydrylgruppe des Cysteins. Haptene mit Hydroxylamin-, Carboxyl-, Hydroxyl- und Chinon-Gruppen reagieren beispielsweise mit Amino-(Lysin) und Imidazol-Gruppen (Histidin) im Eiweiß.

Bei den so gebildeten Vollantigenen unterscheidet man – je nach der Anzahl der Antigendeterminanten pro Vollantigenmolekül – in monovalente Antigene und bi-, tri- und plurivalente Antigene. Diese Anzahl der Antigendeterminanten pro Konjugatmolekül spielt bei der Auslösung allergischer Reaktionen in sensibilisierten Individuen eine entscheidende Rolle (bei antikörperbedingten Reaktionen vom Typ I, II und III). So sind *monovalente* Antigene *nicht* zur Sensibilisierung befähigt, sie *hemmen* die allergische Reaktion, d. h. die Antigen-Antikörper-Reaktion. Nur ein Teil der im Organismus entstehenden Proteinkonjugate kann also eine allergische Sofortreaktion auslösen, und dies ist nur im *kompetitiven Antagonismus* mit monovalenten Antigenen bzw. mit dem freien Hapten möglich. Dies ist wahrscheinlich ein Grund für das relativ seltene Auftreten von Arzneimittelallergien.

Für die Lokalisation der allergischen Reaktionen kann die Art des komplettierenden Proteins eine entscheidende Rolle spielen, da in verschiedenen Körpergeweben verschiedene Proteine vorkommen. Auch Autoimmunprozesse können dabei von Bedeutung sein.

6.4.3 Antikörper und sensibilisierte Lymphozyten

Die Bildung von Antikörpern oder von sensibilisierten Lymphozyten ist die eigentliche sensibilisierende Reaktion (Abb. 6-2). Das Antigen wird von *Makrophagen* als fremd erkannt und inkorporiert. Der Makrophage bestimmt nun den Typus des Antigens und gibt diese Information an *immunkompetente Zellen*, das sind *B- und T-Lymphozyten*.

Aus den *B-Lymphozyten* gehen die Immunglobulin-produzierenden Plasmazellen hervor, die für die *humorale Immunabwehr* zuständig sind. Jeder immunkompetente Lymphozyt kann nur ein bestimmtes Immunglobulin (Ig) bilden, die Biosynthese aller übrigen Antikörper ist dauernd in ihm gehemmt. Die Makrophageninduktion ruft eine rasche Vermehrung der betreffenden Lymphozyten und damit eine Produktion des passenden *Antikörpers* und dessen Sekretion ins Plasma hervor.

Aus den *T-Lymphozyten* werden die *sensibilisierten Lymphozyten* gebildet, die die *zelluläre Immunabwehr* darstellen.

6.4.4 Allergische Reaktionen

Aufgrund immunologischer Mechanismen werden fünf Typen allergischer Reaktionen unterschieden:
- Typ I – Überempfindlichkeit vom anaphylaktischen Typ

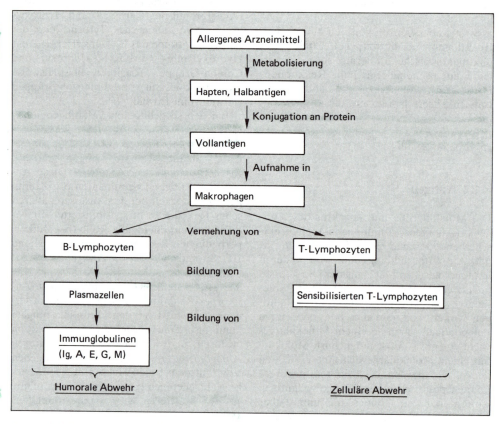

Abb. 6-2: Schematische Darstellung der Sensibilisierungsreaktion

- Typ II – Überempfindlichkeit vom zytotoxischen Typ
- Typ III – Überempfindlichkeit vom Arthus-Typ
- Typ IV – Überempfindlichkeit vom (zellvermittelten) Spättyp
- Typ V – sog. stimulierte Überempfindlichkeit.

Die Typen I bis III und V werden den Sofortreaktionen zugeordnet und beruhen auf der Interaktion eines humoralen Antikörpers, also eines Immunglobulins, mit dem Antigen. Bei Typ IV reagieren spezifisch sensibilisierte Lymphozyten mit dem Antigen, hier wird die zelluläre Immunabwehr wirksam. Typ IV gehört zu den Spätreaktionen.

Typ I *anaphylaktischer Typ*

Das Antigen induziert die Bildung von IgE, das früher als Reagin, hautsensibilisierender oder atopischer Antikörper bezeichnet wurde. IgE hat die besondere Fähigkeit, sich an der Oberfläche von Mastzellen im Gewebe und Basophilen im Blut anzulagern. Dort findet dann auch – bei Zufuhr eines Antigens – die Antigen-Antikörper-Reaktion statt. Das Antigen bildet mit zwei IgE-Molekülen auf der Mastzell- oder Basophilenoberfläche eine Brücke. Dies wirkt als Reiz auf die Zelle und führt zu einer Strukturänderung der Membran und als Folge zur Freisetzung von Mediatoren wie Histamin, Bradykinin, Serotonin und SRS-A (slow reacting substance of anaphylaxis). Diese Mediatoren verursachen die allergisch sichtbaren Erscheinungen der allergischen Reaktion wie Urtikaria, Ödem, Juckreiz, Bronchokonstriktion bis zum Bronchospasmus, Blutdruckabfall durch Gefäßerweiterung und Kollaps. Die Typ-I-Reaktion erreicht ihr Maximum in wenigen Minuten (Sofortreaktion).

Typ II *zytotoxischer Typ*

Bei der Reaktion vom Typ II kuppelt das Antigen (nicht, wie bei Typ I, der Antikörper) an eine Zellmembran oder bildet sogar einen Bestandteil dieser Membran. Meist bindet sich das Antigen an die Oberfläche von Blutzellen. Als Antikörper treten IgG und eventuell IgM auf. Bei einer Antigen-Antikörper-Reaktion werden die betroffenen Zellen entweder durch Aktivierung des Komplementsystems oder durch „Killer"-Lymphozyten zerstört.

Typ-II-Reaktionen äußern sich vorwiegend in *Blutbildveränderungen*, auch sie sind den Allergien vom Soforttyp zuzuordnen.

Typ III *Arthus-Typ*

Im Unterschied zur Typ-I- und Typ-II-Reaktion läuft bei der Typ-III-Reaktion die Antigen-Antikörper-Reaktion nicht an einer Zellmembran ab, sondern Antigen und Antikörper verbinden sich in Lösung zu Immunkomplexen. Das Ausmaß der Präzipitation dieser Immunkomplexe hängt von vielen Gegebenheiten ab. Immunkomplexe können das Komplementsystem aktivieren oder lymphozytäre Entzündungen auslösen. Die Typ-III-Reaktion manifestiert sich vorwiegend als *Serumkrankheit* oder als *Arthus-Reaktion*. Ihr Reaktionsmaximum liegt nach etwa 6 bis 10 Stunden (Frühreaktion). Es dauert aber 7 bis 10 Tage, bis sich genügend Antikörper gebildet haben, um mit eventuell noch vorhandenen Antigenen zu Immunkomplexen zu reagieren.

Typ IV *zellvermittelter Spättyp*

Antikörper spielen bei der Typ-IV-Reaktion keine Rolle. Das Antigen induziert – vor allem wenn es in der Gewebsperipherie appliziert wird – die Bildung von spezifisch sensibilisierten T-Lymphozyten, von sogenannten *„killer cells"*. Bei einem Kontakt mit dem Antigen produzieren diese Lymphozyten *Lymphokine*, dazu gehören unter anderem ein zytotoxischer Faktor, ein Makrophagen-Inhibitions-Faktor, ein mitogener Faktor, ein skin reactive factor, Transfer-Faktoren und Interferone. Die durch die Lymphokine hervorgerufenen lymphozytären Entzündungsreaktionen erreichen nach etwa 1 bis 3 Tagen ihr Maximum (Spätreaktion).

Typ V *stimulierte Überempfindlichkeit*

Bei Typ-V-Reaktionen bilden sich Antikörper, die gegen Membranstrukturen gerichtet sind, die als Rezeptoren für Hormone oder Transmitter fungieren. Diese Form der Autoimmunreaktion gegen Membranrezeptoren kann beispielsweise zur Myasthenia gravis führen, bei der der entsprechende Autoantikörper mit dem Acetylcholinrezeptorprotein reagiert.

6.4.5 Klinik allergischer Erkrankungen

Typ-I-Reaktionen

Anaphylaktischer Schock. Der anaphylaktische Schock ist die akuteste und bedrohlichste Form einer allergischen Erkrankung. Die schwere, in 10% der Fälle letal verlaufende Form wird meist durch parenterale Applikation des Antigens verursacht. Seltener und meist auch weniger dramatisch tritt ein anaphylaktischer Schock bei oraler Gabe eines Antigens auf.

Im Vordergrund der Symptomatik steht der Zusammenbruch der Kreislauffunktionen, der mit motorischer Unruhe, Angst, Blässe, Schweißausbruch, Tachykardie, Asthma, eventuell Urtikaria, gastrointestinalen Symptomen (Erbrechen, Stuhlabgang) und Bewußtseinsverlust einhergeht.

Häufig tritt der anaphylaktische Schock bei Arzneimitteln auf, die als Vollantigene vorliegen wie Sera und Impfstoffe, Desensibilisierungslösungen, Enzyme, Hormone und Dextrane. Ferner bei den als Hapten vorliegenden Penicillinen, die die häufigste Ursache für einen anaphylaktischen Schock sind, bei Cephalosporinen, Streptomycin, Tetracyclinen, Sulfonamiden, Röntgenkontrastmitteln, Lokalanästhetika, Bromsulfalein, Vitamin B_1, B_{12} und K, Dehydrocholsäure, Nicotinsäure, Hydantoinen, Salicylaten, Thiobarbital.

Glücklicherweise tritt diese Allergieform insgesamt gesehen recht selten auf. Häufiger sind Schockfragmente wie *Rhinitis* (bekannteste Form ist der Heuschnupfen), *Asthma bronchiale, Urtikaria.*

Typ-II-Reaktionen

Typ-II-Reaktionen äußern sich in Störungen des Blutbildes. Hierbei ist allerdings eine Abgrenzung von allergischer und toxischer Wirkung eines Arzneimittels oft schwierig.

Leukopenie, Agranulozytose. Eine Verminderung der Leukozyten beziehungsweise eine starke Verminderung oder ein Fehlen der Granulozyten wird durch Pyrazolone wie Aminophenazon (häufigste Ursache), Sulfonamide, Thioharnstoffverbindungen, Antihistaminika, Hydantoine, Phenothiazine ausgelöst.

Thrombopenie, thrombopenische Purpura. Eine Reduktion der Thrombozytenzahl mit verstärkter Blutungsneigung als Folge wird durch Pyrazolone, Chinin, Chinidin, Sulfonamide, Acetazolamid, Chloroquin, Digitoxin, Hydantoine, Codein, p-Aminosalicylsäure, Penicilline, Phenolphthalein, Schwermetallverbindungen hervorgerufen.

Anämien. Eine Blutarmut wird relativ selten durch Allergien gegen Arzneimittel ausgelöst. Ein Teil der Medikamente kann auch bei einem genetisch bedingten Mangel an Glucose-6-phosphat-Dehydrogenase zur hämolytischen Anämie führen (Favismus). Allergische Reaktionen können durch Methyldopa, Levodopa, Chinidin, Chloramphenicol, Chlorpromazin, Goldsalze, Hydantoine, p-Aminosalicylsäure, Penicilline, Cephalosporine, Phenacetin, Phenylbutazon, Sulfonamide verursacht werden.

Typ-III-Reaktionen

Serumkrankheit. Sie ist eine generalisierte Typ-III-Reaktion. Wichtigste Symptome sind Fieber, generalisierte Urtikaria, Quincke-Ödem, Gelenkschmerzen und Vergrößerung der Lymphknoten. Die Serumkrankheit tritt auch bei der Applikation von artfremdem Eiweiß auf, verläuft aber bei weitem nicht so dramatisch wie der anaphylaktische Schock. Ferner kann man sie nach Gabe von Penicillinen, Streptomycin, Sulfonamiden, Thiouracilen, Gallenkontrastmitteln, Methysergid, Phenytoin beobachten. Die Krankheit entwickelt sich erst etwa 7 bis 10 Tage nach der Antigenapplikation. Innerhalb weniger Tage klingt sie ohne Folgen wieder ab.

Arthus-Phänomen. Es handelt sich um eine lokalisierte Typ-III-Reaktion, die sich als entzündliche Reaktion am Ort einer parenteralen Arzneimittel-Applikation äußert.

Sie tritt nach einigen Stunden bis Tagen auf. Die Arthus-Reaktion wird aber nur sehr selten beobachtet. Der Grund dürfte darin liegen, daß für ihr Auftreten die Anwesenheit plurivalenter Antigene erforderlich ist.

Allergische Vaskulitis. Die *vaskuläre Purpura* findet sich bevorzugt an den Gliedmaßen, wo zuerst Papeln und Quaddeln aufschießen, in denen später typische Blutungen auftreten. Gleichzeitig kann man Schwellungen und Schmerzen in Gelenken beobachten. Auslösende Arzneimittel können Acetylsalicylsäure, Chlorpromazin, Isoniazid, Iod, Goldverbindungen, Oxytetracyclin, Penicilline, Sulfonamide, Trifluperazin sein.

Periarteriitis nodosa ist eine schwere Gefäßerkrankung, die mit Fieber, Leibschmerzen, Polyneuritis, Nephritis und Hautsymptomen einhergeht. Sie kann z. B. nach Gabe von Acetylsalicylsäure, Iodiden, Penicillinen, Phenylbutazon, Phenytoin, Salvarsan, Sera, Sulfonamiden, Thiouracilen auftreten.

Erythema nodosum äußert sich als druckschmerzhafte, anfangs hellrote, später bläulich-grünlich-gelbliche Knoten an den Streckseiten der Unterschenkel mit gleichzeitigem Fieber und Gliederschmerzen.

Erythema exsudativum multiforme sind runde, bis markstückgroße, am Rande hellrote, im Zentrum bläuliche, zeitweise blasige Herde. Die schwere Form verläuft mit hohem Fieber.

Typ-IV-Reaktionen

Kontaktekzem. Das klinische Bild ergibt sich aus den jeweiligen Wirkungen der am Reaktionsort freigesetzten Lymphokine. Auslösende Arzneimittel sind vorwiegend lokal applizierte Medikamente.

Arzneimittelfieber. Es wird durch in die Zirkulation freigesetzte Lymphokine hervorgerufen.

Fixes Arzneimittelexanthem. Seine Zugehörigkeit zum Typ IV ist noch nicht klar erwiesen. Es zeigt sich an umschriebenen Hautpartien als Markstück- bis Handtellergroße, runde Entzündung, die eine typische fahlrote Farbe aufweist und in eine blasige Form übergehen kann. Bei einer späteren erneuten Zufuhr des Allergens tritt das Exanthem – auch nach Jahren – an der genau gleichen Stelle wieder auf („fixes" Exanthem). Diese Reaktionsform kann man beispielsweise nach Barbituraten, Phenolphthalein, Pyrazolon- und Sulfonamid-Gabe beobachten.

6.4.6 Besonderheiten der Arzneimittelallergie

Häufigkeit. Wahrscheinlich gibt es kein Arzneimittel, das mit Sicherheit keine Allergie auslösen kann. Bei den meisten werden jedoch Allergien sehr selten beobachtet. Ein höheres Allergierisiko besitzen beispielsweise Fremdeiweißstoffe (Fremdserum, Allergenextrakte, Organextrakte, Impfstoffe, Hormone und Enzyme), Antibiotika und Chemotherapeutika.

Gruppen- und Kreuzreaktionen. Recht häufig treten bei arzneimittelallergischen Vorgängen Gruppen- oder Kreuzreaktionen auf. Dies sind allergische Reaktionen, bei denen strukturell verwandte, aber nicht identische Substanzen als Haptene nach Antigen-Bildung mit demselben Antikörper reagieren. Sensibilisierendes und auslösendes Agens müssen also nicht identisch sein, der Antikörper kann mit zwei oder mehreren verschiedenen Vollantigenen reagieren.

Die Gruppenallergie kann einmal ihre Ursache darin haben, daß die verschiedenen Antigene im Organismus in denselben Metaboliten übergehen, der erst das eigentliche Hapten darstellt. Eine weitere Ursache ist das Auftreten gemeinsamer Strukturmerkmale bei verschiedenen Allergenen – auch sie können eventuell erst beim Metabolismus entstehen. Gemeinsames Strukturmerkmal kann zum Beispiel die Aminogruppe am Benzolring von Sulfonamiden, Sulfonylharnstoffen, Lokalanästhetika vom Procaintyp, Acetanilid und p-Aminosalicylsäure sein. Weitere Beispiele sind die Thiazingruppe (Phenothiazine, manche Antihistaminika), die Terpengruppe und die Aminoglykosid-Antibiotika.

Mit Gruppenreaktionen muß also immer dann gerechnet werden, wenn zwei Substanzen in chemischer Hinsicht ähnlich sind. Ausschlaggebend ist dabei vorwiegend die räumliche Struktur. Gruppenreaktionen sind ein ernst zu nehmender Punkt der arzneimittelallergischen Reaktionen, da es bereits beim ersten Kontakt eines Medikamentes mit dem Organismus zu – eventuell lebensbedrohlichen – allergischen Reaktionen kommen kann. Dabei ist auch zu bedenken, daß eine Sensibilisierung durch Substanzen, die in Lebens- oder Genußmitteln enthalten sind, erfolgen kann.

Dosierung. Das Auftreten einer allergischen Reaktion ist *unabhängig von der Dosierung* eines Arzneimittels, dies unterscheidet sie von den toxischen Nebenwirkungen. Allerdings werden Patienten bei hochdosierter Behandlung häufiger sensibilisiert. Auch steigt mit zunehmender Dosis das Ausmaß der Reaktion, da sich die Zahl der möglichen Antigen-Antikörper-Reaktionen mit den jeweiligen Folgen erhöht.

Applikationsart. Das Risiko der Entstehung einer Allergie nimmt bei den verschiedenen Applikationsmöglichkeiten in folgender Reihenfolge zu: Oral – intravenös – intramuskulär – subkutan – topisch. Die lokale Anwendung weist in der Regel die höchste Sensibilisierungsquote auf, beispielsweise die lokale Anwendung von Antibiotika auf infizierten Wunden.

Eine Dauerbehandlung – beispielsweise mit Insulin – führt seltener zu allergischen Reaktionen wie eine intermittierende Therapie (Insulinschockbehandlung). Eine größere Allergisierungsgefahr geht auch von den länger im Organismus verweilenden Arzneimitteln (z. B. Depotformen) aus.

Risikofaktoren des Patienten. Ob und in welchem Ausmaß eine Arzneimittelallergie auftritt, hängt natürlich noch von vielen weiteren Faktoren ab, wie vom Alter, vom Gesundheitszustand, vom psychischen Zustand, von der erblichen Vorbelastung des Patienten und von der Art der Erkrankung. Beispielsweise können Infektionskrankheiten oder Stoffwechseldefekte (wie eine abgeschwächte Acetylierungsreaktion) die Entstehung einer Allergie begünstigen. Auch äußere Faktoren, wie Kälte, Hitze, Sonneneinstrahlung, spielen eine – wenn auch noch ungeklärte – Rolle.

6.4.7 Pseudoallergische Reaktionen

Substanzen, die pseudoallergische Reaktionen auslösen, können mit Zellen des Immunsystems pharmakologisch in Wechselwirkung treten und dabei Wirkungen hervorrufen, die unabhängig vom Erkennungsmechanismus und damit unspezifisch sind. Das Immunsystem kann hierdurch stimuliert oder supprimiert werden. Die Mechanismen pseudoallergischer Reaktionen sind noch weitgehend unklar. Oft können dieselben Substanzen sowohl allergische als auch pseudoallergische Reaktionen auslösen.

Zu den pseudoallergischen Reaktionen gehören beispielsweise die Analgetika-Intoleranz (Aspirin-Intoleranz), anaphylaktoide Reaktionen nach Applikation von kolloidalen Volumenersatzmitteln, Röntgenkontrastmitteln, intravenösen Anästhetika und Lokalanästhetika.

6.4.8 Literatur

Ammon, H. P. T. (Hrsg.), Arzneimittelneben- und Wechselwirkungen. Wissenschaftliche Verlagsgesellschaft mbH, Stuttgart 1986.
Creutzfeld, W., O. Heidenreich, Heilmeyers Rezepttaschenbuch. 14. Auflage. Gustav Fischer Verlag, Stuttgart 1981.
Drößler, K., Immunologie. F. Enke Verlag, Stuttgart 1982.
Klinger, W., Arzneimittelnebenwirkungen. 3. Auflage. Gustav Fischer Verlag, Stuttgart 1977.
Merk, H., G. Goerz, Pseudo-allergische Arzneimittelreaktionen an der Haut. Med. Mo. Pharm. **4**, 112 (1981).
Mutschler, E., Arzneimittelwirkungen. 5. Auflage. Wissenschaftliche Verlagsgesellschaft mbH, Stuttgart 1986.
Patterson, R., J. Anderson, Allergic reactions to drugs and biologic agents. J. Amer. Med. Assoc. **248**, 2637 (1982).
Ring, J., Mechanismen der akuten allergischen Reaktion. Münch. med. Wschr. **123**, 1670 (1981).
Ring, J., R. Ahlborn, Allergische Erkrankungen. Deutscher Apotheker Verlag, Stuttgart 1983.

Schlumberger, H.-D., Pseudo-allergische Reaktionen gegen Arzneimittel. Klinikarzt **12**, 586 (1983).
de Weck, A. L., H. Bundgaard (Hrsg.), Allergic Reactions to Drugs. Handbook of Experimental Pharmacology Vol. 63. Springer-Verlag, Berlin/Heidelberg/New York/Tokyo 1983.

Wortmann, F., Allergische Krankheiten. Pharmazie in unserer Zeit **7**, 131 (1978).
Wüthrich, B., Allergische und pseudoallergische Reaktionen der Haut durch Arzneimittel und Lebensmitteladditiva. Schweiz. Rundschau Med. (Praxis) **72**, 691 (1983).

6.5 Arzneimittelmißbrauch und Suchtgefahren

Von K.-A. Kovar

6.5.1 Statistik und Definitionen

Etwa 5,7 Millionen Bundesbürger verwenden innerhalb von drei Monaten vier und mehr Medikamente. 7% geben an, ohne Beruhigungs- und Schlafmittel überhaupt nicht mehr auszukommen, 7% nehmen regelmäßig Schmerzmittel und ebenfalls 7% dauernd Verdauungs- und Abführmittel, 18% der Eltern sind bereit, ihren 10jährigen Kindern Medikamente bei Konzentrationsmangel zu geben.

Nach einer EMID-Befragung von 1982 nehmen mehr als 16% täglich oder fast täglich ein Arzneimittel ein, 9% ein- oder mehrmals pro Woche und wiederum 16% ein- oder mehrmals pro Monat. Im selben Jahr stellten Ärzte für jeden Versicherten im Durchschnitt rund 12 Rezepte mit insgesamt 21 Fertigarzneimitteln aus. Der Medikamentenumsatz in öffentlichen Apotheken betrug 1982 über 10 Milliarden DM.

0,9 bis 1,2 Mio Bundesbürger sind alkoholabhängig, rund 50 000 bis 60 000 zählen zu den Fixern und 200 000 bis 400 000 gehören in die Gruppe der Arzneimittelabhängigen (Jahrbuch zu Fragen der Suchtgefahren 1984). Seit Jahren registriert man eine Tendenz zur Polytoxykomanie (Abhängigkeit von mindestens 2 sucherzeugenden Stoffen), einen zunehmenden Gebrauch von Arzneimitteln als Suchtstoffe, einen zunehmenden Arzneimittelmißbrauch in Kombination mit Alkohol, einen polyvalenten Mißbrauch (mehrfacher Arzneimittelmißbrauch) und eine Low-Dose-Dependence (Mißbrauch bzw. Abhängigkeit von Arzneimitteln bei relativ niedriger Dosierung). Der Mißbrauch von Medikamenten ist in der modernen Leistungsgesellschaft zur Gewohnheit geworden: Tagsüber werden Tranquillantien konsumiert, welche die innere Unruhe dämpfen. Bei der abendlichen Konferenz sollen Aufputschmittel die Spannkraft wieder zurückbringen. Ohne Hypnotika stellt sich daraufhin kein Schlaf ein. Dies bedingt, daß am nächsten Morgen wieder ein Weckmittel gebraucht wird. Nach Hippius sind 75% der Arzneimittelabhängigkeiten ärztlich bedingt (iatrogene Arzneimittelabhängigkeit).

Arzneimittelmißbrauch ist ein zweckentfremdeter Gebrauch einer psychotrop wirkenden Substanz. Das bedeutet, daß das ärztlich verschriebene Medikament in überhöhter Dosis ohne medizinische Notwendigkeit eingenommen wird, z. B. um ein gesteigertes Wohlbefinden zu erzielen oder um sich in einen Rauschzustand zu versetzen. Dadurch kommt es zur Gewohnheitsbildung, die auf die erneute Einnahme des Arzneimittels hinzielt. Mißbrauch ist noch keine Sucht. Aus fortgesetztem Mißbrauch entwickelt sich zwangsläufig eine Abhängigkeit. Wiederholter Mißbrauch bringt jeden Menschen in Gefahr, süchtig zu werden. Kurz gesagt: Arzneimittelmißbrauch ist kein gewöhnlicher Arzneimittelgebrauch mehr, aber auch noch keine Arzneimittelsucht. Die Weltgesundheitsorganisation (WHO) hat die Begriffe *Gewohnheitsbildung* und *Sucht* wegen ihrer Unschärfe und Mehrdeutigkeit verlassen und durch den Begriff der *Drogenabhängigkeit (drug dependence)* ersetzt. Der Begriff Droge ist nicht wie im Deutschen auf getrocknete Pflanzen oder Pflanzenteile beschränkt, sondern schließt wie im englischen Sprachgebrauch die Arzneistoffe mit ein. Unter Drogenabhängigkeit versteht man daher eine psychische und/oder eine physische Abhängigkeit von einem Stoff.

Allen acht in der Tab. 6-6 definierten Typen ist eine psychische Abhängigkeit unterschiedlicher Stärke gemeinsam. Sie unterscheiden sich durch das Fehlen oder Vorhandensein von physischer Abhängigkeit und von einer Gewöhnung bzw. Toleranz (Notwendigkeit der Dosissteigerung). Unter psychischer Abhängigkeit wird ein Zustand definiert, der sich durch seelische Zufriedenheit ausdrückt und der gerne mit Hilfe des betreffenden Stoffes wiederholt herbeigeführt wird, um Glücksgefühle und Lust zu erzeugen bzw. um Unbehagen oder Unlust zu vermeiden. Physische Abhängigkeit liegt dann vor, wenn beim Absetzen einer Droge Entzugserscheinungen auftreten. Sie sind streng genommen nur beim Morphin- und beim Barbiturat-Alkohol-Typ erkennbar. Diese führen wie der Amphetamin (Weckamin)-Typ und der Halluzinogen (LSD)-Typ zur Gewöhnung. Die Zugehörigkeit zu einem der unterschiedlichen Typen ist nicht von der chemischen Konstitution eines Stoffes abhängig, sondern allein vom Erscheinungsbild. So gehören zum Barbiturat-Alkohol-Typ nicht nur die speziellen Barbiturate, sondern auch die Tranquillantien, die chemisch nicht unter diese Gruppe fallen.

Arzneimittel, die mißbräuchlich verwendet werden, fallen unter die Gruppe der Analgetika/Antitussiva, der Hypnotika/Sedativa, der Tranquillantien, Psychostimulantien, Appetitzügler und Laxantien.

6.5.2 Analgetika – Antitussiva

- *Morphin-Gruppe:* Morphin, Heroin (Diamorphin) Hydromorphon (Dilaudid®), Ethylmorphin, Codein, Dihydrocodein (Paracodin®), Oxycodon (Eucodal®), Hydrocodon (Dicodid®), Buprenorphin (Temgesic®).
- *Morphinantagonisten:* Naloxon (Narcanti®, in Valoron® N), Levallorphan (Lorfan®).
- *Morphinane:* Dextromethorphan (in Wick® Formel 44, in MediNait®, Rhinotussal®).
- *Benzomorphane:* Pentazocin (Fortral®).
- *Pethidin-Gruppe:* Pethidin (Dolantin®), Tilidin (in Valoron® N).
- *Methadon-Gruppe:* Levomethadon (L-Polamidon), Dextromoramid (Jetrium®, Palfium®), Normethadon (in Ticarda®), Dextropropoxyphen (Develin® retard, in Rosimon-Neu®), Isoaminil (Peracon®).
- *Schwächer wirkende Analgetika:* Acetylsalicylsäure, Phenacetin.

Tab. 6–6: Drogenabhängigkeitstypen.

	Psychische Abhängigkeit	Physische Abhängigkeit (Entzugssymptome)	Gewöhnung (Toleranz)
Morphin-Typ*	stark	schnell/stark	rasch/stark
Barbiturat-Alkohol-Typ*	unterschiedlich stark	eindeutig	unregelmäßig
Cocain-Typ*	sehr stark	0	0
Cannabis (Marihuana)-Typ*	mäßig-stark	0	negativ
Amphetamin-Typ*	unterschiedlich	0	langsam/stark
Khat-Typ	mäßig	0	0
Halluzinogen (LSD)-Typ*	unterschiedlich	0	rasch
Opiat-Antagonist-Typ	unterschiedlich	+	+

* definiert von der Weltgesundheitsorganisation (WHO)

Morphin-Gruppe (einschließlich Morphinane und Benzomorphane)

Morphin und *Heroin* werden in der Regel gespritzt, Heroin auch geschnupft. Die mittlere Rauschdosis von Heroin beträgt 5 bis 20 mg. Abhängige vertragen die bis zu 100fache Menge, obwohl die tödliche Dosis bei 60 mg Heroin und bei Morphin zwischen 100 und 200 mg bei parenteraler Applikation liegt. Normale, gesunde Menschen empfinden nach einmaliger Morphingabe keine besonderen Sensationen. Manche reagieren mit Übelkeit und Erbrechen. Erst nach längerer Morphinzufuhr über einige Wochen tritt die euphorisierende Wirkung in den Vordergrund. Mit einer Morphinsucht muß man nach etwa 30maliger Anwendung rechnen. Bei Heroin erfolgt die Ausbildung einer Sucht nach 7maliger Anwendung, bei psychisch Belasteten kann sie bereits nach einmaliger Applikation erfolgen. Die Argumentation, daß Heroin geschnupft nicht süchtig macht, ist unrichtig und dient dem Dealer nur zur Erweiterung des Absatzmarktes.

Der Morphin- und Heroinkonsument wird überempfindlich, gereizt, mißtrauisch, ängstlich, ist rasch ermüdbar und von schnell wechselnder, meist übellauniger Stimmung. Das Gewissen wird geschwächt, Pflicht-, Takt- und Verantwortungsgefühl stumpfen ab. Familiäre und soziale Komplikationen und Konflikte treten auf oder verstärken sich. Der Morphinist ist in seiner gesamten Persönlichkeit und in seiner Verhaltensweise schwer gestört.

Ähnlich hohe Mißbrauchs- bzw. Suchtpotentiale wie Morphin oder Heroin besitzen *Hydromorphon*, *Oxycodon*, *Hydrocodon* und das Morphinanderivat *Levorphanol*, während das von *Codein*, *Ethylmorphin* und *Dihydrocodein* als mäßig einzustufen ist. Codein wird im menschlichen Körper zu 5-20% zu Morphin metabolisiert.

Die sehr potenten Schmerzmittel Fortral® (Pentazocin) und Temgesic® (Buprenorphin) wurden im September 1984 in die Betäubungsmittelverschreibungsverordnung (BtmVVO) aufgenommen.

Obwohl Pentazocin eine physische und psychische Abhängigkeit mit Toleranzentwicklung gegenüber analgetischen und subjektiven Effekten aufweist, ist das Mißbrauchspotential geringer als beim Morphin einzuschätzen, da die Substanz Morphin nicht wirkungsvoll substituieren kann. In normalen Dosen wird durchaus eine Euphorie auftreten, während sich in höheren Dosen eher die morphin-antagonistische also auch dysphorische Wirkung bemerkbar macht. Patienten, die Arzneimittelmißbrauch betreiben, dürfen auf keinen Fall Pentazocin erhalten; das gleiche gilt für Drogenabhängige. Im Entzug werden vegetative Störungen, Tachykardie, vermehrtes Schwitzen, Tremor und innere Unruhe beobachtet; auch delirante Zustände treten auf. Etwa die Hälfte der Pentazocin-Abhängigen waren im medizinischen Bereich tätige Personen.

Temgesic® enthält Buprenorphin, ein Morphinderivat der Thebain-Oripavin-Gruppe, das sowohl opiatagonistische (25 bis 40 mal stärker analgetisch als Morphin) als auch opiatantagonistische Wirkungen besitzt. Die Substanz hatte in der Drogenszene Codein verdrängt, da sie den Heroinverbrauch drastisch um 70 bis 98% verringert. Buprenorphin wird gut vertragen, und die Toxizität ist relativ gering. Da zudem die Entzugssymptome milder als beim Heroin oder Morphin empfunden werden (Buprenorphin wird vom Rezeptor wegen seiner hohen Affinität langsamer als Morphin abgelöst), wurde das Präparat von manchen Fixern als optimal bezeichnet und auf eine Rückkehr zum Heroin verzichtet.

Pethidin-Gruppe

Pethidin und *Cetobemidon* erzeugen im allgemeinen keine Euphorie. Sie beseitigen vielmehr das Schmerz- und Ermüdungsgefühl und steigern dadurch die Freude an der Arbeit und vermitteln das subjektive Gefühl, leistungsfähig zu sein. Ihr Mißbrauchspotential ist wie das des *Tilidins* sehr hoch einzuschätzen. In einer Studie nach *Daunderer* waren 25% der Morphinabhängigen auch vom Tilidin abhängig. Seit 1978 unterliegt Tilidin der Betäubungsmittel-Verschreibungs-Verordnung. Ausgenommen sind Zubereitungen von Tilidin, die je abgeteilter Form bis zu 750 mg sowie einen Zusatz von 7,5% Naloxonhydrochlorid enthalten (**Valoron® N**). Naloxon löst als Morphinantagonist bei Opiatabhängigen ein akutes Entzugssyndrom aus, während bei bestimmungsmäßigem Gebrauch nur die analgetische Wirkung auftritt. Aus diesem Grund wird Valoron® N von der Drogenszene nicht angenommen. Eine Abhängigkeit kann jedoch nach längerer mißbräuchlicher Einnahme nicht ausgeschlossen werden.

Methadon-Gruppe

Methadon kommt wegen der erleichterten Verschreibungsmöglichkeiten über Holland in die Bundesrepublik Deutschland. Die razemische Form wird in den USA im Morphin- und Heroinentzug eingesetzt, um Abhängige zu entwöhnen und für Rehabilitationsmaßnahmen zugänglich zu machen. Die Substanz verhindert die Opiat-Euphorie, wirkt aber selbst euphorisch und führt zu psychischen Erregungszuständen. Methadon wird wesentlich langsamer eliminiert als Morphin. Aus diesem Grunde hält das Methadonentzugssyndrom im Vergleich zu dem des Morphins oder Heroins zwar länger an, fällt aber wesentlich milder aus. Zwar wird der Heroinhunger durch Methadon vermindert oder schwindet ganz, das zugrundeliegende süchtige Verhalten bleibt jedoch unbeeinflußt. Das nicht abgedeckte Suchtverhalten ruft nach Befriedigung. Da Heroin eine euphorisierende Wirkung nicht mehr entfalten kann, wird zu Cocain, Barbituraten oder Alkohol gegriffen. Die Alkoholwirkung wird dabei potenziert. Die Behandlung von Heroinsüchtigen mit Methadon ist heftig umstritten und wird in Deutschland abgelehnt. L-Polamidon® ist nur als Analgetikum, nicht jedoch zur Behandlung der Sucht zugelassen.

Dextromoramid, Normethadon und *Dextropropoxyphen* besitzen ein deutliches Suchtpotential.

Isoaminil ist seit Juli 1980 der Verschreibungspflicht unterstellt, weil die Substanz als Ersatz von harten Drogen verwendet wurde. Zur Erzielung eines Rauschzustandes sind hohe Dosen (750 mg) notwendig.

Isoaminil besitzt Strukturaffinität zum Methadon; sein Metabolit, das 2-Imino-1,5-dimethyl-3-phenyl-3-isopropylpyrrolidin, weist amphetaminartige Wirkungen auf. Übelkeit, Erbrechen, Tachykardie, Hypertonie, Hyperthermie und Bewußtlosigkeit treten bei Intoxikationen auf und werden zum Teil auf eine Cyanidabspaltung zurückgeführt. Eine körperliche Abhängigkeit fehlt.

Ergänzung: Das Antihypertonikum *Clonidin* (Catapresan®) reduziert die Entzugserscheinungen der Morphinderivate wie Angst, Erregbarkeit, Zorn, Schweißausbrüche innerhalb von 90 Minuten und ermöglicht somit eine Erhaltungstherapie mit einem Opiatantagonisten. Schlaflosigkeit und Antriebsschwäche werden nicht beseitigt. Nebenwirkungen sind Mundtrockenheit und Schlappheit. Manche Süchtige versuchen mit Clonidin einen kurzfristigen Mangel an Heroin oder Methadon zu überbrücken (Gefahr der Überdosierung!). Catapresan® ist in der Bundesrepublik nicht zur Suchttherapie zugelassen.

Schwächer wirkende Analgetika

Zahlreiche sog. „Kleine Analgetika" enthalten oder enthielten ein Schmerzmittel und ein Barbitursäurederivat wie Dolomo®, Dolviran®, Optalidon® oder Migräne-Kranit®. Die Zulassung von Fertigarzneimitteln, die sowohl Acetylsalicylsäure als auch ein Barbitursäurederivat enthalten, wurde im Juli 1984 widerrufen, weil letzteres nicht zur analgetischen Wirkung beiträgt und eher ein gegenteiliger Effekt mit der Gefahr einer Abhängigkeit anzunehmen ist. Leider wurden Kombinationen von anderen Analgetika mit Barbitursäurederivaten nicht widerrufen, für die im Grunde genommen die gleiche Beurteilung gilt. Vor allem erscheint hierbei die Beimischung von Coffein zu Barbitursäurederivaten bedenklich (s. u.). Leider werden zu viele Schmerzmittel konsumiert und hauptsächlich in Kombinationspräparaten mißbraucht. Der durchschnittliche Schmerzpatient leidet seit 6 Jahren unter Schmerzen, hat rund 20 Ärzte aufgesucht, wurde mehrmals operiert und schluckt mehr als 8 Schmerzmittel pro Tag.

Acetylsalicylsäure besitzt in Kombination mit Alkohol und colahaltigen Getränken euphorische und halluzinogene Wirkung. *Coffein* verstärkt nicht nur die paradoxen Erregungszustände der Barbitursäurederivate, sondern auch die euphorischen Wirkungen des *Phenacetins*, des *Ephedrins* (früher in Percoffedrinol®) und des D-Norpseudoephedrins (z. B. in Antiadipositum X 112®, s. u. Appetitzügler).

Phenacetinhaltige Schmerzmittel wurden früher als völlig harmlos angesehen. Bei längerem Gebrauch tritt Gewöhnung und psychische Abhängigkeit auf, und man registriert neben der Anregung eine Leistungssteigerung, die mit einer psychischen Abschirmung gegen die unheilvoll erscheinende Umwelt gekoppelt ist. Nach höherer Dosierung wird der Einzelne in euphorische Zustände versetzt, die durch Coffeinbeimischungen noch verstärkt werden. Nach dem Absetzen stellt man Entzugserscheinungen, Delirien und Halluzinationen fest. Bei chronischem Mißbrauch machen sich immer mehr Ausfallerscheinungen bemerkbar: Die Kontrolle der Bewegungen ist mangelhaft, die Aufmerksamkeit ist gestört, die Hände fangen an zu zittern, Gedächtnisstörungen sind deutlich zu verzeichnen, Stimmungen wechseln schnell. Vorherrschend sind Übellaunigkeit, Eigensinn und Reizbarkeit. Körperliche Verfallserscheinungen werden sichtbar: Patienten magern stark ab, typisch sind eine grünlich-graue, schmutzige Verfärbung der Haut. Phenacetin wurde Anfang 1986 nach Intervention des BGA aus dem Arzneischatz eliminiert und in Fertigarzneimitteln im allgemeinen durch Paracetamol ersetzt. Aus Paracetamol entstehen reaktive Intermediärprodukte, die in einer nukleophilen Reaktion sich an Proteine binden und über Funktionsstörungen bis zum Zelltod führen können. Dies erklärt die relativ hohe akute Toxizität von Paracetamol mit oft letal endender Leberschädigung.

6.5.3 Hypnotika-Sedativa

- *Barbitursäurederivate:* z. B. Amobarbital (Stadadorm®), Cyclobarbital (Phanodorm®), Cyclopentobarbital (Cyclopal®), Hexobarbital (Evipan®), Methylphenobarbital, Pentobarbital (Repocal®, Neodorm®), Phenobarbital (Luminal®, Phaenemal®, Seda®-Tablinen), Propallylonal (Noctal®), Secbutabarbital, Secobarbital (in Medinox®), Vinylbital.
- *Bromureide:* Bromisoval in vielen Kombinationspräparaten, Carbromal (Mirfudorm® und in Kombinationspräparaten).
- *Säureamide:* Diethylpentenamid (in Betadorm® – N).
- *Chinazolinone:* Methaqualon (Normi-Nox®, in Somnibel®), Mecloqualon.
- *Piperidindione:* Methyprylon (Nodular®).
- *Benzodiazepine:* z. B. Flurazepam (Dalmadorm®, Staurodorm® Neu), Flunitrazepam (Rohypnol®), Lormetazepam (Noctamid®), Nitrazepam (Mogadan®), Temazepam (Planum®, Remestan®), Triazolam (Halcion®).
- *Ethylendiamin-Derivate:* Diphenhydramin (S. 8, Sekundal®-D, Selodorm® Mite und in zahlreichen Kombinationspräparaten)

Hypnotika und Sedativa zählen mit den Analgetika zu den am meisten mißbräuchlich verwendeten Arzneimitteln. Als Ein- und Durchschlafmittel verursachen sie Gewöhnung. Man hat Angst, ohne diese Präparate nicht mehr einschlafen zu können; sie werden prophylaktisch konsumiert. Nach längerem Gebrauch schlägt die Wirkung ins Gegenteil um, Barbiturate wirken dann aktivierend und stimmungshebend (paradoxer Zustand). Hohe Dosen verursachen rauschartige Zustände, welche durch Alkohol („amerikanischer Rausch"), Analgetika und Coffein verstärkt werden. Die tödliche Dosis wird nicht selten überschritten. Kurzschlafmittel führen rasch zum Höhepunkt der Wirkung. Die Tabletten werden ausgekocht und injiziert, um ein schnelles Anfluten zu erreichen. In der Regel sucht der Konsument aber nicht den Barbituratrausch, sondern das wohlige Dahindämmern, die Dösigkeit, die mit leichter Euphorie verbundene Müdigkeit. Im Unterschied zur Morphineuphorie, welche innere Konflikte und Spannungen bedeutungslos werden läßt, besitzt die *Barbiturateuphorie* eine psychisch enthemmende Komponente, welche besonders Ängste unterdrückt. Entzugssymptome treten bei kurzwirkenden Barbituraten nach 12 bis 16 Stunden auf: Angst, Agitation, Schwächegefühl, Muskelschmerzen, Leibkrämpfe, Übelkeit, Erbrechen, Wechsel von Diarrhoe und Obstipation, Blutdruckregulationsstörungen, schließlich epileptische Krämpfe, paranoid-halluzinatorische Psychosen, die bedrohlicher als beim Morphinentzug sind.

Die *Bromureide* haben unmittelbar vor ihrer Verschreibungspflicht im Jahre 1978 in der Bundesrepublik jährlich bis zu 20 000 Intoxikationen, davon 1000 mit tödlichem Ausgang, geführt. Der Mißbrauch ging danach vorübergehend zurück, zeigt aber in letzter Zeit Zeichen eines erneuten Anstiegs. Der durch Abspaltung und Kumulation von Brom im Gewebe hervorgerufene Bromismus verursacht Tremor, Sprach- und Gedächtnisstörungen, Halluzinationen, Depressionen und später Entzugsdelirien. Das Suchtpotential ist geringer als bei den Barbituraten, die Letalität jedoch 2-3fach höher. Schon 3 g Carbromal können in Verbindung mit Alkohol tödlich wirken. Eine beliebte Kombination ist Carbromal mit Diphenhydramin (Betadorm®, Plantival® plus).

Kombinationspräparate mit *Diethylpentenamid* waren für kurze Zeit nicht verschreibungspflichtig. Dies änderte sich, als man Vergiftungsfälle (Herzrhythmusstörungen, Abhängigkeitspotential feststellte.

Methaqualon weist wie das analoge Mecloqualon ein erhebliches Suchtpotential auf und wurde 1981 der BtmVVO unterstellt.

Methyprylon bewirkt schon in mittleren Dosen rauschartige Zustände; chronischer Mißbrauch führt wie beim Barbituratabusus zu Depersonalisierung. Das Mißbrauchspotential der *Benzodiazepine* ist geringer als das der anderen Hypnotika, aber trotzdem noch erheblich (s. u.).

Diphenhydramin besitzt für sich allein nur ein geringes Mißbrauchspotential, vermag aber in Kombinationspräparaten andere Substanzen in ihrer Wirkung ganz erheblich zu steigern. Ein Beispiel hierfür ist die frühere Kombination mit Methaqualon (im Mandrax®), das vor allem bei Angehörigen der US-Streitkräfte mißbräuchlich verwendet und daher 1981 aus dem Handel gezogen wurde.

6.5.4 Tranquillantien

- *Benzodiazepinderivate:* Bromazepam (Lexotanil®), Brotizolam (Lendormin®), Camazepam (Albego®), Chlordiazepoxid (Librium®, im Limbatril®), Clobazam (Frisium®), Clotiazepam (Trecalmo®), Diazepam (Valium®), Dikaliumclorazepat (Tranxilium®), Ketazolam (Contamex®), Lorazepam (Tavor®), Medazepam (Nobrium®), Oxazepam (Adumbran®), Oxazolam (Tranquit®), Prazepam (Demetrin®), Triazolam (Halcion®).
- *Carbaminsäureester:* Meprobamat, Cyrpon®, Urbilat®).

Tranquillantien gehören nach der WHO-Definition zum *Barbiturat-Alkohol-Typ* und besitzen nach neueren Studien ein erhebliches Suchtpotential. Sie führen zu einem Zustand des Wohlbehagens und der scheinbaren Ausgeglichenheit; Leistungsvermögen und Denkfähigkeit werden nicht herabgesetzt. Hat man früher nur auf die Carbaminsäure-Derivate zurückgreifen können, so haben seit dem Jahr ihrer Einführung (1960) die Benzodiazepine eine weite Verbreitung gefunden und erscheinen etwa auf 30% aller Rezepte. Bis vor kurzem hat man das Suchtpotential stark unterschätzt. Seit 1978 zählen die Benzodiazepine zu den am meisten mißbrauchten Stoffen. Sie traten damit an die Stelle der Bromharnstoffderivate, des Diethylpentenamids und der Barbitursäurederivate.

Nach der Tyrer-Studie kann die regelmäßige Verabreichung von Benzodiazepinen über einen längeren Zeitraum in therapeutischer Dosierung selbst bei schrittweiser Entwöhnung (Ausschleichen aus der Therapie) zu Entzugserscheinungen wie Wahrnehmungsstörungen und psychotischen Symptomen führen. Die Symptome sind nach abruptem Absetzen schwerwiegender (Rebound-Phänomene mit Angst und Schlaflosigkeit). Andere Autoren berichten von Schlaflosigkeit, Alpträumen, Übelkeit, Erbrechen, Muskelzuckungen und Bewußtseinstrübungen. Nach der Hollister-Hypothese haben Benzodiazepine mit einer Eliminationshalbwertszeit um 16 h (Lorazepam, Bromazepam und Flunitrazepam) das höchste Abhängigkeitspotential. Je schneller die Resorption und damit das Eindringen der Substanz in das ZNS ist, desto häufiger wird ein rauschartiges Anfluten der Wirkung beobachtet. Vor allem Lorazepam soll ein intensives Gefühl während der Wirkung geben, wobei der Entzug besonders unangenehm sei. Offensichtlich weisen Tavor®-Tabl. (2,5 mg) das höchste Suchtpotential innerhalb der Benzodiazepine auf. Sie werden rasch resorbiert, dringen somit schnell ins ZNS ein, machen bei intensiver Anxiolyse wenig müde, wirken lange genug, um körperlich abhängig zu machen, und werden entsprechend schnell eliminiert, um massive Entzugserscheinungen auszulösen. Beim ultrakurzwirkenden Triazolam besteht nach Poser die Gefahr, daß Patienten die bereits abhängig sind, besonders leicht auf diese Substanz umsteigen: Durch die schnelle Resorption treten Wirkung und Erleichterung rasch ein. Die schnelle Elimination löst wiederum intensive Entzugserscheinungen aus und verstärkt dadurch den subjektiven Zwang zu weiterem Mißbrauch. Durch Kombination mit Alkohol (cocktail explosive) wird das Abhängigkeitspotential der Benzodiazepine in dieser Kombination gesteigert. Es besteht Kreuztoleranz, so daß Alkoholiker ganz auf Benzodiazepine umgestellt werden können.

Die psychischen Auswirkungen von *Meprobamateinnahmen* reichen von „Wurstigkeit" über stimulierende, aktivierende, innere Unruhe provozierende Effekte bis zur ausgesprochenen Müdigkeit, Arbeitsunlust und Schläfrigkeit. Meprobamat kann bei Überdosierung zum Tod führen. Das Mißbrauchspotential ist etwas größer als bei den Benzodiazepinen.

6.5.5 Psychostimulantien (Psychoanaleptika)

- Amphetamingruppe: Amphetamin, Methamphetamin (Pervitin®), Fenetyllin (Captagon®), Amfetaminil (AN-1® a.H.), Prolintan (im Katovit®, Antihypotonikum).
- Phenmetrazingruppe: Phenmetrazin-8-chlortheophyllinat (≙ - teoclat) und Fenbutrazat (in Cafilon®, auch als Appetitzügler), Morazon (in Rosimon®-neu, Analgetikum).
- Sonstige Amphetaminderivate: Pemolin (Stimul®, Tradon®), Methylphenidat (Ritalin®), Fencamfamin (in Reactivan®).

Psychostimulantien zählen zu den Weckaminen; sie bewirken vorübergehend eine Leistungssteigerung und vermitteln in therapeutischen Dosen größtenteils ein Gefühl verstärkter Energie und Initiative. Sie beseitigen Schlafbedürfnis, Ermüdung und (mit Ausnahme des Prolintan) Hungergefühl und wirken euphorisch. Durch Erregung des sympathischen Nervensystems kommt es zur Steigerung der Herzfrequenz und zur Erhöhung des Blutdruckes. Hohe Dosen führen neben der Schlaflosigkeit zur inneren Unruhe, Gereiztheit, Nervosität, Zittern und Herzjagen. Nach dem Absetzen bemerkt man in der Regel ein Erschlaffungsgefühl und eine Katerstimmung. Dies bewirkt dann zwingend eine neue Einnahme. Wegen chronischen Mangels an Schlaf und Nahrung tritt bei längerer Zufuhr bald Erschöpfung und körperlicher Verfall ein. Es kann zu Psychosen kommen, die Tage und Wochen anhalten. Weckamine führen rasch zur Gewöhnung. Die psychische Abhängigkeit ist stark, physische Abhängigkeit fehlt.

In der Mißbrauchsszene werden die Weckamine oft mit einem Morphinderivat, Barbiturat oder Alkohol kombiniert, durch deren entgegengesetzte Wirkungen der Weckaminabusus verschleiert werden soll.

Aus der Amphetamingruppe besitzen das Ethyltheophyllinderivat *Fenetyllin* und das Phenylacetonitrilderivat *Amfetaminil* ein geschätztes hohes, *Prolintan*, ein homologes appetitanregendes Pyrrolidinderivat, nur ein geringes Mißbrauchspotential. Das 1983 aus dem Handel gezogene Amfetaminil zerfällt im Körper zu Amphetamin, Benzaldehyd und Blausäure.

Aus der Phenmetrazingruppe ist zwar Preludin® außer Handel, aber im Cafilon® als *2-Ethyl-α-phenyl-butyrat (Fenbutrazat)* bzw. 8-Chlortheophyllinat und im Rosimon-neu® als Pyrazolinonderivat *(Morazon)* mit hohem bis mittlerem Gefährdungsgrad weiterhin vorhanden. Aus *Morazon* wird während der Körperpassage Phenmetrazin abgespalten.

Vom *Pemolin* (Oxazolidinon-Derivat) weiß man, daß es bei gleichzeitigem Coffeingenuß bei entsprechend disponierten Personen zu unerwünschten Erregungszuständen führen kann, während bei der sog. „Ritalinsucht" die Urteilsfähigkeit rasch zunimmt und alltägliche Dinge stark vernachlässigt werden. *Fencamfamin* zieht bei hoher Dosierung als ausgesprochen psychotrop stimulierende Substanz Schlaflosigkeit nach sich; weckaminartige Einflüsse sind bei chronischem Mißbrauch nicht auszuschließen.

6.5.6 Appetitzügler (Abmagerungsmittel)

- *Ephedringruppe:* L-Ephedrin (in Vencipon®), D,L-Norephedrin (z. B. Recatol®N) L-Pseudoephedrin (in Alphabet®), D-Norpseudoephedrin (Adiposetten® N, Amorphan®, Depot, Mirapront® N, Cathin, in Boxogetten®, in Recatol® und in Antiadipositum-X-112®), Amfepramon oder Diethylpropion (Regenon®, Tenuate® Retard), Metamfepramon (≙ 2-Dimethylaminopropiophenon; in Cardanat®, Antihypotonikum; in Tempil® N, Grippemittel).
- *Amphetamingruppe:* Levopropylhexedrin (Eventin®), Fenfluramin (Ponderax®), Fenproporex (Appetitzügler-Sagitta®), Mefenorex (Rodimen®), Pentorex (Modatrop®).
- *Phenmetrazingruppe:* Fenbutrazat und Phenmetrazin-8-chlortheophyllinat (≙ teoclat) (in Cafilon®).
- *Mazindol* (Teronac®).

Die Appetitzügler entsprechen in abgeschwächter Wirkung den Amphetaminen, da sie aus dieser Gruppe abgeleitet sind. Ephedrinabusus vermittelt ein Gefühl besonderer Bewußtseinshelle und gesteigerter Arbeitsfähigkeit, Euphorie und Angst kommen auf. Nach längerem Mißbrauch von Ephedrin wurden ängstlich gefärbte Erregungszustände, Unrast, emotionelle Überempfindlichkeit und schwere Schlafstörungen registriert. Ephedrin wurde von Abhängigen auch i.v. appliziert und kann zur Abhängigkeit führen. Unerwünschte Wirkungen vom Typ der Amphetamin-Psychose wurden beschrieben. D,L-Norephedrin und L-Pseudoephedrin sind wie Ephedrin zu bewerten. Die Kombination von Ephedrin mit Coffein (z. B. im Percoffedrinol®) wurde wegen des offensichtlichen Mißbrauchs der Verschreibungspflicht unterstellt. Seit Juli 1984 enthält Percoffedrinol® kein Ephedrin mehr. Zubereitungen, bei denen eine Einzeldosis von 10 mg oder weniger vorgesehen ist, und Retardpräparate mit einer Tagesdosis von nicht mehr als 40 mg errechnet als Ephedrinbase sind von der Verschreibungspflicht ausgenommen.

D-*Norpseudoephedrin* kommt in den Blättern und in der Rinde des Khatstrauches bzw. -baumes (Catha edulis) vor, für dessen Abhängigkeitspotential es fälschlicherweise allein verantwortlich gemacht wird. Seit den Arbeiten von Schorno und Steinegger wissen wir, daß der Hauptwirkstoff das Cathinon (2-Aminopropiophenon) ist. Cathinon, das hauptsächlich im frischen, von den Konsumenten ausschließlich bevorzugten Material vorkommt, besitzt im Tierversuch die fünffache Wirksamkeit des Cathins und die Hälfte der Aktivität des L-(+)-Amphetamins. Beim Altern und Lagern der Droge wird Cathinon wohl enzymatisch zum Cathin (D-Norpseudoephedrin) reduziert. Seit 1983 wird ein Fertigarzneimittel unter dem Namen Cathin vertrieben. Hierbei erscheint bedenklich, daß mit der Namensgebung auf den Khat-Abhängigkeitstyp zumindest für die Drogenszene aufmerksam gemacht wird. Bei D-Norpseudoephedrin fehlt eine körperliche Abhängigkeit, die psychische ist mäßig. Seit 1980 sind flüssige Zubereitungen von D-Norpseudoephedrin verschreibungspflichtig, weil insbesondere Antiadipositum-X-112®-Tropfen als Ersatz zur Unterhaltung der Sucht mißbraucht wurden. Um die volle Wirkung zu erreichen, wurden bis zu 25 ml X-112-Tropfen geschluckt oder 1 bis 2 ml i.v. gespritzt. Nach oraler Applikation setzt die Wirkung innerhalb von 30 min., nach Injektion sofort ein und dauert mehrere Stunden lang. Der Konsument ist euphorisch, hellwach und besitzt einen starken Rededrang. Als Nebenwirkungen werden Magenbeschwerden und Kreislaufstörungen angegeben. Kritisch anzumerken ist, daß in 1 ml Antiadipositum-X-112®-Tropfen nicht nur 40 mg D-Norpseudoephedrin, sondern auch je 100 mg der euphorisierenden Analeptika Coffein-Natriumsalicylat und Nicethamid enthalten sind. Bei oraler Aufnahme von 25 ml entspricht dies je 2,5 g, bei Injektion von 1 bis 2 ml zwischen 100 und 200 mg der beiden zuletzt aufgeführten Substanzen. Daher ist eine synergistische Wirkung aller drei Substanzen zu erwarten.

Levopropylhexedrin, das Cyclohexylderivat des Methamphetamins, führt ebenfalls zur Abhängigkeit. Bei längerem Mißbrauch von hohen Dosen (375–500 mg/die) wurden starkes Herzklopfen, Schweißausbrüche und Kollapsanfälle registriert. Unterschiede in der Wirksamkeit gegenüber Phenmetrazin waren den Patienten nicht aufgefallen. Hinsichtlich der Abhängigkeitsentwicklung und der unerwünschten Wirkungen ist es wie Amphetamin zu bewerten. Ab 1. Januar 1986 dürfen Arzneimittel, die D-Norpseudoephedrin (Cathin) oder Propylhexedrin enthalten, nurmehr auf Rezept abgegeben werden. Damit sind alle Zubereitungen dieser beiden Stoffe der Verschreibungspflicht unterstellt. In der amtlichen Begründung heißt es, daß diese Stoffe aufgrund ihrer pharmakologischen Eigenschaften die Gesundheit bei bestimmungsmäßigem Gebrauch – in festen gleichermaßen wie in flüssigen Zubereitungen – unmittelbar oder mittelbar durch unerwünschte Wirkungen gefährden können. Die sympathomimetischen Eigenschaften bedingen eine Gefährdung durch Reaktion des Herz-Kreislauf-Systems wie Hypertonie, Tachycardie, Arrhythmie und Kreislaufversagen, die insbesondere bei gleichzeitig bestehenden Herzerkrankungen oder einer Hypertonie ein gesundheitliches Risiko darstellen. Die Stoffe können infolge ihrer psychoanaleptischen Wirkungen zu Mißbrauch und zur Entwicklung einer Abhängigkeit führen. Es besteht die Gefahr, daß bei entsprechender Disposition schwere psychopathologische Erscheinungsbilder wie Psychosen, psychotische Symptome und andere neuropsychische Störungen verursacht werden, die eine psychiatrische Hospitalisierung erforderlich machen.

Amfepramon (= Diethylpropion), das N-Diethylderivat des Cathinons, ist als Regenon® retard und Tenuate® Retard im Handel; sein Mißbrauchspotential dürfte relativ hoch einzustufen sein.

Metamfepramon ist das analoge Dimethylpropiophenon, also ein N-methyliertes Cathinon. Die noch verschreibungsfreie Substanz scheint sich vor allem im norddeutschen Raum als Drogen-Ersatzstoff einzubürgern. Metamfepramon ist in Cardalat®-Tropfen (Antihypotonikum) und im Grippemittel Tempil®N enthalten.

Fenfluramin, das in therapeutischen Dosen nicht zentralstimulierend wirkt, wird wegen euphorisierender Effekte mißbräuchlich verwendet. Neben Euphorie kommt es zu einer Änderung des Wahrnehmungsvermögens, Depersonalisierung und Derealisierung; das Schlafbedürfnis ist herabgesetzt, Appetit und Libido sind gesteigert, visuelle und akkustische Halluzinationen sind möglich. Fenfluramin wurde von Jugendlichen auch in Kombination mit Cannabis als Rauschmittel mißbraucht. In diesem Zusammenhang ist interessant, daß 1983 in Schweden die Zulassung von Fenfluramin zum dritten Male scheiterte, da das Mittel die Serotonin-Konversion im Gehirn vermindert. *Fenproporex* wird fast vollständig innerhalb von 4 Std. zu Amphetamin desalkyliert, bei Mefenorex ist dies aufgrund der chemischen Struktur nicht auszuschließen.

6.5.7 Laxantien

Abführmittel werden gerne von Frauen und jungen Mädchen wegen eines pathologischen Schlankheitsideals verstärkt konsumiert. Es wird weder eine Gewichtsreduktion erzielt noch eine bestehende Obstipation längerfristig beseitigt, sondern durch den hohen Kaliumverlust, welcher u. a. zur Schwächung der glatten Muskulatur des Darmes führt, letztere erhalten (circulus vitiosus). Längerer Gebrauch kann eine psychische Abhängigkeit erzeugen.

6.5.8 Ursachen und Folgerungen

Die Ursachen des Arzneimittelmißbrauchs sind nicht nur in dessen Wirkungsqualität, sondern auch in der Griffnähe des Medikamentes zu suchen. Familie (Belastungen), Arzt (Verschreibungsgewohnheit), Apotheker (Handverkauf), Hersteller (Werbung), aktuelle Streßsituationen, Über- und Unterforderung, Einsamkeit und persönliche Einstellung sind wichtige Faktoren. Zur Prävention des Arzneimittelmißbrauches sind eine umfassende Aufklärung und Information, eine Änderung des Konsumverhaltens und der ärztlichen Verschreibungsgewohnheit, Früherkennung, Hinwendung zum Suchtgefährdeten und Bewußtseinsänderung notwendig.

6.6 Alkohol und Arzneimittel

Von H. Kurz

6.6.1 Allgemeines zur Beratung

Bei der Abgabe von Arzneimitteln sollte man davon ausgehen, daß die meisten Menschen regelmäßig alkoholhaltige Getränke zu sich nehmen. Bei alkoholunverträglichen Arzneimitteln ist daher ein entsprechender Warnhinweis angebracht. Dies gilt nicht nur für Erwachsene, denn auch unter Jugendlichen breitet sich der Alkoholkonsum immer mehr aus. Im allgemeinen kann man annehmen, es ab dem 15. Lebensjahr mit einem potentiellen Alkoholkonsumenten zu tun zu haben. In der BRD errechnet man für die über 15jährigen einen täglichen Konsum an Reinalkohol von ca. 45 ml. Gefahren entstehen aber nicht erst durch solche größeren Alkoholmengen. Manche Wechselwirkungen zwischen Alkohol und Arzneimitteln, wie die Disulfiramwirkung, können bereits durch wenige ml Alkohol ausgelöst werden.

Es ist außerdem zu bedenken, daß Alkohol nicht nur in alkoholischen Getränken, sondern weniger offensichtlich auch in „Stärkungsmitteln", „Venenmitteln", „Nervenmitteln", „Frauenmitteln" sowie in anderen Arzneizubereitungen enthalten sein kann. Will man bei der Abgabe von Arzneimitteln – auch ohne genaue Kenntnisse der Hilfsstoffe – Alkohol ausschließen, so vermeidet man am besten alle flüssigen Arzneiformen. Geringe Mengen von Alkohol sind im Kefir enthalten und kommen auch in manchen Zahnpasten vor. Beim Gespräch mit dem Patienten ist außerdem zu berücksichtigen, daß in manchen Bevölkerungskreisen unter „Alkohol" zwar Wein, Schnaps und Likör, jedoch nicht Bier verstanden wird.

6.6.2 Wirkungsweise und Wirkungsmechanismus

Alkohol ist pharmakologisch betrachtet ein Narkotikum. Er kann daher die Wirkung aller anderen Stoffe verstärken, die am ZNS ebenfalls hemmende Wirkungen haben. Darunter sind nicht nur die Narkotika bzw. die Hypnotika zu verstehen, deren Hauptwirkung dies ist, sondern auch Arzneimittel, bei denen der zentral lähmende Effekt nur als Nebenwirkung auftritt (Tab. 6-7). Neben seiner narkotischen Wirkung können auch andere Wirkungen des Alkohols Ursache von Wechselwirkungen sein. Durch Erweiterung der Hautgefäße kann Alkohol eine Blutdrucksenkung hervorrufen und damit die Wirkung anderer ebenfalls kreislaufwirksamer Arzneimittel verstärken (Tab. 6-8). Durch Beeinflussung des Kohlenhydratstoffwechsels kann die hypoglykämische Wirkung der Antidiabetika verstärkt werden (Tab. 6-9). Bei chronischer Zufuhr von Alkohol in größeren Mengen wie beim Alkoholiker kann dagegen die Wirkung anderer Arzneimittel vermindert werden. Schließlich können als Wechselwirkung auch Effekte auftreten, die sich wie die Di-

Tab. 6–7: Wichtige Beispiele für Arzneimittel, deren zentral dämpfende Wirkung durch Alkohol verstärkt wird, so daß Sedation, Benommenheit und bei hohen Dosen eine Hemmung des Atemzentrums (×) hervorgerufen werden können.

Narkotika ×	Antiepileptika
Hypnotika ×	Reserpin
Sedativa	Morphinartig-wirkende Analgetika ×
Neuroleptika	Zentrale Muskelrelaxantien
Tranquillantien	Antihistaminika
Antidepressiva	

sulfiramwirkung weder beim Alkohol noch bei dem betreffenden Arzneimittel allein finden.

Für die Ursache der Wechselwirkungen mit Alkohol spielen folgende Mechanismen eine Rolle:
- Additive Wirkung am Rezeptor.
- Supraadditive (potenzierende) Wirkung am Rezeptor.
- Hemmung arzneimittelinaktivierender mikrosomaler Enzyme.
- Aktivierung der mikrosomalen Enzyme durch Enzyminduktion.
- Hemmung des Alkoholabbaus auf der Stufe des Acetaldehyds bzw. Entstehung toxischer Zwischenprodukte (Disulfiramwirkung).
- Beeinflussung der enteralen Resorption.

Die *additive Wirkung* darf nicht so verstanden werden, daß bei gleich stark narkotisch wirkenden Dosen von Alkohol und einem Hypnotikum sich die Wirkung verdoppeln müßte, sondern sie nimmt entsprechend der Dosis-Wirkungs-Beziehung zu. Meist steht die Wirkung in Korrelation zum Logarithmus der Dosis, d. h. die Wirkungszunahme beträgt weniger als das Doppelte.

Überraschende Auswirkungen des Alkoholgenusses stellen sich dann ein, wenn die narkotische Wirkung des eingenommenen Arzneimittels so gering ist, daß sie bei alleinigem Gebrauch des Arzneimittels nicht auffällt. In diesem Falle kann z. B. bereits der Genuß von einem Glas Bier, das sonst „gut vertragen wird", zum Zustand leichter Betrunkenheit führen. Dies gilt in noch stärkerem Maße für die *supraadditive Wirkung*. In diesem Falle ist die Wechselwirkung stärker als es der reinen Addition entsprechen würde. Mit Dosen, die für den Alkohol bzw. das Arzneimittel ungefährlich sind, können bei gleichzeitiger Verabreichung unter Umständen lebensbedrohliche Wechselwirkungen auftreten. Eine solche supraadditive, auch „potenzierend" genannte Wirkung kommt beispielsweise in typischer Form bei den Neuroleptika, Antidepressiva und Benzodiazepinen vor.

Die *Beeinflussung arzneimittelinaktivierender Enzyme* durch Alkohol hängt davon ab, ob der Alkohol akut oder chronisch zugeführt wird. Ein interessantes Beispiel dafür sind die oralen Antidiabetika, deren blutzuckersenkende Wirkung durch akute

Tab. 6–8: Wichtige Beispiele für Arzneimittel, bei denen die gleichzeitige Aufnahme von Alkohol Blutdruckabfall, orthostatische Regulationsstörungen und in hohen Dosen ggf. einen Kreislaufkollaps hervorrufen kann.

Antihypertensiva:	z. B. Guanethidin (Ismelin®), Methyldopa (Presinol®), Clonidin (Catapresan®), Reserpin (Sedaraupin®, Serpasil®)
Antiarrhythmika:	z. B. Amiodaron (Cordarex®), Chinidin, Disopyramid (Rythmodul®), Procainamid (Novocamid®), Verapamil (Isoptin®)
Peripher durchblutungsfördernde Mittel:	z. B. Pyridylcarbinol (Ronicol®), Tolazolin (Priscol®)
Koronarmittel:	z. B. Glycerintrinitrat (Nitrolingual®), Nifedipin (Adalat®) Isosorbiddinitrat (Isoket®)
Isoniazid (Neoteben®)	

Tab. 6–9: Wichtige Beispiele für Arzneimittel, deren Wirkung durch akute Alkoholeinwirkung verstärkt wird.

Antihypertensiva:	Vgl. Tab. 6–8
Insulin	
Orale Antidiabetika	z. B. Tolbutamid (Rastinon®), Glibenclamid (Euglucon®)

Alkoholeinwirkung verstärkt, durch chronische Alkoholwirkung vermindert wird. Bei der akuten Alkoholwirkung werden die mikrosomalen Enzyme kompetitiv gehemmt, oder die Hemmung erfolgt durch Anlagerung von Alkohol an das Cytochrom P-450, ohne daß dabei Alkohol abgebaut wird. In beiden Fällen nimmt die Inaktivierungsgeschwindigkeit der von diesen Enzymen abgebauten Arzneimittel ab. Das bedeutet, daß die Wirkung bei i.v. applizierten Arzneimitteln verlängert wird. Bei den auf anderem Wege zugeführten, also langsamer anflutenden Arzneimitteln kommt zur Wirkungsverlängerung außerdem noch die Erhöhung des Konzentrationsmaximums. Das heißt, ihre Wirkung wird nicht nur verlängert, sondern auch verstärkt.

Nach chronischer Zufuhr von Alkohol werden die mikrosomalen Enzyme durch *Enzyminduktion* aktiviert. Die Wirkung derjenigen Arzneimittel, die vorwiegend durch Bioinaktivierung aus dem Organismus eliminiert werden, vermindert sich. Bedrohliche Störungen durch diesen Mechanismus sind vor allem bei Patienten zu befürchten, die in Langzeitbehandlung auf eine bestimmte Dosis eines Arzneimittels, z. B. eines oralen Antikoagulans, eingestellt sind. In diesem Falle kann trotz gewissenhafter Einnahme der vorgeschriebenen Dosis eine gefährliche Verkürzung der Gerinnungszeit auftreten (weitere Beispiele Tab. 6-10).

Unter der Disulfiramwirkung versteht man Unverträglichkeitserscheinungen, die auftreten, wenn nach Verabreichung von Disulfiram alkoholische Getränke konsumiert werden. Die Symptome bestehen in Hautrötung an Kopf und Oberkörper, Hitzegefühl, starken Kopfschmerzen, Übelkeit, Atemnot, Tachykardie und Blutdruckabfall eventuell bis zum Kreislaufversagen. Man nutzt diese Reaktion bekanntlich aus, um bei Alkoholikern durch den negativen Reflex „Trinken → Übelkeit" Abstinenz zu erreichen. Arzneimittel, bei denen disulfiramartige Wechselwirkungen zu befürchten sind, finden sich in Tabelle 6-11. Eine toxikologische Bedeutung als Wechselwirkung hat die Disulfiramwirkung von Schwefelkohlenstoff und von Kalkstickstoff, der, als Düngemittel gebraucht, Anlaß zu Alkoholunverträglichkeit geben kann. Alkoholunverträglichkeit bewirkt auch der Faltentintling, der, ohne Alkohol genossen, ein gut verträglicher Speisepilz ist. Der Mechanismus der Disulfiramwirkung besteht darin, daß sich infolge Hemmung der Acetaldehyddehydrogenase Acetaldehyd als Zwischenprodukt des Alkoholabbaus anhäuft. Außerdem wird angenommen, daß toxische Reaktionsprodukte von Alkohol mit den disulfiramartig wirkenden Stoffen entstehen.

Als Grund für eine Verstärkung der Arzneimittelwirkung durch Alkohol wird auch eine *Beschleunigung der enteralen Resorption* von Arzneimitteln diskutiert. Diese könnte durch eine besser durchblutete Magen- und Darmschleimhaut oder durch ra-

Tab. 6–10: Wichtige Beispiele für Arzneimittel, deren Wirkung bei chronischem, hohen Alkoholkonsum infolge Enzyminduktion vermindert wird.

Barbiturate
Meprobamat (Aneural®, Cyrpon®)
Phenytoin (Zentropil®)
Orale Antikoagulantien: Phenprocoumon (Marcumar®)
Orale Antidiabetika: Tolbutamid (Rastinon®), Gilbenclamid (Euglucon®)

schere Magenentleerung infolge Alkohol bedingt sein (Tab. 6-12). Für Diazepam wurde nach Alkoholgenuß ein schnellerer Anstieg der Diazepamkonzentration im Blut gefunden als nach oraler Gabe von Diazepam allein. Ob dies auch für andere Arzneimittel zutrifft, läßt sich noch nicht sagen.

Die lokale Reizwirkung im Magen-Darm-Kanal von Salicylaten, nichtsteroidalen Antirheumatika und oralen Eisenpräparaten kann durch Alkohol verstärkt werden (Tab. 6-13).

Die Beschleunigung des Abbaus von Alkohol durch andere Arzneimittel wurde mehrfach proklamiert. In den meisten Fällen ist dies jedoch entweder unbeweisen oder das Ausmaß der Beschleunigung ist unbedeutend. Eine ins Gewicht fallende Beschleunigung beim Menschen ist nur für Fructose erwiesen. Dazu muß diese jedoch in größerer Menge durch i.v. Infusion zugeführt werden. Die orale Gabe bringt keine wesentliche Veränderung. Bei alkoholbedingten Verkehrsdelikten mit einer Blutalkoholkonzentration von über 0,8 Promille wird häufig von den Beschuldigten vorgebracht, sie hätten nicht viel getrunken, die hohe Blutalkoholkonzentration sei durch gleichzeitig eingenommene Arzneimittel bedingt. Dies ist wohl häufig nur als Schutzbehauptung zu werten, denn in einer tierexperimentellen Untersuchung wurde für zahlreiche Stoffe, unter denen sich Narkotika, Hypnotika, Neuroleptika, Tranquilizer, Antidepressiva, Antiepileptika, Analgetika, Antirheumatika, Analeptika, Antibiotika, Sulfonamide, Tuberkulostatika und Zytostatika befanden, keine signifikante Erhöhung der Blutalkoholkonzentration gefun-

Tab. 6–11: Stoffe, welche zusammen mit Alkohol eine disulfiramartige Wirkung hervorrufen können.

Carbo activatus (medicinalis): durch Begleitstoffe, die in der Aktivkohle enthalten sind
Chloralhydrat (Cloraldurat®)
Chloramphenicol (Paraxin®, Leukomycin®)
Disulfiram (Antabus®) ← Mittel zur Alkoholentwöhnung
Faltentintling
Kalkstickstoff (Düngemittel)
Mepacrin (in Acrisuxin®)
Metronidazol (Clont®)
Procarbazin (Natulan®)
Schwefelkohlenstoff
Sulfonamide
Sulfonylharnstoffderivate
Tolazolin (Priscol®)
Tranylcypromin (Parnate®)

Tab. 6–12: Beispiele für Arzneimittel, deren Toxizität durch Alkohol erhöht wird.

Propranolol (Dociton®)
Isoniazid (Neoteben®)

Tab. 6–13: Wichtige Beispiele von Arzneimitteln, deren lokale Reizwirkung im Magen-Darm-Kanal durch Alkohol verstärkt wird.

Salicylate
Nichtsteroidale Antirheumatika
Kaliumsalze, orale Eisenpräparate

den. Bei einigen Cephalosporinen, Nitroimidazolen und den oralen Antidiabetika (Tab. 6-14) hat man jedoch eine Hemmung des Alkoholabbaus beobachtet, so daß in diesen Fällen die Alkoholwirkung u. U. länger anhalten könnte.

Durch zentralerregende Stoffe wie Coffein oder die Weckamine kann zwar die narkotische Wirkung des Alkohols vermindert werden. Dadurch fällt aber auch die Dämpfung der enthemmenden Wirkung weg, so daß bei diesen Kombinationen oft Enthemmung und Aggressivität auftreten.

Bei der Kombination von Diazepam und Alkohol sind verschiedentlich „paradoxe" Erregungszustände beobachtet worden.

Tab. 6–14: Stoffe, welche den Abbau von Alkohol im Organismus hemmen können.

Antibiotika:	Nitroimidazole:	Orale Antidiabetika
Cefacetril	Metronidazol (Clont®)	
Cefamandol (Mandocef®)	Nimorazol (Esclama®)	
Cefoperazon (Cefobis®)	Tinidazol (Simplotan®)	

7 Allgemeine Maßnahmen bei Vergiftungen und Unfällen

7.1 Erste Hilfe

Von P. E. Heide

Drei Fragen sollte sich der Ersthelfer bei einem Vergiftungsfall stellen:
1. Was muß ich tun?
2. Was kann ich tun?
3. Was darf ich nicht tun?

Frage Nr. 1 gilt den lebensrettenden Sofortmaßnahmen.

Frage Nr. 2 umfaßt den allgemeinen Teil der Ersten Hilfe.

Frage Nr. 3 ist am ehesten damit zu beantworten: Handlungen, die über den Wissensstand und damit über die Verantwortbarkeit hinausgehen.

Im Bereich der sogenannten Rettungskette, die den zeitlichen Ablauf der Hilfsaktionen aufzeigt, können die ersten drei Kettenglieder auch von Laienhelfern durchgeführt werden.

Sofortmaß-nahmen	Meldung	Erste Hilfe	Kranken-transport	Kranken-haus

Die Verpflichtung zu Hilfeleistungen bei Notfällen geht aus dem § 330c des Strafgesetzbuches hervor.

„... Wer bei Unglücksfällen oder gemeiner Gefahr oder Not nicht Hilfe leistet, obwohl dies erforderlich und ihm den Umständen nach zuzumuten, insbesondere ohne erhebliche eigene Gefahr und ohne Verletzung anderer wichtiger Pflichten möglich ist, wird mit Freiheitsstrafe bis zu einem Jahr oder mit Geldstrafe bestraft."

Oberstes Gebot für den Helfer: Ruhe bewahren! Lage analysieren, Schlüsse ziehen und systematisch die Hilfsmaßnahmen durchführen. Liegt ein Bewußtloser vor, so müssen sofort nach dem Bergen des Vergifteten die Atemfunktion und die Herztätigkeit überprüft werden (eventuelle Atemspende und/oder Herzmassage unter bestimmten Vorsichtsmaßnahmen durchführen). Bei vorhandener Herz- und Atemtätigkeit wird der Bewußtlose in die stabile Seitenlage gebracht.

Ist der Verunglückte ansprechbar, ist es wichtig, möglichst viele Informationen von ihm zu erhalten, wie Name und Anschrift, was eingenommen wurde, in welchen Mengen und wann.

Die Anforderung ärztlicher Hilfe erfolgt zweckmäßig durch eine Rettungszentrale der bekannten Hilfsorganisationen. Falls deren Rufnummer nicht bekannt sein sollte, über den Polizeinotruf 110.

Das Überführen von Vergifteten in die Intensivstation einer Klinik wird von den Rettungsorganisationen oder in manchen Städten von der Feuerwehr durchgeführt. Sollte Unklarheit bestehen, wer den örtlichen Rettungsdienst durchführt, kann der Notarztwagen auch über die Polizei alarmiert werden.

Bei der Anforderung sollen folgende „5-

„W-Fragen" beantwortet werden, um Irrtümer zu vermeiden. Diese „W-Fragen" merkt man sich leicht an den fünf Vokalen des Alphabets:
a für **Wa**s ist geschehen? Unfallgeschehen kurz schildern
e für **We**r meldet? Name, Anschrift und Telefonnummer des Melders angeben
i für **Wi**eviele Verletzte?
o für **Wo**? Unfallort angeben
u für **Wo**d**u**rch? Unfallursache angeben

Bei *Vergiftungen* möchte der Arzt noch folgende Angaben haben:
- Alter des Verunglückten
- Welches Gift, wann und wieviel wurde genommen
- Ist der Notfallpatient ansprechbar oder bewußtlos
- Welche Hilfsmaßnahmen wurden bisher durchgeführt

Je nach den Symptomen wird der Arzt dann die Anweisung geben, ob zuerst die Giftelimination durchgeführt werden soll, oder die symptomatische Behandlung den Vorrang hat, z. B. bei Kreislaufversagen, Schock.

Für den Ersthelfer geht es jetzt um die Klärung der Frage, durch welches Gift der Notfallpatient zu Schaden kam:
a) Gase; b) Medikamenteneinnahme; c) Genuß- oder Lebensmittel; d) Reinigungsmittel; e) Chemikalien; f) Rauschgift; g) Pflanzenschutzmittel; h) tierische oder pflanzliche Gifte.

Um dem Arzt die *Diagnose* zu erleichtern, versucht der Helfer durch Befragen des Vergifteten oder eventuell anwesender Personen die Art des Giftes, den Zeitpunkt der Einnahme und der Menge in Erfahrung zu bringen. Sollte dies nicht möglich sein, gilt es, nach Giftresten, angebrochenen Medikamentenpackungen usw. zu forschen und diese sicherzustellen. Schnell Rückschlüsse auf die Art des Giftes lassen sich auch durch Laboruntersuchungen von Erbrochenem und Harn ziehen. Das heißt für den Helfer, daß gegebenenfalls diese Ausscheidungen in geeigneten Behältern gesammelt und dem Rettungspersonal mitgegeben werden müssen.

Das *Identifizieren von Giftsubstanzen* im Labor geschieht z. T. mit speziellen Testmethoden, die eine schnelle Aussage erlauben. Bei Gasvergiftungen beispielsweise kann mit dem Dräger'schen Gasspürgerät, das nach dem Prinzip der chemischen Testöhrchen arbeitet, eine Analyse der Ausatemluft Vergifteter durchgeführt werden. Weitere Indikatoren für eine schnelle Erkennung sind Merckotest® (Cholinesterase für Alkylphosphatvergiftungen), Acholest®, Glukotest®, Urostrat® für die Differentialdiagnose, Nitur®-Test für Nitrite, Phenistix® für den Salicylat-Nachweis.

Eine chromatographische Untersuchung dauert etwa 20 Minuten. Ferner haben auch Röntgen-Magen-Leeraufnahmen eine gewisse Aussagekraft, da Bromisoval, Carbromal, Analgetika, Sedativa und Metallsalze schattengebend sind.

Über das Unfallgeschehen muß ein *Protokoll* angefertigt werden, um ein Identifizieren des Notfallpatienten auch nach einer späteren Bewußtlosigkeit zu ermöglichen und um wichtige Aussagen über den Vergiftungsfall festzuhalten. Im Einzelnen sollen auf dem Protokoll erscheinen:
- Name, Alter und Anschrift des Patienten
- Symptome
- Art und Menge des Giftes
- Zeitpunkt der Gifteinnahme
- Art der durchgeführten Sofortmaßnahmen
- Art und Menge der verabreichten Medikamente und Antidote
- Name und Anschrift des Helfers

7.2 Therapeutische Maßnahmen bei Vergiftungen

Von P. E. Heide

Entgiftung

1. Dekontamination	
a) bei Gas- oder Dämpfevergiftung:	Retten
b) perkutane Vergiftung:	Hautreinigung
c) perorale Giftaufnahme:	Erbrechen
2. Neutralisation	
a) Säuren-Laugen:	Flüssigkeit (Wasser)
b) organische Lösungsmittel:	Paraffin
c) Detergentien:	Siliconöl, Polysiloxane
3. Antidote	
a) Alkylphosphate, Carbaminsäureester:	Atropin
b) Cyanide:	Dimethylaminophenol
	Natriumthiosulfat
	Cobalt-EDTA
c) Methanol:	Alkohol

Magenentleerung

Die Therapie von Vergiftungen verfolgt drei Ziele:
- Elimination des Giftes
- Neutralisation des Giftes
- Symptomatische Behandlung der Giftwirkung

Bei oraler Giftaufnahme ist die *sofortige Entleerung des Magens* die wichtigste Sofortmaßnahme.

Durch Einflößen von warmer Kochsalzlösung (etwa 2–3 Eßlöffel NaCl auf 1 Glas Wasser) kommt es innerhalb von 10 Minuten zum Erbrechen. Falls nicht, so wird diese Prozedur nochmals wiederholt, eventuell ist dann nur viel Wasser zu trinken zu geben. Gegebenenfalls Rachenhintergrund mechanisch reizen. Ferner kann Erbrechen durch Apomorphin-Gabe (s.c.) oder durch Sirupus Ipecacuanhae ausgelöst werden.

In folgenden Fällen ist das provozierte Erbrechen kontraindiziert:
- Bei komatösen Patienten (Aspirationsgefahr)
- Bei Säure-Laugen-Vergiftungen (Perforationsgefahr)
- Bei Strychnin-Vergiftung (Konvulsionen)
- Bei Detergentien, organischen Lösungsmitteln, Ölen (Aspirationsgefahr)

Bei Kleinkindern sollten statt Kochsalzlösung reines Wasser oder Fruchtsäfte gegeben werden. Durch die hohe Salzkonzentration kommt es, bei Ausbleiben der Emesis infolge starker osmotischer Kräfte zu Komplikationen. Wird bei Apomorphin-Gabe kein Erbrechen ausgelöst, muß sofort eine Magenspülung durchgeführt werden. Die Magenspülung wird besonders bei Säuglingen, Kleinkindern und bei Bewußtlosen angewandt. Die Spülflüssigkeit gelangt über einen Plastikschlauch in den Magen. Meist wird der Flüssigkeit (Wasser, bei Kleinkindern physiol. Kochsalzlösung) ein spezielles Antidot zugesetzt.

Die *Adsorption von Giftstoffen* an Substanzen mit großer Oberflächenwirkung spielt eine entscheidend wichtige Rolle als Sofortmaßnahme. Als Mittel der Wahl bieten sich an: Carbo medicinalis (Ph. Eur.: Carbo activatus) 20–30 g Kohle auf 1 Glas Wasser); Paractol®, Sab simplex®, oder andere Antazida auf Polysiloxan-Basis; Bolus alba wirkt nur bei Alkaloiden oder anderen basischen Wirksubstanzen als adsorptives

Antidot; Magnesia usta hat neben der adsorptiven auch eine leicht abführende Wirkung.

Neben der Giftentfernung aus dem Magen besteht die Möglichkeit, das Gift über den Darm zu entfernen. Mittel zur Beschleunigung der Darmpassage werden entweder oral eingeflößt oder über eine Sonde instilliert.

Zur *Beschleunigung der Darmpassage* wird der letzten Spülung noch etwa 15 g Natriumsulfat (gelöst in etwa 250 ml Wasser oder suspendiert in Paraffin) zugegeben. Magnesiumsulfat ist wegen seiner Giftwirkung nicht ganz ungefährlich. Rizinusöl ist als Abführmittel bei fettlöslichen Giften (Benzin, Trichlorethylen, Fleckenwasser usw.) kontraindiziert.

Bei Darmatonie (z. B. Atropinvergiftung) wird der Darm durch Einläufe mit Zusatz eines Abführmittels oder osmotisch wirksame Substanzen (wie Sorbit 40% über Magensonde) entleert.

Die *forcierte Diurese* ist bei Giften mit renaler Elimination angezeigt (z. B. bei Barbituraten, Salicylaten, Methanol). Sie darf jedoch nicht bei Vorliegen eines Schocks, bei Herz- und Niereninsuffizienz und bei Überwässerung durchgeführt werden. Die Diurese wird durch i.v.-Gaben von Mannitol, Sorbitol, Laevulose und Furosemid beschleunigt. Die Kontrolle der ausgeschiedenen Urinmengen (Exsikkosegefahr) und Kaliumsubstitution sind bei dieser Therapie wichtig.

Hämodialyse und *Peritonealdialyse* sind bei schwersten Vergiftungen angezeigt. Ferner muß das Gift dialysierbar sein. Voraussetzungen hierfür sind geringe Mokelülgröße und schwache Eiweißbindung.

Symptomatische Behandlung

Solange die Intoxikation noch anhält, sind die Funktionen der einzelnen Organe des Kranken aufrechtzuerhalten (z. B. Herz-, Lungen-, Nierenfunktion). Die häufigsten Komplikationen sind hier:

- *Schock* (hypovolämischer Schock durch Blut- bzw. Plasmaverlust, vasodilatorischer Schock). Behandlung durch Blut- und Plasmaersatz, sowie peripher angreifender Vasokonstriktoren; bei kardiogenem Schock erfolgt die Behandlung mit Herzglykosiden.
- *Hyperthermie:* Behandlung erfolgt über Hibernation auf physikalischem oder pharmazeutischem Weg (Dantrolen-Natrium).
- *Lungenödem:* toxisches durch chemische Schädigung; zentral bedingt z. B. bei CO-Vergiftung oder Versagen des linken Ventrikels bei noch erhaltener Herzkraft des rechten Ventrikels.
- *Störungen des Elektrolyt-Wasserhaushaltes*
- *Infektionsgefahr*

7.3 Übersicht der wichtigsten Vergiftungen mit Symptomen, Gegenmaßnahmen und Antidoten

Von P. E. Heide

Symptome	Therapie
Hypnotika/Sedativa	
• **Barbiturate**	
Langwirkend (z. B. Phenobarbital, Barbital) Dosisabhängiger tiefer Schlaf; erst verlangsamte, dann beschleunigte Atmung; Erlöschen der Reflexe, Koma; Blutdruck niedrig; Pupillen anfangs eng, dann weit	Elimination, forcierte Diurese, eventuell Hämodialyse oder Peritonealdialyse, Intubationsbeatmung

Symptome	Therapie
Mittellang wirkend (z. B. Cyclobarbital, Pentobarbital)	
Kurzwirkend (Hexobarbital, Thiobarbiturate) und Schlaf- und Beruhigungssäfte mit Barbituraten: Hier besteht die Gefahr, daß diese Säfte Ethanol enthalten, das die Barbituratwirkung potenziert.	
• **Glutethimid** (Doriden®)	
Ateminsuffizienz, Koma, Hypotonie. Bei chronischem Mißbrauch: Apathie, Psychosen, Tremor, Pruritis	Bei leichten Fällen Magenspülung, sonst Hämodialyse, Intubationsbeatmung
• **Bromverbindungen** (z. B. Calcibronat®, Psicosoma®)	
Desorientiertheit, Erbrechen, Leibkrämpfe, Koma	Akut: Erbrechen, Magenspülung mit isotonischer NaCl-Lösung, Na-Thiosulfat i.v.
• **Ureide** (z. B. Mirfudorm®)	
Vergiftungsbild mit Koma und Kreislaufkollaps, Störung der Blutgerinnung, massive Magenblutung. Schocklunge, Atemlähmung	s. Barbiturate
• **Methaqualon** (z. B. Normi-Nox®)	
Parästhesien, Polyneuropathien, Kopfschmerzen	s. Barbiturate
• **Chloralhydrat/Paraldehyd** (z. B. Chloraldurat®)	
Bewußtlosigkeit, Atemhemmung, Kreislaufversagen, Störungen der Nierenfunktion und der Temperaturregulation	Freihalten der Atemwege, Sauerstoff, osm. Diurese, Kreislauftherapie; Hämodialyse
• **Benzodiazepine** (z. B. Librium®, Valium®, Nobrium®)	
Ataxie, Schwindel, Obstipation, Tremor, Sehschwäche, Enuresis, Hypotonie, Kollaps, Koma	s. Barbiturate
Antiepileptika	
Phenytoin (z. B. Dilantin®, Phenhydan®, Zentropil®)	
Müdigkeit, Schwindel, Koma	Magenspülung, forcierte alkalische Diurese, Dialyse
Psychopharmaka	
Antidepressiva	
Imipramine (z. B. Tofranil®)	
Trockenheit im Mund, Sehstörungen, Tachykardie, Krämpfe, Atemdepression, Kreislaufkollaps, Arrhythmien, Blasenatonie	Erbrechen. salin. Abführmittel, künstliche Beatmung, i.v. Flüssigkeitszufuhr

Symptome	Therapie
Neuroleptika	
• **Rauwolfia** (z. B. Sedaraupin®, Serpasil®)	
Schwere Hypotonie, Kreislaufkollaps, Extrasystolie, Kammertachykardie oder -flimmern	Noradrenalin gegen Hypotonie, Atropin gegen Bradykardie
• **Phenothiazine und Analoge** (z. B. Atosil®, Neurocil®, Aolept®)	
Hypotonie, Tachykardie, Schwindelerscheinung, starke Sedierung, Schlafstörungen, Hypothermie oder auch Fieber, Speichelfluß oder Mundtrockenheit	Noradrenalin, eventuell Blutersatz, künstliche Beatmung, Austauschtransfusion
• **Thioxanthene, Butyrophenone** (z. B. Truxal®, Haloperidol®, Dipiperon®)	
Benommenheit, paradoxe neuromuskuläre Übererregung, dyskinetische Reaktion, Urtikaria	s. Phenothiazine
Tranquillantien	
• **Benzodiazepine**	s. Hypnotika/Sedativa
• **Carbaminsäureester** (Meprobamat: Carpon®, Aneural®, Miltaun®)	
Benommenheit, Ataxie, Koma	Magenspülung, Na$_2$SO$_4$, Kreislauftherapie, eventuell künstliche Beatmung, Hämodialyse
Analeptika	
• **Strychnin**	
Reflexsteigerung, Unruhe, Atemnot, Sprachstörung, Krampfanfälle, Ziehen in der Kiefer- und Nackenmuskulatur, Atemstörung	Künstliche Beatmung, Barbiturate, Diazepam, Curarisierung, Kohle
• **Pentretrazol** (Cardiazol®)	
Erbrechen, beschleunigte Atmung, zentrale Übererregbarkeit, Krämpfe, Bradykardie, Anoxie	s. o., zusätzlich Wärme, Sauerstoff
• **Nicethamid** (z. B. Coramin®, Cormed®)	
Juck- und Niesreiz, Hypersekretion, Unruhe, Schwitzen, Erbrechen, Krämpfe	s. Strychnin
Spasmolytika	
• **Atropin**	
Mundtrockenheit, Durst, Akkomodationsstörungen, Tachykardie, Gesichtsrötung, Fieber, Delirien, Blutdruckerhöhung	Magenspülung, Abführmittel, Prostigmin® oder Pilocarpin s. c., Atemkontrolle, Sedieren

Symptome	Therapie
• **Papaverin** Tachykardie, bei hohen Dosen Blutdrucksenkung, Kollaps, Herzarrhythmien • **Scopolamin und Analoge** (z. B. Buscopan®) s. Atropin	Symptomatisch
Organische Lösungsmittel • **Alkohol (Ethanol)** Exzitation bis Depression, Kreislaufstörung	Abhängig vom Zustand. Bei Exzitation kurzwirkende Barbiturate. Magenentleerung, Kollapstherapie mit Elektrolyten, Atemkontrolle, Temperaturkontrolle, Vitamin B_6
• **Benzin** Euphorie, Erregung, Benommenheit, Kreislaufstörung	Beatmung, Coffein, Plasmaexpander bei oraler Aufnahme, Paraffin, später Kohle
• **Benzol** Kopfschmerzen, Erbrechen, Krämpfe, Koma	künstliche Beatmung, Paraffin, Kohle, Bluttransfusion
Halogenierte und aromatische Kohlenwasserstoffe Unruhe, Erbrechen, Benommenheit, Tremor	Paraffin, Sedierung, Atemkontrolle
Säuren, Laugen Schmerzen im Mund-, Rachen- und Bauchbereich, Schock, Krämpfe, Atemnot	Wasser, Ausgleich von Wasser-, Salz- und Eiweißverlusten, Verhütung von Entzündungen und der Stenose der Speiseröhre
Giftige Gase • **Phosphorwasserstoff** Blutdruckabfall, Erbrechen, Kollaps, Krämpfe	Kohle, Calciumgluconat, Glucose
• **Nitrose Gase** Husten, Speichelfluß, Dyspnoe, Zyanose, Atemnot, Erbrechen	Thionin, Behandlung des Lungenödems
• **Kohlenmonoxid** Kopfschmerzen, Sehstörungen, Herzsensationen, Kreislaufstörung, Koma	Frischluft, Überdruckbeatmung, vor Wärmeverlust schützen

Symptome	Therapie
• **Kohlendioxid** Kopfschmerzen, Schwindel, Blutdruckanstieg, Tachykardie, Dyspnoe, Erregung, Bewußtlosigkeit, Krämpfe, Kreislaufinsuffizienz	Frischluft, Beatmung, Infusion von Tris-Puffer
• **Chlor** Hustenanfälle, Pneumonie, Lokale Ulzerationen, Lungenemphysem	Verunreinigte Kleidung entfernen, Spülungen mit viel Wasser, Schutz vor Unterkühlung, Glucose i.v., Überdruckbeatmung, $NaHCO_3$ i.v., Inhalation von Ethanol, Cortison

Pflanzenschutz- und Schädlingsbekämpfungsmittel

Symptome	Therapie
• **Arsen** Erbrechen, blutige Diarrhöen, Schock, Hautverfärbung, Hypotonie, Atem und Stuhl oft mit Knoblauchgeruch	Erbrechen, Magenspülung, Kohle, MgO, Na_2SO_4, BAL, Hämodialyse
• **Thallium** Erbrechen, Schmerzen, Parästhesien. Nach Tagen Haarausfall, Tachykardie, Tremor, Zyanose, Inkontinenz	Erbrechen, Magenspülung mit KI 1%, Antidotum Thallii Heyl®, Kaliumhexacyanoferrat(II)

Quecksilberverbindungen

Symptome	Therapie
• **anorganisch** Schmerzen, Verätzungen, Erbrechen, Diarrhöen, Anurie	Erbrechen auslösen, Kohle, Na_2SO_4, Glucose- und Elektrolyt-Infusion
• **organisch** Erregung, Tremor, Schluckbeschwerden, verschwommene Sprache, Ataxie	s. anorganische Quecksilberverbindungen

Organische Phosphorsäureester

Symptome	Therapie
Übelkeit, Schwindel, Angst, vermehrte Speichel-, Schweiß-, Bronchial- und Tränensekretion, Miosis, fibrilläre Zuckungen, klonische Krämpfe, Dyspnoe, Zyanose	Paraffin, Atropin i.m., Beatmung Serum-Choninesterase

Cyanwasserstoffe und Derivate

Symptome	Therapie
Bewußtlosigkeit, rote Hautfarbe, Koliken, Erbrechen, Tod durch Atemlähmung	Beatmung, Inhalation von Amylnitrit, Natriumnitrit i.v., Magenspülung mit Natriumthiosulfat 2% oder H_2O_2 3%, Analeptika, Glucose i.v., Noradrenalin

Symptome	Therapie
Nahrungsmittelgifte	
• **Staphylokokken-Toxin**	
Erbrechen, Durchfälle, Schock durch Flüssigkeitsverluste	Erbrechen, Kohle, eventuell Austauschinfusion, Magenspülung mit $KMnO_4$
• **Salmonellen**	
s. Staphylokokken-Toxin	s. Staphylokokken-Toxin
• **Botulismus-Toxin**	
Schwindel, Sehstörung, Speichelfluß, Schielstellung der Augen, enge Pupillen, Herabsinken der Augenlider, Schluck- und Atemlähmung	s. Staphylokokken-Toxin, dazu Botulismusserum
• **Knollenblätterpilz**	
Latenz: 10–20 Stunden, Übelkeit, Erbrechen; Reiswasserdurchfälle, Exsikkose, Azidose, Zyanose, Anurie, Tod im Kollaps	Infusionen, Hämodialyse, Leberschutz
• **Fliegenpilz**	
Müdigkeit, Schwindel, Erbrechen, Speichelfluß, Mydriasis, Erregung, Rauschzustände, Krämpfe, Tobsuchtsanfälle	Magenspülung mit Kohle, salinische Abführmittel, Analeptika, Atropin
Tierische Gifte	
• **Insektenstiche**	
örtliche Reizwirkung, Schwellung, Jucken, Rötung, Schmerz, eventuell Fieber, Schüttelfrost, Erbrechen, Ohnmacht, Kollaps, Atemlähmung, tödliche Allergien, Atemnot	Stachel entfernen, Salmiak (lokale Anwendung), bei Glottisödem: Adrenalin, Cortison, Calcium i.v.
• **Quallen**	
Brennen, Jucken, Blasenbildung, eventuell Krämpfe, Atemnot, Erbrechen, Kopfschmerzen	s. Insektenstiche
• **Schlangenbisse (Kreuzotter)**	
Anschwellen des betroffenen Gliedes, Müdigkeit, Benommenheit, Herz- und Atemstörung, Schockgefahr, Lymphdrüsenschwellung, Zyanose	Stauung körperwärts legen, Ruhigstellen, eventuell Schlangengiftserum, Cortison, Analeptika
Haushaltsgifte	
• **Waschmittel (Detergentien)**	
Lokale Reizerscheinungen, Erbrechen, Diarrhöen, eventuell Hämolyse, Zyanose, Dyspnoe, Hypotonie	Siliconöl, Kohle, Sab Simplex®, Paractol®, Absaugen
• **Reinigungsmittel**	
auf der Basis Aceton, Benzin, Tetrachlorkohlenstoff	siehe bei organische Lösungsmittel

Handschriftliche Notiz: Kehlkopfödem → akute Erstickungsgefahr

Fachliteratur

In regelmäßigen Abständen erscheint ein „Verzeichnis von Informations- und Behandlungszentren für Vergiftungen in der Bundesrepublik Deutschland". Die Adressen sind u. a. auch in der „Roten Liste" angegeben. Ferner gibt es regionale Merkblätter über Depots von selten gebrauchten Antitoxinen, Immunglobulinen usw.
Ahnefeld/Dick/Güttler/Kilian: Lebensrettende Sofortmaßnahmen.
Braun/Dönhardt: Vergiftungsregister.
Firmenschriften der Dr. F. Köhler Chemie KG, Alsbach; Schering AG, Berlin; E. Merck, Darmstadt; Lever Sunlicht GmbH, Mannheim.
Klimmer: Pflanzenschutz und Schädlingsbekämpfungsmittel.
Köhnlein/Weller/Vogel/Nobel: Erste Hilfe.
E. G. Krienke, D. Sander u. K. E. von Mühlendahl: Spezifische Antidote, was ist für den Notfall bereitzuhalten, Dtsch. Apoth. Ztg. *117*, 1703 (1977).
Ludewig/Lohs: Akute Vergiftungen.
Moeschlin: Klinik und Therapie der Vergiftungen.
Okonek/Fülgraff/Frey: Humantoxikologie.
Orbach: Erstversorgung am Unfallort.
Schuster: Notfallmedizin.
Späth: Vergiftungen und akute Arzneimittelüberdosierungen.

7.4 Unfallverhütungsvorschriften

Von P. E. Heide

Alle Unfälle haben zumindest einen ursächlichen Grund, sie stellen deshalb kein unabwendbares Schicksal dar. Die Berufsgenossenschaften, Gemeindeunfallversicherungsverbände und die Feuerwehrunfallkassen als Leistungsträger der gesetzlichen Unfallversicherung haben eine sehr umfangreiche Folge von *Unfallverhütungsvorschriften* herausgegeben. Eine kleine Auswahl dieser Vorschriften, mit denen sich der Apotheker zu befassen hat, ist nachstehend aufgeführt.
- Unfallverhütungsvorschrift – Allgemeine Vorschriften mit Durchführungsanweisungen, April 1983 (GUV 0.1, April 1979)
- Anleitung zur Ersten Hilfe bei Unfällen (Hauptverband der gewerblichen Berufsgenossenschaften e. V., Zentralstelle für Unfallverhütung, Bonn)
- Richtlinien zur Verhütung von Gefahren durch elektrostatische Aufladungen (Richtl. Nr. 4 Statistische Elektrizität)
- Anlagen zur Lagerung, Abfüllung und Verwendung brennbarer Flüssigkeiten zu Lande
- Unfallverhütungsvorschrift Medizinische Anwendung radioaktiver Stoffe (Württ. Gemeindeunfallversicherungsverband, Stuttgart)
- Unfallverhütungsvorschrift: Apotheken, Dispensieranstalten (Berufsgenossenschaften für Gesundheitsvorschrift und Wohlfahrtspflege, Hamburg)

Diese Vorschriften gelten für einen definierten Arbeitsbereich. Es werden Auflagen für Betriebseinrichtungen, Maschinen, Arbeitsstoffe und Umgang mit gefährlichen Stoffen aufgeführt.

Über die Universum Verlagsanstalt Wiesbaden erscheint jährlich ein Taschenbuch für Sicherheitsbeauftragte. In dieser Broschüre sind in knapper und übersichtlicher Form die wichtigsten Unfallverhütungsvorschriften stichwortartig wiedergegeben. Sicherheits-Checklisten, Verordnung zur Lagerung und Abfüllung brennbarer Flüssigkeiten, Bauarten und Eignung von Feuerlöschern, sowie Arbeitsstätten-Richtlinien sind nur einige der abgehandelten Themen.

Ferner wird vom Bundesverband der Unfallversicherungsträger der öffentlichen Hand e.V. (8000 München 2) und von den Gemeindeunfallversicherungsverbänden der Bundesländer ein Druckschriftenverzeichnis (neueste Ausgabe: Oktober 1984) angeboten, in dem Unfallverhütungsvorschriften, Richtlinien, Merkblätter, Broschüren, Sonderdrucke usw. aufgeführt und bestellt werden können.

7.5 Umgang mit Giften

Von R. Meyer

7.5.1 Übersicht der gesetzlichen Bestimmungen

In der Bundesrepublik Deutschland ist der Verkehr und Umgang mit Giften und anderen gefährlichen Stoffen durch folgende Bestimmungen geregelt:
- Chemikaliengesetz – Chem. G. v. 1.1. 1982 = Gesetz zum Schutz vor gefährlichen Stoffen
- Verordnung über gefährliche Arbeitsstoffe
- Giftverordnung der Länder
- Pflanzenschutzgesetz v. 2.10.1977, nachträglich dazu die Pflanzenschutz-Anwendungsverordnung 1980 (Verordnung über Anwendungsverbote und Beschränkungen über Pflanzenbehandlungsmittel)
- Immissionsschutzmittelverordnung der Länder
- Strahlenschutzverordnung vom 16.12. 1977
- Kosmetikverordnung vom 16.12.1977

Außerdem existieren noch Bestimmungen in weiteren Gesetzen und Verordnungen, die auf obige Stoffe zutreffen können, z. B. technische Regeln über brennbare Flüssigkeiten, Lebensmittelgesetz und die Wasserreinhaltungs- und Abfallgesetze.

Das Chemikaliengesetz beinhaltet genaue Vorschriften über die Prüfung und Anmeldung von neuen Chemikalien sowie über Kennzeichnung und Verpackung gefährlicher Stoffe, um durch diese Gift- und arbeitsschutzrechtliche Regelung den Menschen und die Umwelt vor der schädlichen Einwirkung gefährlicher Stoffe zu schützen.

Als *Gifte* bezeichnet man Stoffe und Zubereitungen, die nach Einatmen, Verschlucken oder Aufnahme durch die Haut Gesundheitsschäden erheblichen Ausmaßes oder den Tod verursachen können. (Verordnung über gefährliche Arbeitsstoffe, Arbeitsstoffverordnung V, 1. Abschnitt § 1).

Bei der Ermittlung der Faktoren, die die Gesundheit des Menschen beeinträchtigen und gefährden können, unterscheidet man nach folgenden Kriterien:
- Toxizität (akute oder chronische)
- Karzinogenität
- Mutagenität
- Teratogenität

Hinweise über die Gesundheitsgefährdung eines Stoffes findet man in einer sogenannten „MAK-Wert Liste" nach der Bekanntmachung des Bundesministers für Arbeit und Sozialordnung vom 1.9.1978. Sie wird von der Deutschen Forschungsgemeinschaft, Kennedyallee 40, D-5300 Bonn-Bad-Godesberg 1 herausgegeben.

Der MAK-Wert (maximale Arbeitsplatzkonzentration) wird gemessen in ppm (cm^3 Gas je m^3 Luft), er gibt die höchstzulässige Konzentration eines Arbeitsstoffes als Gas. Dampf oder Schwebestoff in der Luft am Arbeitsplatz an.

7.5.2 Vernichtung von Giften, Arzneimitteln und giftigen Pflanzenschutzmitteln

7.5.2.1 Allgemeine Definition

Mit dem Abfallbeseitigungsgesetz vom 21.6.1972 (Neufassung vom 5.1.1977) wurde ein wichtiger Punkt zum Umweltprogramm geschaffen.

Dieses Gesetz legt u. a. fest, daß
- Abfälle ohne Beeinträchtigung des Wohls der Allgemeinheit zu beseitigen sind,
- die Beseitigungspflicht grundsätzlich den kommunalen Körperschaften obliegt,
- die Beseitigung von Abfällen nur in zugelassenen Anlagen erfolgen darf, und nach dem neuesten Stand der Technologie erfolgen muß.

Die Abfallbeseitigung erfolgt heute durch
- Endablagerung in geordneten Deponien.
- Thermische Behandlung in Verbrennungs- und Pyrolyseanlagen.

– Behandlung in Neutralisations- und Entgiftungsanlagen.

Je nach Zusammensetzung und Reaktivität muß die günstigste Beseitigungsart ausgewählt werden, wobei es natürlich manchmal auch zu Konflikten zwischen Ökologie und Ökonomie kommen kann.

Der heute vielfach gebrauchte Begriff „Sonderabfall" ist im Abfallgesetz nicht definiert. Es sind Rückstände beispielsweise aus gewerblichen und wirtschaftlichen Unternehmen sowie Forschungslaboratorien, die nach Art, Beschaffenheit oder Menge gesundheits-, luft- oder wassergefährdend, explosibel oder brennbar sind, oder Erreger übertragbarer Krankheiten enthalten oder hervorbringen können.

Diese Abfallarten sind nachweispflichtig, mit Ausnahme kleinerer Mengen, wenn sie das Wohl der Allgemeinheit nicht beeinträchtigen.

7.5.2.2 Abfallarten

Die Industrie und Laborchemikalien bzw. die anfallenden Sondermüllarten teilt man folgendermaßen ein:
- Säuren und Laugen
- organische halogenfreie Lösungsmittel
- organische halogenhaltige Lösungsmittel
- Härtesalzrückstände (z. B. Cyanide, Nitrate, Nitrite)
- Schwermetallhaltige Verbindungen (z. B. Blei-, Chrom-, Cadmium-, Arsen- und Selen-haltige Verbindungen)
- Pflanzenschutzmittel
- Laborrückstände (undefiniert) aus Forschungslaboratorien)
- Arzneimittel mit Untergruppe Zytostatika
- Fixier- und Entwicklerbäder
- Altöl
- Quecksilber (z. B. auch Thermometer)
- Batterien (verschiedene Arten)

7.5.2.3 Beseitigung von Kleinstmengen im Labor

Wenn in kleinen Betrieben oder Laboratorien in unregelmäßigen Abständen Kleinstmengen von Stoffen unterschiedlicher Gefahrenklasse anfallen, so kann man sie – z. T. nach gezielter Vorbehandlung – ohne Verstoß gegen bestehende Bestimmungen durch Verdünnen, Entgiften oder Neutralisieren in die Kanalisation einleiten.

Dafür einige Beispiele:
- *Anorganische und organische Basen* werden unter Rühren mit verdünnter Säure-bevorzugt Schwefelsäure – neutralisiert, wobei der pH unbedingt zwischen pH 6 und 8 liegen muß, bevor die Mischung dem Abwasser zugeführt werden kann (analog dazu Säuren).
- *Aldehyde, Persäuren und Chromate* werden mit überschüssiger Natriumhydrogensulfitlösung behandelt, wobei man sich mit Kaliumiodid-Stärke-Papier von der Vollständigkeit der Reaktion überzeugt.
- *Azid- und Azo-Verbindungen* werden unter Kühlung mit verdünnter *Chlor-Ammoniumnitratlösung* behandelt.
- *Mercaptane, Nitrate* und auch *Cyanide* werden mit einer bis zu 15%igen wäßrigen Natrium- oder Calciumhypochloritlösung oxidiert, zur vollständigen Umsetzung muß noch längere Zeit kräftig gerührt und das entstehende Gemisch neutralisiert werden.
- *Quecksilber* aus Thermometern oder Manometern kann durch Schnelladsorber wie Jodkohle oder Mercurisorb® (Fa. Roth) beseitigt werden.

7.5.2.4 Beseitigung von größeren Mengen Sondermüll

Fallen größere Mengen an Sondermüll an, so empfiehlt es sich, nach Rücksprache mit dem Regierungspräsidium einen entsprechenden Partner zu suchen, der auf die Beseitigung, den Transport und die Vorbehandlung der Abfälle spezialisiert ist.

Für den Erzeuger gilt vorher schon, die *Abfälle* möglichst zu *reduzieren* durch
- Anwendung umweltfreundlicher Produktionsverfahren,
- Überprüfung des Materialeinsatzes hinsichtlich der Zweckbestimmung von Erzeugnissen,
- Erhöhung der Haltbarkeit von Produkten und
- Steigerung der Mehrfachverwendung von Produkten.

Der Abfallbeseitiger sollte bei der möglichst schadlosen Beseitigung von Abfällen deren Energieinhalte ausnützen und eventuell in biologische Kreisläufe rückführen (§ 3 Abs. 2 Abfallbeseitigungsgesetz).

Zum Recycling eignen sich
- halogenfreie, organische Lösungsmittel und Altöl,
- Fixierbäder und Röntgenfilme,
- Quecksilberabfälle,
- Kunststoffe,
- Batterien.

Halogenfreie, organische Lösungsmittel und Altöl werden in großen Drehöfen verbrannt, wobei Energie gewonnen wird. Die Rückstände in den Drehöfen werden auf Deponien gelagert. Silber (aus Fixierbädern und Röntgenfilmen) und Quecksilber (z. B. aus Quecksilberoxidbatterien) werden elektrolytisch zurückgewonnen. Die Beseitigung von Zink-Kohle-Batterien zusammen mit Hausmüll könnte toleriert werden, falls man sie von der ähnlich aussehenden Alkali-Mangan-Batterie zu unterscheiden vermag. Nickel-Cadmium- und Alkali-Mangan-Batterien sollten auf einer Sondermüll- oder in einer Untertagedeponie gelagert werden.

Halogenhaltige Lösungsmittel, von denen jährlich über 100 000 Tonnen in der Bundesrepublik anfallen, werden entweder auf hoher See oder in Landanlagen mit anschließender Rauchgaswäsche verbrannt. Bei der Hochseeverbrennung werden diese Gase in sehr kurzer Zeit vom Seewasser absorbiert und durch seine Pufferkapazität (pH 8,1) neutralisiert. Die Landverbrennungsanlagen arbeiten ohne Energienutzung. Die Lösungsmittel werden über Brenner in die Drehöfen eingedüst, bei durchschnittlich 700 °C verbrannt und bei dieser Temperatur verascht. Die Ablagerung der Rückstände erfolgt auf Deponien. Die Rauchgase verlassen den Drehofen und werden in einer nachgeschalteten Nachverbrennungskammer ca. 0,3 Sekunden auf 900 °C erwärmt. Von dort gelangen die ausgebrannten Rauchgase in einen Waschturm, wo sie in verschiedenen Stufen mit Wasser, Kalkmilch und Natronlauge behandelt werden.

7.5.3 Umweltbelastungen

Umweltchemikalien sind Stoffe, die durch den Menschen in die Umwelt gebracht werden und zum Teil in Mengen auftreten, die Lebewesen und Ökosysteme gefährden. Sie werden nach Quellen, technologischen Einsatzgebieten oder Wirkungen klassifiziert.

Einige Gruppen seien hier erwähnt:
- Biozide = Insektizide, Herbizide, Fungizide
- Kosmetika und Nahrungsmittelzusätze
- Düngemittel, Waschmittel und chlorierte Lösungsmittel für chemische Reinigung.

Umweltchemikalien finden sich überall, im Wasser, in der Luft, im Boden und als Folge davon auch in Lebensmitteln. Viele von ihnen werden bewußt eingesetzt, z. B. Arzneistoffe zur Nutrition von tierischen Nahrungsmitteln. Dazu gehören vor allem Antibiotika, Sulfonamide, Hormonpräparate, Antioxidantien, Emulgatoren u. a.

Auf folgende Gefahren ist besonders hinzuweisen:
- Es besteht die Möglichkeit der direkten Toxizität von dauernd aufgenommenen Antibiotika für die entsprechend ernährten Tiere und für den Menschen als den Konsumenten der tierischen Produkte.
- Sensibilisierung durch ständigen Kontakt mit bestimmten Antibiotika ist beim Menschen in einzelnen Fällen nachgewiesen und wirkt sich bei Infektionen und Anwendung dieser Wirkstoffe in der Therapie als Allergie aus.
- Das Resistentwerden von pathogenen Keimen gegen Futterantibiotika kann sich unter Umständen katastrophal in der Seuchenbekämpfung auswirken, wenn keine anderen Antibiotika zur Therapie verfügbar sind.

In einer Novellierung des Futtermittelgesetzes von 1926 wurde am 3. 9. 1978 im EG-Bereich festgelegt, von welcher Art und in welchem Umfang die Zusatzstoffe in Futtermitteln sein dürfen. Bei Beachtung aller notwendigen Vorsichtsmaßnahmen ist der

---

* Schwendinger/Schaaf/Marschall: Herstellungs- und Haltbarkeitsdaten deutscher Arzneimittel, 6. Auflage Deutscher Apotheker Verlag, Stuttgart 1985

186 Pharmazeutische Praxis

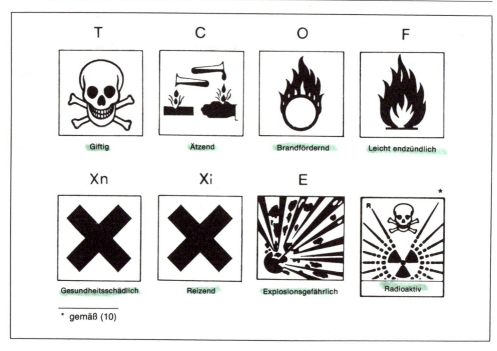

Abb. 7–1: Gefahrensymbole.

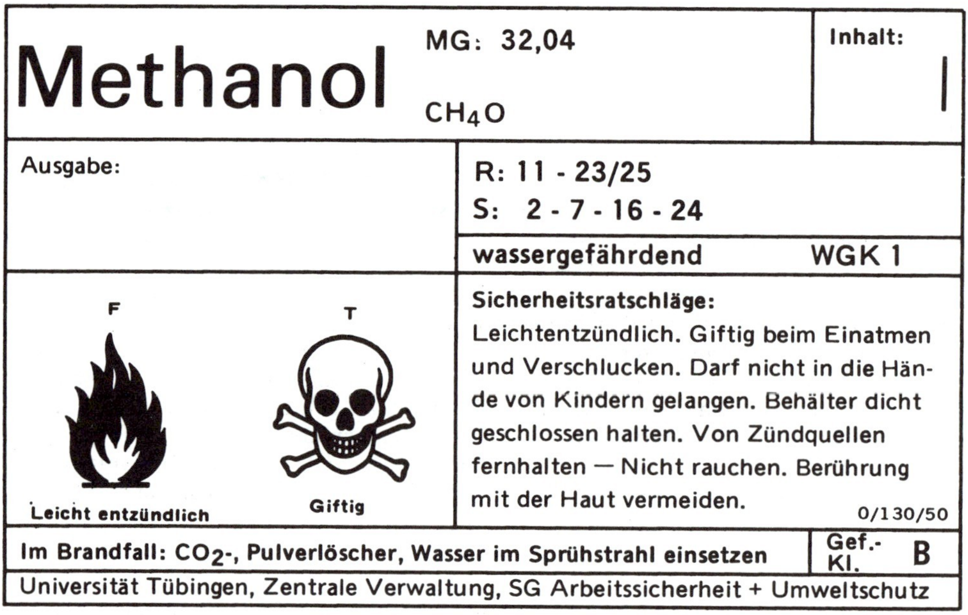

Abb. 7–2: Sicherheitskennzeichen für Methanol

Einsatz von Arzneistoffen in der Tierernährung notwendig und ökonomisch begründet.

Analog verhält es sich mit den Schädlingsbekämpfungsmitteln in pflanzlichen Nahrungsmitteln. Im Pflanzenschutzgesetz von 1977 wurden Wachstumsregler einer strengen Prüfung und Zulassungsbestimmung unterworfen. Die Biologische Bundesanstalt für Land- und Forstwirtschaft schreibt die Gebrauchsanweisung für Pflanzenbehandlungsmittel vor.

7.5.4 Etikettierung

Um Verwechslungen von gefährlichen und giftigen Stoffen zu vermeiden, ist eine genaue, den Vorschriften entsprechende Etikettierung notwendig. Bei Pflanzenschutzmitteln muß an auffallender Stelle der Name des Giftes in weißer Schrift auf schwarzem Grund bzw. in roter Schrift auf weißem Grund stehen. Das Wort „Gift" und das Totenkopfzeichen oder das Wort „Vorsicht" muß sich auf dem Verschluß und an einer anderen auffallenden Stelle befinden. Für einige giftige Pflanzenschutzmittel muß nach der Polizeiverordnung vom 24.10.1973 ein Farbstoff als Warnsymbol zugefügt werden. So ist die Warnfarbe z.B. bei fluorhaltigen Pflanzenschutzmitteln blau oder violett, bei quecksilberhaltigen blau oder rot.

Nach der Arbeitsstoffverordnung und den EG-Richtlinien müssen die Etiketten von Chemikalien so beschriftet sein, daß man sofort die Gefahr bzw. die Giftigkeit erkennt.

Als Sicherheitskennzeichen werden verlangt:

– Gefahrensymbol mit der zugehörigen Gefahrenbezeichnung, Gefahrenhinweise (= R-Sätze) und Sicherheitsratschläge (= S-Sätze).

Auf diese Weise kann man dem Etikettenaufdruck bereits die wichtigsten Anhaltspunkte für den gefahrlosen Umgang mit den Chemikalien entnehmen (Abb. 7–1).

Nach § 4 Abs. I Nr. 3 müssen ebenfalls Sicherheitsratschläge mitgeliefert werden (Abb. 7–2).

7.5.5 Literatur

1) Verordnung über gefährliche Arbeitsstoffe vom 8.9.1975, Deutscher Bundesverlag GmbH, Bonn.
2) Giftliste von Roth-Daunderer, Verlag Moderne Industrie, 1. Aufl. 1977, wird laufend fortgesetzt.
3) Umweltbericht 1976, Verlag W. Kohlhammer.
4) Umweltgesetz, Stand März 1977, Herausgeber: Der Bundesminister des Inneren, Ref. Öffentlichkeitsarbeit, 5300 Bonn.
5) Kühn-Birett, Merkblätter gefährliche Arbeitsstoffe. Ecomed Verlagsgesellschaft mbH. 1. Auflage 1977 – wird laufend fortgesetzt.
6) Entsorgungspraxis 3/84, W. Genest, Umweltbundesamt Berlin.
7) Referate anläßlich des BPS-Seminars in Freiburg vom 25.11.81 (v. Dr. Karl-Heinz Decker, Duisburg, v. Dr. Klaus Hilger, Haniel Umweltschutzbund GmbH. Duisburg).
8) Hörath: Gifte. Eine Einführung in die Gesetzes- und Giftkunde. Wissenschaftliche Verlagsgesellschaft mbH, Stuttgart 1980.
9) Puschner/Simon: Grundlagen der Tierernährung, Enke Verlag Stuttgart 1973.
10) Korte, F., Ökologische Chemie. Georg Thieme Verlag, Stuttgart 1980.

8 Ernährung und Diätetik

Von H. Spegg

8.1 Allgemeine Ernährungslehre

8.1.1 Grundbegriffe

Lebensmittel im Sinne des Lebensmittelrechtes „sind Stoffe, die dazu bestimmt sind, in unverändertem, zubereitetem oder verarbeitetem Zustand vom Menschen verzehrt zu werden; ausgenommen sind Stoffe, die überwiegend dazu bestimmt sind, zu anderen Zwecken als zur Ernährung oder zum Genuß verzehrt zu werden."

Lebensmittel setzen sich zusammen aus *Nährstoffen* und *Ergänzungsstoffen*.
Die *Nährstoffe* unterteilt man in
- Kohlenhydrate
- Fette
- Eiweißstoffe (Proteine)

Die *Ergänzungsstoffe* unterteilt man in
- Mineralstoffe und Spurenelemente
- Vitamine
- Ballaststoffe
- Wasser

Genußmittel sind Stoffe, die eine anregende Wirkung auf den Organismus ausüben und meist keinen Nährwert besitzen (Kaffee, Tee, Gewürze). Alkohol macht eine Ausnahme, er besitzt einen hohen Nährwert.

Unter *Verdauung* versteht man die im Magen-Darm-Trakt erfolgende Umwandlung der Nährstoffe in resorbierbare Bruchstücke durch hydrolytischen Abbau.

Unter *Resorption* (Absorption) versteht man die Aufnahme von Stoffen aus dem Magen-Darmkanal in die Körperzellen. Sie erfolgt durch freie Diffusion oder Transportmechanismen (Carrier-Effekte). Bei den letzteren unterscheidet man die erleichterte Diffusion und den aktiven Transport.

Die *energetischen Bedürfnisse* des Organismus (Betriebsstoffwechsel) werden bevorzugt aus den Kohlenhydraten und Fetten, die *stofflichen Bedürfnisse* (Baustoffwechsel) überwiegend aus den Eiweißstoffen gedeckt. Die beiden Stoffwechselarten sind jedoch aufs engste verzahnt und die Übergänge fließend. Der Körper kann die im intermediären Stoffwechsel entstehenden Produkte sowohl für seinen Energiehaushalt als auch zur Bildung körpereigener Substanz einsetzen (s. Abb. 8-1).

Fette und Kohlenhydrate liefern bei der Verbrennung die gleichen Endprodukte (CO_2, H_2O), Eiweißstoffe dagegen werden unvollständig verbrannt. Das wichtigste Endprodukt des Eiweißstoffwechsels ist Harnstoff.

Der menschliche Organismus gibt ununterbrochen Wärme ab. Der *Wärmewert* der Lebensmittel, allgemein auch als *Brennwert*, *Nährwert* oder *Energiegehalt* bezeichnet, wird in Wärmeeinheiten (seit 1.1.1978 Joule, vorher Kalorien) angegeben.

	1 cal = 4,184 Joule	
1 g Kohlenhydrate	entwickeln	17 kJ (4,1 kcal)
1 g Fett	entwickelt	38 kJ (9,3 kcal)
1 g Eiweiß	entwickelt	17 kJ (4,1 kcal)

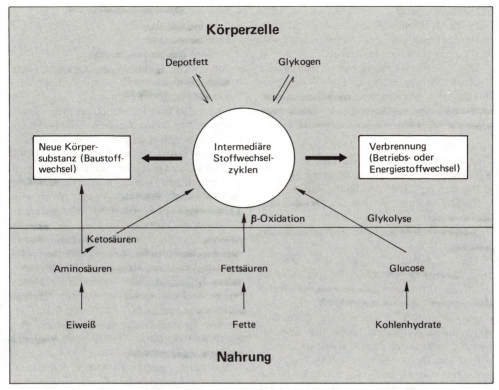

Abb. 8-1: Stoffwechsel (schematisch), variiert nach Baltes.

Dies sind die *physiologischen Brennwerte*. Sie decken sich bei den Kohlenhydraten und Fetten mit den *physikalischen Brennwerten*, bei den Proteinen liegt der physikalische Brennwert jedoch höher, nämlich bei 23 kJ (5 kcal). Dies ist darauf zurückzuführen, daß bei der Brennwertbestimmung mit Hilfe physikalischer Methodik (Kalorimeterbombe), die gesamte organische Substanz in CO_2, H_2O und Stickstoff überführt wird. Die Reaktion bleibt also nicht – wie im Körper – auf der Stufe des Harnstoffs stehen.

Leere Energieträger: Darunter versteht man Stoffe, die aus ihrem natürlichen Verbund im Lebensmittel isoliert und mit technischen Methoden rein dargestellt („raffiniert") wurden. Sie besitzen keine ernährungsphysiologisch bedeutsamen Begleitstoffe – insofern sind sie „leer". Sie stellen reine Energielieferanten dar. Hierher gehören z. B. Zucker und Alkohol, aber auch Feinmehle kann man dazu rechnen.

Spezifisch-dynamische Wirkung (SDW) der Nährstoffe nach Rubner: Darunter versteht man die Stoffwechselsteigerung, die im Anschluß an die Nahrungsaufnahme durch chemische Umsetzungen im intermediären Stoffwechsel erfolgt. Sie ist abhängig von der Zusammensetzung der Nahrung. Eine kohlenhydrat- und fettreiche Nahrung hat nur eine geringe stoffwechselsteigernde Wirkung, da diese beiden Nährstoffe der unmittelbaren Deckung des Energiebedarfs dienen bzw. als Glykogen oder Depotfett gespeichert werden. Proteine dagegen haben eine erhebliche stoffwechselsteigernde Wirkung. Sie hat ihre Ursache im Umbau überschüssiger Proteine in Glucose und Fett, im Aufbau von körpereigenem Eiweiß, in der Synthese von Wirkstoffen und dem Abbau zu Harnstoff.

SDW der Proteine ca. 16%
SDW der Kohlenhydrate ca. 6%
SDW der Fette ca. 3%
SDW einer normalen Mischkost 5–7%

Die spezifisch-dynamische Wirkung der Proteine führt zu einer erhöhten Wärmeproduktion des Organismus. In kalten Zonen ist deshalb eine eiweißreiche, in heißen Ländern eine eiweißarme Kost angezeigt.

Isodynamiegesetz nach Rubner (1902): „Die Quelle der Energie, ob Eiweiß, Fett oder Kohlenhydrate, ist dem Organismus gleichgültig, nur auf die Befriedigung seines Energiebedarfs kommt es ihm an." Isodyname Mengen sind:

1 g Fett = 2,27 g Kohlenhydrate = 2,27 g Eiweiß.

Dieses „Gesetz" hat seine Grenzen: So sind bestimmte Organe (Gehirn, Nierenmark, Erythrozyten) auf die ausschließliche Zufuhr von Glucose angewiesen, einen anderen Nährstoff utilisieren sie normalerweise nicht. Außerdem lassen sich Kohlenhydrate nicht durch eine isodyname Eiweißmenge ersetzen, weil die essentiellen Aminosäuren vom Organismus in der Regel als Bau- und nicht als Betriebsstoff benutzt werden. Ähnlich liegen die Verhältnisse bei den essentiellen Fettsäuren.

Der *respiratorische Quotient RQ:*

$$\frac{CO_2\text{-Bildung}}{O_2\text{-Aufnahme}}$$

Bei reiner Kohlenhydratutilisation
　　　　　　　　　　　ist RQ = 1,0
Bei reiner Fettutilisation　　ist RQ = 0,7
Bei reiner Eiweißutilisation　ist RQ = 0,8
Bei einer normalen Mischkost
　　　　　　　　　　　ist RQ = 0,85

Durch Ermittlung des respiratorischen Quotienten können genauere Aussagen über den Energiestoffwechsel gemacht werden. So ist z. B. der RQ des Gehirns 0,97–0,99, daraus kann geschlossen werden, daß das Gehirn fast ausschließlich Kohlenhydrate (Glucose) utilisiert.

Der *Energiebedarf* des Menschen ist abhängig

- von seiner Arbeitsleistung
- von seiner Körperoberfläche
- von der Umgebungstemperatur
- vom Lebensalter
- vom Geschlecht
- von der Körpertemperatur
- von der Schilddrüsentätigkeit, dem Adrenalinblutspiegel, vom Vorliegen einer Schwangerschaft u. a.

Er ist also kein feststehender Wert. Doch hat man für alle möglichen Personengruppen Richtwerte erarbeitet. So benötigt z. B. ein Mann mittleren Alters, mittlerer Größe und mittleren Gewichtes bei leichter körperlicher Tätigkeit (Büroarbeit) etwa 10 000 kJ (= 2400 kcal) pro Tag. Dieser Wert wird *Erhaltungs- oder Leistungsumsatz* genannt.

Davon zu unterscheiden ist der *Grundumsatz*. Er gibt den Energiebedarf einer in völliger Ruhe befindlichen, entspannt liegenden Person an, kurz nach dem morgendlichen Erwachen, circa 12 Stunden nach der letzten Mahlzeit, gemessen bei einer Raumtemperatur von 20 °C. Er beträgt beim gesunden Erwachsenen von mittlerem Gewicht und mittlerer Größe etwa 7000 kJ (= 1600 kcal) pro Tag.

Nach einer groben Faustregel kann man den Grundumsatz des Erwachsenen mit 1 kcal pro kg Körpergewicht und Stunde angeben, z. B. bei 70 kg: 1 · 70 (kg) · 24 (h) = 7030 kJ/Tag = 1680 kcal/Tag.

8.1.2 Nährstoffe

8.1.2.1 Kohlenhydrate

Unspezifische Aufgaben:
- Energielieferung 17 kJ (4,1 kcal)
- Energiespeicherung (Glykogen)
- Kohlenstofflieferung für Biosynthesen

Spezifische Aufgaben:
- Verbrennungshilfe für Fette

Täglich werden dem Körper etwa 200 bis 400 g Kohlenhydrate zugeführt (Tab. 8-1). Nach der Verdauung kommen zur Resorption:

150 bis 300 g als Glucose (aus Stärke und Saccharose),
40 bis 60 g als Fructose (aus Saccharose),
5 bis 20 g als Galactose (aus Lactose).

Tab. 8–1: Kohlenhydratgehalt einiger Nahrungsmittel (in g pro 100 g)

Reis	75
Mehl	70-75
Teigwaren	70
Erbsen, Linsen	55
Brötchen	55
Vollkornbrot	45
Kartoffeln	17
Kuhmilch	3,5

Kohlenhydrate können, in Form von *Glykogen*, in begrenzter Menge in der Leber und im Muskel gespeichert werden; in der Leber bis zu 150 g, in den Muskeln etwa 400 bis 700 g. Die Glykogenvorräte sind bei kohlenhydratfreier Kost nach spätestens 2 Tagen erschöpft.

Muskelglykogen wird bei körperlicher Betätigung mobilisiert und die dabei entstehende Glucose über den Embden-Meyerhof-Weg zunächst bis zum Pyruvat abgebaut (Glykolyse). Der weitere Abbau läuft entweder über Acetyl-CoA, Citronensäurecyclus und Atmungskette (aerober Abbau), oder das Pyruvat wird zu Lactat reduziert, an das Blut abgegeben, in der Leber zu Glucose resynthetisiert und den Muskelzellen erneut zugeleitet (anaerober Abbau, Cori-Cyclus).

Das *Leberglykogen* wird während der Nacht abgebaut. Die Leber ist frühmorgens glykogenfrei. Leberglykogen dient also zum Betrieb des Ruhestoffwechsels. Außerdem wird es zur Regulation des Blutzuckerspiegels verwendet.

Kohlenhydrate sind die aktuelle Energiequelle des Organismus. Fette müssen als Energiereserve angesehen werden.

Bei Abwesenheit von Kohlenhydraten in der Nahrung wird Glucose im intermediären Stoffwechsel aus bestimmten Aminosäuren aufgebaut. Man nennt sie *glucoplastische Aminosäuren* (Abb. 8-2). Der Vorgang selbst heißt *Gluconeogenese*. Diese ist sehr unökonomisch, weil zur Bildung von 100 g Glucose fast die doppelte Proteinmenge benötigt wird. Die Gluconeogenese erfolgt in der Leber und in der Niere. So unwirtschaftlich sie auch ist, so bedeutsvoll kann sie bei Kohlenhydratmangel werden, weil sie dafür sorgt, daß die Zellen des Zentralnervensystems und die Erythrozyten mit Glucose versorgt werden. Aus Fett kann keine Gluconeogenese erfolgen.

Überschüssige Kohlenhydrate werden im Organismus in Fett umgewandelt. Eine kohlenhydratfreie Ernährung ist möglich, da Kohlenhydrate keine essentiellen Substanzen darstellen. Sie ist jedoch nicht empfehlenswert, weil dann der Energiebedarf des Organismus durch vermehrten Fettabbau gedeckt werden muß, was eine Ketoazidose nach sich zieht und weitere pathogene Erscheinungen provoziert.

Im Rahmen einer gesunden Ernährung sollten laut den Empfehlungen der Deutschen Gesellschaft für Ernährung etwa 60% der zugeführten Energie aus Kohlenhydraten stammen.

Monosaccharide

Glucose entsteht in großer Menge beim Abbau der meisten durch die Nahrung zugeführten Di- und Polysaccharide. Der Organismus hat mehrere Möglichkeiten zur Glucoseverarbeitung (Abb. 8-2):

- Bildung von Energiereserven (Glykogen in Leber und Muskeln).
- Umbau zu körpereigenen Substanzen (z. B. Ribose für die Nucleinsäuresynthese, Glycerinphosphat für die Triglyceridsynthese, Glucuronsäure für Entgiftungsvorgänge in der Leber, Mucopolysaccharide, Glykoproteide und -lipide).
- Abbau zu Acetyl-CoA. Daraus kann z. B. Cholesterol synthetisiert werden, welches seinerseits die Ausgangssubstanz für die Synthese von Nebennieren-, Sexualhormonen und Vitamin-D-Vorstufen darstellt.
- Abbau zum Zwecke der Energiegewinnung.

Jedes Organ kann Glucose abbauen:
- in den Erythrozyten und üblicherweise auch in der Muskulatur erfolgt der Abbau durch Glykolyse über Pyruvat und Hydrierung zu Lactat
- in den Zellen des Zentralnervensystems und den inneren Organen läuft der aerobe Abbau über Pyruvat und Acetyl-CoA zu CO_2 und H_2O.

Der Glucosegehalt des Blutes beträgt 80 bis

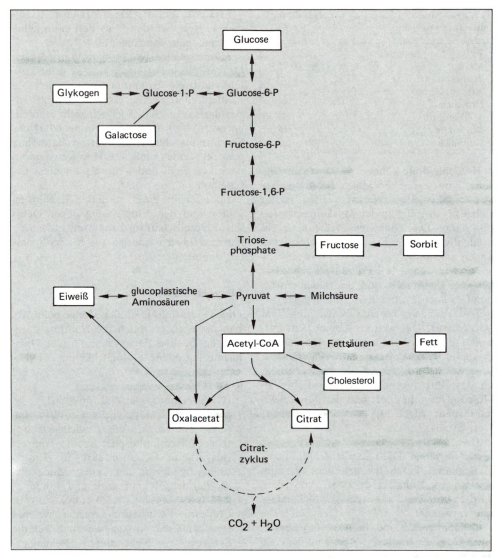

Abb. 8-2: Glykolyse (schematisch) und ihre Beziehungen zu anderen Stoffwechselwegen. (Modifiziert nach H. Kasper)

120 mg/100 ml. Beim Diabetiker kommt es zu einem Anstieg der Blutglucosekonzentration. Übersteigt diese 160 bis 180 mg/100 ml, so ist die sog. „Nierenschwelle" erreicht und es tritt Glucose in den Harn über.

Fructose ist ernährungsphysiologisch von untergeordneter Bedeutung. Das einzige Organ, das Fruchtzucker verwerten kann, ist die Leber. Sie verfügt über Fructokinase, ein Enzym, das die Phosphorylierung und damit die Metabolisierung einleitet. Diese verläuft über C3-Bruchstücke (Triosen), die in die Glykolyse eingeschleust werden. Aus Fructose können im menschlichen Körper keine Kohlenhydratreserven gebildet werden.

Galactose ist ebenfalls ohne große Bedeutung. Die geringen Mengen, die in den Körper gelangen, werden in der Leber durch

Galactokinase phosphoryliert und der Glykolyse zugeleitet.

Apothekenübliche Präparate: Dextropur®, dextro-m®, Dextroenergen®, Intact®; Fructusan®.

Disaccharide

Wichtigster Vertreter ist die *Saccharose.* Laut Statistik ist ihr Verbrauch in den letzten 150 Jahren von 2 kg pro Kopf der Bevölkerung auf über 37 kg im Jahre gestiegen. Dies ist nicht ohne unerwünschte gesundheitliche Konsequenzen geblieben, führt doch ein überschießender Zuckerverzehr in Form von süßen Speisen aller Art rasch zur Gewichtszunahme. Daraus entstehendes Übergewicht und die sich schließlich entwikkelnde Fettsucht stellen aber Risikofaktoren dar für das Entstehen einer ganzen Reihe von sogenannten Zivilisationskrankheiten, die man besser als ernährungsabhängige Krankheiten bezeichnet. Diese können auch durch eine über den Bedarf hinausgehende Ernährung mit polymeren Kohlenhydraten, grundsätzlich durch jede überkalorische Kost, hervorgerufen werden.

Ernährungswissenschaftler empfehlen, den Zuckerverbrauch einzuschränken und durch die energieärmeren, aber vitamin- und mineralstoffreichen Vollkornerzeugnisse zu ersetzen. Diese Empfehlung hat noch einen weiteren Grund: Saccharose führt dem Körper nur „leere Energie" zu. Außerdem ist Saccharose der auslösende Faktor für die Entstehung von Karies. Gefährlich sind besonders Süßigkeiten mit hoher Zuckerkonzentration und langer Haftfähigkeit an den Zähnen.

Beim Erhitzen von Lebensmitteln, die gleichzeitig reduzierende Zucker und Aminosäuren enthalten bzw. zu bilden vermögen, entstehen braungefärbte Substanzgemische (Maillard-Reaktion). Man kann dies z. B. beobachten beim Braten von Fleisch, Backen von Brot und Rösten von Kaffee. Die noch wenig erforschten Substanzen haben erheblichen Anteil an der Entstehung von Aroma und Farbe erhitzter Lebensmittel.

Lactose ist als Nährstoff lediglich für den Säugling von Bedeutung. Für den frauenmilchernährten Säugling ist Lactose das Hauptkohlenhydrat. Der größte Teil des zugeführten Milchzuckers wird durch das in den Zottenspitzen des Dünndarms gebildete Enzym Lactase gespalten und die Spaltprodukte resorbiert. Der Rest wandert in den Dickdarm, wird dort durch Darmbakterien zu Milch-, Essig- und Kohlensäure vergoren und bewirkt dadurch eine normale, azidophile Stuhlbeschaffenheit. Im Laufe der Jahre läßt die Lactaseaktivität nach.

Die durch große Lactosegaben hervorgerufenen Durchfälle resultieren aus einem direkten osmotischen Effekt und einem sekundären osmotischen Effekt, der durch die beim bakteriellen Abbau im Dickdarm erzeugten Substanzen hervorgerufen wird.

Apothekenübliche Präparate: Edelweiß Milchzucker®; Biomalz®, Löflunds Malzextrakt®.

Oligosaccharide

Diesen kommt eine gärungsdämpfende, antidyspeptische Wirkung zu, die man – besonders im Säuglingsalter – in Form von Dextrin-Maltose-Mischungen nutzt. Auch Heilnahrungen enthalten häufig derartige Mischungen.

Apothekenübliches Präparat: Malto-dextrin®.

Polysaccharide

Die wichtigsten Vertreter sind:
- Cellulose (β-1,4-glykosidisch gebunden) und
- Stärke (α-1,4-glykosidisch gebunden).

Cellulose nimmt unter den Kohlenhydraten insofern eine Sonderstellung ein, als sie von den Verdauungssäften nicht angegriffen wird. Cellulose gehört zu den „Ballaststoffen" unserer Nahrung. Sie regt die Darmperistaltik an und verkürzt die Transitzeit der Nahrung im Magen-Darm-Trakt. Im Dickdarm unterliegt sie einer teilweisen bakteriellen Zersetzung. Selbst typische Pflanzenfresser besitzen keine cellulosespaltenden Enzyme. Sie müssen eine Symbiose mit cellulosespaltenden Mikroorganismen eingehen.

Stärke wird im Darm enzymatisch hydrolysiert, ein Vorgang, der eine gewisse Zeit benötigt. Dadurch wird der Organismus nicht plötzlich mit Glucose überschwemmt, der Blutzuckerspiegel steigt vielmehr langsam und nicht in extreme Höhen an. Stärke kann als komplettes Korn durch die Darmwand hindurchtreten, ein Vorgang, den man als *Persorption* bezeichnet.

In tierischen Nahrungsmitteln sind Kohlenhydrate in größerer Menge nicht zu finden.

8.1.2.2 Fette

Unspezifische Aufgaben:
- Energielieferung, 38 kJ (9,3 kcal)
- Energiespeicherung
- Kohlenstofflieferung für Biosynthesen

Spezifische Aufgaben:
- Zufuhr essentieller Fettsäuren
- Zufuhr fettlöslicher Vitamine
- Wärmestabilisation
- Organhülle

Zusammensetzung der Nahrungsfette

Fette sind Gemenge von Glycerolfettsäureestern. Am Aufbau eines Fettes beteiligen sich jeweils eine begrenzte Zahl (etwa 5 bis 12) verschiedener Fettsäuren. In der Natur überwiegen Fettsäuren mit geradzahliger, unverzweigter Kohlenstoffkette. Die ungeradzahligen Fettsäuren machen weniger als 1% aus („Minorfettsäuren") und sind ernährungsphysiologisch ohne Bedeutung. 1 bis 2% der Naturfette bestehen aus „unverseifbaren Anteilen". Zu diesen gehören Phospholipide, Sterine, natürliche Antioxidantien, Vitamine und Kohlenwasserstoffe.

Aufgrund ihrer Zusammensetzung kann man die Nahrungsfette in 4 Gruppen einteilen (Tab. 8-2):
- Fette mit einem hohen Gehalt an *gesättigten Fettsäuren* (z. B. Butter, Schmalz),
- Fette mit einem hohen Gehalt an *einfach ungesättigten Fettsäuren* (z. B. Olivenöl),
- Fette mit einem hohen Gehalt an *zweifach ungesättigten Fettsäuren* (z. B. Maiskeimöl, Sonnenblumenöl, Safloröl), und
- Fette mit einem hohen Gehalt an *mehrfach ungesättigten Fettsäuren* (Leinöl und Fischöle).

Seinen Bedarf an Fett deckt der Mensch nicht nur aus Aufstrich-, Koch- und Back-

Tab. 8–2: Fettsäuregehalt der wichtigsten Nahrungsfette (in g pro 100 g)

Fette	gesättigte Fettsäuren	einfach ungesättigte Fettsäuren (Monoensäuren), hauptsächlich Ölsäure	zweifach ungesättigte Fettsäuren (Diensäuren), hauptsächlich Linolsäure	mehrfach ungesättigte Fettsäuren (Polyensäuren), hauptsächlich Linolen- und Arachidonsäure
Kokosfett	92	6	2	0
Palmkernöl	83	15	2	0
Butter	61	36	3	0
Talg	54	43	3	0
Schmalz	43	50	7	0
Olivenöl	19	73	8	0
Erdnußöl	19	50	31	0
Baumwollsamenöl	25	25	50	0
Maiskeimöl	17	30	53	0
Sojabohnenöl	13	25	55	7
Sonnenblumenöl	8	28	62	2
Saflor(Distel)-öl	8	15	75	2
Fischöl vom Wal	30	47	5	18
Fischöl vom Hering	30	20	3	47
Leinöl	10	18	14	58

fett, sondern in nicht unbeträchtlichem Maß auch aus den in den Lebensmitteln enthaltenen „versteckten" Fetten (s. Tab. 8-3). Der Gesamttagesbedarf liegt bei 70 bis 80 g. Laut Statistik wird jedoch in der Bundesrepublik Deutschland fast die doppelte Menge pro Kopf der Bevölkerung verzehrt – ein wichtiger Grund für das Entstehen von Übergewicht und Fettsucht.

Tab. 8–3: Fettgehalt einiger Nahrungsmittel (in g pro 100 g)

Butter, Margarine	80
Mayonnaise	80
Speck	60
Nüsse	50–60
Mettwurst	45
Leberwurst	40
Bratwurst	30
Schlagsahne	30
Schokolade	30
Käse	10–30
Rindfleisch	5–15
Eier	10
Brathuhn	5
Kuhmilch	3–4

Verdauung und Resorption der Nahrungsfette

Der Abbau von Nahrungsfetten erfolgt im Dünndarm und ist abhängig von der Kettenlänge der in den Triglyceriden enthaltenen Fettsäuren. Die Grenze zwischen kurz- und mittelkettigen Fettsäuren einerseits und den langkettigen Fettsäuren andererseits liegt bei einer Kettenlänge von 12 C-Atomen.

Enthält ein Triglycerid *langkettige Fettsäuren* (LCT = long chain triglycerides), so erfolgt zunächst eine Emulgierung durch Gallenflüssigkeit mit anschließender Hydrolyse durch Pankreaslipase. Endprodukte der Spaltung sind hauptsächlich β-Monoglyceride, außerdem freie Fettsäuren und Glycerol. Die wasserunlöslichen Spaltprodukte werden nunmehr in eine wasserlösliche Form überführt, die Mizellen. Dies sind kugelige Gebilde, die im wesentlichen aus Gallensalzen und β-Monoglyceriden bestehen, zusätzlich aber auch noch andere Substanzen, wie fettlösliche Vitamine und Cholesterol mit sich führen. Kommen diese Mizellen in Berührung mit der Mucosazelle, werden ihre Bestandteile – mit Ausnahme der Gallensalze, die im Darm zurückbleiben – resorbiert.

In der Mucosazelle erfolgt nunmehr eine Veresterung zum Triglycerid und dessen Einschluß in die sog. *Chylomikronen*. Dies sind komplex aufgebaute Gebilde, die dem Weitertransport der Triglyceride dienen. Sie enthalten etwa 90% Triglyceride, der Rest besteht aus Apoproteinen, Cholesterolestern und Phospholipiden. Die Anordnung der 4 Bestandteile ist immer gleich: Die hydrophilen Gruppen der Phospholipide und Apoproteine sind nach außen gerichtet und stabilisieren das Makromolekül, die hydrophoben Triglyceride und Cholesterolester bilden den Kern. Die Chylomikronen wandern an die Basis der Mucosazelle, werden dort an die Lymphe abgegeben und gelangen schließlich über den Ductus thoracicus in die Blutbahn (Abb. 8-3).

Nahrungsfette mit Fettsäuren *mittlerer Kettenlänge* (MCT = middle chain triglycerides) zeigen ein anderes Verhalten: Unter

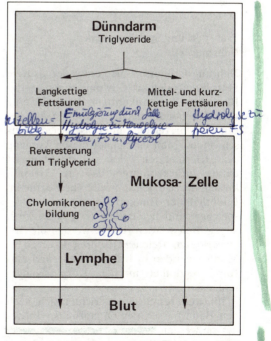

Abb. 8-3: Verdauung und Resorption der Nahrungsfette (schematisch).

normalen Bedingungen werden sie im Darm schnell hydrolisiert und in Form freier Fettsäuren resorbiert. Sie durchwandern dann ungebunden und unverändert die Mucosazelle und treten an ihrer Basis unmittelbar ins Blut über. Dieses Verhalten zeigen nicht nur die mittelkettigen, sondern auch die kurzkettigen Fettsäuren.

Bei Erkrankungen, die einhergehen mit einem Mangel an Pankreaslipase oder Fehlen von Gallenflüssigkeit oder Schäden an der Darmwand, können die *MCT-Fette als komplettes Molekül resorbiert* werden. Erst in der Mucosazelle erfolgt dann die Esterspaltung und die Abgabe der freien mittelkettigen Fettsäuren an das Blut.

Die signifikanten Unterschiede in der Resorption der mittel- und kurzkettigen Fettsäuren einerseits und der langkettigen Fettsäuren andererseits, machen die MCT-Fette als diätetische Lebensmittel wertvoll.

Sie werden eingesetzt bei Gallensäuremangel, bei exokriner Pankreasinsuffizienz, bei Glutenenteropathie und als Bestandteil von Heil- und Astronautennahrungen. Ein Handelspräparat ist z. B. Ceres®-Margarine.

Transport und Speicherung der Nahrungsfette

Nahrungsfette erscheinen entweder als freie Fettsäuren oder als Chylomikronen in der Blutbahn. Ihre Ankunft im Blut ruft eine vorübergehende milchige Trübung des Serums hervor, die allerdings rasch wieder verschwindet. Man bezeichnet diesen Vorgang als „Klärreaktion". Die Klärreaktion ist darauf zurückzuführen, daß die Chylomikronen durch eine Lipoproteinlipase, die im Endothel der Blutkapillaren gebildet, gespeichert und bei Bedarf freigesetzt wird, angegriffen werden. Dabei werden die Triglyceride zu freien Fettsäuren bzw. zu β-Monoglyceriden hydrolisiert und durch das Kapillarendothel in den Körper eingeschleust.

Ihr weiteres Schicksal richtet sich nach den Bedürfnissen des Organismus. Entweder sie werden zum Zwecke der Energiegewinnung der β-Oxidation (s. nächstes Kapitel) unterworfen oder aber im Fettgewebe, das hauptsächlich subkutan angelegt ist, zu Triglyceriden resynthetisiert und dann abgelagert (Depotfett). Dieser Vorgang wird durch Insulin gefördert.

Fett dient in Form des Depotfetts als Energiespeicher und als Wärmeschutz. Fettgewebe umhüllt auch besonders empfindliche Organe, wie zum Beispiel die Nieren. Dieses „Organfett" wird auch in Notzeiten wenig abgebaut. Man schreibt ihm Schutzfunktionen gegen Druck und Stoß zu.

Der Fettanteil am Gewicht eines Erwachsenen beträgt etwa 15 bis 20%, das sind beim Normalgewichtigen mittlerer Größe etwa 12 kg Fett. Bei Adipösen kann der Fettanteil bis zu 70% des Körpergewichtes betragen.

Mobilisierung der Fette

Sobald der laufende Energiebedarf durch Nahrungszufuhr nicht mehr gedeckt wird, sorgen adrenerge Reize für die Mobilisierung der Fettreserven.

Diesen Vorgang nennt man *Lipolyse*. Er besteht in einer Hydrolyse der Triglyceride zu Glycerol und freien Fettsäuren. Als Katalysator betätigt sich eine Fettgewebslipase. Der erste Schritt, der zur Bildung von Diglyceriden führt, ist hormonempfindlich, die folgenden beiden Abbauschritte nicht. Die freien Fettsäuren werden an das Blut abgegeben und als fettsaure Salze transportiert. Die Vorstellung, daß Triglyceride ungespalten aus dem Fettgewebe in das Blut übertreten, ist falsch.

Die Oxidation der freien Fettsäuren zum Zwecke der Energiegewinnung kann in fast allen Organen erfolgen (Ausnahme: ZNS, Nierenmark und Erythrozyten). Hierzu werden die freien Fettsäuren zuerst aktiviert. Es entsteht Acyl-CoA. Dieses wird innerhalb der Mitochondrien der β-Oxidation unterworfen. Endprodukt des Abbaus ist Acetyl-CoA. Dieses wird in den Citronensäurecyclus eingeschleust und dann zu CO_2 und H_2O verbrannt.

Beim Fasten oder bei extrem kohlenhydratarmer Ernährung (z. B. durch Atkins-Diät) kann Acetyl-CoA nicht in den Citronensäurecyclus einmünden, weil sein Akzeptor, die Oxalessigsäure, fehlt. Da diese überwiegend aus der im Hungerzustand „mangels Masse" nicht stattfindenden Glykolyse stammt, kommt es zu einer starken Zunahme von Acetyl-CoA. Es folgen Kondensationsreaktionen, die zur Bildung von leicht wasserlöslichen „*Ketonkörpern*" führen (Acetessigsäure, Aceton, β-Hydroxybuttersäure).

Essentielle Fettsäuren

Hierher gehören
- die Linolsäure (zweifach ungesättigt), biologische Aktivität 100,
- die Linolensäure (dreifach ungesättigt), biologische Aktivität 9, und
- die Arachidonsäure (vierfach ungesättigt), biologische Aktivität 130.

Aufgrund ihrer geringen biologischen Aktivität ist die Linolensäure von untergeordneter Bedeutung.

Essentielle Fettsäuren nehmen eine wichtige Funktion im Fettstoffwechsel ein. Sie werden in Phospholipide eingebaut, die Bestandteile der Fettransportsysteme des Körpers sind, aber auch die Permeabilität der Zellmembranen beeinflussen. Sie stellen ferner Ausgangsstoffe für die Prostaglandinsynthese dar und wirken regulierend auf den Triglycerid- und Cholesterolspiegel des Blutes. Der tägliche Bedarf an essentiellen Fettsäuren beträgt etwa 10 g.

Bei nicht ausreichender Zufuhr versucht der Körper, mehrfach ungesättigte Fettsäuren selbst zu synthetisieren. Bei diesen sitzen aber dann die Doppelbindungen an falscher Stelle. Sie sind wirkungslos.

Essentielle Fettsäuren können – im Gegensatz zu essentiellen Aminosäuren – gespeichert werden. Fettpolster stellen den Bedarf über Wochen und Monate sicher. Mangelerscheinungen sind somit sehr selten.

Fette mit einem hohen Gehalt an essentiellen Fettsäuren (Pflanzenöle und -margarine) werden als Vorbeugekost gegen Erkrankungen des Herzens und des Kreislaufs, aber auch zur diätetischen Behandlung von Atherosklerose und Herzinfarkt eingesetzt.

Das Verhältnis von mehrfach ungesättigten Fettsäuren zu gesättigten Fettsäuren wird als *p/s-Quotient* (p = polyunsaturated, s = saturated) bezeichnet. Er dient zur Kennzeichnung eines Fettes im Hinblick auf seinen Einfluß auf den Serumcholesterolspiegel. Dieser ist dann gegeben, wenn der p/s-Quotient mehr als 1,0 beträgt.

Butter und Margarine

Der derzeitige Fettverbrauch in der Bundesrepublik gliedert sich wie folgt:

Margarine	27%
Schlachtfette	25%
Butter	23%
Speiseöle	20%
Kunstspeisefette	5%

Margarine ist, im Unterschied zu früheren Zeiten, keine „Armeleutebutter" mehr, die besseren Sorten stellen ein qualitativ hochwertiges Nahrungsmittel dar. Die Zusammensetzung der Margarine wird durch das vielfach novellierte Margarinegesetz aus dem Jahre 1897 festgelegt:
- Mindestens 80% Fettgehalt,
- Höchstens 18% Wassergehalt,
- Etwa 0,2% Stärke (zur schnellen Unterscheidung von der Butter),
- Aroma-, Farb- und Konservierungsstoffe,
- Emulgatoren (z. B. Lecithin), und
- Fettlösliche Vitamine.

Zur Herstellung von Margarine bedarf es eines Gemisches von festen Fetten und flüssigen Ölen, die in *einem* Arbeitsgang mit den übrigen Bestandteilen gemischt, emulgiert, geknetet, abgekühlt und abgepackt werden.

Neben der *Standardmargarine* gibt es *Pflanzenmargarine*, deren Fettgehalt zu 98% aus pflanzlichen Ölen bestehen muß, *Margarine mit MCT*, streng *natrium- oder kochsalzarme Margarine, Halbfettmargarine* (mit 40% Fettgehalt) sowie *Koch- und Tafelmargarine* (hauptsächlich für Großküchen).

Der scharfe Wettbewerb zwischen der Butter- und Margarineindustrie hat zu Werbeaussagen geführt, die eine erhebliche Verunsicherung der Verbraucher verursachten. Diese Unsicherheit wurde verstärkt durch unterschiedliche wissenschaftliche Aussagen von Ernährungswissenschaftlern und Medizinern über die gesundheitsförderlichen und -schädlichen Eigenschaften der beiden Nahrungsmittel.

Als Nachteile der *Butter* werden vermerkt:
- schwankender Vitamingehalt (der Vitamin-A-Gehalt liegt bei der Sommerbutter mehr als doppelt so hoch wie bei der Winterbutter),
- geringer Gehalt an essentiellen Fettsäuren (in einer Pflanzenmargarine liegt er 10- bis 20fach höher), und
- relativ hoher Cholesterolgehalt.

Der linolsäurereichen Margarine wird nachgesagt, sie würde trotz nachgewiesener Beeinflussung des Cholesterolspiegels zu keiner Mortalitätssenkung bei Atherosklerose und Herzinfarkt führen.

Man darf heute feststellen, daß es weniger darum geht, welches Fett verzehrt wird, als darum, daß eine generelle Einschränkung des erhöhten Fettverzehrs in der Bundesrepublik erreicht wird. Die Frage „Butter oder Margarine?" ist nicht mit einem „entweder oder", sondern mit einem „sowohl als auch" zu beantworten.

Cholesterol

Cholesterol gehört zu den Lipiden (Fette und fettähnliche Stoffe). Der Cholesterolgehalt im menschlichen Organismus beträgt etwa 160 g. Davon befinden sich etwa 5% (= 8 g) im Blut.

Cholesterol ist kein essentieller Stoff, sondern kann ubiquitär, vorwiegend aber in der Leber und in der Darmwand aus Acetyl-CoA synthetisiert werden. Die tägliche Synthese beträgt 1 bis 1,5 g. Mit der Nahrung werden etwa 500–800 mg Cholesterol/Tag zugeführt. Drosselt man die Cholesterolzufuhr, so geht der Körper vermehrt zur Eigensynthese über. Erhöht man die Cholesterolzufuhr, dann wird die Substanz nicht vermehrt ausgeschieden, sondern vermehrt abgelagert. Welche Regelmechanismen das komplexe Wechselspiel zwischen Zufuhr, körpereigener Synthese, verschiedenen Ausscheidungsmechanismen und schädlichen Ansammlungen steuern, sind uns weitgehend unbekannt. Immerhin wissen wir, daß zwischen dem Vorkommen von freiem Cholesterol und Cholesterolestern ein wichtiger Unterschied besteht. Cholesterolester wirken als eine Art Puffer, der eine gefährliche Ansammlung von freiem Cholesterol verhindert.

Cholesterol findet sich nur in tierischen Nahrungsmitteln (Fleisch, Fisch, Innereien, Eier, Käse, Butter). In Vegetabilien sind die chemisch ähnlichen, aber antagonistisch wirkenden *Phytosterole* enthalten.

Cholesterol hat verschiedene physiologische Aufgaben. Es ist am Aufbau der Zellmembranen beteiligt, es ist Ausgangssubstanz für die Synthese der Steroidhormone und der Gallensäuren und es dient der Synthese von Vitamin D. Im Blut ist das Cholesterol in den Lipoproteinen „chemisch verpackt" und wird erst durch die Einwirkung von Enzymen freigesetzt. In der Leber wird Cholesterol teils zu Gallensäuren umgewandelt, teils unverändert über die Galle in den Darm ausgeschieden. Das Steringerüst kann von der Leber nicht abgebaut werden.

Ein *erhöhter Serumcholesterolspiegel* (> 250 mg/100 ml) stellt einen Risikofaktor erster Ordnung für das Entstehen von Herz- und Gefäßkrankheiten dar. Die Höhe des Cholesterolspiegels gilt als Gradmesser für die Atherosklerose- und Koronargefährdung.

Risikofaktoren für das Entstehen von Herz- und Gefäßkrankheiten:
1. Ordnung: Hypercholesterolämie
   Hypertonie
   Zigarettenrauchen
2. Ordnung: Adipositas
   Diabetes
   Hyperurikämie/Gicht
   Streß
   Erbanlagen

Eine alimentäre Beeinflussung des Serumcholesterolspiegels ist möglich. Sie kann herbeigeführt werden:
- durch Normalisierung des Körpergewichtes,
- durch *Drosselung der Fettzufuhr*. Dies verhütet ein weiteres Ansteigen des Cholesterolspiegels, aber keine Senkung. Eine völlig fettfreie Kost – am besten mit

„chemisch definierter Diät" – führt dagegen zu einer maximalen Erniedrigung des Cholesterolspiegels innerhalb kürzester Zeit (5 Tage);
- durch *Eliminierung der tierischen Fette* und *Ersatz durch Fette mit hohem Gehalt an essentiellen Fettsäuren*. Dies bedeutet weitgehenden Verzicht auf Eier, Fleisch und Wurst. Pflanzliche Fette enthalten nur Spuren von Cholesterol, statt dessen kommen Phytosterole (β-Sitosterol und Campesterol) vor. Diese hemmen die Cholesterolresorption und werden selbst nicht resorbiert. Außerdem bewirken die essentiellen Fettsäuren eine verstärkte Cholesterolausscheidung über die Galle. Man hat allerdings festgestellt, daß die cholesterolspiegelsenkende Wirkung der essentiellen Fettsäuren schwächer ist als die entgegengesetzte Wirkung der gesättigten Fettsäuren. Man braucht 2 g essentielle Fettsäuren um die Wirkung von 1 g gesättigter Fettsäuren zu kompensieren.

8.1.2.3 Eiweißstoffe (Proteine)

Unspezifische Aufgaben:
- Energielieferung 17 kJ (4,1 kcal)

Spezifische Aufgaben:
- Puffersubstanz zur Regulierung des Säure-Base-Gleichgewichtes (Homöostase)
- Biosynthesen (Zellplasma, Zellmembran, Immunglobuline, Enzyme, Hormone, Hämoglobin, Glyko-, Nukleo- und Lipoproteine, Purine, Pyrimidine)
- Schutzkolloidwirkung

Essentielle Aminosäuren

Das Eiweiß des menschlichen Körpers wird von rund 20 verschiedenen Aminosäuren aufgebaut. Von diesen kann ein Teil im Körper selbst erzeugt werden (*nicht essentielle* oder endogene Aminosäuren), ein weiterer Teil ist essentiell, muß also mit der Nahrung zugeführt werden. Darüber hinaus kennt man noch die *semiessentiellen* Aminosäuren, diese werden in nur geringer Menge im Körper synthetisiert, so daß bei erhöhtem Bedarf (z. B. während der Schwangerschaft oder bei schweren Erkrankungen) eine Zufuhr von außen notwendig wird.
Essentielle Aminosäuren: Leucin, Isoleucin, Lysin, Methionin, Phenylalanin, Threonin, Tryptophan und Valin.
Semiessentielle Aminosäuren: Arginin und Histidin.

Bei vollständiger Abwesenheit einer bestimmten essentiellen Aminosäure in der Nahrung kann überhaupt kein Eiweißaufbau erfolgen, auch wenn ein überschüssiges Angebot anderer Aminosäuren vorhanden ist (*Gesetz vom Minimum*). Sind zu geringe Mengen an essentiellen Aminosäuren vorhanden, so ist der Umfang des Eiweißaufbaus von derjenigen Aminosäure abhängig, die in kleinster Menge vorhanden ist (*limitierende Aminosäure*). Die drei wichtigsten essentiellen Aminosäuren, die die Eiweißsynthese im menschlichen Organismus zu limitieren pflegen, sind Lysin, Methionin und Tryptophan:
- Lysin ist im Getreide und in den Kartoffeln die Aminosäure, die in kleinster Menge vorhanden ist.
- Methionin ist im Fleisch und in der Milch die Aminosäure, die in kleinster Menge vorhanden ist. Sie ist die einzige schwefelhaltige essentielle Aminosäure.
- Tryptophan ist im Mais die limitierende Aminosäure.

Aus Gelatine kann kein Eiweißaufbau erfolgen, weil sie kein Tryptophan enthält und außerdem sehr arm an Tyrosin ist.

Lebensmittel, die in ihrem Proteinbestand eine bestimmte essentielle Aminosäure in einer zu geringen Menge enthalten, können durch Kombination mit einem geeigneten anderen Lebensmittel, das diese Aminosäure in reichlicher Menge enthält, biologisch aufgewertet werden. So kann zum Beispiel der niedrige Lysingehalt des Mehls durch Zugabe von Milch kompensiert werden.

Biologische Eiweißwertigkeit

Es ist keineswegs gleichgültig, welche Eiweißarten mit der Nahrung aufgenommen werden. So ist das Eiweiß der Kuhmilch für den menschlichen Organismus wertvoller als das Eiweiß der Hülsenfrüchte, weil daraus mehr körpereigene Proteine synthetisiert werden können. Man spricht von „*biologischer Eiweißwertigkeit*" und versteht darunter diejenige Menge Körpereiweiß, die aus 100 g des betreffenden Nahrungsproteins aufgebaut werden kann (Tab. 8-4). Die biologische Wertigkeit eines Proteins hängt aufs engste mit seinem Gehalt an essentiellen Aminosäuren zusammen.

Aufgrund von Analysen des Aminosäuremusters von Eiweißstoffen der Nahrung kann man Mischungen von Proteinen herstellen, deren biologische Wertigkeit weit über 100 liegt. So hat ein Gemisch aus 65% Kartoffelprotein und 35% Eiprotein die Wertigkeit 136. Von diesem Gemisch wird bei der Ernährung Nierenkranker Gebrauch gemacht *(Kartoffel-Ei-Diät)*.

Tab. 8-4: Biologische Eiweißwertigkeit einiger Nahrungsmittel

Gelatine	0
Hülsenfrüchte	40-60
Weizenkorn	65
Kartoffeln	70
Soja	72
Rindfleisch	76
Fisch	80
Milch	86
Vollei	94

Eiweißminimum

Die geringste Menge Eiweiß, die notwendig ist, um den menschlichen Organismus lebensfähig zu halten, nennt man Eiweißminimum. Man unterscheidet:
- Bilanzminimum oder physiologisches Minimum,
- Hungerminimum, und
- Praktisches oder hygienisches Minimum.

Das *Bilanzminimum* gibt an, welche Eiweißmenge bei ausreichender Kohlenhydrat- und Fettzufuhr notwendig ist, um den täglichen Verlust an Eiweiß bzw. Stickstoff durch Harnausscheidung, Epidermisabschuppung, Haar- und Nagelverluste gerade eben auszugleichen. Bei völlig eiweißfreier Ernährung liegt der tägliche Gesamtstickstoffverlust bei 3,5 g. Dies entspricht etwa 20 bis 30 g Eiweiß.

Unter *Hungerminimum* versteht man diejenige Eiweißmenge, die im Hungerzustand, also bei ungenügender Kohlenhydrat- und Fettzufuhr, gerade ausreicht, um den in diesem Zustand erhöhten Eiweißverlust zu kompensieren. Hierzu sind 30 bis 40 g pro Tag notwendig.

Vom *praktischen* oder *hygienischen Minimum* spricht man, wenn die Eiweißzufuhr optimal gesichert ist und auch für die Bildung von Enzymen, Wirk- und Abwehrstoffen ausreichend Baumaterial zur Verfügung steht. Diese Menge, im allgemeinen wird sie als „täglicher Eiweißbedarf" bezeichnet, beträgt etwa 50 bis 55 g beim Mann und 45 g bei der Frau, dies entspricht ungefähr 0,8 g Eiweiß/kg Körpergewicht.

Verdauung und Resorption

Die Fähigkeit zur Eiweißverdauung und -resorption ist begrenzt. Die Eiweißstoffe gelangen zunächst in das saure Milieu des Magensaftes und werden denaturiert. Durch die Denaturierung gehen Proteine ihrer biologischen Aufgaben und Eigenschaften verlustig. Gleichzeitig werden sie jedoch leichter verdaulich, da die Störung der räumlichen Struktur das Protein enzymatisch leichter angreifbar macht.

Nun erfolgt die eigentliche Verdauung unter dem Einfluß von Proteasen des Magens und der Bauchspeicheldrüse. Die Endopeptidasen Pepsin, Trypsin und Chymotrypsin spalten Proteine in Polypeptide. Exopeptidasen (z. B. Carboxypeptidasen, Aminopeptidasen und Dipeptidasen) vollziehen den weiteren Abbau bis zu den Aminosäuren. Die Resorption erfolgt durch aktiven Transport. Im Körper, sowohl innerhalb als auch außerhalb der Zellen, bilden die Aminosäuren eine gemeinsame „Mischphase", auch „Aminosäurepool" genannt. Daraus werden alle anabol oder katabol verlaufenden Prozesse gespeist. Mit Hilfe des Aminosäurepools werden auch die Zeiten zwischen den einzelnen Nahrungsaufnahmen überbrückt.

Das menschliche Eiweiß unterliegt einem fortgesetzten Ab- und Umbau (Beispiel für ein Fließgleichgewicht!). Mit zunehmendem Alter sinkt die Fähigkeit zur Eiweißneubildung.

Neben ihrer Hauptbedeutung für den Baustoffwechsel sind Eiweißstoffe auch für den Energiestoffwechsel und als Puffersubstanzen zur Regulierung des Säure-Base-Gleichgewichtes von Wichtigkeit.

Endprodukte des Eiweißstoffwechsels sind Harnstoff und Ammoniumsalze.

Eiweißstoffe in der Nahrung

Nicht alle Eiweißstoffe sind verdaulich. So werden z. B. die Sehnen und Bänder des Fleisches von den Proteasen nicht angegriffen. Sie werden im Dickdarm bakteriell zersetzt.

Durch Erhitzen auf 60–80 °C oder durch Kochen wird die geordnete Form der Eiweißkörper irreversibel verändert (Denaturierung), jedoch ohne daß dabei die Primärstruktur verlorengeht. Dieser Vorgang ist nicht verbunden mit einer Abnahme der biologischen Wertigkeit.

Durch das Kochen werden außerdem giftige Wirkungen bestimmter Eiweißstoffe – wie z. B. des Avidins im rohen Eiereiweiß – beseitigt.

In der Nahrung finden sich:
- Die leicht wasserlöslichen *Albumine* und die schwer wasserlöslichen *Globuline*. Sie unterscheiden sich durch ihre Molekülgröße. Sie sind enthalten in Eiern, Milch, Fleisch, Fisch, Leguminosenfrüchten, Kartoffeln.
- Die alkohollöslichen *Prolamine* und alkalilöslichen *Gluteline*. Man findet sie im Endosperm einheimischer Getreidearten (Klebereiweiß, Glutene) und damit im Mehl. Glutene sind die Verursacher der Zöliakie (s. S. ●).
- Das *Caseinogen* (Haupteiweißanteil der Kuhmilch), gehört zu den Phosphoproteiden.

Der tägliche Eiweißbedarf ist abhängig vom Alter (Tab. 8-5). Er ist weniger abhängig von der erbrachten Arbeitsleistung. Der Verbrauch an Eiweiß liegt in der Bundesrepublik Deutschland derzeit fast doppelt so hoch als nötig. Im Gegensatz zum ebenfalls zu hohen Fettverzehr ist der zu hohe Proteinkonsum gesundheitlich nicht bedenklich, sofern beachtet wird, daß zu viel *tierisches* Protein unerwünscht ist, weil es Choleste-rol, Triglyceride mit gesättigten Fettsäuren, sowie die Hyperurikämie provozierende Purinkörper enthält. Fleisch muß in unserer Ernährung Beilage bleiben und darf nicht Hauptbestandteil sein. Aus diesem Grund setzt die Deutsche Gesellschaft für Ernährung in ihren jüngsten Empfehlungen deutliche lacto-vegetabile Akzente bei der Eiweißversorgung (Tab. 8-6).

Tab. 8-5: Empfohlener täglicher Eiweißverzehr

Kinder (je nach Alter)	22–45 g
Jugendliche (15–18 Jahre)	männlich 45–60 g
	weiblich 45–50 g
Erwachsene	männlich 55 g
	weiblich 45 g
Schwangere (ab 4. Monat)	75 g
Stillende	65 g
Alte Leute	männlich 55 g
	weiblich 45 g

Tab. 8-6: Eiweißgehalt einiger Nahrungsmittel (in g pro 100 g)

Sojamehl	35
Erdnüsse	26
Käse	15–35
Linsen	23
Fleisch, Innereien, Fisch	14–21
Eier	13
Mehl	10–12
Reis	7
Milch	3,5
Kartoffeln	2

8.1.3 Ergänzungsstoffe

8.1.3.1 Mineralstoffe

Justus von Liebig: „Die organische Substanz wird erst funktionsfähig durch die anorganische". Fehlt ein bestimmtes Mineral, so kann es nicht durch den Überschuß eines anderen ausgeglichen werden.

Man hat zu unterscheiden zwischen:
- *Mengenelementen* (Na, K, Ca, Mg, Cl, P, Fe und S) und
- *Spurenelementen* (essentiell sind F, I, Co, Cu, Cr, Mn, Mo, Se und Zn).

Der tägliche Verlust an Mineralien durch Sekretion und Ausscheidung beträgt etwa 15–20 g. Der Verlust wird zweckmäßigerweise durch eine vollkorn-, gemüse- und obstreiche Kost wieder wettgemacht.

Physiologische Eigenschaften der Mengenelemente

Natrium wirkt quellend auf Eiweiß, bindet Wasser, macht die Zellmembranen durchlässig, bewirkt den extrazellulären osmotischen Druck, aktiviert Amylase und spielt eine wichtige Rolle beim Transport von Glucose und Aminosäuren durch Zellmembranen.

Hohe Gaben von Kochsalz, die nur kurzfristig zugeführt werden, können vom Erwachsenen ohne Schwierigkeiten wieder ausgeschieden werden. Im Säuglingsalter kann es jedoch – infolge der noch unreifen Nierenfunktion – zu einer Hypernatriämie kommen, z. B. dann, wenn in der heißen Jahreszeit der Durst des Kindes mit Milch statt mit verdünntem Tee gestillt wird.

Bei Natriummangel in der Nahrung drosselt der Organismus seine Na-Ausscheidung praktisch auf Null. Natriummangel läßt sich alimentär nicht erzeugen.

Natrium und Kalium sind im Organismus in charakteristischer Weise verteilt, Natrium bevorzugt extrazellulär, Kalium intrazellulär. Die Regulation dieser speziellen Verhältnisse erfolgt durch das Nebennierenhormon Aldosteron.

Kalium wirkt entquellend auf Eiweiß, findet sich vorwiegend intrazellulär, ist verantwortlich für das elektrophysiologische Verhalten der Zelle, aktiviert bestimmte Enzymsysteme und beeinflußt die Herzmuskeltätigkeit.

Es gibt nur wenige Nahrungsmittel, die kein Kalium enthalten (Tab. 8-7). Eine kaliumarme Diät erfordert deshalb spezielle küchentechnische Verfahren, wenn sie über längere Zeit beibehalten werden soll.

Kaliummangelzustände (Hypokaliämien) können beobachtet werden bei allen mit massiven Durchfällen verbundenen Erkrankungen, bei wiederholtem Erbrechen, bei langfristiger Laxantienanwendung, bei längerer Cortisonanwendung, nach Diuretikamißbrauch u. a. Sie äußern sich in Müdigkeit, Apathie, Muskelschwäche, Obstipation, Blutdruckabfall. Bei allen Kaliummangelzuständen scheidet der Organismus noch erhebliche Kaliummengen aus.

Calcium wird bei der Blutgerinnung benötigt, betätigt sich bei der Erregungsübertragung in Nerven und Muskeln und ist Bestandteil stärkespaltender Enzyme.

Die Knochen bestehen in Abhängigkeit vom Alter und Ernährungszustand zu 50 bis 60% aus Calciumphosphaten (im wesentlichen Hydroxylapatit), in den Zähnen ist der Calciumphosphatgehalt noch höher (bis 96%). Der Calciumstoffwechsel unseres Skelettsystems wird durch das Zusammenspiel des Hormons Calcitonin mit dem Parathormon und Vitamin D gesteuert.

Die Resorption des Calciums verläuft bei Abwesenheit von Vitamin D passiv. Bei Anwesenheit von Vitamin D erfolgt der Calciumtransport aktiv und zwar induziert das Vitamin die Bildung eines Proteins, das in den Mukosazellen des Darms lokalisiert ist und als Schlepper fungiert.

Calciumreiche Nahrungsmittel sind Milch und Milchprodukte, Gemüse und Nüsse.

Tab. 8–7: Kaliumreiche Lebensmittel

	Kalium in 100 g
a) bei gleichzeitig geringem Na-Gehalt bis 10 mg	
Kirschen, Orangen	200 mg
Tomaten	250 mg
Aprikosen	250 mg
Kartoffeln	300 mg
Bananen	350 mg
Walnüsse	500 mg
Erdnüsse	700 mg
b) bei gleichzeitig mittlerem Na-Gehalt bis 100 mg	
Karotten	350 mg
Spinat	400 mg
Rindfleisch	350 mg
Schweinefleisch	400 mg
Huhn	400 mg
c) bei gleichzeitig hohem Na-Gehalt bis 1000 mg	
Wurst	250 mg
Leber	400 mg
Fisch	400–500 mg

Unsere Nahrung enthält Calcium in ausreichender Menge.

Magnesium ist ein Co-Faktor vieler Enzyme, gleichzeitig aktiviert es zahlreiche Enzyme wie Phosphatasen, Kinasen, Peptidasen. Ähnlich wie Calcium betätigt es sich bei der Erregungsübertragung. Magnesium kann Calcium ersetzen (z. B. im rachitischen Knochen), reichliche Calciumgaben verdrängen Magnesium und umgekehrt.

Magnesiumreiche Nahrungsmittel sind Hülsenfrüchte, Vollkornbrot, Käse, Nüsse, Spinat, Kakao, Schokolade.

Chlor übt seine wichtigste Rolle als Bestandteil der Salzsäure im Magen aus und beteiligt sich als Chloridion am extrazellulären osmotischen Druck.

Phosphor findet sich als anorganisches Phosphat und organischer Ester. Seine besondere Bedeutung ist darin zu sehen, daß er im Stoffwechsel eine wichtige Funktion ausübt in Form von phosphorylierten Zwischenprodukten und in Form von ADP und ATP. Sein Stoffwechsel ist Vitamin D-abhängig. Unsere Nahrung enthält genügend Phosphat. Der Bedarf an Phosphor beträgt täglich 1 bis 2 g. Höhere Dosen, wie sie zum Beispiel von Leistungssportlern angewandt werden, gelten als unschädlich.

Schwefel ist ein Baustein wichtiger Aminosäuren. Die Bedeutung der schwefelhaltigen Aminosäuren liegt darin, daß mit ihrer Hilfe Polypeptidketten räumlich verbunden und auf diese Weise Proteine aufgebaut werden. Die Verknüpfung erfolgt über Disulfidbrücken.

70% des *Eisens* im Körper sind an Hämoglobin gebunden, der Rest fungiert als Bestandteil von Enzymen, als Depoteisen (Ferritin) und Transporteisen (Transferrin). Bei 10 bis 20% der Frauen im fortpflanzungsfähigen Alter finden sich Eisenmangelanämien, bei Schwangeren sind es etwa 20 bis 40%. Der tägliche Bedarf beträgt etwa 12 bis 15 mg.

Die Resorption des Eisens erfolgt als Fe^{2+}. Neben Gastroferrin, einem Glykoproteid der Magenschleimhaut, können auch Vitamin C, Ethanol und Sorbit an der Resorption mitwirken.

Zu den eisenreichen Nahrungsmitteln zählen die Innereien und das Fleisch der Schlachttiere, außerdem Eigelb, Gemüse (Spinat, Karotten, Erbsen, Salat) und Aprikosen. Die Bioverfügbarkeit des in der Milch vorkommenden Eisens ist gering. Diese Tatsache kann zu Eisenmangelanämien bei Säuglingen führen. Der erhöhte Eisenbedarf in der Schwangerschaft läßt sich alimentär meist nicht beseitigen.

Einteilung und Aufgaben der Spurenelemente

Eine große Zahl chemischer Elemente kommt im Organismus nur spurenweise vor. Man pflegt sie in 4 Gruppen zu unterteilen:
- Spurenelemente mit toxischen Eigenschaften (z. B. Hg, Pb, As, Cd),
- Spurenelemente ohne Funktion (z. B. Ag, Au, Al, B, Bi),
- Spurenelemente mit fraglicher Funktion (vielleicht essentiell Sn), und
- essentielle Spurenelemente (F, I, Co, Cr, Cu, Mn, Mo, Se, Zn).

Von Interesse sind lediglich die essentiellen Spurenelemente. Von diesen ist Fluor Bestandteil des Zahnschmelzes, Iod Bestandteil des Schilddrüsenhormons, Cobalt Bestandteil des Vitamins B_{12}, ein Cr(III)-Komplex bewirkt die Bindung des Insulins an bestimmte Bestandteile der Zellmembran. Die übrigen betätigen sich in den Enzymsystemen des Körpers, wobei drei Wirkungsweisen zu unterscheiden sind:
- Das Metall bildet das aktive katalytische Zentrum (Kupfer enthaltende Oxidasen),
- das Metall steuert die Aktivität des Enzyms durch Förderung oder Hemmung (Mangan-aktivierte Arginase),
- das Metall vermittelt die Bindung des Substrates an das Enzym (Exopeptidasen).

Über den Bedarf des Menschen an essentiellen Spurenelementen können nur im Falle des Cobalts und des Iods einige gesicherte Angaben gemacht werden, da deren Mangel zu charakteristischen Ausfallerscheinungen führt.

Eine ausgewogene Ernährung ist der beste Schutz, um Defizite auf dem Gebiet der Mineralstoffe zu verhindern.

8.1.3.2 Vitamine

Die Einteilung der Vitamine erfolgt nach ihrer Fett- bzw. Wasserlöslichkeit. Ihre Wirkungsweise kann beim Pharmaziepraktikanten als bekannt vorausgesetzt werden.

Wasserlösliche Vitamine können nicht gespeichert werden. Im Überschuß zugeführte wasserlösliche Vitamine werden über die Harnwege ausgeschieden, deshalb kennt man hier auch keine Hypervitaminosen. Hypo- und Avitaminosen entwickeln sich relativ schnell. Die Zufuhr der wasserlöslichen Vitamine muß kontinuierlich erfolgen.

Die *fettlöslichen Vitamine* können gespeichert werden. Im Überschuß zugeführte Vitamine verbleiben im Körper, eine Ausscheidung über die Niere ist nur in dem Maße möglich, wie es dem Körper gelingt, die Vitamine in exkretionsfähige Ausscheidungsprodukte überzuführen. Deshalb kommen Hypervitaminosen mit toxischen Effekten immer wieder vor.

Vitaminmangelzustände äußern sich in unspezifischen Symptomen, wie Müdigkeit, Konzentrationsschwäche, Leistungsabfall, Wachstumshemmung, doch darf hinter diesen Symptomen keineswegs immer ein Vitaminmangel vermutet werden.

Hochdosierte Vitamin B-Gaben bei Nervenentzündungen und hochdosierte Vitamin C-Gaben bei Grippe gehören wahrscheinlich in den Bereich der Plazebotherapie.

Der *tägliche Bedarf* an Vitaminen ist abhängig vom Alter, von der Ernährungsweise und von den Lebensumständen. So beobachtet man eine ständige Zunahme des Vitaminbedarfs vom Säuglings- bis zum Erwachsenenalter, lediglich der Vitamin D-Bedarf macht hier eine Ausnahme. Er ist im Säuglingsalter am höchsten. Personen über 65 Jahre haben, mit Ausnahme von Vitamin A und B_6, keinen erhöhten Vitaminbedarf. Dagegen verursachen Schwangerschaft, Stillzeit, Wachstumsphasen und Streßsituationen einen gesteigerten Bedarf. Wer reichlich Kohlenhydrate verzehrt, braucht mehr Vitamin B_1, da Thiamin Teil der Pyruvatdehydrogenase ist, die den irreversiblen Abbau der Kohlenhydrate von Brenztraubensäure zu Acetyl-CoA katalysiert. Wer reichlich Fleisch verzehrt, braucht mehr Vitamin B_6, denn Pyridoxin ist Bestandteil von Transaminasen und Aminosäuredecarboxylasen.

Die Vitamine in den verschiedenen Obst- und Gemüsearten sind *lagerungsempfindlich*. Dies bezieht sich vor allen Dingen auf den Vitamin C-Gehalt. Man hat z. B. festgestellt, daß bei Spargel, Spinat und grünen Bohnen der Vitamin C-Gehalt innerhalb der ersten 24 Stunden nach der Ernte um 50% zurückging, auch der Vitamin C-Gehalt der Kartoffeln sinkt während der Winterlagerung um mehr als die Hälfte. Da auch Licht, Sauerstoff und Wärme vitamin„zehrend" wirken, sollte es sich die Hausfrau zur Regel machen, solche Lebensmittel nicht zu kaufen, die in der Sonne lagerten.

Die *küchentechnische Verarbeitung* sollte rasch erfolgen. Wegen der Wasserlöslichkeit der Vitamine von Obst und Gemüse soll dieses nur kurz gewaschen werden. Vitamine können auch beim Kochen durch Übertritt ins Kochwasser verloren gehen und durch Hitzeeinwirkung zerstört werden. Beim Kochen muß mit einer Vitamin C-Einbuße von etwa 35% gerechnet werden. Auch ein Verlust an Mineralien findet statt. In besonders starker Weise reduziert das in Hotelküchen notwendige Warmhalten der Speisen über längere Zeit den Vitamingehalt.

Der Konsum von Rohkost ist im Hinblick auf Vitaminverluste als günstiger zu bezeichnen, allerdings auch nur dann, wenn die Nahrung in möglichst „aufgeschlossener" Form, d. h. fein zerkleinert bzw. gut gekaut zugeführt wird. Intakte Zellen passieren den Darm unter Umständen unausgenützt, die darin enthaltenen Vitamine gehen dem Organismus verloren. Die Deutsche Gesellschaft für Ernährung empfiehlt, Rohkost so häufig wie möglich zu verzehren.

Zu *Vitaminmangelerscheinungen* kann es aus folgenden Gründen kommen:
- Durch unzureichende Vitaminzufuhr. Dabei resultiert
  – bei Zufuhr von zuwenig Vollkornprodukten und Schweinefleisch ein Vitamin B_1-Mangel,
  – bei Zufuhr von zuwenig Obst, Kartoffeln und Gemüse ein Vitamin C-Mangel,

- bei streng vegetarischer Lebensweise ein Vitamin B_{12}-Mangel.
- Durch gestörte Vitaminresorption aus dem Darm.
Die Ursache hierfür können chronische Durchfälle oder pathologische Veränderungen der Darmschleimhaut sein.
Eine gestörte Gallensaftbildung reduziert die Aufnahme der fettlöslichen Vitamine.
Fehlt es an Intrinsic Factor, droht perniziöse Anämie durch Mangel an Vitamin B_{12}.
Bei chronischen Nierenerkrankungen kann es zu Vitamin D-Mangel kommen, weil in der Niere die Hydroxylierung des Colecalciferols zu aktiven Metaboliten unterbleibt.
- Durch gestörte Vitaminsynthese im Darm.
Vitamin B_2 und Vitamin K werden von Darmbakterien gebildet. Werden diese durch Antibiotika geschädigt, kann es zu einem Vitaminmangelzustand kommen.

8.1.3.3 Ballaststoffe – Rohfaser

Als Ballaststoffe werden solche Bestandteile unserer Nahrung bezeichnet, die von den Verdauungsenzymen des Körpers nicht angegriffen werden können. Hierher gehören Cellulose und Lignin als *Füllstoffe*, Hemicellulose, Pektin und Schleimstoffe als *Quellstoffe*. Eine allgemein verbindliche Methode zur Bestimmung des Ballaststoffgehaltes gibt es noch nicht.

In der Lebensmittelchemie wird der Begriff *Rohfaser* benutzt. Rohfaser und Ballaststoffe bedeuten aber nicht das gleiche (Rohfaser: Rückstand pflanzlicher Lebensmittel nach Säure- und Laugebehandlung). Da bei der Säure- bzw. Alkalibehandlung stets ein Teil der Ballaststoffe zerstört wird, liegt der Rohfaserwert stets deutlich niedriger als der Ballaststoffgehalt.

Von kaum jemand bemerkt, hat in den zurückliegenden Jahrzehnten ein allmähliches Absinken der Ballaststoffzufuhr mit unserer Nahrung stattgefunden (Tab. 8-8).

Man hat die Wirkung der Ballaststoffe lange Zeit völlig mißachtet, erst neuerdings bahnt sich eine Wandlung der Ansichten an. Sie kumuliert in der Aussage eines bekannten Mediziners, der die Ballaststoffe geradezu als „essentielle Stoffe" bezeichnete.

Tab. 8-8: Tägliche Rohfaseraufnahme in g pro Tag

Deutschland 1800	20
Deutschland 1881	12,56
Deutschland 1920	8–12
Deutschland 1975	4– 6
USA (Stadtbevölkerung)	6,4
USA (bei Vegetariern)	23,9
Südafrika (Land)	24,8
Südafrika (Stadt)	5,7

Wirkung der Ballaststoffe im Verdauungskanal

- Anregung der Kautätigkeit und des Speichelflusses.
- Die Verweildauer der Nahrung im Magen wird verlängert, Speichel und Magensaft können länger einwirken, das Hungergefühl wird stärker gedämpft.
- Das Quellvermögen mancher Ballaststoffe vergrößert das Volumen und den Wassergehalt des Speisebreis im Darm. Dadurch werden verstärkt Reize auf die Darmwand ausgeübt, die zu peristaltischen Bewegungen führen. Ähnlich wirken auch die Füllstoffe.
- Ballaststoffhaltige Kost ist feuchter und liefert einen besseren Nährboden für das Wachstum von Bakterien. Dadurch werden die Faeces aufgelockert, sie werden geschmeidiger und voluminöser.

Über die *Höhe der täglichen Ballaststoffzufuhr* findet man keine einheitlichen Angaben in der Literatur. Die Deutsche Gesellschaft für Ernährung empfiehlt derzeit die Zufuhr von etwa 30 g pro Tag. So vorteilhaft ein gewisser Anteil von Ballaststoffen in der Nahrung ist, so unzweckmäßig ist ein zu hoher Gehalt, weil er Magenbeschwerden und Blähungen auslöst und die Ausnutzung der Nahrung verringert. Auch muß damit gerechnet werden, daß die Resorption mancher Arzneimittel durch große Ballaststoffmengen verzögert oder verringert werden kann.

Eine ballaststoffarme Ernährung kann – muß aber nicht – zu Obstipation und Divertikulose führen. Großangelegte Untersu-

chungen in England und Skandinavien haben gezeigt, daß Obstipation beseitigt werden kann, wenn über längere Zeit eine ballaststoffreiche Kost verzehrt wird.
Kausale Beziehungen zwischen dem Mangel an Ballaststoffen und dem gehäuften Auftreten von Gallensteinen, Hyperlipidämien und Dickdarmkarzinomen werden diskutiert.

Das Thema „Ballaststoffe" ist noch nicht endgültig abgeklärt. Sicher ist jedoch, daß man die Nachteile und Gefahren unserer fleisch-, fett-, zucker- und alkoholhaltigen Wohlstandskost nicht durch Zusatz von täglich ein paar Löffeln Kleie zur Nahrung kompensieren kann, sondern daß ein grundsätzliches Umdenken nötig ist.

Ballaststoffreich sind besonders die äußeren Schichten der Getreidekörner (Kleie), Trockenfrüchte, Kohl und Hülsenfrüchte (Tab. 8-9).

Tab. 8–9: Ballaststoffgehalt (g) einiger Lebensmittel in 100 g eßbarem Anteil

Kopfsalat	2
Möhren, Blumenkohl	3
Apfel, Banane, Apfelsine	3
Weißbrot	3
Johannisbeeren	4–5
Erbsen	4
Weißkohl	5
Nüsse	5–8
Haferflocken	7
getrocknete Feigen	10
Trockenobst	9–16
Roggenbrot	10
getrocknete Pflaumen	16
Leinsamen, Kleiekekse	20
Weizenkleie	45

8.1.4 Prinzipien einer gesunden Ernährungsweise

- Eine heute absolut sichere Erkenntnis besagt, daß nur *die* Ernährung wirklich vollwertig ist, die *möglichst vielseitig zusammengesetzt* ist. Nur dadurch wird die Versorgung des Organismus mit allen Nährstoffen, mit allen essentiellen Amino- und Fettsäuren, mit Mineralsalzen, Vitaminen und Ballaststoffen sichergestellt.

- Die drei Hauptnährstoffe sollen in einem bestimmten Mengenverhältnis zueinander stehen. Man bezeichnet dies als *„günstige biologische Korrelation"*. Sie ist beim leicht arbeitenden Durchschnittserwachsenen dann gegeben, wenn
  - der Kohlenhydratanteil etwa 60%,
  - der Fettanteil nicht mehr als 25–30%,
  - der Eiweißanteil 12 bis 15%

  der zugeführten Energie beträgt. (In der Bundesrepublik Deutschland liegt der Fettanteil zu hoch (40%), der Kohlenhydratanteil zu niedrig, bei ebenfalls 40%.)

- Eine gesunde Ernährung ist immer eine *energetisch knappe Ernährung*. Dies beweisen uns Notzeiten (z. B. 1. und 2. Weltkrieg), wo die Bevölkerung wenig zu essen hatte und sich trotzdem einer wesentlich besseren Gesundheit erfreute als heute.

- Bei den *Fetten* sollte drastisch *reduziert* und neben Butter auch Pflanzenmargarine bzw. Pflanzenöle angemessen berücksichtigt werden.
  Bei den *Kohlenhydraten* ist darauf zu achten, daß sie in ihrem natürlichen Verbund belassen und in dieser Form verzehrt werden *(Vollkornerzeugnisse)*. Vollkornerzeugnisse müssen den Grundstock unserer Ernährung bilden. Ihr Verzehr sollte zu Lasten der Fette und Eiweißstoffe deutlich erhöht werden. Isolierte, ballaststoff-, mineralstoff- und vitaminarme („leere") Kohlenhydrate wie Zucker, Stärke- und Weißmehlprodukte sind nicht gesundheitsförderlich.
  Zum Süßen können Süßstoffe eingesetzt werden.
  Im Hinblick auf den *Eiweißverzehr* sollte Fleisch reduziert werden, denn Fleisch führt dem Körper meistens auch unerwünschtes Fett, Cholesterol und Purine zu. Da diese Maßnahme eine stärkere Berücksichtigung lacto-vegetabiler Proteinzufuhr fordert, muß auf die biologische Wertigkeit der verzehrten Proteine besonders geachtet werden. Pflanzliches Eiweiß wird erst in Kombination mit Milch oder Eiern vollwertig.

- Die *tägliche Ballaststoffzufuhr*, welche in der Bundesrepublik derzeit nur etwa 20 g beträgt, sollte auf etwa 30 g gesteigert werden. Dies kann in erster Linie durch stärkere Berücksichtigung von Vollkornerzeugnissen erreicht werden. Der Ballaststoffgehalt von Obst, Salat und Gemüse wird allgemein überschätzt (Tab. 8-9). Diese Lebensmittel sind jedoch als Ergänzung und Optimierung des Ballaststoffangebotes sehr bedeutsam. Gleichzeitig sind sie wichtige Lieferanten von Vitaminen, Mineralstoffen und Spurenelementen.

- *Zum Essen sollte man sich Zeit lassen.* Nahrungsaufnahme unter Zeitdruck ist nicht gesundheitsförderlich. Es wird behauptet, daß Leute, die schnell essen, eher zum Dickwerden neigen, als langsame Esser. Man sieht den Grund darin, daß bei den schnellen Essern das Sättigungsgefühl der Nahrungsaufnahme nachhinkt.

Unsere Ernährung muß sich an *naturwissenschaftlichen* und *medizinischen Erkenntnissen* orientieren und frei sein von den Ansichten fanatischer Gesundheitsapostel und sektiererischer Reformhausanhänger.

8.1.5 Ernährung während der Schwangerschaft

Schwangere sollten beachten, daß im Laufe der Schwangerschaft der Bedarf an allen Nähr- und Ergänzungsstoffen steigt. Eine schwangere Frau mittlerer Größe und normalen Gewichtes braucht
- im ersten Schwangerschaftsdrittel etwa 10 500 kJ/Tag (= 2500 kcal),
- im zweiten Schwangerschaftsdrittel etwa 11 300 kJ/Tag (= 2700 kcal),
- im letzten Schwangerschaftsdrittel etwa 12 200 kJ/Tag (= 2900 kcal).

Der Bedarf an Eiweiß ist deutlich erhöht. Statt 55 g/Tag sollten ab dem 4. Monat der Schwangerschaft mindestens 85 g/Tag zugeführt werden. Auch der Vitaminbedarf liegt um durchschnittlich 20–50%, bei der Folsäure sogar um 100% höher. Bei den Mineralstoffen mangelt es häufig an Calcium, Eisen und Iod. Calciummangel läßt sich durch Genuß von Milch, Joghurt, Quark und fettarmem Käse leicht beheben, Iodmangel wird durch iodiertes Tafelsalz beseitigt, nachgewiesener Eisenmangel medikamentös behandelt.

Die Gewichtszunahme der Schwangeren sollte in Abhängigkeit von Körpergröße und Alter 8 bis höchstens 11 kg nicht überschreiten. Es zeigt sich, daß normales Körpergewicht die Raten an Schwangerschaftskomplikationen (Gestosen) ganz erheblich senkt. Auch während der Geburt und im Wochenbett sind bei nicht adipösen Frauen die Zahl der Komplikationen geringer. Ist das Neugeborene deutlich übergewichtig, so ist dies meist ein Anzeichen für einen späteren Diabetes bei der Mutter.

Nicht nur Übergewicht, sondern auch Untergewicht ist bei Schwangeren problematisch. Man findet dieses andere Extrem besonders bei jugendlichen Schwangeren, die versuchen, ihre Schwangerschaft so lange wie möglich zu verheimlichen. Eine Schwangerschaft unter Hungerbedingungen führt vermehrt zu Früh-, Fehl- und Totgeburten und zu einer erhöhten Mißbildungsrate.

8.1.6 Ernährung im Alter

Es gibt keine Wunderdiät, die den altersbedingten Abbau zu stoppen vermag, doch kann man mit einer wohldurchdachten Kost sehr wohl einen Einfluß auf die Lebenserwartung ausüben. Folgende Besonderheiten sind zu beachten:

- Vom 30. Lebensjahr an sollte das Körpergewicht möglichst konstant gehalten werden. Richtige Ernährung fängt also schon *vor* dem Alter an.
- Der Grundumsatz des alten Menschen liegt um 20% niedriger, auch ist der Bewegungsdrang – und damit der Leistungsumsatz – niedriger als beim jungen Erwachsenen. Der Energiebedarf beträgt nur noch etwa 7500 bis 8500 kJ (= 1800 bis 2000 kcal) pro Tag.
- Der Bedarf an Eiweiß ist erhöht, weil katabole Prozesse vermehrt ablaufen und mit einer verminderten Verdauung und unvollständigen Resorption gerechnet werden muß. Ideale Eiweißlieferanten sind für ältere Menschen Huhn, Fisch, Buttermilch, Joghurt, Quark und fettar-

mer Käse. Pflanzliches Eiweiß in Form der Hülsenfrüchte erweist sich häufig als schwerverdaulich.
- Auch *essentielle Fettsäuren* sollten, *ohne Steigerung des Gesamtfettverzehrs*, vermehrt zugeführt werden. Beim alten Menschen ist die Heranziehung von Pflanzenölen und Margarine mit essentiellen Fettsäuren eine dringende Notwendigkeit. Ihre Verwendung reduziert auch Versorgungsprobleme bei Vitamin A und D.
- Leider ist es im Hinblick auf zurückgehende Verdauungsleistung und meist schwierige Gebißverhältnisse im Alter häufig nötig, Vollkornbrot durch Weißbrot zu ersetzen. Dies ist deshalb problematisch, weil die Vitamine, Ballast- und Mineralstoffe des Getreides in dieser harmonischen Ausgeglichenheit in keinem anderen Lebensmittel enthalten sind. Ersatz kann nur durch vermehrten Verzehr von Obst und Gemüse geschaffen werden. Zucker, Schokolade, Pralinen, Bonbons usw. sind zu meiden, da diese die Entstehung des Altersdiabetes begünstigen.
- Der Vitaminbedarf ist im Alter an sich nicht gesteigert. Durch einseitige Ernährungsweise, – insbesondere bei alleinstehenden Personen – aber auch durch verminderte Resorption infolge des Nachlassens der Salzsäure-, Gallensäure- und Enzymproduktion, kommt es jedoch häufig zu einem Vitamindefizit.
- Der alleinstehende alte Mensch ist den Gefahren einer ungesunden Ernährungsweise viel stärker ausgesetzt als ein alter Mensch, der in einer Ehe lebt oder als Heimbewohner untergebracht ist. Alleinstehende alte Menschen sind häufig nicht mehr zum geregelten Lebensmitteleinkauf fähig, sie haben auch nicht mehr die Kraft und den Willen, um sich eine abwechslungsreiche, gesundheitsförderliche Kost zu bereiten. Auch künstliche Gebisse veranlassen ältere Menschen zur Bevorzugung bzw. Ablehnung bestimmter Speisen, woraus dann ebenfalls wieder eine einseitige Ernährungsweise resultieren kann.
- Der Zufuhr von Flüssigkeit wird häufig zu wenig Bedeutung beigemessen. Da im höheren Alter das Durstgefühl schwindet, kann es bei Nichtbeachtung ausreichender Flüssigkeitszufuhr (etwa 1,5 bis 2 Liter/Tag) zu Austrocknungserscheinungen mit geistigen und körperlichen Störungen kommen.
- Schließlich sollte im Alter aus verschiedenen Gründen rechtzeitig von 3 Großmahlzeiten auf 5 Kleinmahlzeiten übergegangen und die Abendmahlzeit „leicht" gehalten werden, damit der Nachtschlaf nicht durch Verdauungsarbeit gestört wird.

Die *„Dr. Frank'sche Altersdiät"* ist aus verschiedenen Gründen *abzulehnen*. Dr. Frank postuliert, daß eine Entgleisung des Nukleinsäurestoffwechsels der Hauptgrund für das Altern sei und empfiehlt, 4mal wöchentlich 80 bis 100 g Ölsardinen zu essen.

8.1.7 Die Ernährung des Säuglings

Frauenmilch

Die natürliche Nahrungsquelle des Säuglings ist die Frauenmilch. Ihre Zusammensetzung ändert sich in den ersten 14 Tagen nach der Geburt laufend.

Man unterscheidet:
- Das *Kolostrum*, die carotinreiche, gelblich gefärbte Milch der ersten fünf Tage nach der Geburt,
- die *transitorische Milch*, vom 6. bis 15. Tag nach der Geburt, und
- die *reife Milch*, ab dem 16. Tag nach der Geburt.

Der Eiweißgehalt ist im Kolostrum am höchsten, er sinkt im Lauf der ersten 2 bis 3 Wochen um etwa die Hälfte. Auch der Mineralsalzgehalt nimmt ab, während der Gehalt an Fett und Lactose zügig ansteigt.

Diese Veränderungen stehen im Zusammenhang mit der körperlichen Entwicklung des Säuglings: Die langsame Verminderung der Wachstumsintensität vom Embryo über den Fetus zum Neugeborenen und Säugling bedingt eine Reduzierung des Eiweiß- und Mineralsalzangebotes. Die zunehmende Bewegungsintensität bedarf energiereicher Betriebsstoffe in Form von Fett und Lactose.

Als Mindeststillzeit werden 3 bis 4 Mo-

Tab. 8–10: Die wichtigsten Bestandteile der Frauenmilch in mg/100 ml (Mittelwerte)

	Protein (mg)	Fett (mg)	Kohlenhydrate (Lactose) (mg)	Mineralsalze (mg)	kJ (kcal)
Kolostrum	2000	3000	6000	320	260 (62)
Transitorische Milch	1600	3500	6600	270	276 (66)
Reife Milch	1200	4000	7000	200	295 (71)
zum Vergleich: Kuhmilch (Trinkmilch)	3300	3500	4700	740	276 (66)

nate angesehen. Diese Zeit benötigt der Säugling, um eine eigenständige Immunität gegen die bakterielle und virale Umwelt aufzubauen. Solange er sie nicht hat, braucht er die Immunstoffe der Frauenmilch gewissermaßen als eine Art „Flankenschutz".

In Tab. 8-10 sind die Hauptnährstoffe der Frauenmilch mengenmäßig erfaßt und der Kuhmilch vergleichend gegenübergestellt. Ergänzend sei bemerkt, daß die biologischen Schwankungsbreiten sehr groß sind, sie können bei der Frauenmilch bis zu 50% betragen.

Ferner enthält die Frauenmilch:
- *Sämtliche Vitamine* in Relationen, die erheblich anders und in Mengen, die deutlich größer sind als in der Kuhmilch.
- *Fünfmal mehr Linolsäure* als die Kuhmilch. Linolsäure beschleunigt die Fähigkeit des Organismus zur aktiven Immunisierung.
- *Die freien Aminosäuren Carnitin und Taurin.* Diese spielen eine wichtige Rolle bei der Fettverwertung. Freie Fettsäuren können nur als Carnitinester aus dem Cytoplasma in die Mitochondrien gelangen, wo dann ihr Abbau erfolgt. Taurin wird beim Neugeborenen zur Gallensäurekonjugation benötigt und greift in dieser Form in die Fettverdauung ein. (Beim Erwachsenen findet man bevorzugt Glycin-konjugierte Gallensäuren). Während Carnitin auch in der Kuhmilch ausreichend vorhanden ist, findet sich Taurin dort nur in unbedeutender Menge.
- Immunstoffe in Form der spezifisch gegen Viren und Bakterien wirkenden *Immunglobuline der Klasse A* (IgA). Diese verringern die Virulenz pathogener Keime, allerdings ohne sie vollständig zu vernichten. Täglich wird der Säugling mit etwa 200 mg IgA aus der Muttermilch versorgt. Muttermilch ist nicht nur Nahrung, sondern gleichzeitig auch Medikament!
- Die unspezifisch antimikrobiell wirksamen Eiweißkörper *Lactoferrin und Lysozym*. Lysozym hat bakterizide Eigenschaften. Lactoferrin ist ein eisenbindendes Protein. Seine Wirkung soll darauf beruhen, daß es insbesondere pathogenen Colibakterien Eisen entzieht und dadurch bakteriostatisch wirkt. Beide Eiweißkörper finden sich in der Kuhmilch in nur sehr geringen Mengen.
- *An Glykoproteine gebundene Neuraminsäure.* Diese Verbindungen fungieren als sogenannte Bifidusfaktoren: sie fördern das Wachstum der erwünschten Lactobacillus-bifidus-Flora im Darm des Säuglings und hemmen das Wachstum von Colibakterien und Staphylokokken.
Eine „Bifidus-Flora" findet sich in der Darmflora brustmilchernährter Kinder auf der ganzen Welt. Lactobacillus bifidus ist ein Gegenspieler des Bacterium coli. Wird die Brustmilchernährung aufgegeben, schlägt die Darmflora zugunsten der Coliflora rasch um.
- *Das fettspaltende Enzym Lipase.* Damit ist der frauenmilchernährte Säugling nicht nur auf die – erst langsam anwachsende – Lipaseproduktion seines eigenen Verdauungstraktes angewiesen.
- In ihrem Eiweißbestand *reichlich Lactalbumin, weniger Caseinogen* (6:4). In der Kuhmilch ist dieses Verhältnis umgekehrt (2:8). Der Nachteil des Kuhmilchcaseinogens besteht darin, daß es im Magen des Säuglings ein grobes, schwer verdauliches Gerinnsel bildet.

Selbstbereitete Säuglingsmilchnahrungen

a) Kohlenhydratangereicherte ⅔-Milch

Soll Kuhmilch zur Säuglingsernährung herangezogen werden, muß sie mit Wasser in einem bestimmten Verhältnis verdünnt, d. h. eine sog. ⅔-Milch hergestellt werden. Dadurch wird der Gehalt an Eiweiß und Mineralsalzen so stark herabgesetzt, daß diese Milchverdünnung in ihrer Zusammensetzung der Frauenmilch ähnlicher und dem Leistungsvermögen der noch nicht voll funktionsfähigen Niere gerecht wird.

Derartige Milchverdünnungen enthalten aber nun zu wenig Fett, zu wenig Kohlenhydrate und sind somit zu energiearm. Deshalb gleicht die Hausfrau bei der Selbstbereitung den Fett- und Kohlenhydratmangel durch Zusatz von Zucker (1. Kohlenhydrat) und durch Zusatz von Getreideschleim (2. Kohlenhydrat) aus (Tab. 8-11). Dies ist nach dem Isodynamiegesetz von Rubner ohne weiteres möglich.

Tab. 8-11: Zusammensetzung einer kohlenhydratangereicherten ⅔-Milch

67 g Trinkmilch
5 g Zucker (1. Kohlenhydrat)
33 g Schleim (2. Kohlenhydrat) etwa 3%ig

Getreideschleime (Tab. 8-12) enthalten aus den Frucht- und Samenschalen stammende Pentosane und Hexosane von viskoser Beschaffenheit, diese machen die Nahrung sämig und haben einen gewissen Sättigungseffekt. Darüber hinaus bewirken sie ein feinflockigeres Ausfällen des Caseinogenanteils der Milch. Energetisch sind sie wertlos, da sie von den Verdauungsenzymen nicht abgebaut werden. *Schleimpräparate* enthalten außerdem leicht verdauliche Amylose.

Tab. 8-12: Apothekenübliche Präparate zur Kohlenhydratanreicherung der ⅔-Milch

Milupa Haferschleim
Trockenreisschleim Bessau
Milupa Reisschleim
Hipp Semolin
Hipp Vielkornflocken
Kölln Schmelzflocken

Auf der Basis von kohlenhydratangereicherten ⅔-Milchpräparaten wurden die ersten industriellen Milchnahrungen hergestellt. Sie sind heute vom Markt verschwunden, doch ernähren auch heute noch 20 bis 30% der Mütter – meist in ländlichen Gegenden – ihre Babies mit selbstbereiteten, kohlenhydratangereicherten Milchverdünnungen. Deshalb muß man die *Mängel dieser Nahrungen* kennen:

- Ihr *Gesamtenergiegehalt* ist zwar richtig, doch zeigen *die Nährstoffrelationen gravierende Unterschiede* zur Frauenmilch.
- Der *Kohlenhydratanteil ist zu hoch*. Bei einer kohlenhydratangereicherten ⅔-Milch stammen fast 60% der Energie aus dem Kohlenhydratanteil. Unsere heutigen Erkenntnisse gehen jedoch dahin, daß allerhöchstens 50% der zugeführten Energie aus den Kohlenhydraten stammen darf. Wird dieser Wert überschritten, so besteht die Gefahr einer „Kohlenhydratmast".

  Folgen einer Kohlenhydratmast: Zur Rachitis neigende, mit geringer Resistenz ausgestattete, dralle bis adipöse Kinder.
- Der *Fettanteil ist unphysiologisch niedrig.* Er beträgt nur 28% der zugeführten Gesamtenergie. Bei der Frauenmilch wird dagegen 50% der Energie aus dem Fettanteil gedeckt.
- Beim Verdünnen wird der sowieso schon zu niedrige Gehalt der Kuhmilch an *essentiellen Fettsäuren* weiter abgesenkt. Dieser Mangel geht in erster Linie zu Lasten der Immunitätslage des Säuglings.

b) Milchmischung nach Droese und Stolley

Die aufgezeigten Mängel der kohlenhydratangereicherten ⅔-Milch führten schon frühzeitig zu Bemühungen, die Qualität selbstbereiteter Kuhmilchzubereitungen zu verbessern, wobei das Ziel hauptsächlich in einer besseren Anpassung der Nährstoffrelationen an die Zusammensetzung der Frauenmilch bestand: Der hohe Kohlenhydratgehalt sollte reduziert und durch eine kalorisch äquivalente, linolsäurereiche Fettmenge ersetzt werden. Ein solches Vorgehen konnte allerdings erst in dem Maße empfohlen werden, wie die Haushalte mit einer entsprechenden apparativen Ausstattung zur feinen Emulgierung des zugesetzten Fettes oder Öles ausgestattet waren. So kam es, daß die Zubereitungvorschrift nach Droese und Stolley erst in den jüngsten Jahren Eingang in die „Milchküchen" gefunden hat (Tab. 8-13).

Tab. 8-13: Milchmischung nach Droese und Stolley

50 g	Trinkmilch
4 g	Zucker
2,5 g	Stärke
1,5 g	Maiskeim- oder Sonnenblumenöl
50 g	Wasser

Selbst zubereitete Milchnahrungen müssen aufgekocht werden. Da das Aufkochen aber nicht in der Lage ist, die Zahl der Mikroorganismen auf eine unbedenkliche Menge zu reduzieren, können solche Zubereitungen nicht als hygienisch einwandfrei bezeichnet werden. Hygiene ist jedoch umso wichtiger, je jünger das Kind ist.

Teiladaptierte Nahrungen

Die Nachfolge der industriell hergestellten kohlenhydratangereicherten ⅔-Milchpräparate haben die teiladaptierten Nahrungen (Tab. 8-14) angetreten. Sie werden folgendermaßen hergestellt:
- Der Eiweiß- und Mineralsalzgehalt wird durch Wasserverdünnung in etwa dem Gehalt der Frauenmilch angepaßt. Die Fertignahrungen enthalten jedoch *mehr Eiweiß* als die Frauenmilch. Dies ist deshalb nötig, weil Kuhmilch relativ arm ist an den essentiellen Aminosäuren Methionin und Tryptophan. Sollen diese nicht zu vorzeitig limitierenden Aminosäuren für den Eiweißaufbau werden, muß mehr Eiweiß als in der Frauenmilch enthalten ist, zugeführt werden.
- Der zu niedrige Fettgehalt wird durch Zusatz von linolsäurehaltigen Pflanzenölen und/oder Milchfett angehoben und mengenmäßig der Frauenmilch angepaßt. Sämtliche Nahrungen enthalten jedoch *etwas weniger Fett* als die Frauenmilch. Dies ist deshalb nötig, weil die Lipaseaktivität im Darm des Säuglings noch nicht voll entwickelt ist.
Bei frauenmilchernährten Säuglingen ist die Situation anders. Frauenmilch enthält reichlich Lipase, so daß bei gestillten Kindern die Fettverdauung bereits mit dem Schluckakt beginnt und von der Lipase im Darm nur noch vollendet zu werden braucht.
- Der zu niedrige Kohlenhydratgehalt wird durch Zusatz eines Zucker/Polysaccharidgemisches aufgestockt, wobei man insgesamt *etwas mehr Kohlenhydrate* zulegt, als in der Frauenmilch enthalten sind. Damit kompensiert man den geringeren Fettanteil der Nahrungen in energetischer Hinsicht.

Tab. 8-14: Apothekenübliche teiladaptierte Nahrungen

Anfangsnahrungen: Aletemil 1, Aponti 1, Beba 1, Hippon 1 Dauernahrungen: Aletemil 2, Aptamil, Baby-fit, Humana 2, Lactana B, Milumil

Voll-Adaptierte Nahrungen

Hier hat die Industrie versucht, die Frauenmilch so gut wie möglich zu kopieren (Tab. 8-15). Aber dies ist schwierig, weil
- sich die Zusammensetzung der Frauenmilch in den ersten 14 Tagen nach der Geburt laufend ändert. Außerdem lassen sich auch innerhalb eines Tages Schwankungen im Nährstoffgehalt der Frauenmilch feststellen.
- sich der Fettkörper der Frauenmilch grundsätzlich von dem der Kuhmilch unterscheidet. Dies betrifft – neben dem unterschiedlichen Fettsäurespektrum – hauptsächlich die Stellung der Palmitinsäure innerhalb der Triglyceride.
In der Frauenmilch sitzt die Palmitinsäure am β-ständigen C-Atom – eine Seltenheit in der Natur – und kann nach den Verdauungsvorgängen als Monoglycerid leicht resorbiert werden.
Im Kuhmilchfett sitzen die Palmitinsäurereste bevorzugt an den endständigen C-Atomen des Glycerins. Nach der Hydro-

lyse der Triglyceridmoleküle bildet die Palmitinsäure unlösliches Calciumpalmitat, das der Resorption entgeht und außerdem die Calciumversorgung verschlechtert. Eine exakte Imitation des Frauenmilchfettes ist mit vertretbarem wirtschaftlichem Aufwand nicht möglich. Auf dem Gebiet der Eiweißstoffe und der Kohlenhydrate ist die Adaption leichter durchführbar: Als Kohlenhydrat enthält die Frauenmilch neben Milchzucker einen erheblichen Anteil an Oligosacchariden (10 bis 15%). Zum Zwecke der Adaption wird der Kuhmilch jedoch ausschließlich Lactose zugesetzt.
Bei den Proteinen enthalten beide Milcharten Caseinogen-Lactalbumingemische (Frauenmilch 40/60, Kuhmilch 80/20). Hier muß der Caseinogenanteil zu Gunsten des Lactalbuminanteils verändert werden, was nach unterschiedlicher Methodik erfolgen kann.
- der Vitamingehalt beider Milcharten erheblich differiert und weil auch die breite Palette der Elektrolyte im einzelnen gravierende Unterschiede aufweist.

Von einer „Voll"adaption sind wir somit noch weit entfernt, sie wird aus finanziellen Gründen auch nicht angestrebt.

Tab. 8-15: Apothekenübliche adaptierte Nahrungen

```
Anfangsnahrungen:
Aponti-Pre, Hippon A, Multival 1, Pre-Aletemil, Pre-Aptamil, Pre Beba
Anschlußnahrungen:
Multival 2
Dauernahrungen:
Humana 1
```

Der Vorzug der adaptierten Nahrungen besteht darin, daß sie „ad libitum" (nach Belieben, nach freiem Verlangen) verfüttert werden können, – nicht müssen! Damit kommen sie der natürlichen Ernährung nahe, denn auch Muttermilch wird dem Säugling gegeben, bis er satt ist. Es ist praktisch unmöglich, den Säugling mit Muttermilch zu überfüttern.

Es muß davor gewarnt werden, adaptierte Nahrungen von vornherein als besser anzusehen als teiladaptierte. Lediglich bei der Ernährung untergewichtiger Kinder wird man a priori den adaptierten Nahrungen den Vorzug geben.

Der Nachteil der adaptierten Nahrungen besteht in ihrer relativen Dünnflüssigkeit. Im Unterschied hierzu sind teiladaptierte Nahrungen auf Grund ihres Polysaccharidgehaltes „sämiger". Sie täuschen der Mutter einen höheren Energiegehalt vor, so daß sie nur allzu schnell veranlaßt wird, die scheinbar gehaltvollere teiladaptierte Nahrung der dünnflüssigeren adaptierten Nahrung vorzuziehen.

Nahrungen „ohne Definition" (Folgemilchen)

Im Jahre 1974 hat die Ernährungskommission der Deutschen Gesellschaft für Kinderheilkunde Richtlinien veröffentlicht, die sowohl bei den teiladaptierten als auch bei den adaptierten Nahrungen Grenzwerte festlegen für den Gehalt an Nährstoffen, Mineralien, Asche und für den Brennwert. Nahrungen, die aufgrund ihrer Zusammensetzung diesen beiden Gruppen nicht zugeordnet werden können, werden als Säuglingsnahrungen „ohne Definition" (Tab. 8-16) bezeichnet. Diese Einteilung stellt kein Werturteil dar. Es wird lediglich festgestellt, daß es sich hier um Nahrungen handelt, die sich nicht konsequent an den in der Muttermilch gefundenen Nährstoffmengen orientieren. Diese Nahrungen sind nur für den älteren Säugling vorgesehen.

Tab. 8-16: Apothekenübliche „Nahrungen ohne Definition" (Folgemilchen)

```
Anschlußnahrungen:
Aponti 2, Beba 2, Hippon 2
Dauernahrungen:
Multival Nova
```

Flüssige Fertignahrungen

Die meisten Säuglingsnahrungen kommen als sprühgetrocknete, keimarme, von pathogenen Keimen völlig freie Produkte in den Handel. Die Zubereitung im Haushalt erfolgt durch Auflösen einer bestimmten Pulvermenge in abgekochtem Wasser.

In den Kliniken werden vielfach Flüssig-Fertignahrungen verwendet. Diese in bedarfsgerechte Einwegflaschen abgefüllten Nahrungen sind adaptiert und durch *Uperisation* oder andere Verfahren der Ultrahocherhitzung sterilisiert. Bei diesen Verfahren wird das Milchpräparat innerhalb einer Minute von 60° auf 150° erhitzt, 3 Sekunden bei dieser Temperatur gehalten und dann innerhalb von einer Minute wieder auf 60° abgekühlt. Vorteile dieser Methode: Kaum meßbare Maillard-Reaktion*, geringster Lysinverlust, Erhaltung der Vitamine.

Vorzüge der Flüssig-Fertignahrungen: Sterilität, Einwegflaschen, keine Zubereitungsfehler. Nachteile: Hoher Preis, angebrochene Packung ist im Kühlschrank nur 24 Stunden haltbar.

Heilnahrungen

Heilnahrungen (Tab. 8-17) sind meistens Vielzweckpräparate, die nicht nur der Behandlung akuter und chronischer Durchfallerkrankungen des Säuglings dienen sollen, sondern gleichzeitig auch bei einer Reihe weiterer Erkrankungen eingesetzt werden können, wie z. B. Zöliakie, Galactosämie, Fructosämie, Unverträglichkeit gegen Kuhmilch-Eiweiß, angeborenem Lactasemangel, allgemeinen Gedeihstörungen.

Folgende Prinzipien werden bei ihrer Fabrikation berücksichtigt:
- Der Fettanteil wird niedriger, der Kohlenhydratgehalt höher gehalten als in üblichen Säuglingsnahrungen.
- Die Nahrungen sind lactosearm oder -frei. Statt dessen werden antidyspeptisch wirkende Kohlenhydratgemische auf Dextrin-Maltosebasis verwendet.
- Mitunter werden MCT-Fette zugesetzt.
- Vielzweckpräparate enthalten kein Kuhmilch-Eiweiß, sondern Fischeiweiß oder Soja-Proteine.
- Die Nahrungen sind glutenfrei.

---

* Zucker reagieren in der Hitze mit Aminosäuren unter Bildung braungefärbter Kondensate.

Tab. 8-17: Apothekenübliche Heilnahrungen

Aledin (mit MCT)
Humana und Milupa Heilnahrung
Eugalan-forte (extrem fettarm)
Humana (mit MCT), Humana SL
Nutramigen (lactosefrei, mit Proteinhydrolysaten)
Multival Plus (mit Soja-Protein)

Beikost

Weder die natürliche noch die künstliche Ernährung genügt, um den allmählich steigenden Bedarf des Kindes an Energie, an Vitaminen (hauptsächlich Vitamin A und C) sowie an Mineralstoffen (Fe und Ca) und Spurenelementen zu decken. Deshalb ist es nötig, dem Säugling eine Zusatznahrung zu verabreichen, die man als Beikost bezeichnet. Es besteht heute eine auf die Werbemaßnahmen der einschlägigen Industrie zurückzuführende Tendenz, schon frühzeitig mit Beikostgaben zu beginnen, obwohl namhafte Pädiater darauf hinweisen, daß die Einführung von Beikost bei gestillten Kindern vor dem 4. Lebensmonat keine Vorteile bringt, sondern eher gefährlich sein kann.

Die Gefährdung des Säuglings wird in folgenden Fakten gesehen:
- Frühe Beikost bedeutet hyperosmolare Ernährung. Dadurch erfolgt eine zusätzliche Belastung der noch unreifen Nierenfunktion des Säuglings.
- Beikost bedeutet auch vermehrte Kochsalzzufuhr. Diese addiert sich zu dem ebenfalls zu hohen Kochsalzgehalt der Säuglingsmilchnahrungen.
- Beikost bedeutet auch frühe Zufuhr von Zucker. Daraus kann sich eine sehr zeitige Gewöhnung des Geschmacks und eine Vorliebe für Süßes ergeben, was später in eine erhöhte Kariesanfälligkeit einmünden kann.
- Beikost bringt Glutene. Wenn bei einem Säugling eine Veranlagung zur Zöliakie besteht, ist der Krankheitsverlauf um so leichter, je später er einsetzt.

Trotzdem ist es heute üblich, Obst- und Gemüsesäfte ab der 6. Lebenswoche, Gemüse- und Obstbreie ab dem 3. bis 4. Lebensmonat, ⅔-Milchbreie ab dem 4. Monat und Vollmilchbreie ab dem 6. Lebensmonat zu geben.

Industriell hergestellten Beikostpräparaten ist aus folgenden Gründen der Vorzug vor selbst hergestellter Zusatznahrung zu geben: Industriell hergestellte Beikost kommt steril in den Handel, sie stammt aus pestizidfreiem Anbau und hat eine konstante Nährstoffzusammensetzung. Bei ihrer Verwendung spart die Hausfrau Zeit. Die einschlägige Industrie kann das Homogenisieren ihrer Präparate (z. B. bei Gemüse- und Obstzubereitungen) viel besser durchführen als die Hausfrau. Durch die feine Homogenisierung wird die Ausnutzung der Nahrung gefördert. Abschließend zwei allgemein wichtige Hinweise:

- Spinatanbrüche dürfen nicht wieder aufgewärmt werden, weil ein Teil des im Spinat enthaltenen Nitrats durch Mikroorganismen in Nitrit umgewandelt wird. Bei Säuglingen reichen geringe Nitritmengen aus, um ein „inneres Ersticken" durch Umwandlung von Hämoglobin in Methämoglobin herbeizuführen.
- Der hohe Vitamin C-Gehalt von Fruchtsäften führt bei empfindlichen Kindern häufig zu Windeldermatitis.

Fremdstoffe in der Frauenmilch

Rückstände an persistenten Pflanzenschutz- und Schädlingsbekämpfungsmitteln sind in unterschiedlicher Menge in der Frauenmilch enthalten. Da es innerhalb der Nahrungskette Pflanze – Tier – Mensch von Stufe zu Stufe zu einer Anreicherung der Pestizide kommt, enthält Frauenmilch deutlich mehr Rückstände als Kuhmilch. Während der Stillzeit nimmt der Schadstoffgehalt der Frauenmilch nicht wesentlich ab (bei 3-monatiger Laktationszeit um etwa 10 bis 20%), er ist auch bei weiteren Kindern nicht nennenswert niedriger. Junge Mütter haben, was leicht verständlich ist, einen niedrigeren Rückstandsgehalt in ihrer Milch als ältere Mütter.

Obwohl die Rückstandsituation sich seit etwa 1972 deutlich verbessert hat, – damals wurden diverse chlorierte Kohlenwasserstoffe verboten – sind auch heute noch Substanzen in der Frauenmilch, deren Mengen über den Grenzen liegen, die man bei einer *Langzeitbelastung* als duldbar toleriert. Dies sieht man allerdings nicht als einen Befund an, der es rechtfertigen würde, vom Stillen abzuraten. Die Vorzüge der Frauenmilch, die insbesondere auf immunologischem Gebiet, aber auch auf nutritivem, auf hygienischem und auf psychologisch-sozialem Sektor liegen, werden viel höher eingeschätzt als ein möglicherweise vorhandenes Gesundheitsrisiko durch Pestizidrückstände. Deshalb wird von den Kinderärzten in jedem Fall zu einem 4 Monate langen Stillen geraten.

Nitrate sind in der Frauenmilch in nur sehr niedriger Konzentration enthalten (1 bis 3 mg/kg), im Vergleich dazu kann der Nitratgehalt des Trinkwassers bis zu 100 mg betragen.

Nitrite und Nitrosamine konnten bislang in der Frauenmilch nicht nachgewiesen werden.

Blei, Cadmium und Quecksilber sind in der Frauenmilch zwar enthalten, aber in so kleinen Mengen, daß eine gesundheitliche Gefährdung mit Sicherheit ausgeschlossen werden kann.

8.2 Diätetik (Angewandte Ernährungslehre)

8.2.1 Einleitung

Die Diätetik zielt darauf ab, Krankheiten durch Änderung der Ernährung bzw. durch Auswahl bestimmter Speisen nachhaltig zu beeinflussen oder zu beseitigen. Aber nicht nur beim Kranken sprechen wir von Diätetik, auch beim Gesunden hat es sich eingebürgert, jede spezifische Art der Ernährung, wie sie z. B. in bestimmten Lebensabschnitten (Säuglingszeit, Schwangerschaft, Alter) nötig ist, als Diät zu bezeichnen.

Diätetische Lebensmittel müssen sich, aufgrund der derzeitigen Rechtsprechung, „von anderen Lebensmitteln vergleichbarer Art durch ihre Zusammensetzung oder ihre Eigenschaften maßgeblich unterscheiden".

Die Diätetik ist eines der ältesten Verfahren der Heilkunst. In früheren Menschheitsepochen umfaßte sie außer der Ernährung auch den Bereich der allgemeinen Lebensführung, der Hygiene und des Sports. Dabei gründeten sich diätetische Vorschriften nicht nur auf praktischen Erfahrungen am Kranken, sondern auch auf magischen Vorstellungen, auf Religion und Weltanschauung. Es ist selbstverständlich, daß wir heute weltanschaulich motivierte Diäten als Außenseiterdiäten ablehnen.

Unsere heutige Diätetik wird durch zwei Trends geprägt:
- Abkehr von jeglicher schematischen Diätbehandlung unter Berücksichtigung der Individualität des Kranken und seiner Krankheit.
- Sachliche und vorurteilsfreie Prüfung der überlieferten diätetischen Vorschriften aufgrund unseres pathophysiologischen und klinischen Erkenntnisstandes mit Hilfe naturwissenschaftlicher Methoden.

Häufig wird eine Unterteilung der diätetischen Verfahren in:
- *Organdiäten* (z. B. Magen-, Leber- oder Nierendiät),
- *allgemeine Stoffwechseldiäten* (z. B. Diät bei Diabetes oder Gicht),
- *Diät bei angeborenen Stoffwechselstörungen* (Phenylketonurie, Galactoseintoleranz u. a.),
- *Sonderformen der Diätetik* (z. B. Säuglingsernährung)

vorgenommen, doch wird dieses Schema nicht allen Gesichtspunkten gerecht.

8.2.2 Reduktionskost

Das Körpergewicht stellt in erster Linie ein Bilanzproblem dar. Nimmt der Mensch mehr Nahrung zu sich als er verbrauchen kann, so wird er im Laufe der Zeit übergewichtig. Umgekehrt nimmt jeder ab, der mehr verbraucht als er zuführt.

Wer abnehmen will, muß entweder weniger essen als er tatsächlich benötigt oder seinen Energieverbrauch steigern, also zum Beispiel mehr körperlich arbeiten oder Sport treiben. Nur dann werden die Fettdepots des Körpers abgebaut.

Die Medizin unterscheidet zwischen
- *Übergewicht* (Körpergewicht bis zu 20% über dem Normalgewicht) und der
- *Fettsucht (Adipositas)*. Diese liegt vor, wenn das Körpergewicht mehr als 20% über dem Normalgewicht liegt.

Das *Normalgewicht* wird in der Weise berechnet, daß man von der Körpergröße in Zentimeter 100 abzieht *(Broca-Formel)*, wobei man eine Abweichung von ± 5% in Abhängigkeit von Alter und Körperbau toleriert. Außer der Broca-Formel gibt es noch einige weitere Indices, mit denen man das „Normalgewicht" berechnen kann, doch korreliert die Broca-Formel am besten mit unserem mitteleuropäischen Schönheitsideal.

Vom Normalgewicht ist das *Idealgewicht* zu unterscheiden. Es wird in der Weise berechnet, daß man vom Normalgewicht beim Mann 10% in Abzug bringt, bei der Frau 15%. In den zurückliegenden Jahren hat man die Ansicht vertreten, daß Personen mit Idealgewicht die längste Lebenserwartung haben. Nach neueren Studien gilt dies nur für junge Erwachsene. Bei Erwachsenen jenseits der Lebensmitte scheint es gesünder zu sein, sich im Bereich des Normalgewichtes zu bewegen. Etwas Übergewicht wird heute als weniger gefährlich angesehen als noch vor wenigen Jahren. Deutliches Übergewicht oder eine Adipositas verkürzt allerdings die Lebenserwartung.

Im Hinblick auf das Körpergewicht gibt die Deutsche Gesellschaft für Ernährung derzeit folgende Ratschläge:
- Idealgewichtige bzw. normalgewichtige Erwachsene sollten bestrebt sein, ihr Gewicht zu halten.
- Ein Übergewicht bis zu 10% nach Broca kann toleriert werden, sofern keine weiteren Risikofaktoren oder erbliche Belastungen vorliegen.
- Vorhandene Risikofaktoren (wie z. B. zu hohe Cholesterol-, Triglycerid- oder Harnsäurespiegel oder kardiovaskuläre

Erkrankungen) stellen bereits bei mäßigem Übergewicht eine eindeutige Indikation zur Gewichtsreduktion dar.
- Starkes Übergewicht (mehr als 20% nach Broca) stellt eine absolute Indikation zur Gewichtsreduktion dar.

Fettsucht kann man in zwei Formen unterteilen:
- In die androide (männliche) Form.
- In die gynoide (weibliche) Form.

Bei der androiden Form findet man eine starke Verfettung des Körperstamms, bei der gynoiden Form in erster Linie eine Verfettung von Hüfte und Oberschenkeln. Die androide Form zieht in verstärktem Maß Hypertonie, Hyperlipidämie und Hyperglykämie nach sich. Bei gleichmäßig verteiltem Fett ist die gesundheitliche Gefährdung geringer.

Abnehmen kann man auf verschiedene Weise, doch sind von den zahlreich propagierten Diäten nur wenige empfehlenswert. Als empfehlenswert wird heute von der Wissenschaft eine solche Methode angesehen, die *gesundes Abnehmen* garantiert, d. h.
- zu keinem Zeitpunkt einen Mangel an essentiellen Stoffen herbeiführt,
- den Eiweißbestand des Körpers nicht angreift,
- die Arbeitsfähigkeit möglichst wenig beeinträchtigt,
- den Organismus zu keiner wesentlichen Stoffwechselumstellung zwingt.

Schließlich sollte die jeweilige Methode auch einen Lerneffekt haben: Der Betreffende muß nach abgeschlossener Gewichtsreduktion wissen, wie und was er zukünftig essen darf, damit sein Gewicht nicht erneut ansteigt. Richtiges Eßverhalten muß eingeübt werden können!

Diese Forderungen erfüllen die nährwertreduzierte Mischkost, weitgehend Brigitte-Diät und Weight-Watchers-Diät, Fertiggerichte und Formuladiäten sowie unter bestimmten Umständen das modifizierte Fasten.

Nährwertreduzierte Mischkost

Hierbei muß die Nahrung
- in ihrem *Energiegehalt reduziert* werden. Man geht zweckmäßigerweise auf etwa 4000–6000 kJ (1000–1500 kcal) pro Tag zurück, entsprechende Berechnungen müssen mit Hilfe von Kalorientabellen vorgenommen werden. Eine stärkere Reduzierung ist bei Beibehaltung einer Berufstätigkeit kaum möglich. Eine schwächere Reduzierung erweist sich als wenig effizient.

Aber die „Hälfte zu essen" allein genügt nicht, die Nahrung muß auch
- in ihrer *Zusammensetzung geändert* werden. Sie soll kohlenhydrat- und fettarm, aber eiweißreich sein. Die Deutsche Gesellschaft für Ernährung sieht zum Zwecke der Gewichtsreduktion folgende Nährstoffrelationen als ideal an:

Kohlenhydrate
        40% der zugeführten Energie
Fett   25% der zugeführten Energie
Eiweiß   35% der zugeführten Energie

- *sämtliche essentiellen Stoffe* enthalten. Aus diesem Grund sollte zum Beispiel der Fettanteil nicht unter 25% abgesenkt werden. Essentielle Fettsäuren kämen dann ins Defizit. Auch küchentechnische Gründe erlauben keine stärkere Fettreduktion.
- ballaststoffreiche *Vollkornerzeugnisse* enthalten. Diese sind nährwertärmer, aber vitaminreicher als Weißmehlprodukte, sättigen besser und fördern den Stuhlgang.
- *kochsalzbeschränkt* sein.
- *möglichst voluminös* sein und in großer Masse wenig Nährwert enthalten (Gemüse mit Ausnahme der Samengemüse, vegetabile Rohkost, Obst).

Folgende weitere Gesichtspunkte sind bei der Durchführung einer Diät zur Gewichtsreduktion von Bedeutung:
- Der Übergewichtige sollte sich mit *fettarmen Garungstechniken* anfreunden (Teflonpfanne, Römertopf).
- *Alkoholische Getränke* sind während einer Abmagerungskur zu meiden, weil sie reichlich Energie liefern und dadurch den Abbau von Körperfett verzögern.
- *Verstärkte körperliche Bewegung* ist empfehlenswert, kann aber die Reduktionskost keineswegs ersetzen.
- Nützlich ist eine Verteilung der täglichen Nahrungsmenge auf mehrere *Kleinmahlzeiten*.

- Die *Gewichtsabnahme* sollte 1 bis 1,5 kg/Woche nicht überschreiten.

Brigitte-Diät

Es handelt sich um Diätanweisungen, die in Form einer Fortsetzungsserie im Frauenmagazin „Brigitte" erschienen, aber auch in Buchform auf dem Markt sind. Brigitte-Diät besteht aus ausgefeilten, auf viel Erfahrung basierenden und langjährig bewährten Ernährungsplänen, die in Einklang stehen mit den Empfehlungen der Deutschen Gesellschaft für Ernährung.

Weight-Watchers-Diät

Bei den Weight-Watchers handelt es sich um eine internationale Organisation, bei der man Mitglied werden kann. Sie bietet eine vollwertige, abwechslungsreiche Mischkost, ähnlich wie bei der Brigitte-Diät, und unterstützt ihre Mitglieder mit Bewegungsprogrammen und gegenseitiger Gewichtskontrolle.

Gewichtsabnahme mit Hilfe von Fertiggerichten und Formuladiäten

- *Fertiggerichte.* Zu den apothekenüblichen Erzeugnissen gehört z. B. Hipp Diätnahrung. Hinsichtlich ihrer Zusammensetzung entsprechen diese Zubereitungen in etwa einer nährwertreduzierten Mischkost. Die Erzeugnisse besitzen einen auf der Packung ausgewiesenen Gehalt an Nähr- und Ergänzungsstoffen. So ist eine Kontrolle der zugeführten Energie leicht möglich.
- *Formuladiäten.* Darunter versteht man ganz allgemein pulverisierte, flüssige oder granulierte Nährstoffgemische konstanter Zusammensetzung, angereichert mit Vitaminen und Mineralstoffen. Formuladiäten werden zu unterschiedlichen diätetischen Zwecken hergestellt und sind immer auf ein bestimmtes ernährungstherapeutisches Ziel hin „bilanziert". Die dem Zwecke der Gewichtsreduktion dienenden Formuladiäten sind so beschaffen, daß sie trotz verminderter Energiezufuhr den Bedarf an allen essentiellen Stoffen optimal decken. Es kommt zu keiner pathogen wirkenden einseitigen Ernährung, zu keinen Nebenwirkungen und zu keinen Stoffwechselstörungen.

Die Hersteller von Formuladiäten müssen sich nach § 14a der Diätverordnung richten, der strenge Vorschriften hinsichtlich der Zusammensetzung gibt. So wird durch diese Verordnung
- der maximale Energiegehalt der Einzel- und Tagesrationen,
- der Mindestgehalt an Eiweiß,
- der Mindestgehalt an essentiellen Fettsäuren,
- der Mindestgehalt an verwertbaren Kohlenhydraten,
- der Mindestgehalt an Vitamin A, B_1, B_2, B_6, C, D, E sowie an Calcium und Eisen festgesetzt.

Apothekenübliche Formuladiäten zur Gewichtsreduktion sind zum Beispiel: Bionorm®, DEM®, Forsana®, Metrecal®, Modifast®, und Triosan®.

Um das Apothekenpublikum sachgerecht beraten zu können, müssen die verschiedenen Reduktionsdiäten in folgenden Punkten miteinander verglichen und beurteilt werden:
- *Energiegehalt.* Je niedriger der Energiegehalt eines Präparates ist, um so schneller erfolgt die Gewichtsabnahme, um so weniger stillt es aber auch den Hunger.
- *Geschmack.* Bei ausschließlicher Ernährung mit industrieller Reduktionskost sind solche Nahrungen mehr zu empfehlen, die in den Packungen Portionsbeutel verschiedener Geschmacksrichtung enthalten.
- *Füll- und Quellstoffe.* Präparate, die keine Ballaststoffe enthalten, haben keine stuhlgangfördernde Wirkung und keinen Einfluß auf die Lipidspiegel im Blut.
- *Preis.* Bei den einzelnen Erzeugnissen lassen sich, bezogen auf die Tagesmenge, Preisunterschiede bis zu 50% feststellen.

Das Fasten

Beim *totalen Fasten (Nulldiät)* wird auf jegliche Nahrungszufuhr verzichtet, jedoch Vitamine, Mineralsalze und reichlich energiefreie Getränke zugeführt. Die Methode ist nicht risikofrei und darf deshalb nur stationär durchgeführt werden. Gewichtsabnahme: etwa 400 g/Tag.

Innerhalb von 48 Stunden nach Beginn des Fastens setzt eine massive *Ketoazidose* ein, leicht feststellbar am Acetongeruch der Ausatmungsluft und des Harns. Dies zeigt an, daß die Glykogenvorräte des Organismus aufgebraucht sind und daß sich der Körper auf den Abbau von Fettsäuren zum Zwecke der Energiegewinnung umstellt.

Fettsäuren werden durch β-Oxidation bis zum Acetyl-CoA abgebaut. Theoretisch müßte dieses nun über die Akzeptorsubstanz Oxalessigsäure in den Citronensäurecyclus eingeschleust werden, was aber – weil der Citronensäurecyclus bedingt durch Nahrungs- und Kohlenhydratmangel gedrosselt ist – nur mit einem Teil des Acetyl-CoA erfolgen kann. Der größere Teil des Acetyl-CoA kondensiert zu organischen Säuren und Ketonkörpern, hauptsächlich Aceton, Acetessigsäure und β-Hydroxybuttersäure. Diese stellen nunmehr das Energiesubstrat des Körpers dar.

Die Umstellung auf Ketonkörperutilisation während des Fastens ist nicht allen Körperzellen möglich, insbesondere gelingt dies nicht den Erythrozyten und nur teilweise den Zellen des Zentralnervensystems. Die Erythrozyten decken ihren Bedarf an Glucose aus dem Blut, das auch während des Fastens seine Glucosekonzentration kaum ändert. Das Zentralnervensystem kann sich zwar bis zu 80% auf den Energiegewinn aus Ketonkörpern umstellen, der Rest muß allerdings aus Glucose stammen.

Woher bezieht der Körper die für die Erythrozyten und ZNS notwendige Glucose?

- Die Leber ist fähig, aus dem beim Abbau der Triglyceride anfallenden Glycerol Glucose zu synthetisieren, täglich etwa 20 g.
- Weitere 25 g Glucose stammen aus der Gluconeogenese. Hierzu werden aus dem Eiweißbestand des Organismus – in erster Linie aus den Proteinen der Skelettmuskulatur – glucoplastische Aminosäuren entnommen und zur Glucosesynthese benutzt.
- Hinzu kommt der Glucose-Spareffekt, der sich im Cori-Zyklus vollzieht. Er besteht darin, daß Glucose in den Muskelzellen nicht zu CO_2 und H_2O oxidiert

wird, sondern nur bis zum Lactat. Lactat wird an das Blut abgegeben, der Leber zugeleitet, dort zu Glucose aufgebaut und den Zellen erneut zugeführt.

Die eingangs erwähnte Ketoazidose bewirkt als Nebeneffekt eine Erhöhung der *Harnsäurekonzentration* im Serum. Um schmerzhafte Gichtattacken zu vermeiden, muß während des Fastens viel getrunken werden: etwa 3 Liter nährstofffreie Getränke täglich.

Fastenkuren können in entsprechenden Sanatorien unter ärztlicher Aufsicht monatelang durchgeführt werden. Ihre Nachteile:

- Der Fastende lernt nichts über seine bisherigen Ernährungsfehler, deshalb ist auch die Rückfallquote sehr hoch.
- Neben der Reduktion der Fettdepots wird auch der Eiweißbestand des Körpers angegriffen. In der Anfangszeit des Fastens muß mit einem Verlust von täglich 75 g Körperprotein gerechnet werden.
- Der Körper muß die beschriebenen Stoffwechselumstellungen vornehmen.
- Bei nicht ausreichender Flüssigkeitszufuhr steigen die Harnsäurewerte im Blut an, u. U. kommt es zu einer Gichtattacke.

Damit entspricht das totale Fasten nicht den Grundsätzen des gesunden Abnehmens. Die Indikationen für seine Anwendung wurden von der Schulmedizin deshalb entsprechend streng gefaßt. In Frage kommen extreme Fälle von Übergewicht und Fettsucht, besonders in Begleitung von Diabetes, Hypertonie und Hyperurikämie.

Die Nachteile der Nulldiät gaben Veranlassung, Varianten des Fastens zu erproben:

Unter *„intermittierendem Fasten"* versteht man eine Nahrungskarenz, die nur an ein bis zwei Tagen in der Woche, z. B. am Wochenende, eingehalten wird.

Vor solch einer Kurzzeitbelastung muß aus verschiedenen Gründen gewarnt werden: Einmal drohen beim spontanen Absetzen der Nahrung Blutdruckabfall und Kreislaufkollaps, zum andern werden eventuelle Erfolge am Wochenende durch unkontrollierte Nahrungsaufnahme während der Woche rasch egalisiert.

Beim *„Saftfasten"* werden Obst- und Gemüsesäfte, Kräutertees und Gemüseabkochungen eingesetzt. Dadurch werden Vitamine und Spurenelemente, in geringer Menge auch Kohlenhydrate zugeführt. Der tägliche Energiegehalt der Nahrung liegt zwischen 150 und 300 kcal.

Beim *„modifizierten Fasten"* werden Gemüsebrühen und Obstsäfte sowie mit Honig gesüßter Tee oder Bohnenkaffee verabreicht. Außerdem versucht man den Abbau von Körpereiweiß durch tägliche Gaben von etwa 30 bis 50 g biologisch hochwertigem Protein zu verhindern. Ein Eiweißverlust kann allerdings auch mit dieser Methodik in den beiden ersten Fastenwochen nicht ganz vermieden werden.

Außenseiterdiäten

Es gibt eine fast unübersehbare Zahl von Ernährungsempfehlungen zur Gewichtsreduktion. Sie alle müssen im Rahmen einer Langzeitbehandlung von Übergewicht und Fettsucht als ausgesprochene Mangeldiäten bezeichnet werden. Überspitzt formuliert: Jeder Mensch nimmt an Gewicht ab, wenn man ihn nur genügend krank macht. Dies soll an drei bekannten kohlenhydratarmen, aber eiweiß- und fettreichen Diätformen beispielhaft aufgezeigt werden.

„Hollywoodkur": Erlaubt sind zum Frühstück kalorienfreie Getränke, zum Mittagessen Steaks oder Koteletts mit Salaten, zum Abendessen eine Scheibe Toast mit Eiern, dazu Gurken, Tomaten, Spargel, Radieschen oder ähnliches.

„Punkt-Diät nach Carise" und *„Schlankheitskonzept nach Felix"*: Erlaubt ist außer Kohlenhydraten praktisch alles.

„Atkins Diät": Die oberste Grenze der täglichen Kohlenhydratzufuhr liegt bei 40 g/Tag. Alle anderen Nährstoffe unterliegen nach Menge und Art keiner Beschränkung.

Diese Diäten sind gesundheitsschädlich. Ihr Nachteil besteht in der Provozierung der folgenden pathogen wirkenden Stoffwechselzustände:

- Der empfohlene Anteil tierischer Nahrungsmittel ist sehr hoch, damit erreicht die Cholesterolzufuhr bedenkliche Werte.
- Die Fettsäure- und Harnsäurekonzentration im Blut steigt an.
- Es kommt zur Ketoazidose. Deren euphorisierende Wirkung kann für Fahrzeuglenker zur Gefahr werden. Eine hohe Ketonkörperkonzentration begünstigt außerdem die Verfettung des Herzmuskels.
- Eine erhöhte Cholesterol-, eine hohe Fettsäurekonzentration und eine Ketoazidose ergänzen sich in ihrer krankmachenden Wirkung (Herzinfarkt).

Mit derartigen Kostformen kann dem Übergewichtigen auch nicht gezeigt werden, welche Ernährungsfehler er bisher machte und wie sie zukünftig zu vermeiden wären.

Die günstige Wirkung dieser Diäten auf das Körpergewicht kommt dadurch zustande, daß man der einseitigen Ernährungsweise sehr rasch überdrüssig wird und dann weniger ißt als man zur Deckung seines Energiebedarfs benötigt.

8.2.3 Ernährungstherapie bei Hyperlipidämien

Unter Hyperlipidämie versteht man eine erhöhte Konzentration der Blutfette, das sind im medizinischen Sprachgebrauch im wesentlichen die Triglyceride und das Cholesterol. Aufgrund einer Vielzahl von Beobachtungen ist man heute sicher, daß ein ursächlicher Zusammenhang zwischen Hyperlipidämie und Atherosklerose besteht. Dabei ist es insbesondere der Cholesterolspiegel, dem eine eindeutig pathogene Bedeutung zukommt. Noch nicht endgültig abgeklärt ist die Rolle der Triglyceride im Hinblick auf ihr atherogenes Potential.

Blutfette stammen entweder aus der Nahrung oder aus der Eigensynthese des Körpers. Nahrungsfette erscheinen, wie in Kapitel 8.1.2.2 beschrieben, in Form der Chylomikronen in der Blutbahn. Endogen gebildetes Fett wird in ähnlich zusammengesetzten makromolekularen Gebilden (Lipoproteinen) transportiert wie das Nahrungsfett. Insgesamt unterscheidet man folgende 4 Transportsysteme:

- Chylomikronen mit einer Dichte unter 1,0,
- Very-Low-Density-Lipoproteine (VLDL) mit einer Dichte um 1,0,
- Low-Density-Lipoproteine (LDL) mit einer Dichte um 1,06,

– High-Density-Lipoproteine (HDL mit einer Dichte um 1,12.

Die einzelnen Lipoproteine unterscheiden sich in ihrem Triglycerid-, Cholesterol-, Apoprotein- und Phospholipidgehalt (s. Abb. 8-4 und Abb. 8-5).

Physiologie des Fetttransports (Abb. 8-6)

Die *Chylomikronen* werden durch eine Lipoproteinlipase angegriffen, wobei ihr Fettanteil hydrolysiert wird und weitgehend aus den Chylomikronen verschwindet. Parallel zur Triglyceridhydrolyse werden auch Trägerproteine abgegeben. Die verbleibenden Chylomikronenbruchstücke, als „Remnants" (= Überbleibsel) bezeichnet, gelangen dann in die Leber und werden dort weiter katabolisiert. Dies betrifft insbesondere das in den Remnants enthaltene Cholesterol. Da die Leber das Steringerüst nicht abzubauen vermag, wird Cholesterol entweder unverändert mit der Galle in den Darm ausgeschieden oder es wird zur Synthese von Gallensäuren verwendet. Ein kleiner Teil des Cholesterols verläßt die Leber nach Umwandlung in Nebennieren- und Sexualhormone oder in Vitamin-D-Vorstufen auf dem Blutweg.

Die *Very-Low-Density-Lipoproteine* (VLDL) werden zu 90% in der Leber gebildet und von ihr in die Blutbahn abgegeben. Sie dienen dem Transport endogener Triglyceride. Wie die Chylomikronen, erfahren auch sie auf dem Weg zur Peripherie einen schrittweisen Abbau durch Lipoproteinlipase. Dadurch vermindert sich der Gehalt an Triglyceriden. Außerdem wird Oberflächenmaterial in Form von Apoproteinen

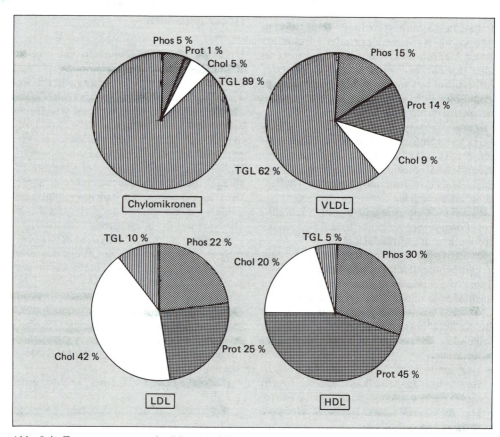

Abb. 8-4: Zusammensetzung der Lipoproteine
Phos = Phospholipide, Prot = Proteine, Chol = Cholesterol, TGL = Triglyceride

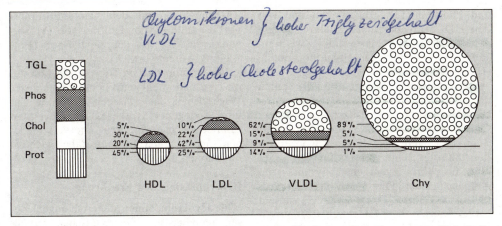

Abb. 8-5: Größe und Zusammensetzung der Lipoproteine (Variiert nach G. Hartmann u. H. Stähelin „Hyperlipidämie".)

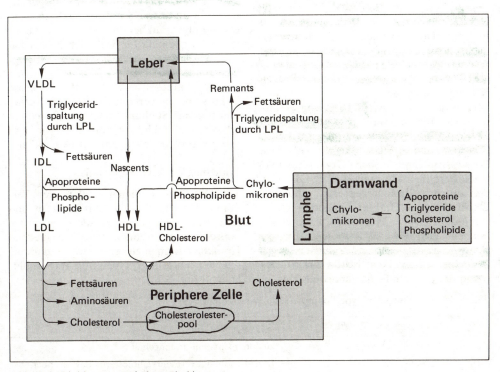

Abb. 8-6: Lipidtransport (schematisch).
VLDL = Very-Low-Density-Lipoproteine
IDL = Intermediate-Density-Lipoproteine
LDL = Low-Density-Lipoproteine
HDL = High-Density-Lipoproteine
LPL = Lipoproteinlipase
Nascents = Vorstufen der HDL
Remnants = Chylomikronenbruchstücke

und Phospholipiden abgespalten und von den HDL aufgenommen. Dadurch gehen die VLDL-Partikel über instabile Zwischenstufen (Intermediate Density Lipoproteine (IDL)) in LDL über.

Low-Density-Lipoproteine (LDL) stellen die Endabbauprodukte der triglyceridreichen VLDL dar. Sie besitzen einen hohen Gehalt an Cholesterol. Von ihnen geht, wenn sie längere Zeit in hoher Konzentration auftreten, eine große atherogene Gefahr aus! Ihre eigentliche physiologische Aufgabe besteht in der Versorgung der peripheren Zellen mit Cholesterol. Zu diesem Zweck werden die LDL durch Rezeptoren hoher Spezifität an die Zellwand gebunden, durch diese hindurchtransportiert und in den Lysosomen in ihre Bestandteile zerlegt.

High-Density-Lipoproteine (HDL) werden in Form von Vorstufen (Nascents) in der Leber gebildet und in die Blutbahn abgegeben. Dort erlangen sie durch Interaktion mit den beim Abbau von Chylomikronen und VLDL anfallenden Apoproteinen und Phospholipiden ihre endgültige Struktur und Ausreifung.

HDL üben eine Art Schutzfunktion aus, denn sie sind imstande, freies Cholesterol aus den Zellen aufzunehmen und in die Leber zurückzutransportieren. Auf diese Weise schützen sie den Organismus vor Cholesterolüberschwemmung. HDL werden durch Zellwandrezeptoren gebunden. Dabei sollen die HDL-erkennenden Rezeptoren die gleichen sein wie die LDL-erkennenden. Reichlich HDL kann LDL vom Rezeptor verdrängen und somit das Angehen einer atherosklerotischen Erkrankung verhindern. Vereinfacht dargestellt sind im Zusammenhang mit dem Cholesteroltransport die LDL für den Hintransport (Versorgung), die HDL für den Abtransport (Entsorgung) verantwortlich.

Die Homöostase im Triglycerid/Cholesterol-Haushalt stellt ein höchst komplexes Wechselspiel dar zwischen exogener Zufuhr, endogener Synthese, Transport- und Eliminationsmechanismen. Die verschiedenen Lipoproteinarten üben dabei wichtige Funktionen aus.

Hyperlipidämie und Ernährung

Viele Hyperlipidämien stehen in engem Zusammenhang mit einer falschen Ernährungsweise in Form von hoher Energie-, Fett- und Cholesterolzufuhr. Zwischen dem Verzehr von reichlich tierischen Produkten (mit hohem Fett- und Cholesterolgehalt) und dem Auftreten von Atherosklerose und deren Folgekrankheiten besteht eine auffallende Parallelität. Im Vergleich hierzu haben Vegetarier beeindruckend niedrige Cholesterol- und Triglyceridwerte.

Das heimtückische an der Atherosklerose ist ihr stummer Verlauf. Erst in stark fortgeschrittenem Stadium macht sie sich in schweren Krankheitssymptomen, wie Angina pectoris oder Herzinfarkt bemerkbar.

Einteilung der Hyperlipidämien

Mit Hilfe verschiedener analytischer Verfahren (hauptsächlich Elektrophorese und Ultrazentrifuge) gelang es, die diversen Lipoproteine zu trennen und verschiedene Krankheitsformen zu erkennen. Man unterscheidet heute fünf Typen von Hyperlipidämien (Tab. 8.18):

Tab. 8–18: Einteilung der Hyperlipoproteinämien nach Fredrickson

Typ	Prozentualer Anteil	Kennzeichen
I	extrem selten	zu hoher Chylomikronengehalt
IIa	20 bis 50%	LDL-Erhöhung, vermehrt Cholesterol im Blut, höchstes Atheroskleroserisiko
IIb	10 bis 30%	VLDL- und LDL-Erhöhung, vermehrt Cholesterol und Triglyceride im Blut, hohes Atheroskleroserisiko
III	selten	atypische VLDL- und LDL-Erhöhung
IV	30 bis 70%	VLDL-Erhöhung, vermehrt Triglyceride im Blut
V	selten	zu viel Chylomikronen und VLDL im Blut

Diät bei Hypertriglyzeridämie
(hauptsächlich Typ IV und II b nach Fredrickson)

Es empfiehlt sich eine schrittweise Umstellung der Ernährung:
- Zunächst wird der Alkoholkonsum auf höchstens 20 g/Tag eingeschränkt. Bei Personen, die täglich alkoholische Getränke (wie z. B. Bier oder Wein) zu sich nehmen, genügt mitunter allein diese Maßnahme, um den Triglyceridspiegel zu normalisieren.
- Bei Übergewichtigen und Adipösen ist eine Reduktionskost angezeigt. Häufig ist bereits eine Gewichtsabnahme um 5 kg imstande, die Triglyceridwerte zu normalisieren.
- Führen Alkoholeinschränkung und Gewichtsreduktion nicht zum Ziel, muß bei normokalorischer Kost der Kohlenhydratanteil der Nahrung gesenkt und statt dessen der Fettanteil etwas angehoben werden. Der Kohlenhydratanteil sollte hauptsächlich aus Vollkornprodukten mit viel Ballaststoffen bestehen. Mono- und Disaccharide sind vollständig zu meiden, auch kein Sorbit darf zum Süßen verwendet werden.

Diät bei Hypercholesterolämie
(hauptsächlich Typ II a und II b nach Fredrickson)

Auch hier empfiehlt sich ein schrittweises Vorgehen:
- Man reduziert das mit der Nahrung zugeführte Cholesterol auf höchstens 300 mg/Tag. Dies erreicht man u. U. bereits dadurch, daß man Eier und eierhaltige Speisen meidet.
- Bei Personen vom Typ II b empfiehlt sich dringend eine Reduktion des Körpergewichtes. Bei Typ II a-Patienten kommt Übergewicht nur selten vor.
- Die Zufuhr an Fett muß generell herabgesetzt werden. Es genügt eine tägliche Menge von 60 bis 80 g Gesamtfett. Tierische Fette müssen weitgehend durch pflanzliche Fette (linolsäurereiche Margarine und Pflanzenöle) ersetzt werden. Erfahrungsgemäß benötigt man 2 g pflanzliches Fett, um die cholesterolspiegel-erhöhende Wirkung von 1 g tierischem Fett auszugleichen. ⊗

Durch derartige Maßnahmen kann der Cholesterolspiegel um höchstens 30% gesenkt werden. Eine ausschließliche diätische Behandlung ist deshalb nur bei mäßiggradiger Hypercholesterolämie erfolgreich. Bei einer Vielzahl von Patienten ist eine zusätzliche medikamentöse Behandlung erforderlich.

Hyperlipidämien, bei denen sowohl ein hoher Triglycerid- als auch Cholesterolwert beobachtet wurde, bedürfen einer Kombination sämtlicher diätetischer Maßnahmen.

8.2.4 Diät bei verschiedenen Erkrankungen des Magen-Darm-Traktes

Akute Gastritis

Auslösende Ursachen sind in der Regel schwere alimentäre Belastungen, wie starker Alkoholmißbrauch, sehr kalte Speisen oder Getränke, verdorbene Nahrungsmittel. Die diätetischen Maßnahmen bestehen zunächst in einer 1 (bis 3) Tage dauernden Fastenkur, während der nur Kamillen-, Fenchel- oder schwarzer Tee, eventuell auch alkalisierende Mineralwässer getrunken werden dürfen. Als Übergang zur normalen Ernährung kann dann noch ein weiterer Diättag eingelegt werden, an dem Schleimsuppen, Zwieback, getoastetes Weißbrot, Joghurt und Buttermilch gegessen werden dürfen. Auch frisch geriebene Äpfel sind geeignet. In besonders hartnäckigen Fällen kann diese „Magenschonkost" noch einige Tage beibehalten werden.

Chronische Gastritis, Magen- und Zwölffingerdarmgeschwüre

Zu Beginn dieses Jahrhunderts existierten zur Behandlung obiger Erkrankungen eine Fülle von Diätvorschriften, die alle darauf abzielten, die gereizte oder geschädigte Magen- oder Darmwand zu schonen. Es wurden streng organbezogene, in ihrer Menge zum Sattwerden nicht ausreichende Kostformen empfohlen, die in ihrer Zusammenset-

---

⊗ Phytosterole i. pflanzl. Fetten hemmen Cholesterolresorption u. werden selbst nicht resorbiert. Essentielle (ungses.) FS bewirken erhöhte Cholesterolausscheidung über die Galle

zung meistens sehr einseitig waren und nur selten alle essentiellen Nährstoffe in ausreichender Menge enthielten. Auch heute werden noch an manchen Kliniken und in Arztpraxen Schonkosten angewandt. Hier drei Beispiele:

- *Sippy-Diät* (Milch-Sahne-Alkali-Diät): Sie wurde von einem Amerikaner entwickelt, der seinen Patienten stündlich ein Gemisch von Milch und Sahne gab, außerdem Natriumhydrogencarbonat zum Neutralisieren der Magensäure.
- *Diät nach Kalk:* In den ersten Tagen wird nur Milch, Mondamin- und Haferschleim verabreicht. Dann folgen Eier, leichte Mehlspeisen, Grießbrei und zartes, gut zerkleinertes Fleisch. Nach etwa 4 Wochen erfolgt ein langsamer Übergang auf Vollkost.
- *Diät nach Ewald und Lenhartz:* Die Nahrung besteht im wesentlichen aus Milch und Eiern, von den letzteren bis zu acht pro Tag. Die Nahrung ist in der ersten Zeit energetisch bei weitem nicht ausreichend.

In den zurückliegenden Jahrzehnten hat eine kritische Überprüfung der zahlreichen überlieferten Diätvorschriften stattgefunden, wobei man die Nutzlosigkeit vieler Ernährungsrichtlinien erkannte. Man hat festgestellt, daß diverse Diäten zwar einen positiven Einfluß auf das Schmerzgeschehen entfalten, daß sie die Abheilung von Magen- und Darmulcera jedoch nur unwesentlich beschleunigen. Darauf hat sich die „Arbeitsgemeinschaft für klinische Diätetik" entschlossen, von der Empfehlung der bisherigen Schonkostformen abzurücken und sie durch eine „*leichte Vollkost*" zu ersetzen. Unter diesem Begriff ist eine weitgehend normale Ernährungsweise zu verstehen, die nur solche Nahrungsmittel oder Speisen ausschließt, die in einer größeren Zahl von Fällen zu gastroenterologischen Beschwerden und Unverträglichkeitsreaktionen führt. Ordnet man unsere Nahrungsmittel nach der Häufigkeit, mit der sie „unspezifische Nahrungsmittelintoleranzen" hervorrufen, so ergibt sich für die ersten 30 Positionen die in Tab. 8-19 wiedergegebene Reihenfolge. Hülsenfrüchte stehen an der Spitze der Aufstellung, sie riefen bei 30% des untersuchten Krankenguts Unverträglichkeitsreaktionen hervor. Das am Ende der Tabelle stehende paniert Gebratene verursachte immerhin noch in 7% der Fälle Intoleranzerscheinungen.

Wissenschaftlich fundierte Erklärungen, warum diese Nahrungsmittel unter Umständen schlecht vertragen werden, gibt es nur in wenigen Fällen.

Diarrhoe

Die diätetische Behandlung einer Durchfallerkrankung wird – unabhängig von ihrer Ursache – stets mit gleichen Methoden durchgeführt.

Man beginnt mit einer eintägigen Nahrungskarenz. An diesem Tag wird nur reich-

Tab. 8–19: Lebensmittel, die unspezifische Intoleranzerscheinungen auslösen können, nach Häufigkeit geordnet.

1. Hülsenfrüchte
2. Gurkensalat
3. Fritierte Speisen
4. Weißkohl
5. CO_2-haltige Getränke
6. Grünkohl
7. Fette Speisen
8. Paprikagemüse
9. Sauerkraut
10. Rotkraut
11. Backwaren, süß und fett
12. Zwiebeln
13. Wirsing
14. Pommes frites
15. Harte Eier
16. Frisches Brot
17. Bohnenkaffee
18. Kohlsalat
19. Mayonnaise
20. Kartoffelsalat
21. Geräuchertes
22. Eisbein
23. Zu stark gewürzte Speisen
24. Zu heiße oder zu kalte Speisen
25. Süßigkeiten
26. Weißwein
27. Rohes Stein- und Kernobst
28. Nüsse
29. Sahne
30. Paniert Gebratenes

lich verdünnter *schwarzer Tee*, dessen Tannine stopfend wirken, gegeben („Teepause"). Vom 2. Tag an wird die *Nahrung in möglichst „aufgeschlossener Form"* (= Dünndarmschonkost) verabreicht. Die Nahrungsstoffe sollen unmittelbar resorbiert werden können und den Darm möglichst wenig zur Abgabe von Verdauungssaft anregen. Man beginnt mit Glucose-gesüßtem Schwarztee, dann folgen *reine Stärkezubereitungen*, wie Mondaminbrei, Schleimsuppen, gekochter Reis, später werden *leicht verdauliche Eiweißstoffe* zugegeben (Quark, weiche Eier, Milch, gekochtes weißes Fleisch) und schließlich als letzter Nährstoff auch wieder *Fett* zur Speisenbereitung verwendet.

Häufig werden Durchfälle auch mit einer *Apfel- oder Bananendiät angegangen*. Die diätetische Behandlung sieht für die ersten Tage eine ausschließliche Behandlung mit geriebenen Äpfeln und ungezuckertem Tee oder zermusten Bananen (mindestens 10 pro Tag) vor. In gleicher Weise kann auch ein *Karottentag* an den Anfang der Behandlung gestellt werden. Wichtig ist dabei eine gute Zerkleinerung der Früchte, denn dadurch werden Pektine aus den Zellen freigesetzt. Diese besitzen eine adsorbierende Wirkung auf Mikroorganismen und eine mechanische Reinigungswirkung auf den Darm (Handelspräparate sind z. B. Aplona Apfeldiät, Daucaron Karottenpulver, Hipp Frühkarotten).

Ein altes Volksheilmittel gegen Durchfall sind *getrocknete Heidelbeeren*. Man nimmt am ersten Tag 300 g davon über den Tag verteilt und fährt dann im obigen Stufenplan mit Stärkeerzeugnissen fort.

Bei allen mit Durchfällen verbundenen Erkrankungen ist das Augenmerk auch auf den Wasserhaushalt des Organismus zu richten, weil über den Darm reichlich Wasser, einschließlich Natrium- und Kaliumionen verlorengehen. Wasserzufuhr allein genügt allerdings nicht, vielmehr wird die Anwendung von Glucose-Elektrolyt-Trinklösungen empfohlen.

Die diätetische Behandlung des Säuglings-Durchfalls gehört bei Kindern im Alter unter 6 Wochen auf alle Fälle in die Hand des Arztes. Bei älteren Säuglingen wird dem Apotheker empfohlen, nur im Notfall und nur bei leichten Dyspepsien einzugreifen. In einem solchen Fall ist es zweckmäßig, die Milchnahrung mit Elektrolytlösung von (üblicherweise) 14% auf 7% zu verdünnen und 1–2 Milchmahlzeiten durch fettarmen Karottenbrei (Frühkarotten) oder Reisschleim zu ersetzen. Der Säugling muß dann umgehend ärztlicher Behandlung zugeführt werden.

Gluteninduzierte Enteropathie

Diese Erkrankung wird im Kindesalter als *Zöliakie*, im Erwachsenenalter als (einheimische) *Sprue* bezeichnet. Bei Kleinkindern ist sie die häufigste chronische Erkrankung des Magen-Darmkanals. Die Krankheit manifestiert sich am häufigsten zwischen dem 2. und 5. Lebensjahr. Sie äußert sich in einer Unverträglichkeitsreaktion der Darmschleimhaut gegenüber den in Weizen, Roggen, Hafer und Gerste enthaltenen Eiweißstoffen, den Glutenen. Bei derartig disponierten Kindern kommt es nach Gaben von Getreidemehlprodukten zu Erbrechen und massiver Diarrhoe, verbunden mit starken Blähungen, Appetitlosigkeit und rascher Gewichtsabnahme. Das Zottenprofil der Dünndarmschleimhaut bildet sich zurück, das Schleimhautepithel verändert sich. Dies hat zwei Folgen:
- Die Ausschüttung von Sekretin und Pankreozymin wird gestört. Dadurch wird im Pankreas die Synthese und die Abgabe von Enzymen und Verdauungssaft reduziert, so daß es zu einer Beeinträchtigung der Fettresorption mit anschließender Steatorrhoe kommt.
- Es kommt zu einer sekundären Lactoseintoleranz. Milchzucker – aus Milch und Milchzubereitungen – wird nicht mehr gespalten, gelangt unverdaut in den Dickdarm und hält dort osmotisch, aber auch durch Produkte des bakteriellen Zuckerabbaus, den Durchfall in Gang.

Die Behandlung kann nur diätetisch erfolgen. Alle oben genannten Getreidearten müssen aus der Nahrung verschwinden. Dies bedeutet den Verzicht auf Brot (!), Kuchen und Teigwaren aller Art. Auch zusammengesetzte Nahrungsmittel, die Mehl und damit Glutene enthalten (wie Wurst, Gemüsekonserven, Suppen, Soßen), dürfen nicht verzehrt werden. Zur Kostbereitung dürfen nur *reine Stärkeprodukte* oder die *Mehle glutenfreier Getreidearten* (Mais, Reis, Hirse, Sojabohnen) benützt werden.

Die diätetische Behandlung muß häufig lebenslang erfolgen.

Industrielle Fertigmehlmischung: Damin glutenfrei.

Obstipation

Man wird zwar postulieren dürfen, daß eine einmal täglich erfolgende Darmentleerung „normal" ist, doch gibt es auch Personen, die häufiger, aber auch solche Personen, die nur zwei- oder dreimal in der Woche Stuhlgang haben. Die Spannbreite in der Häufigkeit der Darmentleerungen ist also groß. Deshalb dürfen diese auch nicht als einziges Kriterium für das Vorliegen einer Obstipation herangezogen werden. Wird der Kot spontan und leicht abgesetzt, so besteht selbst bei einer nur zwei- oder dreitägig auftretenden Defäkation kein Grund zur Beunruhigung oder gar zur Aufnahme entsprechender Gegenmaßnahmen. Von einer Obstipation sollte man nur dann reden, wenn die Entleerung Schwierigkeiten bereitet, ein erheblicher Preßdruck angewendet werden muß, Völlegefühl besteht oder andere Mißempfindungen vorliegen.

Eine Obstipation kann verschiedene Ursachen haben, wie zum Beispiel:
- Bewußtes Unterdrücken des Stuhlgangs
- Geringe körperliche Bewegung
- Laxantienmißbrauch
- Ballaststoffarme Ernährung.

Die letzten beiden Ursachen stellen die Domäne der diätetischen Behandlung dar: Es wird versucht, durch Umstellung auf eine ballaststoffreiche Ernährungsweise eine Normalisierung des Stuhlgangs zu erreichen. Dies gelingt bei länger bestehenden Fällen von Laxantienabusus allerdings nicht immer.

Folgende Nahrungsmittel sollen im Rahmen einer *ballaststoffreichen Diät* im Vordergrund stehen:
- Vollkornbrot, Knäckebrot, Pumpernickel,
- Getreideflockengerichte („Müsli"), Weizenschrotzwieback und Weizenschrotbreie,
- Rohkost, Obst, Salate, Gemüse,
- Dörrpflaumen (sie enthalten Diphenylisatin).
- Die ebenfalls ballaststoffreichen Hülsenfrüchte führen häufig zu unerwünschten Blähungen und sollten deshalb vermieden werden.

An diätetischen Erzeugnissen bietet die Apotheke
- Pflaumensaft (z. B. Florisan Pflaumentrunk-Konzentrat),
- Leinsamen (Man nimmt morgens nüchtern oder mehrmals täglich einen gehäuften Teelöffel voll auf eine Tasse Wasser. Leinsamen wirkt als Quell- und Gleitmittel.),
- Weizenkleie. Ein Abfallprodukt der Müllereibetriebe. Sie besteht aus den cellulosereichen äußeren Teilen des Korns. Da Kleie kaum Quell-, sondern fast nur Füllstoffe enthält, muß gleichzeitig reichlich Flüssigkeit getrunken werden. Täglich sollen zwischen 20 und 50 g zugeführt werden. Dosen über 50 g sind aus Sicherheitsgründen zu meiden, weil es bei trockener Einnahme von Mengen zwischen 100 und 150 g/Tag mehrfach zu Darmverschlüssen kam. Ohne Flüssigkeit ballt Kleie im Darm zu sehr festen Klumpen zusammen.

Man vermutet, daß die Zunahme gastroenterologischer Erkrankungen, wie z. B. Divertikulose, irritables Kolon (Reizdarm) und vielleicht auch Darmkrebs auf die in den Industrieländern weit verbreitete ballaststoffarme Ernährung zurückgeführt werden kann. Zur Prophylaxe und Therapie dieser Krankheiten wird neben ballaststoffreicher Kost die Reduktion von Fleisch und Fett und die Vermeidung von Mono- und Disacchariden empfohlen.

Spastische Obstipation

Diese Form der Obstipation kommt sehr selten vor. Die Diät muß so beschaffen sein, daß sie keine Reize auf die Darmwand ausübt, da sonst Spasmen ausgelöst werden können. Es muß eine *schlackenarme Ernäh-*

rung angestrebt werden. Eiweiß und Fett können in normalen Mengen gegeben werden. Zu empfehlen sind Weißbrot, Reis, Teigwaren, zartes Fleisch, Milchprodukte, zartes Gemüse, geschälte und entkernte Äpfel. Abzuraten ist von Schwarzbrot, grobem Gemüse, rohem Obst, gebratenem Fleisch, stark gewürzten Speisen.

Diät bei Stomaträgern

Beim Vorliegen einer *Kolostomie* (künstlicher Dickdarmausgang) ist die Fähigkeit zur Stuhleindickung und zur peristaltisch geregelten Weitergabe des Stuhls zumindest teilweise erhalten. Durch entsprechendes Training gelingt es meistens, nur *eine* Entleerung des Darms pro Tag zu erreichen.

Die *Ileostomie* (künstlicher Dünndarmausgang) wirft größere Probleme auf. Da im Dünndarm die Eindickung des Nahrungsbreis noch nicht erfolgt ist, kommt es zur Abgabe von flüssigem Stuhl hoher peptischer Wirksamkeit. Ileostomiepatienten müssen nach fast jeder größeren Mahlzeit mit einer Entleerung rechnen. Aus diesem Grund legt man bei diesen Patienten die Abendmahlzeit möglichst früh. Man will damit Störungen der Nachtruhe durch Stomaentleerungen vermeiden.

Die Nahrung des Anus-praeter-Patienten kann man erfahrungsgemäß in drei Gruppen einteilen:
- *Unbekömmliche Kostformen:* Hierher gehören im allgemeinen rohes Obst, rohes Gemüse, Fruchtsäfte (insbesondere von Citrusfrüchten), Gewürze, gebackene und erhitzte Fette, Schweinefleisch, Nüsse, eiskalte Getränke, kohlensäurehaltige Getränke.
- *Stopfend wirkende Kostformen:* Hierher gehören alle ballaststoffarmen, stark zerkleinerten Nahrungsmittel. Außerdem Kalbfleisch, Kalbsleber, Schinken, Huhn, Fisch, alles in gekochter Form. Ferner gekochte Kartoffeln und Reis, Weißbrot, getoastetes Roggenbrot, Teigwaren, Grieß, Kekse, Schokolade, gekochtes Ei und Rührei, an Getränken Kakao, Tee und Rotwein.
- *Stuhlgangfördernde Kostformen:* Hierher gehören Orangensaft, Birnen, Äpfel, Pfirsiche, Aprikosen. Außerdem gekochte und pürierte Kartoffeln, Blumenkohl, Rosenkohl, Spargel, Spinat und Erbsen.

Stomaträger sind von Nahrungsmittelunverträglichkeiten, die sich in Form von Blähungen, Geruchsbelästigungen und Durchfall äußern, besonders betroffen. Es empfiehlt sich deshalb, regelmäßig frische oder getrocknete Heidelbeeren oder ungezuckerten Heidelbeermuttersaft zu sich zu nehmen. Diese sind reich an Farb- und Gerbstoffen, die die Stuhlbeschaffenheit und den Stuhlgeruch günstig beeinflussen.

Stomaträger neigen zu verstärkter Nierensteinbildung. Der Kranke sollte deshalb darauf achten, daß er täglich soviel Flüssigkeit aufnimmt, daß eine Urinmenge von mindestens 1 Liter/Tag gewährleistet ist.

Stomaträger, die sich bevorzugt ballaststoffarm ernähren, müssen in verstärktem Maß mit dem Auftreten von Divertikeln rechnen. Entzündete Divertikel äußern sich in Schmerzen, Durchfällen, Blut- und Schleimabgang.

8.2.5. Diät bei Lebererkrankungen

Akute und chronische Hepatitis

Die Erkrankung entsteht durch Übertragung von Hepatitis-Viren auf oralem oder parenteralem Weg. Die akute Form beginnt mit einem grippeähnlichen Vorstadium. Der durch die Entzündung hervorgerufene Untergang von Leberzellen macht sich meistens durch den Übertritt von Bilirubin ins Blut und den dadurch ausgelösten Ikterus („Gelbsucht") bemerkbar, doch kennt die Medizin auch eine „anikterische Hepatitis" ohne Bilirubinanstieg. Die meisten Hepatitisfälle heilen ohne Komplikationen ab, nur ein geringer Prozentsatz geht in die chronische Verlaufsform über.

Die Medizin steht heute auf dem Standpunkt, daß die jahrelang propagierte, vielen Wandlungen unterworfene „Leberschonkost" keinen Einfluß auf den Verlauf der Krankheit hat. Sie befürwortet eine ausgewogene Kost, die den Energiebedarf und den Bedarf an essentiellen Stoffen voll deckt.

Lediglich in solchen Fällen, wo der Patient bei bestimmten Nahrungsmitteln über Beschwerden oder Unverträglichkeitsreaktionen klagt, sollte dies in der Nahrungszusammensetzung berücksichtigt werden (Prinzip der leichten Vollkost). Dem Patienten muß gleichzeitig gesagt werden, daß Nahrungsmittel, die schlecht vertragen werden, weder die Leber unmittelbar schädigen, noch den Verlauf der Krankheit beeinflussen.

Fettleber

Sie ist die Folge von *chronischem Alkoholkonsum* oder *überkalorischer Ernährung*.

Die alkoholbedingte Fettleber ist hinsichtlich Entstehung und Schweregrad von der täglich zugeführten Menge und der Dauer des Alkoholkonsums abhängig. Eine tägliche Alkoholzufuhr von weniger als 80 g (reiner Ethylalkohol) führt nicht zur Fettleber.

Die Ernährungstherapie der Fettleber besteht in der Beseitigung der Ursachen: Striktes Alkoholverbot bzw. Reduktionskost. Diese Maßnahmen bewirken ein rasches Verschwinden der Fetteinlagerungen und eine Regeneration der Leberzellen. Weitergehende diätetische Maßnahmen erübrigen sich.

Leberzirrhose

Sie ist charakterisiert durch den langsam fortschreitenden Untergang hochspezialisierter Leberzellen und Ersatz dieser Zellen durch Bindegewebe. Dies bedingt ein Nachlassen der Entgiftungsfunktionen und die Ausbildung eines die Leber umgehenden Blutkreislaufes, der Pfortader und Hohlvene durch Anastomosen unmittelbar verbindet. Die Leber ist dann nicht mehr in Lage, toxische Endprodukte der bakteriellen Eiweißzersetzung (Ammoniak, Phenole, Indol, Amine) zu entgiften. Es kommt zu Vergiftungserscheinungen („Präkoma"), die in das eigentliche Leberkoma übergehen können. Hier sind diätetische Maßnahmen dringend erforderlich. Sie bestehen zunächst in einem *Verzicht auf Eiweiß*, dieses wird nach mehreren Tagen vorsichtig dosiert der Nahrung wieder zugesetzt. Am besten vertragen wird Eiweiß aus Milch und Milchprodukten.

Bei einem beträchtlichen Teil der Kranken beobachtet man Störungen in der Resorption der Nahrungsfette, verbunden mit Steatorrhoe. Kommt es dadurch zu Beschwerden (z. B. Durchfall), so ist eine Reduktion der Fette angezeigt. Auch empfiehlt es sich, auf MCT-Fette auszuweichen.

Die Ernährung des Zirrhosekranken ist im kompensierten Zustand kohlenhydratbetont, fett- und eiweißreduziert.

50 bis 80% aller Zirrhosefälle stehen in ursächlichem Zusammenhang mit chronischem Alkoholmißbrauch.

Diät bei Gallensteinen

Häufigste Erkrankung ist das *Gallensteinleiden*. Die Steine verursachen dann Beschwerden, wenn sie durch eine Kontraktion der Gallenblase in Richtung Choledochus getrieben werden und sich hier unter Umständen einklemmen (Gallensteinkolik). Auslösendes Element einer Kolik kann die Zufuhr von sehr fettreicher Nahrung sein, wie z. B. Pommes frites, Speck und Ölsardinen. Tatsache ist, daß sehr fettreiche Kost von Gallensteinträgern häufig schlecht vertragen wird. Ein normaler Fettgehalt der Nahrung ist dagegen weitgehend unbedenklich. Man konnte nur bei etwa 4% aller Steinträger eine *generelle* Fettintoleranz entdecken. Dagegen zeigten z. B. 70% der Cholelithiasiskranken Unverträglichkeitsreaktionen bei Pommes frites und geräuchertem Aal. Man vermutet, daß es weniger die reinen Fette sind, die nicht vertragen werden, als vielmehr Zersetzungsprodukte, die sich aus den Fetten beim starken Erhitzen, beim Backen, Braten und Rösten bilden.

Die moderne Diätetik rät Gallensteinkranken also lediglich zu einer gewissen Vorsicht beim Umgang mit Fetten und empfiehlt in erster Linie leicht verdauliche, gut emulgierte Fette (Milchfett). Auch der Genuß von Kaffee, Eigelb, Alkohol und Nicotin wird nur im Rahmen der individuell ermittelten Verträglichkeit befürwortet.

8.2.6 Diät bei Urikopathien

Urikopathie ist der übergeordnete Begriff für alle Krankheitsformen, die mit einem *erhöhten Harnsäurespiegel* (Hyperurikämie) und mit *Uratausscheidungen im Gewebe* einhergehen (Gicht, Gichtniere, Uratnephrolithiasis).

Harnsäure ist beim Menschen, Affen und Dalmatinerhund das Endprodukt des Purinstoffwechsels. Harnsäure entsteht durch Desaminierung und Oxidation der Purinanteile der Ribonukleinsäuren. Als Purine treten Adenin und Guanin auf.

Die Harnsäurekonzentration im Serum Gesunder beträgt weniger als 6 mg/100 ml, bei Werten über 6,5 mg/100 ml besteht die Gefahr der Ausfällung und Ablagerung von Uratkristallen. Die Menge der im Körper gebildeten Harnsäure hängt sowohl von der exogenen Zufuhr von Purinen mit der Nahrung, als auch von der beim Zugrundegehen von Körperzellen erfolgenden Purinkörperbildung ab. Die Höhe des Harnsäurespiegels wird also durch äußere und innere Faktoren bestimmt. An erster Stelle steht dabei die genetische Kontrolle von Harnsäurebildung und -ausscheidung. Bei den äußeren Faktoren spielt die Art der Ernährung und die Höhe des Alkoholkonsums eine Rolle.

Die diätetischen Bemühungen sind darauf gerichtet, die Zufuhr von *purinhaltigen Nahrungsmitteln* einzuschränken, um damit die Konzentration der Harnsäure im Blut unter den kritischen Grenzwert von 6,5 mg% herunterzudrücken und dort ständig zu halten. Zu diesem Zweck
- müssen Nahrungsmittel ganz ausgeschaltet werden, die in 100 g mehr als 200 mg Purine enthalten. Hierher gehören im wesentlichen die Innereien von Schlachttieren und Wild, ferner Fleischextrakt, Kalbsbries, Sardinen und Heringe.
- müssen Nahrungsmittel stark reduziert werden, die in 100 g zwischen 50 und 200 mg Purine enthalten. Hierher gehören zum Beispiel Fleisch, Wurst, Fisch, Geflügel und Hülsenfrüchte.

Ziel der diätetischen Maßnahmen ist es, die Zufuhr von Nahrungspurine unter 300 mg pro Tag hinunterzudrücken.

Die Deckung des täglichen Eiweißbedarfs muß hauptsächlich aus den purinarmen Nahrungsmitteln Milch, Eier, Kartoffeln, Gemüse und Vollkornbrot erfolgen. Eine solche Art der Ernährung bezeichnet man als *ovo-lacto-vegetabilische Kost*.

Beim Vorliegen von Übergewicht ist eine Reduktionskost angezeigt. Dabei ist allerdings Vorsicht geboten, weil es beim Abbau des Körperfetts zu einer Ketoazidose kommen kann, die die renale Ausscheidung von Harnsäure behindert und einen Gichtanfall auszulösen imstande ist.

Alkoholische Getränke müssen drastisch reduziert werden, weil sie ebenfalls in der Lage sind, durch Hemmung der renalen Harnsäureausscheidung einen Gichtanfall hervorzurufen.

Der Kranke soll ferner darauf bedacht sein, sich reichlich Flüssigkeit zuzuführen (mindestens 2 Liter pro Tag), um damit höhere Harnsäurekonzentrationen im Urin zu vermeiden. Auch empfiehlt es sich, dem Organismus mineralstoffhaltige Nahrungsmittel in Form von *vegetabilischer Rohkost* zuzuführen, weil dadurch die Löslichkeit der Urate verbessert wird. Tee und Kaffee dürfen getrunken werden, weil die darin enthaltenen methylierten Purine (Coffein) nicht zu Harnsäure abgebaut werden.

Abschließend muß gesagt werden, daß die Bedeutung diätetischer Maßnahmen aus zwei Gründen etwas zurückgegangen ist:
- Ein großer Teil der Harnsäure, die im Urin erscheint, ist endogenen Ursprungs. Ihre Entstehung kann diätetisch nicht beeinflußt werden. Infolgedessen kann man durch Ausschaltung purinhaltiger Nahrungsmittel nur eine Teilwirkung erzielen.
- Die Einführung des spezifisch wirkenden Xanthinoxidasehemmers Allopurinol scheint ein strenges Diätregime überflüssig zu machen.

8.2.7 Diät bei Erkrankungen der Nieren und der Harnwege

Eine allgemeine Nierendiät gibt es nicht, die Diät hat sich vielmehr nach der jeweiligen Nierenerkrankung zu richten.

Akute Gomerulonephritis (Entzündung der Nierenkörperchen)

Sie findet sich bevorzugt bei Kindern und Jugendlichen nach einem Streptokokkeninfekt. Bei der Erkrankung handelt es sich um eine allergisch-entzündliche Reaktion der Glomerula auf das Streptokokkentoxin. Sie geht mit Hämaturie, Proteinurie, Ödemen und Blutdrucksteigerung einher.

Folgende diätetische Maßnahmen sind erforderlich:
- Beschränkung von Kochsalz (auf maximal 1 g/Tag),
- Drosselung der Flüssigkeitszufuhr (täglich 500 ml + die Menge des 24-Stundenharns vom Vortag),
- Reduktion der Proteinzufuhr (auf 20 g/Tag).

Mit zunehmender Besserung werden Kochsalz-, Wasser- und Eiweißzufuhr vorsichtig erhöht, aus Sicherheitsgründen eine gelockerte Diät aber noch einige Zeit beibehalten.

Chronische Glomerulonephritis

Hier ist eine jahrelange Diät notwendig, die sich nach dem Funktionszustand der Nieren und der jeweiligen Verlaufsform der Erkrankung richtet. Es gibt Entzündungen ohne auffälligen Harnbefund (hypertonische Form), aber auch solche mit hoher Eiweißausscheidung und Ödemen (albuminurische Form). Beide Formen gehen in Niereninsuffizienz über, bei der es zur ungenügenden Ausscheidung von Endprodukten aus dem Eiweißstoffwechsel kommt. Aus dem unterschiedlichen Krankheitsverlauf ergeben sich unterschiedliche Diätanweisungen, über die im einzelnen der Arzt entscheidet.

Niereninsuffizienz

Das Endstadium aller nicht ausgeheilter Nierenerkrankungen ist die Niereninsuffizienz. Als Maß für die Unfähigkeit der Niere, Stoffwechselschlacken auszuscheiden, dient die Höhe des Harnstoff- und Kreatininspiegels im Serum. Harnstoff und Kreatinin sind Abbauprodukte des Eiweiß- bzw. Muskelstoffwechsels. Durch die beiden Substanzen werden urämische Krankheitsbilder hervorgerufen. Eine Einschränkung der Eiweißzufuhr kann somit die Bildung der toxischen Abbauprodukte verringern.

Je niedriger die Eiweißzufuhr gehalten werden muß, um so höher muß die biologische Wertigkeit der verabreichten Proteine sein. Die höchste biologische Wertigkeit besitzen Mischungen aus ⅓ Eiereiweiß und ⅔ Kartoffeleiweiß, eine Krankenkost, die man auch als „Kartoffel-Ei-Diät" bezeichnet. Ihre biologische Wertigkeit liegt bei 136. Es genügen bei einer normalgewichtigen Person 25–30 g/Tag, um eine ausgeglichene Stickstoffbilanz zu erreichen.

Eine andere Möglichkeit, dem niereninsuffizienten Patienten wenig aber möglichst hochwertiges Eiweiß zuzuführen, besteht in der *Schwedendiät*. Hier werden essentielle Aminosäuren in Tabletten bzw. Granulatform verabreicht und nur eine kleine Menge Eiweiß als Nahrung gegeben.

Die Proteinzufuhr kann nicht auf Null reduziert werden, weil sonst körpereigenes Eiweiß abgebaut würde.

Akute Entzündungen der Harnwege

Sie bedürfen keiner diätetischen Behandlung. Lediglich bei schleimhautreizenden Gewürzen (Pfeffer, Meerrettich, Senf, Curry) ist eine gewisse Vorsicht angezeigt.

Nephrolithiasis *(Nierensteine)*

Unabhängig von der chemischen Zusammensetzung der Steine lassen sich zwei allgemein gültige Regeln aufstellen:
- Die *Flüssigkeitszufuhr* muß so erhöht werden, daß mindestens 1,5 bis 2 Liter Harn pro Tag ausgeschieden werden. Man strebt mit dieser starken Nierendurchspülung eine Verringerung der Konzentration der steinbildenden Substanzen und damit eine Verringerung der Möglichkeit des Auskristallisierens an.
- Der *pH des Harns* muß auf einen bestimmten Wert eingestellt werden. Bei Uratsteinen schwach alkalisch, bei Oxalat- und Phosphatsteinen neutral bis schwach sauer. Das Alkalisieren bzw. Ansäuern des Harns erfolgt zweckmäßiger-

weise medikamentös, doch läßt es sich auch diätetisch durch säure- bzw. basenüberschüssige Lebensmittel erreichen.

Durch Diät kann kein Nierenstein beseitigt, Neubildungen nicht sicher verhindert werden.

Uratsteine. Die moderne Medizin verzichtet weitgehend auf die Anwendung einer purinarmen Kost. Durch medikamentöse Behandlung (Alkalisierung mit Uralyt® U und Xanthinoxidasehemmung mit Allopurinol) gelingt es meistens, die Uratsteine aufzulösen.

Oxalatsteine. Die bisherige Empfehlung, oxalatreiche Kost zu meiden, wird von der modernen Medizin nicht mehr unterstützt, nachdem man feststellte, daß die Oxalatausscheidung im Harn bei oxalatreicher und oxalatarmer Kost stets gleich groß ist. Die Harnoxalate stammen hauptsächlich aus dem intermediären Stoffwechsel, nicht aus der Nahrung.

8.2.8 Diät bei Hypertonie und generalisierten Ödemen

In der Bundesrepublik leben laut Angaben der Deutschen Gesellschaft für Ernährung rund 6 Millionen Menschen mit einem zu hohen Blutdruck. Die Gefährlichkeit der Erkrankung liegt darin begründet, daß sie lange Zeit keine Beschwerden macht.

Für die Entstehung der Krankheit können hauptsächlich drei Faktoren verantwortlich gemacht werden:
- *Zu hoher Kochsalzverzehr,* in der BRD durchschnittlich 12 bis 15 g/Tag. Der tägliche Mindestbedarf beträgt nur 2–3 g/Tag. Bei Einnahme von mehr als 15 g/Tag ist mit großer Wahrscheinlichkeit die Entstehung einer Hypertonie zu befürchten. Dieser Effekt ist an Natriumionen gebunden. Natriumionen steigern die Empfindlichkeit der kleinen Arterien gegenüber gefäßverengenden Substanzen.
- *Übergewicht.* Durch Normalisierung des Gewichts normalisiert sich auch der Blutdruck. Der Verlust von 1 kg Körpergewicht bewirkt eine Blutdrucksenkung von etwa 3 mm Hg.
- *Erbfaktoren.* Besonders gefährdet sind Personen, deren beide Elternteile an Hypertonie litten bzw. leiden.

Auch *Streß* und *bestimmte emotionale Verhaltensweisen,* hoher Alkoholkonsum und inhalierendes Zigarettenrauchen, können die Auslösung der Erkrankung fördern. Durch drastische Verringerung der Kochsalzzufuhr kann man eine Blutdrucksenkung erreichen.

Verzichtet man darauf, Speisen zu salzen – man bezeichnet dies als *gelockerte kochsalzarme Diät* – so wird damit eine Verringerung der Kochsalzzufuhr von ungefähr 5–6 g/Tag erreicht und der Blutdruck bis zu 10 mm Hg (systolisch) gesenkt. Geringfügig erhöhte Blutdruckwerte stellen somit eine Domäne dieser diätetischen Maßnahme dar.

Im Rahmen der *streng kochsalzarmen Diät* – welche über längere Zeit nur sehr schwer durchzuführen ist – wird nicht nur auf das Salzen der Speisen verzichtet, sondern auch die Nahrungsmittel selbst auf ihren Kochsalzgehalt geprüft und nur solche für die Ernährung zugelassen, die einen extrem niedrigen Kochsalzgehalt haben oder gänzlich frei davon sind. Die streng kochsalz- oder besser natriumarme Kost strebt an, die Kochsalzzufuhr auf höchstens 3 g Kochsalz/Tag zu reduzieren. Hierzu müssen
- Backwaren, Brot, Wurst, Fleisch, Käse und Fisch auf ihren Kochsalzgehalt geprüft werden und die Ernährung unter Umständen auf natriumarme Diäterzeugnisse umgestellt werden,
- Fertigmahlzeiten vermieden werden,
- gelegentliche Saft- oder Rohkosttage eingeschaltet werden.

Auch die Anwendung der *Kempnerschen Reisdiät* oder der *Karell-Diät* ist zu empfehlen. Die erstere wird aus 300–500 g Reis pro Tag (Trockengewicht), 100 g Zucker und reichlich Obst oder Obstsaft bereitet. Hierbei wird praktisch kein Kochsalz aufgenommen. Bei der Karell-Diät bekommt der Patient lediglich 1 Liter Milch pro Tag zugestanden. Dies entspricht einer Kochsalzaufnahme von etwa 0,5 g/Tag. Derartige Diäten dürfen nur an 1–2 Tagen in der Woche verabreicht werden, weil sie arm sind an essentiellen Substanzen.

Zum *Würzen der Speisen* können frische Kräuter, Knoblauch, Meerrettich, Paprika,

Pfeffer, Wacholderbeeren, Zwiebeln usw. verwendet werden.

Auf *mäßigen Tee- und Kaffeegenuß* braucht der Hypertoniker nicht zu verzichten.

Als Kochsalzersatz dienen *Sina®-Salz* und *Ambisal®* z.

Blutdrucknormwerte < 150/100 mm Hg.

8.2.9 Diabetesdiät

Diabetesarten

Man unterscheidet zwei Diabetestypen:
- *Jugendlicher Diabetes (Typ I)*. Dieser Typ ist durch einen absoluten Insulinmangel charakterisiert. Seine Behandlung erfolgt durch entsprechende Ernährung und durch täglich durchzuführende Insulininjektionen. Diabetiker vom Typ I sind meist hager.
- *Erwachsenen- oder Altersdiabetes (Typ II)*. Dieser Typ zeigt eine absolute oder relative Mindersekretion an Insulin, wobei entweder Menge oder Qualität des produzierten Insulins vermindert sein kann. Seine Behandlung erfolgt durch entsprechende Ernährung und – sofern die diätetischen Maßnahmen nicht ausreichen – durch orale Medikamente, die die Freisetzung von zusätzlichem Insulin im Pankreas stimulieren sollen. Zuckerkranke vom Typ II machen den weit überwiegenden Teil der Diabetiker in der Bundesrepublik aus. Sie sind meistens übergewichtig.

Grundzüge der Diät

Grundlage jeder Diabetes-Therapie ist die Diät! Fast 50% aller Diabetiker können ausschließlich mit Diät behandelt werden. Dabei kann man drei Grundprinzipien aufstellen:
- Die Diabetesdiät muß *nährwertgerecht* sein, d. h. der Normalgewichtige erhält eine normokalorische Kost, der Übergewichtige eine Reduktionskost. Bei adipösen Diabetikern – 80% der Erwachsenendiabetiker sind übergewichtig – zeigt es sich häufig, daß mit Erreichen des Sollgewichtes die Tablettenbehandlung entfallen kann und die übliche Diabetes-Diät ausreicht, um der Insulin-Mindersekretion des Pankreas gerecht zu werden. Grundsätzlich gilt jedoch: Die Krankheit ist nicht heilbar.
- Die Diabetesdiät darf mit Ausnahme kleiner Mengen Fructose *keine Mono- und Disaccharide* enthalten, da diese sehr schnell resorbiert werden, rasch und in hoher Konzentration im Blut erscheinen und dadurch eine überfallartige schwere Belastung der insulinproduzierenden Zellen im Pankreas darstellen. Im Unterschied hierzu müssen wasserunlösliche Polysaccharide im Magen-Darmtrakt erst enzymatisch abgebaut werden, was eine gewisse Zeit in Anspruch nimmt. Erst dann können sie resorbiert werden. Polysaccharide fluten also viel langsamer an. Als Kohlenhydratträger eignen sich Vollkornerzeugnisse und Gemüse am besten.
- Die Diabetesdiät soll aus 5 bis 6 über den Tag verteilten *Kleinmahlzeiten* bestehen. Dies ist notwendig, weil
  – beim Erwachsenendiabetes die Nahrungszufuhr der verringerten Insulinsekretion der β-Zellen angepaßt werden muß,
  – beim jugendlichen Diabetes der konstanten und starren Zufuhr von exogenem Insulin auch eine konstante Zufuhr von Kohlenhydraten parallel gehen muß, was nur durch zahlreiche Kleinmahlzeiten möglich ist.
  Es gilt, stoßweise Belastungen der insulinproduzierenden β-Zellen im Pankreas zu vermeiden und ein möglichst „kleinwelliges" Blutglucose-Tagesprofil" herzustellen.

Spezielle Gesichtspunkte der Diabetesdiät

Nährstoffzufuhr und Kohlenhydratlimit

Die „Diabetes-Standarddiät" unterscheidet sich durch die prozentuale Zusammensetzung der Hauptnährstoffe von der Kost des Gesunden. Dabei liegt das Schwergewicht auf der Beschränkung des Kohlenhydratverzehrs.

Die Standarddiät des normalgewichtigen Diabetikers soll sich zusammensetzen aus:

> Kohlenhydrate
>   etwa 40–45% der zugeführten Energie
> Eiweiß
>   etwa 20–25% der zugeführten Energie
> Fett
>   etwa 30–40% der zugeführten Energie

Eine gewisse *Kohlenhydratreduktion* ist nötig, um der verminderten Insulinsekretion zu entsprechen. Die Zurücknahme der Kohlenhydrate darf aber nicht so weit gehen, daß der Betriebsstoffwechsel nicht mehr aus den Kohlenhydraten gedeckt werden kann. Dies ist beim Stoffwechselgesunden dann der Fall, wenn die zugeführte Kohlendratmenge unter 10% der benötigten Energie sinkt. Es kommt dann zur Ketoazidose. Beim Diabetiker sollte eine Sicherheitsgrenze von 20% nicht unterschritten werden. Bei den Kohlenhydraten sind ballaststoffreiche Lebensmittel zu bevorzugen, weil insbesondere quellfähige Ballaststoffe die nach den Mahlzeiten zu beobachtenden Blutzuckerspitzen herabzusetzen imstande sind.

Beim „schlecht eingestellten" Diabetiker überwiegen häufig katabole Stoffwechselvorgänge. Deshalb setzt man den *Proteinbedarf* des Diabetikers höher an als den des Stoffwechselgesunden.

Der *Fettanteil* der Diabetesdiät soll relativ knapp gehalten werden, damit es nicht zur Gewichtszunahme und auf lange Sicht gesehen zu atherosklerotischen Gefäßschäden, denen der Diabetiker besonders ausgesetzt ist, kommen kann. Es ist zweckmäßig, polyenreiche Fette zu bevorzugen.

Schließlich sollte dem Diabetiker empfohlen werden, täglich *vegetabile Rohkost* zu sich zu nehmen. Dies wirkt sich günstig auf die Stoffwechsellage aus.

„Gut eingestellte" Diabetiker zeigen Blutglucosewerte, die im Normbereich liegen (nüchtern < 120 mg/dl, postprandial < 140 mg/dl), ihr Harn ist glucose- und acetonfrei.

Aufstellung eines Diätplanes

Zunächst wird der Energiebedarf des Diabetikers anhand seines Sollgewichtes geschätzt. Dann verteilt man die Joule-Menge entsprechend den Empfehlungen für die Diabetes-Standarddiät auf die 3 Hauptnährstoffe. Nun gilt es herauszufinden, welche Kohlenhydratmenge der Diabetiker seinem geschädigten Inselapparat pro Mahlzeit zumuten darf. Bei einem gut eingestellten Diabetiker liegt der Blutzuckerspiegel 1 Stunde nach der Mahlzeit nicht höher als 140 mg%, 2 Stunden nach der Mahlzeit nicht höher als 120 mg/dl. Entsprechend dieser Maxime werden die Kohlenhydrate (und dann auch die anderen Nährstoffe bzw. die sie enthaltenden Lebensmittel) auf die einzelnen Mahlzeiten verteilt.

Die Broteinheit

Für den Diabetiker ist es wichtig, täglich eine gleiche Menge Kohlenhydrate zu verzehren. Dies setzt voraus, daß er über den Kohlenhydratgehalt der Nahrungsmittel Bescheid weiß. Da Kohlenhydrat nicht gleich Kohlenhydrat ist, hat man vor rund 60 Jahren eine Hilfsrechengröße in die Diätetik eingeführt. Diese Hilfsrechengröße trägt die Bezeichnung „Broteinheit".

1 BE = 12 g *verdauliche* Kohlenhydrate.

Mit Broteinheiten wird in der BRD, DDR, Schweiz und Österreich gerechnet. Entsprechende Angaben findet der Diabetiker in Kohlenhydrat-Austauschtabellen. Sie ermöglichen es ihm, kohlenhydrathaltige Lebensmittel ohne Schwierigkeiten gegeneinander auszutauschen und sich dadurch abwechslungsreich zu ernähren.

Süßstoffe und Zuckeraustauschstoffe

Dem Verlangen des Diabetikers nach gesüßten Speisen und Getränken kommen die handelsüblichen Süßstoffe und Zuckeraustauschstoffe entgegen.

Man unterscheidet:

Süßstoffe

- Saccharin (enthalten in Sachillen®, Sukrinetten® u. a.),
- Cyclamat (enthalten in Assugrin® feinsüß, Ilgon®, Ilgonetten®, Süßette® u. a.),
- Saccharin + Cyclamat (enthalten in Assugrin® exquisit, Natreen®, u. a.),
- Aspartame, ein Dipeptid (enthalten in Canderel®).

Die Süßstoffe gelten heute als gesundheitlich unbedenklich. Sie werden in erster Linie zum Süßen von Getränken benutzt. Sie sind nährwertfrei.

Zuckeraustauschstoffe

- Sorbitol
- Fructose
- Xylitol
- Mannitol

Zuckeraustauschstoffe sind nährwerthaltig und müssen im Diätplan des Diabetikers energetisch berücksichtigt werden. Außerdem sind sie den anrechnungspflichtigen, verdaulichen Kohlenhydraten gleichgestellt und müssen wie diese in Broteinheiten umgerechnet werden.

Am meisten benutzt wird Sorbitol, welches allerdings nur halb so süß wie Saccharose ist. Deshalb wird Sorbitol mit 0,11% Saccharin aufgesüßt (Sionon®). Verwendung: Zum Backen und Einmachen von Obst.

Zuckeraustauschstoffe führen – dank ihrer langsamen Resorption und verzögerten Verstoffwechslung in der Leber – nur zu einer geringen Stoffwechselbelastung, deshalb auch die Bezeichnung „Glucose mit Verzögerungseffekt". Bei Sorbitol- und Fructosemengen unter 15 g pro Mahlzeit braucht man nicht damit zu rechnen, daß Insulin zur Verstoffwechslung benötigt wird.

Mehr als 50 g Sorbitol verursachen osmotische Durchfälle.

Diabetische Spätschäden

Vom gewissenhaften Einhalten der Diät hängt es ab, ob und in welchem Maß der Zuckerkranke mit gesundheitlichen Spätschäden zu rechnen hat. Bei der einen Gruppe von Spätschäden (Atherosklerose, Herzinfarkt und Schlaganfall) handelt es sich um Schäden, die nicht nur bei Diabetes, sondern auch bei anderen Krankheiten, wenn auch in deutlich geringerer Zahl, vorkommen.

Die andere Gruppe von Spätschäden kommt ausschließlich bei Zuckerkranken vor und betrifft die Kapillaren. Kapillarschäden können an der Netzhaut des Auges auftreten und zur Sehverschlechterung, ja sogar Erblindung führen. Sie können sich auch an den Füßen in Form einer Gangrän zeigen und Amputationen notwendig machen. Ferner können Kapillarschäden im Nierengewebe auftreten, was dann zur mangelnden Ausscheidungsleistung führt.

Eine konsequente Befolgung der Ernährungsrichtlinien ist derzeit die einzige Waffe, die uns im Kampf gegen die diabetischen Spätschäden zur Verfügung steht.

8.2.10 Diätetik angeborener Stoffwechselerkrankungen

Die typische angeborene Stoffwechselkrankheit besteht in einem genau definierten Enzymdefekt. Eine bestimmte chemische Reaktion ist blockiert oder läuft nur in bescheidenem Umfang ab. Daher häufen sich Stoffwechselzwischenprodukte vor dem Block an, hinter dem Block fehlen dann Stoffwechselprodukte.

Lactoseintoleranz

Die äußersten Spitzen der Dünndarmzotten sind beim Menschen Sitz des lactosespaltenden Enzyms Lactase. Beim nicht weißen Teil der Erdbevölkerung beginnt die Lactaseaktivität nach der Stillzeit nachzulassen, meist versiegt sie schon vor Erreichen des Erwachsenenalters, wodurch dann der Organismus lactoseintolerant wird und auf die Zufuhr von Milch oder Milchzucker mit Durchfällen reagiert. Die weiße Rasse verfügt zu 80% auch im Erwachsenen- und höheren Lebensalter über eine ausreichende Lactaseaktivität. Pathologisch ist es, wenn bereits beim Säugling eine Lactoseintoleranz besteht.

Man kann diese Stoffwechselerkrankung nur diätetisch angehen, was durch eine milchzuckerfreie Ernährung relativ einfach durchzuführen ist. Die Behandlung ist wenig problematisch. Der Säugling wird abgestillt und auf eine lactosefreie Formuladiät umgestellt. Der Erwachsene muß im Umgang mit Milch und Milchprodukten Vorsicht walten lassen. Kleinere Mengen Milch (bis zu 60 g) werden vertragen, auch lactosearme Milchprodukte wie Quark, Joghurt und Käse werden im allgemeinen toleriert.

Handelspräparate: al 110® (Nestle), MB-F® (Maizena).

Galactoseintoleranz (Galactosämie)

Die Erkrankung hängt ebenfalls mit der Lactose der Milch zusammen, ist aber wesentlich gefährlicher als die Lactoseintoleranz. Unbehandelt führt sie innerhalb der ersten Lebensmonate zum sicheren Tod.

Lactose ist eine 1,4-β-Galactosidoglucose. Der Galactoseanteil wird im gesunden Organismus in zwei enzymatisch gesteuerten Reaktionen über das Galactose-1-phosphat zum Glucose-1-phosphat verstoffwechselt. Bei der Galactosämie fehlt die Galactose-1-phosphaturidyltransferase. Dadurch kommt es zur unphysiologischen Anhäufung von Galactose-1-phosphat im Gewebe und zu toxischen Wirkungen auf verschiedene Organe. Besonders betroffen sind die Augenlinse (Erblindung), die Leber und das Gehirn (geistige Retardierung). Die Therapie besteht in einer Umstellung des Kindes auf milchzuckerfreie Präparate (wie bei der Lactoseintoleranz). Auch Sojamilchzubereitungen können eingesetzt werden, da die darin enthaltene Galactose α-glykosidisch verknüpft ist, eine Bindung, die im Darm nicht gespalten werden kann.

Handelspräparate: MB-F® (Maizena).

Fructoseintoleranz (Fructosämie)

Bei dieser Erkrankung fehlt in der Leber ein wichtiges Enzym des Fructosestoffwechsels, die Phosphofructaldolase. Infolge des Enzymdefektes kommt es zu einem Anstieg von Fructose-1-phosphat im Säuglingsorganismus, was zerebrale Schäden zur Folge haben kann. Außerdem beobachtet man hypoglykämische Zustände bis hin zum Schock, denn auch die Gluconeogenese ist gestört.

Die Therapie ist eindeutig: Lebenslang müssen Fructose – und damit auch Saccharose sowie Sorbitol – aus der Ernährung gestrichen werden, im Laufe der Jahre tritt jedoch ein gewisser Gewöhnungseffekt und eine damit verbundene Abschwächung der Erkrankung ein.

Phenylketonurie (PKU), Phenylbrenztraubensäureschwachsinn

Der Enzymblock besteht darin, daß die essentielle Aminosäure Phenylalanin nicht in Tyrosin umgewandelt werden kann. Es fehlt die Phenylalanin-4'-hydroxylase. Das blockierte Phenylalanin häuft sich im Körper an. Es wird teilweise in Phenylbrenztraubensäure umgewandelt und im Harn ausgeschieden. Beide Substanzen, also sowohl das Phenylalanin als auch die Phenylbrenztraubensäure, sind toxisch und führen zu einer schweren Hirnschädigung, die Schwachsinn zur Folge hat.

Die diätetische Behandlung erfolgt durch eine *teilweise Entfernung von Phenylalanin* aus der Nahrung. Vollständig darf die Substanz nicht entfernt werden, da Phenylalanin eine essentielle Aminosäure ist! Durch den Enzymblock wird außerdem die nach dem Block liegende Aminosäure Tyrosin zur essentiellen Aminosäure. Sie muß also vermehrt zugeführt werden.

Die Änderung des Speiseplans bringt eine totale Umstellung mit sich: Eiweißreiche Nahrung (Fisch, Fleisch, Eier, Milch und Milchprodukte) müssen aus der Ernährung gestrichen werden. Das Nahrungseiweiß wird ersetzt durch Aminosäuremischungen genau bekannter Zusammensetzung. Die täglich anzuwendenden Mengen muß der Arzt festlegen. Dies geschieht in der Klinik, da exakte Kontrollmessungen notwendig sind. Auch nach der Entlassung aus der Klinik müssen alle 4 Wochen Blutspiegelkontrollen durchgeführt werden.

Da auch Getreidekörner Eiweiß enthalten, scheiden auch die aus normalen Mehlen bereiteten Back- und Teigwaren für die Ernährung eines PKU-Patienten aus. Es müssen reine Stärkeprodukte oder eiweißarme Fertigmehlmischungen angewendet werden.

Eine eigenmächtige Änderung der Ernährung ist gefährlich: Wird zuviel Phenylalanin aufgenommen, resultieren Gehirnschäden, wird zuwenig Phenylalanin zugeführt, kommt es zu Erbrechen, Nahrungsverweigerung, Schlappheit und nach längerer Dauer zu Wachstumsstörungen.

Die Behandlung muß vor dem 3. Lebensmonat einsetzen, wenn Gehirnschäden vermieden werden sollen. Eine streng diätetische Führung muß bis zum 10. Lebensjahr, besser bis zum 15. Lebensjahr erfolgen. Man nimmt an, daß eine gelockerte Diät jenseits des 15. Lebensjahres keine Gehirnschäden mehr hervorruft.

Handelspräparate: Albumaid XP® (Maizena), P-AM® (Maizena), PKU-Diät® (Aponti), Mondamin®, Damin® (eiweißarm) u. a.

Ahornsirupkrankheit

Bei dieser Krankheit ist der Abbau verzweigtkettiger Aminosäuren (Valin, Leucin und Isoleucin) gestört. Es erfolgt keine oxidative Decarboxylierung. Die Ausscheidung dieser Säuren und ihrer Metaboliten im Harn verleiht diesem einen typischen Karamel- bis maggiartigen Geruch, auch als Ahornsirupgeruch bezeichnet. Ohne Therapie tritt der Tod bereits in den ersten Lebenswochen durch Schädigung des ZNS ein.

Die Therapie besteht im völligen Ersatz von Nahrungsproteinen durch Aminosäuremischungen bekannter Zusammensetzung. In diesen sind die drei verzweigtkettigen, aber essentiellen Aminosäuren zunächst gar nicht, dann in nur geringer Menge enthalten. Die Erfolge sind bis jetzt noch unbefriedigend. Die Krankheit führt zu mehr oder weniger stark ausgeprägtem Schwachsinn.

Handelspräparat: Ilv-AM® (Maizena).

Weiterführende und ergänzende Literatur

H. Kasper: Ernährungsmedizin und Diätetik. Verlag Urban und Schwarzenberg 1985.
H. Förster: Grundlagen von Ernährung und Diätetik. Govi-Verlag 1978.
H. Spegg: Ernährungslehre und Diätetik. 4. Auflage. Deutscher Apotheker Verlag 1985.

9 Vergleichende Beurteilung von Mitteln und Gegenständen zur Körperpflege und Krankenpflege sowie von Verbandmitteln

9.1 Mittel zur Körperpflege und kurativen Kosmetik

Von Chr. Hirche

9.1.1 Problemstellung

Die Kosmetik umfaßt die Bereiche Reinigung, Pflege, Protektion, Prävention, Wiederherstellung/Normalisierung, Korrektur und Dekoration. Daraus leitet sich die mögliche Doppelrolle des Kosmetikums ab: sowohl Gebrauchsgegenstand als auch Spezialität für einen ganz individuellen Bedarfsfall. Nach der Apothekenbetriebsordnung gehören kosmetische Präparate zu den apothekenüblichen Waren; ihr nach Hautbeschaffenheit und Zweckbestimmung ausgerichteter Einsatz erfordert entsprechende Kenntnisse des Abgebenden über die physiologischen Gegebenheiten der Haut sowie Wirkprinzip und Galenik der Präparate.

9.1.2 Die Haut – Bau und Funktion

Die unterschiedlich gearteten Aufgaben der Haut
- Schutz des Organismus,
- Tastsinn, Wahrnehmung von Schmerz und Temperatur,
- Ausscheidung,
- Regulierung der Körpertemperatur,
- Depot für Fett und Wasser,

sind Erklärung für den äußerst differenzierten Aufbau der Haut als Organ. Die Gesamtoberfläche an Hautgewebe beträgt beim Erwachsenen 1,8 bis 2 m^2, die Hautdicke variiert nach Körperzonen in Abhängigkeit von der Beanspruchung von 0,5 bis 2 mm. Der Aufbau der Haut gliedert sich in 3 Schichten (vom Körperinneren nach außen): Hypodermis, Dermis, Epidermis (Abb. 9-1).

Hypodermis, Unterhautfettgewebe, Subcutis: Lockeres Bindegewebe mit zahlreichen Fetteinlagerungen; sie bildet eine Schicht für die thermische Isolation und ist zugleich ein mechanisches Polster.

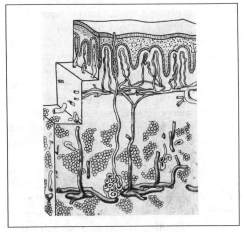

Abb. 9-1: Schematischer Querschnitt durch das Hautgewebe
Von unten nach oben: Hypodermis mit inselartigen Fetteinlagerungen und größeren Gefäßen in lockerer Struktur; Dermis oder Lederhaut mit weitverzweigtem Kapillargefäßsystem und papillöser Grenzfläche zur Epidermis – hier hervorgehoben die Basalschicht als einzellige Zellreihe und die Hornschicht als Abschluß an der Hautoberfläche.

Dermis, Lederhaut, Cutis: Hauptbestandteile sind Faserproteine (Kollagen, Elastin) und eine gelförmige Grundsubstanz, reich an Mucopolysacchariden und mit hohem Wasserbindevermögen. Eingelagert sind Nervenendigungen, Lymphbahnen und Blutgefäße. Der Stoffwechselaustausch für die Epidermis erfolgt von der Dermis aus. Aufgrund einer durch Lamellenstruktur vergrößerten Grenzfläche zur Epidermis ist der Stoffaustausch mit dieser erleichtert. Die Dermis verleiht der Haut Elastizität und Festigkeit.

Die *Epidermis* oder *Oberhaut* wird in 5 Schichten unterteilt:
- Stratum corneum (Hornschicht),
- Stratum lucidum (Glanzschicht),
- Stratum granulosum (Körnerschicht),
- Stratum spinosum (Stachelzellschicht), und
- Stratum basale (Keim- oder Basalschicht).

Das Stratum basale bewirkt durch ständige Zellteilung und Abgabe der Zellen nach oben eine laufende Erneuerung der Epidermis. Auf dem Wege zur Oberfläche werden die Zellen mehr und mehr mit Hornhautsubstanz ausgefüllt bis sie schließlich, total verhornt und nach Aufgabe der Lebensfunktion, die kompakte und schützende Hornschicht bilden, an deren Oberfläche sie dann in Zellverbänden abgeschilfert bzw. durch Abrieb entfernt werden. Auf diese Weise erfolgt beim Hautgesunden monatlich eine Erneuerung der Epidermis.

Anhangsorgane der Haut: Hierzu gehören Haar und Talgdrüse, Schweißdrüse, Nagel und Zahn.

Haar und Talgdrüse finden sich fast immer zusammen, deshalb spricht man vom Haar-Talgdrüsen-Apparat. Die Talgdrüsen nehmen ihre Funktion erst mit der Pubertät auf. Beim Hautfett (Sebum) sind zwei Komponenten zu unterscheiden: das Talgdrüsenfett und das epidermogene Fett. Letzteres wird nicht durch die Drüsen abgesondert, sondern bei der Verhornung der Epidermiszellen freigesetzt; es ist die Fraktion, die dem Hautfett besonders die Emulgierfähigkeit verleiht.

Bei den *Schweißdrüsen* (Abb. 9-2) ist zu unterscheiden zwischen den am ganzen Kör-

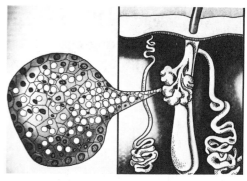

Abb. 9-2: Schweißdrüsen und Haar-Talgdrüsen-Apparat
Links ekkrine Schweißdrüse mit Ausgang an der Hautoberfläche, in der Mitte Wandansicht einer Haarpapille mit zum Vordergrund hin schematisch vergrößerter einzelner Talgdrüse im Schnitt (Zellkerne dunkel, helle Tropfen – gebildetes Sebum), rechts apokrine Schweißdrüse mit Ausgang in den Haarfollikel.

per verteilten ekkrinen Schweißdrüsen und den hauptsächlich an Achseln, Anal- und Genitalbereich lokalisierten apokrinen Drüsen. Funktion und Sekret der beiden Drüsen unterscheiden sich grundsätzlich. (Die apokrinen Drüsen könnte man als „Duftdrüsen" einstufen.)

Der *Hydro-Lipid-Film*, auch Säureschutzmantel genannt, ist eine Emulsion aus Schweiß und Hautfett. Er bedeckt bzw. imprägniert die oberste Hornschicht. Mit seinem pH zwischen 5,5 und 6,5 verleiht er der Hautoberfläche gewisse bakteriostatische Eigenschaften. Seine imprägnierende Wirkung schirmt die Haut nach außen ab und schränkt übermäßigen Feuchtigkeitsverlust der Hornschicht ein.

Das *Fett-Wasser-Gleichgewicht* ist für die Hornhaut als oberste Schicht von ausschlaggebender Bedeutung, um Elastizität und Oberflächenglätte zu erhalten. Dabei besteht die Rolle des Fettes in der Hauptsache darin, durch Schutz vor Verdunstung den optimalen Hydratationsgrad der Hornschichtkeratine aufrechtzuerhalten. Diese haben ihre optimale Beschaffenheit (Festigkeit, Elastizität) bei einem Wasseranteil von etwa 10%. Ebenso wichtig für die Wasserverbindung in den Keratinen sind wasserlösliche und teilweise wasserbindende Stoffe (freie Aminosäuren, Pyrrolidoncarbonsäu-

	Talg	Pore	Epidermis
Seborrhoiker	viel	groß	dick
Sebostatiker	wenig	klein	dünn

ren, Harnstoff u. a.), die in der Hornschicht eingelagert sind und unter dem Begriff NMF (Natural Moisturizing Factor) zusammengefaßt werden.

Die Feststellung des *Hauttyps* bzw. der Hautbeschaffenheit ist vor dem Einsatz eines Kosmetikums von Wichtigkeit, da das Kosmetikum als Adjuvans ganz bestimmte Mängel oder auch Mangelerscheinungen ausgleichen soll, z. B. einer trockenen Haut Fett zuführen oder eine fett Haut ohne Fettzufuhr pflegen.

Als grundsätzliche Klassifizierung erfolgt die Einteilung in *Seborrhoiker* und *Sebostatiker*. Bei äußerlicher Betrachtungsweise dienen zur Bestimmung der Beschaffenheit Talgmenge, Porengröße und Epidermisdicke.

Weitere Merkmale zur Bestimmung sind Hautschuppung, Faltenbildung und Aufnahmefähigkeit von Fettcremes. Zu beachten ist, daß es meist zur Mischform der beiden Typen kommt. Besonders im Gesicht sprechen wir von einer Mischhaut, wenn die Gesichtsmitte (Stirn, Nase, Kinn) fette Haut aufweist, während auf den Seitenpartien die Haut trocken ist. Weiterhin sind im pharmazeutischen Bereich ganz bestimmte Erscheinungsformen zu behandeln, wie Altershaut, Verhornungsstörungen, Narben, atrophische Hautzustände nach längeren Corticoid-Behandlungen.

9.1.3 Kosmetische Mittel

9.1.3.1 Präparate zur Reinigung der Haut

Schweiß und Talg, ausgeschiedene Stoffwechselendprodukte, abgestoßene Zellverbände und Schmutz, der sich auf der Haut angesammelt hat, müssen von der Hautoberfläche beseitigt werden. Die Anforderung an ein Hautreinigungsmittel ist, gründlich zu reinigen, ohne sie zu sehr in ihrer Beschaffenheit zu beeinträchtigen (pH, Fettgehalt, Hautfeuchtigkeit). Hautreinigungspräparate lassen sich nach ihrem Wirkprinzip in 3 Gruppen einteilen:
* Auf der Basis von Wasser,
* Auf der Basis von Öl,
* Auf der Basis von festen Stoffen.

Reinigungspräparate auf der Basis von Wasser

Da das Netzvermögen von reinem Wasser nicht genügend groß ist, müssen zur Reinigung Zusätze benutzt werden.

Seifen sind das älteste Hautreinigungsmittel. Zur Anwendung kommen die Natriumsalze der Stearin-, Palmitin- und Ölsäure. Die Reinigungswirkung beruht auf der emulgierenden Wirkung. Im Wasser unterliegt die Seife der Hydrolyse, durch die gebildeten Hydroxid-Ionen reagiert sie immer alkalisch. Dadurch wird vorübergehend der Haut-pH-Wert verändert, der sich bei der normalen Haut ziemlich schnell wieder auf den Normalwert im sauren Bereich einstellt. Empfindliche Haut reagiert aber leicht mit Reizzuständen. Weiterhin ist zu beachten, daß die Hautkeratine ihre kompakteste Struktur bei pH 5 besitzen und im alkalischen Milieu aufquellen. Ein weiterer Nachteil der Seife ist, daß sie mit hartem Wasser unlösliche Kalkseife (Calcium-Salze der entsprechenden Fettsäuren) bildet. Dadurch geht die Emulgierfähigkeit der Seife verloren und die Kalkseife kann sich in den Hautporen festsetzen.

Alkalifreie Reinigungsmittel werden in flüssiger und fester Form (sog. Kompakt-Stücke) eingesetzt. Sie weisen nicht die Nachteile der Seife auf (Alkalisierung, Abhängigkeit von der Wasserhärte). Das zuerst angewendete alkalifreie Waschmittel war das Türkischrotöl. Heute steht eine Vielzahl an synthetischen, waschaktiven Substanzen zur Verfügung. Die Hautverträglichkeit der alkalifreien Reinigungsmittel wird erhöht, indem man ihren pH auf denjenigen der Haut einstellt und rückfettende Substanzen beifügt (Lanolin, Paraffin. Olivenöl u. a.), die wegen ihrer Affinität zu Keratin beim Waschvorgang auf die Hautoberfläche aufziehen. Die Einteilung der Tenside erfolgt in ionogene (anionaktive, kationaktive, ampholytische) und nichtionogene Tenside.

Als kosmetische *Badezusätze* kommen in Betracht:
- *Schaumbäder*, die waschaktive Substanzen, Schaumstabilisatoren (z. B. Sorbit-Verbindungen), Spezialzusätze wie Pflanzenextrakte, Duftstoffe und Farbstoffe enthalten. Der zusätzliche Gebrauch von Seife ist bei Verwendung von Schaumbädern nicht angebracht.
- *Badeöle* oder *hydrophile Öle,* denen außer fetten Ölen synthetische Emulgatoren zugesetzt sind.
- *Bademilch*, die als flüssige O/W-Emulsion mit Wasser beliebig verdünnt werden kann. Auch hier erwartet man ein Aufziehen der Fette auf das Hornhautkeratin.
- *Badesalze*, welche schön kristallisierende Salze wie Natriumthiosulfat, Natriumsulfat u. a. enthalten, die mit Farbstoff und Parfum aufbereitet worden sind.

Reinigungsmittel auf der Basis von Öl
Diese werden angewandt, wenn die Haut nicht mit Wasser in Berührung kommen soll. Sie nehmen gut öllöslichen Schmutz auf. Oft werden sie zum Entfernen von Schminke und Make-up benutzt. Die Gefahr der Bildung einer trockenen und rissigen Haut ist vermindert, jedoch vermögen auch sie, Lipide aus der Haut zu lösen. Ein besonderer Nachteil ist der auf der Haut verbleibende, als unangenehm empfundene Fettfilm.

Kombination von Wasser und Öl – die Hautreinigungsemulsion (Reinigungsmilch)
Sämtliche Schmutzpartikel werden in der Phase ihrer Löslichkeit aufgenommen bzw. von der Emulsion eingehüllt. Der Emulgator wirkt als Netzmittel. Die Anpassung an die Hautbeschaffenheit erfolgt durch unterschiedliche Fettanteile (fettreich bei trockener Haut – fettarm bei fetter Haut) und Einstellung auf den pH der Haut. O/W-Emulsionen können gut mit Wasser abgespült werden. Reinigungsemulsionen sind sehr schonende und gründliche Hautreinigungsmittel. Wegen der Kosten werden sie in der Kosmetik fast ausschließlich zur Gesichtsreinigung benutzt. Nachteilig ist, daß sie auf der Haut einen Restfilm hinterlassen, der entfernt werden muß. Reinigungsemulsionen haben eine reine Oberflächenwirkung und werden zum größten Teil mit mineralischen Fetten hergestellt; sie sind nicht zum Verbleib auf der Haut geeignet.

Gesichtswasser dienen der Entfernung des von der Reinigungsemulsion verbleibenden Restfilms. Es sind meißt wäßrige Lösungen mit einem Zusatz zur Verminderung der Oberflächenspannung (Alkohol, mildes Tensid, Borax u. a.), so daß der Restfilm an der Hautoberfläche entfernt wird, der Hornschicht selbst aber kein Fett entzogen wird. Zur Verbesserung des Hautgefühls und der Hauteigenschaften setzt man ihnen Feuchtigkeitsbinder, adstringierende und tonisierende Substanzen zu.

Reinigungspräparate auf der Basis fester Stoffe
Diese Präparate reinigen durch Absorption bzw. Abschwämmung. Zur Anwendung kommen Mandelkleie, Irispulver und Stärke.

9.1.3.2 Präparate mit schweißhemmender bzw. geruchshemmender Wirkung

Desodorantien sollen den Körper von lästigem Geruch freihalten. Körpergeruch entsteht dadurch, daß insbesondere der apokrine Schweiß auf der Hautoberfläche bakterieller Zersetzung in mehr oder minder stark riechende Spaltprodukte unterliegt. Entsprechend ihrem Angriffspunkt teilt man die Präparate ein in:
- *Antitranspirantien* (schweißhemmende Mittel): Die Wirksamkeit beruht auf adstringierenden Eigenschaften; sowohl die apokrine als auch die ekkrine Schweißabsonderung wird vermindert. Sie enthalten meist Aluminiumverbindungen (Aluminiumhydroxidchlorid, Alaun, Aluminiumsulfat), die adstringierend und leicht bakteriostatisch sind. Durch Adstringierung des Schweißdrüsenausgangs soll ein gewisser Rückstau zur Drüse entstehen und dieser

wiederum eine Einschränkung der Schweißbildung bewirken. Hautverträglichkeit und Wirksamkeit der Präparate sind allerdings nicht immer zufriedenstellend.

- *Desodorantien* (geruchsunterbindende Präparate):
– Desinfizientia: Hemmen nicht die Transpiration, sondern desinfizieren die Hautoberfläche, um die bakterielle Zersetzung des Schweißes zu unterbinden. Wirkstoffe sind milde, hautverträgliche Desinfektionsmittel (halogenierte Phenole, quaternäre Ammoniumverbindungen u. a.), die Sprays, Seifen und Lotionen zugesetzt werden.
– Adsorbentia: Neuere Form zur Desodorierung, diese enthalten das Zinkricinoleat Grillocin®; man nimmt an, daß die Substanz unangenehme Gerüche einschließt wie ein Chelatbildner.

Die Parfümierung der Desodorantien soll neben der Signalisierung einer bestimmten Marke zusätzlich eine Maskierung des Geruches erreichen.

Intimdesodorantien enthalten als Wirkstoff ebenfalls eines der oben genannten Desinfektionsmittel, z. B. Trichlorhydroxyphenylester. Dagegen hat das Sprühsystem eine andere Zusammensetzung. Das verwendete Aerosol muß sich durch besondere Verträglichkeit und Reizlosigkeit auszeichnen, weil es in Kontakt mit Schleimhäuten kommt.

9.1.3.3 Präparate zur Hautpflege und Protektion

Präparate zum Schutze der Haut

Sie bilden eine Barriere zwischen dem schädigenden Einfluß und der Haut, sind also prophylaktisch. Meist bewirken sie eine Verstärkung des Hydro-Lipid-Films. Dementsprechend enthalten sie filmbildende Stoffe, die an der Hautoberfläche verbleiben, wie Silikonöle, mineralische Fette und entsprechende Synthetika.

Kosmetische Tagescremes

Sie sollen die Gesichtshaut während des Tagesverlaufs von Staub abschirmen, die Haut vor übermäßigem Feuchtigkeitsverlust schützen, Unterlage für Make-up-Präparate sein und durch hautpflegende Zusätze Aussehen und Gefühl verbessern. Die filmbildende Komponente muß so beschaffen sein, daß sie nicht als störend empfunden wird. Entsprechend dem Fettbedürfnis (trockene Haut/fette Haut) muß der Fettgehalt dieser Präparate auf den Hauttyp abgestimmt sein.

Hautschutzsalben

sind Präparate gegen staubförmige und andere, meist industrielle Noxen. Sie sollen dann angewendet werden, wenn sich Schmutzstoffe derart in der Haut festsetzen, daß eine Reinigung nur unter Schädigung der Haut möglich ist. Als filmbildende Substanzen dienen Silikone, Alginate, Cellulosederivate; bei Schutzpräparaten gegenüber organischen Lösungsmitteln auch Benzoeharz oder Mastix. Die Annehmlichkeit auf der Haut spielt bei Präparaten dieser Art eine untergeordnete Rolle.

Lichtschutzpräparate

schützen die Haut vor zu starker UV-Bestrahlung und der damit verbundenen Hautschädigung. Sie dienen zur Überbrückung der Zeit, die die Haut benötigt, um ihren eigenen Lichtschutz zu bilden wie Lichtschwiele (Verdickung der Hornschicht) und Pigmentierung.

Das auf die Haut auftreffende UV-Licht setzt sich aus zwei Komponenten mit unterschiedlicher Wirkung zusammen.
UV A (320–400 nm) bewirkt die *direkte Pigmentierung*, d. h. die Bildung von Melanin durch Photooxidation von Promelanin.
UV B (280–320 nm) verursacht zunächst ein Erythem, das dann je nach Schweregrad zu einem Abstoßen der Haut (Schälen) oder zu einer Braunfärbung durch Denaturierung von Proteinen im Hautgewebe führt – *indirekte Pigmentierung*.
Lichtfiltersubstanzen haben die Eigenschaft, die erythematogene UV B-Strahlung zu absorbieren und UV A durchzulassen, d. h. das Absorptionsmaximum dieser Substanzen liegt zwischen 280 und 320 nm. Lichtfiltersubstanzen sind: p-Aminobenzoesäurederivate, Dibenzalhydrazin, Benzophenone, Zimtsäureverbindungen, Salicylsäurederivate, Cumarinderivate u. a. Die Wirkung dieser Stoffe kann noch verstärkt werden durch Hinzufügen von lichtundurch-

lässigen, abdeckenden Substanzen wie Talcum, Titandioxid, Magnesiumoxid.
Das Protektionsvermögen der Lichtschutzpräparate wird durch den *Lichtschutzfaktor* angegeben. Dieser wird errechnet aus

$$\frac{\text{Erythemschwellenzeit der geschützten Haut}}{\text{Erythemschwellenzeit der ungeschützten Haut}} = Q$$

Q gibt die mögliche Bestrahlungsdauer an, ehe ein Erythem auftritt; bei Lichtschutzfaktor 2 also das 2fache gegenüber ungeschützter Haut. Die Formulierung kosmetischer Sonnenschutzpräparate erfolgt meist entsprechend dem Verwendungszweck. Cremes für das Gesicht, Lotionen und Emulsionen für den Körper. Qualitativ gute Präparate haben auch beim Baden eine höhere Haftfähigkeit auf der Haut.

Die bisher existierenden Sonnenschutzpräparate sind fast ausschließlich für eine Filterung von UV B konzipiert. Es stellt sich jedoch immer mehr heraus, daß die Einwirkung von UV-A nicht sofort erkennbare, jedoch langfristig gravierende Schäden (Verlust der Elastizität, Immunschwächung) an der Haut hervorruft. Aus diesem Grunde wird es sicherlich zu einer Neukonzeption der Sonnenschutzpräparate kommen und zwangsläufig auch zu einer Rücknahme des hohen Stellenwertes der Hautbräunung.

Zu den *künstlichen Bräunungsmitteln* gehören Dihydroxyaceton und β-Carotin. Dihydroxyaceton bildet mit den Hornschichtproteinen eine gelb-braune Verbindung, die jedoch nur teilweisen Sonnenschutz bewirkt.

Genügend lange orale Einnahme von β-Carotin (etwa 20–50 mg/Tag) führt zu einer Braunfärbung der Oberhaut. Gleichzeitig wird die Empfindlichkeit gegenüber UV-B herabgesetzt. Man erreicht damit auch eine Pigmentangleichung bei kutanen Pigmentstörungen wie Vitiligo und Chloasmen. Der Zusatz von Canthaxanthin zu β-Carotin-Präparaten wurde inzwischen wegen der möglichen Nebenwirkungen am Auge untersagt. β-Carotin-Präparate zählen zu den Arzneimitteln und nicht zu den Kosmetika.

Präparate zur Regulierung des Fett-Wasser-Gehaltes der Haut

Obwohl das reine Hautkeratin hydrophob ist, spielt der Feuchtigkeitsgehalt der Hornschicht eine entscheidende Rolle im Hinblick auf Aussehen, Elastizität und Hautgefühl. Die Feuchtigkeitsbindung in der Hornschicht geschieht mittels in das Keratin eingelagerter, hydrophiler Substanzen (NMF) und emulgierender Lipide des Hautfettes, die zusätzlich gegen Verdunstung schützen. Aufgrund des Zusammenspiels von Fett und Wasser spricht man vom Fett-Wasser-Gleichgewicht der Haut. Fettarme Haut unterliegt einem beschleunigten Austrocknungsprozeß. Mit dem fortschreitenden Alterungsprozeß geht der Fettgehalt und auch der Anteil an wasserbindenden Substanzen in der Haut zurück. Das äußert sich oft in einem Hautzustand mit „welker", spröder und schuppender Oberfläche und Neigung zu Spannungsgefühl und Juckreiz. Der Ausgleich dieser Mängel ist eines der Hauptanliegen kosmetischer Pflege überhaupt. Als Behandlungsmöglichkeiten sind üblich:

- Fettung der Haut mit Ölen – somit Verdunstungsschutz; kosmetisch unangenehm, da Fettgefühl.
- Zufuhr von Feuchtigkeit mit Ö/W-Emulsionen. Diesen werden oft zur Erhöhung der Verweildauer des Wassers in der Haut Feuchtigkeitsbinder zugesetzt wie Harnstoff, Glykole, Sorbit, Alginate, Pyrrolidoncarbonsäure, Lactate, Kollagen. Die hydratisierende Wirkung dieser Präparate ist jedoch von relativ kurzer Dauer, da die zugeführten Feuchtigkeitsbinder nicht in das Keratin eingelagert sind.
- Zum Rückhalten der hauteigenen Feuchtigkeit und zum Verdunstungsschutz gewinnen W/O-Emulsionen wieder mehr an Bedeutung. Es ist hier jedoch schwierig, den Ausgleich zwischen Wirksamkeit und kosmetischer Annehmlichkeit zu finden.

Bei Rezeptur und Anwendung jedes pflegenden kosmetischen Präparates sollte dessen eventuelle Auswirkung auf das Fett-Wasser-Gleichgewicht der Haut große Beachtung finden.

Präparate mit Tiefenwirkung

Bei einer Wirkung bis in die unteren Hautschichten (Hypodermis) müßten die Präparate dem Arzneimittelgesetz unterstellt werden. Worauf der Begriff „Tiefe" eher abzielt, das sind das Stratum basale sowie Talgdrüse und Haarwurzel. Entsprechend handelt es sich hier um Nachtcremes, Präparate gegen fette und unreine Haut und Präparate gegen Haarausfall.

Nacht- und Nährcremes werden immer wieder zur Hautregenerierung, d. h. Anregung des Stratum basale, angeboten. Eine echte Beeinflussung dieser Hautschicht dürfte von außen schon im Hinblick auf eine quantitativ genügende Penetrationsrate der Wirkstoffe sehr schwierig sein. Mit einigen Organextrakten wie Plazenta-, Milz- und Thymus-Extrakt läßt sich eine Erhöhung des Sauerstoff-Stoffwechsels von Hautgewebe in vitro feststellen; jedoch ist bei den im Handel befindlichen Präparaten meist offengelassen, ob diese Substanzen für eine invivo-Wirkung ausreichend dosiert sind.

Meist jedoch als Fettcremes konzipiert, spielen diese Präparate eine anerkennenswerte Rolle bei der Absättigung der äußeren Hautschichten mit Lipiden und eventuell die Hydratisierung verbessernden Proteinen.

Präparate zur Pflege seborrhoischer Haut zielen darauf, die übermäßige Absonderung der Talgdrüsen einzuschränken. Neben elementarem Schwefel werden lösliche Schwefelverbindungen und Cysteinderivate eingesetzt. In Kombination mit pflegenden Präparaten zur Reinigung, Desinfizierung, Aufrechterhaltung des Talgflusses aus den Poren sowie geschickter manueller Entfernung von Mitessern, lassen sich gute Erfolge erzielen. Zu starker Fettentzug („austrocknen") sollte bei seborrhoischer Haut vermieden werden, da dadurch die Talgdrüsen zu verstärktem Nachfetten angeregt werden.

Dekorative Präparate

Diese werden in den verschiedensten Formen hergestellt (Pasten, Puder, Cremes, Stifte) und enthalten Farbstoffe bzw. Farbpigmente. Ihre Anwendung erfolgt oft großflächig und meist in der Nähe von Schleimhäuten (Mund, Augen). Voraussetzung für färbende Zusätze sind Hautverträglichkeit und Indifferenz, d. h. die Haut darf nicht angefärbt werden.

Die für die verschiedenen Anwendungsformen vom Gesetzgeber zugelassenen Färbemittel sind in der Kosmetikverordnung (siehe unten) aufgeführt.

Die Zusammensetzung der Präparate erfolgt meist unter dem Aspekt einer Kombination von dekorativer Farbgebung und Hautpflege wie bei Make-up und getönten Tagescremes mit einer hautpflegenden Basis, Lippenstiften mit einer UV-B absorbierenden Substanz, Puder mit Lanolinzusatz u. a.

9.1.3.4 Baby-Kosmetika

Als Grundlage für alle Formulierungen ist zu beachten, daß bei Kleinkindern die schützende Hornschicht kaum ausgebildet ist. Sie ist erst mit dem 3.–4. Lebensjahr vollständig. Daraus ergibt sich:
- Erhöhte Verletzbarkeit – allerdings auch Heilbarkeit – im Vergleich zum Erwachsenen,
- Permeabilität wie bei einer Schleimhaut,
- Große Anfälligkeit gegenüber Keimen, besonders begünstigt durch das feuchtwarme „Windelklima".

Baby-Kosmetika sollen in der Hauptsache
- antibakteriell wirken,
- vor Nässe (Urin-Mazeration) schützen, d. h. einen Fettfilm bilden und
- trocknend wirken.

Babycremes sind meist von pastöser Konsistenz, als W/Ö-Emulsion formuliert unter Verwendung von möglichst wenig Emulgatoren. Sie enthalten oft Zinkoxid, Lanolin, Vaselin und als Filmbildner Silikonöl oder Pur-Cellin.

Babypuder sind trocknend, feuchtigkeitsabweisend und desinfizierend (auch um einer bakteriellen Zersetzung des Harns vorzubeugen). Hauptbestandteil ist das glatte und neutrale Talcum; Zink- oder Magnesiumstearat erhöhen das Haftvermögen. Ein Stärkezusatz sollte wegen des Aufquellens bei Windelfeuchtigkeit unterbleiben.

Die Auswahl von desinfizierenden Zusätzen muß wegen der hohen Peremabilität der Babyhaut sehr sorgfältig erfolgen; nach Anwendung von borsäure- und hexachlorphenhaltigen Pudern kann es bei Säuglingen zu ernsten Intoxikationen allein aufgrund perkutaner Aufnahme der Stoffe kommen.

9.1.3.5 Haarpflege

Das Haar ist als Anhangsgebilde der Haut über den ganzen Körper verteilt, mit etwa 100/cm^2 am dichtesten auf dem Kopf. Das Wachstum des Kopfhaares beträgt täglich 0,3 mm, pro Monat 1 cm. Die Lebensdauer liegt bei etwa 4 Jahren; dabei wird unterschieden in Bildungsphase, Übergangsphase (Ausbildung der Kolbenform), Ruhephase und Ausfall. Ein Ausfallen von 30–60 Haaren/Tag gilt als normal. Die Tatsache, daß das Haar sich nur von der Wurzel aus erneuern kann, unterstreicht die Bedeutung der Haarpflege.

Der Bau des Haares (Abb. 9-3) gliedert sich in: Haarzwiebel mit Papille als Ort der Haarbildung, Haarschaft und Haarspitze. Im Querschnitt von innen nach außen: Mark, Faserschicht, Schuppenschicht (Kutikularschicht). Die *Faserschicht* bildet die Hauptmasse des Haares und bestimmt dessen Stärke, Elastizität und Reißfestigkeit. Von der Struktur her besteht sie aus Spindelzellen, die sich zu Mikrofibrillen/Makrofibrillen zusammenschließen. Die *Schuppenschicht* besteht aus dachziegelartig angeordneten Zellen. Ein glattes Anliegen dieser Zellen (wie bei einem geschlossenen Tannenzapfen) bestimmt die kosmetischen Eigenschaften des Haares wie Glanz und Frisierbarkeit.

Vom Chemischen her gesehen besteht das Haar in der Hauptsache aus Keratinen; spindelartige Peptidketten sind über Cystin-Brücken miteinander verbunden.

Bei der *Dauerwelle* werden diese Cystin-Brücken durch Thioglykolate reduzierend gespalten, das Haar geformt und danach mit Oxidationsmitteln die -S-S-Bindung wieder hergestellt.

Haarentfernungsmittel lösen mittels Thioglykolsäure, Thioglycerol, Thiomilchsäure u. a. das Keratin auf. Das zu entfernende Haar läßt sich dann leicht mit einem stumpfen Gegenstand abschaben bzw. abwaschen.

An *Haarwaschmittel* werden folgende Anforderungen gestellt:
- Reinigung von Haar und Kopfhaut,
- Pflege des Haares (Rückfettung, Griff, Glanz, Kämmbarkeit, statische Aufladung),
- Normalisierung von Haar und Kopfhaut (sprödes Haar, fettiges Haar, Schuppen, reizbare Kopfhaut),
- Verträglichkeit und
- Schaumvermögen.

Die unterschiedlichen Eigenschaften der waschaktiven Substanzen (WAS) machen Kombinationen in der Zusammensetzung notwendig, um diese Eigenschaften zu erreichen; ebenso die Abstimmung der Shampoos auf die verschiedenen Haarbeschaffenheiten (zur Erläuterung s. Tab. 9-1).

Die Ursache der Entstehung der *Kopfschuppen* ist nicht restlos geklärt. Sie treten meist bei oder nach entzündlichen Prozessen der Kopfhaut auf: ein gesteigerter Zellumsatz der Kopfhautepidermis findet sich neben erhöhtem bakteriellen Befall der Kopfhaut. Antischuppenpräparate sollen keratostatisch, keratolytisch und desinfizierend wirken. Als keratostatische Zusätze

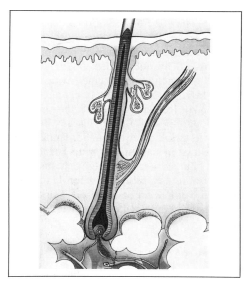

Abb. 9-3: Haar und Haarfollikel
Schematischer Querschnitt mit Talgdrüsen und Haaraufrichtemuskel.

Tab. 9–1: Typische Eigenschaften von waschaktiven Substanzen für Shampoos

Typ	Reinigungs-vermögen	Schaum	Verträglichkeit	Kosmetische Eigenschaften
anionaktiv	gut	reichlich	oft aggressiv	Haar wird elektrisch, schlechte Entwirrbarkeit, frisierunwillig
kationaktiv	gering (aber antiseptisch)	sehr schwach	im allgemeinen sehr aggressiv in den Augen und hautirritierend	setzt sich am Haar fest, dadurch bessere Kämmbarkeit, besserer Halt des Haares, mehr Fülle
nicht-ionogen	mittel – sehr gut	schwach – mittel	variabel, je nach Formel	gute Frisierbarkeit
amphoter	mittel	schwach – mittel, kann nichtionogenen Schaum stabilisieren	gut, kann die Verträglichkeit anionischer Shampoos verbessern	gute Frisierfähigkeit

finden Verwendung Corticosteroide, Selendisulfid und Omadin*. Zur Keratolyse können Schwefel und Salicylsäure zugesetzt werden. Als Anwendungsformen werden Haarwasser und Shampoos gewählt. Antischuppenshampoos enthalten in der Waschbasis zum größten Teil kationaktive WAS.

Haarausfall kann verschiedene Ursachen haben: Infektionskrankheiten, endokrin verursachte Erkrankungen, Nebenwirkungen von Arzneimitteln (Zytostatika, Heparin, Thyreostatika, Antikoagulantien), Vergiftungen (Thallium), Bestrahlungen (Röntgen- und Radiumstrahlen), Belastung durch schlechte Kosmetika, fortschreitender Alterungsprozeß.

Eine Behandlung richtet sich nach den Ursachen, nach deren möglicher Beseitigung, da Haarausfall oft reversibel sein kann. Bei der *Alopecia areata*, dem kreisrunden Haarausfall, sind Erfolgschancen durch den Einsatz von Glucocorticoiden gegeben.

Die *androgenetische Alopezie*, der Haarausfall unter Einwirkung androgener Hormone (Form der hauptsächlich bei Männern auftretenden Glatzenbildung) wird mit östrogenhaltigen Haarwässern beeinflußt; das ist jedoch beim Mann wegen der eventuell eintretenden systemischen Wirkung problematisch. Andere wirksame Gegenmittel existieren nicht. Beeinflussungsmöglichkeiten ergeben sich noch am ehesten mit Cystinderivaten, wenn die Alopezie bei stark seborrhoischer Kopfhaut auftritt.

9.1.3.6 Zahnpflege

Ziel der kosmetischen Zahn- und Mundpflege ist die Bewahrung der Gesundheit von Zähnen und Zahnfleisch, die Oberfläche der Zähne glatt zu erhalten und der Bildung von Geruch in der Mundhöhle entgegenzuwirken.

Mittel zur Zahn- und Mundpflege sind Zahnpasten, Zahnpulver, Mundwässer, Gurgelmittel, Rachensprays, Zahnbürste und Munddusche.

Bau des Zahnes (Abb. 9-4): Äußerlich sind zu unterscheiden die freiliegende Krone, der durch Zahnfleisch bedeckte Zahnhals und die im Kiefer steckende ein- oder mehrästige Wurzel. Von innen nach außen: von Gefäßen und Nerven durchsetzte Zahnpulpa, als Hauptmasse das Zahnbein – Dentin, außen Zahnschmelz oder Email, der von einer resistenten Haut (wahrscheinlich keratinartig) umgeben ist.

Aufgrund mangelnder Feststoffe in der

---

* Omadin (INN: Dipyrithion) ist 1-Hydroxy-2-pyridinthion, ein Stoff mit antibakterieller und fungizider Wirkung.

Nahrung kommt es zu Ablagerungen auf der Zahnoberfläche zunächst als Plaque-Abbauprodukte des Speichels, organische Vorstufe bzw. Entstehungsort des Zahnsteins.

Zahnstein: unlösliche Kalkablagerungen vom enzymatischen Abbau kalkhaltiger Speisen. Diese setzen sich besonders an unzugänglichen Stellen ab. Zahnstein ist in den ersten 12 Stunden nach seiner Entstehung noch weich. Zur Beseitigung von Plaque und Zahnstein ist in erster Linie eine mechanische Reinhaltung erforderlich.

Karies bezeichnet einen chemisch-bakteriellen Vorgang, der mit einer Zerstörung der Zahnhartgewebe (Email und Dentin) unter Mitwirkung von Bakterien und sauren Gärungsprodukten verläuft. Im Endstadium kommt es zu einer Entzündung und Zerstörung des Zahnmarks. Ort der Entstehung von Karies sind verbleibende Plaques Ablagerungen. Dort vergären Bakterien – insbesondere Streptokokken – Kohlenhydrate zu organischen Säuren (Citronen-, Apfel-, Oxal- und Bernsteinsäure, α-Ketoglutarsäure, Milchsäure u. a.), die den Zahnschmelz zerstören. Auch fermentative Prozesse spielen bei der Kariesbildung eine große Rolle. So nimmt man an, daß Karies auch durch einen direkten Abbau der organischen Substanz des Emails durch proteolytische Bakterien erfolgen könnte.

Als Vorbeugung der Karies gilt eine vollkommene *Mineralisierung des Zahnschmelzes*, da die Erkrankung immer am Zahnschmelz beginnt. Die vollständige Mineralisierung als auch eine gewisse Schmelzhärtung erreicht man durch die Behandlung des Zahns mit Fluor (kariöse Zähne enthalten weniger Fluor als gesunde).

Wirkstoffe bzw. Zusätze für Zahnkosmetika zur Kariesprophylaxe sind
- Natriumlaurylsarcosinat als Enzyminhibitor,
- Fluorverbindungen wie Calcium-, Magnesium-, Natriumfluorid und Natriummonofluorphosphat.

Ionogene Fluorverbindungen wie fluorsaure Salze quaternärer Ammoniumverbindungen führen zu einer schnelleren Bindung an die Zahnoberfläche.

Es ist wichtig, bei der Anwendung von Fluorpräparaten auf eine genügend lange Einwirkungsdauer zu achten, damit es zu einer Bindung des Fluors an Email kommen kann. Aus diesem Grund erscheint die Anwendung von speziellen Fluorlösungen bzw. -lacken und Fluorgelen besonders sinnvoll. Eine Überdosierung an Fluor ist zu vermeiden.

Die *Parodontose* ist eine ohne entzündliche Erscheinungen verlaufende Dystrophie von Zahnfleisch, Zahnwurzel und Alveolarknochen, die zu einer Lockerung des Zahnes führt.

Bei der *Parodontitis* geht der Lockerung eine Entzündung des Zahnbettes mit Ablagerung von Zahnstein am Zahnhals, vertiefter Zahnfleischtaschenbildung und Eiterung voraus.

Bei der Zahnpflege steht die mechanische Reinigung von Zahnoberfläche und Zahnhälsen an erster Stelle, um übermäßiger bakterieller Besiedlung und deren Folgen das Substrat (Plaque, Speisereste) zu entziehen. Beeinflussung des Zahnfleisches, der Bakterienflora des Mundes und des Erscheinungsbildes der Zahnoberfläche gelten im Hinblick auf die vorbeugende Zahnpflege als Ergänzung.

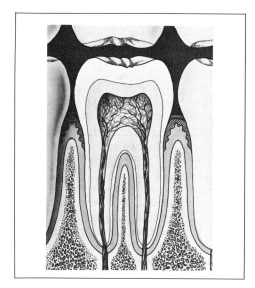

Abb. 9-4: Zahn im Querschnitt
Weiß – Zahnschmelz/Email; grau – Zahnbein/Dentin; innen mit Gefäßen durchsetztes Zahnmark/Zahnpulpa.

Zusammensetzung einer *Zahnpaste:*
- Schleif-, Putz- und Poliermittel,
- Bindemittel,
- Feuchthaltemittel,
- Schäummittel, Reinigungsmittel,
- Aromazusätze und
- Spezialzusätze mit adstringierender, antikariöser, antiseptischer, bleichender, desodorierender Wirkung.

Mundwässer wirken in erster Linie adstringierend, antiseptisch und desodorierend und enthalten die entsprechenden Stoffe.

Reinigungsmittel für Zahnersatz:
Diese müssen den Zahnersatz mit allen Nischen intensiv aber materialschonend reinigen, dazu antibakteriell und desodorierend einwirken. Die Präparate setzen in wäßriger Lösung Sauerstoff frei, der primäre Beläge (Speisereste, Tee- und Raucherbelag, Mucine, Plaques) beseitigt. Detergentien und Netzmittel erhöhen die Benetzbarkeit der Verunreinigungen und emulgierten Fette. Die antibakterielle Wirkung wird verstärkt durch antimikrobielle Zusätze. Präparate zur Schnellreinigung entwickeln in Lösung einen Sprudeleffekt, um die Reinigungskraft mechanisch zu steigern.

Haftmittel für Zahnersatz:
Zahnprothesen haften am Gaumen durch Kohäsion bzw. Adhäsion mittels Speichel. Zäher, muköser Speichel wird seiner Aufgabe meist gerecht, oft ist er jedoch zu dünn oder nur in zu geringem Maße vorhanden. Um die Adhäsionskraft des Speichels zu erhöhen bzw. zu ersetzen, enthalten Haftpulver bzw. -cremes Traganth, Methylcellulose, Alginate oder auch Polyvinylether.

9.1.3.7 Fußpflege

Wegen der großen physischen Belastung und zusätzlich meist ungünstigen physiologischen Bedingungen im Schuhwerk kommt der Pflege der Füße ein besonderer Stellenwert zu. Neben der Hygiene (Reinigung und Desodorierung) wird eine Gesunderhaltung der Füße angestrebt. Diese erstreckt sich
- auf die Verhütung und Behandlung von mechanisch bedingten Fußbeschwerden (Hühneraugen, Hornhautbildung, Wundlaufen, Blasen) und
- auf die Verhütung und Behandlung von Fußkrankheiten im Hinblick auf Fußform und Infektionskrankheiten (Mykosen).

Fußpflegepräparate in Form von Bädern, Cremes, Sprays und Pudern wirken reinigend, adstringierend, antibakteriell, desodorierend, trocknend und sollen die Fußhaut geschmeidig halten.

Hühneraugen und *Schwielen* bedürfen einer besonderen Behandlung, sie sind Folgen von langandauernder mechanischer Exposition. Die Schwiele besteht aus einer gleichmäßigen diffusen Hyperkeratose; bei Hühneraugen findet man einen einzelnen zentralen Hornzapfen, der bei Druck starke Schmerzen hervorrufen kann. Voraussetzung für eine erfolgreiche Behandlung ist eine mechanische Entlastung (Filzring, Korrektur des Schuhwerks), dann Erweichung mit Salicylkollodium und nachfolgendem Abtragen der Hyperkeratose.

9.1.4 Prüfung von Kosmetika

Sie erfolgt, bevor das Präparat auf dem Markt erscheint. Dabei wird die *Hautverträglichkeit* überprüft, d. h. eventuelle Toxizität und Allergenität. Die Aspekte der Langzeitanwendung des Kosmetikums müssen beachtet werden und auf eventuelle degenerative Hautveränderungen sowie Kanzerogenität geprüft werden. Sollten Bestandteile des Präparates durch die Haut penetrieren, so ist noch die Pharmakokinetik im Körper zu untersuchen. Die Verträglichkeitsprüfungen werden an Versuchstierhaut und Humanhaut durchgeführt, wobei der spätere Anwendungsmodus im Test berücksichtigt wird (Sonnenschutzpräparate werden auch unter UV-Bestrahlung geprüft). Die hauptsächlichen *Testanordnungen* sind: Patch-Test, Repetitiver Reizwirkungstest, Repetitiver Reizwirkungstest an Sensibilisierten, Augenschleimhauttest nach Draize, Gebrauchstest (Langzeitversuch).

9.1.5 Gesetzliche Situation

Der Verkehr mit Kosmetika wird durch das Lebensmittel- und Bedarfsgegenständegesetz (LMBG) geregelt (s. a. Kap. II 8.1).

§ 4 des Gesetzes definiert das Kosmetikum und grenzt es gleichzeitig (wegen der gleichen galenischen Form) vom Arzneimittel ab:

> **§ 4**
> **Kosmetische Mittel**
> (1) Kosmetische Mittel im Sinne dieses Gesetzes sind Stoffe oder Zubereitungen aus Stoffen, die dazu bestimmt sind, äußerlich am Menschen oder in seiner Mundhöhle zur Reinigung, Pflege oder zur Beeinflussung des Aussehens oder des Körpergeruchs oder zur Vermittlung von Geruchseindrücken angewendet zu werden, es sei denn, daß sie überwiegend dazu bestimmt sind, Krankheiten, Leiden, Körperschäden oder krankhafte Beschwerden zu lindern oder zu beseitigen.
> (2) Den kosmetischen Mitteln stehen Stoffe oder Zubereitungen aus Stoffen zur Reinigung oder Pflege von Zahnersatz gleich.
> (3) Als kosmetische Mittel gelten nicht Stoffe oder Zubereitungen aus Stoffen, die zur Beeinflussung der Körperformen bestimmt sind. (Busencremes, Schlankheitscremes – Anmerkung des Verfassers).

Übrigens gibt das AMG in § 2 Abs. 3 ebenso eine Abgrenzung des Arzneimittels zum Kosmetikum an. Wichtige Bestimmungen des LMBG sind:
- Kosmetische Mittel dürfen bei bestimmungsgemäßem und vorauszusehendem (!) Gebrauch keine gesundheitlichen Schäden verursachen.
- Verschreibungspflichtige Substanzen dürfen nicht in Kosmetika enthalten sein (Ausnahmen können durch Rechtsverordnungen zugelassen werden).
- Produktaussagen und Werbeangaben müssen objektiv nachweisbar sein.

Darüber hinaus wird die Kosmetik durch eine weitere Anzahl von Gesetzen und Bestimmungen berührt wie Eichgesetz, Fertigpackungsverordnung, Waschmittelgesetz, Tierschutzgesetz, Branntweinmonopolgesetz, Giftverordnungen der Länder, Technische Regeln Druckgase.

Das deutsche LMBG wird durch EG-Richtlinien ergänzt. Diese werden jeweils mittels Kosmetikverordnungen (KMVO) in deutsches Recht umgesetzt bzw. durch Änderungsverordnungen aktualisiert und enthalten Negativlisten oder Positivlisten für Farbstoffe, Konservierungsstoffe, nicht in Kosmetika anzuwendende Stoffe. In Vorbereitung befinden sich weitere Positivlisten für UV-Filtersubstanzen, Antioxidantien u. a.

§ 12 der Apothekenbetriebsordnung zählt zu den apothekenüblichen Waren unter 4.: „Mittel und Gegenstände der Hygiene und Körperpflege". Noch nicht ausgetragen ist der Streit, ob die Formulierung der ApBO rein dekorative Präparate als apothekenunüblich ausschließt und nur pflegende Kosmetik für den Verkauf in der Apotheke zuläßt oder ob der Bereich der dekorativen Präparate im Rahmen der Kosmetika als nicht abzutrennender Teil betrachtet werden kann und somit zum Sortiment gehört.

9.2 Krankenpflegeartikel

Von B. Kohm

9.2.1 Bedeutung in der Apotheke

Das Warensortiment der Apotheke ist begrenzt, da sich der Apotheker in erster Linie seiner zentralen Aufgabe – der ordnungsgemäßen Versorgung der Bevölkerung mit Arzneimitteln – widmen soll. Die Krankenpflegeartikel gehören jedoch unzweifelhaft seit altersher zu den Waren, für die der Apotheker als besonders sachkundig gilt. Daher sind im § 12 Apothekenbetriebsordnung bei den apothekenüblichen Waren nach den Verbandmitteln die **Mittel und Gegenstände zur Kranken- und Säuglingspflege** genannt.

9.2.2 Artikel zur Temperaturbestimmung

Fieberthermometer

Wir unterscheiden 3 Arten der Temperaturmessung:
- Rektal (Thermometer mit Kugelgefäß),
- Axillar (Normalausführung),
- Oral (Mund- oder Zungenthermometer mit flachem Gefäß).

Das Fieberthermometer hat einen Meßbereich von 35 bis 42 Grad Celsius. Es muß geeicht sein (eingeätzter Eichstempel); die Füllung besteht aus Quecksilber.

Frauenthermometer

Das Frauenthermometer dient zur Messung der morgendlichen Aufwachtemperatur (Basaltemperatur), aus deren regelmäßiger Beobachtung der Zeitpunkt des Eisprungs ermittelt werden kann. Die Füllung besteht aus Quecksilber. Es hat einen Meßbereich von 36,3 bis 37,5 Grad Celsius. Um das Ablesen zu erleichtern und Fehler zu vermeiden, ist dieser Bereich durch eine gespreizte Skala dargestellt; eine rote Markierung zeigt den Mittelwert (36,9 Grad) an. Morgens vor dem Aufstehen, jeweils um die gleiche Zeit, soll vaginal oder rektal mindestens 5 Minuten gemessen werden. Die gemessene Temperatur wird in ein Kurvenblatt eingetragen.

Badethermometer

Die Badethermometer sind vorwiegend Alkoholthermometer mit einem Temperaturbereich von 0 bis 50 Grad Celsius. Sie werden beim Baden von Säuglingen und Kleinkindern, aber auch zur Einstellung der gewünschten Temperatur für Heilbäder verwendet.

Fieberteststreifen

Die im Handel befindlichen Fieberteststreifen mit 2 Meßpunkten bestehen aus einer Kunststoff-Folie mit eingesiegeltem temperaturempfindlichem Kristallsystem. Sie sind nicht eichfähig und können daher das Thermometer nicht ersetzen. Temperaturteststreifen mit mehr als 2 Meßpunkten dürfen nicht in den Verkehr gebracht werden!

Digitalthermometer

Eine elegante Methode zur Fiebermessung stellt das quecksilberfreie *elektronische Digitalthermometer* dar. Es wird mit Batterie betrieben und läßt sich mit Tastendruck an- und ausstellen. Zur Messung werden nur 60 sec. benötigt.

Eichpflicht

Im § 49 der Novelle zum Eichgesetz 1982 heißt es: „Meßgeräte zur Bestimmung der Temperatur des menschlichen Körpers mit Ausnahme der Zyklothermometer, die zur Selbstkontrolle bestimmt sind, müssen geeicht sein".

9.2.3 Krankenpflegeartikel zur Verhütung von Druckbeschwerden und Durchliegen

Wasserkissen, Luftringe, Luftkissen

Sind Kranke längere Zeit bettlägerig, so besteht die Gefahr des „Durchliegens". Ein Teil der Decubitusprophylaxe ist die Druckentlastung mit *Wasserkissen* (Abb. 9-5a). Häufig werden auch sogenannte *Decubitusfelle* aus „Vestan 16", einem textilen Material, verwendet. Sie sind waschbar, und es kommt zu keinem Feuchtigkeitsstau wie bei Gummikissen.

Luftringe dienen der Druckentlastung bei Patienten mit Operationswunden, Abszessen und anderen Erkrankungen im Bereich des Anus und im Genitalbereich. *Luftkissen* (Abb. 9-5c) gibt es als Rückenpolster, als Stuhlkissen, als Gesäßpolster, als Beinpolster und als Fersenkissen.

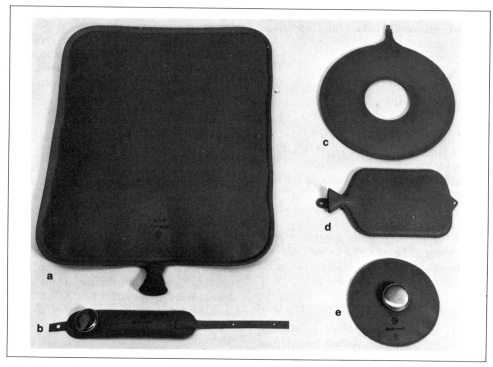

Abb. 9-5: a) Wasserkissen, b) Eisbeutel für den Hals, c) Luftkissen, d) Wärmflasche, e) Eisbeutel runde Form

9.2.4 Hilfsmittel zum Sammeln von Ausscheidungen

Krankenhosen

Krankenhosen gibt es in Schlupfform oder als Knöpfhosen aus gummiertem Stoff oder Plastik. Sie finden bei Inkontinenz Anwendung, d. h. beim Unvermögen, Harn oder Stuhlgang zurückzuhalten. Bei speziellen Ausführungen kann zwischen Trockengewirke und Plastik eine Saugwindel eingelegt werden. Zum Waschen mit der Hand oder in der Waschmaschine sollten keine chlorhaltigen Waschmittel verwendet werden. Empfohlen werden Feinwaschmittel.

Stechbecken

Stechbecken bestehen aus Stahl, Kunststoff oder Gummi (aufblasbar) und dienen als Bettschüsseln oder Unterschieber zur Aufnahme des Stuhles bei bettlägerigen Patienten.

Spuckbecher und Spuckflaschen

Sie dienen zum Auffangen und Sammeln des Auswurfs (Sputum).

Eiterbecken, Brechschale, Nierenschale

In ihnen wird Blut oder Wundsekret aufgefangen; sie passen sich durch ihre Nierenform gut dem Körper an.

Urinbehälter

Der Harn von Kranken wird in Urinflaschen gesammelt, die ein Volumen von etwa 1 Liter haben. Entsprechend den anatomischen Gegebenheiten gibt es Ausführungen für Frauen (Abb. 9-6 oben) und Männer (Abb. 9-6 unten).

Urinbeutel

Urinbeutel sind selbstklebende Kunststoff-Folienbeutel, die in der Kinderheilkunde angewendet werden.

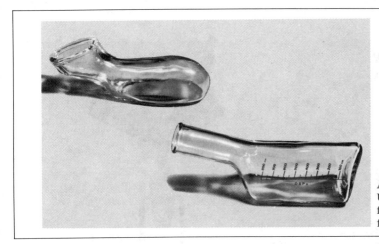

Abb. 9-6:
Urinflasche,
für Frauen (oben),
für Männer (unten)

Urinprobebecher (Abb. 9-7)

Einmal-Urinprobebecher aus Polyethylen dienen zum Sammeln der ärztlich angeforderten Urinprobe. Durch Abschneiden des Entnahmenippels im Labor können Teststreifen direkt eingeführt werden, ohne daß der Deckel geöffnet werden muß. Der Urin kann außerdem gezielt in Laborgefäße dosiert werden, ohne daß Kleidung oder Hände des Personals beschmutzt werden.

Urinauffangsysteme

Urinale für Frauen und Männer sind speziell geformte Gummi- oder Latexbehälter, die mit Leibriemen befestigt werden. Sie dienen zur Aufnahme von Harn bei Inkontinenz (Abb. 9-8).

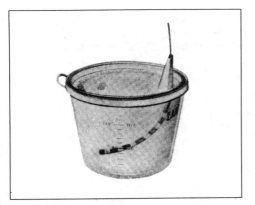

Abb. 9-7: Urinprobebecher „Braun-Melsungen"

Urinar

Das Urinar stellt eine Weiterentwicklung des Männerurinals dar. Es ist diskreter zu tragen und besteht aus einem leichten am Bein zu befestigenden Urinbeutel, der über einen Kunststoffschlauch mit einem Rolltrichter verbunden wird. Dieser Rolltrichter wird wie ein Kondom über den Penis gezogen und mit einem Urinar-Suspensorium getragen. Beim *Kondom-Urinal-Sauer* (Abb. 9-9) wird das Latexspezialkondom mit einem Naturkautschukkleber am Penis befestigt. Die Haut muß fettfrei und trocken sein. Für eine sichere Funktion dieses Auffangsystems ist die Wahl der exakt anliegenden Kondomgröße entscheidend; sie wird mit einer speziellen Maßkarte ermittelt. Für den Nachtgebrauch kann statt des Beinbeutels ein Einmal-Bettbeutel mit Betthalterung angeschlossen werden. Das Kondom-Urinal (Urinar) sollte täglich (24-stündig) gewechselt werden.

Katheter und Zubehör

Als Katheter (Abb. 9-10) werden schlauchförmige Instrumente bezeichnet, die in Hohlräume des Körpers eingeführt werden. Es gibt u. a. Katheter für die Luftröhre, die Nase und das Ohr. Im Sortiment der Offizin-Apotheke spielen jedoch fast ausschließlich Katheter eine Rolle, die zur Entleerung bzw. Spülung der Harnblase dienen.

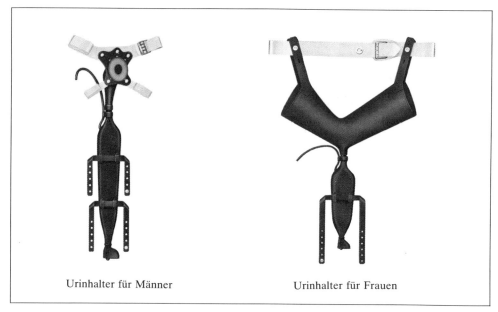

Abb. 9-8: Urinale

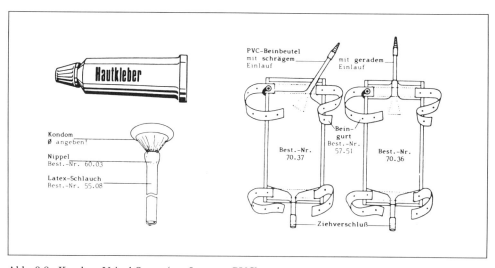

Abb. 9-9: Kondom-Urinal-Sauer (aus Latex + PVC)

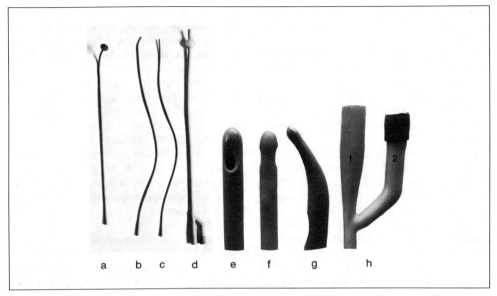

Abb. 9-10: a) Pezzerkatheter, b) Tiemannkatheter, c) Nelatonkatheter, d) Ballonkatheter, e) Darmrohrspitze, f) Nelatonkatheterspitze (gerade), g) Tiemannkatheterspitze (gebogen, verjüngt), h) Ballonkatheterende, 1) Öffnung für Harnabfluß, 2) Lumen zum Auffüllen des Ballons mittels Spritze

Die Maßeinheit für Katheter ist das Charrière (ch = ⅓ mm Durchmesser). Üblich sind Katheterstärken von ch 8–ch 30. Frauenkatheter sind 20 cm, Männerkatheter 40 cm lang. Die Katheter haben am vorderen Teil Öffnungen. Man bezeichnet eine gerade Öffnung an der Spitze als zentrale Öffnung, eine vorn abgeschrägte Öffnung als Flötenspitze; die seitlichen Öffnungen werden als „Augen" bezeichnet. Die Anordnung dieser Augen wird durch den jeweiligen Verwendungszweck bestimmt. Wenn mehrere Augen nötig sind, werden diese spiralförmig angeordnet, damit der Katheter bei Belastung nicht kollabiert.

Bougies

Katheter ohne Öffnung nennt man „Bougies". Sie werden vom Urologen zum Dehnen und Weiten der Harnröhre benutzt.

Einmalkatheter

Einmalkatheter werden für Frauen, Kinder und Männer aus Plastik hergestellt, steril geliefert und nach einmaligem Gebrauch vernichtet.

Verweilkatheter

Verweilkatheter können 3–5 Wochen eingelegt bleiben, wobei ein Pilzkopf (Pezzer) (Abb. 9-10a), ein Kreuzkopf (Casper) und bei der modernsten Form ein Ballon das Herausgleiten des Katheters verhindert. Casper- und Pezzer-Katheter müssen zum Einführen mit einem Katheterspanner gestreckt werden. Ballonkatheter können dagegen normal eingeführt werden. Sie sind doppelläufig. Der innere Lauf dient zum Abfließen des Harns bzw. zum Einbringen und Ausfließen der Spülflüssigkeit. Der äußere anvulkanisierte Lauf ist mit einem Ventil verschlossen, durch das mit einer Rekordspritze steriles Wasser eingespritzt wird. Dadurch wird der unmittelbar hinter der Spitze des Katheters liegende Ballon gefüllt und so das Herausrutschen des Katheters aus der Blase verhindert. Zur Entfernung wird die Füllung mit der Rekordspritze herausgesogen. Äußerst vielfältig ist die Form der Katheterspitzen. Ballonkatheter gibt es üblicherweise mit Nelaton- oder Tiemann-Spitze (Abb. 9-10f und g). Ballonverweilkatheter werden zum schnellen und sicheren Identifizieren der einzelnen Größen nach einem Farbcode am Ventil gekennzeichnet.

Als Folge einer *Dauerkatheterisierung* stellen sich oft *Harnwegsinfekte* ein. Häufig werden Keime bereits während des Katheterisierens eingeschleppt und wandern längs der Katheteroberfläche in die Blase. Selbst beim Einführen des Katheters unter sterilen Bedingungen und sachgemäßer Katheterpflege sind einige Keimeintrittspforten vorhanden, deren Existenz auf unkorrekten Manipulationen am Harnableitungssystem beruhen: wird während des Katheterspülens, beim Abstöpseln des Katheters, der Entnahme von Probeurin und dem Wechsel einfacher Urinbeutel das Ableitungssystem geöffnet, können Keime eindringen.

Zur Vermeidung derartiger Infektionen sind besonders bei geschwächten bettlägerigen Patienten geschlossene Systeme einzusetzen, die während der gesamten Liegedauer des Katheters fest mit diesem verbunden bleiben. Hierbei erfolgt die Belüftung der Tropfkammer durch ein bakteriendichtes hydrophobes Belüftungsfilter. Ein Antirefluxventil und eine Tropfkammer dienen als Keimschranke. Bei den Ersatzbeuteln handelt es sich um einzeln steril verpackte Einmalartikel.

Pflegehinweise für Verweilkatheter
Diese gelten sinngemäß auch für andere Krankenpflegeartikel aus Weichgummi und Latex. Das Auskochen in Wasser ist besonders für Latex-Artikel die schonendste Behandlungsweise. Dies stellt jedoch nach dem Stand der Wissenschaft nur eine Notmaßnahme dar. Es soll dann mit einem Zusatz von 0,5% bis 1% Formalin und 0,5% Natriumnitrit gearbeitet werden. Anstelle des Natriumnitrit kann auch 2% Natriumcarbonat verwendet werden. Die Kochzeit soll nicht länger als 20 Minuten betragen, die Gegenstände sollen dabei stets vollständig mit Wasser bedeckt sein. Die Verwendung von destilliertem oder demineralisiertem Wasser wird empfohlen, um Kalkablagerungen zu vermeiden.

Heißdampf-Sterilisation
Die Heißdampf-Sterilisation im Autoklaven bewirkt bei Weichgummi- und Latexutensilien eine Nachvulkanisation und beschleunigt damit die natürliche Alterung des Katheters, besonders des Ballons. Um einen Kontakt mit Metallteilen während der Sterilisation auszuschließen, werden die mit Wasser gereinigten Katheter in Tücher (z. B. Nessel) eingeschlagen. Bei Ballonkathetern muß der Ballon vor der Sterilisation sorgfältig entleert werden, damit eine Überdehnung durch verdampfende Flüssigkeit vermieden wird. Bei Beendigung des Sterilisationsvorganges wird der Druck im Autoklaven langsam heruntergenommen, da bei schneller Dampfentspannung der Ballon platzen könnte.

Kaltsterilisation, Desinfektion
Alle Weichgummi- und Latexartikel können ebenso in geeigneten Desinfektionsmitteln keimfrei gemacht werden. Man sollte jedoch beachten, daß Desinfektionsmittel, die phenolartige Verbindungen enthalten, grundsätzlich für Gummi und Latexkörper ungeeignet sind, da sich hierin Phenol und Phenolderivate anreichern und beim späteren Gebrauch Schleimhautschäden verursachen können. Weiter ist zu beachten, daß Katheter, die mit Desinfektionsmitteln auf der Basis quartärer Ammoniumbasen behandelt wurden, eine nachfolgende Heißluftsterilisation nicht ohne Schäden überstehen. Es sollte in diesem Fall die einmal gewählte Desinfektionsmethode nicht mehr gewechselt werden.

Jeglicher Kontakt der Gummiartikel mit folgenden Stoffen ist zu vermeiden, da sonst Schäden zu erwarten sind, die bis zur völligen Zerstörung gehen können:
- Sämtliche pflanzlichen, tierischen und mineralischen Fette und Öle. Ausnahmen: Siliconöle und -fette.
- Organische Lösungsmittel.
- Oxidierende Stoffe, hierzu zählt auch Ozon, das z. B. an UV-Bestrahlungslampen entstehen kann.
- Mineralische Säuren und Laugen.
- Desinfektionsmittel, die phenolartige Verbindungen enthalten.

Zu ähnlichen Schäden führt:
- längere Einwirkung von Sonne und
- die Berührung mit kupfer- oder mangan-

haltigen Legierungen (besonders während des Sterilisationsvorgangs).

Stomaversorgungs-Artikel

Unter dem Begriff Stomaversorgung faßt man die technischen und pflegerischen Maßnahmen zusammen, mit denen Träger von künstlichen Darmausgängen
- den Stuhlgang sicher und geruchsdicht auffangen können,
- die entstehenden Darmgase kontrolliert und möglichst geruchsneutral entweichen lassen und
- die Haut um das Stoma vor den aggressiven Darmausscheidungen schützen können.

Man unterscheidet folgende Arten von künstlichen Darmausgängen (Anus praeternaturalis):

Der endständige Anus praeter
Bei der häufigsten Form des künstlichen Darmausgangs – *der Kolostomie* – wird nach der Entfernung des unteren Teils des Dickdarms das verbliebene Ende in der Bauchdecke, meist links, eingenäht. Da es die Aufgabe des Dickdarms ist, dem Stuhl Flüssigkeit zu entziehen, wird die Ausscheidung um so flüssiger, je kürzer der verbleibende Dickdarmanteil ist.

Das Ileostoma
Nach der vollständigen Entfernung des Dickdarms muß ein Dünndarm-Kunstafter (Ileostomie) angelegt werden. Hierbei wird das Ileostoma etwas nach außen gestülpt, damit sichergestellt ist, daß der auslaufende Stuhl die Haut nicht berührt. Das ist bei dieser Art des Stomas von besonderer Bedeutung, da die Nahrungsreste hier stark mit Enzymen angereichert sind und Ausscheidungen die Haut um das Stoma angreifen würden.

Der doppelläufige Anus praeter
Wenn entzündlich veränderte Darmabschnitte entlastet werden müssen, wird vor dem gefährdeten Bereich ein doppelläufiger Anus praeter angelegt.

Dabei wird der Dickdarm als Schlaufe vor die Bauchwand verlagert, mit einer Kunststoff-Brücke fixiert und so geöffnet, daß zwei Löcher entstehen. Die eine Öffnung führt zum Dünndarm. Aus ihr werden Kot und Darmgase ausgeschieden. Die andere sondert Sekrete aus dem vorübergehend stillgelegten Darmteil ab. Die doppelläufige Kolostomie wird also im Gegensatz zur Kolostomie und Ileostomie, die zeitlebens bleiben, nur für eine begrenzte Zeit angelegt. Doppelläufige Stomata sind häufig recht groß angelegt, von ovaler Form und benötigen ein eigenes Versorgungssystem.

Die Coecalfistel
Ebenfalls nur für eine bestimmte Zeit der Entlastung wird eine Kolonfistel zwischen Dickdarm und Bauchhaut angelegt. Der Dickdarm ist in die Bauchhaut eingenäht und so geöffnet, daß nur ein Loch zu sehen ist. Der gesamte Dickdarm, Mastdarm und After bleiben in Funktion. Durch die Coecalfistel treten nur dann dünnflüssiger Stuhl und Darmgase aus, wenn es zu Stauungen kommt. Die Kolonfistel verschließt sich häufig nach einiger Zeit von selbst, muß aber in anderen Fällen auch operativ verschlossen werden.

Stomaversorgung
Die Wahl der Versorgung hängt von der Art, der Lage und der Größe der angelegten Öffnung sowie von der Empfindlichkeit der Haut, dem Körperbau und eventuell von Hautfalten des Stomaträgers ab. Im wesentlichen unterscheidet man vier Möglichkeiten der Stomaversorgung:
- Halteplatte oder Pelotte mit Tragegürtel,
- Klebebeutel,
- Magnetverschluß und
- Irrigation.

Bei der Pelotte handelt es sich um das älteste Versorgungssystem des Anus praeter. Als Pelotte wird ein Ring bezeichnet, der das Stoma umschließt und mit einem Gürtel an seinem Platz fixiert wird. Dieser Ring besteht aus Gummi oder aus Plastik und wird entweder mit einer Kappe abgedeckt (für die ausscheidungsfreie Zeit) oder es wird an ihm ein Beutel befestigt, in dem der Kot aufgefangen wird (Abb. 9-11).

Von entscheidender Bedeutung bei der Platte sind die richtige Größe und das Material. Bei zu kleinem Ring wird der Anus

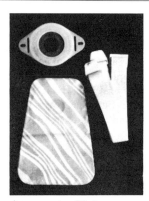
Anus praeter-Platte mit Spezialbeuteln

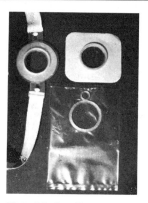
Heinrich Caroli: 2 Halteplatten mit Schnellwechselbeutel

Abb. 9-11: Halteplatten mit Tragegürteln und Beuteln (Quelle: Deutsche Ilco)

praeter zusammengedrückt, bei zu großem wird die freie Haut durch die Ausscheidungen gereizt. Darüber hinaus müssen Pelotte und Haltegürtel täglich sorgfältig gereinigt, am besten ausgekocht werden. Wenn diese Punkte beachtet werden, ist auch heute noch die Versorgung des Stomas mit der Pelotte ein zwar etwas umständliches, aber preiswertes System. Die Hautreizung ist minimal, ein sehr einfacher Beutelwechsel ist gewährleistet und ein genügend fester Sitz garantiert, wenn sich der Patient nur wenig bewegt. Nachteilig wirkt sich dagegen aus, daß bei stärkerer Bewegung und bei entspannter Bauchmuskulatur (z. B. im Liegen) der Verschluß nicht absolut dicht ist. Ein kosmetisches Problem kann dadurch entstehen, daß sich die Halteplatte unter normaler eng anliegender Kleidung abzeichnet.

Beutel mit Klebe- oder Gürtelbefestigung. Zur Versorgung von Kolostomie und Ileostomie werden heute meistens Beutel aus geruchsdichter Folie verwendet (Abb. 9-12). Kolostomiebeutel sind sogenannte geschlossene Beutel; sie werden nur einmal benutzt. Zum Auffangen des stets flüssigen Darminhalts bei einer Ileostomie eignen sich offene oder Ausstreifbeutel. Sie verfügen über eine verschließbare Öffnung am unteren Ende und können nach Bedarf entleert werden, um einen zu häufigen Wechsel zu vermeiden. Beide Arten lassen sich mit einer hypoallergischen, mikroporösen Klebefläche rutschsicher an der Bauchwand befestigen. Patienten mit sehr empfindlicher oder behaarter Haut tragen Beutel ohne Klebefläche mit einem Stoffgürtel. Besonders hautschonende Beutel sind zusätzlich mit einem Karayaring an der Öffnung ausgestattet. Karaya ist ein natürliches Harz, das mit Glycerol vermischt zu einer gummiartigen Masse verarbeitet wird. Es wirkt entzündungshemmend und hygroskopisch und hält die Haut weitgehend trocken. Die Wasseraufnahmefähigkeit von Karaya ist allerdings begrenzt. Stark schwitzende Patienten sollten deswegen Beutel mit Ringen aus einem synthetischen Material empfohlen werden, das den gleichen Zweck erfüllt. Ferner werden Beutel mit einem Aktivkohlefilter angeboten, das Darmgase geruchlos entweichen läßt und ein Aufblähen des Beutels verhindert. Einem Feuchtigkeitsstau zwischen Beutel und Haut läßt sich durch Verwendung von textilen Schutzbezügen vorbeugen.

Die Abmessung der Beutelöffnung muß dem Anus praeter korrekt angepaßt sein, um Druckschmerzen oder Reizungen der Haut durch den Darminhalt zu vermeiden.

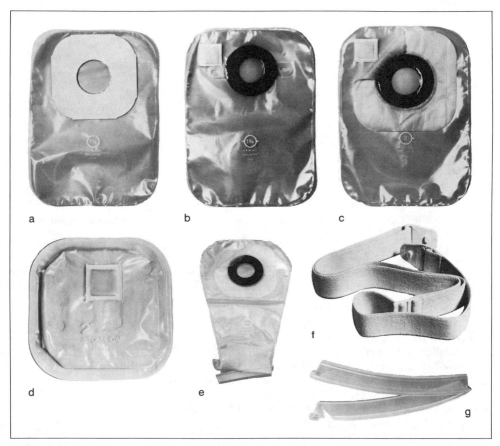

Abb. 9-12: Kolostomie- und Ileostomieversorgung. a) Beutel mit Kleberand, b) Beutel mit Karayaring, Filter und Gürtelbefestigung, c) Beutel mit Karayaring, Filter und Kleberand, d) Stomakappe, e) Ausstreifbeutel, f) Gürtel, g) Verschlußklammer für Ausstreifbeutel

Bei Beuteln mit Klebefläche soll die Öffnung das Stoma eng umschließen, ohne es zu berühren. Werden Beutel mit Karayaring verwendet, so ist die nächsthöhere Größe zu wählen, da der Karayaring in das Lumen der Öffnung hineinragt. Da sich die Größe eines Anus praeter verändern kann, besonders in den ersten Monaten nach der Operation schrumpft er, sollte der Apotheker von Zeit zu Zeit ihm bekannte Stomaträger darauf hinweisen, daß mit einer Meßkarte, in der die verschiedenen Ringgrößen ausgespart sind, die korrekte Beutelöffnung immer wieder neu ermittelt werden muß.

Während der ausscheidungsfreien Zeit schützen Stomakappen den Anus praeter. Sie enthalten ein Mullkissen zur Aufnahme von Schleimabsonderungen. Ein Kohlefilter läßt Darmgase entweichen. Stomakappen können auch zum Schwimmen und Sport getragen werden.

Magnetverschluß. Bei bestimmten Patienten, deren Unterhautgewebe für dieses System geeignet ist, kann der MACLET-Erlanger Magnetverschluß implantiert werden (Abb. 9-13). Hierbei wird unter der Haut um das Stoma herum ein Magnetring eingepflanzt. Wenn dieser eingeheilt ist, wird der Anus praeter mit einem pilzförmigen Stopfen verschlossen, der so in die Öffnung hineinragt, daß diese gut abgedichtet ist. Zur Stuhlentleerung wird der Stopfen ein- bis zweimal täglich gegen einen Kolostomie-

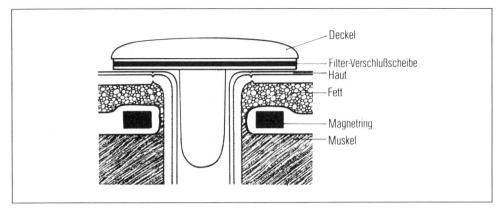

Abb. 9-13: Querschnitt durch eine Kolostomie mit einem MACLET-Erlanger Magnetverschluß.

beutel ausgetauscht. Zusätzlich wird eine Spülbehandlung durchgeführt.

Irrigation/Darmspülung. Hierbei wird mit Hilfe eines Einlaufs der Darm einmal täglich entleert, so daß das Stoma in der übrigen Zeit lediglich mit einer Abdeckkappe versorgt zu werden braucht. Zum Zwecke dieser Darmspülung gibt es von verschiedenen Firmen Irrigationssets (Abb. 9-14). Diese bestehen aus Spülkatheter, Darmspülrohr mit Konus, Ventil und Flüssigkeitsbehälter. Durch diese Teile wird der Flüssigkeitszulauf besorgt. Für die Entleerung ist eine Halteplatte, ein Entleerungsschlauch sowie ein Befestigungsgürtel vorgesehen. Die Menge an abgekochtem warmen Wasser, welche einzubringen ist, wird vom Arzt empfohlen.

Versorgung des Anus praeter duplex (Abb. 9-15).
Bei der Anlage des doppelläufigen Anus praeter wird die vorgezogene Darmschlinge mit einer Kunststoff-Brücke fixiert. Das Stoma wird dann z.B. mit einer Loop-Manschette, bestehend aus Karayascheibe und Kunststoffring, abgedeckt. Das Karaya hält aggressive Ausscheidungen von der Haut fern. Die Öffnung der Scheibe wird passend zur Stomagröße zugeschnitten. Die zugehörigen Beutel, sie entsprechen in ihrer Ausführung den Ausstreifbeuteln, werden mit ihrer Klebefläche am Ring der Manschette fixiert. Sie können gewechselt werden, ohne das Stoma und die darunter liegende Brücke zu stören. Der Tragegürtel wird ebenfalls am Kunststoffring befestigt.

9.2.5 Hilfsmittel für Instillationen, Einläufe und Spülungen von Körperhöhlen

Klistierspritzen

Klistierspritzen (Abb. 9-16) bestehen aus einem birnenförmigen Gummiball mit eingestecktem Hartgummi-Klistierrohr. Für Einläufe bei Kleinkindern werden auch Ball- oder Ohrenspritzen mit fest angearbeitetem Weichgummi-Klistierrohr verwendet.

Glycerolspritze (Abb. 9-20e)

Die Glycerolspritze wird zu Darmspülungen und Einläufen benutzt. Sie besteht in der Regel aus einer Hartgummimontur, Lederkolben und Glaszylinder von 10–200 ml Fassungsvermögen. Der Lederkolben darf nicht mit heißem Wasser gereinigt werden (geeignet ist Isopropanol 70%ig).
    Es sind auch Glycerolspritzen in Ganzmetall-Ausführung im Handel.

Darmrohr

Es gibt 10 cm und 30 cm lange Darmrohre aus Plastik für den Einmalgebrauch und aus rotem Gummi für den wiederholten Ge-

Vergleichende Beurteilung von Mitteln und Gegenständen zur Körperpflege 259

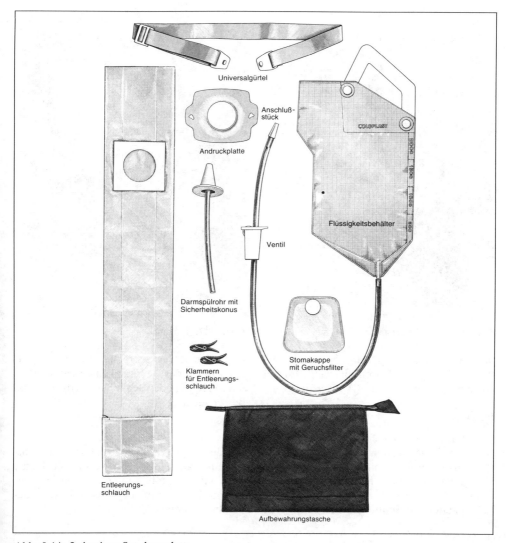

Abb. 9-14: Irrigations-Set, komplett.

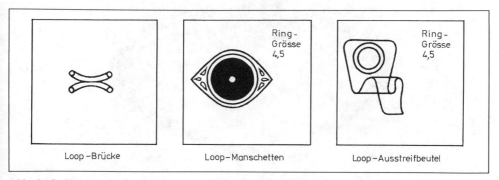

Abb. 9-15: Versorgung des Anus praeter duplex (Quelle: Hollister)

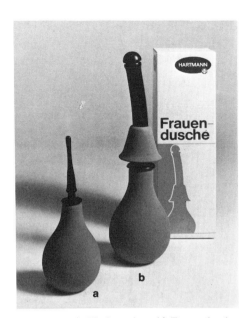

Abb. 9-16: a) Klistierspritze, b) Frauendusche

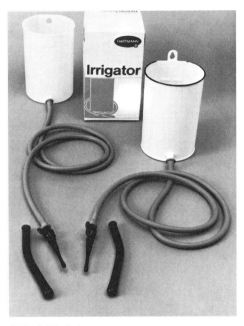

Abb. 9-17: Irrigator

brauch. Das kurze Darmrohr dient dem freien Abgang von Gasen, das lange für tief einzubringende Einläufe (Abb. 9-10e).

Irrigatoren

Irrigatoren (Abb. 9-17) sind Gefäße aus Plastik, Glas, emailliertem Metall oder Gummi (Reiseirrigator mit Schlauch und dreiteiliger Hartgummigarnitur: Hahn, Klistierrohr, Mutterrohr). Mit dem Irrigator können Flüssigkeiten zur Spülung in den Darm oder in die Scheide eingebracht werden. Die Veränderung des Flüssigkeitsdruckes wird durch Heben oder Senken des Irrigatorgefäßes erreicht.

Clyso

Mit dem Clyso (Abb. 9-18) können Spülflüssigkeiten aus einem entsprechenden Gefäß mit einem Pumpball über ein aufgestecktes Darmrohr als Einlauf in den Körper gebracht werden.

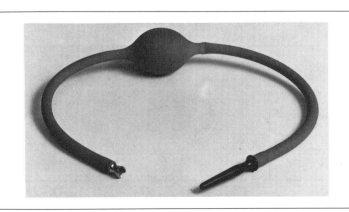

Abb. 9-18: Clyso

Nasenspüler

Bei den Nasenspülern handelt es sich um Glashohlkörper mit Zu- und Ablauf zum Spülen der Nase. Die Ausflußgeschwindigkeit wird durch Verschließen und Öffnen der Einfüllöffnung mit der Fingerkuppe reguliert. Es gibt zwei Formen: die Kannenform nach Fränkel und die Birnenform nach Harke.

Nasendusche nach Politzer

Bei der Nasendusche nach Politzer handelt es sich um einen Gummidruckball mit eingesetzter Nasenolive. Sie findet in der HNO-Heilkunde als Luftdusche Verwendung.

Inhalationsgeräte

Zum Inhalieren von Heilmitteln in Form von Gasen, Dämpfen oder zerstäubten Flüssigkeiten (bei Erkrankungen der Atemwege) werden Kaltinhalatoren, elektrische Warmluft-Inhalatoren (Klimamaske), Dampfinhalatoren, Kompressor-Inhalatoren und Ultraschall-Inhalatoren verwendet (Abb. 9-19). Die Geräte müssen nach jedem Gebrauch sorgfältig gereinigt werden, damit sich keine Bakterien ansiedeln.

9.2.6 Hilfsmittel zur parenteralen Applikation von Arzneimitteln

Recordspritze

Die Recordspritze (Abb. 9-20c) besteht aus einem Glaszylinder, aufgelötetem Metallboden und einem Gewinde für die Verschlußkappe. Der eingeschliffene Metallkolben wird durch eine metallene Kolbenstange bewegt. Die Recordspritze ist in Größen zu 1, 2, 5, 10, 20, 30, 50 und 100 ml im Handel. Recordspritzen können bei Temperaturen bis zu 200 Grad Celsius sterilisiert werden. Die Spritze sollte zum Sterilisieren auseinandergenommen werden.

Luer-Spritze

Bei der Luer-Spritze bestehen sowohl der Zylinder als auch der Kolben und die Kolbenstange aus Jenaer Glas. Sie ist in den gleichen Größen wie die Recordspritze im Handel und wird insbesondere dann verwendet, wenn sich die zu injizierende Flüssigkeit bei Metallkontakt verändern würde.

Kanülen

Kanülen sind Hohlnadeln (Abb. 9-21) aus rostfreiem V 2 A-Stahl. Sie haben in Abhän-

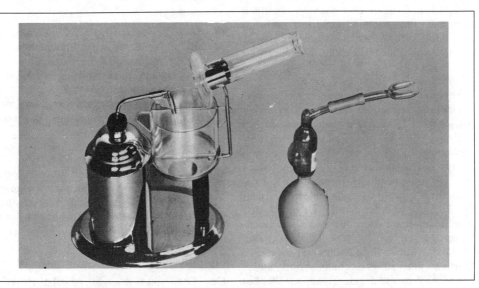

Abb. 9-19: Warm- und Kaltinhalator

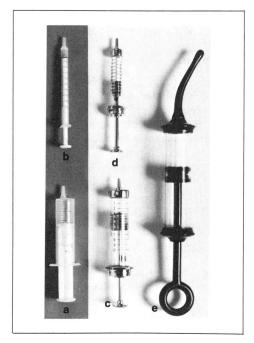

Abb. 9-20: a) Einmalspritze (links unten),
b) Tuberkulinspritze (links oben),
c) Recordspritze (Mitte unten),
d) Insulinspritze (Mitte oben)
e) Glycerolspritze

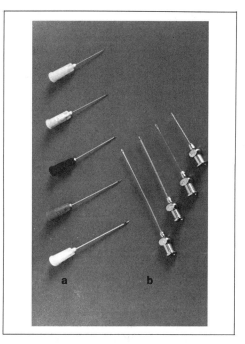

Abb. 9-21: a) Einmalkanülen (links), b) Kanülen (rechts)

gigkeit vom Verwendungszweck unterschiedliche Längen und Stärken, besitzen kurz- oder langgeschliffene Spitzen und sind als Einmalartikel oder mehrfach zu verwendende Artikel im Handel.

Einmalkanülen
Einmalkanülen werden in einer Einwegverpackung geliefert und dienen in den gängigen Stärken 1 und 2 zur intramuskulären und intravenösen Injektion sowie zur Blutentnahme. In den Stärken 12 und 14 dienen sie zur subkutanen Injektion größerer Mengen und in den Stärken 17 bis 20 für subkutane Injektionen mit geringer Menge Insulin, Heparin und Impfstoff. Die gängigsten Insulinkanülen haben die Größenbezeichnung 18 × 11 und 20 × 11. Diese Kanülen für Diabetiker sind elf Millimeter lang. Die Stärken der Einmalkanülen sind außer durch die Angabe der deutschen Größenbezeichnung in Nummern durch verschiedenfarbige Ansatzstücke voneinander zu unterscheiden (Tab. 9-2).

Metallkanülen zum mehrmaligen Gebrauch
Metallkanülen dieser Art sollten nicht mehr verwendet werden, da die Reinigung zeitraubend ist und Rückstände in der Kanüle Infektionsquellen darstellen können. Zum Zeichen ihrer Durchgängigkeit werden diese Kanülen mit einem Mandrin geliefert.

Kanülenansatzkonus

Bis 1980 waren Spritzen mit Record- oder Luer-Kegel-Konus-Verbindungen im Handel. Heute gibt es neue Spritzen nur noch mit dem international gebräuchlichen Luer-Ansatzkonus (Abb. 9-22).

Insulinspritzen

Der Diabetiker braucht gewöhnlich eine 1 ml oder 2 ml fassende Spritze. Da er Insu-

Tab. 9–2: Maßtabelle für V2A-Kanülen mit Luer-Ansatz in Normalausführung und für Diabetiker

Nr.	∅ in mm	Länge in mm	Anwendung
1	0,9	38	intravenös/intramuskulär
2	0,8	35	intravenös/intramuskulär
12	0,7	32	intravenös
14	0,65	32	intravenös
16	0,60	26	subkutan
17	0,55	25	subkutan
18	0,50	23	subkutan
20	0,45	22	subkutan
12×11	0,7	11	Insulininjektion
14×11	0,65	11	Insulininjektion
16×11	0,60	11	Insulininjektion
18×11	0,50	11	Insulininjektion
20×11	0,45	11	Insulininjektion

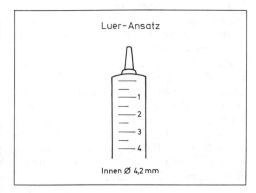

Abb. 9-22: Einmalspritze mit Luer-Ansatz

lin nicht in „Millilitern" aufzieht, sondern in Einheiten, sind auf der Skala die entsprechenden Angaben in ml und Einheiten angebracht (Abb. 9-23). In der Regel entspricht 1 ml 40 Einheiten. Da mit dem Diabetes häufig eine Sehschwäche einhergeht, werden aufsteckbare Lupen angeboten, die die Skala noch einmal vergrößern.

Während in der Vergangenheit den Diabetikern als Insulinspritzen Recordspritzen mit Insulinskala angeboten wurden, hat sich in den letzten Jahren die Einmalspritze durchgesetzt. Hierbei entfällt das zeitraubende Reinigen und Sterilisieren, darüber hinaus wird noch die Infektionsgefahr durch unsterile Spritzenteile vermindert.

Einmalspritzen, welche nach DIN-Norm aus Polypropylen und Polyethylen bestehen, werden steril in versiegelten „Peel-Packungen" geliefert, die sich leicht durch Zug an den beiden oberen Enden öffnen lassen. Ebenso werden Einmalkanülen geliefert, die aus einem dünnen Metallrohr und einem heute überwiegend aus Kunststoff bestehenden Konus zusammengesetzt sind. Die Größe ist am Kanülenansatz eingraviert. Zur Unterscheidung der Einmalkanülen ist jeder Größe eine bestimmte Farbe zugeordnet. Bei Kanülen mit Plastikansatz ist dieser eingefärbt (siehe Firmenlisten).

Zur Erleichterung der Insulininjektion gibt es Spritzen, die bereits fest mit einer Kanüle verbunden sind, oder Sets, die aus Einmalspritzen und Kanülen bestehen und für mindestens einen Monatsbedarf ausreichen. Es werden auch besonders konstruierte Spritzenhalter für Einmalspritzen an-

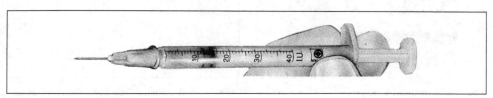

Abb. 9-23: Einmalinsulinspritze

geboten, die nach dem Prinzip des Insulininjektors „Diarapid" arbeiten.

Automatische Spritzen

Die sogenannten Insulininjektoren ermöglichen einen relativ schmerzlosen Einstich. Bei dem Insulininjektor „Diarapid" wird in einen Federmechanismus eine Record-Insulinspritze mit Bajonettkonus eingespannt, die Einstichtiefe der Kanüle durch einen Tiefeneinsteller bestimmt und über den Auslösehebel eingestochen. Das Insulin muß jedoch manuell durch Betätigung der Kolbenstange injiziert werden.

Insulininjektion (Abb. 9-24)

In die Spritze wird soviel Luft aufgezogen, wie Insulin injiziert werden soll. Nach Durchstechen der Gummikappe wird die Luft in die Insulin-Ampullenflasche gedrückt, die Flasche umgedreht und die gewünschte Menge Insulin herausgezogen. Dieses Verfahren hat den Vorteil, daß in der Flasche kein Unterdruck entsteht, der beim Loslassen der Kolbenstange das Insulin wieder zurückfließen läßt. Mit einem Blick gegen das Licht wird geprüft, ob Luftblasen aufgezogen wurden, die gegebenenfalls durch leichtes Klopfen an die Spritzenwand zum Konus hin entfernt und durch Druck mit der Kolbenstange vor der Injektion herausgepreßt werden. Die Einstichstelle wird mit Alkohol gereinigt und mit zwei Fingern zu einer Erhebung zusammengedrückt, in die die Kanüle eingestochen wird. Hierbei kann ein spezieller Injektionsgurt Hilfestellung leisten. Durch leichtes Anziehen der Kolbenstange prüft man, ob versehentlich ein Blutgefäß getroffen wurde. Ist dies nicht der Fall, wird subkutan injiziert.

Die bevorzugten Einstichstellen sind der Oberschenkel und die Bauchdecke, die im Blickfeld des Diabetikers liegen (Abb. 9-25). Helfer können außerdem die Außenseite des Oberarms und die Hüfte benutzen. Die Injektionsorte müssen immer wieder geändert werden, da andernfalls Überempfindlichkeitsreaktionen auftreten können (Abb. 9-26).

Um zu vermeiden, daß die Injektionskanüle beschädigt wird und Gummiteile durch das ständige Durchstoßen des Gummistopfens ins Insulin gelangen, ist das Braun-Insulinentnahme-Set entwickelt worden. Hierbei wird einmal eine Entnahmekanüle in das Insulinfläschchen eingestochen und durch einen Stopfen verschlossen.

Zur gefahrlosen Beseitigung von Kanülen sollte dem Patienten in der Apotheke ein Kanülensammler empfohlen werden. Die noch auf der Spritze aufsitzende Kanüle wird in den Behälter gesteckt, die Spritze etwas abgewinkelt und zurückgezogen. Dadurch fällt die Kanüle in den Container und jegliche Infektionsgefahr durch kontaminierte Kanülen ist verhindert.

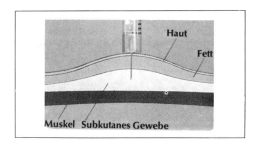

Abb. 9-24: Insulin-Injektion

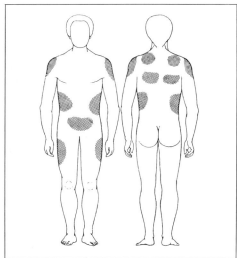

Abb. 9-25: Einstichstellen für subkutane Injektionen

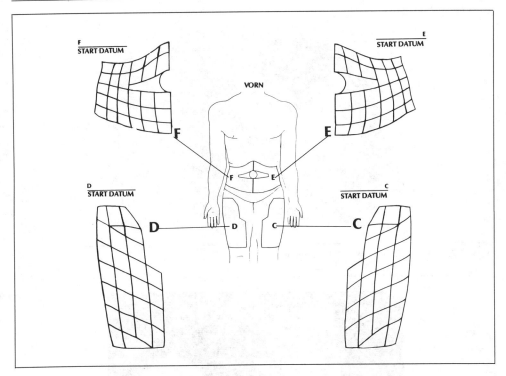

Abb. 9-26: Plan für wechselnde Insulin-Injektionen

9.2.7 Hilfsmittel zur Kälte- und Wärmebehandlung

Eisbeutel

Eisbeutel (Abb. 9-5b und e) sind Gummihohlbehälter, die durch eine Öffnung mit zerstoßenem Eis gefüllt werden und für kalte Umschläge Verwendung finden. Im Handel sind Eisbeutel für den Leib, für den Hals, für das Ohr und entsprechend den anatomischen Gegebenheiten zwei verschiedene Herzeisbeutel für Männer und Frauen. Die scharfkantigen Eiswürfel sollten vor dem Einfüllen durch Übergießen mit warmem Wasser abgerundet werden.

Kältekissen

Von verschiedenen Firmen werden Kältekissen zur Soforttherapie bei schmerzhaften Prellungen, Zerrungen und Blutergüssen angeboten. Es handelt sich um eine Kompresse zum einmaligen Gebrauch. Beim Zusammendrücken des inneren Beutels werden Ammoniumnitrat-Kristalle in Wasser gelöst.

Wärmflaschen

Bei den Wärmflaschen (Abb. 9-5d) sind solche mit einer glatten Oberfläche sowie einseitig und zweiseitig lamellierte zu unterscheiden. Es sollten in der Apotheke einseitig lamellierte Flaschen empfohlen werden, die zuerst mit der schützenden Luftschicht zwischen den Lamellen und nach entsprechender Abkühlung mit der glatten Seite auf den Körper gelegt werden können.

9.2.8 Hilfsmittel zum Schutz und Halt von Körperteilen

Armtragegurt (Abb. 9-27a) und Armtragetuch (Mitella)

Diese beiden Artikel dienen zur Ruhigstellung des Armes und sind darüber hinaus vielseitig verwendbar in der Ersten Hilfe.

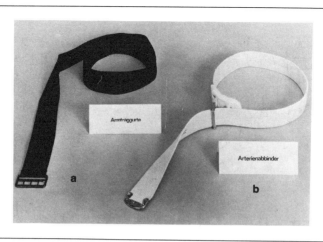

Abb. 9-27: a) Armtragegurte, b) Arterienabbinder

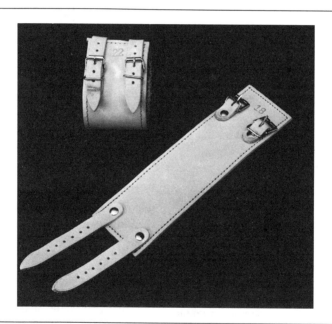

Abb. 9-28: Handgelenkriemen

Handgelenkriemen

Handgelenkriemen (Abb. 9-28) aus Leder mit und ohne Daumenschlaufe dienen zur Stützung des Handgelenks bei schwerer Handarbeit. Sie geben den Sehnen oberhalb des Handgelenks einen zusätzlichen Halt.

Bort-Handgelenksbandage mit Klettenverschluß

Anstelle von ledernen Handgelenkriemen kann bei Sehnenscheidenentzündung, Zerrung des Handgelenks und nach Abnahme von Gipsverbänden die wesentlich einfacher zu handhabende Handgelenksbandage mit Klettenverschluß angelegt werden.

Bandage bei Tennisarm

gegen den schmerzhaften Ellenbogen. Als Bandage der ellenbogennahen Vorderarmmuskulatur kann zur gezielten Druckausübung eine Epicondylitis-Bandage mit Pelotte angelegt werden.

Kreuzschlingenbandage Futuro

Bei Sprunggelenksverletzungen, Bandlockerungen am Sprunggelenk, Knickfußbeschwerden und nach Abnahme von Gipsverbänden empfiehlt es sich, eine Kreuzschlingenbandage anzulegen. Sie wird in vier verschiedenen Größen geliefert. Die Größenmaße entsprechen dem Umfang einer Achterschlaufe um Knöchel und Fuß.

Gummistrümpfe und Stützstrümpfe

Stützstrümpfe aus feinem Damenstrumpfgewebe dienen zur Vorbeugung gegen Beinleiden, eignen sich jedoch nicht zur Kompressionsbehandlung.

Gummistrümpfe müssen genau sitzen. Die Maße sollten möglichst morgens vor dem Aufstehen genommen werden, wenn das Bein noch nicht angeschwollen ist. Zum Eintragen der Maße dient die Maßkarte für Gummistrümpfe (Abb. 9-29).

Kompressionsstrümpfe und -strumpfhosen

Im Gegensatz zur Kompressionsbinde, deren Druckwirkung von Wickeltechnik und Bindenmaterial abhängt, wird die Druckcharakteristik eines Kompressionsstrumpfes durch die Stricktechnik und das verarbeitete Material bestimmt.

Das Gestrick eines Kompressionsstrumpfes besteht aus mehreren Fäden und Fadensystemen. Das verarbeitete Material kann aus natürlichen oder synthetischen Produkten bestehen. Von den drei Fadensystemen, aus denen in der Regel ein Kompressionsstrumpf besteht, ist das der Einlagegummifäden, das sind die Schußfäden, das wichtigste. Von ihnen und von ihren Eigenschaften

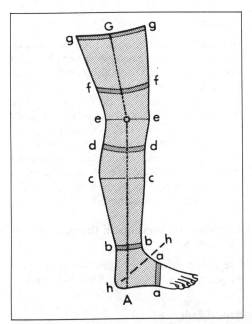

Abb. 9-29: Maßkarte für Gummistrümpfe a–b Fersenstück, a–d Wadenstrumpf, a–f Kniestrumpf, d–f Kniekappe, a–g Schenkelstrumpf

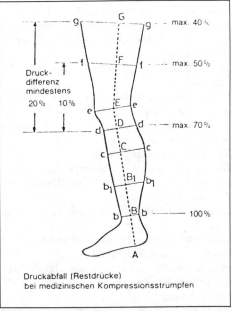

Abb. 9-30: Druckabfall vom Knöchel zum Schritt. Der Druck nimmt von distal nach proximal kontinuierlich ab: Am Knöchel 100%, unterhalb des Knies 70%, am Oberschenkel 50% und am Schritt 40%. Bei Strumpfhosen im Hosenteil 20%

hängt die Kompressionswirkung eines Strumpfes ab, da sie in Beinumfangrichtung wirken.

Bei einem Zweizugstrumpf ist für den Längszug der Gummi verantwortlich, welcher in der Masche verarbeitet ist. Die Gummimasche bewirkt, daß der Strumpf auch in der Längsrichtung dehnbar ist, so daß er sich den Bewegungen der Gelenke anpassen kann und Faltenbildung weitgehend verhindert wird. Beide Gummifadensysteme, Einlage- und Maschengummi, werden ergänzt durch ein drittes, das Textilmaschensystem, welches die Systeme untereinander zusammenhält und sie funktionell zum Zweizuggestrick macht.

Druckklassen und Indikationen

Kompressionsklasse 1: Kompression 20–30 mm Hg (2,4–3,4 kPa), leichte Oberflächenwirkung
Indikationen: Prophylaxe bei Schwere und Müdigkeitsgefühlen in den Beinen
Geringe Varikosis
Beginnende Schwangerschaftsvarikosis
Kompressionsklasse 2: Kompression 30–40 mm Hg (3,5–4,8 kPa), mittlere Oberflächenwirkung
Indikationen: Leichte chronisch venöse Insuffizienz
Nach oberflächlicher Thrombophlebitis, nach Abheilung unerheblicher Ulzerationen, bei stärkerer Schwangerschaftsvarikosis, nach Sklerosierung
Zur Thromboseprophylaxe
Kompressionsklasse 3: Kompression 40–50 mm Hg (4,9–6,5 kPa), mit Oberflächen- und Tiefenwirkung
Indikationen: Starke Varikosis mit Ödemneigung
Chronisch venöse Insuffizienz infolge postthrombotischen Syndroms
Posttraumatisches Ödem nach Ulcus cruris
Sekundäre Varikosis
Nach Sklerosierung
Druckklasse 4: Kompression über 50 mm Hg (7,2 und mehr kPa), verstärkte Tiefenwirkung
Indikationen: Schwere postthrombotische Fälle
Starke Ödemneigung

Kontraindikationen

Eine Reihe von krankhaften Beschwerden spricht gegen die Verordnung von Kompressionsstrümpfen. Ein Bein sollte erst dann mit einem Kompressionsstrumpf versorgt werden, wenn es durch eine vorausgegangene Behandlung ödemfrei ist. Eine Ausnahme bilden geringfügige Ödeme. Bei schweren arteriellen Durchblutungsstörungen ist Kompression ebenfalls kontraindiziert. Nässende Dermatosen, Ekzeme und Ulcera sollten vor einer Strumpfversorgung abgeheilt sein.

Furunkel und Abszesse werden unter Kompression sehr schmerzhaft.

Suspensorium

Das Suspensorium (Abb. 9-31) ist ein Leibgurt mit daran befindlichem Leinenbeutel als Trageverband für den Hodensack. Es wird außer von Kranken viel von Sportlern getragen. Es sind Größen von 1–10 im Handel.

Schienen

Schienen werden zum Richten und Ruhigstellen (z. B. bei Knochenbrüchen) benötigt und können aus Draht oder aufblasbaren Plastikbehältern bestehen. Die gebräuchlichsten Schienen sind die Cramer-Schiene (Drahtleiterschiene) (Abb. 9-32), die Böhler Fingerschiene (zum Eingipsen), die Braun'sche Schiene (spezielle Beinschiene) und verschiedene aufblasbare Kammerschienen. Die Kammerschienen umgeben den Körperteil und fixieren ihn durch die aufgeblasenen Luftkammern.

Augenklappe, Augenbinde, Ohrenklappe, Ohrenbinde

Diese Artikel dienen zum Verbinden der Augen bzw. der Ohren (Abb. 9-33 und 9-34).

Bruchbänder

Bruchbänder (Abb. 9-35) bestehen aus einer mit Stoff überzogenen Stahlfeder mit Druckpelotte (anatomisch geformtes Druckkissen), aus einem Textilgummigurt und Druckpelotte oder aus einem reinen

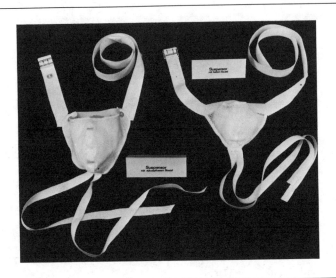

Abb. 9-31: Suspensorien

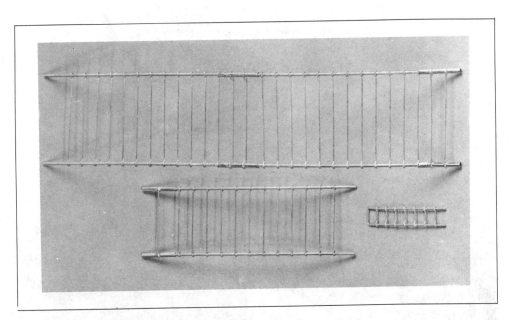

Abb. 9-32: Cramer-Schienen

Gummigurt mit Druckpelotte. Bei Leistenbruchbändern verhindern Schenkelriemen das Verrutschen der Pelotten.

Beim Anpassen eines Bruchbandes ist äußerste Vorsicht geboten, da falsch sitzende Bruchbänder schweren Schaden anrichten können. Deshalb sollte der richtige Sitz unbedingt vom Arzt nachgeprüft werden.

In der Kinderheilkunde werden Nabelbruchbänder verwendet.

270 Pharmazeutische Praxis

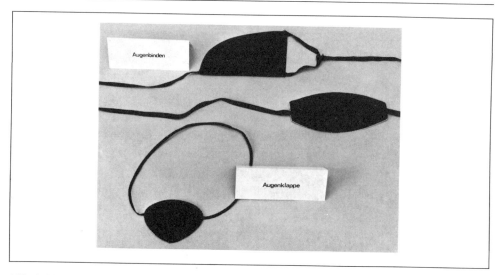

Abb. 9-33: Augenbinden und Augenklappe

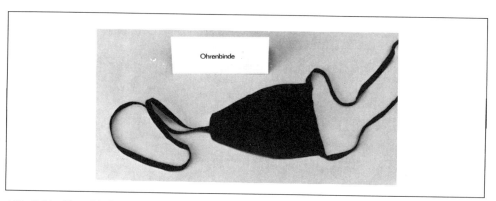

Abb. 9-34: Ohrenbinde

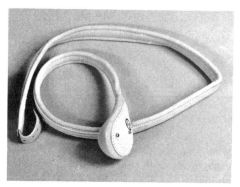
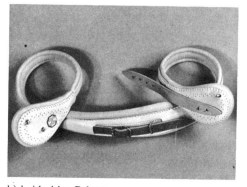

Abb. 9-35: Bruchbänder
a) einseitige Pelotte   b) beidseitige Pelotte

Textile therapeutische Segmente

Hierbei handelt es sich um Produkte, die ganz bestimmte Körperpartien, meist Gelenkabschnitte, umfassen. Man unterscheidet Stützsegmente und Wärmesegmente.

Stützsegmente (Orthesen) sind Erzeugnisse, welche starr oder gummielastisch sind und deren Hauptaufgabe es ist, den schwachen oder anfälligen Körperpartien Ruhigstellung, Halt oder Stütze zu geben. Sie werden bei sportlicher Betätigung oder als Schutz vor Unfällen und therapeutisch zur Nachbehandlung bei Operationen an Gelenken und nach Unfällen eingesetzt.

Wärmesegmente. Diese Teile sind aus wollenem Material mit elastischen Gummifäden. Sie schützen empfindliche Körperteile vor Zugluft, Nässe und Kälte und werden daher häufig bei rheumatischen Krankheiten angewandt.

Kontraindikationen
Stützsegmente sollten grundsätzlich immer nur während der Bewegung des betreffenden Gelenks getragen werden. Bei längeren Ruhezeiten, wie z. B. während des Schlafs, könnte die Blutzirkulation beeinträchtigt werden.

Wärmesegmente können im Gegensatz zu den Stützsegmenten auch während der Nacht getragen werden. Hier kommen als mögliche Kontraindikationen lediglich Allergien gegen bestimmte Textilfasern in Frage.

9.2.9 Gegenstände für die Frauenheilkunde

Frauendusche

Sie besteht aus einem Gummiball, Größe 7 bei der Normalausführung und Größe 5 bei der Reisedusche, jeweils mit Hartgummigarnitur (Klistierrohr und Mutterrohr) (Abb. 9-16b). Mit Mutterrohr dient die Frauendusche zur Scheidenspülung, mit Klistierrohraufsatz zur Darmspülung. Klistierrohr und Mutterrohr dürfen nicht ineinandersteckbar sein. Das kürzere Darmrohr hat nur eine Öffnung an der Spitze. Beim längeren Mutterrohr ist zur Vermeidung einer mißbräuchlichen Verwendung durch mehrere seitliche Löcher gewährleistet, daß der größte Teil der Spülflüssigkeit seitlich austritt.

Brusthütchen

Als Gummi- oder als Glaskörper mit Gummisaugeraufsatz werden sie zum Aufsatz auf die Brust der Stillenden verwendet, wenn die Brustwarze wund oder entzündet ist (auch bei innenliegenden Warzen) (Abb. 9-36).

Milchpumpen

Als Milchpumpen (Abb. 9-37) bezeichnet man Glas- oder Plastikhohlkörper mit Gummipumpball zum Abpumpen der Muttermilch. Seit einiger Zeit ist eine elektrische Milchpumpe im Handel, durch die die Mut-

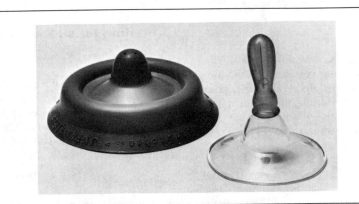

Abb. 9-36: Brusthütchen „Infantibus" (links), Brusthütchen (rechts)

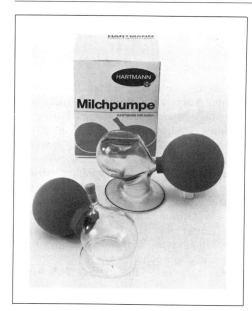

Abb. 9-37: Milchpumpe

termilch direkt in die Flasche gepumpt wird. Diese Pumpe kann von der Apotheke auch im Leihverfahren an stillende Mütter abgegeben werden.

Milchauffänger („Schildkröte")

Milchauffänger sind Glas- oder Plastikhohlkörper zum Auffangen von unkontrolliert austretender Muttermilch.

Pessare

Es handelt sich um ring-, schalen- oder würfelförmige Körper aus verschiedenen Materialien.

Stützpessare

Stützpessare aus Hartgummi oder Porzellan dienen zur symptomatischen Behandlung des Gebärmuttervorfalls, *Verhütungspessare* zur Empfängnisverhütung als Kappenpessar aus Zelluloid, als Occlusiv-Pessar aus Gummi und als Intrauterinpessar aus Polyethylen.

Es sind *6 Arten von Stützpessaren* im Handel: Ring-Pessar, Hodge-Pessar (Sesselform), Sieb-Pessar nach Schatz, Sieb-Pessar nach Dr. Falk (Mittelteile aus Weichgummi, dadurch einfacher einzusetzen), Cramer-Pessar (Bügelform) und Würfel-Pessar nach Dr. Arabin (Abb. 9-38). Mit Ausnahme des Würfel-Pessars werden die Stützpessare vom Arzt eingesetzt und entfernt. Da das Würfel-Pessar von der Frau selbst eingesetzt wird, sollte sie folgende Ratschläge beachten:

- Würfel täglich wechseln, d. h. morgens einführen, abends entfernen (der Faden am Würfel dient dem Herausnehmen vor dem Schlafengehen).
- Reinigen nur mit Wasser, keine Zusätze! (keinesfalls den Würfel über Nacht in Wasser liegen lassen, das schadet dem Gummi).

Verhütungspessare

Die Kappenpessare (= Verschlußpessare) und die Diaphragma-Mensiga (= Einlege-Pessare) werden vom Arzt angepaßt und später von der Frau selbst eingelegt und herausgenommen.

Die durch Einschluß von Bariumsulfat röntgenfähigen *Intrauterin-Pessare* werden grundsätzlich vom Arzt unter aseptischen Bedingungen eingesetzt und verbleiben ein bis zwei Jahre in der Gebärmutter. Es gibt verschiedene Formen und Größen als reine Polyethylen-Körper, als Polyethylen-Körper mit einer feinen Kupferwicklung (aktives Pessar) und als Kunststoffkörper mit Wirkstoffreservoir Progesteron (therapeutisches System) (Abb. 9-39).

Intrauterin-Pessare zur Schwangerschaftsverhütung unterliegen der Verschreibungspflicht.

9.2.10 Mittel für die Säuglingspflege

Beißringe

Es handelt sich um ringförmige Gebilde aus Weich- oder Hartplastik für zahnende Kinder. Eisbeißerle sind mit einer Glucoselösung gefüllt und können im Kühlschrank auf eine Temperatur von 5–10 Grad Celsius gebracht werden.

Säuglingswaagen

Als Säuglingswaagen bezeichnet man Tischwaagen mit aufgesetzter Schale. Es sollten

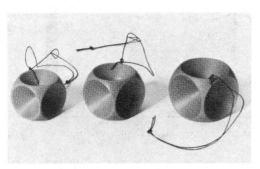

a) Würfel-Pessar

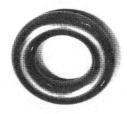

b) **Ring-Pessar**
Mutterring nach Meyer,
aus rotem Weichgummi.

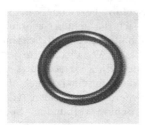

c) **Ring-Pessar** Hartgummi.

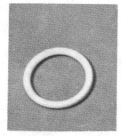

d) **Ring-Pessar** Porzellan.

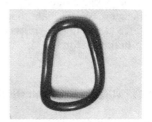

e) **Hodge-Pessar** Hartgummi.

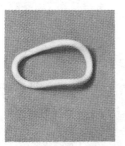

f) **Hodge-Pessar** Porzellan.

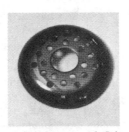

g) **Sieb-Pessar** nach Schatz.

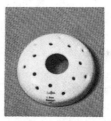

h) **Sieb-Pessar** aus Porzellan.

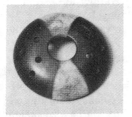

i) **Sieb-Pessar** nach Falk.

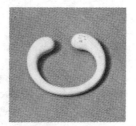

j) **Cramer-Pessar**

Abb. 9-38: Stützpessare

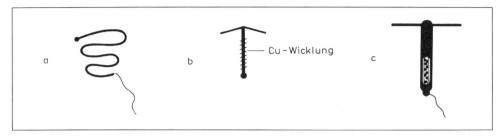

Abb. 9-39: Intrauterin-Pessare (IUP). a) Spiralform, b) T-Form mit Kupfer, c) T-Form mit Arzneimittelreservoir (Biograviplan®).

in Apotheken nur noch Säuglingswaagen verkauft oder verliehen werden, bei denen die Waagschale mit dem Unterteil durch Stahlfedern verbunden ist. Bei einer lose aufgesetzten Waagschale besteht die Gefahr, daß der Säugling mitsamt der Waagschale herunterstürzt.

9.2.11 Mittel für die Erste Hilfe

Arterienabbinder

Ein Gurtband mit spezieller Schnalle oder ein Gummischlauch mit eingezogener Kette und Haken wird zum Abbinden der Schlagader bei Verletzungen benutzt (Abb. 9-27b).

Beatmungstubus

Anatomisch geformte Plastikhohlkörper dienen der künstlichen Beatmung (Abb. 9-40).

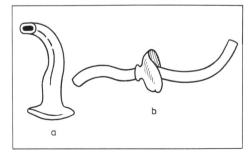

Abb. 9-40: Mundtuben,
a) Tubus nach Guedel,
b) Doppeltubus

Scheren

Es sind verschiedene Formen entsprechend ihrer Anwendung im Handel (Abb. 9-41). Als Scherenschloß bezeichnet man die Stelle, an der sich die beiden Scherenarme kreuzen. Am haltbarsten sind Schrauben- oder Nietschlösser. Wo die Schere jedoch durch Blut oder Eiter verschmutzt wird, werden bei den auseinandernehmbaren aseptischen Scheren die beiden Hälften durch ein Stiftschloß verbunden. Speziell gebogene oder einseitig abgeflachte Verbandscheren (Cooperschere, Listerschere) erlauben ein gefahrloses Zerschneiden des Verbandes.

Pinzetten (Abb. 9-42)

Anatomische Pinzette: vorn stumpf abgerundet, Innenseite quer gerieffelt,
Chirurgische Pinzette: an den Enden ineinandergreifende Zähne,
Cilienpinzette (Wimpernpinzette): vorn schräg abgeflacht. Cilienpinzette mit Automatik springt auf Druck automatisch zurück und zupft so die Wimper aus.
Ohrenpinzette: kniegebogen,
Splitterpinzette: an den Enden spitz auslaufend.
Anatomische Pinzetten sind durch ihre stumpfen Enden zum schonenden Greifen von Gewebe, sterilem Verbandstoff oder sterilen Kanülen geeignet. Chirurgische Pinzetten ermöglichen durch die ineinandergreifenden Zähne bei chirurgischen Eingriffen ein sicheres Fassen von Gewebe, Blutgefäßen, Sehnen usw.

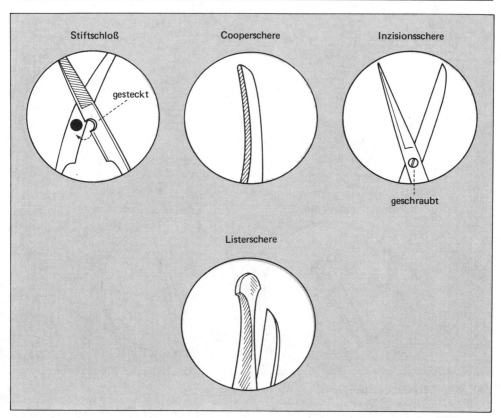

Abb. 9-41: Verschiedene Scherenformen

Handschuhe

In der Apotheke werden Handschuhe aus Gummi, Kunststoff oder Baumwolle vorrätig gehalten, die Verwendung finden als Schutzhandschuhe im Haushalt, bei Operationen, Untersuchungen und beim Verbandanlegen.

9.2.12 Blutdruckmeßgeräte

In der Bundesrepublik leben schätzungsweise 6,5 Millionen Hypertoniker. Die Schwierigkeit einer möglichst frühen und korrekten Erfassung des Hypertonikers liegt darin, daß zu Beginn des Bluthochdrucks keine oder nur sehr geringe Beschwerden vorhanden sind. Daneben hat sich gezeigt, daß die Blutdruckmessung in der ärztlichen Praxis ein diagnostisches Problem darstellt, da durch Aufregung und Erwartungsangst die Werte um 20 und mehr mm Hg höher liegen als diejenigen, die zu Hause in Ruhe bei der Selbstmessung festgestellt werden. Zudem schwankt der Blutdruck im Laufe des Tagesrhythmus abhängig von inneren und äußeren Einflüssen erheblich.

Aus all dem ergibt sich, daß eine zuverlässige Diagnose nur aus dem Ergebnis einer Vielzahl von Blutdruckmessungen (Blutdruckprofil) möglich ist, die in Ruhe vorgenommen wurden.

Beim Blutdruckmessen wird der systolische und der diastolische Druckpunkt ermittelt. Der Blutdruck ist abhängig von der Auswurfmenge der linken Herzkammer (Ventrikel) pro Herzschlag, vom Gefäßwiderstand und der Elastizität der Arterienwände.

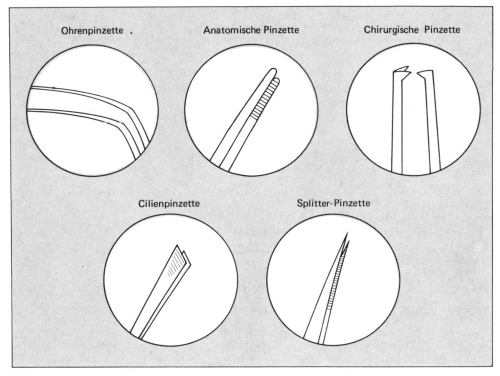

Abb. 9-42: Verschiedenartige Gestaltung der Pinzettenenden

In der *Systole* zieht sich der Herzmuskel zusammen und es wird eine gewisse Blutmenge in die Arterien gepumpt. Dabei entsteht eine Druckwelle, die die Wand der Arterien kurzfristig dehnt. Bei der *Diastole* – Herzmuskelerschlaffung – ziehen sich die großen Gefäße aufgrund ihrer Elastizität automatisch wieder zusammen und treiben so das Blut weiter in die peripheren Bereiche.

Geräte zum Selbstmessen des Blutdrucks (Abb. 9-43) bestehen aus Staumanschette, Mikrophon oder Stethoskop, Ventilball, Manometer. Bei Geräten mit optischer Anzeige entfällt das Stethoskop.

Beim Aufpumpen der Manschette des Blutdruckmeßgeräts drückt diese auf die Oberarmmuskulatur. Dabei wird die Schlagader bei steigendem Druck so weit abgeklemmt, daß kein Blut mehr hindurchfließen kann. Wird durch Öffnen des Ventils der Manschettendruck langsam verringert, so beginnt das Blut wieder zu fließen, wenn der Arteriendruck genauso groß ist wie der Druck in der Manschette. Gleichzeitig ist über das Stethoskop ein pulsierendes Geräusch zu hören (Korotkoff-Geräusch). Es wird durch Wirbelbildung im verengten Gefäß hervorgerufen. Mit dem Auftreten dieses Geräusches zeigt das Meßinstrument kleine pulsierende Ausschläge. Dies ist der

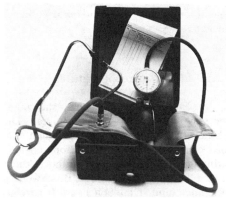

Abb. 9-43: Blutdruckmeßgerät RR-Test

Punkt, an dem der systolische Druck auf dem Manometer abzulesen ist. Beim weiteren langsamen Luftablassen wird das Geräusch zunächst lauter, dann leiser: die Pulswelle kann nun fast ungehindert durch die Arterie strömen. Jetzt ist der diastolische Blutdruck abzulesen. Wird der diastolische Blutdruck erst bei völligem Verschwinden der Geräusche abgelesen, so ermittelt man Werte, die um 5 mm Hg zu niedrig liegen.

RR-Blutdruckmeßgeräte sind nach dem italienischen Kinderarzt Riva-Rocci benannt.

Die Blutdruckmessung in den Apothekenbetriebsräumen gegen eine Gebühr ist erlaubt. Bei der Interpretation der ermittelten Werte ist jedoch äußerste Zurückhaltung geboten und bei kritischen Werten der Kunde unbedingt zum Arzt zu schicken.

9.2.13 Literatur

Das neue Lehrbuch der Krankenpflege: Verlag W. Kohlhammer, Stuttgart
Wilson, Kohm: „Verbandstoffe und Krankenpflegeartikel", Deutscher Apotheker Verlag, Stuttgart
Rothenberg: „Medizin für Jedermann", Thieme Verlag, Stuttgart
Thews, Mutschler, Vaupel: „Anatomie, Physiologie, Pathophysiologie des Menschen", Wissenschaftliche Verlagsgesellschaft mbH, Stuttgart
Brandenburg, Kraft, Neumann: Govi-Verlag „Krankenpflegeartikel Bild-Lexikon"
Heilmann: Enke-Verlag, Stuttgart „Therapeutische Systeme"
Fischer: Verlag Urban und Schwarzenberg, München „Venenleiden"
Widmer (Hrsg.): Verlag H. Huber, Stuttgart „Venenkrankheiten"
Fortbildungsprogramm der Roland Arzneimittel GmbH, „Venenerkrankungen und ihre Behandlung mit dem Zweizugkompressionsstrumpf"
Hollister Kolleg: Deutsche Abbott, Ingelheim
Wiethoff (Hrsg.): „Die Anus praeter-Sprechstunde" Deutsche Abbott, Ingelheim
Kivelitz, Kremer (Hrsg.): „Kontinenz und Stoma" Universitätsklinik Düsseldorf, Cleveland Clinic Foundation
„Stomaversorgung – eine Marktübersicht", Deutsche Ilco, 8050 Freising
Lux, Müller, May: „Harnumleitung: Möglichkeiten und Komplikationen" Dtsch. Ärzteblatt 35/82
Kohlhammer Studienbücher: „Krankenpflege"
div. Kataloge, Prospekte u. Informationsschriften: von Krankenpflegeartikel-Herstellern und Großhändlern

9.3 Verbandstoffe

Von W. Triebsch

9.3.1 Gesetzliche Grundlagen und Definitionen

Der Mediziner und der Pharmazeut verstehen unter dem Begriff Verbandstoff im wesentlichen Erzeugnisse auf Faserstoffgrundlage, die dazu dienen, Wunden zu versorgen, Blutungen zu stillen, Sekrete aufzusaugen, Arzneimittel zu applizieren, Wunden zu schließen, Körperteile zu schützen und zu verbinden bzw. zu umhüllen oder zu komprimieren [1].

Im Gesetz zur Neuordnung des Arzneimittelrechts (2. Arzneimittelgesetz) vom 24. August 1976 werden Verbandstoffe in einem engeren Rahmen gesehen. Nach § 4, [9] in Verbindung mit § 2, [2], 3 AMG sind Verbandstoffe *Gegenstände, die dazu bestimmt sind, oberflächengeschädigte Körperteile zu bedecken oder deren Körperflüssigkeiten aufzusaugen.*

Das Arzneimittelgesetz erfaßt weiterhin Verbandstoffe und unterscheidet bei der Definition des Arzneimittelbegriffes in § 2 zwischen Stoffen, die Arzneimittel sind, und Gegenständen, die als Arzneimittel gelten. Im Sinne des § 2, [2], 1 AMG zählen wirkstoffhaltige Salbenkompressen nicht zu den Verbandstoffen, sondern werden der Gruppe der fiktiven Arzneimittel zugerechnet. Tamponadebinden gelten als fiktive Arzneimittel im Sinne des § 2, [2], 2 AMG, weil sie in den menschlichen Körper dauernd oder vorübergehend eingebracht werden.

Hilfsmittel, die zum Fixieren von Wundauflagen eingesetzt werden, zählen im Sinne des AMG weder zu den Verbandstoffen noch zu den fiktiven Arzneimitteln, weil sie nicht die Zweckbestimmung haben, mit der Wunde in Berührung zu kommen oder in den Körper eingeführt zu werden (z. B. Mullbinden).

Die Definition von Verbandstoffen durch den Pharmazeuten ist anwendungsbezogen. Aus der so näher beschriebenen Produktgruppe werden im Arzneimittelgesetz gewisse Teilgruppen durch Konstruktions- und/oder Anwendungsmerkmale definiert, die im Sinne des AMG als Arzneimittel gelten, ohne Arzneimittel zu sein. Produkte dieser Art werden als fiktive Arzneimittel bezeichnet.

Im Arzneibuch werden folgende Verbandstoffe in Monographien beschrieben:
- Verbandmull aus Baumwolle (Tela gossypii absorbens) – Ph. Eur. II
- Steriler Verbandmull aus Baumwolle (Tela gossypii absorbens aseptica) – Ph. Eur. II
- Verbandwatte aus Baumwolle (Lanugo gossypii absorbens) – Ph. Eur. II
- Sterile Verbandwatte aus Baumwolle (Lanugo gossypii absorbens aseptica) – Ph. Eur. II
- Verbandwatte aus Baumwolle und Zellwolle (Lanugo gossypii et cellulosi absorbens) – DAB 8
- Sterile Verbandwatte aus Baumwolle und Zellwolle (Lanugo gossypii et cellulosi absorbens aseptica) – DAB 8
- Verbandwatte aus Zellwolle (Lanugo cellulosi absorbens) – Ph. Eur. II
- Sterile Verbandwatte aus Zellwolle (Lanugo cellulosi absorbens aseptica) – Ph. Eur. II
- Hochgebleichter Verbandzellstoff (Cellulosum ligni depuratum) – DAB 8
- Steriler, hochgebleichter Verbandzellstoff (Cellulosum ligni depuratum asepticum) – DAB 8

Die Monographien des Deutschen Arzneibuches, einschließlich des Europäischen Arzneibuches, haben in Verbindung mit § 55 AMG Gesetzeskraft. Soweit Verbandstoffe unter Verwendung von Materialien hergestellt werden, für die Monographien bestehen, sind die im Arzneibuch definierten Qualitätsanforderungen maßgebend.

Für eine Reihe von Verbandstoffen gibt es Normen, die als Empfehlungen aufzufassen sind. Allerdings müssen die in den Normen definierten Qualitäten eingehalten werden, falls in der Produktbeschreibung der Hinweis auf bestehende Normen aufgeführt ist. Die wichtigsten Normen sind:

DIN 61630 Verbandmull,
DIN 61631 Mullbinden,
DIN 61332 Elastische Binden mit Baumwollkette (Idealbinden),
DIN 61633 Trikotschlauchbinden aus Baumwolle,
DIN 61640 Watten für medizinische Zwecke.

Ferner bestehen Normen für Dreiecktücher, Verbandpäckchen, Pflaster u. a. m.

Die Anforderungen nach Normen und Monographien des DAB 7 für Verbandmull bzw. Verbandwatte waren identisch. Mit Erscheinen der Monographien im Europäischen Arzneibuch Band II haben sich einige Änderungen ergeben. Die Anpassung der entsprechenden Normen ist in Arbeit.

9.3.2 Materialkunde

9.3.2.1 Hydrophile Fasern

Verbandstoffe haben mit Ausnahme einiger spezieller Typen die Aufgabe, Sekrete aufzusaugen. Diese Forderung kann nur erfüllt werden, wenn zur Herstellung hydrophile Rohmaterialien verwendet werden.

Cellulose

Cellulose ist ein natürlicher pflanzlicher Rohstoff, dessen Hauptquelle das Holz und die Baumwolle darstellen.

Hinsichtlich der molekularen Struktur ist Cellulose ein isotaktisches β-1,4-Polyacetal der Cellobiose (β-1,4-Glucopyranosylglucopyranose). Zwei Moleküle Glucose bilden die Grundeinheit, die Cellobiose.

Für verschiedene Cellulosen wurden folgende Polymerisationsgrade ermittelt [2]:

Baumwolle roh	P_n 7000
Baumwolle gebleicht	P_n 3000–1500
Zellwolle	P_n 1500– 500
Zellstoff	P_n 3500–2500

Die Messung des Polymerisationsgrades erfolgt durch Viskositätsmessung von Lösungen der Cellulose in geeigneten Lösungsmitteln wie Schweizers Reagenz (Ammoniakalische Kupfertetramin-Lösung) oder Kupfer(II)-ethylendiaminhydroxid.

Cellulose ist in verdünnten Säuren bei Zimmertemperatur unlöslich; bei höherer Säurekonzentration tritt Hydrolyse ein. Laugen lösen bei gleichzeitiger Quellung die niedermolekularen Anteile (Polymerisationsgrad unter 200) in Abhängigkeit von der Laugenkonzentration. Aufgrund dieses Löslichkeitsverhaltens ist es möglich, Cellulose hinsichtlich des Polymerisationsgrades in Gruppen zu unterteilen:

α-*Cellulose* hat einen Polymerisationsgrad über 200 und ist in Natronlauge nicht löslich.

Unter β-*Cellulosen* versteht man Cellulosen mit einem Polymerisationsgrad zwischen 10 und 150.

Als γ-*Cellulose* bezeichnet man Cellulosen mit einem Polymerisationsgrad unter 10.

β- und γ-Cellulosen werden mit dem gemeinsamen Oberbegriff Hemicellulose bezeichnet.

Im Festzustand bildet Cellulose ein mikrokristallines Gefüge mit nebeneinander angeordneten kristallinen und amorphen Bereichen. Der Angriff von Lösungsmitteln erfolgt primär an den amorphen Bereichen im Sinne einer topochemischen Reaktion.

Die übermolekulare Struktur (Textur) der Cellulose ist durch die Ausbildung von Fibrillen gekennzeichnet. Die Faserstruktur der Cellulose ist für die einzelnen Faserarten (Hölzer, Baumwolle, Jute, Rami usw.) spezifisch.

Das Quellverhalten der Cellulose und die Wechselwirkung mit Lösungsmitteln bzw. der Reaktionsflüssigkeit wird durch die übermolekulare Struktur bestimmt. Jegliche Wechselwirkung mit flüssigen Phasen beginnt mit einer Quellung der Fibrillen der übermolekularen Struktur.

In saurem Medium tritt in Abhängigkeit vom pH und der Temperatur Hydrolyse der β-glucosidischen Bindung ein. Bei Einwirkung von Alkali erfolgt über die Ausbildung von 1,2-Anhydrokonfigurationen ebenfalls eine hydrolytische Spaltung.

Oxidationsmittel wie Chlor und Hypochlorit können unspezifisch angreifen. Der oxidative Angriff erfolgt nicht an bestimmten C-Atomen des Glucopyranoserings. Andere Oxidationsmittel wie Hypoiodit, Chlorit und Stickoxide greifen spezifisch an und oxidieren entweder nur das C_1 oder spalten die C_2-C_3-Bindungen unter Ausbildung von Dialdehyden, während Stickoxide die Hydroxylgruppe an C_6 zur Carboxylgruppe unter Bildung von Polyglucuronsäure oxidieren. Letztere Reaktion wird für die Herstellung resorbierbarer Verbandstoffe technologisch ausgenutzt.

Cellulosische Textilfasern

Für die Herstellung von Verbandstoffen ist die *Baumwolle* die wichtigste cellulosische Textilfaser. Unter Baumwolle versteht man die Samenhaare der Baumwollpflanze, Gossypium. Nach dem Pflücken der Fruchtstände werden Fremdbestandteile wie Samenkerne, Schalen- und Blattreste entfernt. Zur Herstellung von gereinigter Baumwolle, Gossypium depuratum, muß die Rohbaumwolle durch eine Reihe von Naßprozessen soweit gereinigt werden, daß sie den Anforderungen des Arzneibuches entspricht. Die wichtigsten Teilschritte der textilchemischen Naßbehandlung sind das entfernen des Baumwollwachses durch Einwirkung von Natronlauge, wobei eine Verseifung des Wachses eintritt. Oxidierbare Fremdbestandteile werden durch die anschließende Bleiche entfernt und die Baumwolle wird oxidativ dahingehend verändert, daß die Wasseraufnahme die in den Arzneibuchmonographien geforderten Werte erreicht.

Mit der Herstellung der *Zellwolle* unternahm man den ersten Versuch, eine natürliche Faser, in diesem Fall die Baumwolle, zu kopieren und eine Cellulosefaser synthetisch herzustellen. Zellwolle wird heute vorzugsweise nach dem Viskoseverfahren hergestellt. Als Ausgangsmaterial dient Zellstoff, eine gereinigte Form von Cellulose.

Zellstoff wird von der einschlägigen Industrie aus Holz gewonnen. Zur Herstellung von Zellwollen wird der Zellstoff mit Natronlauge zu Alkalicellulose umgesetzt. Diese wird der sogenannten Vorreife unterworfen, wobei ein durch Luftsauerstoff bewirkter, gezielter Kettenabbau eintritt, durch den der durchschnittliche Polymerisationsgrad der Zellwollfasern eingestellt wird. Durch Umsetzung mit Schwefelkohlenstoff entsteht Cellulosexanthogenat, das in Natronlauge zu Viskose, einer honiggelben Flüssigkeit, gelöst wird. Während der anschließenden Nachreife tritt eine Vergleichmäßigung des Veresterungsgrades und eine langsame Hydrolyse ein. Dabei entsteht eine spinnfähige Viskose. Nach dreimaligem Filtrieren wird sie der Spinndüse, die sich in einem Schwefelsäurefällbad befindet, zugeleitet. Hier erfolgt die Rückverseifung zu Cellulose, die, weil die Zersetzung des Xanthogenats im Viskoseflüssigkeitsstrahl erfolgt, zur Ausbildung von Endlosfäden führt. Sie werden auf die gewünschte Stapellänge geschnitten, verschiedenen Waschprozessen unterworfen und bei Bedarf mit geeigneten Textilhilfsmitteln ausgerüstet, z. B. Avivagen.

Obwohl Baumwolle und Zellwolle aus Cellulose bestehen, unterscheiden sich beide Fasern in folgenden Eigenschaften:
- Zellwolle hat, falls es sich nicht um Spezialtypen, sogenannte Hochmodulfasern, handelt, einen niedrigeren Polymerisationsgrad als Baumwolle. Daraus resultiert eine höhere Faserquellung in Wasser und eine spezifisch höhere intrakapillare Wasseraufnahme. Sie hat eine relativ glatte Oberfläche.
- Baumwolle besitzt als natürlich gewachsene Faser eine Struktur, die durch eine Oberflächenrauhigkeit gekennzeichnet ist, so daß die mechanische Faserhaftung bei Baumwolle höher als bei Zellwolle ist.

Dieser Unterschied wird bei der Herstellung von *Watte* berücksichtigt. Watten, die wie Augen- oder Gehirnwatte eine möglichst geringe Tendenz zum Ausfasern aufweisen müssen, werden aus reiner Baumwolle hergestellt. Watten, die größere Mengen an Feuchtigkeit intrakapillar aufnehmen sollen, wie Kosmetikwatte, werden aus Zellwolle oder Baumwoll-/Zellwollmischungen erzeugt. Die stärkere Faserquellung der Zellwolle hat zur Folge, daß im nassen Zustand die Bauschelastizität der Zellwolle geringer als die der Baumwolle ist.

Zellstoff- und Papierprodukte

Zellstoff, der vorzugsweise aus Holz von der Zellstoffindustrie hergestellt wird, ist das Ausgangsmaterial für die Herstellung von Papieren, Zellwollen und Fluff als Saugmaterial für Hygieneartikel. Die Cellulose des Zellstoffs hat Fibrillenstruktur. Die Faserlänge beträgt je nach Holzart oder Aufschlußverfahren zwischen 2 und 12 mm. Derartige Fasern können in textiltechnologischen Prozessen nicht direkt verarbeitet werden, weil die Faserlänge zu gering ist. Zellstoff und alle Produkte der Papierindustrie haben Faserstruktur, gehören jedoch nicht zu den Textilfaserprodukten.

Verbandzellstoff, ältere Bezeichnung Zellstoffwatte, vom Verbraucher häufig kurz Zellstoff genannt, ist ein dünnes Spezialpapier, das von der Papierindustrie nach den üblichen Verfahren hergestellt und zusätzlich gekreppt wird.

Seit einigen Jahren wird vorzugsweise bei Produkten des Hygienebereiches der Saugkörper nicht mehr aus Verbandzellstoff, sondern aus Fluff hergestellt. *Fluff* ist ein flockiges Cellulosematerial, das durch mechanische Trockenzerfaserung des in Pappeform vorliegenden Zellstoffes erhalten wird. Durch die Verwendung des Fluffs konnte eine Verbilligung des Fertigproduktes erzielt werden. Die Kosten für den papiertechnologischen Teilschritt der Verbandzellstoffherstellung konnten entfallen. Außerdem ist das spezifische Absorptionsvermögen von Fluff besonders günstig.

9.3.2.2 Hydrophobe Materialien

Bei der Herstellung von Verbandstoffen kann in bestimmten Fällen ein hydrophober Charakter auf Teilen eines Verbandstoffes erforderlich sein. Rohmaterialien mit hydrophobem Charakter, die nach allgemein üblicher Textiltechnologie oder sonstigen Verfahren in Verbandstoffe eingebaut werden, sind Synthesefasern, Kunststoffe – in

Form von Beschichtungen – oder Folien und der Auftrag hydrophober Salben. Auch die Metallisierung von Verbandstoffen kann neben anderen Effekten im weiteren Sinne als Hydrophobierung aufgefaßt werden.

Polsterwatten werden aus hydrophoben Fasern hergestellt. Nur diese Fasern behalten auch im nassen Zustand ihre Bauschelastizität, weil sie nicht oder kaum quellen.

9.3.2.3 Textile Verfahren

Für die Herstellung von Verbandstoffen werden textile Fasern, die nach den erforderlichen Naßprozessen ungeordnet vorliegen, nach den bekannten textilen Technologien weiterverarbeitet.

Verbandwatten werden aus Baumwolle, Zellwolle oder deren Mischungen hergestellt. Textile Fasern, die durch textile Naßprozesse auf die Anforderungen des Arzneibuches eingestellt wurden, werden zu Einzelfasern aufgelöst und parallelisiert, sowie mechanisch von Fremdkörpern befreit. Die von Krempeln oder Karden anfallenden Faserflore werden zu Bändern geeigneter Lagenzahl zusammengefaßt, geschnitten und abgepackt. Im textiltechnologischen Sinne ist das Öffnen bis zur Einzelfaser und das Parallelisieren der entscheidende Verfahrensteilschritt.

Gewebe sind textile Flächengebilde mit Systemen sich rechtwinklig kreuzender Kett- und Schußgarne. Die Herstellung erfolgt auf dem Webstuhl. *Verbandmull* wird in Leinwandbindungen in unterschiedlichen Breiten zwischen 0,80 und 1,20 m auf Breitwebstühlen hergestellt. Es werden 24-, 20- und 17-fädige Mulltypen erzeugt, die für fertige Verbandstoffe mit unterschiedlichen Anforderungen benötigt werden. Die Fadenzahl gibt die Summe von Kett- und Schußfäden pro cm^2 an.

Auch die Herstellung von Binden wie *Mullbinden* mit gewebten Kanten oder Kompressionsbinden erfolgt in Webprozessen, wobei der sogenannte Bandwebstuhl eingesetzt wird, der sich in der Arbeitsbreite vom Breitwebstuhl unterscheidet.

Die für das Weben benötigten Garne werden in der Spinnerei aus Fasern hergestellt. Das Fasermaterial wird auf Krempeln geöffnet und von Fremdkörpern befreit, parallelisiert, verstreckt und in zwei Stufen zum Garn zusammengedreht.

Verbandmull, der als Breitgewebe hergestellt wird, wird nach dem Weben einem textilen Naßprozeß unterworfen, durch den die im Arzneibuch definierte Sauberkeit erreicht wird.

Gewirke sind textile Flächengebilde, die sich vom Gewebe dadurch unterscheiden, daß die Garnführung unter Maschenbildung verläuft. Maschenware zeichnet sich im Gegensatz zum Gewebe durch eine Dehnbarkeit aus, die auf der Verziehbarkeit der Masche beruht.

Wegen der Dehnbarkeit werden im Verbandstoffbereich neben den Geweben auch Gewirke verwendet, nämlich dann, wenn vom Material eine gewisse Dehnbarkeit gefordert wird. Schlauchverbände zum Fixieren von Wundauflagen bestehen aus einer Maschenware, die auf Rundwirkstühlen hergestellt wird.

Vliesstoffe sind textile Flächengebilde, die direkt aus Fasern hergestellt werden. Der Prozeß der Garnherstellung in der Spinnerei sowie das Weben entfallen.

Geeignete Textilfasern werden auf Krempeln oder Karden geöffnet und zu Floren ausgebreitet. Mehrere Flore werden in Abhängigkeit von dem zu erzielenden m^2-Gewicht aufeinander gelegt und verfestigt. Die Verfestigung kann durch Auftrag von Bindern, mechanisch durch Vernadelung oder thermisch durch Beimischung von thermoplastischen Bindefasern erfolgen. Die Eigenschaften von Vliesstoffen können in sehr weitgehendem Maße variiert werden. Variationsmöglichkeiten in der Herstellung bestehen in der Auswahl und Mischung der Faserarten einschließlich deren Titer oder Schnittlänge sowie der Verfestigungsart. Durch Variation der Bindertypen einschließlich der Auftragstechnik sowie der Vliesstoffdicke sind weitere Möglichkeiten gegeben.

9.3.3 Die verschiedenen Verbandstoffgruppen

9.3.3.1 Einteilung

Trotz der großen Vielfalt der Verbandstoffe durch die Verwendung unterschiedlicher Materialien und unterschiedlicher Konstruktionen ist es möglich, Verbandstoffe hinsichtlich ihrer Anwendung in verschiedene Gruppen zu unterteilen:
• Wundauflagen
• Fixiermittel
• Kompressionsverbände
• Stütz- und Starrverbände
• Sonstige Verbandstoffe

9.3.3.2 Wundauflagen

Verbandstoffe mit der Zweckbestimmung der direkten Wundberührung gehören im Sinne des § 2 [2], 3 in Verbindung mit § 4, [9] AMG zu den fiktiven Arzneimitteln. Soweit Verbandmull oder Verbandwatte Verwendung finden, müssen diese den Anforderungen des Arzneibuches entsprechen.

An Wundauflagen werden folgende funktionelle Anforderungen gestellt:
• Saugfähigkeit
• Schutz vor Fremdkörpern und Druck
• Reizlosigkeit
• Kombinierbarkeit mit Medikamenten
• Geringe Neigung zum Verkleben
• Ausreichende Luft- und Wasserdampfdurchlässigkeit
• Ausreichende Naßfestigkeit
• Gute Manipulierbarkeit, fester Sitz
• Sterilisierbarkeit

Saugfähigkeit

Die Saugfähigkeit des Wundkissens ergibt sich aus der Summe von interkapillarer und intrakapillarer Saugwirkung. Die intrakapillare Saugfähigkeit ist als Materialkonstante des zur Herstellung der Wundauflage verwendeten Materials anzusehen. Als hydrophiles Rohmaterial für Verbandstoff, somit auch für Wundkissen, wird ausschließlich Cellulose verwendet. Gewisse Unterschiede in der intrakapillaren Saugfähigkeit bestehen zwischen den verschiedenen Darbietungsformen der Cellulose wie Baumwolle, Zellwolle und Zellstoff in Abhängigkeit vom DP.

Die interkapillare Saugwirkung ist bei Systemen mit parallelisierten, nebeneinanderliegenden Fasern, wie dies für Garne gilt, größer als bei Systemen mit Wirrfasergruppierung.

In bestimmten Fällen wird die Saugfähigkeit durch die manchmal unvermeidliche Mitverwendung hydrophober Bestandteile wie Bindern in Vliesstoffen geringfügig vermindert.

Die Aufgabe des Verbandstoffherstellers ist es, durch Auswahl geeigneter Rohmaterialien und optimaler Konstruktion eine gute Saugfähigkeit der Wundauflage zu erzielen.

Schutz vor Fremdkörpern und Druck

Der Schutz der Wunde vor Fremdkörpern und Druck beinhaltet auch die weitgehende Verhinderung der Rekontaminierung durch von außen eindringende Keime. In den meisten Fällen ist bereits ein Wundverband, bestehend aus einer 8- bis 12lagigen Mullauflage und einem Kompressions- oder Fixierverband, ausreichend wirksam. Zur Erklärung dieses Phänomens muß daran gedacht werden, daß Luftkeime kaum durch den angelegten Verband hindurchtreten werden, weil die für die Luftbewegung erforderliche Druckdifferenz zwischen innen und außen normalerweise nicht gegeben ist. Jedoch ist das Eindringen von Keimen in Flüssigkeitstropfen, die durch den Verband dringen, möglich.

Reizlosigkeit

Unter der Reizlosigkeit der Wundauflage versteht man sowohl die Vermeidung einer mechanischen Reizung sowie auch die Abwesenheit von Substanzen in der Wundauflage, die einen physiologischen Reiz in der Wunde hervorrufen können. Zur Verhinderung des mechanischen Reizes ist es erforderlich, daß die Wundauflage nicht übermäßig rauh ist. Ein gut angelegter Fixierverband vermeidet eine Relativbewegung der Wundauflage gegen die Wunde.

Die physiologische Reizlosigkeit der Wundauflage ist eine Frage an die Sauberkeit des Materials. Verbandmull, der den

Sauberkeitsanforderungen des Arzneibuchs entspricht, wird erfahrungsgemäß als physiologisch reizlos angesehen.

Kombinierbarkeit mit Medikamenten

Die Kombinierbarkeit der Wundauflage mit Medikamenten wird nur in Ausnahmefällen zu einem Problem. O/W-Emulsionen können in bestimmten Fällen ihren Emulsionscharakter verlieren, wenn das hydrophile Saugmaterial die kontinuierliche Wasserphase der Emulsion mehr oder weniger aufnimmt.

Geringe Neigung zum Verkleben

Wundauflagen, die notwendigerweise hydrophil sein müssen, neigen grundsätzlich zum Verkleben. Sekret befindet sich in Form einer wäßrigen Phase in der Wunde, auf der Wundoberfläche, in den Hohlräumen der Wundauflage und intra- bzw. interkapillar in der Wundauflage. Im Falle des Eintrocknens des Sekrets bildet sich zwangsläufig eine starre Verbindung zwischen der Wundoberfläche und der Wundauflage. Bei einem Verbandwechsel ist in diesem Fall das Aufreißen der Wunde unvermeidlich.

Das Verkleben kann dadurch verhindert werden, daß zwischen Wundoberfläche und hydrophiler Wundauflage eine hydrophobe, poröse Trennschicht gelegt wird. Bei einer derartigen Kombination befindet sich das Sekret entweder auf der Wundoberfläche oder in der hydrophilen Wundauflage. Aufgrund des hydrophoben Charakters der porösen Trennschicht kann die Ebene dieser Trennschicht als frei von wäßrigen Sekreten angesehen werden. Die Wundauflage muß jedoch in der Lage sein, das Sekret von der Wundoberfläche durch die Poren hindurchzusaugen. Wenn das Sekret eingetrocknet ist, bilden sich zwei separate, starre Systeme, das eine auf der Wundoberfläche, d. h. unterhalb der hydrophoben Trennschicht, das andere innerhalb der Wundauflage, d. h. oberhalb der hydrophoben Trennschicht.

Nach diesem Mechanismus wirken alle Salbenkompressen mit hydrophober Salbenmasse (Abb. 9-44). Sie stellen primär ein textiles System dar, bei dem das meist hydrophile, textile Trägermaterial mit Salben-

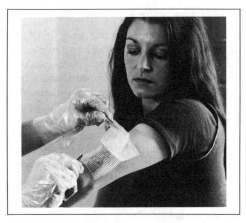

Abb. 9-44: Wirkstofffreie Salbenkompresse zur sterilen Wundversorgung [Werksfoto Paul Hartmann Aktiengesellschaft]

masse hydrophobiert wird. Der Durchmesser der Öffnungen des Trägermaterials sowie die Dicke der Salbenkompresse bestimmen, ob ein hydrophiles Wundauflagesystem in der Lage ist, Sekrete mit unterschiedlicher Viskosität durch die Salbenkompresse hindurchzusaugen. Salbenkompressen dieser Art sind Branolind®, Grassolind-Neutral®, Nebacetin®, Lomatüll®, Sofra-Tüll®, Fucidine-Gaze®, Adaptik®, Oelo-Tüll®.

Ausreichende Luft- und Wasserdampfdurchlässigkeit

Eine ausreichende Luft- und Wasserdampfdurchlässigkeit ist erforderlich, um die sogenannte „feuchte Kammer" zu verhindern. Letztere bietet ideale Keimwachstumsbedingungen.

Ausreichende Naßfestigkeit

Eine ausreichende Naßfestigkeit der Wundauflage ist erforderlich, um ein Ausreißen der Wundauflage bei einem Verbandwechsel im Falle des Auftretens von Verklebungen zu verhindern. Diese Problemstellung kann gelegentlich bei Mitverwendung von Vliesstoffen oder Verbandzellstoff aktuell werden. Wegen der geringen Naßfestigkeit darf Verbandzellstoff nie direkt auf Wunden gelegt werden.

Gute Manipulierbarkeit, fester Sitz

Die gute Manipulierbarkeit und der feste Sitz sind Eigenschaften, die vorzugsweise auch im Zusammenspiel mit dem zur Verwendung kommenden Fixiermittel zu sehen sind. Eine gute Anschmiegsamkeit der Wundauflage an die Wundoberfläche ist für eine ausreichende Sekretabsaugung erforderlich. In diesem Zusammenhang ist auch der zur Verhinderung des Wundrandödems zu fordernde plane Andruck der Wundauflage in Kombination mit dem Fixiermittel zu sehen.

Sterilisierbarkeit

Die Sterilisierbarkeit muß für alle Wundauflagen gefordert werden, weil die Anwendung steriler Verbände in vielen Fällen aus medizinischer Sicht zwingend ist. Wundauflagen, die mit Wasserdampf nicht sterilisierbar sind, werden normalerweise von der Verbandstoffindustrie einzeln verpackt und in dieser Form entweder der Ethylenoxid- oder Gammastrahlensterilisation unterworfen.

Übliche Wundauflagen

Die einfachste Wundauflage ist die *Mullkompresse*, die in unterschiedlichen Abmessungen und in verschiedener Lagenzahl auf dem Markt ist. Nach Untersuchungen von Baron [3], hat eine Mullkompresse jedoch erst mit 16 oder mehr Lagen eine dreidimensionale Saugwirkung. Kompressen mit geringerer Lagenzahl wirken nur zweidimensional und sind deshalb vorzugsweise nur für nicht sezernierende Wunden geeignet.

Mullkompressen mit eingeschlagenen Schnittkanten sind in sterilisierter oder in nicht sterilisierter Aufmachung unter der Bezeichnung *ES-Kompressen* auf dem Markt. Sie haben gegenüber der Standard-Mullkompresse den Vorteil, daß Randfäden oder deren Bruchstücke nicht in die Wunde gelangen können. Die Schnittkanten sind durch eine besondere Legetechnik nach innen gefaltet. Verbandmull, dessen Mull gekrumpft ist, hat eine gute Anpassungsfähigkeit an die häufig unregelmäßige Wundoberfläche (Mullix®).

Einfache Formen von Wundauflagen sind ferner *Kompressen aus Verbandzellstoff mit einer Mullabdeckung* (Fil-Zellin®, Zemuko®) oder mit Vliesstoffbedeckung. Zu den Wundauflagen mit sehr großer Saugkapazität für stark sezernierende Wunden zählen *Kompressen, die Verbandwatte- oder Fluffsaugkörper enthalten und mit geeigneten Vliesstoffen umhüllt sind*. Soweit die für diesen Zweck verwendeten Vliesstoffe vollsynthetische, d. h. hydrophobe Fasern enthalten, wird ein gewisser Effekt des Nichtverklebens erreicht, der jedoch schwächer ist als bei Verwendung von Salbenkompressen.

Es ist verständlich, daß nicht jede Wundauflage allen eingangs aufgezählten Anforderungen entsprechen kann. Für eine optimale Wundversorgung ist es deshalb erforderlich, für den Einzelfall jeweils den geeigneten Typus auszuwählen.

Den Wundauflagen zuzuordnen sind auch *Multtupfer*, die vorzugsweise im Operationsbereich verwendet werden. Sie werden aus Verbandmull durch „Drehen" und „Verschlingen" in unterschiedlichen Größen und Formen mit unterschiedlicher Materialdichte hergestellt. Präpariertupfer sind fest und dicht, während Schlinggaze-Tupfer (Abb. 9-45) locker gedreht werden.

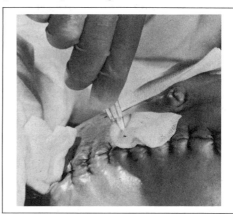

Abb. 9-45: Schlinggaze-Tupfer
(Werksfoto Paul Hartmann AG)

9.3.3.3 Fixiermittel

Fixierverbände haben die Aufgabe, Wundauflagen auf der Wunde zu fixieren; sie sollen nicht mit der Wunde in Berührung kommen. Aus diesem Grunde sind Fixierverbände weder Verbandstoffe im Sinne des

AMG noch gelten sie als Arzneimittel. Unter diesem Gesichtswinkel ist es auch zu verstehen, daß bisher im Arzneibuch keine Monographie für Mullbinden zum Fixieren enthalten ist.

Die Sauberkeitsanforderungen für Mullbinden in der deutschen Norm DIN 61 631 sind aus dem gleichen Grund schwächer definiert als für Verbandmull. Mullbinden oder Teile davon sollen deshalb nicht in direkte Berührung mit der Wunde kommen.

Fixierverbände haben auch die Aufgabe, eine schwache Kompression im Bereich des Wundrandes zu erzielen, um Wundrandödeme auszuschwemmen oder ihr Entstehen zu verhindern.

Die wichtigsten Fixiermittel sind:
- Mullbinden
- Dehnbare Fixierbinden
- Stülp- und Schlauchverbände
- Heftpflaster

Mullbinden werden entsprechend der Norm DIN 61 631 hergestellt. Sie weisen beidseitig Webkanten auf. Die Herstellung aus gebleichtem Baumwoll- und/oder Zellwollgarn erfolgt auf Bandwebstühlen, die jeweils eine Arbeitsbreite entsprechend der Bindensollbreite aufweisen.

Webkantige Mullbinden haben gegenüber der früher üblichen Schnittkantenmullbinde, die aus Breitmull durch entsprechenden Zuschnitt hergestellt wurde, einen grundsätzlichen Vorteil. Das Auftreten freier Randfäden an den Schnittkanten entfällt. Dadurch wird beim Anwickeln der Binde ein „Sperren" des Bindenkopfes durch Verknoten ausgetretener Randfäden grundsätzlich vermieden.

Mullbinden sind nicht dehnbar und haben deshalb den Nachteil, daß bei Anlegen eines Verbandes an Körperrundungen oder Gelenken trotz des Anwendens sogenannter Umschlagtouren nicht immer ein genügend guter Sitz des Verbandes zu erzielen ist.

Das Anlegen von Verbänden mit *dehnbaren Fixierbinden* ist problemlos. Ein guter Sitz im Bereich von Körperrundungen ist wegen der Dehnbarkeit ohne Anwendung von Umschlagtouren möglich. Auch Verbände im Bereich von Gelenken haben einen guten Sitz, weil die dehnbare Binde allen Bewegungen des Gelenks folgt.

Dehnbare Binden können nur unter Verwendung dehnbarer Garne in der Kette hergestellt werden. Pehalast® ist eine dehnbare Fixierbinde aus reinen Baumwollgarnen in Kette und Schuß, deren Kettgarne überdreht und dadurch dehnbar sind. Die Dehnbarkeit der Binde beträgt 60 bis 70%. Sie ist in Dampf sterilisierbar und enthält Webkanten. Sie wird in sterilisierter Form in der Handchirurgie häufig direkt auf die Wunde gewickelt.

Elastische Fixierbinden werden auch unter Verwendung texturierter Kräuselperlon- oder Kräuselnylongarnen in der Kette hergestellt. Binden dieser Art weisen eine Dehnbarkeit von 100 bis 150% auf und werden unter der Bezeichnung Lastotel®, Rondoflex®, Transelast®, Nobafix® u. a. m. hergestellt.

Elastische Fixierbinden, die als Kette wechselweise Kräusel- und ungekräuselte Zellwollgarne enthalten, besitzen eine frottierähnliche Struktur (Pehacrepp®, Elastomull®).

Neuere Entwicklungen haben zur dehnbaren Fixierbinde mit einem Haftmittelauftrag geführt (Abb. 9-46). Derartige Binden haften auf sich selbst, d. h. Tour auf Tour, nicht aber auf der Haut. Solche Produkte sind Peha®-haft, Gazofix® und Haftelast®.

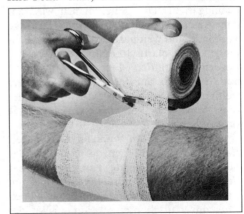

Abb. 9-46: Kohäsive, elastische Fixierbinde (Werksfoto Paul Hartmann AG)

Stülp- und Schlauchverbände sind Maschenware. Sie unterscheiden sich vom Gewebe durch die Dehnbarkeit. Wegen dieser Eigenschaft werden gewirkte Stülp- und Schlauchverbände mit Erfolg auch als Fixierverbände verwendet. Bei optimaler Einstellung – gekennzeichnet durch Anzahl der Maschenstäbchen und Maschenreihen – sind Stülpverbände in Längs- und Querrichtung im Hinblick auf die Verwendung als Fixiermittel optimal dehnbar. Stülp- und Schlauchverbände werden zum Fixieren von Wundauflagen, als Unterzug für Gipsverbände, aber auch als Extensionsverbände sowie für schwache Kompressionen eingesetzt.

Diese Verbände werden in unterschiedlichen Breiten gefertigt, so daß vom Finger- bis hin zum Rumpfverband die Anwendung von Schlauchverbänden möglich ist. Stülpverbände werden zum Anlegen nicht gewikkelt, sondern gestülpt. Um einen festen Sitz des Verbandes zu erhalten, wird der Verband während des Anlegens an bestimmten Stellen gedreht. Auf diese Weise wird dem Gewirk die Dehnbarkeit genommen. Stülpverbände aus Baumwoll- und/oder Baumwoll-Zellwollmischgarnen werden unter der Bezeichnung Stülpa® oder tg®-Schlauchverband vertrieben.

Den Stülp- und Schlauchverbänden stehen die *Netzverbände* als Fixiermittel sehr nahe. Sie bestehen aus einem netzartigen System von mit Polyamidfäden umwundenen Gummifäden oder aus texturierten Polyamidgarnen. Der Netzschlauch wird auf der Raschelmaschine gewirkt. Derartige Verbände sind weitmaschig und in alle Richtungen sehr elastisch und sind unter der Bezeichnung tg-Fix®, Fixonet®, Bindanetz® und Stülpa®-fix auf dem Markt. Besonders weitmaschige Netze werden u. a. zur Fixierung von Nabelkompressen (Elastofix®) verwendet.

Die Fixierung von Wundauflagen mittels *Heftpflaster* ist ein leicht durchzuführendes Verfahren. Eine leichte Kompression zur Vermeidung des Wundrandödems ist kaum zu erreichen. Die Wundauflage hat jedoch einen unverrutschbaren Sitz auf der Wunde. Bei Langzeitanwendung sind Hautmazerationen und gelegentlich Pflasterallergien nicht auszuschließen.

9.3.3.4 Kompressionsverbände

Kompressionsverbände sind nicht für die Wundabdeckung bestimmt. Sie fallen deshalb nicht unter das Arzneimittelgesetz. Sie werden gelegentlich bei Wundkomplikationen wie Blutungen, hauptsächlich aber zur Behandlung des Stützgewebes und bei Venenerkrankungen verwendet. Hauptindikationsbereiche sind Gelenkergüsse, statische Beschwerden, Varizen, Thrombosen, Thrombophlebitiden, Ulcera cruris und Durchblutungsstörungen.

Kompressionsbinden können in dauerelastische und nicht dauerelastische Binden unterteilt werden.

Zu den *nicht dauerelastischen Binden* gehören alle *Idealbinden*. Diese sind in der Norm DIN 61 632 definiert. Ihre Dehnbarkeit ist auf die Verwendung überdrehter Baumwollgarne in der Kette zurückzuführen. Alle überdrehten Garne leiern innerhalb kurzer Frist aus; dies gilt grundsätzlich auch für Idealbinden. Durch Waschen und spannungsfreies Trocknen ist die Dehnbarkeit jedoch regenerierbar. Die Dehnbarkeit beträgt definitionsgemäß für die genormte Idealbinde mindestens 90% (vgl. DIN 61 632). Entsprechend der Norm gibt es Idealbinden mit Webkanten und mit Schlingkanten. Die schlingkantige Ausführung hat gegenüber der Webkantbinde den Nachteil, daß sie während des Anlegens seitlich zum Einrollen neigt. Schnürfurchen können auf diese Weise sehr leicht entstehen.

Dauerelastische Kompressionsbinden werden unter Verwendung elastomerer Kettgarne oder texturierter, vollelastischer Polyamidgarne hergestellt. Binden dieser Art sind als dauerelastisch anzusehen. Derartige dauerelastische Binden werden mit unterschiedlicher Dehnbarkeit hergestellt. Unter Dehnbarkeit wird definitionsgemäß die prozentuale Dehnung bei Zug mit 10 N pro cm Bindenbreite verstanden.

Dauerelastische Kompressionsbinden mit kurzem Zug (Abb. 9-47)

Binden dieses Typs enthalten in der Kette texturierte Polyamidgarne im Wechsel mit Baumwollgarnen. Die Dehnbarkeit derartiger Binden ist auf Werte zwischen 50 und 90% eingestellt.

Nur der Kurzzugverband bewirkt, wenn er richtig angelegt ist, einen ständigen

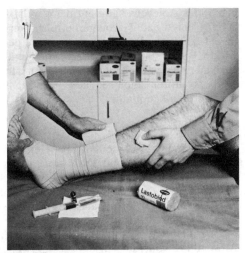

Abb. 9-47: Dauerelastische Binde mit kurzem Zug [Werksfoto Paul Hartmann Aktiengesellschaft]

Wechsel zwischen sehr hohem und sehr niedrigem Kompressionsdruck, während die Langzugbinde einen therapeutisch als fast konstant anzusehenden Dauerkompressionsdruck bewirkt. Ein Kompressionsverband zur Ausschwemmung von Ödemen entfaltet seine volle Wirkung erst im Zusammenspiel mit einer ausreichenden Muskeltätigkeit, u. a. im Sinne der Unterstützung der Muskelpumpe. Die Kompressionswirkung eines Verbandes aus Kurzzugkompressionsbinden erklärt sich folgendermaßen:

Wenn sich das Muskelsystem des Beins bei Bewegung ausdehnt, so kann eine Kurzzugbinde wegen des kurzen Zuges diese zusätzliche Dehnung nicht oder nur geringfügig mitvollziehen. Als Folge tritt eine sehr starke Kompression ein. Wenn einige Sekunden später der Muskel erschlafft, gibt die Binde nach, der Kompressionsdruck sinkt auf sehr niedrige Werte. Waren im Augenblick der starken Kompression die Kapillaren mehr oder weniger abgequetscht, so daß ein Abfluß der interstitiellen Gewebsflüssigkeit nicht möglich war, so werden bei niedrigem Kompressionsdruck die Kapillaren wieder durchgängig. Nur der ständige rhythmische Wechsel zwischen hohem und niedrigem Kompressionsdruck ermöglicht das Ausschwemmen von Ödemen. Kompressionsverbände am Bein mit höchstmöglichem Kompressionsdruck sind dann richtig angelegt, wenn nach dem Anlegen die bläuliche Verfärbung durch venöse Stase im Vorfuß auftritt, diese aber innerhalb weniger Minuten verschwindet, wenn der Patient geht [6].

Bei Vorliegen von Ödemen sind Langzugbinden wegen ihrer andersartigen Wirkungsmechanismen kontraindiziert.

Zu den Kurzzugkompressionsbinden gehören Lastobind®, Rhena-Varidress®, Durelast®.

Die Mittelzugbinde mit einer Dehnbarkeit zwischen 100 und 150% ist im therapeutischen Verhalten der Langzugbinde ähnlich.

Dauerelastische Kompressionsbinden mit langem Zug

Dauerelastische Binden mit langem Zug enthalten in der Kette Garne aus Elastomeren. Ihre Dehnbarkeit beträgt etwa 200%.

Langzugbinden werden in zwei Typen hergestellt. Zum Dehnen des leichten Typs wird eine geringe, zum Dehnen des kräftigen Typs eine größere Kraft benötigt. Die leichte Ausführung, zu der die Binden Lastodur® weich und Dauerbinde® fein gehören, bewirken eine im therapeutischen Sinne konstante und schwache Kompression, während die kräftigen Typen, zu denen die Binden Lastodur® straff und Dauerbinde® kräftig gehören, eine konstante und kräftige Kompression bewirken. Sie sind bei Abwesenheit von Ödemen als Kompressionsverband sowie zur Ruhigstellung von Gelenken oder Extremitäten indiziert.

Adhäsive und kohäsive Kompressionsbinden

Die *adhäsiven Kompressionsbinden*, auch Pflasterbinden genannt, weisen eine Beschichtung mit den für Pflaster üblichen Klebmassen wie Polyacrylate u. ä. auf. Sie kleben auf der Haut des Patienten; die Klebekraft läßt beim zweiten Anwickeln sehr stark nach. Binden dieses Typs gibt es vorzugsweise als Kurzzugbinden mit einer Dehnbarkeit unter 100% (Porelast®, Panelast®, Elastoplast®). Die *kohäsive Binde* haftet auf sich selbst, d. h. Tour auf Tour, nicht aber auf Haut und/oder Haaren des Patienten. Die Klebemasse besteht vorzugsweise aus einem nicht oder nur geringfügig abgebauten Kautschuk. Binden dieser Art können mehrmals angelegt und unter leichtem Rückgang des Hafteffektes auch gewaschen werden. Diese Binden gibt es ebenfalls vorzugsweise mit kurzem Zug (Lastohaft®, Idealhaft®). Beide Typen ermöglichen leichtes Anlegen und guten Sitz des Verbandes. Hinsichtlich der Indikation der Lang- und Kurzzugbinden gelten die bereits genannten Gesichtspunkte.

Zinkleimverbände (Abb. 9-48)

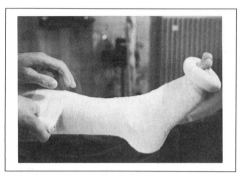

Abb. 9-48: Gebrauchsfertige Zinkleimbinde
[Werksfoto Paul Hartmann Aktiengesellschaft]

Vorgefertigte Zinkleimverbände bestehen aus Mullbinden, auf die ein Zinkleim aufgetragen ist. Daraus hergestellte Verbände sind als Halbstarrverbände anzusehen [7], die zur Ausschwemmung von Ödemen angelegt wurden. Zinkleimverbände, die ohne Spannung angelegt werden müssen, bewirken eine Kompression ähnlich wie bei Anwendung einer Kurzzugbinde. Im Rhythmus der Gehbewegung drückt die Muskulatur gegen den halbstarren Verband. Es wird ein ständiger Wechsel zwischen hohem und niedrigem Kompressionsdruck erzielt, wodurch Ödeme ausgeschwemmt werden.

Zum Anlegen eines Zinkleimverbandes wird die Binde angewickelt. Sobald eine Falte auftritt, muß der Verband abgeschnitten und überlappend neu angewickelt werden. Im Verband etwa verbleibende Falten würden nach dem Erhärten des Zinkleims Druckstellen hervorrufen. Eine Vereinfachung des Anlegens kann mit der Varolast-Binde (Herst. Paul Hartmann) erreicht werden. Das textile Trägermaterial ist eine gewirkte Binde, die sich auf Zug quer und auch längs verziehen läßt und sich damit den Körperkonturen anpassen läßt. Rückstellkräfte treten kaum auf.

9.3.3.5 Stütz- und Starrverbände

Stützverbände haben die Aufgabe, Gelenke bei Bandschwächen und Distorsionen bedingt ruhigzustellen. Starrverbände werden zur absoluten Ruhigstellung von Frakturen oder bei sonstigen orthopädischen Eingriffen verwendet.

Eine bedingte Ruhigstellung ist durch Anwendung von Langzugkompressionsverbänden zu erreichen. Als Starrverbände werden neben Schienenverbänden hauptsächlich Gipsverbände angewendet. Heutzutage wird fast ausschließlich die gestrichene Gipsbinde eingesetzt, bei der das Calciumsulfathalbhydrat mit Hilfe geeigneter Binder auf dem Mullgewebe fixiert ist. Die Abbindezeit beträgt unter der Voraussetzung, daß die Tauchwassertemperaturen nicht zu hoch liegen, etwa 6 Minuten. Als Unterzug werden neben Schlauchverbänden auch hydrophobe Polsterwatten aus vollsynthetischen Fasern wie Rolta® oder Novozell® verwendet (Abb. 9-49). Gestrichene Gipsbinden werden unter dem Namen Plastrona®, Cellona® und Biplatrix® vertrieben.

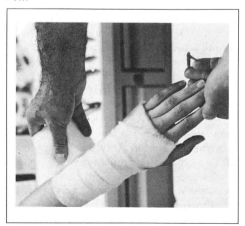

Abb. 9-49: Bauschelastische Wattebinde
[Werksfoto Paul Hartmann Aktiengesellschaft]

Zu den Kunstharz-Stützverbänden gehört Bay-cast®, ein durch Wasserzusatz erhärtendes System.

9.3.3.6 Sonstige Verbandstoffe

Es gibt eine große Anzahl von Verbandstoffen, die sich in die hier aufgeführte Systematik nicht oder nur unvollkommen einordnen lassen. Einige dieser Verbandstoffe werden im folgenden kurz besprochen.

Resorbierbare Verbandstoffe

Im Operationsfeld werden zur Stillung parenchymatöser Blutungen resorbierbare Verbandstoffe eingesetzt. Diese werden z. B. aus hydrolysierbarem Material hergestellt. Zu dieser Gruppe gehören Sorbacel® und Tabotamb®. Sie bestehen aus Polyglucuronsäure in Gewebe- bzw. Gewirkstruktur. Die Herstellung erfolgt durch Oxidation von Baumwollgeweben oder -gewirken (freie primäre Alkoholgruppen der Glucose werden zur Carboxylgruppe oxidiert). Bei Sorbacel® ist die Säuregruppe partiell durch Calcium neutralisiert.

Resorbierbare Verbandstoffe, die aus mehr oder weniger denaturiertem Eiweiß bestehen, werden nach einem anderen Mechanismus abgebaut. Da die Eiweißspaltung nur enzymatisch erfolgt, können derartige Verbandstoffe nur resorbiert werden, wenn gleichzeitig das Verdauungssystem des Patienten mit in Anspruch genommen wird.

Ein resorbierbarer Verbandstoff dieser Art ist z. B. der Gelitta®-Tampon. Auch resorbierbare Collagen-Schwämme gehören zu dieser Gruppe.

Imprägnierte Verbandstoffe

Unter dieser Sammelbezeichnung werden Produkte zusammengefaßt, deren Hauptmerkmal konstruktiver Art ist. Sie bestehen aus einem textilen Trägermaterial, auf das ein Wirkstoff aufgebracht ist.

Wenn der Wirkstoff ein Arzneimittel im Sinne des § 2, [1] AMG ist, gelten derartige imprägnierte Verbandstoffe als fiktives Arzneimittel im Sinne des § 2, [2], 1 AMG (z. B. Salicylwatte, Salbenkompressen mit Antibiotika). Ist die durch die Imprägnierung erzielte Wirkung bei der Anwendung nur physikalischer Art, der aufgetragene Stoff kein Arzneimittel im Sinne des § 2, [1] AMG, so gilt dieses Produkt nicht als fiktives Arzneimittel im Sinne des § 2 [2], 1 AMG, sondern als Verbandstoff im Sinne des § 2 [2], 3 in Verbindung mit § 4, [9] AMG. Ein Beispiel ist die wirkstofffreie Salbenkompresse Grassolind-Neutral® [8].

Salbenkompressen (Abb. 9-50)

Salbenkompressen stellen unter den imprägnierten Verbandstoffen die wichtigste Untergruppe dar. Alle Typen verhindern das Verkleben der Wunde mit der Wundauflage. Es gibt neutrale, d. h. wirkstofffreie Typen (z. B. Grassolind-Neutral®, Adap-

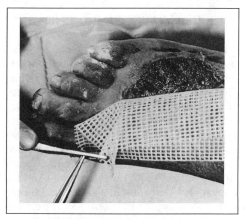

Abb. 9-50: Salbenkompresse
[Werksfoto Paul Hartmann Aktiengesellschaft]

tik®) und Typen mit Wirkstoffen, die die Wundheilung fördern (Branolind®), mit Lokalanästhetikum (Branolind L®) und mit Antibiotika (Fucidine® und Nebacetin®-Salbenkompressen).

Verbandstoffe mit Sulfonamidimprägnierung

Marbadal®-Tamponadestreifen enthalten 5% Marbadal® und Salbengrundlage. Indikationsgebiete sind infizierte, besonders aber infektionsgefährdete Wunden.

Brandbinden

Brandbinden mit Puderauftrag, basisches Zinkoxid, basisches Bismutnitrat oder Kieselsäure wurden zur Versorgung leichter Brandverletzungen verwendet; nach neueren Erkenntnissen sind Nebenwirkungen jedoch nicht auszuschließen. Sie werden heute kaum noch verwendet.

9.3.4 Literatur

[1] Riedel-Triebsch, Verbandstoff-Fibel.
[2] Ullmanns Enzyklopädie der technischen Chemie. Band 9.
[3] H. Baron, Wundtextilien, Handlexikon der Medizinischen Praxis.
[4] Schneider/Fischer, Die chronisch-venöse Insuffizienz.
[5] Fischer, in: Klüken, Folia Angiologica Supplementa.
[6] Stenger, Verbandlehre.
[7] Haid-Fischer/Haid, Venen-Fibel.
[8] Sander/Scholl, Kommentar zum AMG, Erklärungen zu §§ 2, [2], 3.

9.4 Pflaster

Von M. Weidemann

9.4.1 Geschichtliche Entwicklung

Unter dem Begriff „Pflaster" verstand man bis etwa Mitte des vorigen Jahrhunderts eine bestimmte Art der Arzneizubereitung (Emplastrum) für den äußeren Gebrauch, zur Wundbehandlung. Selbst im DAB 6 waren noch verschiedene Emplastra aufgeführt. Es handelte sich dabei um breiige oder feste Substanzen aus Fett, Öl, Wachs, Harz (Terpentin), denen spezielle Arzneistoffe je nach therapeutischem Anwendungszweck beigemischt waren. Die Pflaster waren in Stangen, Blöcken oder Tafeln erhältlich. Bei Bedarf mußten sie geschmolzen und in dicker Schicht auf Stoff gestrichen werden. Das noch warme Pflaster wurde auf die zu behandelnde Körperstelle gelegt, wo es beim Abkühlen erhärtete.

Aus dem Emplastrum entwickelte sich durch Zusatz von nicht vulkanisiertem Kautschuk das Collemplastrum. Gegen Ende des letzten Jahrhunderts entstand das gebrauchsfertige Pflaster, bei dem die Pflastermasse bereits auf den Stoff aufgebracht war. Durch Variation der Klebmassenzusammensetzung und der Trägermaterialien kam man zu den unterschiedlichsten Pflastertypen; mit oder ohne Wundauflagen und mit verschiedenen Eigenschaften.

9.4.2 Grundstoffe

Jedes Verbandpflaster ist aus zwei Schichten aufgebaut, dem *Träger oder Pflasterstoff* und der *Kleb- oder Pflastermasse*. Der Träger besteht aus verschiedenen Geweben, Vliesen oder Folien je nach Indikation. Er kann aus natürlichen oder synthetischen Fasern hergestellt sein (siehe Verbandstoffe). Die Pflastermasse dagegen enthält Rohstoffe unterschiedlicher Funktionen:

- *Gerüstbildende Substanzen*
Für den inneren Zusammenhalt (Kohäsion) der Klebemasse sorgen die Elastomere. Hierzu zählen Naturkautschuk, synthetische Kautschukarten (Oppanole) und Mischpolymerisate wie Polyacrylat aus Acrylsäure und Acrylester.

- *Harze*
Sie bedingen die Klebrigkeit (Adhäsion) der Masse. Heute sind die natürlichen Harze (z. B. Colophonium) weitgehend durch synthetische Harze ersetzt worden (Polyisobutylen, Polyvinylalkylether), da erstere durch die Anwesenheit von Harzsäuren zu Hautirritationen führten und nicht von gleichbleibender Qualität waren.

- *Weichmacher*
Wollfett, Paraffinöl, Vaseline sowie Lein- und Rizinusöl verleihen der Klebmasse die notwendige Plastizität. Sie erhöhen zugleich die Klebkraft.

- *Füllmittel*
Hauptsächlich Zinkoxid in wechselnden Mengen mit seinen entzündungshemmenden und reizlindernden Eigenschaften; außerdem Titandioxid, Talcum, Kaolin, Kreide.

• *Alterungsschutzmittel*
Sie wirken einer vorzeitigen Alterung der Pflastermasse (Schmierigwerden oder Versproden) entgegen. Man benutzt hierfür Antioxidantien.

9.4.3 Herstellung

Meistens werden Elastomere und Harz zerkleinert, in organischem Lösungsmittel (Spezialbenzin) suspendiert und mit geschmolzenem Wollfett, den Weichmachern, den Füllstoffen und wenig Alterungsschutzmittel in der Knetmaschine zu einer breiigen Masse geknetet. Es entsteht ein homogenes Gemenge, die Pflastermasse. Hiermit wird der Trägerstoff in der Streichanlage beschichtet. Im Heizkanal wird anschließend das Lösungsmittel entfernt. Die fertigen Pflasterbahnen werden auf die gewünschte Breite zugeschnitten, für Heftpflaster auf Rollen gespult oder als Wundschnellverbände mit Wundauflagen versehen.

9.4.4 Gegenüberstellung Kautschuk-Harz-Pflaster/Polyacrylatpflaster

Die Polyacrylatpflaster haben infolge ihrer vielen positiven Eigenschaften die Kautschuk-Harz-Pflaster stark in den Hintergrund gedrängt:

Kautschuk-Harz-Pflaster	*Polyacrylatpflaster*
– unter 0 °C keine Klebkraft, oberhalb 60 °C Zersetzung der Klebmasse	– thermostabil
– relativ niedrige Klebkraft	– hohe Klebkraft
– geringe Haltbarkeit	– unbegrenzt haltbar
– lichtempfindlich	– lichtindifferent
– röntgenstrahlundurchlässig	– röntgenstrahldurchlässig (kein Füllmittel)
– feuchtigkeitsempfindlich	– feuchtigkeitsunempfindlich
– schlecht ohne Rückstände entfernbar	– ohne Rückstände entfernbar
– oft schmerzhaftes Entfernen (Epilation)	– schmerzloses Entfernen, da kein Verkleben mit Haut oder Haaren
– hautreizend	– reizlos[1]
– nicht sterilisierbar	– sterilisierbar
– teurer	– billiger
	– neutral gegenüber Instrumenten aus Gummi und Kunststoffen

9.4.5 Pflasterarten

Alle Abmessungen von Verbandstoffen unterliegen den DIN-Normen.

Heftpflaster

Die herkömmlichen, hautfarbenen Heftpflaster sind luft- und wasserdampfdurchlässig, zwar wasserabstoßend, aber nicht wasserfest imprägniert. Um sie hautverträglicher zu machen, werden die fertigen Pflaster perforiert oder nach verschiedenen Methoden punkt- bzw. streifenförmig gestrichen. Die so entstandenen Poren sind luft- und wasserdampfdurchlässig.
  Wasserfestigkeit wird durch besonderes Imprägnieren und Lackieren oder durch Kunststoffolien erreicht.
  Heftpflaster dienen allgemein zur Fixierung von Verbänden, zur Befestigung von medizinischen Instrumenten wie Kanülen, Kathetern etc. Sie sind in Breiten von 1,25 cm, 2,5 cm und 5 cm und einer Länge von 5 m im Handel (z. B. Leukoplast®, Leukosilk®, Leukopor®, Leukoflex®).

---

[1] Hautreizungen werden nicht durch einen bestimmten Kleber, sondern durch noch vorhandene Monomere verursacht. Diese können mit dem Eiweiß der Haut reagieren. Eine Mazeration läßt sich bei Pflastern nicht vollständig vermeiden, da der Kleber stets hydrophob ist. Bei wasserfesten Pflastern (Folien) ist die Mazeration besonders stark ausgeprägt.

Wundschnellverbände

Hierunter versteht man eine Kombination von Pflastern und Wundauflagen. Als Wundauflagen finden Mull-Wattekompressen, Kompressen aus Mull, Spezialgeweben, Gewirken, Vliesstoffen und mullumhüllten Verbandzellstoffen Anwendung. Meistens sind sie antiseptisch imprägniert oder z. T. mit einer Aluminiumschicht oder Folie versehen, um ein Verkleben mit der Wunde weitgehend zu vermeiden (z. B. Curapor®). Die Trägermaterialien bestehen aus starren oder elastischen Zellwollgeweben, Zellwoll-Baumwoll-Mischgeweben, Kunstseidengeweben, Kunststoffolien oder synthetischen Vliesstoffen. Um den Luftzutritt zur Wunde zu gewährleisten, werden die Pflastergewebe über der Wundauflage perforiert.

Wundschnellverbände eignen sich besonders für die Erstversorgung von kleinen Verletzungen. Bereits leichte Kompression stillt kleine Blutungen. Das Wundsekret wird aufgesaugt, und der Reinigungsprozeß sowie der Heilvorgang werden begünstigt. Die Wundschnellverbände gibt es in den Breiten 4, 6 und 8 cm, bezogen auf die Gesamtbreite des Pflasters (z. B. Hansaplast® standard, elastisch, wasserfest; Hansamed® universal, soft). Besonders praktisch sind die im Handel befindlichen, fertig zugeschnittenen Pflasterstreifen mit rundum klebenden Rändern in verschiedenen Größen (Strips) (z. B. Hansaplast® Strips, Hansamed® Wundstrips). Fingerkuppenverbände erleichtern das Anlegen durch entsprechenden Zuschnitt. Bewegliche Gliedmaßen werden zweckmäßig mit elastischen Schnellverbänden versorgt.

Ganz allgemein sollen Pflaster auf gereinigte, nicht gefettete, trockene Haut geklebt werden. Die Aufbewahrung erfolgt möglichst kühl und trocken.

Medikamentöse Pflaster

Diese Pflaster gehören nicht mehr zu den Verbandstoffen, sondern nach § 2 [2] 1 des 2. AMG von 1976 zu den fiktiven Arzneimitteln. Sie enthalten zusätzlich einen oder mehrere Arzneistoffe. Hierzu zählen *Rheumapflaster* wie Capsiplast® mit dem hyperämisierenden Capsicin, ABC®-Pflaster (Arnica-, Belladonna-, Capsicum-Extrakt) und Canthariden-Spezial-Pflaster, *Hühneraugen- und Hornhautpflaster* (wirksamer Bestandteil ist Salicylsäure).

Spezialpflaster

Augenocclusivpflaster sind Augenverbände zur Versorgung des äußeren Auges mit unterschiedlichen Eigenschaften (luftdicht, luftdurchlässig, lichtdicht, durchsichtig) (z. B. Poroplast® Augenverband).

Injektionspflaster/Impfschutzpflaster sind in Spendern angebotene Zuschnitte für die Arztpraxis oder Reihenimpfungen (z. B. Hansaplast® Injektionspflaster, Foma®-Impfschutzpflaster).

Nabelbruchpflaster werden heute nur noch selten zur Behandlung von Nabelbrüchen bei Säuglingen benutzt (z. B. Nabiline®).

Pflaster für Extensionsverbände werden noch vereinzelt als Stützverbände in der Allgemein- und Sportmedizin oder nach Frakturen als Streckverbände angewendet. Sie sind auf reißfeste Zellwollgewebe gestrichene Pflasterbinden (z. B. Acrylastic®, Elastoplast®).

Selbstklebende Occlusiv-Folien sind transparente, anschmiegsame Abdeckfolien auf Polyacrylatbasis, luft- und wasserdicht, ölfest. Sie dienen beispielsweise zur vorübergehenden Abdeckung von Anus praeter, Fisteln oder Hauterkrankungen beim Baden (z. B. Leukoflex® occlusiv).

Sprühpflaster weisen eine abweichende Zusammensetzung auf (Klebmasse aus Fumarsäureestercopolymerisat und als Lösungsmittel Methylenchlorid und Ethylacetat).

Sprühkleber bilden direkt auf der Haut oder auch auf Kompressen, Schaumstoffen und Schlauchverbänden eine homogene Klebfläche in Form eines mikroporösen Films, der die Ausscheidungsfunktion der Haut nicht behindert. Er läßt sich leicht mit Aceton oder anderen organischen Lösungsmitteln entfernen. Achtung: einige Sprühpflaster sind ausschließlich zur Fixierung und nicht zur Wundversorgung geeignet (z. B. flint® Sprühverband, flint® flüssig, Hansaplast® Sprühpflaster).

Testpflaster dienen zur Diagnose von allergischen Krankheiten und für die Morosche Tbc-Diagnose. Es sind Heftpflasterstreifen mit runden Stoffläppchen, die mit der zu testenden Substanz behandelt werden. Nach festgelegter Kontaktzeit mit der Haut ist die Reaktion in Form von Rötung, Schwellung bzw. Blasenbildung zu erkennen (z. B. Leukotest®, Frekatest®-TB-Pflaster).

Wundnahtpflaster/Klammerpflaster werden anstelle von Nahtfäden eingesetzt und nach dem Verheilen der Wunde wieder abgezogen; sterilisierte Polyacrylatmasse auf Vliesstoff, Plastikfolie und Zellwollmull. Sie sind besonders bei nicht zu tiefen Schnittwunden für kosmetisch saubere Narben geeignet. Klammerpflaster bestehen aus unelastischem Material mit Steg, der nicht mit der Wunde verklebt (z. B. Leukoclip® porös).

10 Naturheilverfahren

10.1 Homöopathie und anthroposophische Medizin

Von E. Graf

10.1.1 Das Homöopathische Arzneibuch (HAB 1)

Eine Hauptintention des Arzneimittelgesetzes von 1976 ist, für alle Arzneimittel die pharmazeutische Qualität und Unbedenklichkeit sicherzustellen und ihre Herstellung nach definierten Regeln zu garantieren; dies ist zugleich als Qualitätsvoraussetzung für die Standardregistrierung nach § 39, Absatz 3, AMG gedacht. Daraus ergab sich die Notwendigkeit eines Homöopathischen Arzneibuchs. Dieses trat 1979 in Kraft und wurde durch vier Nachträge ergänzt. Es heißt HAB 1, weil es das erste in amtlichem Auftrag von einer staatlich berufenen Kommission erarbeitete ist. Das vorausgegangene homöopathische Arzneibuch heißt heute HAB 1934; es wurde von Privaten und Industrieangehörigen ausgearbeitet und 1934 nur durch einen Erlaß für verbindlich erklärt.

10.1.2 Entstehung der Homöopathie

Schöpfer der Homöopathie war *Dr. med. habil. Christian Friedrich Samuel Hahnemann* (1755–1843). Hahnemann war ein sehr kluger Kopf und wissenschaftlich auf der Höhe seiner Zeit. Er beherrschte die gesamte Medizin, Chemie, Physik und Pharmazie und trat wissenschaftlich als Autor und als Übersetzer hervor. Um ihm und manchen seiner Ansichten, die heute schwer verständlich sind, gerecht zu werden, muß man seine Zeit richtig kennen, die Zeit des Physiologen Haller. Hier ein kleiner Einblick: Man wußte von einer ganzen Reihe von Vorgängen, daß sie „elektrisch" gesteuert sind oder „elektrisch" ablaufen. Von der Elektrizität selbst war aber fast nichts bekannt. Aus den wenigen Einblicken in die Elektrophysiologie (Galvani, Volta) folgerte man, das Zentralnervensystem sei bloß eine Art Schaltzentrale, die alle äußeren und inneren Organe praktisch momentan miteinander verbinden könne, also eine übersteigert physikalische Ansicht.

Man unterschied: Hie Wägbares, d. h. Stoffliches, hie Unwägbares; „Unwägbares" (lat. Imponderabilia) hielt man damals auch noch immer für Stoff, aber gewichtslosen Stoff, z. B. „Wärmestoff", „Lichtstoff".

Der Sinn fast aller Therapie bestand darin, Wägbares fortzuschaffen, nämlich die Materia peccans (krankmachenden Stoff), durch Purgieren, Erbrechen, Schwitzen, Aderlaß usw. Trotzdem erkannten kluge Ärzte, daß der Körper weder ausschließlich eine Maschine, also ein physikalisches Gerät ist, noch daß er eine Art Reagenzglas darstellt, wie es die *Humoralpathologie* vereinfachend lehrte.

Aus solchen Erkenntnissen heraus hatte *Friedrich Hoffmann* in Halle (1660–1742), bekannt durch die Hoffmannstropfen, seine *Solidarpathologie* erdacht. Nach ihr ist das Leben von der normalen Spannung der festen Bestandteile des Körpers abhängig. Als die festen Bestandteile sah Hoffmann die Gewebefasern an, das kleinste Körperelement, das mit den damaligen Mikroskopen erkennbar war. Hoffmann konnte von der Elektrizität noch nichts wissen. Daher nahm er die Existenz einer ätherartigen Flüssigkeit im Nervensystem an, die auf die Fasern derart einwirkte, daß diese sich in ständiger, teilweise tonischer Kontraktion befänden. Außerdem erhalte diese ätherartige Flüssigkeit die Körpersäfte in der für den Lebensvorgang notwendigen Bewegung. Manche Bezeichnungen für die Wirkung von Arzneien, so z. B. „tonisierend", „alterierend" usw. sind daraus erst verständlich.

Dieser immer noch mechanistischen Theorie Hoffmanns war die Ideologie eines anderen Hallensers, *Ernst Stahl* (1660–1734), entgegengesetzt. Sein Konzept von Krankheit und Therapie wurde *Animismus* genannt, weil Stahl die Seele als das höchste Lebensprinzip betrachtete, das alle Körperfunktionen durch rhythmische Beweglichkeit miteinander in Einklang zu bringen habe. Diese Bewegung führte dann nach Stahl zu einer gewissen Spannung, ebenfalls Tonus genannt. Ein Individuum, dessen Tonus nicht regelmäßig eingestellt war, war krank. Die Aufgabe der Arzneimittel bestand darin, der Anima zu helfen, damit sie den Normaltonus wieder herstellen konnte. Eine ähnliche Anima nahm Stahl auch in der unbelebten Natur an, z. B. in den Metallen. Dies führte Stahl zu der bekannten *Phlogistontheorie*. Nach ihr enthalten die Metalle ein Phlogiston, das bei der Verbrennung der Metalle entweicht. Das phlogistonlose Metall, der Metallkalk, heute das Oxid, war nach Stahl also Metall minus Phlogiston. Das Phlogiston wurde als gewichtslos angenommen, vielleicht auch nur „unwägbar", ein weiteres Imponderabile. Als später *Lavoisier* (1743–1794) erkannte, daß in Wirklichkeit die Verbrennung der Metalle unter Gewichtszunahme geschieht, war die Phlogistontheorie damit noch nicht zu Ende. Sie hatte ja das Phlogiston als unwägbar oder gewichtslos postuliert; nun blieb noch immer das „negative Gewicht". Auch im Körper sollten solche Imponderabilien wirksam sein.

Dem Stahlschen Animismus ganz ähnlich war der etwas jüngere *Vitalismus*. In ihm ist die Anima (Seele war in der französischen Revolution abgeschafft worden) ersetzt durch das sogenannte Vitale Prinzip.

Was diese Naturforscher mit ihren Hypothesen formulierten und suchten, waren Dinge, die nicht Stoff, also auch nicht wägbar, aber doch vorhanden und von ausschlaggebender Bedeutung sind. Wir wissen heute, daß es vorwiegend *Energie* ist, also z. B. Wärmeenergie, elektrische Energie, Feldwirkungen usw.

Erst mußte sich die Physik weiterentwickeln. In der Zwischenzeit aber hatte man schon gelernt, diese nicht materiellen Energien zu beeinflussen. Man hatte den Begriff des *Reizes* entdeckt. Vor allem der schottische Arzt *J. Brown* (1735–1788) machte die Reize, die das Nervensystem in Bewegung setzen sollten, für den Gesundheits- oder Krankheitszustand verantwortlich. Im normalen Leben bestehe eine Harmonie zwischen Reizbarkeit und unaufhörlich außerhalb und innerhalb des Körpers auf diesen einwirkenden Reizen; alle Krankheiten seien auf ein Mißverhältnis zwischen der Reizbarkeit des Organismus und den – entweder zu starken oder zu schwachen – Reizen zurückzuführen.

Solche Lehren waren auch der Boden für die homöopathische Lehre des *Samuel Hahnemann*. Hahnemann setzte an die Stelle dieser Theorien eine Art *Neuraltheorie* der Medizin, indem er primär irgendwo einen „Reiz" setzen wollte, der rasch fortgeleitet sein Erfolgsorgan träfe und nun hier gerade das „Imponderable" behandeln könne.

Daher auch seine Ansichten über den Effekt des Reibens und Schüttelns: Das Imponderable der Arznei aktivieren gegen das Imponderable des kranken Körpers!

Hahnemann hatte jahrelang alle Informationen über Arzneimittelwirkungen und Nebenwirkungen gesammelt. Berichte über Vergiftungen mit Arzneimitteln waren nicht selten, weil die Dosierung damals sehr unsicher war, die Therapie aber häufig heroisch. Aus der Summe seiner Beobachtungen und Erfahrungen zog Hahnemann einen originellen Schluß, den er 1796 in „Hufelands

Journal der praktischen Artzneykunde" veröffentlichte:

„*Versuch über ein neues Prinzip zur Auffindung der Heilkräfte der Arzneisubstanzen nebst einigen Blicken auf die bisherigen: Man ahme die Natur nach, welche zuweilen eine chronische Krankheit durch eine andere hinzukommende heilt und wende in der zu heilenden (vorzüglich chronischen) Krankheit dasjenige Arzneimittel an, welches eine andere, möglichst ähnliche, künstliche Krankheit zu erregen imstande ist, und jene wird geheilet werden; Similia similibus.*"

Damit war das *Ähnlichkeitsprinzip* als Grundlage der Homöopathie zum ersten Male formuliert. An anderer Stelle beschreibt Hahnemann einen Selbstversuch mit *Chinarinde*. Er wollte die Wirkungsweise der Chinarinde näher studieren, denn er litt selbst an Malaria. Dazu nahm er in fieberfreier Zeit versuchshalber Chinarinde ein, und er beobachtete dabei das Auftreten der ihm geläufigen, charakteristischen Malariasymptome, ausgenommen die eigentlichen Fieberschauder. Hahnemann folgerte daraus, daß Chinarinde die Symptome der Malaria provozieren kann und daß es noch mehr „durch Arzneimittel verursachte Krankheiten" gäbe. Daraus wiederum schloß er, daß man wirksame Arzneimittel und ihre zugehörigen Indikationen dadurch kennenlernen könne, daß man studiert, welche künstlichen Arzneikrankheiten sie auslösen.

Zunächst sammelte er alle ihm zugänglichen Beschreibungen von Vergiftungsfällen. Weitere Mittel prüfte er im Arzneiversuch an Gesunden. Seine Schüler setzten diese Sammlung und Prüfung fort.

Hahnemann hat selbst 96 Arzneimittel in dieser Weise geprüft; insgesamt liegen etwa 1000 Arzneimittelprüfungen vor, hauptsächlich aus den USA.

10.1.3 Homöopathie heute

Neuere Theoretiker der Homöopathie halten am *Simile-Prinzip* fest. Sie erklären als Ziel der homöopathischen Therapie die Umstimmung bzw. Stimulation der selbstregulatorischen Aktivität, spezialisiert auf den jeweiligen, besonderen Krankheitsvorgang, und nennen die Homöopathie eine „*Angewandte Toxikologie*" (Schoeler) oder eine „*Abgestimmte Reiztherapie*" (Leeser) bzw. eine „*Organspezifische Reiztherapie*" (Ritter). Die Abstimmung soll sich dabei auf ein bestimmtes Organ, eine besondere Gewebsform oder die Gesamtperson beziehen. Die Verordnung homöopathischer Mittel erfolgt nicht aufgrund einer Diagnose, sondern individuell zugeschnitten auf den einzelnen Patienten, entsprechend dem Ähnlichkeitsprinzip und unter genauer Beobachtung der Reaktionen, die der Patient auf die Arznei hin zeigt.

Das Arzneimittelgesetz trägt dieser Besonderheit Rechnung, indem es vorschreibt, daß homöopathische Fertigarzneimittel ohne eine Mitteilung über das Anwendungsgebiet dem BGA angezeigt werden dürfen. Dafür darf aber bei registrierten oder von der Registrierung freigestellten homöopathischen Arzneimitteln auch keine Werbung mit Nennung von Anwendungsgebieten betrieben werden.

Die homöopathischen Arzneimittel werden also individuell verordnet. Trotzdem spielt auch die Diagnose eine Rolle, und so gab die Kommission D nach § 25, Abs. 7 AMG gemäß ihrem Auftrag, wissenschaftliches Erkenntnismaterial aufzubereiten und zu veröffentlichen, bekannt: „Innerhalb des Arzneimittelbildes gibt es diagnostisch abgrenzbare Erkrankungen, bei denen sich die Anwendung eines bestimmten homöopathischen Arzneimittels unter dieser Voraussetzung bewährt hat." Entsprechende Beispiele sind in der Anlage zur Verordnung über Standardregistrierungen vom 3.12.1982 zusammengestellt und werden ständig vermehrt.

Das praktische Vorgehen bei der klassischen Hahnemannschen Homöopathie erfolgt rein empirisch in den vier Schritten:
- Aufnahme des Krankheitsbildes,
- Vergleich des Krankheitsbildes mit den sogenannten Arzneimittelbildern,
- Auswahl desjenigen Arzneimittels, das in seinem Symptomenbild der individuellen Krankheitssymptomatik des Patienten am nächsten kommt und
- Verordnung dieser Arznei in individuell angepaßter Dosierung.

Das Arzneimittelbild wird hauptsächlich durch Prüfung an gesunden, vegetativ leicht ansprechbaren, reagiblen Personen ermittelt. Wenn das Simile gefunden ist und richtig ist, verursacht es meist eine Erstverschlimmerung.

Dann wird die Dosis verkleinert und der Homöotherapeut beobachtet daraufhin häufig eine Wirkungssteigerung. Diese *verstärkte* Wirkung der *verkleinerten* Dosen erklärte Hahnemann als *,,wahre Aufschließung der Naturstoffe und Zutageschließung der im Inneren verborgen gelegenen spezifischen Arzneikräfte''* und als *,,das Gegenteil von bloßen Verdünnungen''*. In Übereinstimmung mit Hahnemann bezeichnet daher die Homöopathie das nach ihren Regeln erfolgende Verdünnen der Arzneistoffe als *Dynamisieren* oder *Potenzieren*.

10.1.4 Herstellungsregeln des HAB 1

Flüssige Arzneiformen und ihre Potenzierung

Nach dem HAB 1 erfolgt die Herstellung homöopathischer Arzneimittel in möglichst enger Anlehnung an HAB 1934, das seinerseits die Anweisungen von Hahnemann möglichst genau beachtet hat. Jedoch wurde im HAB 1 dem Umstand Rechnung getragen, daß auch homöopathische Arzneimittel heute überwiegend industriell hergestellt werden.

Einigermaßen kennzeichnend für die Homöopathie ist die Bevorzugung der *frischen Pflanzen*, die entsprechend ihren individuellen Eigenschaften unterschiedlich behandelt werden.

- Aus Pflanzen mit mehr als 70% Preßsaft und ohne ätherisches Öl, Harz oder Schleim wird nach dem Zerkleinern Saft ausgepreßt, filtriert und mit Ethanol versetzt. Die Normung der Ethanolmenge erfolgt nach dem analytisch ermittelten Trockenrückstand oder Gehalt an einem bestimmbaren Inhaltsstoff (Vorschrift 1); sie wird wegen Filtrations- und Auspreßschwierigkeiten nur selten vorgeschrieben.
- Pflanzen mit weniger als 70% Preßsaft und ohne ätherisches Öl, Harz oder Schleime, aber mit mehr als 60% Feuchtigkeit (Trocknungsverlust), werden frisch zerkleinert und mit Ethanol bestimmter Konzentration mazeriert (Vorschriften 2a und 2b).
- Pflanzen mit weniger als 60% Feuchtigkeit oder mit ätherischem Öl, Harz oder Schleim werden frisch zerkleinert und mit den in den Vorschriften 3a bis 3c angegebenen Mengen und Konzentrationen Ethanol mazeriert.
- Getrocknete Pflanzen (Drogen) sowie Tiere werden mit Ethanol mazeriert oder perkoliert (Einzelheiten siehe Vorschrift 4).
- Die Herstellung von Lösungen regelt die Vorschrift 5.

Die so hergestellten flüssigen ersten Stufen der Verarbeitung („Urtinkturen" und „Lösungen", Kurzbezeichnung ⌀) müssen – ebenso wie die Ausgangsstoffe – den Untersuchungsvorschriften des HAB entsprechen. Sie werden indessen in dieser Form nur selten verordnet, sondern meistens *,,potenziert''* unter Verdünnung nach der „Mehrglasmethode" im Verhältnis 1:10 pro Stufe (Dezimalsystem, Kurzzeichen D 1, D 2 etc.) oder im Verhältnis 1:100 je Stufe (Centesimalsystem, Kurzzeichen C 1, C 2 usw.), in ganz bestimmter, im HAB genau beschriebener Weise zu den sog. Dilutionen. Zu beachten ist besonders, daß für die Herstellung der 1. Dezimal- bzw. Centesimalverdünnung unterschiedliche Mengen der Lösung resp. Urtinktur eingesetzt werden, je nach dem Arzneistoffgehalt der 1. Verarbeitungsstufe. Es dürfen keine Verdünnungsstufen übersprungen werden.

Verreibungen und ihre Potenzierung

Verreibungen werden ebenfalls stufenweise im Dezimal- oder Centesimalverhältnis hergestellt, und zwar mit Milchzucker. Die manuelle Verreibung erfolgt genau nach den Anweisungen Hahnemanns (siehe HAB 1), bei Mengen über 20 g aber maschinell (siehe HAB 1). Die Teilchengröße des Ausgangsstoffs ist durch die Siebnummer festgelegt. Von den Partikeln der Verreibungen müssen bei der D 1 80% kleiner als 10 µm sein; kein Teilchen darf größer als 50 µm sein.

Die strengen Verreibungsvorschriften gelten aber nur bis zur D 4 bzw. C 4, darüber hinausgehende Verreibungsstufen werden nur noch durch Mischen mit der vorgeschriebenen Menge Milchzucker in 3 Anteilen hergestellt.

Letztere Vorschrift entspricht der experimentell gewonnenen Erkenntnis, daß weiteres Verreiben über die 4. Verreibungsstufe (D 4 oder C 4) hinaus die Partikelgröße nicht mehr verändert. Sie widerspricht jedoch den Hahnemannschen Vorstellungen und Anweisungen:

„Diese merkwürdige Veränderung in den Eigenschaften der Naturkörper durch mechanische Einwirkung auf ihre kleinsten Teile – durch Reiben und Schütteln –, während sie durch Dazwischentreten einer indifferenten Substanz trockener oder flüssiger Art voneinander getrennt sind, entwickelt die latenten, vorher unmerklich wie schlafend in ihnen verborgen gewesenen dynamischen Kräfte, welche vorzugsweise auf die Lebenskraft und auf das vegetative System Einfluß haben.

Man nennt daher diese Bearbeitung derselben Dynamisieren oder Potenzieren (Entwickeln der Arzneikraft) und die Produkte davon Dynamisationen oder Potenzen in verschiedenen Graden. Man hört noch täglich die homöopathischen Arzneipotenzen bloß Verdünnungen nennen. Sie sind aber das Gegenteil derselben, nämlich wahre Aufschließung der Naturstoffe und Zutageförderung der in ihrem Innern verborgen gelegenen, spezifischen Arzneikräfte, durch Reiben und Schütteln bewirkt, wobei ein zu Hilfe genommenes, unarzneiliches Verdünnungsmedium bloß als Nebending hinzutritt.

Verdünnung allein, z. B. die Auflösung eines Grans Kochsalz, ergibt fast reines Wasser; das Gran Kochsalz verschwindet in der Verdünnung mit viel Wasser und wird dadurch nie zur Kochsalz-Arznei. Diese erreicht dagegen durch unsere wohl bereitete Dynamisation eine bewunderungswürdige Stärke."

Verordner oder Verbraucher homöopathischer Arzneimittel, die gemäß den Hahnemannschen Vorstellungen überzeugt sind, daß eine regelrecht „potenzierte" D 6 anders wirkt als eine bloße Verdünnung im Verhältnis $1:10^6$, soll der Apotheker auf den Weg der flüssigen Potenzen hinweisen, die in allen Stufen gemäß Hahnemann potenziert worden sind.

Weitere ausgewählte homöopathische Arzneiformen

Tabletten (Vorschrift 9)
Homöopathische Tabletten werden aus den entsprechenden Verreibungen gepreßt. Limitierte Zusätze von Magnesiumstearat oder Calciumbehenat als Gleitmittel und von Stärke als Zerfallsförderer sind erlaubt, ebenfalls im Bedarfsfall die Granulation mit Lactoselösung, Äthanol-Wasser-Mischungen oder Stärkekleister.

Streukügelchen (Vorschrift 10)
Zu ihrer Herstellung werden Zuckerkügelchen mit 1/100 Gewichtsteil der betreffenden (!) Dilution befeuchtet und an der Luft getrocknet. Die betreffende Dilution muß mindestens 62% Äthanol enthalten.

Injektionslösungen (Vorschrift 11)
Die beiden letzten Potenzierungen (bei Dezimalverdünnungen) bzw. die letzte (bei Centesimalverdünnungen) erfolgen mit Wasser für Injektionszwecke, die Isotonisierung in der Regel mit Kochsalz. Im übrigen gelten die Anforderungen des Arzneibuchs an PARENTERALIA. Konservierungsmittelzusätze sind nicht erlaubt, deshalb gibt es Mehrdosenbehältnisse nur zur Anwendung bei Tieren.

Flüssige Einreibungen (Vorschriften 12a bis 12i)
Tinkturen zum äußerlichen Gebrauch nach Vorschrift 12a werden durch Verdünnen von Urtinkturen hergestellt und können bis zu 10% Glycerin enthalten.

Die Vorschrift 12b beschreibt eine abweichende Herstellung für Flüssige Einreibungen (Externa) mit Äthanol 73%.

In den Vorschriften 12c bis 12i werden ölige Einreibungen beschrieben. Die letztgenannten Zubereitungen gehen nicht auf Hahnemann zurück, wurden aber aus arzneimittelrechtlichen Gründen in das HAB 1 mit aufgenommen und gelten damit als „homöopathisch".

Salben (Vorschrift 13)
Homöopathische Salben werden auf Grundlage von Wollwachsalkoholsalbe im Verhältnis 1 + 9 unter Verwendung der Urtinkturen, Dilutionen, Lösungen oder Verreibungen hergestellt. Antioxidantien und Stabilisatoren sind nicht erlaubt.

Suppositorien (Vorschrift 14)
Als Basis dient Hartfett ohne Antioxidantien und Stabilisatoren, auch Färben ist nicht erlaubt. Zur Konsistenzverbesserung dürfen nur Cellulose, hochdisperses Siliciumdioxid und Honig verwendet werden.

Augentropfen (Vorschrift 15)
Augentropfen werden durch Potenzieren der letzten Stufe mit isotonischer Kochsalzlösung oder anderem Isotonierungsmittel hergestellt. Falls sie in Mehrdosenbehälter abgefüllt werden, sind sie zu konservieren.

Mischungen und Übergänge (Vorschriften 7, 8 und 16)
Unter Beachtung der Vorschriften 7 und 8 kann man beim Potenzieren von Verreibungen auf Flüssigkeiten übergehen und umgekehrt.

Die Vorschrift 16 legt fest, welche Mischungen als „Zubereitung nach Vorschrift 16" möglich sind: es sind nahezu alle denkbaren, sie müssen nur unmißverständlich deklariert sein. Dadurch wird insbesondere die Herstellung der zahlreichen sog. Komplexmittel (Pentarkane, Oligoplexe u. v. a.), aber auch solcher Fertigarzneimittel, deren Bestandteile nur zum Teil homöopathisch sind, weiterhin möglich bleiben.

LM-Potenzen (Vorschriften 17a und 17b)
Der Name LM-Potenzen geht auf unkorrekten Gebrauch der römischen Zahlenbezeichnungen L = 50 und M = 1000 zurück. Mit jeder Potenzierungsstufe geht nämlich eine Verdünnung 1:50000 einher. Ausgehend von der Verreibung C 3 (von Hahnemann als trituratio I bezeichnet) werden Streukügelchenpotenzen als Zwischenstufen benützt. Es gibt flüssige und Streukügelchen-LM-Potenzen LM I bis LM X.

Nosoden (Vorschriften 43 und 44)
Nosoden sind Zubereitungen aus Krankheitsprodukten von Mensch oder Tier (43) bzw. aus Kulturen von Mikroorganismen oder aus Zersetzungsprodukten tierischer Organe oder aus Körperflüssigkeiten, die Krankheitserreger oder Krankheitsprodukte enthalten (44). Die Materialien werden zuerst sterilisiert und dann zu Urtinkturen oder Verreibungen verarbeitet.

Spagyrika und Spagirika (Vorschriften 25 bis 31)
Diese Mittel gehen nicht auf Hahnemann zurück, eher auf die Alchemie und auf Paracelsus, neu formuliert wurden sie von Zimpel und von Krauß und tragen deren Namen. In beiden Fällen werden Pflanzen oder Pflanzenteile vergoren und daraus ein Destillat gewonnen, mit dem anschließend entweder die Destillationsrückstände oder deren Aschen extrahiert werden.

10.1.5 Haltbarkeitsfragen

Zubereitungen, für die Prüfpflicht besteht und für welche das HAB 1 Prüfvorschriften angibt, also die Grundstoffe und die 1. Stufe der Verarbeitung (Urtinktur, Lösung, Verreibung), gelten solange als haltbar, als sie den Prüfvorschriften entsprechen. Höhere Verdünnungsstufen gelten bei vorschriftsmäßiger Lagerung als 5 Jahre haltbar. Nach einer Verlautbarung der Kommission D „gibt die Erfahrung keinen Anhalt, daß die Wirksamkeit durch die Lagerung abnimmt".

10.1.6 Stellung des Apothekers zur Homöopathie

Zur Beurteilung des Werts oder Unwerts der Homöopathie und ihrer Arzneimittel ist der Apotheker weder kompetent noch berechtigt. Das HAB ist ein Teil des Arzneibuchs und für ihn ebenso verbindlich wie die andern Teile. Es gibt genügend Beispiele, in denen objektiv und zweifelsfrei meßbare Wirkungen noch von Verdünnungen der Konzentration D 13 bis D 16 nachgewiesen wurden.

Jede Nachlässigkeit gegenüber der Homöopathie, ja sogar schon jede abfällige

Äußerung kann nicht nur einem Patienten schaden, sondern gefährdet auch das Ansehen und das Vertrauen in die Zuverlässigkeit der Institution Apotheke.

10.1.7 Anthroposophische Medizin

Die anthroposophische Medizin bedient sich ebenfalls potenzierter Arzneimittel. Vielfach werden bei deren Herstellung besondere Bedingungen eingehalten. Spezielle Zubereitungen, deren Herstellungsweise im HAB beschrieben ist, sind die Urtinkturen Rh, Urtinkturen Ferm., Äthanolische Infuse, Decocte und Digestionen.

Die auf Dr. Rudolf Steiner zurückgehenden geistigen Grundlagen der anthroposophischen Therapie weichen von denjenigen der Hahnemannschen Homöopathie ab.

Eine Einführung in die Anthroposophie soll hier nicht versucht werden; nur soweit die Arzneimittelanwendung betroffen ist, seien einige Gedankengänge hier zitiert*:

Ein Heilmittel, das in der Lage ist, einen menschlichen Prozeß zu übernehmen oder zu beeinflussen, muß in enger Verwandtschaft zum Menschen stehen. Paracelsus sagte 1530 in seinem „Paragranum": „Aus der Natur kommt die Krankheit, aus der Natur kommt die Arznei und aus dem Arzt nit. Dieweil nun die Krankheit aus der Natur, nit vom Arzt, und die Arznei aus der Natur, auch nit vom Arzt kommt, so muß der Arzt der sein, der aus den beiden lernen muß, und was sie ihn lehren, das muß er tun" (Peuckert: Theophrastus Paracelsus, S. 219).

Mensch und Naturreiche sind verwandt, haben sich im Laufe der Evolution nebeneinander und gemeinsam entwickelt und enthalten gleichartige Prozesse: die mineralische Welt lebt in Pflanze, Tier und Mensch mit ihren Elementen; das Pflanzliche ist – natürlich verwandelt – als vegetabiles Prinzip in Tier und Mensch vorhanden; das Animale des Tieres lebt im Menschen, allerdings vom wesentlich Menschlichen beherrscht.

Die alte alchimistische *Dreigliederung* Sal – Merkur – Sulphur (Salz – Quecksilber – Schwefel) ist nicht nur auf das Mineral, sondern auch auf die Pflanze, Tier und Mensch zu beziehen. Der *Sal-Zustand* ist schwer, erdhaft; der *Sulphur-Zustand* verbrennlich, voller Licht und Wärme; der *Merkur-Zustand* im Geschmeidigen, Flüssigen, Spiegelnden hält die Mitte. – Bei der Pflanze ähnelt die Wurzel dem Salzzustand, die Blüte – luftig, wärmehaft – dem Sulphurzustand und das Blatt dem Merkurzustand. Im Tier sind die Prinzipien umgekehrt zu finden: der Schädel entspricht dem Sal, das Stoffwechselgebiet dem Sulphur und Atmung und Blutkreislauf dem Merkur. Auf den Menschen bezogen, können wir in den mineralisierenden Tendenzen der Nerven-Sinnes-Organisation einen Salzzustand, in den auflösenden warmen Prozessen der Stoffwechsel-Gliedmaßen-Organisation einen Schwefelzustand und in den ausgleichenden luftigen Vorgängen der Rhythmischen Organisation das Quecksilberprinzip erkennen.

Bei der Heilmittelfindung hat der Arzt also folgendermaßen vorzugehen: „Man durchschaut den menschlichen Organismus nach den Gleichgewichtsverhältnissen seiner Organe, man durchschaut die Natur nach den aufbauenden und den abbauenden Kräften, und man macht nur die Heilkunst zu etwas, das man durchschaut, wo man nicht nur ein Heilmittel deshalb anwendet, weil die Statistik festgestellt hat: in so und so vielen Fällen wirkt es nützlich, sondern aus dem Durchschauen des Menschen und der Natur weiß man, wie man ganz exakt im einzelnen Falle den Naturvorgang in einem Naturprodukt zu einem Heilfaktor umgestalten kann, das heißt für das menschliche Organ in bezug auf aufbauende und abbauende Kräfte ... Man weiß, wo Abbaukräfte vorhanden sind, und indem man diese im Heilmittel verwendet, ist man in die Lage gesetzt, so zu wirken, daß diese Abbaukräfte einem Aufbauprozeß im Menschen entgegenwirken können" (Steiner: Heilkunst, S. 19, 22).

---
* Nach H. Schilling, Anthroposophische Medizin – Eine Erweiterung der Heilkunst, Information Nr. 60, V/75 der Evangelischen Zentralstelle für Weltanschauungsfragen, Stuttgart.

Allerdings betont Steiner nachdrücklich, daß auch beim pharmazeutischen Prozeß die Errungenschaften der modernen Medizin voll genutzt werden sollen. Die Anthroposophie liefert zusätzlich „eine ganze Reihe neuer Heilmittel, die zu finden durch dieses Durchschauen der Natur und des Menschen möglich geworden ist" (Steiner: Heilkunst, S. 20).

Die Heilmittel werden wesentlich aus den Naturreichen, aus Mineral, Pflanze und Tier gewonnen. Um den dem menschlichen Prozeß entsprechenden Vorgang in der Natur zu durchschauen und aufzufinden, ist es unbedingt erforderlich, daß „Weg und Wirkungsweise des Mittels im einzelnen verfolgt werden, und an Stelle einer bloßen Aufzählung von Wirkungen sollte sich allmählich ein Bild des Heilmittelprozesses ergeben" (Husemann, a. a. O., 267). Besonders in der Phytotherapie (Pflanzenheilkunde) wird diese Forderung dringlich: es reicht nicht, den betreffenden Wirkstoff zu isolieren (z. B. das Cham-Azulen bei der Kamille); das gesamte Lebensgefüge einer Pflanze wie Boden, Klima, die Rhythmen von Assimilation und Dissimilation müssen im Heilmittel eingefangen werden: nur dann kann es seine Prozeßaktivität richtig entfalten.

Mineralien und Metalle beeinflussen vor allem das Nerven-Sinnes-System und das Ich, das ja verhärtende Funktionen hat. Zudem kann das Mineralische, da es dem Menschen in seiner Bildung am fernsten steht, nur durch den stärksten Impuls im Menschen überwunden und eingegliedert werden. Arzneien aus tierischen Substanzen wirken gewöhnlich auf „die Lebensfunktionen und das sie tragende Wesensglied (Bildekräfteleib)" ein, während Pflanzenheilmittel die allgemeine Tendenz haben, „sich an die animalische Natur des Menschen zu wenden, an die Organe und Organfunktionen, welche die Einkörperung des seelischen Wesensgliedes ermöglichen" (W. Pelikan in Weleda, S. 22).

Bei den pflanzlichen Heilmitteln ist eine weitere Differenzierung möglich. Analog dem Sal-Merkur-Sulphur-Prozeß entspricht die Wurzel (Sal) dem Nerven-Sinnes-System, das Blatt (Merkur) dem rhythmischen und die Blüte (Sulphur) dem Stoffwechsel-Gliedmaßen-System.

Alle Gifte, ob pflanzlicher, tierischer oder mineralischer Natur, nehmen eine Sonderstellung ein: Astralleib und Ich bauen ab, haben also – wie schon gesagt – von vornherein krankmachende Aktivitäten. Gifte sind deshalb in ihrer Wirkung diesen Funktionen von Astralleib und Ich verwandt. Sie können also, „weil sie in ihrer Wirkung ähnlich werden dem, was normale Abbautätigkeit im Menschen ist, in entsprechender Verwendung als Heilmittel wirken" (Steiner, Heilkunst, S. 60).

Die Metall- und Mineraltherapie spielt eine große Rolle. Als Hauptmetalle dienen, neben vielen anderen, Gold, Silber, Kupfer, Eisen, Zinn, Quecksilber und Blei.

Die bekanntesten Hersteller anthroposophischer Arzneimittel sind die Firmen Weleda und Wala.

10.2 Kneippsche Therapie und weitere alternative Heilmethoden

Von W. Widmaier

10.2.1 Stellenwert der alternativen Heilmethoden

Immer mehr Ärzte und Apotheker beschleicht ein zunehmendes Gefühl des Unbehagens, wenn die Grenzen und die Schattenseiten der Schulmedizin sichtbar werden.

Eine logische Konsequenz der heutigen Schulmedizin sollte es deshalb sein, nicht nur die bis jetzt favorisierten *reduktionistischen* Verfahren, sondern auch das Erfahrungsgut der Naturheilkunde, das sich seit Jahrhunderten als wirksam erwiesen hat, zu akzeptieren.

Nach einer repräsentativen Umfrage des Instituts für Demoskopie in Allensbach (1984) erinnerten sich 60% der Bevölkerung, schon Naturheilmittel genommen zu haben – und von diesen wiederum 77% allein im zurückliegenden Jahr. Es zeigte sich, daß 66% dieser Gruppe Hilfe erfuhren und zwar insbesondere bei Erkältungskrankheiten, Grippe, Verdauungsbeschwerden und Magen-Darm-Erkrankungen, sowie Magengeschwüren, Kopfschmerzen, Schlaflosigkeit, Nervosität, Kreislaufstörungen, Erschöpfungszuständen und Ermüdungserscheinungen.

In der Naturheilkunde werden Krankheitssymptome grundsätzlich als Ausdruck sinnvoller Versuche des Organismus gewertet, mit der Krankheit fertig zu werden. Der Körper soll in diesem Selbstheilungsbemühen unterstützt werden. Zweckmäßige Regulationen und Reaktionen werden daher nicht unterdrückt, sondern stimuliert. Hierzu ein Beispiel: bei einem banalen Durchfall, einer Diarrhöe, wird nicht durch ein Arzneimittel „gestopft", sondern die Ausscheidung durch einen Darmeinlauf mit Kamillen weiter angeregt und der Patient zum Fasten angehalten. Methoden der physikalischen Therapie, insbesondere die *Wasserheilkunde nach Kneipp*, ferner die *Neuraltherapie nach Hunecke*, die *Akupunktur*, die *Reflexzonenmassage am Fuß*, die *Homöopathie*, aber auch die *anthroposophische Medizin* finden ihre Wirkerklärung letztendlich in einer Regulationstherapie.

10.2.2 Kneippsche Therapie

Nach Sebastian Kneipp (1821–1897), Pfarrer und Heiler in Wörishofen, wirken alle Daseinsbedingungen als Lebensreiz. Aus Reizeinwirkung auf Körper und Seele und Reizbeantwortung beider gestaltet sich der Mensch. Wirkt die Umwelt als günstiger Lebensreiz, so ist die Antwort des Körpers Gesundheit, und Gesundheit bedeutet zweckmäßige Anpassung an die Lebensverhältnisse, Leiden Unangepaßtsein. Daraus folgerte Kneipp, daß die Umwelt eines Menschen, also seine Daseinsbedingungen, als heilende Lebensreize eingesetzt werden können. Licht, Luft, Sonne, Bewegung, Ruhe und Arbeit, Ernährung, Kräuterkuren, seelische Kräftigungsübungen (z. B. autogenes Training) und vor allem das kalte und warme Wasser sind heilende Reizfaktoren. Sie regulieren oft weitgehend körperliche Fehlregulationen ohne Nebenwirkungen.

Die Kneippsche Therapie beruht auf 5 Wirkprinzipien:
- Hydrotherapie,
- Diätetik (im Sinne einer naturgemäßen Vollwert- oder Basiskost ohne sektiererische Einseitigkeiten),
- Bewegungstherapie (Gymnastik, Bewegungsbäder, Schwimmen, Wandern und Waldlaufen),
- Phytotherapie und
- Ordnungstherapie (Erhaltung oder Wiederherstellung der körperlichen und seelischen Harmonie).

Auf der Ärztetagung von 1977 in Rottach-Egern wurde die Kneipp-Therapie von Medizinwissenschaftlern aus verschiedenen Fachgebieten in eindrucksvoller Weise bestätigt und als ein hervorragend differenzierbares, erstaunlich wirksames und vielleicht zukunftsträchtiges Therapiesystem gegen die heutigen Zivilisationskrankheiten bezeichnet. Ihrem Ursprung und ihrer Entwicklung nach ist die Behandlung nach Kneipp eine Physiotherapie. Unter Physiotherapie versteht man eine unspezifische Allgemeinbehandlung des ganzen Menschen. Das Wirkprinzip ist die Auslösung von Regulations- und Ausgleichsmechanismen durch physikalische, diätetische und psychische Faktoren.

Bei einem kurzen Kaltguß in der *Hydrotherapie* tritt zunächst eine primäre Verengung der oberen Hautgefäße ein. Die Folge ist Blässe, Gänsehaut und Kältegefühl. Sekundär erfolgt dann als Reizbeantwortung eine Erweiterung dieser Hautgefäße: Röte, Wärmegefühl und schließlich ein Wohlgefühl. Die Kneippsche Hydrotherapie wird zur Vorbeugung und Verhütung körperlich-nervöser Erschöpfungszustände, Schlafstörungen, Mangelleistungen im Bereich des Kreislaufes und des Bewegungsapparates sowie Blutdruckregulationsstörungen empfohlen. Die Hydrotherapie kennt Waschungen, Wickel, Güsse, Bäder und Dämpfe sowohl in kalter als auch warmer Teil- und Vollanwendung, z. T. in Wechselanwendungen von Warm und Kalt.

Wichtig ist dabei:
- die Wassertemperatur (Kneipps Ausspruch, je kälter und kürzer – um so besser, gilt auch heute noch),
- die Zeitdauer der Anwendung,
- die Größe der zu behandelnden Fläche (ein Fußbad bewirkt einen kleineren Reiz als z. B. ein Vollbad),
- die individuelle Ausgangslage, z. B. der Gesundheitszustand.

Bei der Selbstbehandlung zur Abhärtung des Körpers sollten 5 Regeln beachtet werden:
- Alle Wasseranwendungen dürfen nur an einem gut durchwärmten Körper vorgenommen werden (z. B. niemals mit kalten Füßen Wassertreten!).
- Je größer der Unterschied zwischen Wasser und Hauttemperatur desto kräftiger ist der Hautreiz (bei geschwächten Menschen sollte aus diesem Grund mit geringen Temperaturdifferenzen begonnen werden).
- Rötung der Haut und Wärmegefühl zeigen an, daß die erwünschte Reaktion erreicht ist, zu diesem Zeitpunkt sollte die Anwendung beendet werden.
- Nach der Kaltwasseranwendung wird das Wasser auf der Haut nur abgestreift. Man geht mit feuchtem Körper ins Bett oder zieht sich feucht an und bewegt sich kräftig.
- Jeder Anwendung mit warmem Wasser folgt eine kurze Kaltwasseranwendung. Bei Wechselduschen und Wechselbädern beschließt jeweils eine kalte Anwendung die Prozedur.

In der *Phytotherapie* behandelt man mit phytotherapeutischen Arzneimitteln, die mit ihren Wirkstoffen in ihrer von Natur aus komplexen Zusammensetzung in den Verkehr gebracht werden. Über die Wirksamkeit und Unwirksamkeit von phytotherapeutischen Arzneimitteln wird in Fachkreisen heftig diskutiert, denn das Arzneimittelgesetz von 1976 fordert auch von Phytotherapeutika einen Wirksamkeits- und Unbedenklichkeitsnachweis. Von den stark wirkenden Drogen dürften die meisten Inhaltsstoffe bekannt, wissenschaftlich geprüft, praktisch erschlossen und zur Behandlung kranker Menschen anwendbar gemacht worden sein. Daneben gibt es die Flut pflanzlicher Heilmittel wie Extrakte, Tinkturen und Kräutertees, die als „soft drugs" gehandelt werden.

Man verwendet sie bei leichteren Gesundheits- und Befindlichkeitsstörungen z. B. bei Magen- und Darmstörungen, Nervosität, Schlafstörungen, Schnupfen, Erkältungskrankheiten u. ä. Hier kann der exakte Nachweis der Wirkung im Sinne der naturwissenschaftlichen Medizin oft nicht durch Tierversuche erbracht werden. Natürlich setzt die Aufnahme von Phytotherapeutika in den Arzneimittelschatz der naturwissenschaftlich ausgerichteten Medizin das Vorhandensein von zum Wirkungsnachweis geeigneten Testmethoden voraus, doch manches, was in der Erfahrungsmedizin oft schon seit Jahrhunderten seinen festen Platz hat, lange Zeit aber nur ein von Heilpraktikern und Laien gefördertes Dasein fristete, erwies sich plötzlich im Lichte neuer Prüfungsmethoden als wirksames Arzneimittel (z. B. Valerianae radix, deren spasmolytische und sedative Wirkung bis vor kurzem von der Schulmedizin ignoriert wurde, nun aber durch klinische und pharmakologische Untersuchungen rehabilitiert ist).

Die Phytopharmaka besitzen zumindest einen indirekten Nutzen, indem sie von der nicht indizierten Anwendung risikoreicher Arzneimittel abhalten; außerdem empfiehlt es sich, diese pflanzlichen Arzneimittel in der Prävention und Rehabilitation zu verwenden.

Störungen der Gesundheit infolge falscher Lebensweise und Streß im Beruf werden durch vegetative Fehlsteuerungen ausgelöst. Diese Dysregulationen werden dann als Unruhe, Herzbeklemmung, Schlaflosigkeit, Kopfschmerz, feuchtkalte Extremitäten und ähnliche Beschwerden erlebt. Nach Kneipp kann die Wiederherstellung der Gesundheit durch eine Änderung der Lebensweise erreicht werden, denn das beste Arzneimittel bringt keine echte Heilung, wenn die Hauptursache der Krankheit oder des

Leidens in einer falschen Lebensweise zu suchen ist (Ordnungstherapie).

10.2.3 Dufttherapie nach H. Karsten

Die Volksheilkunde wendet Heilkräuter mit ätherischen Ölen als Inhaltsstoffe auch zur Aroma- oder Dufttherapie an. In der Bundesrepublik wurde die Dufttherapie durch den Arzt Hermann Karsten bekannt. Dieser läßt seine Patienten den Geruch aromatischer Pflanzen oder ätherischer Pflanzenöle einatmen. Durch das Einatmen der ätherischen Öle, wie Oleum Rosmarini oder Oleum Thymi soll über die Nasenschleimhaut der Geruchsnerv und über diesen das Gehirn gereizt werden. Im Bereich des Zwischenhirns kommt es zu einer Stimulierung. Als Indikationen gelten Nervosität, Schlafstörungen, nervöse Magenbeschwerden, Herz- und Kreislaufbeschwerden, Angstzustände, Krämpfe.

10.2.4 Frischpflanzentherapie nach W. Schoenenberger

Vom chinesischen Kaiser Shin-Nong, der etwa 3700 v. Chr. lebte und Verfasser des ältesten Kräuterbuches der Welt ist, stammt der Ausspruch, daß die Kraft des Körpers in den Säften der Pflanze liegt. Dadurch angeregt, aber auch durch das Studium alter Kräuterbücher über die Heilwirkungen frisch hergestellter Säfte aus Heilpflanzen und Gemüsen, entwickelte der Apotheker und Pflanzenforscher W. Schoenenberger (1901–1982) ein Verfahren zur Haltbarmachung von Preßsäften aus Frischpflanzen. Zur Herstellung dieser Säfte werden aus biologischem Anbau stammende Wildpflanzen verwendet.

Die Überlegenheit des frischen Saftes gegenüber der Droge begründet Schoenenberger mit exakten wissenschaftlichen Ergebnissen, die beweisen, daß in Frischsäften Vitamine, Mineralstoffe und Spurenelemente in wesentlich höherer Konzentration vorhanden sind als in Tees oder Tinkturen. Außerdem erfahren die Wirkstoffe der Pflanzen in der Droge oft Veränderungen (z. B. Zucker, Bitterstoffe, Gerbstoffe). Mögliche Indikationen der Frischpflanzentherapie sind Zivilisationskrankheiten verschiedener Art, Abnutzungserscheinungen und ganz allgemein die Pflege der Gesunderhaltung.

10.2.5 Akupunktur

Akupunkturerfahrungen (acus = die Nadel, punctura – der Stich) gibt es in China seit über 5000 Jahren, in der westlichen Welt jedoch erst seit etwa 30 Jahren. Seit 30 Jahren bemühen sich viele Forscher, die Wirkungsweise dieser Methode zu ergründen, bei der metallene Nadeln in bestimmte Körperpunkte eingestochen werden. Ein echtes Wissen, wie die Akupunktur wirkt, gibt es bis heute jedoch nicht, trotz intensiver Forschung auf diesem Gebiet. Das heißt, die Praxis ist uralt, die Forschung noch sehr jung.

Die Chinesen deuten die Akupunkturlehre so: Nach ihrem Weltbild kreist in einem komplizierten System von Körpermeridianen die *Lebensenergie Chi*, die durch *Yin* und *Yang* im Gleichgewicht gehalten wird. Chi kann durch Reizung der Haut an bestimmten Akupunkturpunkten ab oder umgeleitet werden, sofern es im Falle einer Krankheit erforderlich ist, denn Krankheit ist nach ihrer Vorstellung eine Störung des Fließens dieser Lebensenergie und das Nadeln kann diese Störung beseitigen. Wenn also Yin und Yang, die beiden polaren Kräfte des Lebens und des Weltalls im Gleichgewicht sind, so ist der Mensch gesund. Trotz aller mystischer Erklärungen wird die Akupunktur in der Medizin immer mehr angewandt, besonders nachdem vor einigen Jahren von Ärzten festgestellt wurde, daß man durch Einstechen der Nadeln an ganz bestimmten Punkten am Körper ganze Körperbezirke schmerzfrei machen kann. Inzwischen haben auch deutsche Kliniken diese Methode der sogenannten *Akupunkturanaesthesie* bei Operationen, insbesondere am offenen Herzen in Verbindung mit herkömmlichen Narkoseverfahren übernommen.

Nach der Akupunkturlehre gibt es einige

hundert scharf umrissene Punkte an der Körperoberfläche, die ein bestimmtes Organ im Körperinnern beeinflussen können. Diese Punkte müssen durchaus nicht in der Nähe des betreffenden Organes sein und die Zahl der Punkte, die einem einzelnen Organ zugeordnet sind, ist sehr unterschiedlich. Sie geben sich zu erkennen durch einen veränderten Quellungszustand, durch Schmerzhaftigkeit, durch Druckschmerz oder auch durch einen herabgesetzten Hautwiderstand. Sie sind scharf umrissen und haben einen Durchmesser von 2–5 mm. Verbindet man nun die einem Organ zugeordneten Punkte miteinander, so erhält man eine fortlaufende Bahn, welche die Chinesen Passage nennen. Für diese Passage hat sich im Westen die Bezeichnung Meridian eingebürgert. Alle Meridiane liegen bilateral, entsprechend kennen wir *12 Meridianpaare*, die sich im einzelnen wie folgt nennen:
- Herzmeridian
- Dünndarmmeridian
- Blasenmeridian
- Nierenmeridian
- Kreislaufmeridian
- dreifacher Erwärmer
- Gallenblasenmeridian
- Lebermeridian
- Lungenmeridian
- Dickdarmmeridian
- Magenmeridian
- Milz-Pankreasmeridian

In der Praxis wird die Nadel am Griff zwischen Daumen und Zeigefinger einer Hand gehalten und leicht auf den Punkt aufgesetzt. Unter gleichzeitigem leichtem Druck und Rollen der Nadel zwischen Daumen und Zeigefinger erfolgt die Einführung bis zu der gewünschten Stichtiefe, die aus einer Tabelle entnommen wird. Funktionelle Störungen, Schmerzen, Neuralgien können mit Hilfe der Akupunktur behandelt werden, nicht aber irreversible Krankheiten.

„Akupunktur heilt was gestört ist, Akupunktur heilt aber nicht was zerstört ist."

10.2.6 Moxibustion

Bei diesem Verfahren werden Akupunkturpunkte durch Verbrennen von Pulvis Artemisiae sinensis auf der Haut gezielt gereizt. Das Wort „moxa" kommt aus dem Japanischen und bedeutet Beifußkraut.

Moxibustion wird in der chinesischen, japanischen, koreanischen und indonesischen Heilkunde angewandt.

11 Besonderheiten der Tierarzneimittel

Von G. Sponer

11.1 Rechtsgrundlagen

Grundsätzlich ist davon auszugehen, daß das Arzneimittelgesetz (AMG) von 1976, das am 1.1.1978 in Kraft getreten ist, in wesentlichen Bestimmungen keinen Unterschied zwischen Arzneimitteln, die zur Anwendung am Menschen bestimmt sind und denen, die beim Tier angewandt werden sollen, macht (§ 2 Abs. 1 und 2, AMG).

Aus dieser Gleichstellung ergeben sich die gleichen Anforderungen von Tierarzneimitteln wie bei den Arzneimitteln, die zur Anwendung beim Menschen bestimmt sind, u. a. für Zulassungspflicht, Einreichungsunterlagen für die Zulassung, Herstellungserlaubnis, Qualitätsanforderung, Kennzeichnung sowie Bedingungen für das In-Verkehr-Bringen (apothekenpflichtige bzw. verschreibungspflichtige Arzneimittel), Meldungen von Nebenwirkungen.

Jedoch gibt es zwei wesentliche Ausnahmen für Stoffe, die *nicht als Arzneimittel* im Sinne des AMG gelten:
- Stoffe oder Zubereitungen, die ausschließlich äußerlich am Tier zur Reinigung, Pflege und Geruchsbeeinflussung angewandt werden (§ 2 Abs. 3 Nr. 4, AMG),
- Futtermittel im Sinne des Futtermittelgesetzes (§ 2 Abs. 3 Nr. 6, AMG).

Fütterungsarzneimittel sind Mischungen von Arzneimitteln und Mischfuttermitteln zur Verfütterung an Tiere (§ 4 Abs. 10, AMG). Sie dürfen auf Verschreibung des Tierarztes vom Hersteller unmittelbar an Tierhalter abgegeben werden (§ 56 Abs. 1, AMG). Der Tierarzt darf sie nur herstellen lassen oder verschreiben für die von ihm behandelten Tiere und nur in der therapeutisch nötigen Menge.

Auf der anderen Seite gibt es für den Umgang mit Tierarzneimitteln spezielle Besonderheiten, die Beachtung verdienen, weil sie im Wesentlichen den Schutz des Verbrauchers vor Rückständen in Lebensmitteln tierischer Herkunft dienen.

Zur Verbesserung des Verbraucherschutzes wurden u. a. in einem speziellen Änderungsgesetz zum AMG vom 24.2.1983 sowie durch Änderung des § 10 der Apothekenbetriebsordnung (ApoBO) – gültig ab 1.6.1985 – weitere Bestimmungen eingefügt, die den „grauen Arzneimittelmarkt" mit Tierarzneimitteln eindämmen und damit die Rückstandsproblematik mindern sollen.

Bereits im ursprünglichen Gesetz 1976 ist festgelegt, daß für Tierarzneimittel, die zur Anwendung bei schlachtbaren Tieren vorgesehen sind, Wartezeiten anzugeben sind. Werden Tiere innerhalb dieser Zeit nach Gabe des Arzneimittels geschlachtet und aus ihnen Lebensmittel gewonnen, muß in diesen Lebensmitteln mit Rückständen gerechnet werden, die die Gesundheit des Menschen beeinträchtigen können. Lebensmittel, die von Tieren stammen, die innerhalb der Wartezeit geschlachtet worden sind, dürfen nicht in den Verkehr gebracht werden (§ 15 Abs. 2 des Lebensmittel- und Bedarfsgegenständegesetzes, LMBG). Diese Wartezeit muß deklariert werden (§ 10

Abs. 5 Ziffer 2, § 11 Abs. 4, AMG dort auch weitere Kennzeichnungsvorschriften für Tierarzneimittel).

Die neuen verschärften Bestimmungen von 1983 und 1985, die übrigens mit erhöhten Strafbestimmungen verbunden sind, sehen vor, daß eine praktisch lückenlose Kontrolle der Arzneimittel, die bei schlachtbaren Tieren angewendet werden, möglich wird. Diese Kontrolle erstreckt sich vom Erzeuger über die verschiedenen Vertriebswege, den verschreibenden Tierarzt, – soweit eingeschaltet – den Apotheker, den Tierhalter, die Schlachttierkennzeichnung und schließlich auch den Nachweis eines praktikablen Nachweisverfahrens für Rückstandsbestimmung z. B. im Fleisch.

Für den Apotheker ist es wichtig, daß nach § 10 der ApoBO Rezepte für die Anwendung bei Tieren, die zur Gewinnung von Lebensmitteln dienen, nur dann beliefert werden dürfen, wenn das Rezept in zweifacher Ausfertigung vorgelegt wird. Das Original des Rezeptes verbleibt dem Tierbesitzer, die Durchschrift dem Apotheker. Beide haben eine nach Datum sortierte Aufbewahrungspflicht über 3 Jahre.

Tierärzte dürfen (§ 43 Abs. 4, AMG) apothekenpflichtige Arzneimittel an Tierhalter der von ihnen behandelten Tiere abgeben und zu diesem Zweck vorrätig halten. Sie dürfen demgemäß auch Arzneimittel vom Hersteller oder Großhändler unmittelbar beziehen (§ 47 Abs. 1 Nr. 6, AMG).

Diese Befugnisse ergeben das tierärztliche *Dispensierrecht*. Einzelheiten der Ausübung dieses Rechtes regelt die Verordnung über tierärztliche Hausapotheken von 1975; sie enthält Anforderungen an Räume, Einrichtung und Personal, Vorschriften über Herstellung von Fütterungs-Arzneimitteln, Prüfung von Arzneimitteln, Aufbewahrung von Arzneimitteln und Abgabe von Arzneimitteln an Tierhalter.

Tierhalter dürfen apothekenpflichtige Arzneimittel (außer Fütterungs-Arzneimittel) nur aus Apotheken oder bei dem den Tierbestand behandelnden Tierarzt beziehen (§ 57 Abs. 1, AMG). Sie müssen Nachweise über Erwerb und Verwendung der Arzneimittel führen. Einzelheiten sind in einer besonderen Verordnung festgelegt.

Bei Tieren, die zur Gewinnung von Lebensmitteln dienen, dürfen Arzneimittel nur angewendet werden, wenn sie für die Anwendung bei solchen Tieren zugelassen sind (§ 58 Abs. 1, AMG).

Umgekehrt dürfen also Arzneimittel bei Tieren, die nicht zur Gewinnung von Lebensmitteln dienen, auch dann angewendet werden, wenn sie nur für den Gebrauch beim Menschen zugelassen sind.

Wichtig ist aber, daß Arzneimittel, soweit sie der Verschreibungspflicht unterliegen, in jedem Fall nur auf Verschreibung eines Tierarztes mit entsprechender Angabe der Verwendungsabsicht (z. B. Lanitop 1 OP für einen Hund der Frau Müller) abgegeben werden dürfen. Ein Handverkauf verschreibungspflichtiger Fertigarzneimittel in der Annahme einer Verwendung bei Tieren ist also nicht zulässig.

Auf nicht apothekenpflichtige Arzneimittel für Zierfische, Zier- oder Singvögel, Brieftauben, Terrarientiere und Kleinnager finden die Vorschriften über die Zulassung von Arzneimitteln keine Anwendung (§ 60 Abs. 1, AMG), Sachkundenachweis wird vom Einzelhändler nicht verlangt.

Impfstoffe, die unter Verwendung von Krankheitserregern hergestellt werden und zur Verhütung, Erkennung oder Heilung von Tierseuchen bestimmt sind, sind zwar Arzneimittel, fallen aber nicht unter das AMG (§ 80 Ziffer 1, AMG). Ihre Herstellung und Anwendung sind auf Grund des Tierseuchengesetzes geregelt; diese Vorschriften sind aber inhaltlich nahezu gleich wie die über Impfstoffe zur Anwendung beim Menschen, Impfstoffe sind immer verschreibungspflichtig. Sie dürfen bei Tieren nur durch Tierärzte angewandt werden.

11.2 Anwendung von Arzneimitteln bei Tieren

Applikation

Die Tatsache, daß bei Tieren die typischen chronischen Krankheitszustände des älteren Menschen, die eine regelmäßige und dauernde Medikamenteneinnahme erforderlich macht (z. B. Herzinsuffizienz, Bluthochdruck, Diabetes mellitus, Gicht usw.) kaum vorkommen und darüber hinaus eine Verabfolgung von Arzneimitteln beim Tier in Form von Dragees, Tabletten etc. nicht ohne Schwierigkeiten möglich ist, bringt es mit sich, daß Tierarzneimittel bevorzugt *parenteral* verabfolgt werden. In Frage kommt die subkutane, intramuskuläre oder intravenöse Injektion. Da bei einer derartigen Applikationsweise die Grundsätze sterilen Arbeitens, die anatomischen Gegebenheiten der zu behandelnden Tierspezies und schließlich auch die gewichtsbezogene Dosierung (siehe unten) zu beachten sind, wird sie in der Regel dem Tierarzt vorbehalten bleiben. Die orale Applikation von Arzneimitteln ist bei Hunden, Katzen und anderen Kleintieren für den Nichtfachmann schwierig. Beim Hund kann man Dragees, Tabletten und ähnliches mit einem Finger über den Zungengrund schieben; dies setzt nicht nur ein tolerantes Verhalten des Hundes, sondern auch anatomische Kenntnisse des Behandelnden voraus. Nicht selten behalten sonst die Hunde eingegebene Dragees zwischen Zunge bzw. Lefzen und Kiefer und spucken sie unbemerkt auch noch nach einigen Minuten wieder aus. Soll eine Tabletteneingabe bei erhaltenem Appetit erfolgen, empfiehlt sich eher das *Untermischen* in geringe Mengen schmackhaften Futters (z. B. Streichwurst, Dosen-Hunde-Fleisch). Da die Tiere im allgemeinen ein solches Futter ohne intensives Kauen verschlingen, gelangen die Tabletten fast immer unversehrt in den Magen.

Das gleiche Verfahren empfiehlt sich auch bei Katzen, bei denen eine direkte Tabletteneingabe (mittels Pinzette) schon wegen der heftigen und unangenehmen Gegenwehr der Tiere nur von geübten Fachleuten ausgeführt werden sollte.

Beim Großtier ist die orale Applikation ebenfalls schwierig. Allenfalls beim Rind kann man Medikamente als Lösung oder Suspension mittels einer Langhalsflasche (Weinflasche) eingeben; dies kann allerdings bei der Ausführung durch Ungeübte zu lebensbedrohlichen Aspirationen führen. Beim Pferd ist eine Eingabe nur über eine Nasenschlundsonde möglich, eine tierärztliche Tätigkeit.

Beim experimentellen Arbeiten im Labor ist die orale Applikation von Arzneimitteln als Lösung oder Suspension über Schlundsonde bei verschiedenen Tierspezies, einschließlich Maus und Ratte, üblich.

Im Rahmen von vorbeugenden Maßnahmen, selten auch bei therapeutischem Vorgehen in größeren Tierbeständen (besonders Geflügel und Schweine), werden Arzneimittel über das Trinkwasser oder in Futtermischungen nach tierärztlichem Rezept verabfolgt.

Dosierung

Bei der Anwendung von Tierarzneimitteln ist grundsätzlich zu beachten, daß die Dosierung individuell erfolgt. Zu berücksichtigen sind besonders die speziesabhängigen quantitativen Arzneimittelwirkungen und die insbesondere bei Hunden erheblichen Unterschiede in der Körpergröße. Dementsprechend werden die Arzneimittel bei Tieren – anders als beim Menschen – individuell gewichtsbezogen dosiert (mg Wirksubstanz pro kg Körpergewicht oder ml einer Lösung pro kg Körpergewicht). Soweit es sich um Fertigarzneimittel für die Veterinärmedizin handelt, finden sich auf den Packungsbeilagen mindestens grobe Angaben für die empfohlene Dosierung bei den verschiedenen Tierspezies.

Notwendigerweise müssen für eine korrekte Dosierung die Körpergewichte der Tiere vor der Arzneimittelgabe geschätzt oder besser durch Wiegen ermittelt werden. Letzteres trifft insbesondere bei den Pharmaka zu, die wegen ihrer geringen therapeutischen Breite sehr genau dosiert werden müssen (z. B. herzwirksame Glykoside).

Da zwischen den Menschen und den verschiedenen Tierspezies zum Teil beträchtliche Unterschiede hinsichtlich Resorption, Metabolisierung, Verteilung im Körper, Rezeptorempfindlichkeit und Ausscheidung bestehen, führt die Umrechnung der auf Körpergewicht bezogenen Dosis beim Menschen auf Tiere nur in einigen Fällen zu einem richtigen Resultat. Das ist zu beachten, wenn humanmedizinische Fertigarzneimittel bei Tieren angewandt werden sollen. In Zweifelsfällen sollten Angaben zur Dosierung beim Hersteller eingeholt werden, weil selbst zwischen verschiedenen Spezies eine gewichtsbezogene unterschiedliche Dosierung möglich ist. Als Beispiel sei die Dosierung des herzwirksamen Glykosids Metildigoxin (Lanitop®) erwähnt. Die mittlere Tagesdosis von Lanitop beträgt beim Menschen 0,15 mg. Dies bedeutet ca. 0,002 mg/kg täglich. Beim Hund muß Lanitop in einer Dosis von 0,010 mg/kg täglich angewendet werden, also ca. 5mal so hoch wie beim Menschen. Eine Unterschreitung dieser Dosen kann Unwirksamkeit bedeuten, eine Überdosierung schwere Nebenwirkungen induzieren.

11.3 Wirkung von Arzneimitteln bei Tieren (Tab. 11-1)

Zwar wirken viele Arzneimittel quantitativ unterschiedlich auf die verschiedenen Tierarten, woraus sich die Notwendigkeit der gewichtsbezogenen Dosierung ergibt (s. o.), jedoch sind qualitative Unterschiede zwischen den Spezies eher als Ausnahme anzusehen.

Immerhin kann man aber nicht davon ausgehen, daß Arzneimittel, die für den Menschen zugelassen sind, ohne weiteres auch für Tiere geeignet sind.

Hervorzuheben ist, daß die antidiarrhoisch wirksamen *Chinoline* (z. B. Intestopan®) bei Hunden und Katzen nicht angewandt werden dürfen, da sie bei diesen Spezies toxische Schädigungen (neurologische Symptome, Hirnödeme, Blasenblutungen) verursachen können. Da entsprechende

Tab. 11–1: Toxische Wirkungen von Arzneimitteln bei Tieren

Polyvinylpyrrolidon (in Retard- und Depot-Präparaten)	Hund:	Allergie Kollaps Asthma
Propanidid (Epontol®) Narkosemittel	Hund:	Allergie Kollaps Asthma
Chinoline (Intestopan®) Durchfallpräparate	Hund: Katze:	Blasenblutung Hirnödem, neurologische Symptome **Rote Liste! Haftpflicht**
Reserpin Hochdruckpräparate	Katze:	3 Wochen Wirkung, Tiere verhungern, Durchfälle auch bei Hunden
Antibiotika und Sulfonamide (p. o.)	Wiederkäuer:	Schwere Indigestion durch Schädigung der Pansenflora
Chloramphenicol (Paraxin®)	Katze:	toxisch
Tetracycline (Terramycin®)	Katze: Hund:	nicht vor Zahnwechsel geben → Braunfärbung des Schmelzes
Morphinderivate	Katze:	Erregung
Phenole (in div. Externa enthalten)	Katze:	toxisch
Baldrian	Katze:	Erregung

Hinweise in der Roten Liste und in Packungsbeilagen enthalten sind, können sich bei Zwischenfällen Haftpflichtsfragen für den Apotheker ergeben.

Hunde reagieren auf das Narkosemittel *Propanidid* (Epontol®) mit schweren allergischen Symptomen, die bis zu kollapsartigen und asthmatischen Erscheinungen gehen. Gleiches gilt für alle Arzneimittel, die *Polyvinylpyrrolidon* (PVP) enthalten. Dieser Stoff ist in einigen Retard- und Depotpräparaten als galenischer Hilfsstoff zur Verzögerung der Wirkstofffreisetzung enthalten. Eine Verabfolgung von Retardpräparaten bei Hunden sollte daher kritisch abgewogen werden.

Reserpin (in diversen Kombinationspräparaten gegen Bluthochdruck enthalten) wird von Hunden und Katzen schlecht vertragen (anhaltende Durchfälle, Sedation, Inappetenz).

Tetracycline (z. B. Terramycin®) sollten bei Hunden und Katzen nicht vor dem Zahnwechsel verabfolgt werden, da es bei den bleibenden Zähnen eine irreversible Gelb- bis Braunfärbung des Schmelzes verursacht.

Phenole, die in diversen Externa enthalten sind, wirken bei Katzen toxisch, kenntlich an neurologischen Symptomen, Erbrechen und Durchfällen. Auch *Acetylsalicylsäure* (z. B. Aspirin®) und *Chloramphenicol* (z. B. Paraxin®) werden von Katzen schlecht vertragen. Diese Stoffe sollten daher in Anbetracht mannigfaltiger Alternativen nicht eingesetzt werden.

Morphinderivate und *Baldrian* wirken im Gegensatz zu anderen Spezies bei Katzen erregend.

Antibiotika und *Sulfonamide* sollten bei Wiederkäuern grundsätzlich nicht per os verabfolgt werden, da sie durch Schädigung der Pansenflora schwere Verdauungsstörungen auslösen.

Die mehrmalige Anwendung verschiedener Pharmaka kann zu irreversiblen Schädigungen führen, z. B. bei *Indometacin*: Magengeschwüre; *Griseofulvin, Estrogene*: Knochenmarksschädigungen.

Penicillin wirkt bei einigen Vogelarten und beim Meerschweinchen toxisch.

Aus historischer Sicht ist schließlich zu erwähnen, daß das erste Sulfonamid, Prontosil®, für Hunde außerordentlich toxisch ist.

Einige besondere Arzneimittel

Angaben über die Anwendung von Arzneimitteln bei Tieren finden sich nicht in der Roten Liste. Informationen über Tierarzneimittel sind aber dem „Lexikon der Tierarzneimittel" (Angaben zu Spezialitätennamen, Inhalt, Dosierung, Anwendung, Wartezeit, Abgabebedingungen, Preis) sowie in der „DELTA-Liste" (Bezugsbedingungen) enthalten. Beide Kompendien erscheinen als Lose-Blattsammlung in der Verantwortlichkeit der DELTA-Medizinischen Verlagsgesellschaft mbH, 1000 Berlin 51, Pankowerallee 47–51, Tel. 030/4525083. In den erwähnten Werken sind praktisch alle wesentlichen Tierarzneimittel enthalten.

Im folgenden sollen einige, für die kleinen Haustiere (Hund, Katze) wichtige Arzneimittel erwähnt werden, da für sie am häufigsten Rat in der Apotheke eingeholt wird.

Reinigungsmittel

Für Hunde eignen sich alkalifreie flüssige Waschmittel, die nicht parfümiert sein sollten, da parfümierte Seife Hunde veranlaßt, sich in stark riechendem Abfall zu wälzen.

Präparate wie Satina®, Wasa® oder Praecutan® flüssig entsprechen diesen Anforderungen, sie werden auch von empfindlicher Haut gut vertragen.

Ungeziefermittel

Zur Behandlung von Ektoparasiten werden verschiedene Stoffe mit gutem Erfolg in diversen Anwendungsformen (z. B. als Halsbänder, Puder, Spray, Shampoo) eingesetzt. Die einzelnen Präparate sind in der Tabelle 11-2 zusammengestellt.

Da es sich bei fast allen Stoffen um zum Teil recht toxische Substanzen handelt, ist auf eine strikt abgesonderte Lagerung (für Kinder unerreichbar und nicht in der Nähe von Lebensmitteln) hinzuweisen.

Tab. 11–2: Mittel gegen Ungeziefer (Ektoparasiten)

Chemischer Name	Handelsname	Form	Firma	Abgabevoraussetzung
Bromocyclen	Alugan®	Puder Spray Konzentrat	Hoechst	Verschreibungspflichtig
Methylcarbamat = Propoxur	Bolfo®	Puder Shampoo Spray Stift Halsband	Bayer	Freiverkäuflich
Hexachlorcyclohexan (HCCH)	Chlorhexol®	Puder	Wirtschaftsgemein. Deutscher Tierärzte	Verschreibungspflichtig
	Pecusanol®	Emulsionkonzentrat	Boehringer Ingelheim	Apothekenpflichtig
	Tierschaumbad	Shampoo	Therapogen (MSD)	Freiverkäuflich
Diazinon	Kadox®	Halsband	Albrecht	Verschreibungspflichtig
	Parasitenhalsband	Halsband	Hydro	Freiverkäuflich
	Ungezieferhalsband	Halsband	Atarost	Freiverkäuflich
Bromophos	Pluridox®	Puder	Boehringer Ingelheim	Apothekenpflichtig
Pyrethrin	Pyr-Shamp®	Shampoo	Albrecht	Freiverkäuflich
Lindan + Benzylbenzoat	(Jacutin®)	Emulsion Gel Puderspray	Hermal	Freiverkäuflich

Informationen zu den Präparaten, die in Klammern erscheinen befinden sich lediglich in der Roten Liste.

Wurmmittel

Auch wenn in den letzten Jahren eine Reihe von Anthelmintika entwickelt wurden, die erfolgreich gegen verschiedene Würmer eingesetzt werden können, ist eine gezielte Behandlung im Anschluß an die Bestimmung der Parasiten (anhand der ausgeschiedenen Eier, Würmer oder Bandwurmglieder) die beste Gewähr für den Erfolg der Therapie.

Bei der Behandlung ist zudem die Biologie der Würmer, insbesondere ihr Generationswechsel zu beachten. Larvenstadien, die sich nicht im Darmlumen befinden, können nur sehr schwer durch Medikamente beeinflußt werden. Eine sogenannte prophylaktische Wurmkur bietet keine Gewähr dafür, daß die Tiere nicht kurze Zeit später mit Parasiten befallen sind.

Eine Zusammenstellung der Präparate gegen Rundwürmer befindet sich in der Tabelle 11-3. Es steht danach zur Zeit kein rezeptfreies Mittel zur Verfügung, das bei Rundwurmbefall von Hunden oder Katzen eingesetzt werden kann. Lediglich Tiabendazol (Thibenzole®), für das allerdings nur Angaben über die Anwendung bei Großnutztieren vorliegen, ist lediglich apothekenpflichtig. Der gleiche Wirkstoff ist in der Humanmedizin verschreibungspflichtig.

Das seit langem bekannte Piperazin besitzt nur eine gute Wirksamkeit bei Spulwürmern.

Eine Zusammenstellung der Arzneimittel

Tab. 11–3: Mittel gegen Rundwürmer

Chemischer Name	Handelsname	Form	Firma	Abgabevoraussetzung
Pyrantelpamoat	Banminth® (Helmex®)	Paste (Hd; Kz) Pulver Kautabletten	Pfizer	Verschreibungspflichtig
Nitroscanat	Lopatol®	Lacktabletten	Asid	Verschreibungspflichtig
Piperazin	Piperazincitrat	Pulver Paste	Atarost Merieux Therapogen (MSD) Wirtschaftsgem. Deutsch. Tierärzte	Verschreibungspflichtig
	(Tasnon®)	Tabletten Elixier	Tropon	
Mebendazol	Telmin® KH (Vermox®)	Tabletten	Janssen	Verschreibungspflichtig
Arecolin	Verminekrin®	Lösung zum Eingeben	Atarost	Verschreibungspflichtig
Tiabendazol	Thibenzole® (Minzolum®)	Paste* Kautabletten	Therapogen MSD	Verschreibungspflichtig

* für Katze, Hund keine Information, Dosierung?
Informationen zu den Präparaten, die in Klammern erscheinen befinden sich lediglich in der Roten Liste.

Tab. 11–4: Mittel gegen Bandwürmer

Chemischer Name	Handelsname	Form	Firma	Abgabevoraussetzung
Arecolin	Verminekrin®	Lösung zum Eingeben	Atarost	Verschreibungspflichtig
Nitroscamat	Lopatol®	Lacktabletten	Asid	Verschreibungspflichtig
Mebendazol	Telmin® KH (Vermox®)	Tabletten	Janssen	Verschreibungspflichtig
Praziquantel	Droncit®	Tabletten Pellets zur Futterbeimischung	Bayer	Apothekenpflichtig
	(Biltricide®)	Lacktabletten	Bayer	Verschreibungspflichtig
	(Cesol®)	Lacktabletten	Merck	Verschreibungspflichtig
Niclosamid	(Yomesan®)	Tabletten	Bayer	Apothekenpflichtig

Informationen zu den Präparaten, die in Klammern erscheinen befinden sich lediglich in der Roten Liste.

gegen Bandwürmer befindet sich in der Tabelle 11-4. Lediglich Praziquantel (Handelsname Droncit®) unterliegt nicht der Verschreibungspflicht.

Vitamine

Vitaminpräparate werden in unterschiedlicher Zusammensetzung für Mensch und Tier von einer großen Anzahl von Herstellern angeboten. Bei ausgewogener Ernährung sind jedoch Zusätze von Vitaminen zur Gesunderhaltung von Haustieren kaum vonnöten. Allenfalls kann sich bei der schnellen Aufzucht der heutigen Nutztiere ein erhöhter Vitaminbedarf ergeben, der im allgemeinen jedoch durch entsprechende Futtermischungen gedeckt wird.

Zur Unterstützung anderer therapeutischer Maßnahmen bei diversen Krankheiten oder auch bei Rekonvaleszenten kann ebenfalls die Gabe von Vitaminpräparaten angebracht sein.

Zu beachten ist, daß Meerschweinchen auf die externe Zufuhr von Vitamin C angewiesen sind, da sie selbst nicht ausreichende Mengen dieses Vitamins synthetisieren können.

Geriatrika

Solche Stoffe sind indiziert, wenn bei alternden Tieren (bei Hunden ab ca. 10 Jahre) das Nachlassen bestimmter Körperfunktionen beobachtet wird (z. B. Verlust des Temperaments und des allgemeinen Interesses, Haarausfall, eingeschränkte Kontrolle über Harn- und Kotabsatz), ohne daß diese Erscheinungen Zeichen von bestimmten Infektions- oder Organkrankheiten sind.

Neben den auch beim Menschen angewendeten Präparaten (Multivitaminpräparate, teilweise einschließlich Mineralien und Procain) soll beim Hund das Pyrimidinsulfonamid Sulfadiazin (Debenal®) revitalisierende Eigenschaften besitzen.

12 Krankenkassen- und Taxfragen

12.1 Arzneilieferungsverträge

Von K. Gehb

12.1.1 Notwendigkeit von Arzneilieferungsverträgen

Nach der RVO sind die gesetzlichen Krankenversicherungen verpflichtet, ihren Mitgliedern den notwendigen Versicherungsschutz in Form von Sachleistungen zu erbringen. Der einzelne Versicherte bezahlt also die Leistungen der Krankenkassen nicht selbst und erhält dann, wie in der Privatversicherung, diesen verauslagten Betrag von seiner gesetzlichen Krankenversicherung erstattet, sondern der Krankenversicherte erhält im Rahmen der sozialen Krankenversicherung die notwendige Sachleistung. Diese Bestimmung der RVO macht es erforderlich, daß zwischen dem Versicherungsträger und dem Leistungserbringer eine vertragliche Vereinbarung über die Bezahlung besteht. Damit die gesetzlichen Krankenkassen ihre Sachleistung im Bereich der Arzneimittelversorgung erfüllen können, schließen sie mit den öffentlichen Apotheken Arzneilieferungsverträge ab. Prinzipiell könnte jede Krankenkasse mit jeder öffentlichen Apotheke in der Bundesrepublik Deutschland eigenständige Verträge abschließen. Bei zur Zeit ca. 1200 gesetzlichen Krankenkassen und ca. 17 200 öffentlichen Apotheken würde dies zu mehr als 20 Millionen Einzelverträgen führen. Eine solche Anzahl Verträge abzuschließen, ist unter wirtschaftlichen Gesichtspunkten nicht sinnvoll und würde im Bereich des Vertragswesens zu einem unangemessenen Verwaltungsaufwand führen und kaum je geregelte vertragliche Verhältnisse ergeben.

Um dieses Problem sinnvoll zu lösen, ist es deshalb angebracht, daß die Verbände der beteiligten Organisationen Arzneilieferungsverträge schließen, die für die Beteiligten verbindlich sind und insoweit mit einer recht kleinen Anzahl Arzneilieferungsverträgen die gesamte vertragliche Abwicklung sicherstellen. Mit weniger als 20 Arzneilieferungsverträgen läßt sich diese Problematik umfassend und abschließend lösen.

12.1.2 Vertragspartner der Arzneilieferungsverträge

Die gesetzlichen Krankenkassen sind im wesentlichen in zwei Krankenkassenverbandsarten zusammengeschlossen. Dies sind zum einen die Krankenkassen im Sinne des § 225 RVO, und zwar:
- Ortskrankenkassen,
- Betriebskrankenkassen,
- Innungskrankenkassen,
- Landwirtschaftliche Krankenkassen,
- Bundesknappschaft und
- Seekrankenkassen.

Im Bereich dieser *RVO-Kassen* sind mehr als 1150 gesetzliche Krankenkassen zusammengeschlossen. In ihnen sind mehr als 50% der Bevölkerung der Bundesrepublik Deutschland krankenversichert.

Die RVO-Kassen sind regional begrenzt, soweit es sich um die Ortskrankenkassen,

Innungskrankenkassen, Landwirtschaftskrankenkassen und Seekrankenkassen handelt. Die Betriebskrankenkassen sind jeweils für den Personenkreis eines Wirtschaftsunternehmens tätig und sind insoweit auf die Angehörigen und Rentner eines bestimmten Betriebes begrenzt. Die Bundesknappschaft ist bundesweit für die im Bergbau Beschäftigten die Pflichtkrankenversicherung. Die Seekrankenkassen versichern ihrem Namen entsprechend die Seeleute.

Die Krankenkassen sind *Pflichtkrankenkassen*, denen sich der Pflichtversicherte nicht entziehen kann.

Als zweite große Krankenkassengruppe gibt es 7 *Ersatzkassen*. Die Mitgliedschaft ist in diesen Kassen *freiwillig* und ersetzt, soweit sie einmal zu Recht besteht, die Mitgliedschaft in einer der RVO-Kassen. Darüber hinaus versichern die Ersatzkrankenkassen in erheblichem Umfang denjenigen Personenkreis, der auf Grund seines Einkommens der Pflichtversicherung nicht unterliegt. Der Bundesminister für Arbeit und Sozialordnung legt jeweils zum 1. Januar eines jeden Jahres in einer Rechtsverordnung die Beitragsbemessungsgrenze für die Bundesversicherungsanstalt für Arbeit fest. Im Jahr 1986 liegt diese Bemessungsgrenze mit ihrem höchsten Wert bei DM 5600,– Monatseinkommen. Bis zu diesem Betrag werden Einkünfte aus nichtselbständiger Arbeit zur Beitragsleistung bei der Bundesversicherungsanstalt für Angestellte für deren gesetzliche Rentenversicherung herangezogen. 75% von diesem Wert bilden den Höchstbetrag der Beitragsbemessungsgrenze in der gesetzlichen Krankenversicherung. Wer über ein höheres monatliches Einkommen als diese Beitragsbemessungsgrenze verfügt, kann über seine Krankenversicherung freiwillig entscheiden. Er kann entweder freiwilliges Mitglied in einer gesetzlichen Krankenversicherung sein oder seinen Versicherungsschutz auf andere Weise, also meist in der privaten Krankenversicherung sicherstellen.

Die 7 bundesweit tätigen Ersatzkassen in der Bundesrepublik Deutschland versichern mehr als 30% der Bevölkerung. Die Ersatzkassen sind die:
• Barmer Ersatzkasse,
• Deutsche-Angestellten-Krankenkasse,
• Kaufmännische Krankenkasse,
• Techniker Krankenkasse,
• Hamburgische Zimmererkrankenkasse,
• Schwäbisch Gmünder Ersatzkasse und
• Hanseatische Ersatzkasse.

In der Bundesrepublik Deutschland sind zur Zeit ca. 96% der Bevölkerung über die gesetzliche Krankenversicherung als Pflicht- oder freiwilliges Mitglied krankenversichert. Neben den RVO-Kassen und den Ersatzkassen gibt es eine Reihe weiterer Krankenkassen für bestimmte Personenkreise. Diese verschiedenen Krankenkassen sind nicht gemeinsam organisiert und bilden jeweils für einen bestimmten Personenkreis den erforderlichen Versicherungsschutz. Dazu zählen:
• Sozialämter,
• Bundeswehr,
• Ersatzdienst,
• Bundesgrenzschutz,
• Polizei,
• Berufsgenossenschaften,
• Landes- und Bundesversicherungsanstalten,
• Strafvollzugsanstalten,
• Berufsfeuerwehr,
• Unfallsversicherungsträger der Gemeinden und Länder und
• Postbeamtenkrankenkasse.

Im Bereich der Deutschen Bundespost gibt es insofern eine Besonderheit, als die Angestellten und Arbeiter der Bundespost in der *Postbetriebskrankenkasse* als RVO-Kasse versichert sind, während die Beamten in der *Postbeamtenkrankenkasse*, die eine Privatkrankenkasse ist, versichert sind. Für letzteren Personenkreis gelten die Bestimmungen der RVO nicht.

Diese Krankenkassen sind keine Krankenkassen im Sinne des § 376 RVO und insoweit finden die Bestimmungen der RVO auf diese Kassen keine Anwendung. Andererseits sind diese Kassen an die Abrechnungsmodalitäten der RVO-Kassen durch die Einführungsverordnung der Deutschen Arzneitaxe von 1936 angeschlossen.

Auf der Seite der Apothekenleiter gibt es eine regionale Verbandsstruktur auf Länderebene. In jedem Bundesland gibt es jeweils einen *Landesapothekerverein*. Einzige

Ausnahme davon ist das Bundesland Nordrhein-Westfalen, in dem es zwei Apothekervereine, nämlich in Nordrhein und Westfalen-Lippe gibt. West-Berlin hat eine Verbandsstruktur wie die Bundesländer. Die *Apothekervereine* sind nach dem Bürgerlichen Gesetzbuch strukturiert und Vereinigungen mit freiwilliger Mitgliedschaft im Gegensatz zu den *Apothekerkammern*, die Körperschaften des öffentlichen Rechtes sind und insoweit die Pflichtmitgliedschaft der approbierten Apotheker kennen.

Die 12 Apothekervereine haben sich zur gemeinsamen Interessenvertretung in einer Dachorganisation, dem *Deutschen Apotheker-Verein e. V.*, zusammengeschlossen.

Die *RVO-Kassen* schließen die Arzneilieferungsverträge zur Zeit auf *regionaler Ebene* ab. Vertragspartner ist jeweils der zuständige Apothekerverein. Daher gibt es in den einzelnen Bundesländern unterschiedliche RVO-Arzneilieferungsverträge. In den wesentlichen Punkten regeln diese Verträge in übereinstimmender Weise das Vertragsgeschehen. In Einzelbereichen, insbesondere bei den Aufschlagsätzen für die nichtapothekenpflichtigen Waren gibt es jedoch Unterschiede.

Die *Ersatzkassen* kennen eine regionale Struktur nur kassenintern und schließen insoweit die Arzneilieferungsverträge für alle 7 Kassen auf *Bundesebene* über einen Bundesverband der Ersatzkassenverbände ab. Vertragspartner des Verbandes der Angestelltenkrankenkassen (VdAK) ist der Deutsche Apotheker-Verein e. V.

Bei den *übrigen gesetzlichen Krankenkassen* sind je nach Struktur und regionaler Begrenzung *unterschiedliche Vertragsarten* bekannt. Für einige dieser Kassen werden bundesweite Verträge abgeschlossen, bei denen der Deutsche Apothekerverein Vertragspartner ist. Bei den anderen Vertragspartnern sind die Apothekervereine Vertragspartner, die auf der einen Seite den regionalen Verbänden dieser Organisationen gegenüberstehen oder wie bei der Berufsfeuerwehr mit einzelnen Gemeinden entsprechende Verträge schließen.

Die einzelnen Arzneilieferungsverträge für die drei genannten Bereiche regeln im wesentlichen gleiche Vertragsbestimmungen, ohne in der Struktur gleich zu sein, obwohl die Schemata prinzipiell übereinstimmen. Dabei sind die Verträge mit den RVO-Kassen und den Ersatzkassen recht umfangreich und regeln viele Einzelbereiche, während die Verträge mit den verschiedenen Krankenkassen sich meist auf die Festlegung des Lieferumfanges beschränken und lediglich Einzelbestimmungen bei den Aufschlagsätzen und den Abrechnungsmodalitäten enthalten. Im übrigen sind sie auf Grund der gesetzlichen Bestimmungen an die RVO-Arzneilieferungsverträge angeschlossen. Die wesentlichen Regelungsbereiche lassen sich wie folgt darstellen:

12.1.3 Lieferungsberechtigung und Lieferumfang

Die Mitglieder der vertragschließenden Apothekervereine sind automatisch nach den Arzneilieferungsverträgen lieferberechtigt. Soweit die Leiter öffentlicher Apotheken einem der vertragschließenden Apothekervereine nicht angehören, sind sie verpflichtet, den Arzneilieferungsverträgen durch freiwillige Erklärung beizutreten und diese anzuerkennen, damit sie Vertragspartner gegenüber den Krankenkassen werden und Sachleistungen für deren Mitglieder erbringen dürfen.

In diesem Zusammenhang wird in den Verträgen geregelt, daß die Beeinflussung der Anspruchsberechtigten weder durch die vertragsschließenden Krankenkassen noch durch die Apotheken zu Gunsten eines bestimmten Vertriebsweges zulässig ist. Die Apotheken verpflichten sich in diesem Zusammenhang, die Anspruchsberechtigten der Krankenkasse nicht dahingehend zu beeinflussen, daß diese sich Arzneimittel oder apothekenübliche Waren zu Lasten der Krankenkassen durch die Ärzteschaft verordnen lassen.

Im Bereich des Lieferumfanges wird festgehalten, daß Gegenstand des Vertrages die Versorgung der Anspruchsberechtigten mit Arzneimitteln ist und daß Sprechstundenbedarf der Ärzteschaft auf kassenärztliche Verordnung beliefert werden darf.

12.1.4 Abgabebestimmungen

Die Verträge mit den RVO-Kassen und der Ersatzkassenvertrag regeln die Abgabebestimmungen sehr ausführlich. Dabei wird auf wesentliche gesetzliche Bestimmungen zurückgegriffen, ohne eine vollständige Wiederholung der gesetzlichen Bestimmungen zu vereinbaren. Dies ist aus Praktikabilitätsgründen für die reibungslose Erfüllung der Verträge in der Apotheke von besonderer Bedeutung. In den Arzneilieferungsverträgen mit den verschiedenen Krankenkassen wird auf die gesetzlichen Bestimmungen pauschal hingewiesen, ohne Einzelheiten zu regeln. In jedem Fall gilt das in § 10 Abs. 4 Apothekenbetriebsordnung ausgesprochene *Substitutionsverbot*.

Grundlage für die Abgabe ist ein ordnungsgemäß ausgestelltes *Verordnungsblatt*. Dabei regeln die einzelnen Arzneilieferungsverträge durchaus unterschiedlich, wann ein Verordnungsblatt ordnungsgemäß ausgestellt ist. Die beteiligten Verbände der Krankenkassen, Ärzte, Zahnärzte und Apotheker legen in einer besonderen Kommission die Gestaltung des Verordnungsblattes fest. Zur Zeit ist das *Muster 16* gültig. Welche Angaben auf diesem Verordnungsblatt im einzelnen angegeben sein müssen, legen die Arzneilieferungsverträge fest. Wichtig ist dabei, daß auf jeden Fall diejenigen Angaben erfolgen müssen, die eindeutig folgende Angaben ermöglichen:

- Kostenträger, Name des Versicherten und gegebenenfalls Familienangehörigen,
- Status,
- verordnete Mittel,
- Arztangabe mit Fachrichtung und Anschrift und
- persönliche Unterschrift des Arztes.

Darüber hinaus können Einzelbestimmungen bis hin zur vollständigen gesetzlichen Regelung Inhalt des Arzneilieferungsvertrages sein.

Besonders wichtig ist die *Frist* von der Ausstellung des Verordnungsblattes bis zur Abgabe in der Apotheke, für die die verordneten Mittel zu Lasten der kostenpflichtigen Krankenkasse abgegeben werden dürfen. Bei den *RVO-Kassen* schwankt dieser Zeitraum je nach Vertrag zwischen 14 Tagen, über einen Monat bis zu drei Monaten (in Baden-Württemberg ein Monat). Im *Ersatzkassenvertrag* ist diese Frist mit 3 Monaten bemessen. Die *sonstigen Krankenkassen* lehnen sich an die gesetzliche Regelung der Verschreibungsverordnung an, die 6 Monate vorschreibt, soweit nichts anderes auf dem Verordnungsblatt geregelt ist.

Zahlungspflichtig ist immer der vom Arzt angegebene Kostenträger. Lediglich bei den Arzneilieferungsverträgen mit den Sozialhilfeträgern gibt es dabei Probleme, weil in den einschlägigen Arzneilieferungsverträgen auf die Bestimmungen des Sozialgesetzbuches zurückgegriffen wird, die nicht immer eindeutig sind. Eine Verpflichtung des abgebenden Apothekers zur Überprüfung der Zahlungspflichtigkeit des angegebenen Kostenträgers besteht nicht. Offensichtlich gefälschte oder nicht durch den Arzt abgeänderte und abgezeichnete Verordnungen dürfen nicht beliefert werden.

Es dürfen *ausschließlich Originalpackungen* nach Mengenangabe der Verordnung abgegeben werden. Die Auseinzelung aus Großpackungen ist ausdrücklich verboten. Anstaltspackungen müssen ebenfalls in der Menge eindeutig bezeichnet sein. Bei der Verordnung einer Anstaltspackung *ohne nähere Größenangabe* ist grundsätzlich die kleinste Anstaltspackung abzugeben. Soweit nicht apothekenpflichtige Mittel abgegeben werden, müssen diese gesetzlichen Vorschriften oder den Normen des Deutschen Instituts für Normung (DIN) entsprechen. Im Einzelfall wird auf bestimmte Standards verwiesen, die zum Beispiel bei der Abgabe von Kompressionsstrümpfen der „Bandana-Qualität" entsprechen müssen.

Bei der Verordnung von *Heil- und Hilfsmitteln* gibt es preisliche Obergrenzen, bis zu denen ohne Genehmigung durch die Kostenträger abgegeben werden darf. Bei den *RVO-Kassen* beträgt diese Grenze in Baden-Württemberg DM 150,– zuzüglich der jeweils geltenden gesetzlichen Mehrwertsteuer. Bei den *Ersatzkassen* beträgt diese Obergrenze DM 200,– incl. der jeweils gesetzlichen Mehrwertsteuer. Verordnungen, die diese Preisgrenzen überschreiten, dürfen erst dann beliefert werden, wenn der zuständige Kostenträger seine Zustimmung zu der Belieferung gegeben hat. Im übrigen regeln die *Arzneimittelrichtlinien* und die *Heil- und Hilfsmittelrichtlinien* den Umfang der Belieferung. Diese Richtlinien werden von den Verbänden der gesetzlichen Krankenversicherung und der Kassenärztlichen Bundesvereinigung erarbeitet. Sie werden nach Genehmigung durch den Bundesminister für Arbeit und Sozialordnung und der Veröffentlichung im Bundesanzeiger rechtskräftig. Für die Belieferung durch Apotheken haben diese Bestimmungen aber nur untergeordnete Bedeutung, da eventuelle Regresse durch die Krankenkassen bei den rezeptierenden Ärzten vorgenommen werden müssen. Als Grundsatz gilt, daß eine kassenärztliche Verordnung vom Apotheker unverzüglich, d. h. ohne schuldhaftes Verzögern, beliefert werden muß.

Besondere Probleme bei der Abgabe in einer öffentlichen Apotheke treten immer dann auf, wenn die kassenärztliche Verordnung *Verschreibungsmängel* enthält. Die einzelnen Arzneilieferungsverträge regeln in unterschiedlicher Weise, wie diese Verschreibungsmängel geheilt werden können. Grundsätzlich gilt, daß Ergänzungen der vorhandenen Verordnung bzw. Änderungen der vorgelegten Verordnung vom Arzt korrigiert und mit Datum und Unterschrift bestätigt werden müssen. Diese Bestimmungen bringen für den abgebenden Apotheker häufig unangemessene Belastungen mit sich, weil die niedergelassene Ärzteschaft wenig Verständnis für die diesbezüglichen Änderungswünsche der Apothekerschaft mit der einschlägigen Befolgung der vertraglichen Regelungen aufbringt. Eine Vielzahl der geltend gemachten Taxbeanstandungen wird durch die diesbezüglichen Vertragsbestimmungen ausgelöst.

Seit 1981 ist eine Vereinbarung zwischen den Verbänden der gesetzlichen Krankenversicherung, dem Bundesverband der Pharmazeutischen Industrie, der Kassenärztlichen Bundesvereinigung und der Bundesvereinigung Deutscher Apothekerverbände – ABDA über *therapiegerechte Packungsgrößen* gültig. Diese Vereinbarung sollte durch Normbezeichnungen mit Hilfe der Kürzel N 1, N 2 und N 3 Packungsinhalte gemäß der Gliederung der Roten Liste vornehmen. Damit sollte der rezeptierenden Ärzteschaft die Auswahl der erforderlichen Packungsgröße erleichtert werden. Ein wesentlicher Mangel dieser Vereinbarung ist, daß lediglich feste orale Arzneiformen in diese Regelung eingebunden sind. Ein weiterer Mangel ist, daß diese festen oralen Formen nicht vollständig in die Vereinbarung einbezogen sind. Bedauerlicherweise hat ein Teil der pharmazeutischen Industrie es nicht für nötig befunden, seine Packungsgrößen auf diese Normierung umzustellen. Damit ist es zu einer wesentlichen Verunsicherung bei der rezeptierenden Ärzteschaft und der abgebenden Apothekerschaft gekommen. Die wünschenswerte Vereinfachung bei der Rezeptur und Abgabe von Arzneimitteln ist deshalb nicht eingetreten. Die Apothekerschaft wird einer Ausweitung dieser Vereinbarung nur dann zustimmen, wenn in Zukunft eindeutigere Bestimmungen vereinbart werden können.

12.1.5 Preisberechnung

Die Preisberechnung in der Apotheke erfolgt zu mehr als 90% gemäß *Arzneimittelpreisverordnung*, da im Abrechnungsverkehr zu weit über 90% apothekenpflichtige bzw. verschreibungspflichtige Arzneimittel abgerechnet werden. Darüber regelt die seit dem 1. Januar 1981 gültige Arzneimittelpreisverordnung auch die Aufschlagsätze und die Arbeitspreise bei der Anfertigung von Rezepturen in der Apotheke.

Im Bereich der *nichtapothekenpflichtigen Arzneimittel* regeln die *Arzneilieferungsverträge* die Aufschlagsätze mehr oder weniger differenziert nach einzelnen Produktgruppen bzw. Produkten. Soweit die Arzneimittelpreisverordnung Gültigkeit besitzt, sind die Abrechnungen zwischen Krankenkassen und Apotheken problemlos.

Viel mehr Schwierigkeiten macht die Belieferung und Abrechnung in den Bereichen, die von der Arzneimittelpreisverordnung ausgenommen sind. Dabei handelt es sich um *Arzneimittel gemäß § 47 Abs. 1 Nr. 2 bis 7 AMG* unter den dort beschriebenen Kriterien. Seit ein Kostendämpfungsgesetz die Krankenversicherungen dazu verpflichtet, ihre Sachleistungen unter wirtschaftlichen Kriterien zu erbringen, versuchen immer mehr Krankenkassen, an den Apotheken vorbei Belieferungen vorzunehmen, die eigentlich den Apotheken vorbehalten sind. Dabei ist besonders bedauerlich, daß die Krankenkassenverbände einerseits in den Arzneilieferungsverträgen Lieferbedingungen und Aufschlagsätze vereinbaren, die anschließend durch Einzelkassen unterlaufen werden. In diesen Bereichen kann der Apotheker nur dann lieferfähig bleiben, wenn er mit wirtschaftlich konkurrenzfähigen Angeboten sich dem Wettbewerb mit anderen gesetzlich zulässigen Vertriebswegen stellt. Die Apothekervereine werden diesem Markt zunehmend ihre Aufmerksamkeit widmen müssen.

Grundsätzlich verbietet in einer freien Wirtschaftsordnung, wie der in der Bundesrepublik Deutschland, die Kartellgesetzgebung Preisabsprachen des Handels. Grundsätzlich unterliegen die öffentlichen Apotheken dieser Kartellgesetzgebung. Ausnahmen gibt es jedoch auf Grund einer Bestimmung in der Arzneimittelpreisverordnung, die es für zulässig erklärt, daß die Verbände der gesetzlichen Krankenversicherung mit den Verbänden der Apothekerschaft Preisvereinbarungen über bestimmte Artikelgruppen trifft. Die Preise der nichtapothekenpflichtigen Fertigarzneimittel, Krankenpflegeartikel, Heil- und Hilfsmittel, Verbandstoffe, Pflaster und andere, können frei ausgehandelt werden.

12.1.6 Verordnungsblattgebühr

§ 182a RVO regelt, daß Versicherte der RVO-Kassen eine Selbstbeteiligung in Form einer Verordnungsblattgebühr bei der Verordnung von Arznei- und Verbandmitteln, sowie bei der Verordnung von Heilmitteln zu entrichten haben.

Diese Regelung der RVO gilt für die Versicherten der RVO-Kassen und der Ersatzkassen. Nicht betroffen sind die Versicherten der verschiedenen anderen Krankenkassen. Die Verordnungsblattgebühr ist wiederholt in ihrer Höhe geändert worden. Sie beträgt seit dem 1. Januar 1982 je verordnetem Arznei- und Verbandmittel DM 2,–, bei der Verordnung je Heilmittel DM 4,–. Die Verordnungsblattgebühr ist von der abgebenden Stelle beim Versicherten zu erheben.

Diese Bestimmung ist Bestandteil der RVO und gilt insoweit nur für die Versicherten nach den Bestimmungen der RVO, das sind die Versicherten der RVO-Kassen und der Ersatzkassen. Die anderen Krankenkassen unterliegen diesen Bestimmungen nicht und deshalb wird bei den dort Versicherten eine Verordnungsblattgebühr nicht erhoben.

Der Begriff Verordnungsblattgebühr ist irreführend, da von der Begriffsbestimmung her zu vermuten ist, daß eine Gebühr je Verordnungsblatt zu erheben ist. Dies ist jedoch falsch. Richtig ist vielmehr, daß die Gebühr je verordnetem Mittel vom Versicherten zu erheben ist.

Von der Verpflichtung zur Entrichtung dieser Verordnungsblattgebühr gibt es eine Reihe *Befreiungstatbestände*. Diese sind:
- Verordnungen für Mitglieder der gesetzlichen Krankenkassen, soweit sie das 16. Lebensjahr noch nicht vollendet haben.
- Verordnungen für weibliche Versicherte und weibliche Familienangehörige bei Schwangerschaftsbeschwerden und im Zusammenhang mit der Entbindung.
- Verordnungen für mitversicherte Familienangehörige und Kinder von Rentnern, soweit diese nicht bereits selbst versichert sind oder Anspruch auf Familienhilfe haben.
- Verordnungen für Anspruchsberechtigte nach dem Bundesversorgungsgesetz und deren Angehörige.
- Verordnungen für Versicherte mit einer Befreiungsbescheinigung durch ihre Krankenkasse. Solche Befreiungsbescheinigungen werden von den Krankenkassen ausgestellt, wenn die Versicherten nachweisen, daß ihr Einkommen die Sozialhilfesätze nicht übersteigt.
- Weiter sind alle Hilfsmittel von der Verordnungsblattgebühr befreit. Eine Liste der Hilfsmittel stellen die Apothekervereine ihren Mitgliedern zur Verfügung.

12.1.7 Zahlungsmodalitäten

Von besonderer Bedeutung für die öffentlichen Apotheker sind die in den Arzneilieferungsverträgen ausgehandelten Zahlungsmodalitäten. Dabei spielt § 376 RVO eine besondere Rolle, weil dort festgeschrieben ist, daß den Krankenkassen ein Pflichtrabatt von zur Zeit 5% gewährt werden muß, wenn die Rechnung von der Krankenkasse innerhalb einer Frist von 10 Tagen beglichen wird.

Abrechnungszeitraum ist üblicherweise ein Kalendermonat. Aus Rationalisierungsgründen haben sich schon frühzeitig *Abrechnungseinrichtungen* gebildet, die die anfallenden Arbeiten wesentlich rationeller gestalten konnten und den Buchungsaufwand, sowohl für die Krankenkassen als auch für die Apotheker, wesentlich verringerten. Insbesondere berufseigene Abrechnungszentren haben dafür gesorgt, daß die große Zahl von mehr als 300 Millionen Verordnungsblättern pro Jahr problemlos und mit außerordentlich geringer Fehlerquote abgerechnet werden können.

Die Krankenversicherungen haben ihrerseits ein eigenes Interesse daran, die Verordnungsblätter nach bestimmten Kriterien abgerechnet zu erhalten. Dabei spielt insbesondere eine Rolle, daß die RVO-Kassen untereinander einen Finanzausgleich für die Rentnerkrankenversicherung eingeführt haben, um einzelne Kassen mit großem Rentneranteil von unangemessen hohen Belastungen zu befreien und damit zu verhindern, daß diese Krankenkassen atypisch hohe Beitragssätze erheben müssen.

Die standeseigenen Rechenzentren sind darüber hinaus in der Lage, aus den Abrechnungsdaten wesentliche Statistiken zu erstellen, die es den Krankenkassen ermöglichen, ihrerseits eine Kontrolle der Ärzteschaft über die wirtschaftliche Verordnungsweise durchzuführen. Diese Statistiken bieten die Rechenzentren den Krankenkassenverbänden und den Kassenärztlichen Vereinigungen zum Selbstkostenpreis an.

In den Arzneilieferungsverträgen ist vereinbart, daß die berufseigenen Rechenzentren abweichende Vereinbarungen vom Arzneilieferungsvertrag schließen können, wenn dies aus Rationalisierungsgründen geboten scheint. Dies hat den wesentlichen Vorteil, daß ohne Kündigung der Arzneilieferungsverträge dem technischen Fortschritt kurzfristig Rechnung getragen werden kann. Da die berufseigenen Rechenzentren in erheblichem Umfang die Abrechnung über elektronische Abrechnungssysteme steuern, konnte in den letzten 20 Jahren die Rezeptabrechnung wesentlich verbilligt werden. Die Kosten für die Rezeptabrechnung liegen heute bei weniger als einem halben Prozent der Nettoabrechnungssumme.

12.1.8 Taxbeanstandungen

Bei der Vielzahl der abzurechnenden Verordnungsblätter und den unterschiedlichen vertraglichen Gestaltungen bleibt es nicht aus, daß in begrenztem Umfang Fehler bei der Abrechnung auftreten. Deshalb sind in den Arzneilieferungsverträgen die Bedingungen geregelt, nach denen solche Taxbeanstandungen geltend gemacht werden können und in welchen Zeiträumen der abgebende Apotheker zu diesen Taxbeanstandungen Stellung nehmen kann. Bei den Krankenkassen handelt es sich üblicherweise um den Zeitraum eines Jahres nach Rechnungstellung. Dem Apotheker bleiben seinerseits 3 oder 4 Monate, um gegen diese Taxbeanstandungen Einspruch zu erheben. Die Praxis einer Mehrzahl der Krankenkassen ist es jedoch, den Beanstandungsbetrag beim abrechnenden Rechenzentrum geltend zu machen und bei der nächsten Zahlung abzusetzen. Bei erfolgreichem Widerspruch gegen die Taxbeanstandung wird der Geldbetrag im direkten Zahlungsverkehr ausgeglichen.

Die Prüfstellen der Krankenkassenverbände sind verpflichtet, sowohl Taxdifferenzen zu Gunsten als auch zu Lasten der abrechnenden Krankenkasse aufzuzeigen und abzurechnen.

12.1.9 Schlichtungsmodalitäten

Die Arzneilieferungsverträge enthalten Absprachen, wie unüberwindbare Meinungsverschiedenheiten zwischen abrechnender Krankenkasse und Apotheker geregelt werden. Es ist verabredet, daß ein Schlichtungsausschuß, der paritätisch von den Verbänden besetzt wird, nach einer Regelung sucht. Der Vorsitz wird abwechselnd je Sitzung von den beiden Vertragsparteien wahrgenommen. Geschäftsstelle des Schlichtungsausschusses ist üblicherweise der zuständige Landesapothekerverein. Die Geschäftsstelle ist an die Weisungen des Vorsitzenden des Schlichtungsausschusses gebunden.

12.1.10 Kündigungsmodalitäten

Die Arzneilieferungsverträge sind grundsätzlich auf unbestimmte Zeit abgeschlossen. Üblicherweise ist eine halbjährige Kündigungsfrist zu einem oder zwei Stichtagen im Jahr vereinbart. Um den Arzneilieferungsvertrag gegebenenfalls ohne Kündigung anpassen zu können, ist weiterhin vereinbart, daß einstimmige Beschlüsse des Schlichtungsausschusses Bestandteil des Arzneilieferungsvertrages werden.

In den RVO-Arzneilieferungsverträgen ist zudem vereinbart, daß Vereinbarungen auf Bundesebene zwischen dem Bundesverband der Ortskrankenkassen (BdO) und dem Deutschen Apotheker-Verein e.V. (DAV) Bestandteil aller RVO-Arzneilieferungsverträge werden. Damit besteht die Möglichkeit, gleichlautende Regelungen in allen RVO-Verträgen zu vereinbaren, wenn dies aus übergeordneten Gesichtspunkten von Interesse scheint.

12.2 Arzneimittelpreisverordnung (AMPreisV) vom 14. Nov. 1980

Von H. Schwegler und H. W. Frantz

12.2.1 Gesetzliche Grundlage

Gesetzliche Grundlage dieser Verordnung ist das *Gesetz zur Neuordnung des Arzneimittelrechts* gemäß § 78 des AMG 1976 und das *Kostendämpfungsgesetz im Gesundheitswesen* aus dem Jahre 1977, mit dem Ziel, den Zuwachs der Kosten im Bereich der Leistungen der sozialen Krankenversicherung zu begrenzen.

Zum 1.1.1978 trat die Verordnung über Preisspannen für Fertigarzneimittel (Preisspannenverordnung) auf der Großhandelsstufe und für Apotheken in Kraft.

Zum 1.1.1981 wurde diese Verordnung ergänzt um die Regelungen der Apothekenzuschläge auf Stoffe und der Apothekenzuschläge für Zubereitungen aus Stoffen. Gleichzeitig wurde die Umbenennung in *Arzneimittelpreisverordnung* vorgenommen.

Die Arzneimittelpreisverordnung setzte die Deutsche Arzneitaxe (DAT) außer Kraft. In der ehemaligen DAT waren Höchstpreise festgelegt, die durch Verträge mit den Krankenkassen und im Verkehr mit den Kunden zu Festpreisen wurden. Da diese Handlungsweise der Kartellgesetzgebung nicht entspricht, wurden in der Arzneimittelpreisverordnung unter Senkung der Apothekenzuschläge die Endpreise als Festpreise verfügt, die weder unter- noch überschritten werden dürfen. Dies gilt für sämtliche Abnehmer, soweit sie nicht in den Ausnahmekatalog aufgenommen wurden.

Da die staatliche Festsetzung von Preisen den Grundsätzen der freien sozialen Marktwirtschaft widerspricht, ist diese Regelung nur aus dem Grunde zu vertreten, daß es sich bei Arzneimitteln um einen besonderen, nicht mit anderen Marktbereichen vergleichbaren Markt handelt. Insbesondere spielen gesundheitspolitische Überlegungen, aber auch vorhandene Marktmechanismen eine Rolle:

- Gleiche und damit vergleichbare Sachleistungen für alle Versicherten an jedem Ort der Bundesrepublik und West-Berlin.
- Einschränkung der Laienwerbung für

Arzneimittel, um damit den Arzneimittelkonsum nicht anzuregen.
- Keine Ausnutzung der marktwirtschaftlichen Situation bei Engpässen oder Epidemien.
- Ein Preiskampf und damit mögliche Gefährdung der Arzneimittelsicherheit wird unterbunden.
- Die Berufsausübung der Apotheker wird durch gesetzliche Maßnahmen – Auflagen über Verschreibungspflicht, Warenbereitstellung, Pflicht zu Arzneimitteluntersuchung, Notdienst und dergleichen – darüber hinaus so reglementiert und zum Teil zu anderen Berufen eingeschränkt, daß das System des freien Wettbewerbs auf dem Gebiete der Preise nicht möglich erscheint.

12.2.2 Anwendungsbereich der Verordnung (§ 1)

Fertigarzneimittel (§ 1 Abs. 1)

Die Verordnung gilt für apothekenpflichtige Fertigarzneimittel sowohl auf der Großhandelsstufe (Höchstpreise) wie auch bei Abgabe in den Apotheken (Festpreise).

Bei Firmen, die ihre Erzeugnisse nur direkt an Apotheken vertreiben, gelten die Apothekenzuschläge auf diese Firmenpreise. Nichtapothekenpflichtige Fertigarzneimittel unterliegen der AMPreisV nicht.

Bei Verordnung nichtapothekenpflichtiger Fertigarzneimittel zu Lasten der gesetzlichen Krankenkassen gelten die in den jeweiligen Verträgen vereinbarten Aufschläge.

Bei Abgabe an Privatpersonen auf Rezept oder im Handverkauf bestehen für nichtapothekenpflichtige Fertigarzneimittel keine Vorschriften.

Stoffe und Zubereitungen aus Stoffen (§ 1 Abs. 2)

(Rezepturen) sind Arzneimittel, die keine Fertigarzneimittel sind. Die Verordnung gilt für apothekenpflichtige Stoffe (AMG § 43 Abs. 1) und für Zubereitungen aus apothekenpflichtigen und freiverkäuflichen Stoffen (AMG § 43 Abs. 1 + 3) bei Abgabe zu Lasten der gesetzlichen Krankenkassen und für Privat.

Für nichtapothekenpflichtige Stoffe gilt die Verordnung nur, soweit diese Stoffe auf Rezept abgegeben werden. Sie fallen im Handverkauf nicht unter diese Verordnung.

Ausnahmen von der AMPreisV (§ 1 Abs. 3)

Bei Abgabe von Arzneimitteln durch:

Krankenhausapotheken
- an Stationen und stationäre Patienten, sowie Mitarbeiter des Krankenhauses.

Apotheken mit Versorgungsauftrag nach § 14 Abs. 5 ApoG
- an Krankenhäuser und gleichgestellte Einrichtungen,
- an Justizvollzugs- und Jugendarrestanstalten,
- an Kur- und Sozialeinrichtungen, die der Gesundheitsvorsorge oder Rehabilitation dienen und
- an Pflegeheime nur, soweit sie unter ständiger ärztlicher Kontrolle stehen, Behandlung oder Pflege, Unterkunft und Verpflegung gewähren. Einzelrezepte der Insassen fallen nicht unter diese Ausnahmen.

Pharmazeutische Unternehmen, Großhändler und Apotheken
- an Krankenhäuser und Ärzte, soweit es sich gemäß § 47 Abs. 1 Ziff. 2 AMG handelt um:
  a) aus menschlichem Blut gewonnene Zubereitungen,
  b) menschliches oder tierisches Gewebe,
  c) Infusionslösungen in Behältnissen mit mindestens 500 ml, die zum Ersatz oder Korrektur von Körperflüssigkeiten bestimmt sind,
  d) Injektions- oder Infusionsflüssigkeiten, die ausschließlich dazu bestimmt sind, die Beschaffenheit, den Zustand oder die Funktionen des Körpers oder seelischer Zustände erkennen zu lassen, (z. B. Röntgenkontrastmittel in injizierbarer Form) oder
  e) radioaktive Arzneimittel.
  a)–e) betrifft nicht die Lieferungen auf Einzelrezepte für Patienten. Mit den

Krankenkassen werden die jeweiligen Zuschläge in den Lieferverträgen vereinbart:
- an Krankenhäuser, Gesundheitsämter und Ärzte, soweit es sich um Impfstoffe handelt, die dazu bestimmt sind, bei einer unentgeltlichen oder amtlich empfohlenen Schutzimpfung im Sinne des § 14 des Bundes-Seuchengesetzes (Landesbehörden legen die übertragbaren Krankheiten fest, gegen die unentgeltliche Schutzimpfungen an öffentlichen Terminen bei den Gesundheitsämtern durchgeführt werden) angewendet zu werden, oder soweit eine Abgabe von Impfstoffen zur Abwendung einer Seuchen- oder Lebensgefahr erforderlich ist,
- an Veterinärbehörden, soweit es sich um Arzneimittel handelt, die zur Durchführung öffentlich rechtlicher Maßnahmen zur Bekämpfung von übertragbaren Tierkrankheiten bestimmt sind,
- an auf gesetzlicher Grundlage eingerichtete oder im Benehmen mit dem Bundesminister von der zuständigen Behörde anerkannte zentrale Beschaffungsstellen für Arzneimittel,
- an Tierärzte zur Anwendung an den von ihnen behandelten Tieren und zur Abgabe an deren Halter,
- an Zahnärzte, soweit es sich um Fertigarzneimittel handelt, die ausschließlich in der Zahnheilkunde verwendet und bei der Behandlung am Patienten angewendet werden und
- an Gesundheitsämter für Maßnahmen zur Rachitisvorsorge.

Der Praxisbedarf der Ärzte oder Lieferungen an Betriebe oder deren werksärztliche Ambulatorien fallen nicht unter die Ausnahmen der AMPreisV.

12.2.3 Preisberechnung laut Verordnung §§ 2 u. 3

Fertigarzneimittel

Der Apothekenabgabepreis setzt sich zusammen aus:
- *Herstellerabgabepreis:* Der Hersteller ist in seiner Preisgestaltung frei.
- *Großhandelszuschlag* (§ 2) auf den Herstellerabgabepreis (ohne Mwst.). Der Zuschlag ist degressiv gestaltet in 8 Prozentspannen und 7 Feststufen, um so die Degression zwischen 21% und 12% zu erreichen. Die Zuschläge des Großhandels sind Höchstzuschläge, die unterschritten, aber nicht überschritten werden dürfen. Die Gewährung von Rabatten, Boni, Skonto und dergleichen bei der Abgabe an Apotheken ist möglich.
- *Apothekenzuschlag* (§ 3) auf den Großhandelsabgabepreis (ohne Mwst., Höchstpreis) ist ebenfalls degressiv gestaltet in 7 Prozentstufen und 6 Feststufen, um so die Degression zwischen 68% und 30% zu erreichen.

Die Zuschläge der Apotheken sind Festzuschläge, die weder unterschritten noch überschritten werden dürfen. Der so festgelegte Apothekenabgabepreis darf nur auf Rechnung der gesetzlichen Krankenkassen um den in der Reichsversicherungsordnung (§ 376 RVO u. § 76 Abs. 2 KVLG) festgelegten gesetzlichen Abschlag von z. Zt. 5% gekürzt werden.
- *Die jeweilige Mehrwertsteuer*

Zusätzlich können folgende Gebühren (einschl. Mwst.) erhoben werden:
- *Notdienstgebühr* (§ 6) bei Inanspruchnahme in der Zeit von 20 h bis 7 h in Höhe von DM 2,–.
- *Betäubungsmittelgebühr* (§ 7) von DM –,50.
- *Gebühren für Sonderbeschaffung* (§ 8) wie Telegramm, Fernsprechgebühren, Porti, Zoll und andere Kosten, soweit mit dem Kostenträger vereinbart. (Bei den Ersatzkassen liegt eine Zustimmung durch einen Vertrag vor, bei RVO-Kassen ist eine jeweilige Nachfrage beim Kostenträger erforderlich).

12.2.4 Stoffe und Zubereitungen aus Stoffen (§§ 4/5)

Aufgrund des § 4 Ziff. 3 der AMPreisV ist es möglich, die Verkaufspreise nach den veränderten Einkaufspreisen laufend zu aktualisieren. Mit den Verbänden der gesetzlichen Krankenkassen werden halbjährlich zum 1. 3. und 1. 9. die Basispreise ermittelt und in Form einer Hilfstaxe vom Deutschen

Apothekerverein veröffentlicht. Die so vereinbarten Preise sind mit * gekennzeichnet. Sind für bestimmte Positionen keine Einkaufspreise vereinbart, so ist vom individuellen Einkaufspreis der Apotheke auszugehen. Für Verordnungen (Privatrezepte), die nicht zu Lasten der gesetzlichen Krankenkassen gehen, können die jeweiligen Einkaufspreise der Apotheken oder die mit den Krankenkassen vereinbarten Preise den Berechnungen zugrundegelegt werden.

Im einzelnen legt die AMPreisV fest:
- *Den Festzuschlag von 100%* auf den anteiligen, im Dezimalsystem errechneten Einkaufspreis der abzugebenden Menge eines Stoffes, wenn dieser nicht zu Rezepturen verarbeitet wird (§ 4 Abs. 1).
Gleiches gilt für die erforderliche Verpackung des Stoffes.
- *Den Festzuschlag von 90%* auf den anteiligen Einkaufspreis des in einer Rezeptur verwendeten Stoffes (§ 5 Abs. 1 Ziff. 1) und der Verpackung.
Bei Verwendung von Fertigarzneimitteln oder Teilen von diesen ist jeweils der Einkaufspreis der kleinsten, für die Rezeptur notwendigen Packung anzusetzen (§ 5 Abs. 2 Ziff. 1). Da die ApoBO die Aufbewahrung von Anbrüchen verbietet und aus Gründen der Arzneimittelsicherheit (nach AMG), muß die nicht benötigte Menge eines Fertigarzneimittels vernichtet werden. Dies gilt für alle Fertigarzneimittel, auch für homöopathische, die in der Rezeptur Verwendung finden.
Bei Stoffen oder Zubereitungen aus Stoffen unter wortgeschützten Namen, die in Packungen in den Handel kommen, die nicht für den Endverbraucher bestimmt sind (z. B. Ung. Cordes) oder Fertigarzneimitteln, die als Rezepturgrundlage oft verwendet werden (Auswahl erfolgt durch die gemeinsame „Technische Kommission" der Krankenkassenverbände u. des Deutschen Apothekervereins e.V.), ist vom Einkaufspreis der anteiligen Packung auszugehen.
- *Den Rezepturzuschlag* (§ 5 Abs. 3) nach Art und Menge der Rezeptur. Er wird zusätzlich zu dem Ansatz der Stoffpreise und deren Aufschlag in Anrechnung gebracht. Die Rezepturzuschläge sind nach Art der Rezeptur gestaffelt in DM 1,50/ 3,–/4,50.
Es darf jeweils nur 1 Rezepturzuschlag berechnet werden. Bei Überschreitung der in der Verordnung angegebenen Grundmenge bis zur gleich großen Menge erhöht sich der Rezepturzuschlag um jeweils 50%.
Auf die oben dargestellten Berechnungsverfahren ist jeweils gültige Mwst. zu erheben.

12.2.5 Angaben auf der Verschreibung (§§ 6–9)

Auf der Verschreibung ist anzugeben:
- bei Fertigarzneimitteln der Apothekenabgabepreis (§ 9),
- bei Stoffen und Zubereitungen aus Stoffen (Rezepturen) Einzelbeträge der Stoffe,
Rezepturzuschlag,
Verpackungspreis (z. B. Flasche mit Etikett u. a.),
Mehrwertsteuer und Summe,
Notdienstgebühr mit Zeitangabe (§ 6),
Betäubungsmittelgebühr (§ 7),
Gebühren für Sonderbeschaffung (§ 8),
- Summe der Einzelbeträge.

12.2.6 Beispiele zur Preisberechnung (Stand 1.3.86)

Die Preisberechnung erfolgt aus dem Einkaufspreis der üblichen Abpackung in linearer Form.
Gerundet wird nach mathematischer Regel, d. h. unter 0,5 Pfg = 0 Pfg, ab 0,5 Pfg = 1 Pfg.
Z. B.: Einkauf
1000 g = 19,55 DM
 100 g = 1,955 DM, gerundet 1,96 DM
  10 g = 0,1955 DM, gerundet 0,20 DM
Auf die so ermittelten Preise wird der Zuschlag gemäß § 4 oder § 5 AMPreisV (100% bzw. 90%) erhoben. Z. B.: Zuschlag 90% bei 1,96 DM → 3,724 DM, gerundet 3,72 DM.
Der niedrigste Einkaufspreis für eine bestimmte Menge beträgt 1 Pfennig. Daraus

ergibt sich mit den Zuschlägen 90% bzw. 100% ein Mindestpreis von 2 Pfennigen.
Erklärung:
AMG = Arzneimittelgesetz = Gesetz zur Neuordnung des Arzneimittelrechts.
RVO = Reichsversicherungsordnung
§ 376 [1] Die Apotheken haben den Krankenkassen für die Arzneien einen Abschlag von den Preisen der Arzneitaxe in Höhe von fünf vom Hundert zu gewähren. Der Abschlag erstreckt sich auch auf den Anteil nach § 182 a. Der Abschlag ist nur zu gewähren, wenn die Rechnung des Apothekers binnen zehn Tagen nach Eingang bei der Krankenkasse beglichen wird.

KVLG = Gesetz über die Krankenversicherung der Landwirte
§ 76 [2] Die Apotheken haben den Krankenkassen für die Arzneien einen Abschlag von den Preisen der Arzneitaxe in Höhe von fünf vom Hundert zu gewähren. Der Abschlag erstreckt sich auch auf den Anteil nach § 14. Der Abschlag ist nur zu gewähren, wenn die Rechnung des Apothekers binnen zehn Tagen nach Eingang bei der Krankenkasse beglichen wird. Bei der Abgabe verordneter Arzneimittel an Versicherte sind die Apotheken verpflichtet, den Apothekenabgabepreis auf der Packung anzugeben.

---

(1) Abgabe eines Stoffes auf Rezept (§ 4 Abs. 1)
Rp.: Matricaria flos 100,0
übliche Einkaufsmenge lt. Hilfstaxe 1,0 kg = 25,48 DM

Einkauf für 100,0 g = 2,55 DM + 100%	5,10 DM
+ Flachbeutel EK = 0,20 DM + 100%	0,40 DM
	5,50 DM
+ MWST 14%	0,77 DM
Verkaufspreis für 100,0 g Kamillenblüten auf Rezept.	6,27 DM

(2) Fertigarzneimittel sine confectione (§ 4 Abs. 1) und noctu (§ 6)
Rp.: Limbatril XX Tabs s. c. + noctu

Einkauf 4,47 DM + 100%	8,94 DM
+ Weithalsglas 25 ml EK 0,54 DM + 100%	1,08 DM
	10,02 DM
+ MWST 14%	1,40 DM
	11,42 DM
+ noctu 22.30 Uhr	2,00 DM
	13,42 DM

(3) Anfertigung eines Tees (§ 5 Abs. 3 Ziff. I)
Rp.: Matricaria flos
     Menthae pip. folium aa ad 200,0

Matricaria flos 100,0 g = 2,55 DM + 90%	4,85 DM
Menthae pip. folium 100,0 g = 3,66 DM + 90%	6,95 DM
+ Arbeitspreis	1,50 DM
+ Bodenbeutel EK 0,06 DM + 90%	0,11 DM
	13,41 DM
+ MWST 14%	1,88 DM
	15,29 DM

(4) Anfertigung einer Mischung (§ 5 Abs. 3 Ziff. I)
Rp.: Ethanol 70% 100,0 g

Spiritus 96% 65,9 g	$65,9 \times \frac{0,333}{10}$ DM	2,20 DM
Aqua purif. 34,1 g	$34,1 \times \frac{0,15}{10}$ DM	0,06 DM
+ Arbeitspreis		1,50 DM
+ Flasche 125 ml EK 0,84 DM + 90%		1,60 DM
		5,36 DM
+ MWST 14%		0,75 DM
		6,11 DM

(5) Anfertigung einer Lösung unter Anwendung von Wärme (§ 5 Abs. 3 Ziff. II)
Rp.: Sol. Rivanoli 1‰ 1000,0
Rivanol Subst. 1,0 g   2,11 DM
Aqua purific. ad 1000,0   1,50 DM
+ Arbeitspreis   7,50 DM
+ Flasche EK 2,22 DM + 90%   4,22 DM
                                                        15,33 DM
+ MWST 14%   2,15 DM
                                                        17,48 DM

(6) Herstellung einer Salbe mit einem Fertigarzneimittel* im Anbruch (§ 5 Abs. 2 Ziff. II u. § 5 Abs. 3 Ziff. II)
Rp.: Celestan V Creme 10,0
     Unguentum emulsific. aquos. ad 50,0
Celestan V Creme 15,0 EK 6,55 DM + 90%   12,45 DM
(Rest 5,0 g verwerfen)

Unguentum emulsificans 12,0 g	$12 \times \frac{0,53}{10}$ DM	0,64 DM
Aqua purific. 28,0 g	$28 \times \frac{0,015}{10}$ DM	0,04 DM
+ Arbeitspreis		3,00 DM
+ Kruke 50,0 EK 0,44 DM + 90%		0,84 DM
		16,97 DM
+ MWST 14%		2,38 DM
		19,35 DM

Beachte: In der Liste der Arzneimittelpreise ist eine Sonderseite eingefügt über „Fertigarzneimittel, die zu Rezepturzwecken mit den Krankenkassen vereinbart worden sind". Der Preis dieser Fertigarzneimittel ist in Rezepturen auf Gramm genau zu berechnen (hier gibt es also Anbrüche!).
Rp.: Betnesol V Salbe 60,0
     Linola Fett Emulsion ad 150,0
Betnesol V Salbe 50,0 g, EK 16,77 DM

$$60,0 \, g \, \frac{16,77 \, DM \times 6}{5} = 20,12 \, DM + 90\% = \qquad 38,23 \, DM$$

Linola Fett Emulsion lt. Liste 90 g = 9 × 1,24 DM =   11,16 DM
+ Arbeitspreis   3,00 DM
+ Kruke   1,96 DM
                                                         54,35 DM
+ MWSt 14%   7,61 DM
                                                         61,96 DM

(7) Herstellung einer Rezeptur aus mehreren homöopathischen Fertigarzneimitteln (§ 5 Abs. 2 Ziff. II u. § 5 Abs. 3 Ziff. I)
Rp.: Husteel Heel
    Tartephedrel Heel
    Drosera Homaccord Heel aa 30 ml

30 ml Heel EK 4,77 DM + 90%	9,06 DM
	9,06 DM
	9,06 DM
+ Arbeitspreis	1,50 DM
+ Tropfglas 100 ml EK 0,64 DM + 90%	1,22 DM
	29,90 DM
+ MWST 14%	4,19 DM
	34,09 DM

(8) Herstellung von Kapseln (§ 5 Abs. 3 Ziff. III)
Rp.: Coffein. pur. 0,05
    Acid. acetylosalicyl. 0,25
    m. f. pulv./dent.tal.dos. XX
    da ad caps. amylac.

Coffein. 1,0	0,34 DM
Acid. acetylsalicyl. 5,0	0,41 DM
+ Arbeitspreis	6,75 DM
+ Oblatenkaps. Gr. 1 XX EK 0,08 DM + 90%	3,00 DM
+ Pulverschachtel Gr. 3 EK 0,45 DM + 90%	0,86 DM
	11,36 DM
+ MWST 14%	1,59 DM
	12,95 DM

(9) Herstellung von Augentropfen (§ 5 Abs. 3 Ziff. I)
Rp.: Pilocarp. hydrochlor. 0,2
    intacol solubil. 0,2
    Carbachol (Doryl) 0,002
    Benzalkoniumchlorid 0,002
    Aqua dest. ad 20,0

Pilocarpin. hydrochlor. 0,2	$2 \times 1{,}79$ DM	3,58 DM
Mintacol solubil. 0,2	$2 \times 1{,}01$ DM	2,02 DM
Carbachol 0,002	$2 \times \frac{1{,}63}{1000}$ DM	0,03 DM
Benzalkoniumchlorid 0,002 Beachte Mindestansatz!		0,02 DM
Aqua dest. ad 20,0 Beachte bidest. ex Amp.		1,68 DM
+ Arbeitspreis		4,50 DM
+ Augentropfenglas steril $2 \times$ EK 2,54 DM + 90%		9,66 DM
		21,49 DM
+ MWST 14%		3,01 DM
		24,50 DM

13 Grundzüge der Geschichte der Pharmazie

Von E. Graf

13.1 Vom Altertum bis zum Mittelalter

13.1.1 Gemeinsame Wurzeln

In vorgeschichtlicher Zeit dürfte die Behandlung von Kranken ebenso wie die Beschaffung und Bereitung dazu erforderlicher Arzneimittel und Krankenpflegeartikel Frauen, speziell Müttern, oblegen haben.

Aus frühgeschichtlicher Zeit ist bekannt, daß diese Funktionen vielfach von Priestern ausgeübt wurden.

Die Entwicklung eigenständiger Heilberufe erfolgte in den einzelnen überschaubaren Kulturen zu sehr unterschiedlichen Zeiten und auf unterschiedlichen Wegen. Immer aber wurde sie von der Auf- und Abentwicklung der Kultur, der Zivilisation und den Wissenschaften sowie von den Religionen und natürlich auch von äußeren Umständen (geographischer Lage, Klima, Umwelt usw.) stark mitgeprägt.

In jüngerer Zeit stieg das Ausmaß der gegenseitigen Beeinflussung der Völker und Kulturkreise so sehr, daß vielfach der Ursprung bestimmter Erkenntnisse und Entwicklungen nicht mehr erkennbar ist. Sicher ist jedoch, daß speziell die deutsche Pharmazie und Medizin ursprünglich importiert waren und ihre respektable eigene Entwicklung erst recht spät begann. Ihre Wurzeln liegen vornehmlich da, wohin auch die Wurzeln der abendländischen Kultur zurückreichen. Wer der Geschichte der Pharmazie auf den Grund gehen will, muß also dort beginnen.

13.1.2 Juden

Medizin und Pharmazie hatten bei den Juden keine große Bedeutung. Krankheit galt als Strafe Gottes, Psalmen und Gebete als heilkräftig. Von großer gesundheitlicher Bedeutung waren die von *Moses* etwa 1500 v. Chr. gegebenen, religiös begründeten Hygiene-Vorschriften (Einehe, rituelle Waschungen, Beschneidung der Knaben, Trennung von „reinen" und „unreinen" Speisen, Verbot des Essens von Eingeweiden, Blut, Schwein, Hund u. a.).

Ärzte waren den Priestern unterstellt. Nach Jesus Sirach (etwa 200 v. Chr.) mußten die Gemeinden einen Gemeindearzt anstellen. In Jerusalem bestand eine Medizinschule. Was in Bibelübersetzungen als „Apotheker" erscheint, ist zumeist der Salbenreiber, der das rituelle Salböl herzustellen hatte. Drogen und Gewürze wurden von speziellen Händlern gehandelt, nachdem sie von „Wurzelgräbern" gesammelt waren. Räucherungen dienten dem Kult wie der Seuchenbekämpfung. Bibel und Talmud (bis etwa 500 n. Chr.) nennen zahlreiche pflanzliche und tierische Drogen, Kosmetika, Parfüme und Gewürze sowie deren Verfälschungen.

Hinderlich für die wissenschaftliche Heilkunde war das Verbot des Sezierens.

Im Mittelalter lebten viele bedeutende jüdische Naturwissenschaftler und Ärzte, die auch griechisches und arabisches Wissen vermittelten (Maimonides u. a.).

13.1.3 Phönikier

Gleichfalls zu den Semiten zählen die Phönikier, die Gründer Karthagos. Sie zeichneten sich durch gewerbliche und handwerkliche Leistungen als Bergleute, Textilhersteller, Purpurfärber, Glasschmelzer sowie durch die Förderung der dem Handel und der Seefahrt dienenden Wissenschaften aus, besonders der Mathematik und Astronomie.

13.1.4 Sumerer, Babylonier und Assyrer

Die Bewohner von Mesopotamien hatten ihre Kulturzentren in Babylon und Ninive. Die in Susa gefundene *Hammurabisäule* (etwa 1700 v. Chr.) trägt eine große Zahl von Rezepten. Andere sind auf Tontäfelchen in Keilschrift eingedrückt.

Komplizierte Arzneizubereitungen aus pflanzlichen Drogen enthielten Honig, Wein oder Bier als Arzneiträger oder eingedickte süße Säfte als Überzug. Daneben schätzte man allerlei Amulette aus Edelsteinen mit ganz bestimmten Indikationen.

In Babylon wurde um 710 v. Chr. ein besonderer Garten für den Heilpflanzenanbau angelegt.

13.1.5 Ägypter

Aus Hieroglyphen-Texten in Pyramiden und Tempeln sowie aus zahlreichen Papyri haben wir Kenntnis von ägyptischer Medizin und Pharmazie. Besonders inhaltsreich, schön und unbeschädigt ist der *Papyrus Ebers*, eine etwa 1600 v. Chr. geschriebene, 1872 durch Georg Ebers in Theben erworbene, 20,3 × 0,3 m große Rolle. Sein dritter Abschnitt handelt von Beschwörungen und der Behandlung von Krankheiten, darunter sind zahlreiche Rezepte.

Die Apothekertätigkeit wurde von Priesterärzten ausgeübt. Man beherrschte die Herstellung von Seesalz, Aschensalzen wie Pottasche, Zink- und Antimonfarben, das Glasblasen, das Schmelzen von Silber vor dem Lötrohr und von Gold mittels Blasebälgen aus Tierhäuten, die Indigofärberei, den Zeugdruck, das Leichenkonservieren durch Pökeln und Einbalsamieren. Man benützte Mühlen, Siebe, Pressen, Filter, Waagen mit Stein-, Metall- oder Edelsteingewichten. Ärzte hatten Schröpfköpfe, Pinzetten, Nadeln, Skalpelle, Zangen u. a. chirurgische Instrumente. Anatomiekenntnisse waren vorhanden, aber die Vorstellungen über die Funktion der Organe mystisch und spekulativ. Krankheiten wurden sehr gut beobachtet.

13.1.6 Inder

In den indischen Subkontinent drangen wahrscheinlich um 1200 v. Chr. nomadische Arier über die NW-Pässe und das Fünfstromland (Pundjab) ein und überlagerten und absorbierten ältere bodenständige Kulturen. Ihre Religionslehren waren in Versammlungen (Veden, verwandt mit „Wissen") mündlich überliefert, die erst viel später in Alt-Sanskrit niedergeschrieben wurden, der heiligen Sprache der Brahmanenreligion, die später zur lingua franca für die ganze Halbinsel wurde. Von den alten Veden Rig-Veda, Yayur-Veda, Sama-Veda und Atharva-Veda ist nur Rig-Veda pharmaziegeschichtlich interessant, insofern als darin neben anderen Gottheiten auch ein Gott Soma vorkommt, dessen Name zugleich einen berauschenden Trank bezeichnet. Soma (wörtlich „Auspressen") wurde aus dem Stengel einer bis heute nicht identifizierten Pflanze erhalten und verhalf dem Dichter, aber auch Gottheiten, zur gewünschten Ekstase.

[Gebrauch von Halluzinogenen in Zeremonien findet sich in vielen Mysterienreligionen des eurasischen Raumes, aber auch u. a. bei Indianern.]

In den ältesten Veden werden Beschwörungen und Zauberformeln überliefert, mit deren Hilfe man Krankheiten auf andere Lebewesen übertragen kann. Auch die Arzneikräuter, die hoch geschätzt werden, sind als zauberkräftig zu verstehen. Sie werden von Priestern verordnet, von denen sich eine Kaste, die Vydyas, allmählich zu Arzneibereitern spezialisiert. Ihre wirksamsten Maßnahmen sind Diät, Umschläge, Einreibungen, Hydrotherapie, besonders aber Selbstzucht, Meditation und Enthaltsamkeit. Pharmazeutisch am inhaltsreichsten ist der Ayur-Veda (etwa gleich alt wie die Bücher Moses und der Papyrus Ebers). Er wurde in seiner bekanntesten, auf Susruta zurückgehenden Fassung in viele alte Sprachen übersetzt (persisch, arabisch, griechisch) und wurde vorbildlich für die Arznei- und Heilwissenschaft auch des Westens. Die meisten Arzneikräuter der antiken Ärzte (Hippokrates u. a.) sind indischen Ursprungs.

Der *Arzneischatz* wurde unterteilt in bewegungsfähige (Tiere) und nicht bewegungsfähige Stoffe (Pflanzen, Mineralien, Hitze, Kälte, Licht und Dunkelheit). Unter den 715 genannten Stoffen sind 600 pflanzlicher Herkunft, aber als wertvollstes Medikament galt das Quecksilber.

Nebeneinander entwickelten sich erstaunliche handwerklich-chemische und medizinisch-pharmazeutische Fertigkeiten einerseits, eine schwer verständliche, aber doch für die gesamte Antike vorbildlich gewordene Naturphilosophie andererseits.

Man verstand, Metalle mittels organischer komplexbildender Säuren (eingedickten Säfte von Zitronen, Sauerklee, Tamarinden, Granatäpfeln u. a.) zu lösen. Durch Verbrennen von Schwefel gewann man schweflige Säure und daraus Schwefelsäure, mit der man wiederum Salpeter zur Gewinnung von Salpetersäure sowie Salz zur Gewinnung von Salzsäure destillierte. Vergorenen Zuckerrohrsaft destillierte man zu Rum und vergorenen Reis zu Arrak. Pflanzen verarbeitete man durch Auspressen, Mazerieren, Infundieren und Abkochen. Man kannte Räuchermittel, Niespulver, Klistiere, Kollyrien und Schröpfköpfe aus Horn; viel wurde geätzt und gebrannt.

Bei Susruta findet sich schon ein Vorläufer einer Art Apothekenbetriebsordnung, nämlich die Vorschrift, das Haus, in dem der Arzt seine Arzneien herstellt, sollte vor Rauch, Regen, Wind und Feuchtigkeit geschützt sein. Auch über die besten Zeiten und Standorte zum Sammeln von Kräutern wird belehrt.

Die *Ayurveda-Philosophie* lehrt, drei Grundstoffe (Doshas) beherrschen den Körper im Guten wie im Schlechten: Vata (Wind), Pitta (Galle) und Kapha (Schleim).

Sind sie im Gleichgewicht, ist der Körper gesund. Krankheit ist Störung des Gleichgewichts, verursacht durch Klima, falsche Ernährung oder falsches Verhalten. Die drei Doshas werden ihrerseits von den antiken Elementen abgeleitet.

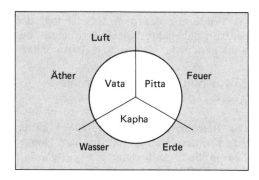

Vata (Wind) mit den Eigenschaften „leicht, fein, trocken, scharf, klar und beweglich" ist verantwortlich für jede Art Bewegung im Körper. Zu wenig Vata erzeugt Apathie, Mattigkeit, Bewußtlosigkeit. Zuviel Vata bedeutet Schlaflosigkeit und Auszehrung (vgl. Vagus und Sympathikus).

Pitta (Galle), dem „Element" Feuer zugehörig, hat die Eigenschaften fettig, heiß, scharf und fließend. Überschuß Pitta erzeugt Hitzegefühl, Schwindel, Ohnmacht.

Kapha (Schleim) ist verantwortlich für das Wachstum und gibt den Körpern Festigkeit, Stärke und Ausdauer. Mangel an Kapha führt zu Trockenheit und allgemeiner Schwäche; Überschuß zu Gliederschwere, Blässe und Kältegefühl. Jeder der drei Doshas (Grundsäfte) hat seine Tageszeit und sein Lebensalter, worin er dominiert, und jedem sind bestimmte Farben zugeordnet. Auch geistige Vorgänge werden von den Doshas gelenkt, z. B. wirkt Pitta auf die Entstehung aller geistigen Vorgänge: Denk- und Vorstellungskraft, Frohsinn, Intelligenz, Unterscheidungsvermögen und Nachgiebigkeit.

Zur „Gesundheit" gehört demnach auch seelische Ausgewogenheit; der Mensch ist aus Leib und Seele gebildet. Regelrechtes Maß von Vata, Pitta und Kapha macht „rundlich", d. h. körperlich kräftig, widerstandsfähig und seelisch ausgeglichen.

Bei „Krankheit" sucht der Ayurveda-

Arzt, den Gleichgewichtszustand wieder herzustellen.

Seine Wege dazu sind: je nach Fall Nahrungssteigerung oder Ausscheidungstherapie, d. h. Klistiere, Aderlässe, Abführ- und Brechmittel, Körperübungen, Einwirken von Sonne, Wind und Wasser.

Der Brahmaismus als vedische Religion wurde zwar in den Jahren von 500 bis 300 v. Chr. durch den Buddhismus (der berühmteste Buddha war Prinz Siddharta Gautama, geb. um 560 v. Chr.) und den Jainismus abgelöst, und aus dem Buddhismus ging später der „anspruchslosere" Hinduismus hervor, dem heute ca. 83% der Inder anhängen. Die Ayurveda-Medizin jedoch wird noch heute in Indien von mehr als 120 000 Ärzten, davon 35 000 akademisch ausgebildeten, ausgeübt. Die Zahl der „westlich" ordinierenden liegt dagegen dort nur bei 80 000. Mehrere z. T. staatliche Institute Indiens widmen sich dem Screening der Ayurveda-Heilpflanzen mit modernen pharmakologischen und phytochemischen Methoden.

13.1.7 Meder und Perser

Von den heute noch in Asien lebenden „Parsi" kennt man deren auffällige Riten zur Reinerhaltung der Umwelt: Weil die reine Erde nicht durch Leichen verunreinigt werden darf, werden diese nicht begraben. Verbrennen andererseits würde die Luft verunreinigen, also bleibt die „Bestattung" durch Geier, denen man dafür die sogenannten Türme des Schweigens baut.

Als Folge der im Iran häufigen Harze und Balsame entwickelten Meder und Perser eine beachtliche Kunst der Salbenherstellung und Parfümerie, die Plinius rühmte.

13.1.8 Chinesen

Chinesen, die schon lange vor dem Abendland Schrift, Porzellan, Schießpulver, Seidenraupenzucht, Papier, Kupfermünzen, Druckerkunst, Holzschnitt, Kompaß und anderes kannten, besaßen auch schon sehr früh eine entwickelte Heilkunde, die uns in ihren Grundlagen weitgehend unverständlich ist und wunderlich anmutet, an der aber bis heute festgehalten wird. Besonders bekannt sind die Pulslehre, die Akupunktur und der ausgedehnte Gebrauch von Arzneipflanzen, als deren wertvollste die menschengestaltige Ginsengwurzel gilt. Das älteste Kräuterbuch (Pen-King) soll 4000 Jahre alt sein, das bekannteste (Shen-Nung Pen-Ts'ao-Ching = „Shen-Nungs klassisches Buch der Wurzeln und Kräuter", kurz Pen-Ts'ao genannt) wurde zwischen 200 v. Chr. und 220 n. Chr. geschrieben.

Als „Elemente" galten Erde, Feuer, Wasser, Holz und Metall. Tiefer zu verstehen sind die beiden Urelemente Yin und Yang, die sich gegenseitig ergänzen und durchdringen und in allen Dingen und Lebewesen enthalten sind. Yin ist das dunkle, weibliche, gebärende Prinzip, zugleich Erde. Yang ist das lichte, männliche, zeugende Prinzip, zugleich Himmel. Diese auf Fu-hsi (2853–2739 v. Chr.) zurückverfolgbare Dialektik ist auch Leitlinie der Heilkunst und Arzneiphilosophie.

Heute existieren – ähnlich wie in Indien – die traditionelle chinesische und die modern-westliche Medizin und Pharmazie nebeneinander, und es wird intensiv gesucht, die traditionellen Methoden zu nützen und naturwissenschaftlich zu durchleuchten.

13.1.9 Japaner

Die Japaner haben zusammen mit der Schrift der Chinesen auch deren traditionelle Heilkunde übernommen, die noch heute hier und da ausgeübt wird, jedoch weit mehr als in China durch westlich-moderne Medizin und Pharmazie verdrängt wurde.

Besonders stark war seit etwa 1870 der deutsche Einfluß, denn in den ersten Universitäten modernen Stils lehrten anfangs deutsche Militärärzte und Apotheker. Auch studierten viele Japaner in Deutschland, darunter wurden einige später bedeutende Forscher: Hata entwickelte mit Paul Ehrlich das Salvarsan, Shiga lernte ebenfalls bei Ehrlich und entdeckte den Shiga-Kruse-Bazillus (Ruhr-Erreger). Kitasato, Schüler von

Emil v. Behring und Robert Koch, entdeckte die Erreger von Beulenpest und (mit anderen) von Milzbrand, Dysenterie und Tetanus. Tawara wurde Mitentdecker des Reizleitungssystems des Herzens (mit L. Aschoff). Nagai, Schüler von A. W. von Hofmann, entdeckte das Ephedrin. Asahina, Schüler von R. Willstätter und E. Fischer, wurde ein bedeutender Zucker-Chemiker.

Eine japanische pharmazeutische Industrie wurde nach deutschem Vorbild aufgebaut. Heute steht sie in der Arzneimittelproduktion der Welt auf einem der vier ersten Plätze.

Nach dem 2. Weltkrieg übernahmen die USA die Rolle des Vorbilds, und Englisch wurde die Sprache der Naturwissenschaften.

13. 1. 10. Griechen

Die Griechen übernahmen etwa 1000 v. Chr. das rein konsonantische Alphabet der semitischen Phönikier und fügten Zeichen für die Vokale hinzu. Ursprünglich schrieb man nur in Großbuchstaben, die kleinen Buchstaben entwickelten sich aus einer Kursivschrift (seit dem 3. Jh. v. Chr.) und wurden erst um 800 n. Chr. gebräuchlich.

Das griechische Wort Pharmakon bedeutet zugleich „Heilmittel" und „Gift".

Einer der berühmtesten Ärzte, *Asklepios* (lat. Aesculapius), genoß einen so hohen Ruhm, daß er bald nach seinem Tode zum Gott der Heilkunde aufstieg und man zu seinen Tempeln (Asklepieien) Wallfahrten unternahm, um darin geheilt zu werden. Nach Pindars Bericht wandte Asklepios je nach Lage des Falles liebliche Gesänge, Arzneien, äußerliche Therapiemaßnahmen oder das chirurgische Messer an. In den Asklepieien hatte man nebeneinander: reine, meist Bergluft, eine gute, oft mineralhaltige Quelle oder einen warmen Sprudel für Bäder, „Gymnasien" für Gymnastik, Massagen mit allerlei Salben oder Ölen und schließlich Räucherungen, auch zu narkotischen und Kultzwecken.

Neben die eigentlichen Ärzte traten später als Krankenbehandler die „Gymnasiarchen" (ursprüngliche Masseure) und ihre medizinischen Helfer, die Iatralipten (von iatros = Arzt, aliphein = salben), nichtwissenschaftliche, aber hervorragend handwerklich fähige Behandler (auch das Wort Chirurg bedeutet wörtlich „Handwerker").

Von großem Einfluß auf die wissenschaftliche Medizin und Naturwissenschaft waren die Lehren bedeutender Philosophen, z. B. des *Pythagoras* (geb. um 580 v. Chr.) und seines nachfolgenden Schülers *Empedokles* (geb. um 490). Letzterer lehrte u. a. die Existenz von 4 Elementen (Wärme, Kälte, Trockenheit und Feuchtigkeit, zugleich Feuer, Erde, Luft und Wasser), die in kleinsten, unveränderlichen, ständig bewegten, nicht mehr teilbaren („atomos") Teilchen vorkommen und von Philia (Freundschaft) oder Neikos (Feindschaft) beseelt sind.

Im Gegensatz dazu lehrten Denker wie *Anaxagoras* (500–428 v. Chr.), alle Materie bestehe aus dem Urstoff Luft, und *Demokritos* (470–370 v. Chr.) bezeichnete die Materie als ebenso unbegrenzt teilbar wie den Geist. Experimente zur möglichen Klärung solcher Fragen galten als unwissenschaftlich.

Wohl aber gab es auch Experimentatoren, z. B. die aus dem Ärztestand hervorgegangenen Rhizotomen („Wurzelschneider"), die nicht nur die besten Sammelzeiten für Heilpflanzen studierten, sondern auch deren Wirkungen im Selbstversuch erprobten und dabei u. a. das Phänomen der Giftgewöhnung entdeckten.

Der berühmteste Arzt *Hippokrates* aus Kos (466–377 v. Chr.), unter dessen Namen als Corpus Hippocraticum eine aus rd. 60 Büchern bestehende Sammlung medizinischer Schriften (5. Jh. v. Chr. bis 1. Jh. n. Chr.) überliefert ist, und dessen Wahlspruch lautete „Das Leben ist kurz, die Kunst ist lang", lehrte, man solle nicht Dogmen blind folgen, sondern selbst sehen und sichten. An erster Stelle seiner Behandlung stand die Diät, an zweiter Arzneien, bei deren Auswahl man sich selbsterhobener Erfahrungen bedienen solle. Vor der Verordnung starkwirkender Mittel habe der Arzt sich nicht nur über den Kranken selbst genauestens zu informieren, sondern auch über sein Vorleben, seine Konstitution, das

Klima seines Wohnortes, das herrschende Wetter und die Natur der Krankheit (Ganzheitstherapie).

Seine Schüler ließ er schwören, daß sie niemandem ein schädliches Mittel geben, auch auf Wunsch kein tödliches und ebenso kein Abtreibungsmittel, daß sie fromm und frei von Lastern zu leben sich verpflichteten, nur zum Heile ihrer Kranken zu wirken, verschwiegen zu sein usw. („hippokratischer Eid").

Hippokrates baute die Elementartheorie des Empedokles auf den Menschen hin aus. Die „Elemente" im Menschen seien Blut, Schleim, Galle und Schwarze Galle. Die lateinischen beziehungsweise griechischen Namen dieser Elemente, nämlich Sanguis, Phlegma, Cholé und Melancholé, sind zugleich die Wurzeln der Bezeichnung für die vier „Temperamente": Sanguiniker, Phlegmatiker, Choleriker und Melancholiker. Das Überwiegen der einen oder anderen dieser Flüssigkeiten (humores) bestimmt ebenso den Charakter wie auch Krankheiten (Humoralpathologie).

Diesen Krankheitsbetrachtungen entsprechend werden auch die Arzneien eingeteilt in feuchte, warme, trockene und kalte. Sie sind meistens pflanzlich, aber auch mineralische sind dabei, aus denen auf beachtliche chemische Kenntnisse geschlossen werden darf.

Ihre Überlieferung verdanken wir überwiegend dem bedeutendsten Botaniker und Pharmakologen des Altertums *Dioskurides* (20–72 n. Chr.). Sein Hauptwerk Perí Hýles iatrikés (Über die ärztliche Materie) und seine anderen Bücher galten für die Arzneikundigen Europas und darüber hinaus bis ins 16. Jahrhundert als Bibel. Es existieren Handschriften mit bestechend realistischen Pflanzenabbildungen, besonders eine aus Byzanz (etwa 500).

Die Griechen kannten folgende Arzneiformen: Aufgüsse, Mixturen, Lecksäftchen (gesüßt), Boli, Pillen, Suppositorien (rektal und vaginal), Salben, Wachse, Umschläge, Pflaster, Puder, Gurgelmittel, Räuchermittel und Klistiere (Flüssigkeiten oder Rauche).

Zusätzlich besaßen die Griechen analytische und chemisch-technische Fertigkeiten.

In dieser Zeit deutet sich erstmalig eine Trennung von Medizin und Pharmazie an. Während vorher die Ärzte ihre Arzneien selber bereitet hatten, stellten sie sich in Griechenland dafür Helfer an (die Manthanontes) und gaben auch ihre Arzneivorräte aus dem Praxisraum (Iatreion) heraus in einen besonderen Raum, der vom griechischen Wort für „beiseitelegen, abstellen" die Bezeichnung „Apotheke" erhielt.

Eine ähnliche Entwicklung verlief in anderen Ländern. So berichtet der Römer Celsus (geb. 35 v. Chr.), daß die (griechischen) Ärzte in Alexandria wegen großer Konkurrenz sich spezialisierten in die 3 Fächer Diaitetiké, Pharmazeutiké und Chirurgiké. Alle drei waren zwar Ärzte, aber die an zweiter Stelle genannten spezialisierten sich als Rhizotomen oder Pharmakopolen auf das Drogensammeln und -zubereiten bzw. auf den Arzneiverkauf. Hier erlebten sie die Konkurrenz der Myropolai (Salbenhändler) und Rhopopolai (Kleinkrämer). Der o. g. hippokratische Eid scheint eine deutliche Abkehr gegenüber offensichtlich sinkender Berufsmoral gewesen zu sein.

Großen Einfluß auf die Entwicklung aller Wissenschaften hatte der universalste Philosoph und Naturforscher des Altertums *Aristoteles* (384–322 v. Chr.), Schüler des Platon, der seinerseits Schüler des Sokrates war. Aristoteles lehrte in Kleinasien, dann am Hofe Philipps v. Macedonien, wo er Alexander, den späteren Großen, unterrichtete, und zuletzt (seit 355) in Athen, wo er seine Philosophenschule Lykeion (zum Wolf, daher das Wort Lyceum) aufbaute. Weil dort im Umhergehen gelehrt und diskutiert wurde, nennt man die Schule auch die „peripatetische". Seinem Wahlspruch getreu „Erfahrung ist aller Kunst und Wissenschaften Anfang" lehrte Aristoteles als Basis aller Forschung das richtige Beobachten aller Dinge, ihrer Entwicklung, Eigenschaften, Geschichte, Verhaltensweise. Auf diese gediegene Kenntnis soll sich die Diskussion aufbauen, deren Werkzeug die disziplinierte, gesicherte, zwingende und folgerichtige Gedankenbewegung, die „Logik" sein muß.

Aristoteles befaßte sich mit allen Naturwissenschaften („Physik" genannt) ebenso wie mit Metaphysik, Psychologie u. a. Besonders geeignet für seine Absicht, durch Beobachten und Ordnen den allmählichen Übergang vom Unvollkommenen zum Vollkommenen, von der anorganischen zur organischen Natur, auch vom Mineral über das Tier bis zum Menschen zu zeigen, war die Zoologie. Seine drei größten systematischen Werke befassen sich deshalb mit der Geschichte, den Teilen und der Entstehung der Tiere.

Zu den vier alten Elementen gesellte er als fünftes den Äther. Leider entwickelte sich im Mittelalter ausgerechnet Aristoteles zu einem Hemmschuh des wissenschaftlichen Fortschritts, weil vor allem die Scholastiker jede neuere Kenntnis oder Beobachtung verpönten, wenn sie den Schriften des Aristoteles widersprach.

Ein bedeutender Nachfolger des Aristoteles war *Theophrast* (370–287 v. Chr.), ein Vater der Botanik. Er schrieb 8 Bücher über die Pflanzen (6 davon sind erhalten) sowie je ein Buch über die Steine (älteste Mineralogie) und das Feuer. Von Theophrast stammen die Termini Angiospermen, Gymnospermen, Perikarp u. v. a. Er beschrieb die Steinkohle, die Darstellung von Bleiweiß, Quecksilber (aus Zinnober), gebranntem Gips, Grünspan, die Filixwurzel als Wurmmittel.

Die Zeit nach Alexander d. Gr. (365–323 v. Chr.), dem großen Wissenschaftsförderer, war eine Blütezeit der Naturforschung. Andere Fürsten eiferten Alexander nach. Auf einen fürstlichen Arzneimittelforscher geht das berühmteste aller Medikamente zurück, der Theriak, auch Antidotum Mithridaticum genannt: König *Mithridates* von Pontus (121–64 v. Chr.); er stellte an Sklaven und Verurteilten Versuche mit Giften an und erprobte diese Gifte, mit kleinen Dosen beginnend und die Dosierung langsam steigernd, an sich selbst. Dadurch erwarb er einen so hohen Grad an Giftimmunität, daß ihm kein Gift seiner Zeit mehr etwas anhaben konnte. Nach ihm heißt die erworbene Giftimmunität Mithridatismus.

Er komponierte auch als universelles Gegengift den *Theriak*, dessen Rezept damals in alle Sprachen übersetzt wurde. Der Originaltheriak enthielt 64 in vier Klassen geordnete Bestandteile, darunter Schlangen, Opium, Meerzwiebel, Blut pontischer Enten, eine Menge Gewürzdrogen u. v. a.; es wurde im Laufe der Jahrhunderte zum Allheilmittel.*.

13.1.11 Römer

Die Römer hielten nicht viel von Arzneimitteln, aber sehr viel von Hygiene. Sie versorgten ihre Stadt durch großartige Wasserleitungen mit einwandfreiem Trinkwasser und bauten 600 v. Chr. unter Tarquinius Priscus die Cloaca maxima, eine Stadtkanalisation. Sie hatten ihren Sport, Bäder in drei Temperaturbereichen und für die Behandlung von Verletzungen, vor allem Kriegswunden, den Vulnerarius, einen Wundchirurgen. Mißgebildete oder schwächliche Kinder wurden ausgesetzt.

Erst griechische Sklaven brachten eine eigentliche Heilkunst, nicht vor 200 v. Chr. *Plinius d. Ä.*, geb. 23 n. Chr., tödlich verunglückt beim Vesuvausbruch 79 n. Chr., ein Admiral, der u. a. eine Realenzyklopädie (37 Bücher) geschrieben hat, nennt sich selbst den ersten in Latein schreibenden medizinischen Schriftsteller. Auch seine Werke sind fast ausschließlich nach griechischen Autoren verfaßt.

Pharmazeutische Tätigkeiten übten aus: Die Pharmacopolae und Pharmaci (Arzneiverkäufer), Myropolae und Unguentarii (Salbenhändler), Pigmentarii (Farbenhändler und -reiber). Sie stellten Pillen, Tränke, Pastillen und vor allem Salben her und waren – erhaltenen Abbildungen zufolge – recht gut eingerichtet. Die Römer hatten

---

* Noch im Nürnberger Dispensatorium des Valerius Cordus von 1546 war ein Theriak mit 64 Bestandteilen aufgenommen, und selbst das DAB 1 von 1872 beschrieb noch einen Theriak, allerdings nur noch mit 12 Komponenten. Diese reichhaltigen Theriakzubereitungen verlockten dazu, einzelne Bestandteile zu verfälschen oder wegzulassen. Eine Analyse war damals unmöglich. Deshalb ordneten viele Behörden an, daß Theriak unter Aufsicht, vielerorts sogar öffentlich und feierlich hergestellt werden mußte (so in Nürnberg noch 1754).

eine gut entwickelte chemische und metallurgische Technik sowie Färberei und Gerberei.

Römischer Nationalität, wenngleich griechischer Volkszugehörigkeit, war der berühmte *Galen* (129 oder 131–201 n. Chr.) aus Pergamon. Galen war Arzt und stellte der damaligen Sitte entsprechend seine Arzneimittel selbst her. Er berichtete genauestens über die Verfahren zur Herstellung der einzelnen Arzneiformen und ihre Wirkung, ebenso über Nahrungsmittel, gesunde Lebensweise und seine Ansichten über Krankheiten. Auch er lehrte eine Humoraltheorie (Säftelehre) ähnlich der altindischen (s. o.). Wichtige, von Galen formulierte Grundsätze der Arzneiberatung haben zu dem Namen „Galenik" geführt:

1. Der Pharmazeut muß sämtliche einfachen Heilmittel (Simplicia) aus eigener Erfahrung kennen, ihre Güte beurteilen und Verwechslungen ausschalten können.
2. Der Pharmazeut muß zusammengesetzte Heilmittel (Composita) exakt nach Vorschrift herstellen, besonders in genauen Gewichtsmengen, damit reproduzierbare Arzneimittel entstehen.
3. Der Pharmazeut muß versuchen, den in jedem „einfachen Heilmittel" enthaltenen wirksamen Bestandteil zu isolieren oder zu konzentrieren und ihn von Ballaststoffen zweckmäßig zu befreien.
4. Der wirksame Bestandteil muß in eine von den Verdauungsorganen des Patienten leicht aufnehmbare Form gebracht werden.
5. Für Mangelsituationen muß der Pharmazeut für jedes Arzneimittel, vor allem jede Heilpflanze, auch geeignete, ähnlich wirkende Ersatzstoffe kennen.

Modern muten bei Galen seine Empfehlungen zur Ordnungstherapie und Ganzheitstherapie an.

13.1.12 Araber – Alchimie

In den etwa 6 Jahrhunderten nach Mohammed (571–632) machten sich die Araber die naturwissenschaftlichen und medizinischen Kenntnisse der Antike, besonders der Griechen, zu eigen und entwickelten insbesondere die Alchimie. Viele Bezeichnungen aus Alchimie und Chemie sind daher arabischen Ursprungs; Beispiele: Alchimie = al Chemi, („das Geheimnisvolle"), Alkohol, Alkali, Alambik und Aludel (zwei Laboratoriumsgeräte) usw.

Als „Vater der Alchimie" gilt *Geber*, eigentlich Abu Musa Dschabir. Er war Sohn griechischer Eltern, studierte an der arabischen Hochschule in Cordoba, wurde Moslem und schrieb bedeutende Bücher. Er durchschaute die Legierung und die Amalgamierung, die Oxidation der Metalle durch Hitze und Luft, die Gewichtszunahme bei der Sulfidbildung. Er stellte gefällten Schwefel, Schwefelsäure, Salpetersäure, Essigsäure, Königswasser, Ammoniak und Ethanol her. Er kannte die Verfahren der Destillation, Sublimation, Filtration, des reduzierenden Schmelzens, des Kristallisierens.

Die Alchimie ist nicht nur die Goldmacherkunst. Zwar versuchten die Alchimisten, unedle Metalle in Gold zu verwandeln, dieses Gold war jedoch zugleich Träger der Gesundheit, Vollkommenheit und ewigen Jugend. Die „Rote Tinktur" (auch das „Große Elixier", das „Magisterium" und anders benannt), welches Metalle in Gold verwandeln könne, wäre auch zugleich ein wunderbares Medikament. Alchimisten haben infolge ihres fleißigen Experimentierens eine Menge bedeutender Entdeckungen gemacht: Phosphor, Porzellan, Schießpulver u. a. m.

Berühmte arabische Ärzte waren *Rhazes* (850–932), *Avicenna* (Ibn Sina) (980–1030) und mehrere Wissenschaftler des Namens *Serapion*. Durch den Benediktinermönch *Constantinus Africanus* (1010–1087) und durch die Hohe Schule von Salerno kamen die arabischen Kenntnisse und Erkenntnisse auf den Gebieten der Medizin und Naturwissenschaft in das mittelalterliche Europa.

13.1.13 Germanen und Gallier

Aus der Zeit vor der Völkerwanderung sind keine medizinischen Kenntnisse der Germanen bekannt. Als heilkräftig galten das Wort der Götter, die Hände der Fürsten und vor allem magische Sprüche (vgl. Merseburger Zauberspruch).

Cäsar nennt die Germanen die Erfinder der Seife. Tacitus berichtet von der militärischen Tüchtigkeit und ihrer hochstehenden Moral.

Für die Gallier gilt, soviel bekannt ist, das gleiche wie für die Germanen. Das Behandeln und mehr noch das Besprechen von Krankheiten fiel den Druiden, einer Priesterkaste, zu.

Erst im Gefolge der Christianisierung und vornehmlich ausgehend von klösterlichen Schulen scheint sich die Kenntnis von Arzneimitteln, besonders Arzneipflanzen, und einer wissenschaftlichen Medizin ausgebreitet zu haben. Karl der Große befahl den Anbau von mediterranen Kräutern, Bäumen und heute noch gebräuchlichen Arzneipflanzen in den Krongütern und Klosterschulen.

13.2 Vom Mittelalter bis zur Neuzeit

13.2.1 Gemeinsame Entwicklungen

Mit zunehmender Mobilität der Menschen und Fluktuation der Erkenntnisse verbreiteten sich vom Mittelalter an Kenntnisse auf pharmazeutischem oder medizinischem Gebiet auch rasch über die Grenzen hinweg. Demzufolge ist es zweckmäßig, von nun an die weitere Entwicklung ohne Beachtung von Ländergrenzen zu betrachten.

13.2.2 Erste Universitäten

Auf den Fundamenten geistlicher Schulen wurden die ersten europäischen Universitäten gegründet. Erste Gründung der Hohen Schule von Bologna war 425, die eigentliche Universität Bologna besteht seit 1077. Die seit der Mitte des 13. Jahrhunderts bestehende Universität Paris geht auf eine Gründung Karls des Großen zurück. Andere alte Universitäten sind: Montpellier 1189, Padua 1222, Neapel 1224, Toulouse 1234.

Die ältesten deutschen Universitäten sind: Prag (1348), Heidelberg (1358), Krakau und Wien (1365), Erfurt (1392), Rostock (1419), Tübingen (1477).

13.2.3 Frühe deutsche Arzneimittelforscher und -lehrer

Durch die Erfindung des Buchdrucks mit beweglichen Lettern (Gutenberg 1436) wurde die Verbreitung wissenschaftlicher Erkenntnisse wesentlich gefördert.

Zuvor waren die Wissenschaften, auch die Arzneiwissenschaften, weitgehend auf Klosterstuben beschränkt, einige Beispiele:

Hildegard von Bingen (geb. 1099), Äbtissin des Klosters Ruppertsberg 1136–1179, diktierte in den letzten 10 Jahren ihres Lebens ihre „Physika" (in Latein). Es handelt sich hauptsächlich um Kompilationen älterer Schriftsteller (Plinius, Constantinus Africanus, Isidor von Sevilla, Walafried u. a.). Bei den Arzneipflanzen gibt Hildegard auch die mittelhochdeutschen Namen an.

Albertus Magnus, Graf von Bollstädt, geb. 1193 in Lauingen (Donau), studierte in Padua, lehrte Theologie in Köln und Paris, wurde 1223 Dominikaner und zog nach langen Reisen in ein Kloster in Köln. Sein Ziel war, die Naturwissenschaften des Aristoteles zum Allgemeingut der Welt zu machen. Er selbst arbeitete viel als Alchimist, war aber auch ein Kenner der Botanik, Astronomie und Astrologie. Er starb 1280.

Ebenfalls berühmter Alchimist ist *Raimundus Lullus*, geboren 1235 in Mallorca, ein Franziskaner, der in Montpellier und Paris studiert und in Arabien als Missionar gewirkt hat. Er lebte bis 1315. Er kannte Salpetersäure, Ether und Ethylnitrit. Alkohol („Aqua ardens") rektifizierte er durch wiederholte Destillation über Sal vegetabile, d. h. gebranntem Weinstein, also Kaliumcarbonat. Mit diesem Alkohol suchte er, aus jeder Pflanze, jedem Metall oder

Stein die „quintam essentiam" zu extrahieren, also die Quintessenz oder modern ausgedrückt den Wirkstoff.

Bei seinen Destillierversuchen fand er u. a. Ammoniumcarbonat (Spiritus animalis oder Mercurius animalis genannt) und zwar durch Destillation gefaulten Urins. Durch Destillation von Weinstein erhielt er Brenztraubensäure. Auch Kräuter destillierte er häufig mit Wasser. Er kannte Königswasser, die Einwirkung der Salpetersäure auf Metalle, die Reinigung des Quecksilbers u. v. a.

13.2.4 Das Salernitanische Edikt

Im Süden Europas entstanden um diese Zeit die ersten Apotheken. Der Stauferkaiser *Friedrich II.* erließ in der Zeit von 1220 bis 1241 ein großes Gesetzeswerk für sein „Königreich beider Sizilien", die „Assisen von Padua" (1220), den „Liber Augustalis von Melfi" (1231) und anderes umfassend. Darin ist auch das Salernitanische Medizinaledikt enthalten. In den ersteren Teilen wird nur über die Ärzte etwas gesagt, nämlich: Wer behandeln will, muß eine Prüfung abgelegt haben, sonst wird er eingekerkert.

Im Liber Augustalis von 1231 treten die ersten Apotheker-Paragraphen auf. Das Ganze wird bis 1241 durch Nachträge komplettiert. Die wesentlichsten Punkte des *Medizinaledikts* sind 7 Jahrhunderte lang Bestandteil der Medizinalgesetzgebung geblieben:
- Überwachung der Apotheker durch eine Art Amtsärzte, welche auch die Bereitung der Arzneien zu überwachen hatten. Sie mußten Studium und Examen nachweisen, die Apotheker (Confectionarii) nicht. Strenge Strafen sollten beide Berufe zum Pflichtbewußtsein anhalten,
- Verbot der Gemeinschaft zwischen Arzt und Apotheker, also Trennung der beiden Heilberufe,
- Verbot des Haltens einer Apotheke beim Arzt,
- Beschränkung der Zahl der Apotheken durch staatliche Konzession,
- Vorgänger einer Apothekenbetriebsordnung (Forma curiae oder constitutio) und
- eine Arzneitaxe (6 Tarene für eine Unze länger als 1 Jahr haltbarer Medikamente, 3 Tarene für eine Unze nicht über 1 Jahr aufzubewahrender Medikamente).

In dem Maße, in dem auch in den nördlicheren Teilen des Heiligen Römischen Reiches Deutscher Nation Apotheken entstanden, wurden entsprechende Ordnungen auch für diese erlassen. Ihre Herkunft aus dem Salernitanischen Edikt geht aus vielfach wörtlicher Übernahme hervor, z. B. der *Baseler Apothekereid* von etwa 1300. In ihm ist auch ein Eid vorgeschrieben, daß kein Arzt an seiner Apotheke und an seinen Arzneien einen Anteil haben oder beide gemeinschaftlich haben dürfe. Von dieser grundsätzlichen Vorschrift ist jedoch eine Ausnahme vorgesehen, nämlich wenn „dies im gemeinen Nutzen liegt". Mit dieser Ausnahme sind die Spitalapotheken gemeint.

Das Salernitanische Edikt gilt allgemein als Geburtstag des Apothekerstandes. Es galt jedoch z. B. nicht für Deutschland, in dem zu der Zeit noch kein Bedürfnis danach bestand und es vor allem auch keinen Beamtenapparat gab, der dieses Gesetz hätte durchführen und kontrollieren können.

13.2.5 Die ältesten Apotheken in Deutschland

Die ältesten urkundlich erwähnten Apotheken in Deutschland standen in Trier (1241), Rostock (1262), Augsburg (1283), Görlitz (1305) und Hildesheim (1318). Man nannte damals aber auch z. B. Gewürzläden „Apotheke".

Die erste Apotheke in Basel wird 1250 erwähnt.

Das älteste deutsche *Apothekenprivileg* wurde 1303 der Schwanen-Apotheke in Prenzlau (Uckermark) gegeben von den Markgrafen von Brandenburg und der Lausitz, und zwar wird in diesem Privileg dem Apotheker, „dem lieben Walter dem Jüngeren", das Recht zugesagt, die einzige „apotheca" bis auf 10 Meilen Entfernung zu betreiben und zwar vererblich.

Im Herzogtum Württemberg gab es im Jahre 1500 2 Apotheken (Stuttgart und Tübingen), 1600 waren es 20, 1700 70 Apotheken.

13.2.6 Paracelsus

Aus der Zeit des Humanismus muß als berühmter Arzneigelehrter der 1493 geborene Paracelsus genannt werden. Eigentlich heißt er Aureolus Philippus Bombastus von Hohenheim, beigelegte Namen sind zusätzlich Theophrastus und Paracelsus (letzterer bedeutet „über den Celsus (der Antike) hinausgehend"). Paracelsus hatte in Basel studiert und dort u. a. den bekannten Alchimisten Trithemius gehört, danach in den Bergwerken der Fugger Chemie und Metallurgie gelernt. 1527 wurde er Stadtarzt und Professor in Basel. Er hielt entgegen aller Überlieferung seine Vorlesungen in deutscher Sprache. Durch seine aggressive Beredsamkeit brachte er alle Ärzte und Professoren gegen sich auf, mußte aus Basel fliehen und starb mit nur 48 Jahren 1541 in Salzburg. Er war überzeugter Anhänger der Alchimie. Ihm als leidenschaftlichem Arzt kam es jedoch weniger auf die goldmachende Fähigkeit der „roten Tinktur" an als vielmehr auf deren Heilfähigkeit. Er nannte das Geheimmittel *Arcanum* oder auch *Panacea*. Nach seiner Meinung sollte das Arcanum nicht nur Quecksilber in Gold verwandeln, sondern auch den Humunculus zu erzeugen gestatten.

Gegen die kurz zuvor aus Amerika importierte Syphilis wandte Paracelsus Quecksilberpräparate an, im Gegensatz zur Mehrheit der Ärzte, die mit dem Guajakholz die Syphilis zu therapieren versuchten. Außer Quecksilber führte er jedoch auch viele weitere anorganische Chemikalien in die Therapie ein und wird deswegen häufig als der Vater der *Chemiatrie* oder auch *Iatrochemie* bezeichnet. Wesentliches therapeutisches Anliegen bei Paracelsus ist immer die Ausscheidung der materia peccans. Als solche imponieren besonders Steinbildungen (Harnsteine, Gallensteine, für Paracelsus die „Tartari", Weinsteine des Organismus).

Auf die Spur der Heilkräfte bringt ihn die *Signaturenlehre*, jedoch in einer in Anlehnung an Aristoteles höher entwickelten Form. Aus der so ausgewählten Arzneidroge sucht Paracelsus das Wirkprinzip (Arcanum) zu isolieren. Auf diesem Wege verbessert er zahlreiche Methoden der Herstellung von Pflanzenauszügen, Essenzen, Elixieren, Extrakten, Quintessenzen usw. Das riechende Prinzip der Pflanzen, also die ätherischen Öle, nennt er „primum ens".

Paracelsus formuliert auch als erster klar den Zusammenhang zwischen Arzneimittel und Gift: „Alles Ding ist Gift und kein Ding ohne Gift. Daß etwas kein Gift sei, macht allein die Dosis".

13.2.7 „Väter der Botanik"

Der ausgedehnte Gebrauch von Arzneipflanzen zwang die Ärzte und vor allem die Lehrer der Medizin, sich ausgezeichnete Botanikkenntnisse anzueignen. Die bekanntesten „Väter der Botanik" sind folgerichtig meistens Medizinprofessoren, auch hier einige Beispiele: *Otto Brunfels* (1488–1534) war Pfarrer in Steinheim am Main, dann Lehrer in Straßburg, zuletzt Arzt in Bern. Er übersetzte Rhazes, Serapion und Averroë, er schrieb einen „Spiegel der Arznei" und das erste mit wirklich brauchbaren Abbildungen versehene Lehrbuch der Botanik.

Auch *Hieronymus Bock* (genannt Tragus, 1498–1554), Lehrer, Pastor und Anleger des Nürnberger Botanischen Gartens, verfaßte ein berühmt gewordenes Buch „New Kreuterbuch vom Unterscheid, Würkung und Namen der Kreuter, so in deutschen Landen wachsen".

Leonhart Fuchs, geboren 1501 in Wemding, studierte Medizin in Erfurt und Ingolstadt und wurde 1526 in Ingolstadt, 1535 in Tübingen Professor. Hier lehrte er bis zu seinem Tod 1566. Seine Bücher „De stirpium historia commentarii insignes" (Basel 1542) und sein „Deutsch new Kreüterbuch" (Basel 1543) sind beide ausgezeichnet mit Holzschnitten bebildert. Fuchs gab der Digitalis ihren Namen. Nach ihm ist die Fuchsie benannt.

Konrad Gesner (1516–1565) versuchte als erster eine Ordnung der Pflanzen in Gattungen nach den Befruchtungsorganen und Früchten.

Ein ähnliches Buch geht zurück auf Joachim *Camerarius* (1500–1574) aus Tübingen, einen Schüler Melanchthons. Ein anderer *Camerarius*, Rudolf Jakob (1665–1721), wurde der Entdecker der Sexualität der Pflanzen.

Johann Theodor *Tabernaemontanus* (1520–1590) hat in seinem „New vollkommentlich Kreuterbuch" mehr als 3000 Pflanzen der alten und neuen Welt botanisch-pharmakognostisch beschrieben.

Die Bücher der Genannten waren für Jahrhunderte die Grundlage der medizinischen und pharmazeutischen Lehre und Literatur in botanischer und pharmakognostischer Hinsicht, auch in den privaten und offiziellen Arzneibüchern.

13.2.8 Chemie- und Technologie-Autoren

Verfasser der berühmtesten Lehrbücher der Chemie waren *Andreas Libau* (1540–1616), zeitweilig Lehrer in Rothenburg o. Tauber und in Coburg, sowie *Oswald Croll* aus Wetter in Hessen, gestorben 1609, schließlich *Johann Rudolf Glauber* aus Karlstadt (1604–1668), ein großer Anorganiker und chemischer Technologe. Er führte das bei der Herstellung von Salzsäure aus Kochsalz und Schwefelsäure abfallende Natriumsulfat als Abführmittel ein (Glaubersalz). Das bekannteste seiner 40 Bücher ist dasjenige über „Neue philosophische Öfen", darin sind Schmelzöfen, Röstöfen, Reduktionsöfen etc. beschrieben. Glauber erkannte als erster die Bedeutung der industriellen Chemie für Deutschland. Sein entsprechendes Buch heißt „Teutschlands Wohlfahrt".

Der berühmteste Mineraloge dieser Epoche war *Georg Agricola* (1490–1555), Stadtphysikus in Chemnitz, der Begründer der wissenschaftlichen Mineralogie und Metallurgie. Am bekanntesten ist sein Buch „Vom Bergwerk", das erstaunliche technologische Kenntnisse zeigt.

Unter den eigentlich pharmazeutischen Schriftstellern ist vornehmlich *Hieronymus Brunswig* zu nennen (1430–1512). Er verfaßte ein „Hausarzneibüchlein von allerhand Gebrechen", ein Lehrbuch der Destillierkunst und einen „Thesaurus pauperum". Letzterer wurde Vorbild für die späteren Armenpharmacopöen.

Der Melanchthon-Schüler *Valerius Cordus* (1515–1544) macht in seinem Buch „de artificiosis extractionibus" die ersten ausführlichen Angaben über die Öldestillation. Am bekanntesten aber wurde er durch die Herausgabe der ersten deutschen Pharmakopöe (Nürnberg 1546) zusammen mit den Apothekern Johannes Ralla und Kaspar Pfreundt.

13.2.9 Kurze Geschichte der Arzneibücher

Moderne Arzneibücher werden in behördlichem Auftrag von Sachverständigengremien ausgearbeitet, denen Spezialisten aus allen medizinischen und naturwissenschaftlichen Fächern sowie Juristen angehören. Im Gegensatz dazu wurden Pharmakopöen bis zum 18. Jahrhundert ausschließlich von Ärzten geschrieben. Im allgemeinen erfolgte ihre Ausarbeitung ohne einen behördlichen Auftrag, also mehr nach Art eines Lehrbuchs. Erwies sich ein solches Buch als besonders gut, so konnte es von einer Stadt, einem Land oder auch mehreren Ländern für verbindlich erklärt werden. Die erste offizielle deutsche Pharmakopöe war das „Dispensatorium" des *Valerius Cordus*, das 1546 erschien und für die Reichsstadt Nürnberg verbindlich erklärt wurde. 1560 folgte ihm in Antwerpen eine ähnliche Pharmakopöe des Königsberger Professors *Johannes Bretschneider (Placotomus)* (1514–1577), die im Norden Europas viel benutzt wurde. Noch im 16. Jahrhundert folgten ihr das Enchiridion oder *Dispensatorium Augsburgense* von *Adolf Occo* (1524–1605) 1564 und das *Dispensatorium Coloniense* (Köln 1565). Die genannten Arzneibücher sind hauptsächlich Formelzusammenstellungen, teilweise jedoch auch Lehrbücher, besonders der Pharmakognosie, und das Werk von Occo schließt bereits eine gesetzliche Regelung ein: Die Apotheker mußten die mit einem Stern versehenen Arzneimittel ständig vorrätig halten.

Während des 30jährigen Krieges erschienen in Deutschland keine Pharmakopöen, nur in der Stadt Frankfurt-Main wurden 1624 eine deutsche Übertragung des *Antidotarium Romanum* (der offiziellen römischen

Pharmakopöe) und 1626 ein *Dispensatorium chymicum* veröffentlicht.

In der 2. Hälfte des 17. Jahrhunderts erscheinen dann in Deutschland 39 Pharmakopöen, darunter 1698 das Dispensatorium Brandenburgicum (7 Ausgaben, zuletzt Dispensatorium Borusso-Brandenburgicum genannt), zwischen 1741 und 1798 6 Ausgaben der Pharmacopoea Wirttembergica, 1771–1781 3 Sächsische Pharmakopöen, 1778–1796 3 für das Hochstift Würzburg-Bamberg usw.

Die erste Pharmacopoea Borussica (1799) ist erstmalig nicht hauptsächlich von Ärzten, sondern von Apothekern geschrieben worden: *M. H. Klaproth* (1743–1817), *S. F. Hermbstaedt* (1760–1833) und *Valentin Rose jr.* (1762–1807).

Eine Art Vorgänger der europäischen Pharmakopöe war die von dem Aschaffenburger Apotheker *Strauß* zusammengestellte Feldpharmakopöe für den Gebrauch der gegen Napoleon vereinigten Armeen.

Die Apothekerschaft Deutschlands legte 1865 eine nur in Sachsen offizielle Pharmacopoea Germaniae vor. Auch sie war eine übernationale, in Latein geschriebene Pharmakopöe.

Das erste reichsdeutsche Arzneibuch *(DAB 1)* erschien 1872 unter dem Titel Pharmacopoea Germanica. Erst ihre 3. Ausgabe (1890) erschien in deutscher Sprache. Es sollte alle 10 Jahre eine Neuauflage erscheinen, Kriege ließen diesen Plan oft unterbrechen. So mußte die 1926 veröffentlichte 6. Ausgabe bis 1968 (in der DDR bis 1964) gelten.

Parallel erschien I. unter deutscher Beteiligung 1974 der I. Band des *Europäischen Arzneibuchs*, 1978 erschien das DAB 8 und im gleichen Jahre der Band III des Europäischen Arzneibuchs.

DAB 8, Ph. Eur. I–III und HAB 1 (Homöopathisches Arzneibuch 1. Ausg. 1978 mit Nachträgen 1981, 1983 und 1985) bilden zusammen das „Arzneibuch" der Bundesrepublik Deutschland.

Ein *Internationales Arzneibuch* wurde erstmalig 1864 auf einem internationalen pharmazeutischen Kongreß in Wiesbaden geplant.

1893 in Chikago und 1902 in Brüssel wurden internationale Vereinbarungen über stark wirkende Arzneimittel diskutiert. 1906 wurde das entsprechende Protocole International (P. I.) unterzeichnet. Es betraf stark wirkende Arzneimittel. 1929 wurde eine Vereinbarung über die Stärke von 77 starkwirkenden Arzneimitteln und Arzneimittelzubereitungen mit entsprechenden Monographien verabschiedet. Diese Liste wurde von 26 Staaten unterzeichnet.

Die 1949 von der WHO, einer Abteilung der UNO, veröffentlichte Pharmacopoeia Internationalis ist nur in einigen Entwicklungsländern als offizielles Arzneibuch in Kraft gesetzt worden. Es handelt sich also eigentlich nicht um eine Pharmakopöe im gesetzlichen Sinne.

13.2.10 Die Entwicklung der Apothekerausbildung

Während in Frankreich sich die Zünfte in allen Handwerken, so auch der Pharmazie, um ein hohes Niveau kümmerten, war in Deutschland die Apothekerausbildung meist durch Nichtapotheker geregelt. Von Land zu Land und Stadt zu Stadt herrschten andere Gesetze. Bis zum Ende des 17. Jahrhunderts wurden im allgemeinen eine 6jährige Lehrzeit und eine genügende Kenntnis des Lateins verlangt.

In Bayern mußten die künftigen Apotheker bereits 1595 ein schriftliches, mündliches und praktisches Examen vor Ärzten ablegen. Eine theoretische Unterrichtung außer in Latein war jedoch nicht vorgesehen.

Bis zum 17. Jahrhundert blieb die deutsche Pharmazie ausschließlich ein Handwerk. Studierte Apotheker waren Ausnahmefälle. Erst im 18. Jahrhundert begannen immer mehr Apotheker freiwillig die Universitäten zu besuchen. Als erste deutsche Hochschule nahm die Universität Göttingen laut Gründungsurkunde 1737 die res pharmaceuticae zur Ausbildung der pharmacopolae in ihren Lehrplan auf. Anderswo hörten die angehenden Apotheker naturwissenschaftliche und medizinische Vorlesungen.

In *Preußen* wurden 1725 eine Hochschulausbildung und Prüfung für Pharmazeuten eingeführt. Als Folge gab es in Preußen zwei Klassen von Apothekern:

Apotheker 2. Klasse brauchten nicht zu studieren. Sie hatten eine 5jährige Lehrzeit, dann 6jährige Gesellenzeit und legten dann ihr Abschlußexamen vor dem provinzialen Collegium medicum ab. Damit durften sie nur in Kleinstädten eine Apotheke leiten.

Apotheker 1. Klasse mußten nach der 5jährigen Lehrzeit mindestens 7 Jahre in einer Apotheke als Gesellen arbeiten und dann Vorlesungen am Berliner Collegium medico-chirurgicum hören, das eigentlich eine militärärztliche Akademie war. Hier hörten die künftigen Apotheker 1. Klasse Vorlesungen in Chemie und Botanik, eine Einführung in den pharmazeutischen Gebrauch der besprochenen Chemikalien und Drogen und ihre Bereitung, und schließlich nahmen sie an den Kursen in pharmazeutischer Chemie teil. Der erste Professor für pharmazeutische Chemie an diesem Berliner Collegium war der Apotheker *Caspar Neumann* (1683-1737), der letzte der Apotheker *Martin H. Klaproth* (1743-1817), der später an der 1809 gegründeten Berliner Universität den ersten Chemielehrstuhl innehatte. Diese Gliederung der preußischen Apotheker in zwei Klassen endete erst 1854, also nach 130 Jahren.

Im letzten Drittel des 18. Jahrhunderts begannen die übrigen deutschen Apotheker selbst, das Niveau ihrer Berufsausbildung zu heben. Eine Anzahl privater Institute für die Apothekerausbildung wurde ins Leben gerufen. Am bekanntesten war das des Apothekers *Johann Bartholomäus Trommsdorff* (1770-1837) in Erfurt, Sohn des Apothekers und Medizinprofessors *Wilhelm Bernhard Trommsdorff* und Schülers von *W. H. S. Bucholz* in Weimar. Er wurde 1795 zum Professor der Chemie und Physik an der Universität Erfurt berufen und gab den Laboratoriumsunterricht in seinem Apothekenlabor, das dann zum *Pharmazeutischen Institut* erweitert und 33 Jahre von ihm geleitet wurde. Es hatte einen vorzüglichen Ruf. Die preußische Regierung erließ 1823 allen Apothekern, die einen vollständigen Kurs bei *Trommsdorff* mitgemacht hatten, einen Teil ihrer sogenannten Servierzeit und stellte die dort gewonnene Ausbildung der in Berlin oder an Universitäten genossenen gleich.

Als erstes deutsches Land machte Bayern 1808 das Universitätsstudium für alle Pharmazeuten zur Pflicht. Die anderen deutschen Staaten folgten nach. Eine reichseinheitliche obligatorische Hochschulausbildung wurde aber erst durch die Prüfungsordnung von 1875 eingeführt.

Das erste *pharmazeutische Hochschulinstitut* wurde in Berlin-Dahlem 1902 unter *Hermann Thoms* gegründet, der als großer Organisator und Gründer der Deutschen Pharmazeutischen Gesellschaft bekannt geworden ist.

Seit 1898 durften auch Frauen Pharmazie studieren. Das Abitur wurde erst 1921 Vorbedingung für das Pharmaziestudium. Viele der älteren Apotheker mußten daher, wenn sie promovieren wollten, zwischen Staatsexamen und Doktorprüfung erst das Abitur nachholen.

Die eine 2jährige Praktikantenzeit, ein 6semestriges Studium und eine 1jährige Kandidatenzeit vorschreibende Prüfungsordnung von 1934 wurde erst durch die am 1. Oktober 1971 in Kraft getretene neue *Approbationsordnung* ersetzt.

13.2.11 Berühmte Apotheker

An dem stürmischen Aufschwung der Chemie im 18. und 19. Jahrhundert war eine große Zahl von Apothekern, teils auf Lehrstühlen, teils in ihren Apothekenlaboratorien, beteiligt. Einige Beispiele mit ihren bekanntesten Leistungen:

A. S. Marggraf (1709-1782): Rübenzucker

F. A. C. Gren (1760-1798): Cholesterin

J. W. Döbereiner (1780-1849): Katalyse und Platinschwamm

F. W. A. Sertürner (1783-1841): Morphin, Alkaloide

W. Meißner (1792-1853): Veratrin, Sabadillsäure, Alkaloide

J. A. Buchner (1783-1852): zahlreiche Naturstoffe

Philipp L. Geiger (1785-1836): Coniin, Atropin, Colchicin, Aconitin u. a.

F. F. Runge (1794-1867): Anilin, Coffein

Carl Wilhelm Scheele (1742–1786): Barium, Mangan, Chlor, Permanganat, Sauerstoff, Knallgold, Milchsäure, Blausäure, Zitronensäure u. a.

Rudolph Brandes (1795–1842): mit Liebig und Geiger zusammen Gründer der „Annalen der Pharmazie"

Hch. Wilhelm Ferdinand Wackenroder (1798–1854): Carotin, Corydalin, Solanin

Hans Hermann Hager (1816–1897): Hagers Handbuch der pharmazeutischen Praxis; amtliche lateinische Fassung des DAB 1; Gründer der Zeitschrift „Pharmazeutische Zentralhalle für Deutschland"

Carl Friedrich Mohr (1806–1879): Maßanalyse, Quetschhahnbürette, Korkbohrer, Mohrsche Waage

Ernst Schmidt (1845–1921): Alkaloide der Papaveraceen, Solanaceen, Leguminosen; Scopolamin; DAB 3, 4, 5. Hervorragendes Lehrbuch der pharmazeutischen Chemie

Johannes Gadamer (1867–1928): zahlreiche Alkaloide und andere Naturstoffe, Lehrer von F. v. Bruchhausen, Karl Winterfeld, Hugo Dieterle u. a.

Herman Thoms (1859–1931): Gründer des Berliner pharmazeutischen Instituts und der Deutschen Pharmazeutischen Gesellschaft

Carl Mannich (1877–1947): Mannich-Kondensation (Aminomethylierung)

Kein Apotheker, aber ein hervorragender Förderer der Pharmazie war *Justus (von) Liebig* (1803–1872). Nach 10 Monaten Apothekerlehre ging er zum Studium nach Bonn und Erlangen, danach 1822 nach Paris zu *Gay-Lussac*. Hier machte er eine ausgezeichnete Experimentalarbeit über Knallsilber (AgONC) und erhielt auf Empfehlung von *Humboldt* 1824 eine Professur für Chemie in Gießen. Dort führte er den chemischen Experimentalunterricht im Universitätslaboratorium ein. Gießen wurde durch ihn zum Mekka der Chemie. 1852 folgte Liebig, inzwischen geadelt, einem Ruf nach München, wo er die letzten 21 Jahre seines Lebens wirkte. Er verbesserte wesentlich die (Liebigsche) Elementaranalyse, erfand den Liebigkühler und den nach ihm genannten Fleischextrakt, das Backpulver und vor allem die Agrikulturchemie, also im wesentlichen die künstliche Düngung. Gemeinsam mit *Wöhler* entwickelte er eine Radikaltheorie und lieferte wesentliche Beiträge zur Klärung der Phänomene der Isomerie. Der „Stammbaum" seiner Schüler umfaßt 32 Nobelpreisträger. Sein berühmtester Schüler ist *August Kekulé* (1829–1896); (Benzolformel u. v. a.).

13.2.12 Die Anfänge der pharmazeutischen Industrie

Die ersten Anfänge einer pharmazeutischen Industrie waren die groß gewordenen Klosterapotheken. Sie begannen, die Arzneimittel, die sie ursprünglich in großen Mengen für den internen Spitalbetrieb herzustellen hatten, nun auch nach außen zu verkaufen. Vor allem handelte es sich um schwierig herzustellende Präparate, besonders Destillate (wohlriechende Wässer, ätherische Öle, einige Elixiere und eine Anzahl Weindestillate und andere Spirituosen). 1508 gründeten in Florenz Dominikaner die älteste Anstalt zur Gewinnung derartiger Duftwässer und ätherischer Öle. Benediktiner stellten seit 1530 ihren Benediktiner-Likör her.

Außerhalb der Klöster begann die industrielle Arzneimittelherstellung im Thüringer Wald („Olitätenhandel"). Die Bewohner des Thüringer Walds ließen ihre gesammelten Kräuter und Wurzeln an einigen Orten (Mellenbach, Lichtenhain und Königssee) durch eigens angestellte Laboranten extrahieren und destillieren. Eine ähnliche Entwicklung erfolgte im Erzgebirge, wo man aus Prag geflüchtete Studenten als Laboranten anstellte. Einige Uralt-Spezialitäten gehen auf diese frühen Anfänge zurück, so der Lichtenhainer Balsam und der Schneeberger Schnupftabak.

Wesentlich hat das Eindringen der synthetischen Stoffe in die Medizin die Entstehung und Entwicklung einer pharmazeutischen Industrie gefördert, obwohl ihr anfänglich sogar gesetzliche Hürden im Wege standen. Das Selbstherstellen war für die Apotheker nämlich vorgeschrieben und aus gutem Grund: Mangels Analysierbarkeit waren die Qualität und die Arzneibuchkonformität nur dadurch sicherzustellen, daß der gelernte Apotheker mit seinem hohen Berufsethos die Herstellung selbst besorgte. Das Kaufen von Präparaten, Substanzen oder Galenika durch eine Apotheke war also nicht nur riskant, sondern auch gesetzwidrig.

Als aber die damals neuen organischen Arzneistoffe, das Chloroform, das Chloralhydrat, das Acetanilid usw. mehr und mehr verordnet wurden, wurde die Selbstherstellung für den einzelnen Apotheker zu kompliziert und auch zu unwirtschaftlich.

Nicht anders war es mit der schwierigen Isolierung von Naturstoffen als Einzelstoffen aus natürlichen Drogen. So gab das Chinin (entdeckt von *Pelletier* und *Caventou* 1820) den Anlaß zur Entstehung der Firma *Riedel*. Der Apotheker *J. D. Riedel* in Berlin begann nämlich in seiner „Schweizer Apotheke zum Schwarzen Adler", Chinin zu isolieren und zu verkaufen. Schon 1840 hatte er über 700 Stoffe in seinem Programm.

Auch *Merck-Darmstadt* erwuchs aus der Isolierung von Alkaloiden im Gartenhaus hinter der Engel-Apotheke (*Heinrich Emmanuel Merck* 1794–1857). Merck isolierte technische Mengen von Morphin, Narcotin, Chinin, Strychnin u. v. a. 1827 konnte er ein kleines Buch von Naturstoffen anbieten, sein „Pharmazeutisch-chemisches Novitätenkabinett". Darin schilderte er auch die Verfahren der Isolierung (!), dazu Methoden zur Prüfung.

Auch die *Schering AG* geht auf die Gründung eines Apothekers zurück, *Ernst Schering* (1834–1889). Er begann mit der Herstellung von Chemikalien für die damals neue Daguerreotypie, den Vorläufer der Fotografie, nämlich Iod und Iodide (Silber- und Gold-Iodid) sowie Pyrogallol als Entwickler. Dann kamen Pepsinessenz und Malzextrakt hinzu, und die Apothekenräume wurden zu klein, so daß Schering in der Berliner Müllerstraße eine Fabrik eröffnen mußte, die 1871 zur AG verwandelt wurde und sich dann zur Weltfirma auswuchs.

Andere nicht minder berühmte pharmazeutische Industrien sind aus Farbenfabriken hervorgegangen, so *Hoechst* (ursprünglich Meister, Lucius und Brüning, Farbenfabriken) (1863), die Farbenfabriken *Bayer* in Leverkusen (1860), die *BASF* in Ludwigshafen (1863), die Baseler Firmen *Ciba, Sandoz* und *Geigy*, die ursprünglich Farben für die Seidenweber herstellten.

1975 bestritten die Firmen *Hoffmann-La Roche* etwa 18%, Hoechst und Bayer je 13% des Welt-Arzneimittelhandels.

13.2.13 Patentschutz, Warenzeichenschutz

Vorläufer des späteren Patentrechts war der gelegentliche Kauf von Herstellungsvorschriften für Medikamente durch Fürsten im 17. und 18. Jahrhundert. So kaufte *Friedrich der Große* 1775 vom Apotheker *Mathieu* das Rezept eines Bandwurmmittels gegen eine Leibrente von 200 Talern und den Hofrattitel. Anschließend gab er das Rezept allen Apotheken seines Landes bekannt.

Die Patentgesetzgebung im heutigen Sinne stammt aus England. Das erste Deutsche Patentgesetz, dem Gesetze in den deutschen Einzelstaaten vorausgegangen waren, erging 1877. Bis 1968 war in Deutschland nach englischem Vorbild ein Arzneimittel oder Nahrungsmittel als solches nicht patentfähig, sondern nur die Herstellungsmethode, wenn sie neuartig war. Grundsätzliche Voraussetzung für die Erteilung eines Patents sind Neuheit, Erfindungshöhe, technischer Fortschritt und gewerbliche Verwertbarkeit. Der Inhaber eines Patents bekommt das Recht, für eine gewisse Zeit seine Erfindung allein zu nutzen. Als Gegenleistung muß er das Verfahren offenlegen. Ohne diese Gesetzgebung hätte sich eine pharmazeutische Industrie auf der Basis wissenschaftlicher Forschung nicht entwickeln können. Seit 1975 gibt es das Europäische Patent. Es kennt auch den sog. Stoffschutz: Auch die Verwendung eines an sich bekannten Stoffes für einen neuen therapeutischen Zweck ist schutzfähig.

Eine zweite wesentliche Voraussetzung für die Entwicklung der pharmazeutischen Industrie war der Warenzeichenschutz, der für den Arzneimittelverkehr zu weittragender Bedeutung kam. Das Warenzeichen individualisiert ein Medikament im Hinblick auf seinen Hersteller. Der Hersteller garantiert mit seinem guten Namen für Konstanz der Qualität, in erster Linie hohe Reinheit.

13.3 Warum Beschäftigung mit der Pharmaziegeschichte?

Unbestreitbar waren die Fortschritte auf medizinischem und pharmazeutischem Gebiet in den letzten 100 Jahren größer als in der gesamten Zeit zuvor; als Maßstab dafür kann der Anstieg der mittleren Lebenserwartung dienen. Ursache sind in erster Linie die Erfolge in der Bekämpfung der Infektionskrankheiten mit Chemotherapeutika und Antibiotika: 1910 wurde *Salvarsan* gegen Syphilis durch *Paul Ehrlich* (1854–1915) und *Hata* eingeführt, 1935 das erste *Sulfonamid* (Prontosil®) durch *Gerhard Domagk* (1895–1964) gemeinsam mit *Mietzsch* und *Klarer*, 1944 wurde das erste *Penicillin* durch Sir *Ernst Boris Chain* (1906–1979) mit *Howard* und *Florey* isoliert, nachdem 1928 von Sir *Alexander Fleming* (1881–1955) seine bakterienhemmende Wirkung entdeckt worden war.

Manche ziehen aus diesen epochalen Fortschritten der letzten Jahrzehnte den Schluß, die letzten 100 Jahre seien die einzigen interessanten der Pharmaziegeschichte überhaupt. Dabei wäre aber übersehen, daß einerseits Infektionskrankheiten nicht die einzigen Krankheiten sind; sie gehen nur besonders stark in die Mortalitätsstatistik ein. Anderseits gab es auch schon vor der Ära der Chemotherapeutika und Antibiotika bemerkenswerte Erfolge im Kampf gegen Infektionen. So gelang es *Ignaz Philipp Semmelweis* (1818–1865), das müttermordende Kindbettfieber einzudämmen durch die Hände- und Instrumentendesinfektion mittels Chlorkalklösung (1847). *Josef Lister* (1827–1912) nahm chirurgischen Operationen einen großen Teil ihrer Risiken, indem er Sprays und Waschungen mit Phenolwasser einführte (1867).

Edward Jenner (1749–1823) führte 1796 die im Prinzip von den Brahmanen in Indien schon seit mehr als tausend Jahren geübte Schutzimpfung gegen Pocken mit Kuhpocken (Lymphe) in England ein, und alle diese bedeutenden Ereignisse erfolgten, bevor noch nachgewiesen war, daß Mikroorganismen Krankheiten verursachen können.

Dieser Nachweis gelang erst 1876 *Robert Koch* (1843–1910) am Beispiel des Milzbrands. Bald danach fanden *Emil v. Behring* (1854–1917) und *Robert Koch* die ersten Antitoxine: 1890 führten *E. v. Behring* und *S. Kitasato* (Baron Shibasaburo, 1852–1931) das Diphtherie- und das Tetanus-Heilserum ein.

Aber wäre das Entdecken von pathogenen Mikroorganismen und das Arbeiten mit ihnen denn überhaupt möglich gewesen ohne vorausgegangene Erfindungen der genannten und anderer Forscher? Was wäre, wenn nicht *Louis Pasteur* (1822–1895) 1862 erkannt hätte, daß man Sterilität durch Autoklavieren erzeugen kann (schon 1857 hatte er die Lehre von der Urzeugung widerlegt)? Ohne die von *Paul Ehrlich* 1892 erfundene Bakterienfärbung mit Anilinfarbstoffen – andere fanden Variationen und Verfeinerungen dazu – hätte man Bakterien nicht sichtbar machen noch unterscheiden, ohne die von *Robert Koch* erfundenen verfestigten Nährböden sie nicht reinzüchten können (R. Koch hat selbst größte Erfolge erzielt: zahlreiche Krankheitserreger entdeckt und Impfstoffe sowie Sera gegen sie entwickelt, ferner das Diagnostikum Tuberculin).

Die o. g. Anilinfarbstoffe gehen auf Klassiker der Organischen Chemie zurück: *A. W. v. Hofmann* (1818–1892), *W. H. Perkin* sen. (1838–1907), *Hch. Caro* (1834–1910), *Herm. Kolbe* (1818–1884) und andere. Auch sie haben somit indirekt Anteil am Sieg über die Infektionskrankheiten. Aber auch *Anton van Leeuwenhoek* (1632–1723) als der Erfinder des Lichtmikroskops darf nicht vergessen werden.

Was hier am Beispiel der Mittel gegen Infektionskrankheiten gezeigt wurde, ließe sich auf *alle* Arzneimittelgruppen ausdehnen. Kaum eine bedeutende Entdeckung oder Erfindung ist das Werk eines Einzelnen ohne Vorgänger und Nebenleute. Immer, wenn einer weiter sieht als seine Vorgänger, dann deshalb, weil er auf deren Schultern steht.

Die Beschäftigung mit der Pharmaziegeschichte dient also nur in zweiter Linie dazu, einen gewissen Stolz auf den Apothekerberuf zu wecken. In erster Linie soll sie lehren, Zusammenhänge zu erkennen; dann aber erweckt sie auch Dankbarkeit gegenüber den Vorgängern und Bescheidenheit gegen andere.

II
Spezielle Rechtsgebiete für Apotheker

1 Rechtliche Grundbegriffe und Abgrenzung der Rechtsgebiete

Von O. Brösamle

Unter einer *Verfassung* versteht man die grundsätzliche Regelung des staatlichen Lebens. Die Verfassung der Bundesrepublik Deutschland ist das Grundgesetz von 1949.

Die Bundesrepublik Deutschland ist ein *Bundesstaat*. Sie besteht aus einzelnen Bundesländern (z. B. Baden-Württemberg, Hessen, Bayern usw.).

Neben einem einheitlichen *Bundesrecht*, das für alle Bundesländer gilt, gibt es das *Landesrecht*, das in den einzelnen Bundesländern unterschiedlich sein kann. Im Grundgesetz ist geregelt, welche Sachgebiete durch Bundesgesetze geregelt werden. Das Apotheken- und Arzneimittelrecht ist heute überwiegend Bundesrecht. Wenn der Bund trotz der ihm zukommenden Möglichkeit ein Sachgebiet nicht regelt, können die einzelnen Bundesländer tätig werden (z. B. Giftverordnung). Man nennt dies eine *konkurrierende Gesetzgebung*.

Das Apothekenrecht und das Arzneimittelrecht sind Teile der allgemeinen Rechtsordnung, die man im wesentlichen in bürgerliches und in öffentliches Recht gliedert.

Das *bürgerliche Recht* (Privat- oder Zivilrecht) betrifft vor allem Rechtsgeschäfte zwischen gleichen Partnern. Rechtsgrundlage ist das Bürgerliche Gesetzbuch (Miete, Darlehen, Kauf, Hypotheken, Ehevertrag, Handelsrecht).

Das Wesen des *öffentlichen Rechts* besteht in der Überordnung des einen und der Unterordnung des anderen Partners im Rechtsverkehr. Die Interessen der Allgemeinheit schränken die des Einzelnen ein (z. B. Steuerrecht, Baurecht, Verkehrsrecht). Das Arzneimittel- und Apothekenrecht ist öffentliches Recht.

Das öffentliche Recht kann wieder in zwei Teile unterteilt werden, nämlich in das *Verwaltungs- und Strafrecht*.

Das *Apotheken- und Arzneimittelrecht* ist überwiegend Verwaltungsrecht. Es kann innerhalb des Verwaltungsrechts zum Sicherheitsrecht gezählt werden. Es handelt sich in aller Regel um zwingende Rechtsnormen, deren Übertretung eine Gefährdung von Leben und Gesundheit zur Folge haben kann.

Fast alle apotheken- und arzneimittelrechtlichen Vorschriften sind mit der Androhung von *Strafen* versehen, um die Beachtung durchzusetzen. Strafbare Handlungen werden nach ihrer Schwere in Verbrechen und Vergehen eingeteilt. Daneben gibt es noch das sogenannte Verwaltungsunrecht. Dies wird auch als Ordnungswidrigkeit bezeichnet. Es handelt sich hier um rechtswidrige und vorwerfbare Handlungen, die mit einer Geldbuße geahndet werden.

Gesetze werden nach Bundes- und Landesrecht vom Bundestag oder den Landtagen beschlossen und verkündet.

Verordnungen werden von einem Minister kraft Ermächtigung eines Gesetzes oder eigener Zuständigkeit erlassen. Rechtsverordnungen haben die gleiche Rechtsverbindlichkeit wie Gesetze.

Verwaltungsvorschriften sind an Behörden gerichtet. Sie sollen eine einheitliche Auslegung der Gesetze und Verordnungen durch die Verwaltung gewährleisten.

2 Aufgaben und Organisation der Gesundheitsverwaltung bei Bund und Ländern

Von O. Brösamle

2.1 Gliederung der Gesundheitsverwaltung

Der Vollzug und die Durchsetzung der Gesetze und Verordnungen ist Sache der Verwaltung (*Exekutive* im Gegensatz zur *Legislative*).

Nach Artikel 30 des Grundgesetzes ist die Ausübung der staatlichen Befugnisse und die Erfüllung der staatlichen Aufgaben Sache der Länder. Die Bundesländer haben daher die Exekutive auch für Bundesgesetze.

Die Gesundheitsverwaltung gliedert sich daher, wie in Abb. 2–1 wiedergegeben.

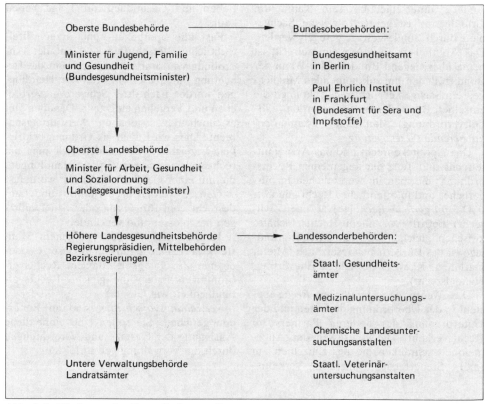

Abb. 2–1: Gliederung der Gesundheitsverwaltung

Die Bundesländer Schleswig-Holstein, das Saarland und die Stadtstaaten Berlin, Hamburg und Bremen haben keine Mittelinstanzen. Dort werden die Aufgaben der Gesundheitsverwaltung von den Ministerien oder Senatoren erledigt.

2.2 Gesundheitsverwaltung auf Bundesebene

Das Bundesministerium für Jugend, Familie und Gesundheit

Aufgaben des Bundesgesundheitsministeriums sind in erster Linie, Gesetze und Verordnungen vorzubereiten, mit den Interessenverbänden zu besprechen und als Entwurf dem Parlament bzw. dem Minister vorzulegen.

Für den Apotheker ist vor allem die Abteilung „Humanmedizin, Arzneimittel und Apothekenwesen" wichtig.

Das Bundesgesundheitsamt (BGA)

Das BGA in Berlin hat als Bundesoberbehörde u. a. folgende Aufgaben:
- Führung des bisherigen Arzneispezialitätenregisters,
- Entscheidung über die Zulassung von Arzneimitteln nach dem AMG,
- Vollzug des Betäubungsmittelgesetzes durch die Abteilung *Bundesopiumstelle*,
- Registrierung von homöopathischen Arzneimitteln und
- Erfassung und Auswertung von Nebenwirkungen von Arzneimitteln.

Der Bundesgesundheitsrat

Seit 1963 gibt es den Bundesgesundheitsrat. Dies ist ein Gremium von Experten, das die Aufgabe hat, die Bundesregierung in den Fragen des öffentlichen Gesundheitswesens zu beraten. Die Mitglieder werden auf Vorschlag des Bundesgesundheitsministers von der Bundesregierung auf 4 Jahre ernannt.

Paul Ehrlich Institut

Das Bundesamt für Sera und Impfstoffe führt die Bezeichnung „Paul Ehrlich Institut". Es hat seinen Sitz in Frankfurt/M. und hat folgende Zuständigkeiten:
- Überwachung der Herstellung und des Verkehrs mit Seren und Impfstoffen,
- Chargenprüfung,
- Zulassung von Seren, Impfstoffen und Testallergenen und
- Forschung und Entwicklung auf diesen Gebieten.

2.3 Gesundheitsverwaltung auf Landesebene

Der Gesundheitsminister des Landes führt z. B. in Baden-Württemberg die Bezeichnung „Minister für Arbeit, Gesundheit, Familie und Sozialordnung". In anderen Bundesländern kann dieses Ressort auch beim Innenminister angesiedelt sein. Hier werden Landesgesetze und Verordnungen vorbereitet. Außerdem wird im Rahmen der Dienstaufsicht dafür gesorgt, daß die nachgeordneten Behörden bei der Auslegung der Gesetze einheitlich verfahren.

Die eigentliche Exekutive liegt bei den *Bezirksregierungen* bzw. bei den *Regierungspräsidien*. Bei diesen sogenannten Mittelinstanzen sind die Aufgaben der direkten Überwachung angesiedelt. In Baden-Württemberg sind die Regierungspräsidien neben anderem z. B. für folgende Aufgaben zuständig: Überwachung nach dem Arzneimittelgesetz, dem Apothekengesetz, dem Heilmittelwerbegesetz, dem Betäubungsmittelgesetz und der Giftverordnung sowie Ausbildung und Prüfung von pharmazeutisch-technischen Assistenten. Auch das Landesprüfungsamt für Medizin und Pharmazie ist einem Regierungspräsidium angegliedert.

In Hessen ist das Landesprüfungsamt eine Landesoberbehörde, die dem Sozialministerium unterstellt ist.

Den Regierungspräsidien sind folgende *Landessonderbehörden* nachgeordnet:
- Staatliche Gesundheitsämter,
- Medizinaluntersuchungsämter,
- Chemische Landesuntersuchungsanstalten und
- Veterinäruntersuchungsämter.

Die *Staatlichen Gesundheitsämter* erledigen alle Aufgaben auf dem Gebiet des Gesundheitswesens der unteren Verwaltungsstufe.

Die *Medizinaluntersuchungsämter* sind vor allem mit Untersuchungen auf dem Gebiet der allgemeinen Hygiene befaßt (Trinkwasser, Lebensmittel auf pathologische Erreger, Seuchenhygiene).

Die *Chemischen Landesuntersuchungsanstalten* sind zuständig für die Untersuchung und Beurteilung von nichttierischen Lebensmitteln. In Baden-Württemberg ist beispielsweise für die Untersuchung von Arzneimittelproben bei der Chemischen Landesuntersuchungsanstalt Karlsruhe eine zentrale Untersuchungsstelle für das ganze Land eingerichtet worden.

Andere Arzneimittelprüfstellen sind bei den großen Untersuchungsanstalten und Landesuntersuchungsämtern in München, Berlin, Hamburg, Wiesbaden, Oldenburg, Münster und in Mainz oder beim zuständigen Ministerium in Saarbrücken bzw. bei der Arzneiüberwachungsstelle in Kiel angesiedelt.

Die *staatlichen tierärztlichen Untersuchungsämter* sind sowohl für die Untersuchung von Lebensmitteln tierischer Herkunft als auch für Tierseuchenbekämpfung, Tiergesundheit, Schlachttierbeschau und Tollwutbekämpfung zuständig.

# 3 Pharmazeutische Organisationen und Einrichtungen auf Landes-, Bundes- und internationaler Ebene

3.1 Auf Landesebene am Beispiel von Baden-Württemberg

Von B. Kohm

3.1.1 Landesapothekerkammer (LAK)

Aufgrund des Gesetzes über die öffentliche Berufsvertretung, die Berufspflichten, die Weiterbildung und die Berufsgerichtsbarkeit der Ärzte, Zahnärzte, Tierärzte, Apotheker und Dentisten (Kammergesetz in der Fassung vom 31. 5. 1976) ist als öffentliche Berufsvertretung neben der Landesärztekammer, der Landeszahnärztekammer und der Landestierärztekammer die Landesapothekerkammer Baden-Württemberg errichtet worden. Die LAK ist eine *Körperschaft des öffentlichen Rechts*. Diese rechtliche Stellung der Apothekerkammer bedingt Pflichtmitgliedschaft und Meldepflicht für alle approbierten Apotheker und für alle Ausländer, die die Erlaubnis zur Ausübung des Apothekerberufs besitzen und die im Lande Baden-Württemberg ihren Beruf ausüben oder, falls sie ihren Beruf nicht ausüben, im Land ihren Wohnsitz haben.

Die Kammern unterstehen der staatlichen Aufsicht. Die Aufsicht über die LAK Baden-Württemberg wird vom Ministerium für Arbeit, Gesundheit, Familie und Sozialordnung geführt.

Aufgaben der Landesapothekerkammer

- Vertretung und Förderung der Berufsinteressen aller Mitglieder.
- Unterstützung des öffentlichen Gesundheitsdienstes durch Fachgutachten und Stellungnahmen.
- Fortbildung für das gesamte Apothekenpersonal; die LAK hat hierzu einen besonderen Ausschuß für Ausbildung und Fortbildung eingesetzt, der über einen eigenen Etat verfügt.
- Beratung der Mitglieder in sämtlichen Fragen, die die Ausübung des Apothekerberufs bzw. die Führung einer Apotheke betreffen. Daneben kann sich auch das übrige pharmazeutische sowie das nichtpharmazeutische Personal mit allen beruflichen Problemen an die Geschäftsstelle der Kammer wenden.
- Überwachung der Ausbildung der Apothekenhelfer.

Die LAK Baden-Württemberg ist zuständige Behörde für die Erteilung der Erlaubnis zur Führung einer Rezeptsammelstelle und für die Dienstbereitschaftsregelung der Apotheken. Überdies führt sie im Auftrag des Ministeriums für Arbeit, Gesundheit, Familie und Sozialordnung die *begleitenden Unterrichtsveranstaltungen* nach der Approbationsordnung für Apotheker durch.

3.1.2 Die Vertreterversammlung

Die Vertreterversammlung („Standesparlament") kann Entscheidungen über sämtliche Angelegenheiten der LAK an sich ziehen, soweit nicht gesetzliche Bestimmungen dem entgegenstehen. Eine ihrer Hauptaufgaben ist die Kontrolle und Genehmigung des jährlichen Kammeretats. Die Vertreterversammlung beschließt Satzungen, sie wählt den Vorstand, den Präsidenten, dessen Stellvertreter sowie sämtliche Ausschüsse.

Sie selbst wird alle vier Jahre durch die wahlberechtigten Kammermitglieder neu gewählt.

3.1.3 Wohlfahrtseinrichtungen

Unterstützungskasse – Fürsorgeeinrichtung

Die Unterstützungskasse gewährt Apothekern, ihren Ehegatten und unmündigen Kindern Unterstützungen oder Beihilfen, wenn dieser Personenkreis in wirtschaftliche Not geraten ist.

Familien- und Gehaltsausgleichskasse (FAGAK)

Die FAGAK hat die Aufgabe, einen sozialen Ausgleich zwischen älteren und jüngeren in öffentlichen Apotheken tätigen pharmazeutischen Mitarbeitern und solchen mit und ohne Familie herbeizuführen. In diese Kasse zahlen Apothekenleiter pro approbiertem Mitarbeiter, Apothekerassistenten oder pharmazeutisch-technischem Assistenten einen bestimmten Betrag ein. Anspruchsberechtigt sind jedoch nur die Mitarbeiter. Als Leistungen werden gezahlt:
- Kinderzulagen und
- Dienstalterszulage ab dem 10. Berufsjahr.

3.1.4 Berufsgerichtsbarkeit

Die LAK hat zur Ahndung von Verstößen gegen die Berufsordnung als 1. Instanz Bezirksberufsgerichte eingerichtet. Jedes Bezirksberufsgericht ist mit einem Berufsrichter und zwei Apothekern als Beisitzer besetzt. Als Berufungsinstanz ist das Landesberufsgericht mit zwei Berufsrichtern und drei Apothekern besetzt.

3.1.5 Landesapothekerverein (LAV)

Im Gegensatz zur Pflichtmitgliedschaft in der LAK ist die Mitgliedschaft beim LAV freiwillig. Die Rechtsform richtet sich nach dem allgemeinen Vereinsrecht. Die wichtigsten Aufgaben des LAV sind:
- die wirtschaftliche Förderung seiner Mitglieder,
- der Abschluß von Arzneilieferungsverträgen mit den Krankenkassen und
- Öffentlichkeitsarbeit.

Der Landesapothekerverein führt regelmäßig Fortbildungsveranstaltungen durch, in denen alle Fragen behandelt werden, die sich aus der betriebswirtschaftlichen Führung einer Apotheke ergeben.

3.2 Auf Bundesebene

Von B. Kohm

3.2.1 Bundesapothekerkammer (BAK)

Die Apothekerkammern der Länder haben für Angelegenheiten, die über die Kompetenz eines einzelnen Landes hinausgehen, die Arbeitsgemeinschaft deutscher Apothekerkammern gebildet. Die BAK stellt einen freiwilligen Zusammenschluß der einzelnen Landesberufsvertretungen dar.
Ihre beiden Hauptaufgaben sind:
- gemeinsame Interessenvertretung der Apothekerschaft auf Bundesebene und
- überregionale Fortbildung durch den wissenschaftlichen Beirat der Bundesapothekerkammer.

3.2.2 Deutscher Apothekerverein (DAV)

Die Landesapothekervereine der Länder haben sich zum Deutschen Apothekerverein zusammengeschlossen. Der DAV vertritt die wirtschaftlichen Interessen seiner Mitglieder auf Bundesebene. Er ist Inhaber des

Pharmazeutische Organisationen und Einrichtungen 355

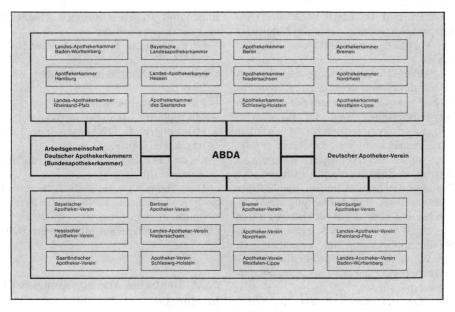

Abb. 3–1: Schema zum Aufbau der Standesvertretung deutscher Apotheker (ABDA-Jahresbericht)

„Apotheken-A", welches beim Deutschen Patentamt als Verbandszeichen eingetragen ist. Der DAV führt jährlich in Baden-Baden eine große Wirtschaftstagung durch, auf der namhafte Referenten z. B. über betriebliche Organisations- und Rationalisierungsmaßnahmen mit und ohne Berücksichtigung der elektronischen Datenverarbeitung, über arbeitsrechtliche Probleme und über psychologische Aspekte der Personalführung referieren.

3.2.3 Bundesvereinigung Deutscher Apothekerverbände – ABDA

Bundesapothekerkammer und Deutscher Apothekerverein bilden gemeinsam die ABDA mit Sitz im Deutschen Apothekerhaus in Frankfurt/M. Die ABDA vertritt die Interessen des gesamten Apothekerstandes auf Bundesebene. Sie führt die Deutschen Apothekertage durch. Hier werden die Richtlinien der Berufspolitik sowie große wirtschaftliche Themen behandelt. Die ABDA vertritt auch die deutschen Apotheker bei internationalen Tagungen im Ausland.

Organe der Bundesvereinigung Deutscher Apothekerverbände – ABDA

Die neue Satzung der Bundesvereinigung Deutscher Apothekerverbände – ABDA – sieht eine veränderte Aufgliederung und Gewichtung vor. Organe der Bundesvereinigung sind:
- Der *Vorstand*; ihm gehören an der Präsident, der Vizepräsident und ein weiteres Mitglied der ABDA, das den Apothekerberuf in nichtselbständiger Stellung ausübt, der Präsident, der Vizepräsident und ein weiteres, nichtselbständig arbeitendes Vorstandsmitglied der Bundesapothekerkammer, der Vorsitzende und der erste Stellvertreter sowie ein weiteres Vorstandsmitglied des Deutschen Apotheker-Vereins; insgesamt also neun Personen.
- Der *erweiterte Vorstand*; ihm gehören an die Präsidenten der Landesapotheker-

kammern und die Vorsitzenden der Landesapothekervereine sowie die Mitglieder der Vorstände von ABDA, BAK und DAV.
- Die *Mitgliederversammlung* als oberstes Organ der Bundesvereinigung, die aus höchstens je vier Vertretern der einzelnen Mitgliedsorganisationen der Bundesvereinigung besteht. Sie beschließt u. a. über den Haushaltsplan und die Rechnungslegung sowie über rechtsgeschäftliche und sonstige rechtliche Verpflichtungen der Bundesvereinigung. Ebenso beschließt sie über die Wahl und Entlastung des Vorstandes und über die Aufnahme und den Ausschluß von Mitgliedsorganisationen. Bei diesem Gremium also verbleiben nach dem Willen der gewählten Berufsvertreter dem Apotheker die entscheidenden Kompetenzen.
- Die *Hauptversammlung der Deutschen Apotheker*, die einmal jährlich einberufen wird, dient der politischen Willensbildung. Beschlüsse der Hauptversammlung, so heißt es in der neuen Satzung, sind für das Handeln der Bundesvereinigung und ihre Organe verpflichtend, soweit sie nicht in die ausschließliche Zuständigkeit der Mitgliederversammlung fallen.

Die Delegierten zur Hauptversammlung der Deutschen Apotheker werden von den Mitgliedsorganisationen in deren eigener Zuständigkeit und in eigener politischer und rechtlicher Verantwortung bestellt. Die Hälfte der Delegierten sollen nichtselbständige Apotheker sein.

Zu den einzelnen Tagesordnungspunkten der Hauptversammlung sollen mit Ausnahme des Geschäftsberichtes *Arbeitskreise* stattfinden, in denen jeder Apotheker das Wort ergreifen kann.

3.2.4 Arzneibüro der ABDA

Das Arzneibüro der ABDA sammelt sämtliche wirtschaftlichen und wissenschaftlichen Daten um das Arzneimittel, prüft diese auf ihre Relevanz für den Apothekerstand und veröffentlicht sie in der Pharmazeutischen Zeitung, in Druckwerken, Karteien, Mikrofilmen und Btx. Hier werden u. a. bearbeitet und herausgegeben die
- Große deutsche Spezialitätentaxe (Lauertaxe),
- Kleine Spezialitätentaxe (früher Woelm-Liste),
- Pharmazeutische Stoffliste,
- Mikropharm I (Interaktionskartei),
- Mikropharm II (Novitäten- und Indikationskartei) sowie
- Gelbe Liste der verschreibungspflichtigen Arzneistoffe.

Das Arzneibüro der ABDA beantwortet auch Anfragen, die ausländische Fertigarzneimittel oder Literaturzitate zu in- und ausländischen Fertigarzneimitteln betreffen.

3.2.5 Deutsches Arzneiprüfungsinstitut in München (DAPI)

Das Arzneiprüfungsinstitut in München wird von der Apothekerschaft (ABDA), der Ärzteschaft und der pharmazeutischen Industrie gemeinsam getragen. Dieses Prüfinstitut führt hauptsächlich Reihenuntersuchungen und Arbeiten zur Identifizierung unbekannter Fertigarzneimittel sowie suchtverdächtiger Stoffe durch. Weiterhin ist es mit der Erstellung von Gutachten beauftragt.

3.2.6 Zentrallaboratorium Deutscher Apotheker (ZL)

Das ZL mit Sitz in Eschborn führt die Prüfung von Arzneimitteln gem. § 7 Apothekenbetriebsordnung durch und vergibt für die geprüften Substanzen ein Prüfzeichen. Nach den Bestimmungen der Apothekenbetriebsordnung müssen Arzneimittel, bevor sie in der Apotheke vorrätig gehalten oder abgegeben werden, geprüft sein. Diese Prüfungen sind in der Apotheke vorzunehmen. Für Prüfungen, die nicht mit den in der Apotheke vorhandenen Prüfgeräten und Prüfmitteln durchgeführt werden können, hat die Gesamtheit der Apotheker das ZL gegründet, um so Inhalt, Art und Umfang der Prüfungen überwachen und beeinflussen zu können. Hieraus ergibt sich, daß das ZL die zentrale Ergänzung des Apothekenlaboratoriums, nicht aber dessen Ersatz darstellt (Abb. 3–2). Mit dem ZL-Prüfsiegel versehene Arzneistoffe müssen in jedem Fall auf Identität, Reinheit und Gehalt geprüft werden, da viele Substanzen auch bei optimaler Lagerung nur beschränkt haltbar sind. Neben der Untersuchung der Beschaffenheit von Chemikalien, Drogen und galenischen Zubereitungen, mit dem Ziel einer Freigabe für das ZL-Prüfzeichen, erfüllt das ZL folgende Aufgaben:

- Untersuchungen von selbsthergestellten Arzneimitteln für die einsendende Apotheke, worunter insbesondere auch mikrobiologische Prüfungen von Rezepturarzneimitteln fallen,
- Untersuchungen von Fertigarzneimitteln, die von Apotheken gegenüber der Arzneimittelkommission deutscher Apotheker bzw. dem ZL beanstandet worden sind,
- Erarbeitung von Monographien für den Deutschen Arzneimittelcodex (DAC) und Mitarbeit an den Arzneibüchern,
- Entwicklung, Prüfung und Beurteilung von Vorratsgefäßen und Packmaterialien für die Rezeptur und Defektur in der Apotheke,
- Ausbau der ZL-Identkartei und
- Ausarbeitung von Vorschriften zum „Neuen Rezeptur-Formularium" (NRF).

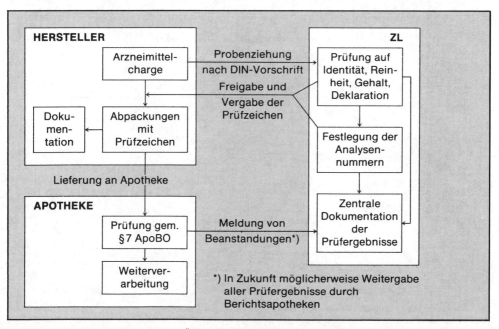

Abb. 3–2: Schema der Vergabe und Überprüfung des ZL-Prüfsiegels

3.2.7 Arzneimittelkommission der Deutschen Apotheker

Das Bundesgesundheitsministerium bzw. das Bundesgesundheitsamt haben durch das 2. Arzneimittelgesetz den Auftrag erhalten, die bei der Anwendung von Arzneimitteln auftretenden Risiken, Nebenwirkungen, Interaktionen und Kontraindikationen zentral mit Hilfe der Arzneimittelkommissionen der Kammern der Heilberufe zu erfassen. Beanstandungen, die in der Apotheke festgestellt werden, müssen daher – neben dem Regierungspräsidium als der zuständigen Behörde – mit dem speziell entwickelten Berichtsbogen (Abb. 3–3) der Arzneimittelkommission der Deutschen Apotheker ge-

Berichtsbogen an die Arzneimittelkommission der Deutschen Apotheker

Eingegangen am: ....
Einsendung: ☐
Weitergeleitet an: ....
....
am: ....

Nicht ausfüllen; nur für interne Zwecke

Angaben zum Arzneimittel

1. **Bezeichnung des Arzneimittels** ....

2. **Hersteller** .... 3. **Chargennummer** ....

4. **Bezogen von** .... 5. **Bezugsdatum** ....

6. **Verfalldatum** .... 7. **Lagerungshinweis** ....

Beobachtungen zur pharmazeutischen Qualität

8. **Grund der Beanstandung**
(Abweichungen von der Deklaration, Verpackungsfehler, Beschädigung der Oberfläche, Verdunstungen, Zersetzungen, Verfärbungen, Ausfällungen, Trübungen, Entmischungen, Verwechslungen, andere Mängel) ....

9. **Sind in der Apotheke weitergehende Untersuchungen angestellt worden?**
Wenn ja, mit welchem Ergebnis ....

Es wird gebeten, bei Beanstandungen zum Punkt 8 das Präparat mit einzusenden.
(§ 7 Abs. 5 ApoBO bleibt unberührt)

Andere Beobachtungen

10. **Andere Beobachtungen**
A) Unerwünschte Arzneimittelwirkungen
a) Beschwerden des Patienten ....
b) Äußerlich erkennbare Veränderungen ....
c) Welche anderen Arzneimittel werden (wurden) eingenommen? ....
Einnahme von .... bis .... Dosierung (tgl.) ....
Erfolgte die Einnahme auf ärztliche Verordnung? ....
Wurde das Präparat nach Auftreten der Nebenwirkungen weiter eingenommen?
Ja ☐ Nein ☐
Bestehen Nebenwirkungen nach Absetzen des Präparates weiter? Ja ☐ Nein ☐
B) Sonstige Beobachtungen (z.B. Mißbrauch) Wenn ja, welche: ....

Angaben zur Person des Patienten:
Alter: .... Jahre männlich: ☐ weiblich: ☐

Der Patient ist aufzufordern, die gemachten Beobachtungen auch dem behandelnden Arzt mitzuteilen.

Apothekenstempel

Arzneimittelkommission der Deutschen Apotheker · 6 Frankfurt am Main 97 · Postfach 970108 · Beethovenplatz 1–3

Abb. 3–3: Berichtsbogen an die Arzneimittelkommission der Deutschen Apotheker

meldet werden. Dieser Berichtsbogen kann direkt vom Govi-Verlag oder über die Geschäftsstellen der Landesapothekerkammern bezogen werden. Nach Möglichkeit sollte das betreffende Medikament mitgesandt werden, damit das Zentrallabor die analytische Überprüfung der vermuteten Mängel vornehmen kann.

Eine weitere wichtige Aufgabe der Arzneimittelkommission ist die zentrale Erfassung des Arzneimittelmißbrauchs im Auftrage der Apothekerschaft.

3.2.8 Weitere Einrichtungen auf Bundesebene

Deutsche Pharmazeutische Gesellschaft (DPhG)

Zweck und Ziel der Deutschen Pharmazeutischen Gesellschaft ist die Förderung ihrer Mitglieder u. a. durch wissenschaftliche Vorträge auf dem Gesamtgebiet der Pharmazie.

Deutsche Gesellschaft für Geschichte der Pharmazie

Die Deutsche Gesellschaft für Geschichte der Pharmazie ist die Landesgruppe Deutschland der *Internationalen Gesellschaft für Geschichte der Pharmazie*, die sich die Förderung der pharmazeutischen Geschichtsschreibung zum Ziel gesetzt hat.

Deutsche Pharmazeutische Zentralbibliothek

Die Bibliothek mit etwa 15 000 Bänden (Bücher und Zeitschriften), die sich aus den 4 Teilbibliotheken der ABDA, der Deutschen Pharmazeutischen Gesellschaft, der Internationalen Gesellschaft für Geschichte der Pharmazie und des Deutschen Apothekenmuseums zusammensetzt, hat ihren Sitz in Stuttgart.

Arbeitsgemeinschaft für Pharmazeutische Verfahrenstechnik (APV)

Zweck dieser Arbeitsgemeinschaft (mit Sitz in Mainz) ist es, die pharmazeutische Verfahrenstechnik, die Qualitätskontrolle in der Arzneimittelherstellung und deren Randgebiete zu fördern, um zur Optimierung der Arzneiformen und zur Erhöhung der Arzneimittelsicherheit beizutragen.

Gesellschaft für Arzneipflanzenforschung

Diese Gesellschaft dient der Förderung der Arzneipflanzenforschung und Arzneipflanzenanwendung. Sie ist international tätig.

Deutsches Apothekenmuseum

Das 1937 gegründete Deutsche Apothekenmuseum hatte zunächst in München seinen Sitz, seit 1957 ist es im Heidelberger Schloß untergebracht. Das Museum erfreut sich außerordentlich großer Beliebtheit; es wird jährlich von etwa 100 000 Personen besucht.

Apotheken-Rechenzentren

Bei den Apotheken-Verrechnungsstellen laufen die von den Mitgliedsapotheken angenommenen Krankenkassenrezepte zusammen und werden auf maschinellem Wege mit den Krankenkassen abgerechnet.

Tarifgemeinschaft der Apothekenleiter (TGL) und Bundesverband der Angestellten in Apotheken (BVA)

Apothekenleiter und Mitarbeiter haben sich in den o. g. Gemeinschaften zusammengeschlossen, um Bundesrahmentarifverträge und Gehaltstabellen auszuhandeln.

Weitere Organisationen:
- die **Arbeitsgemeinschaft Deutscher Krankenhausapotheker (ADKA)**,
- in **Wissenschaft, Industrie und Verwaltung tätige Apotheker (WIV-Apotheker)**,
- **Bundesverband der Apotheker im öffentlichen Dienst** e. V. **(BApÖD)** mit Sitz in Darmstadt,
- **Einkaufsgenossenschaften der Apotheker**, welche als Großhandlungen fungieren,
- die **Deutsche Apotheker- und Ärztebank**,
- **Versicherungsstelle für Apotheker**, Stuttgart,
- **berufsständische Versorgungswerke für Apotheker**.

3.3 Auf internationaler Ebene

Von E.-D. Ahlgrimm

3.3.1 Überblick

Durch den Europarat, besonders durch die Europäische Wirtschaftsgemeinschaft, rücken die Völker Europas näher zusammen. Es werden wirtschaftliche Politiken geplant und durchgeführt. Auch die Gesundheitspolitik gehört dazu.

Sichtbarer Ausdruck dieser Zusammenarbeit auf dem pharmazeutischen Sektor ist das *Europäische Arzneibuch*, das aufgrund von Initiativen des Europarates und der Europäischen Gemeinschaft erarbeitet wurde.

Die Ausbildungen von Ärzten, Apothekern, Zahnärzten, Tierärzten, Krankenpflegern und -schwestern und Hebammen z. B. werden in den Mitgliedsstaaten der Europäischen Gemeinschaft gegenseitig anerkannt.

Eine Reihe von Richtlinien der EG soll sicherstellen, daß der freie Warenverkehr für Arzneimittel innerhalb der Gemeinschaft möglichst reibungslos ablaufen kann.

Die UNO und die Weltgesundheitsorganisation – WHO – sind ebenfalls – global – im Gesundheitswesen tätig.

3.3.2 Die Europäische Wirtschaftsgemeinschaft – EWG

Allgemeines

Die EWG wurde durch den Vertrag von Rom, der am 1.1.1958 in Kraft trat, begründet. Mitgliedsstaaten waren seinerzeit Belgien, die Bundesrepublik Deutschland, Frankreich, Italien, Luxemburg und die Niederlande. Am 1.1.1973 wuchs die wirtschaftliche und politische Bedeutung der Gemeinschaft durch den Beitritt Dänemarks, Großbritanniens und Irlands. 1981 wurde Griechenland als 10. Mitglied aufgenommen. 1986 sind Portugal und Spanien der Gemeinschaft beigetreten.

Die *Ziele* der Gemeinschaft sind:
- ein gemeinsamer Markt,
- Freizügigkeit der Arbeitnehmer,
- Niederlassungsfreiheit der Selbständigen und freier Dienstleistungsverkehr,
- Assoziierung überseeischer Gebiete,
- Beziehungen zu Drittländern.

Organe der Gemeinschaft sind:
- die Kommission,
- der Rat,
- das Europäische Parlament,
- der Wirtschafts- und Sozialausschuß,
- der Europäische Gerichtshof.

Die Mitglieder der *Kommission* werden im gegenseitigen Einvernehmen bestellt. Diese Exekutive sorgt völlig unabhängig für die Anwendung des Gemeinschaftsrechts und fördert durch Empfehlungen oder Vorschläge die Integration der Gemeinschaft.

Der *Rat* (auch Ministerrat) besteht aus je einem Vertreter der Regierungen der Mitgliedsstaaten. Er beschließt endgültig über die Vorschläge der Kommission, bevor sie als Richtlinien in nationales Recht transponiert werden.

Nach den im Vertrag gegebenen Bestimmungen muß er auf einigen Gebieten mehrheitlich, auf anderen wesentlicheren (z. B. Gesundheitswesen), einstimmig beschließen.

Die Vorschläge der Kommission werden vom *Europäischen Parlament*, das durch freie Wahlen bestimmt wird, und durch den Wirtschafts- und Sozialausschuß, in dem Vertreter der Arbeitnehmer, der Landwirte und Selbständigen delegiert sind, diskutiert und durch entsprechende Stellungnahmen beurteilt.

Der Zusammenschluß der Apotheker in der Europäischen Gemeinschaft

Um ihren berufspolitischen Vorstellungen Geltung zu verschaffen, haben sich auf EG-Ebene zahlreiche Interessenvertretungen gebildet. Die Apotheker sind neben einem Verband der Krankenhaus-Apotheker und einem Verband der Industrieapotheker in erster Linie durch den „Zusammenschluß der Apotheker in der Europäischen Gemeinschaft" – Groupement Pharmaceutique de la Communauté Européenne – vertreten. Der Sitz des Zusammenschlusses ist in Brüssel (Sekretariat). Im Exekutiv-Ausschuß, der mehrmals im Jahr tagt, sitzen Delegierte der offiziellen Apothekerverbände der Mitgliedsstaaten. Das Präsidium geht im zweijährigen Wechsel reihum. Einmal jährlich findet die Generalversammlung statt, an der auch die sogenannten assoziierten Länder (Finnland, Norwegen, Österreich, Schweden und die Schweiz) mit Delegationen teilnehmen.

Ziel des Zusammenschlusses ist die Schaffung einer gemeinschaftlichen, europäischen Pharmazie. Die Vorstellungen dazu sind in der Charta der Europäischen Pharmazie (1958) und im Weißbuch des Zusammenschlusses (1969) festgehalten. Schwerpunkte sind:
- Vereinheitlichung der Berufsausübungsbedingungen (z. B. sinnvolle geographische Verteilung der Apotheken, Abgabe-Monopol für Arzneimittel, Verfügbarkeit über die Apotheken für Apotheker),
- Angleichung der Bestimmungen über den Betrieb der Apotheken und über die Aktivitäten des Apothekers in seinem Beruf.

Die pharmazeutischen Richtlinien der EG (vgl. auch 5.4)

Gegenseitige Anerkennung der Diplome:
- Richtlinie 85/432/EWG vom 16. 9. 1985 – zur Koordinierung der Rechts- und Verwaltungsvorschriften über bestimmte pharmazeutische Tätigkeiten.
- Richtlinie 85/433/EWG vom 16. 9. 1985 – über die gegenseitige Anerkennung der Diplome, Prüfungszeugnisse und sonstigen Befähigungsnachweise des Apothekers und über Maßnahmen zur Erleichterung der tatsächlichen Ausübung des Niederlassungsrechts für bestimmte pharmazeutische Tätigkeiten.

Die Richtlinien müssen bis Ende 1987 in nationales Recht eingearbeitet sein. Durch die Richtlinien wird es nicht gestattet, eine Apotheke neu zu eröffnen. Grund sind die unterschiedlichen Niederlassungsbestimmungen in den Mitgliedsstaaten.

Erlaubt wird lediglich der Kauf einer Apotheke, die bereits seit mindestens 3 Jahren besteht. Die Richtlinien gelten im Augenblick noch nicht für Griechenland (10-jährige Übergangsfrist).

5 Jahre nach Inkrafttreten der Richtlinien soll die EG-Kommission dem Rat einen Erfahrungsbericht vorlegen. Ziel einer europäischen Apothekengesetzgebung ist die Niederlassungsfreiheit ohne Bedürfnisprüfung.

Arzneimittelrichtlinien

- Richtlinie 65/65/EWG vom 26. 1. 1965 – zur Angleichung der Rechts- und Verwaltungsvorschriften über Arzneispezialitäten
- Richtlinie 75/319/EWG vom 20. 5. 1975 – zur Angleichung der Rechts- und Verwaltungsvorschriften über Arzneispezialitäten mit einer Änderung vom Mai 1978.
- Richtlinie 75/318/EWG vom 20. 5. 1975 – zur Angleichung der Rechts- und Verwaltungsvorschriften über die analytischen, toxikologisch-pharmakologischen und ärztlichen oder klinischen Vorschriften und Nachweise über Versuche mit Arzneispezialitäten.
- Richtlinie 83/570/EWG vom 26. 10. 1983 – zur Änderung der Richtlinien 65/65/EWG, 75/318/EWG und 75/319/EWG zur Angleichung der Rechts- und Verwaltungsvorschriften über Arzneispezialitäten.

Dazu erließ man zwei Richtlinien über Stoffe, die dem Arzneimittel zur Färbung zugesetzt werden dürfen.

Die Richtlinien haben den Sinn, den freien Warenverkehr für Arzneimittel innerhalb der Wirtschaftsgemeinschaft zu realisieren. Ziel ist eine gegenseitige Anerkennung der Zulassungsgenehmigungen für das Inverkehrbringen eines Arzneimittels.

Unter anderem sind durch die Richtlinien die Qualifikationen fixiert, die eine sachkundige Person in einem Herstellungsbetrieb besitzen muß. Auch ein allgemeines Verfalldatum für Arzneimittel wird über die Richtlinien festgelegt. Die Bestimmungen der Richtlinien haben im deutschen AMG ihren Niederschlag gefunden.

Weitere Arzneimittelrichtlinien sind in Bearbeitung.

3.3.3 Europarat

Auch die größte und schon seit 1949 bestehende Vereinigung europäischer Staaten, der Europarat, befaßt sich u. a. mit dem Problem der Gesundheitspolitik.

Im Europarat sind z. Zt. 19 Staaten zusammengeschlossen. Es ist ein Forum für Debatten über allgemein europäische Fragen und hat häufig die Bildung einer europäischen, öffentlichen Meinung gefördert.

Die *Beratende Versammlung* – nicht frei gewählt, sondern aus den nationalen Parlamenten der Mitgliedsstaaten beschickt – kann Empfehlungen und Stellungnahmen aussprechen, die von der Versammlung der Minister beschlossen werden können.

Schwerpunkte der Arbeit des Europarates sind u. a.:
- Menschenrechte (z. B. Europäische Menschenrechtskonvention 1959),
- Recht (Internationales Recht, öffentliches und Verwaltungsrecht),
- Soziales und Wirtschaftliches,
- Erziehung, Kultur und Sport,
- Jugend (z. B. europäische Jugendstiftung),
- Öffentliche Gesundheit,
- Natur, Regionalplanung, Erhaltung von Baudenkmälern.

In besonderen Kommissionen, an denen sich jeweils nur einige Länder beteiligen, werden spezielle Themen bearbeitet. So entstanden im Gesundheitswesen Studien zur pharmazeutischen Ausbildung, zum Mißbrauch von Arzneimitteln, zur Frage der Selbstmedikation oder zur Frage der aktiven Mitarbeit des Patienten an seiner Behandlung. Auf diese Weise wurde auch das Europäische Arzneibuch geschaffen und eine Liste der Stoffe erarbeitet, die mindestens der Verschreibungspflicht unterliegen müssen.

Es bestehen ständige Kontakte zur WHO, zur EG und zum Internationalen Roten Kreuz.

3.3.4 Die Vereinten Nationen

Anstelle des Völkerbundes entstand 1945 die Organisation der Vereinten Nationen (United Nations Organizations – UNO).

Ziel der UNO sind die Erhaltung des Friedens, die internationale Zusammenarbeit auf wirtschaftlichem, sozialem, kulturellem und humanitärem Gebiet sowie der Schutz der Menschenrechte und der Grundfreiheiten.

Hauptorgane sind:
- das Sekretariat;
- die Vollversammlung, die Empfehlungen aussprechen kann;
- der Sicherheitsrat, in dem die 5 ständigen Mitglieder ein Vetorecht besitzen;
- der Wirtschafts- und Sozialrat, der für wirtschaftliche, soziale, medizinische und kulturelle Fragen zuständig ist;
- der Treuhandschaftsrat, dem die Aufsicht über Mandatsgebiete zusteht;
- der Internationale Gerichtshof.

Bei dem Wirtschafts- und Sozialamt besteht seit 1957 eine Suchtkommission und seit 1961 ein Suchtstoffamt. In diesem Amt wurde das Abkommen für „psychotrope Stoffe" ausgearbeitet, das, nachdem es auch in der Bundesrepublik Deutschland ratifiziert worden war, seinen Niederschlag in den gesetzlichen Bestimmungen über den Verkehr mit Betäubungsmitteln gefunden hat.

3.3.5 Weltgesundheitsorganisation

Zu den Sonderorganisationen der UNO gehört die Weltgesundheitsorganisation (World Health Organization – WHO), deren Sitz in Genf ist. Ihre Organe sind: Das Sekretariat, der Exekutiv-Rat und die einmal im Jahr zusammentretende Vollversammlung. Die WHO unterhält 6 regionale Büros, nämlich in Alexandria, Brazzaville, Kopenhagen, Manila, Neu Delhi und Washington.

Ziel der WHO ist es, den besten erreichbaren Gesundheitszustand aller Völker herbeizuführen. Unter Gesundheit versteht die WHO den Zustand des vollständigen körperlichen, geistigen und sozialen Wohlbefindens, also nicht nur das Freisein von Krankheiten und Gebrechen.

Institutionelle Hilfe bei der Errichtung des staatlichen Gesundheitswesens, im Ausbildungswesen der Heilberufe und bei der

Bekämpfung von Volkskrankheiten gehören ebenfalls zu den Aufgaben der WHO, wie die Lösung spezieller Probleme im Gesundheitswesen der Länder der dritten Welt oder im Erfahrungsaustausch mit den hochzivilisierten Ländern in Fragen der Krankheitsbekämpfung, der Umwelthygiene, der Arzneimittelforschung usw.

Die WHO hat verbindliche Regeln beschlossen, z. B.:
- Internationale Gesundheitsvorschriften,
- Quality Control of Drugs – Die „Good Manufacturing practices"/GMP-Richtlinien, die ihren Eingang in das zweite Arzneimittelgesetz (AMG 1976) gefunden haben.

3.3.6 Die Internationalen Apothekervereinigungen

FIP

Die Internationale Apothekervereinigung (Federation Internationale Pharmaceutique – FIP) pflegt u. a. die offiziellen internationalen Kontakte wie zur WHO.

Die Wurzeln der FIP reichen bis in die zweite Hälfte des 19. Jahrhunderts zurück. Besonders aufgrund niederländischer Initiativen wurde sie 1912 gegründet. Ziel der Vereinigung ist es, die Pharmazie als einen Beruf und eine angewandte Wissenschaft auf internationaler Ebene zu fördern. Dazu wird jährlich ein wissenschaftlicher Kongreß und alle zwei Jahre eine Generalversammlung abgehalten.

Die Politik der FIP wird im *Rat*, in dem jeder Mitgliedsstaat Sitz und Stimme hat, festgelegt. Im übrigen ist die Organisation in Sektionen unterteilt, deren jede von einem gewählten Exekutiv-Komitee geführt, weitgehend selbständig arbeitet. Folgende Sektionen gehören zur FIP:
- Akademische Sektion,
- Sektion für Arzneimittelpflanzen,
- Sektion für klinische Analysen,
- Sektion der Krankenhaus-Apotheker,
- Sektion der Militär-Apotheker,
- Sektion der Offizin-Apotheker und
- Sektion Presse und Dokumentation.

Internationale Pharmaziestudenten-Vereinigung

Die Internationale Vereinigung der Pharmaziestudenten (International Pharmaceutical Students Federation – IPSF) beschäftigt sich auf der Ebene des Apothekernachwuchses mit den Problemen, die vergleichsweise auch bei der FIP bearbeitet werden. Es steht in Verbindung nicht nur mit der FIP, sondern u. a. auch mit dem Zusammenschluß der Apotheker in der EG.

Der Fachverband Pharmazie an den deutschen Universitäten vertritt die Bundesrepublik Deutschland in der IPSF.

Internationale Gesellschaft für Geschichte der Pharmazie

Diese 1926 gegründete Gesellschaft hat sich zur Aufgabe gestellt, einen internationalen Mittelpunkt für alle nicht auf Erwerb gerichteten Bestrebungen pharmaziegeschichtlicher Natur zu sein. Sie sucht ihr Ziel durch Förderung der Pharmaziegeschichte, -forschung, -schreibung und -lehre sowie durch Vertiefung pharmaziegeschichtlicher Kenntnisse und Erkenntnisse zu erreichen. Die Gesellschaft ist in Landesverbände untergliedert, z. B. Deutsche Gesellschaft für Geschichte der Pharmazie.

4 Bundesapothekerordnung

Von O. Brösamle

Die Bundesapothekerordnung vom 5. Juni 1968 ist das Gesetz, das den Beruf des Apothekers regelt. In diesem Gesetz wird bestimmt, welche Voraussetzungen erforderlich sind, den Beruf auszuüben.

Die *Berufsbezeichnung* Apotheker oder Apothekerin darf nur führen, wer die Approbation erhalten hat oder zur vorübergehenden Ausübung des Berufs eine besondere Erlaubnis besitzt. Die Approbation muß von der zuständigen Behörde erteilt werden, wenn folgende Voraussetzungen erfüllt sind:
- Der Antragsteller muß Deutscher sein.
- Er darf sich nicht eines Verhaltens schuldig gemacht haben, aus dem sich seine Unwürdigkeit oder Unzuverlässigkeit zur Ausübung des Apothekerberufs ergibt.
- Er muß gesundheitlich in der Lage sein, den Beruf auszuüben.
- Er muß nach einer Gesamtausbildungszeit von viereinhalb Jahren die pharmazeutische Prüfung bestanden haben.

„Antragstellern", die nicht Deutsche sind, kann eine Erlaubnis zur Ausübung des Berufs erteilt werden. Sie kann auf bestimmte Tätigkeiten und Beschäftigungsstellen beschränkt werden. Sie darf nur widerruflich und befristet bis zu einer Gesamtdauer von höchstens 4 Jahren erteilt werden.

Der Bundesgesundheitsminister hat aufgrund der Ermächtigung in der Bundesapothekerordnung bereits 1971 eine Approbationsordnung erlassen. Sie regelt im einzelnen die pharmazeutische Ausbildung, die formellen Prüfungsvorschriften und die Prüfungsstoffe der einzelnen Fächer.

5 Das Apothekenrecht

5.1 Vorgeschichte

Von E. Güssow und D. Temme

Die Ausübung der Apothekerkunst, das Herstellen und die Verteilung der Arzneimittel, ist von alters her besonderen rechtlichen Bestimmungen unterworfen. Dabei wird man vergeblich nach einer gesetzlichen Definition des Begriffes „Apotheke" suchen. Dieser Begriff ist, wie auch die Institution Apotheke, in jahrhundertelanger Tradition gewachsen. Dabei hat sich die Aufgabe der Apotheke bis in das 19. Jahrhundert hinein unverändert erhalten. Sie war die einzige Institution, der die Herstellung, Prüfung und Verteilung der Arzneimittel an die Bevölkerung oblag. Die Betriebsformen und -rechte wurden den jeweiligen politischen und gesellschaftlichen Verhältnissen angepaßt, was an der Entwicklung der Betriebserlaubnis von den Privilegien über Real- und Personalkonzessionen bis hin zu der heutigen Betriebserlaubnis abzulesen ist.

Die *Medizinalordnung* des Stauferkaisers Friedrich II. aus dem Jahre 1231 institutionalisierte den selbständigen Apotheker, indem sie eine strikte Trennung der beiden Heilberufe Arzt und Apotheker verordnete und dem Arzt verbot, selbst eine Apotheke zu betreiben.

Die *Betriebserlaubnisse* wurden lange Zeit von den Landesherren oder den Städten in Form von *Privilegien* verliehen. Diese waren meist an bestimmte Grundstücke oder Gebäude gebunden und konnten von ihren Inhabern veräußert oder vererbt werden. Die Qualität der Arzneimittel wurde durch den „Apothekereid" gesichert, der den Apotheker verpflichtete, die Arzneimittel „ohne Trug" herzustellen.

Erst Anfang des 19. Jahrhunderts wurden die Privilegien durch *Konzessionen* abgelöst. Dabei entstand in Preußen die sogenannte „Realkonzession", bei der dem Inhaber das Recht zustand, seinen Nachfolger vorzuschlagen. Diese Form der Betriebsrechte wurde schließlich durch die „Personalkonzession" abgelöst, die streng an die Person des Konzessionars gebunden war und mit dessen Berufsaufgabe oder Tod an den Staat zurückfiel.

Nach dem 2. Weltkrieg wurde für eine Übergangszeit in der amerikanischen Besatzungszone die *„Apothekenlizenz"* eingeführt, die der in den USA praktizierten Niederlassungsfreiheit entsprach. Die Berufsorganisationen und die neugebildeten Bundesländer beabsichtigten, das Prinzip der Personalkonzession für Apotheken wieder einzuführen und durch die damit verbundene „Bedürfnisprüfung" auf die regionale Verteilung der Apotheken Einfluß zu nehmen (Frankfurter Entwurf). Hierdurch sollte bei ausreichender wirtschaftlicher Absicherung der Apotheken eine ordnungsgemäße Versorgung der Bevölkerung mit Arzneimitteln in Stadt und Land gewährleistet werden.

Das Bundesverfassungsgericht entschied im sogenannten *Apothekenurteil von 1958*, daß nur die *Niederlassungsfreiheit* als mit dem Grundgesetz vereinbar anzusehen sei. Das daraufhin 1960 erlassene Gesetz über das Apothekenwesen (Apothekengesetz) setzte diese Entscheidung in Bundesrecht um. Die in diesem Gesetz festgelegten Beschränkungen beziehen sich ausschließlich auf die Anforderungen, die an die Person des Apothekeninhabers und die Rechtsform des Betriebes sowie die Räume und Einrichtung zu stellen sind. Diese Regelung entspricht dem Grundgesetz, wonach die freie Berufswahl garantiert wird, die Berufsausübung jedoch zum Zwecke des Allgemeinwohls durch ein Gesetz geregelt werden kann. Das Bundesverfassungsgericht ging dabei davon aus, daß auch ohne gesetzlich festgelegte wirtschaftliche Sicherung der Apothekerstand die arzneimittelrechtlichen Vorschriften beachten und die ethischen Grundsätze einhalten würde. Der mit der Einführung der Niederlassungsfreiheit verbundene Wegfall der *Bedürfnisprüfung* hat zu einer Verdoppelung der Zahl der öffentlichen Apotheken innerhalb der 25 Jahre seit Erlaß des Apothekengesetzes geführt, so daß die Apothekendichte von etwa 1 pro 7000 Einwohner auf etwa 1 pro 3500 Einwohner gestiegen ist.

Der *Betrieb der Apotheke* im einzelnen, Räume, Einrichtung, Personal und Betriebsablauf, insbesondere für die Herstellung, Prüfung und Abgabe von Arzneimitteln in der Apotheke, wurden in einer auf das Apothekengesetz gestützten *Betriebsordnung* getrennt geregelt. Der Entwicklung zu industriell hergestellten Fertigarzneimitteln, die zu diesem Zeitpunkt mehr als 90% des Apothekenumsatzes ausmachten, wurde 1961 durch den Erlaß des ersten deutschen Arzneimittelgesetzes Rechnung getragen. Damit wurde erstmals in der Geschichte der Apotheke die bis dahin alleinige Verantwortung für die Arzneimittel von der Apotheke teilweise auf den pharmazeutischen Hersteller verlagert.

5.2 Das Apothekengesetz

Von E. Güssow und D. Temme

5.2.1 Öffentlicher Auftrag und Grundsätze

Das derzeitig gültige Apothekengesetz ist am 1. Oktober 1960 in Kraft getreten und nach mehreren Änderungen in der Neufassung am 15. Oktober 1980 bekanntgegeben worden.

Das Gesetz setzt den im Apothekenurteil des Bundesverfassungsgerichtes anerkannten und inzwischen mehrfach bestätigten Grundsatz „der Apotheker in seiner Apotheke" um. Danach soll der Apotheker grundsätzlich in seiner eigenen Apotheke in eigener Verantwortung tätig sein. Daraus ergibt sich, daß prinzipiell die Apotheke von ihrem Eigentümer geleitet werden muß. Ein anderer darf nicht Apothekenbesitzer sein (Verbot des Fremdbesitzes). Dieser Grundsatz verbietet auch den „Mehrbesitz", nämlich das Eigentum eines einzigen Apothekers an mehreren Apotheken.

Die konsequente Umsetzung dieses einfachen Prinzips der Einheit von Apotheker und Apotheke erwies sich aus sozialen und praktischen Gründen nicht in allen Bereichen als realisierbar. Die Ausnahmen (Krankenhaus-, Bundeswehr-, Not- und verpachtete Apotheken als Fremdbesitz sowie Zweigapotheken als Mehrbesitz) werden unter genau umschriebenen engen Voraussetzungen ausdrücklich zugelassen.

Die *Eingangsvorschrift* des Gesetzes legt die Verpflichtung der Apotheken zur „Sicherstellung einer ordnungsgemäßen Arzneimittelversorgung der Bevölkerung" in Form eines gesetzlichen, öffentlichen Auftrages ausdrücklich fest. Dieser Auftrag wird in der Bundesapothekerordnung nahezu wörtlich für den Apothekerberuf wiederholt. Er rechtfertigt die besonderen Anforderungen durch das Gesetz an die Apotheken, aber auch das im Arzneimittelgesetz festgeschriebene *Monopol* der Apotheken für die Abgabe der Arzneimittel an die Verbraucher.

Dieser Grundgedanke und die genannten Prinzipien finden im Apothekengesetz in zahlreichen Einzelregelungen Ausdruck.

5.2.2 Betriebs-Erlaubnis

Der öffentliche Auftrag, die gesundheitspolitische Bedeutung und die Besonderheit der Materie „Arzneimittel" erfordern eine staatliche Aufsicht. Diese beginnt mit der Erteilung einer Betriebserlaubnis, die nur für den „Betreiber" der Apotheke gilt. Sie ist eine persönliche und kann erlöschen oder zurückgenommen bzw. widerrufen werden. Unter Betreiben versteht man die Leitung einer Apotheke in eigenem Namen, unter eigener Verantwortung und auf eigene Rechnung.

Voraussetzungen für die Erteilung der Erlaubnis sind derzeit, vereinfacht dargestellt:
- deutsche Staatsangehörigkeit*,
- Geschäftsfähigkeit,
- deutsche Approbation*,
- Zuverlässigkeit (keine strafrechtlichen oder schweren sittlichen Verfehlungen sowie beharrliche oder grobe Verstöße gegen das Apotheken- und Arzneimittelrecht),
- Nachweis der nach der Apothekenbetriebsordnung erforderlichen Räume (Mietvertrag, Eigentumsnachweis usw.),
- gesundheitliche Eignung zur Leitung der Apotheke (nachgewiesen durch ärztliches Attest),
- keine unerlaubte wirtschaftliche Bindung (z. B. unerlaubter Gesellschaftsvertrag wie Stille Gesellschaft, Umsatzmiete usw.) und
- ggf. Tätigkeitsnachweis bei einer zwei Jahre übersteigenden Unterbrechung der pharmazeutischen Berufstätigkeit.

Die Erlaubnis kann erlöschen durch den Tod des Inhabers, durch Verzicht, Rücknahme oder Widerruf der Erlaubnis oder Wegfall der Voraussetzungen (z. B. Approbation). Sie erlischt ebenfalls, wenn ein Jahr lang kein Gebrauch von ihr gemacht wurde oder der Inhaber die Erlaubnis für eine andere Apotheke erhält (§ 3). Die Rücknahme- bzw. Widerrufsregelungen entsprechen denen vergleichbarer anderer Rechtsvorschriften (z. B. Approbationsordnung). Die *Rücknahme* wirkt zurück auf den Anfang, annulliert somit die Erlaubnis von Anfang an. Diese Regelung tritt ein, wenn bereits bei ihrer Erteilung die vorgeschriebenen Voraussetzungen nicht vorgelegen haben. Der *Widerruf* erfolgt, wenn nach einer rechtens erteilten Erlaubnis eine oder mehrere Voraussetzungen wegfallen (z. B. gesundheitliche Eignung, Widerruf der Approbation usw.) (§ 4). Nach Erlöschen der Erlaubnis wird die Apotheke durch die zuständige Behörde geschlossen, sofern sie nicht verpachtet oder verwaltet wird (§§ 9 und 13).

Vor der Eröffnung wird die Apotheke – als erster unmittelbarer Überwachungsmaßnahme – einer amtlichen *Abnahmebesichtigung* unterzogen (§ 6). Alle folgenden Überwachungsmaßnahmen haben ihre Rechtsgrundlage im Arzneimittelgesetz (§ 64 AMG).

An die Vorschriften für die Apothekenbetriebserlaubnis schließen die Bestimmungen an, die den Grundsatz „der Apotheker in seiner Apotheke" und die erforderlichen Ausnahmen regeln. Danach verpflichtet die Erlaubnis ausdrücklich zur *persönlichen Leitung der Apotheke* in eigener Verantwortung. Im Falle des Fremdbesitzes Krankenhausapotheke obliegt diese Verpflichtung dem angestellten Apothekenleiter (§ 7).

Der Apotheker kann seinen gesetzlichen Versorgungsauftrag nur durchführen, wenn er fachlich und wirtschaftlich innerhalb seiner Apotheke frei entscheiden kann. Er darf daher keinerlei Bindungen eingehen, die diese Freiheit beeinträchtigen könnten. Das betrifft ebenso die Einsprache Außenstehender (z. B. Vermieter, Stiller Gesellschafter oder Darlehensgeber), Abnahmeverpflichtungen gegenüber Arzneimittelherstellern oder -händlern (§ 10) wie Abspra-

---
* Änderungen bis spätestens 1.11.1987 durch Anpassung an EG-Recht (s. Ziffer 5.3).

chen mit Ärzten oder anderen Personen, die sich berufsmäßig mit der Behandlung von Krankheiten befassen (§ 11). Absprachen wie die bevorzugte Lieferung bestimmter Arzneimittel, die Zuführung von Patienten, die Zuweisung von Verschreibungen durch den Arzt oder die Vereinbarung z. B. von Chiffren für die Herstellung von Arzneimitteln sind verboten, als Rechtsgeschäfte nichtig, können als Verstoß gegen das Apothekengesetz und ggf. gegen das Gesetz gegen den unlauteren Wettbewerb und die Berufsordnung verfolgt werden (§ 8).

5.2.3 Gesellschafts-Apotheken

Der Betrieb von öffentlichen Apotheken in der Rechtsform der *Gesellschaft bürgerlichen Rechts* oder der *Offenen Handelsgesellschaft* ist ausdrücklich zugelassen. Diese in ihrer Struktur gleichartigen Gesellschaftsformen statten alle Teilhaber mit gleichen Rechten und Pflichten aus. Daher bedarf nach dem Apothekengesetz jeder einzelne Gesellschafter einer Betriebserlaubnis für die in der zulässigen Rechtsform betriebene Apotheke und ist somit gleichrangig mit den anderen Teilhabern für den Apothekenbetrieb nach außen verantwortlich. Nur im Innenverhältnis sind Kompetenzabgrenzungen möglich. Auch das Vorhandensein gleichberechtigter und -verpflichteter Gesellschafter entbindet den einzelnen Teilhaber nicht von der Verpflichtung z. B. zur persönlichen Leitung der Apotheke und seiner Präsenzpflicht gem. § 1 Apothekenbetriebsordnung. Die Vertretung während der zulässigen Abwesenheit von 3 Monaten kann allerdings auch durch einen Mitinhaber wahrgenommen werden. Andere Gesellschaftsformen wie die GmbH, Stille Gesellschaft, Kommandit- oder Aktiengesellschaft sind für den Betrieb einer öffentlichen Apotheke nicht zulässig, da sie mit den dargelegten Grundsätzen nicht vereinbar sind (§ 8).

Die Beteiligung an einer Gesellschafts-Apotheke am geeigneten Standort ist sicher ein besserer Weg zur beruflichen und wirtschaftlichen Selbständigkeit als die Gründung einer „Einmann-Apotheke", für die häufig nur noch verkehrstechnisch schlechte oder geschäftlich ungünstige Standorte (Fehlen von Arztpraxen, Bevölkerungsstruktur usw.) zur Verfügung stehen. Die persönlichen Voraussetzungen für ein harmonisches Zusammenwirken in einer Gesellschaft sollten aber vorher gründlich und selbstkritisch geprüft werden.

5.2.4 Verpachtung

Unter Verpachtung versteht man die Überlassung der Apotheke mit ihren Erträgen (Räume, Einrichtung, good will) gegen Entgelt. Der Pachtzins kann am Umsatz orientiert sein oder in gleichbleibenden Beträgen gezahlt werden. Das Warenlager wird dem Pächter üblicherweise zu Beginn der Verpachtung verkauft.

Diese dem Grundsatz des Fremdbesitzverbotes entgegenstehende Regelung trägt einerseits den sozialen Gesichtspunkten der Versorgung nicht mehr arbeitsfähiger Apothekeninhaber und deren Hinterbliebener Rechnung, andererseits wird die Verantwortlichkeit und Entscheidungsfreiheit des Pächters nicht in unvertretbarer Weise eingeschränkt.

Zur Übernahme einer Pacht benötigt der Pächter eine Betriebserlaubnis. Eine Verlegung der Pachtapotheke ist zulässig, aber von der Erteilung einer neuen Erlaubnis abhängig. Der Pachtvertrag darf die berufliche Verantwortlichkeit und Entscheidungsfreiheit des pachtenden Apothekers nicht beeinträchtigen (§ 9 Abs. 2).

Verpachtungsberechtigt sind:
- *Erlaubnisinhaber*, die aus einem in ihrer Person liegenden Grund die Apotheke nicht selbst betreiben können (z. B. Alter, Krankheit, andere, von der Aufsichtsbehörde anerkannte Gründe) oder Personen, bei denen die Voraussetzungen für die Erlaubniserteilung aus diesen Gründen weggefallen sind;
- erbberechtigte *Kinder* (längstens bis zur Beendigung der Ausbildung zum Apotheker);
- überlebende erbberechtigte *Ehegatten* bis zur Wiederverheiratung, soweit hierdurch kein Mehrbesitz entsteht (§ 9).

5.2.5 Verwaltung

Da nach dem Tode eines Erlaubnisinhabers in aller Regel eine Verpachtung kurzfristig nicht möglich ist, sieht das Apothekengesetz für diese Fälle eine bis zu 12 Monaten befristete Verwaltung der inhaberlosen Apotheke vor. Der Verwalter muß die persönlichen Voraussetzungen eines Erlaubnisinhabers besitzen und erhält eine „Genehmigung" zur Verwaltung der vakanten Apotheke. Er führt die Apotheke verantwortlich auf Rechnung der verpachtungsberechtigten Erben. Da eine Verlängerung der zwölfmonatigen Frist nicht möglich ist, muß spätestens nach ihrem Ablauf die Apotheke verpachtet oder verkauft werden (§ 13).

5.2.6 Krankenhausapotheken

Die besondere Situation der Krankenhäuser als Arzneimittelverbraucher ist durch die folgenden Tatsachen charakterisiert:
- Den stationären Patienten steht grundsätzlich nicht – wie den ambulanten – die freie Arztwahl offen.
- Dem Patienten werden die Arzneimittel in der Regel nicht zum eigenen Gebrauch überlassen, sondern durch das Pflegepersonal appliziert. Das erfordert auf den Stationen entsprechende Arzneivorräte, die der Verwaltung des nicht (arznei)fachkundigen Personals obliegen.
- Der Arzneimittelverbrauch stellt im Krankenhaus einen wichtigen Wirtschaftsposten dar. Er ist unmittelbar zu beeinflussen und leichter zu kontrollieren als der Verbrauch bei der Behandlung ambulanter Patienten durch niedergelassene Ärzte.

Krankenhäuser, die nicht über eine hauseigene Apotheke verfügen, können sich mit apothekenpflichtigen Arzneimitteln versorgen lassen durch
- die Apotheke eines Krankenhauses desselben Trägers (hierfür ist eine besondere behördliche Genehmigung, jedoch kein Liefervertrag erforderlich),
- eine Apotheke eines Krankenhauses eines anderen Trägers oder
- eine öffentliche Apotheke.

Hierfür ist der Abschluß eines schriftlichen Liefervertrages vorgeschrieben, der erst durch eine behördliche Genehmigung Rechtskraft erlangt (§ 14).

Für die Erteilung der Genehmigungen sind die geographische Lage des Krankenhauses und der Lieferapotheke sowie deren personelle und räumliche Gegebenheiten maßgeblich. Die *Lieferapotheke* und das zu versorgende Krankenhaus müssen in denselben oder in benachbarten Kreisen bzw. kreisfreien Städten liegen. Durch diese Regelung ist die von den sogenannten Versandapotheken praktizierte Belieferung weit entfernt liegender Krankenhäuser nicht mehr zulässig. Die Anforderungen an die Ausstattung der Lieferapotheken, insbesondere an die Räume, Einrichtungen und das notwendige Personal, müssen den besonderen Verpflichtungen der Apotheke gegenüber dem zu beliefernden Krankenhaus entsprechen. Die Abgabe der Arzneimittel ist nur an Teileinheiten (z. B. Stationen) des Krankenhauses und an die dort Beschäftigten gestattet. *Zentrale Arzneimittelabgabestellen* und die früher erlaubten „Dispensieranstalten" sind jetzt nicht mehr zulässig.

Die Lieferapotheke soll nicht nur eine einwandfreie Versorgung, sondern auch eine ordnungsgemäße Aufbewahrung der Arzneimittel sicherstellen und damit auch für deren einwandfreie Beschaffenheit und Qualität sorgen. Daher ist die Lieferapotheke verpflichtet, die Arzneimittelvorräte regelmäßig zu überprüfen. Diese Überwachungsfunktion wird in der Apothekenbetriebsordnung im einzelnen geregelt. Um diese Überprüfungen wirksam gestalten zu können, muß einem Apotheker der Lieferapotheke ein Zutrittsrecht zu den Stationen eingeräumt werden. Zur Beseitigung festgestellter Mängel können Fristen gesetzt werden, bei deren Nichteinhaltung die für die Apothekenaufsicht zuständige Behörde einzuschalten ist.

Nach diesen Regelungen besitzen Krankenhausapotheken und öffentliche Apotheken bei der Belieferung von Krankenhäusern gleiche Rechte und Pflichten. Auch die steuerliche Gleichbehandlung ist durch die Angleichung der entsprechenden Vorschriften im Steuerrecht sichergestellt.

5.2.7 Zweig-, Not- und Bundeswehrapotheken

Für den Fall, daß durch das Fehlen einer Apotheke in bestimmten Regionen erhebliche *Versorgungslücken* auftreten, kann dem Inhaber einer nahegelegenen Apotheke die Erlaubnis zum Betrieb einer *Zweigapotheke* erteilt werden, die auf 5 Jahre befristet wird. Die Zweigapotheke stellt einen zulässigen Mehrbesitz dar und wird durch einen angestellten Apotheker verwaltet (§ 16).

Falls die Versorgung nach entsprechender öffentlicher Bekanntmachung auch durch die Gründung einer Zweigapotheke nicht sichergestellt wird, kann die zuständige Gemeindeverwaltung die Erlaubnis zum Betrieb einer *Notapotheke* (Fremdbesitz) erhalten und diese ihrerseits verwalten lassen (§ 17).

Die *Bundeswehrapotheken*, die nicht nur der Versorgung der Bundeswehrkrankenhäuser, sondern darüber hinaus auch der ambulanten Versorgung von Soldaten dienen, unterstehen dem Bundesminister für Verteidigung (§ 15).

5.3 Apothekenbetriebsordnung („Verordnung über den Betrieb von Apotheken")

Von H. Fink

5.3.1 Übersicht

Die heute für alle Apotheken geltende Betriebsordnung ist am 7. August 1968 aufgrund des § 21 des Apothekengesetzes vom 20. August 1960 erlassen worden. Sie ist in Form der 3. Änderungsverordnung vom 11. August 1980 gültig. Zum ersten Mal werden darin bundeseinheitlich die Anforderungen festgelegt, die an die Räume, die Einrichtung, den Betrieb, das Personal einer Apotheke, Krankenhausapotheke und Zweigapotheke zu stellen sind. Sie regelt ferner die Stellvertretung und Dienstbereitschaft und enthält Vorschriften über Warenlager, Vorratshaltung, Nebengeschäfte, Rezeptsammelstellen und Arzneiabgabe außerhalb der Apotheke.

Die heutige Betriebsordnung entbhebt den Apotheker verschiedener starrer Bindungen der früheren Länderbetriebsordnungen. Man ging dabei von der Einsicht aus, daß dem Apotheker, der über eine umfassende wissenschaftliche Ausbildung verfügt, genügend Spielraum bei der Gestaltung des Betriebsgeschehens eingeräumt werden muß.

Der Schwerpunkt dieser Betriebsordnung liegt auf den Vorschriften über die Herstellung, Prüfung, Vorratshaltung, Aufbewahrung und Abgabe von Arzneimitteln.

In der gegenwärtig gültigen Apothekenbetriebsordnung sind noch nicht alle Regelungen des § 21 des Apothekengesetzes berücksichtigt, das am 15. Oktober 1980 neu gefaßt wurde. Der Enwurf zu einer neuen Verordnung über den Betrieb von Apotheken vom 23. Mai 1985 liegt vor und wird z. Zt. bundesweit diskutiert.

5.3.2 Apothekenleitung und Vertretung

Die Vorschrift des § 1 der Betriebsordnung, wonach der Betrieb einer Apotheke vom Apothekenleiter persönlich zu leiten ist, wiederholt den § 7 des Apothekengesetzes. Die Wiederholung unterstreicht die Tatsache, daß diese Forderung das Kernstück des Apothekenrechtes darstellt. Der Apothekenleiter trägt persönlich die öffentlich-rechtliche Verantwortung für den Apothekenbetrieb. Kann er dieser Verpflichtung aus irgendwelchen Gründen nicht nachkommen, so müssen die Leitungsbefugnisse einem anderen Apotheker übertragen werden. Da die Stellvertretung lediglich eine Ausnahme darstellt, wurde sie vom Gesetzgeber zeitlich begrenzt und zwar auf drei Monate im Jahr (Jahr = Zeitraum von zwölf Monaten, § 118 BGB). Darüber hinaus ist der Behörde die Möglichkeit eingeräumt, die Vertretungsbefugnis in Ausnahmefällen zu verlängern, wenn ein in der Person des Apothekenleiters liegender wichtiger Grund vorliegt. Dabei ist eine zeitliche Schranke nicht gesetzt; es sollte aber das für eine Verwaltung angesetzte Jahr nicht überschritten werden. Die Forderung zur persönlichen Leitung bedeutet jedoch nicht, daß der Apothekenleiter ständig persönlich anwesend sein muß. Diese Forderung betrifft nicht nur den selbständigen Apotheker, sondern auch den angestellten Apothekenleiter im Falle einer Verwaltung, der Leitung einer Krankenhausapotheke oder als Beauftragter einer Behörde. Auch sie sind zur persönlichen Leitung unter eigener Verantwortung verpflichtet.

Zu einer Vertretung ist neben dem approbierten Apotheker der Apothekerassistent berechtigt (Näheres 5.3.3).

Die geforderte Meldepflicht der Nebentätigkeit bezieht sich nur auf Nebentätigkeiten, die als Beruf ausgeübt werden. Kurze Zeit von Beschäftigungen oder ehrenamtlichen Tätigkeiten kommen dafür nicht in Betracht. Die Anzeigepflicht soll der zuständigen Behörde eine Prüfung ermöglichen, ob der Apothekenleiter infolge der zusätzlichen nebenberuflichen Tätigkeit seiner Pflicht zur persönlichen Leitung der Apotheke nachkommen kann. Eine meldepflichtige Nebentätigkeit ist z.B. die Tätigkeit als Herstellungsleiter. Hierzu ist festzustellen, daß für den Apothekenleiter die Apothekenbetriebsordnung und für den Apotheker als Herstellungsleiter jedoch die Betriebs-Verordnung für Pharmazeutische Unternehmer vom 8. März 1985 gelten.

5.3.3 Pharmazeutische Tätigkeiten und Personal

Pharmazeutische Arbeiten dürfen nur von pharmazeutischem Personal ausgeübt werden. Unter *pharmazeutischen Tätigkeiten* ist zu verstehen (§ 2) die
• Entwicklung,
• Herstellung,
• Prüfung und
• Abgabe von Arzneimitteln.

Zum *pharmazeutischen Personal* gehören:
• Apotheker,
• Personen, die sich in der Ausbildung zum Apothekerberuf befinden,
• pharmazeutisch technische Assistenten,
• Personen, die sich in Ausbildung dazu befinden, und
• Apothekerassistenten.

Helferinnen sind dabei nicht aufgeführt. Sie gehören nicht zum pharmazeutischen Personal, sondern zum Apothekenpersonal.

Die Stellung des *Apothekers* ist in der Bundesapothekerordnung festgelegt, die im § 5 den Bundesminister für das Gesundheitswesen ermächtigt hat, eine Approbationsordnung für Apotheker zu erlassen. Diese heute gültige Approbationsordnung ist am 23. August 1971 erlassen worden.

Pharmaziepraktikanten befinden sich in der praktischen Berufsausbildung. Die volle Verantwortung für sie trägt der Apotheker, der sie ausbildet. Die Pharmaziepraktikanten besitzen daher keine Abzeichnungsbefugnis.

Studierende der Pharmazie gehören zum Personenkreis des pharmazeutischen Personals und dürfen pharmazeutische Tätigkeiten ausüben. Dabei muß beachtet werden, was unter § 2 Abs. 4 hervorgehoben wird, daß das Apothekenpersonal nur entsprechend seiner Ausbildung und seinen Kenntnissen beschäftigt werden darf. Eine praktische Tätigkeit vor Bestehen des zweiten Prüfungsabschnittes wird auf die praktische Ausbildung nicht angerechnet.

Der Berufsstand des *pharmazeutisch technischen Assistenten* (PTA) ist durch das „Gesetz über den Beruf des pharmazeutisch technischen Assistenten" vom 18. März 1968 geschaffen und in der „Ausbildungs- und Prüfungsordnung für pharmazeutisch technische Assistenten" vom 12. August 1969 festgelegt worden. Nach dem Wegfall der zweijährigen Praktikantenzeit vor dem Pharmaziestudium fiel in den Apotheken ein nicht unerheblicher Teil des mittleren

Apothekenpersonals aus. Deshalb wurde mit dem PTA ein neuer mittlerer Berufsstand geschaffen. Voraussetzung ist eine abgeschlossene Realschulausbildung oder mittlere Reife. Seine Berufsausbildung erhält der PTA durch eine zweijährige theoretische Ausbildung an einer geeigneten staatlichen oder privaten Fachschule und durch eine halbjährliche praktische Tätigkeit in der Apotheke. Nach seiner staatlichen Prüfung darf der pharmazeutisch technische Assistent *unter Aufsicht* eines Apothekers pharmazeutische Tätigkeiten ausführen. Der Apotheker *kann* dem PTA dabei das Abzeichnungsrecht übertragen. Die Vertretung im Nacht-, Not-, Mittags- oder Sonntagsdienst ist ohne Aufsicht eines Apothekers ungesetzlich. Die Aufsicht ist nur gegeben, wenn sich der Apotheker in der Apotheke, zumindest aber im Hause befindet, und kurzfristig erreichbar ist.

Der *Apothekerassistent* ist aus dem Personenkreis hervorgegangen, der die pharmazeutische Vorprüfung nach der Prüfungsordnung vom 8. 12. 1934 bestanden hat, sogenannte „vorgeprüfte Apothekenanwärter". Dabei waren durch das Urteil des Bundesverfassungsgerichtes vom 28. 7. 1971 zunächst nur die sogenannten „Altvorexaminierten", d. h. diejenigen, die ihr Vorexamen vor dem 1. 1. 1950 abgelegt hatten, befugt, den Apotheker je nach Bundesland verschieden lang zu vertreten. Zur Vereinheitlichung wurde dann das „Gesetz über die Rechtstellung vorgeprüfter Apothekenanwärter" vom 4. Dezember 1973 erlassen. Darin wurde der Berufsstand des Apothekerassistenten geschaffen, der bundeseinheitlich das Recht zur dreitägigen Vertretung des Apothekers in einem Vierteljahr erhielt. Seit der Novelle zur Betriebsordnung vom 11. 8. 1980 wurde die Vertreterbefugnis des Apothekerassistenten noch erweitert. Sie beträgt seither 4 Wochen im Kalenderjahr, wenn der Apothekerassistent hinsichtlich seiner Kenntnisse und Fähigkeiten dafür geeignet ist (§ 1 Abs. 5). Eine weitere Voraussetzung besteht darin, daß der Apothekerassistent im Jahre vor dem Vertretungsbeginn mindestens 6 Monate hauptberuflich in einer öffentlichen Apotheke oder einer Krankenhausapotheke beschäftigt war. Hauptberuflich bedeutet jedoch nicht, daß die 6 Monate im Jahr vor Vertretungsbeginn ununterbrochen und in ein und derselben öffentlichen Apotheke oder Krankenhausapotheke abgeleistet wurden. Es muß jedoch ein Beschäftigungsverhältnis mit regelmäßiger wöchentlicher Arbeitszeit vorgelegen haben. Außerdem hat der Apothekenleiter vor Beginn der Vertretung durch einen Apothekerassistenten die zuständige Behörde davon zu unterrichten. Zu diesem Beruf gibt es seit der neuen Approbationsordnung keinen Zugang mehr.

Apothekenpersonal ist nicht nur das pharmazeutische Personal, sondern auch die übrigen, in einer Apotheke beschäftigten Personen, wie Helferinnen, Anlernhelferinnen, Büropersonal, Laboranten, Reinigungspersonal. Der nicht zum pharmazeutischen Personal zählende Personenkreis kann als „Nichtpharmazeutisches Personal" bezeichnet werden. Dabei ist der *Helferinnenberuf* hervorzuheben, der einen anerkannten Anlernberuf darstellt. Voraussetzung ist ein Hauptschulabschluß. Die Ausbildung dauert zwei Jahre und ist in der „Verordnung über die Berufsausbildung zum Apothekenhelfer" vom 28. November 1972 festgelegt. Es besteht Berufsschulpflicht. Ausbildungs- und Prüfungsordnungen wurden von den Apothekerkammern erlassen. Für die Helferinnen sind alle nichtfachlichen Arbeiten zugelassen wie Verwaltung des Warenlagers, der Verbandmittel, Buchhaltung, Arzneimittelbestellung, Abfüllen und Abpakken von Handverkaufsartikeln, Preisauszeichnung etc. Pharmazeutische Tätigkeiten dürfen vom nichtpharmazeutischen Personal nicht ausgeübt werden. Im sogenannten „Handverkauf" ist die Helferin nicht zugelassen. Die Abgabe von Arzneimitteln an den Kunden ist Helferinnen nicht gestattet, auch dann nicht, wenn eine Kontrolle durch einen Approbierten stattgefunden hat. Dabei muß ausdrücklich auf den § 13 der Betriebsordnung hingewiesen werden, in dem folgendes hervorgehoben ist:

Ordnungswidrig im Sinne von § 25 Abs. 2 des Apothekengesetzes handelt, wer vorsätzlich oder fahrlässig

1. entgegen § 2 Abs. 1 eine pharmazeuti-

sche Tätigkeit ausübt, obwohl er nicht zum pharmazeutischen Personal gehört,
2. als Apothekenleiter entgegen § 2 Abs. 4 Apothekenpersonal nicht entsprechend seiner Ausbildung und seinen Kenntnissen beschäftigt.

Zum Schluß sei noch festgestellt, daß nichtpharmazeutische Tätigkeiten nach der Betriebsordnung vom Apotheker nicht beaufsichtigt werden müssen. Der Apothekenleiter haftet jedoch bei Eintritt eines Schadensfalles, der durch Verschulden seines Personals verursacht wurde, nach den bürgerlich rechtlichen Vorschriften.

Am 25. Juli 1979 wurde die Verordnung über die Berufsausbildung zum *Pharmakanten* erlassen. Hierbei handelt es sich um die Schaffung eines mittleren Berufsstandes, der den speziellen Anforderungen der Pharmazeutischen Industrie entspricht. Die Berufsausbildung beträgt 3 Jahre.

5.3.4 Apothekenbetriebsräume

Im Gegensatz zu den ausführlichen, starren Vorschriften der bisherigen Betriebsordnungen der Länder zählt diese bundeseinheitliche Betriebsordnung lediglich die Betriebsräume als solche auf (§ 3), ohne auf die Einrichtung dieser Räume im einzelnen einzugehen. Soweit institutionelle Regelungen getroffen werden, handelt es sich um Mindestforderungen, z. B. eine Grundfläche der Betriebsräume einer öffentlichen Apotheke von 110 m^2, einer Krankenhausapotheke von 200 m^2. Die Einrichtung der Betriebsräume bleibt weitgehend dem Apotheker überlassen. Es werden lediglich die rechtlichen Grenzen abgesteckt, innerhalb derer sich der Apothekenleiter frei entscheiden kann. Die Forderung lautet: „Die Apothekenräume müssen nach Lage, Größe und Einrichtung so beschaffen sein, daß ein ordnungsgemäßer Apothekenbetrieb, insbesondere die einwandfreie Herstellung, Prüfung, Aufbewahrung und Abgabe von Arzneimitteln gewährleistet ist." Zur Arzneimittelherstellung müssen mindestens die Geräte der Anlage 1, zur Prüfung von Arzneimitteln die in der Anlage 1 a genannten Prüfgeräte und die in der Anlage 1 b genannten Prüfmittel vorhanden sein.

Ob alle Anforderungen der Apothekenbetriebsordnung erfüllt sind, wird vor Neueröffnung einer Apotheke von einem Pharmazierat geprüft und bei jeder Revision kontrolliert. Wie die Neueröffnung, so muß auch jede wesentliche Veränderung der Größe und Lage der Betriebsräume der zuständigen Behörde gemeldet werden.

5.3.5 Hilfsmittel

Das im § 3 Gesagte gilt ebenso für den § 4, der wissenschaftliche und sonstige Hilfsmittel behandelt. Die hier vorgeschriebenen fachlichen Hilfsmittel stellen das absolute Mindestmaß dar; sie sind für den Betrieb einer Apotheke unerläßlich. Darüber hinaus sollte der Apotheker aufgrund seiner wissenschaftlichen Ausbildung selbst entscheiden, welche anderen Hilfsmittel er benötigt, um einen ordnungsgemäßen Apothekenbetrieb zu gewährleisten. Dabei müssen die Arbeitsunterlagen so aufbewahrt werden, daß sie während der Dienstzeit jederzeit auch vom Personal benutzt werden können.

Die Änderungsverordnung vom 11. 8. 1980 brachte folgende Neuerung: Es muß nun ein Verzeichnis der gebräuchlichsten Bezeichnungen für Arzneimittel und deren Ausgangsstoffe (Synonymverzeichnis zum Arzneibuch) in der Apotheke vorhanden sein.

5.3.6 Dienstbereitschaft

Bei der Regelung der Dienstbereitschaft von Apotheken wird am Grundsatz der ständigen Dienstbereitschaft im Interesse einer ordnungsgemäßen Arzneiversorgung der Bevölkerung festgehalten. Es besteht jedoch das Bestreben, alle Apotheken in einen geregelten Wechsel mit einer möglichst großen Zahl anderer Apotheken einzugliedern. Für Apotheken, die wegen zu großer Entfernung oder zu schlechter Verbindung mit anderen Apotheken nicht in den Wechsel einbezogen werden können, kann eine Befreiung für Stunden oder Sonn- oder Feiertage beantragt werden. Dabei muß jedoch gewährleistet sein, daß die Arzneimittelversorgung auf andere Art erfolgen kann. Dazu ist an den nichtdienstbereiten Apotheken am Eingang an sichtbarer Stelle ein Hinweis auf die nächstgelegenen geöffneten Apotheken anzubringen. Der Aushang muß auch bei Dunkelheit gelesen werden können. Dienstbereitschaft bedeutet nicht, daß die Apotheke geöffnet oder der dienstbereite Apotheker in der Apotheke anwesend sein muß. Der Apotheker muß jedoch benachrichtigt werden können und in angemessener Zeit in der Apotheke sein.

Apotheken unterliegen dem Ladenschlußgesetz. Sie sind in § 1 und § 4 namentlich aufgeführt. Der Sinn dieses Gesetzes besteht darin, die in Verkaufsstellen tätigen Personen – hier Apothekenleiter und Personal – vor Überforderung ihrer Arbeitskraft zu schützen und darüber hinaus Wettbewerbsgleichheit herzustellen.

5.3.7 Herstellung und Prüfung von Arzneimitteln

§ 6 und 7 behandeln die Herstellung und die Prüfung von Arzneimitteln. Zunächst wird die Forderung aufgestellt, daß Arzneimittel nach den Vorschriften des Arzneibuches herzustellen sind, wobei seit 1. Juli 1979 unter Arzneibuch das Europäische Arzneibuch I–III, das Homöopathische Arzneibuch (HAB 1 mit 4 Nachträgen) und das DAB 8 mit zwei Nachträgen verstanden wird. Soweit keine Vorschriften zur Herstellung oder Prüfung darin enthalten sind, kann der Apotheker Arzneimittel nach den allgemein anerkannten Regeln der pharmazeutischen Wissenschaft herstellen oder prüfen. Zu diesem Zwecke muß der Apotheker über die in der Anlage 1 vorgeschriebenen Geräte verfügen. In § 6 Abs. 2 wird die Verpflichtung ausgesprochen, von der Herstellung eines verschriebenen Arzneimittels Abstand zu nehmen, wenn gegen die Verschreibung Bedenken bestehen, z. B.: Zweifel an der Echtheit der Verschreibung, nicht vorschriftsmäßige Verschreibung, Überdosierung, Unverträglichkeiten, Unleserlichkeit.

Derselbe Absatz enthält das sogenannte „Substitutionsverbot", d. h. bei der Herstellung von Arzneimitteln auf Verschreibung dürfen andere als die verschriebenen Stoffe und Zubereitungen nicht verwendet werden, es sei denn, es handelt sich um Hilfsstoffe ohne eigene arzneiliche Wirkung. Arzneimittel, die in der Apotheke auf Vorrat hergestellt werden, also insbesondere Defekturarzneimittel und Eigenspezialitäten, sind in ein Herstellungsbuch bzw. -kartei einzutragen (§ 6 Abs. 4). Der Apotheker, der das Arzneimittel hergestellt oder die Herstellung überwacht hat, muß die Eintragung abzeichnen. Das Herstellungsbuch ist fünf Jahre aufzubewahren, damit es vom prüfenden Pharmazierat jederzeit eingesehen werden kann.

Der Apothekenleiter ist für die einwandfreie Beschaffenheit aller Arzneimittel in seiner Apotheke verantwortlich, ob er sie selbst hergestellt oder von auswärts bezogen hat. Die Prüfung der Arzneimittel (§ 7) auf Identität, Güte, Reinheit [Prüfmittel Anlage 1 b/Prüfgeräte Anlage 1 a] hat zu erfolgen, bevor die Arzneimittel in der Apotheke vorrätig gehalten, feilgehalten oder abgegeben werden. Arzneimittel, die leicht verderben oder deren Wirkstoffgehalt sich leicht verändert, sind in angemessenen Zeiträumen wiederholt zu prüfen. Der Grundsatz, alle Arzneimittel in der Apotheke zu prüfen, läßt sich heute jedoch nicht mehr ausnahmslos verwirklichen; deshalb wird dem Apotheker freigestellt, sie in geeigneten Laboratorien außerhalb der Apotheke prüfen zu lassen, z. B. durch das ZL. Dem Apotheker wird empfohlen, die Lieferung einer geprüften und entsprechend gekennzeichneten Ware zu verlangen. Es muß jedoch hervorgehoben werden, daß die Verantwortung des Apothekers dabei in jedem Falle voll bestehen bleibt.

Arzneimittel in abgabefertiger Packung sind stichprobenweise zu prüfen und nach vorgeschriebener Art und Weise wieder zu verschließen und zu kennzeichnen. Ergibt die Prüfung, daß ein Arzneimittel nicht einwandfrei beschaffen ist, so muß es ausgesondert bzw. vernichtet werden. Ist die Annahme gerechtfertigt, daß die Ursache beim Hersteller zu suchen ist, so ist außer dem

Hersteller die zuständige Behörde unter Angabe des Grundes der Beanstandung unverzüglich zu benachrichtigen. Das Ergebnis der Prüfungen ist in ein Prüfungsbuch oder auf Karteikarten einzutragen und mit dem Namenszeichen des prüfenden oder die Prüfung beaufsichtigenden Apothekers zu versehen. Das Prüfungsbuch oder die entsprechende Kartei ist fünf Jahre aufzubewahren.

5.3.8 Vorratshaltung

In der Anlage 2 ist aufgeführt, welche Arznei- und Verbandsmittel in einer Apotheke vorrätig gehalten werden müssen. Der Vorrat muß mindestens den Durchschnittsbedarf einer Woche betragen. Der Gesetzgeber will mit den Forderungen des § 8 die Versorgung der Bevölkerung mit Arzneimitteln sicherstellen, insbesondere bei Epidemien, Naturkatastrophen oder sonstigem unvorhergesehenem Bedarf. Dabei müssen wirtschaftliche Gesichtspunkte zurückstehen. Die in der Anlage 3 genannten Arzneimittel müssen in einer Menge vorrätig gehalten werden, die zur Behandlung von Vergiftungsfällen (z. B. Gegenmittel gegen Morphin, Barbiturate, Schwermetallvergiftungen) oder anderer lebensbedrohlicher Fälle eine einmalige Injektion erlauben. In der Bundesrepublik sind z. Zt. 16 Informations- und Behandlungszentralen für Vergiftungsfälle eingerichtet worden. Verzeichnisse liegen in jeder Apotheke auf. Die in der Anlage 4 aufgeführten Arzneimittel werden verhältnismäßig selten zur Lebensrettung benötigt und sind auch zum großen Teil nur beschränkt haltbar. Deshalb dürfen sie aus einem zentralen Depot kurzfristig beschafft werden. Die Anschrift des nächsten Notfalldepots muß in der Apotheke an gut sichtbarer Stelle angebracht sein. Dieses Depot wird automatisch von den Behring-Werken beliefert, die auch den Bestand der Depots laufend auf seine Verwendbarkeit überprüfen. Die Rechnung geht im Bedarfsfalle von den Behring-Werken direkt an die Apotheke.

Anzumerken ist, daß von einigen Stoffen der Anlage 3 keine Fertigarzneimittel mehr im Handel sind, so daß die Apothekenbetriebsordnung in diesen Positionen nicht mehr eingehalten werden kann. Es handelt sich dabei um:
- Position 4: Eukraton (a.H.)
- Position 8: Katalysin (a.H.) Als Antidot bei toxischen Cyanosen kann Toluidinblau Verwendung finden.
- Position 12: Cardiazol (als Amp. a.H.).

Dagegen sollte man FSME-Bulin ins Notfall-Depot aufnehmen.

5.3.9 Aufbewahrung der Arzneimittel

Arzneimittel müssen übersichtlich und getrennt von den sonstigen Waren aufbewahrt werden (§ 9). Die einwandfreie Beschaffenheit muß bei der Lagerung erhalten bleiben. Damit wird der Zweck verfolgt, daß Verwechslungen ausgeschlossen, Arzneimittel vor schädlichen Einflüssen bewahrt bleiben und verhindert wird, daß sie Unbefugten in die Hände fallen. Für Aufbewahrung und Beschriftung gelten in erster Linie die Bestimmungen des Arzneibuches: Arzneimittel müssen so aufbewahrt werden, daß sie gegen Substanzverlust sowie Beeinträchtigung der Reinheit und der Wirksamkeit geschützt sind. Behälter, die zur Aufbewahrung von Arzneimitteln dienen, müssen einschließlich der Verschlüsse, so beschaffen sein, daß sie den Inhalt nicht verändern können. Besondere Sorgfalt wird auf die Aufbewahrung von *Betäubungsmitteln* gelegt. Als Folge der zahlreichen Betäubungsmitteldiebstähle in Apotheken wurde die Forderung der Betriebsordnung, die Betäubungsmittel in einem besonderen Schrank unter Verschluß aufzubewahren – dem Publikum nicht einsehbar und durch eine geeignete Einrichtung vor Diebstahl zu schützen –, verschärft. Der Schrank muß nun entweder durch sein Gewicht oder durch seine Verankerung gegen Diebstahl gesichert sein (Tresor). Die Betäubungsmittelvorräte können auch gegen Diebstahl gesichert sein, wenn die gesamte Apotheke durch geeignete Einrichtungen vor Diebstahl gesichert ist (Alarmanlage).

Zur *Beschriftung* von Arzneimitteln ist zu sagen, daß *eine* der im Synonymverzeichnis aufgeführten Bezeichnungen verwendet werden muß. Durch die Betonung auf „eine" kann ein großer Teil der bisherigen Beschriftungen weiterverwendet werden. Seit Inkrafttreten dieser Betriebsordnung müssen Einzel- und Tagesgabe der betreffenden Arzneimittel auf den Vorratsgefäßen angebracht werden, was für die Praxis eine sehr sinnvolle Anordnung bedeutet. Die Aufschriften der Vorratsbehältnisse bleiben.

- Indifferente Arzneimittel: schwarze Schrift auf weißem Grund.
- Vorsichtig aufzubewahrende Arzneimittel: rote Schrift auf weißem Grund.
- Sehr vorsichtig aufzubewahrende Arzneimittel: weiße Schrift auf schwarzem Grund.

Die Art der Aufschriften kann der Apotheker selbst bestimmen. Sie müssen jedoch dauerhaft und deutlich sein (z. B. eingebrannte Schrift, Kunststoffetiketten etc.).

5.3.10 Abgabe von Arzneimitteln

In Anlehnung an das Apothekengesetz gilt der Grundsatz, daß Arzneimittel nur innerhalb der Apothekenbetriebsräume abgegeben werden dürfen, die von der zuständigen Behörde „abgenommen" worden sind (§ 10). Ausgenommen von dieser Bestimmung ist neben dem Versand von Arzneimitteln aus der Apotheke die Zustellung durch einen Boten. Der Bote muß nicht zum Personal der Apotheke gehören. Abs. 2 verbietet die Selbstbedienung bei Arzneimitteln innerhalb und außerhalb der Apotheke. Mit dem Ausschluß der Selbstbedienung soll eine unkontrollierte Arzneimittelabgabe verhindert werden. Dabei ist es die Pflicht jedes Apothekers, dem Kunden mit sachkundigem Rat zur Verfügung zu stehen und einem Mißbrauch von Arzneimitteln entgegenzuwirken. Für Apotheken gilt das Verbot der Apothekenbetriebsordnung auf Selbstbedienung ohne jede Einschränkung; und zwar sind in dieses Verbot sämtliche Arzneimittel eingeschlossen, also auch solche, die nach den Vorschriften des Arzneimittelgesetzes zum Verkehr außerhalb der Apotheken zugelassen sind. So ergibt sich für den Apotheker in der Praxis die Diskrepanz, daß er z. B. Klosterfrau Melissengeist nicht in die Freiwahl stellen darf – gegenüber in der Drogerie oder im Supermarkt kann Klosterfrau Melissengeist aber offen auf dem Regal angeboten werden. Die Erwartung der Apotheker, daß im neugefaßten Arzneimittelgesetz ein ähnliches Verbot für die Selbstbedienung bei Arzneimitteln im Einzelhandel ausgesprochen würde, hat sich leider nicht erfüllt.

Verschreibungen von Ärzten, Zahnärzten und Tierärzten müssen unverzüglich ausgeführt werden. Unter unverzüglich ist nicht „sofort" zu verstehen, sondern „ohne schuldhaftes Verzögern". Die Arzneimittel müssen den Verschreibungen entsprechen. Unter dem Gesichtspunkt der Arzneimittelsicherheit wird die Verpflichtung ausgesprochen, von der Abgabe des Arzneimittels Abstand zu nehmen, wenn gegen die Verschreibung aus irgendeinem Grunde Bedenken bestehen. Das Substitutionsverbot ist in diesem Paragraphen nochmals verankert.

Will der Arzt ausdrücken, daß der Apotheker berechtigt ist, statt des auf dem Rezept verordneten Mittels ein entsprechendes Medikament abzugeben (z. B. im Notdienst oder bei einer Epidemie), so muß er auf dem Rezept den Vermerk „aut simile" anbringen. Die Angaben, die der Apotheker auf dem Rezept zu machen hat bzw. die Aufschriften auf das Etikett bei Rezepturen und Handverkaufsartikeln, sind dem Arzneimittelgesetz angeglichen worden. „Sine confectione" in der früheren Bedeutung ist danach nicht mehr möglich. Heute ist nur noch folgendes erlaubt: das Arzneimittel in ein neutrales Gefäß geben, Beipackzettel entfernen, auf dem Etikett die genaue Inhaltsangabe aller arzneilichen Bestandteile angeben.

Eine wesentliche Erleichterung für den Apotheker in der Praxis stellt die Erlaubnis in Abs. 4 dar, daß die Gebrauchsanweisung des Arztes bei der Abgabe entweder direkt auf dem Behältnis oder auf der äußeren Umhüllung des Arzneimittels angegeben werden kann.

Die Forderung, daß ein Apotheker die Verschreibung bei der Abgabe des Arzneimittels abzeichnen muß, soll dem Kunden die Garantie geben, daß die Verschreibung ordnungsgemäß ausgeführt worden ist. Der Apotheker kann die Abzeichnungsbefugnis einem pharmazeutisch technischen Assistenten bzw. einem Apothekerassistenten übertragen.

Besondere Anforderungen an Abgabegefäße und Etiketten sind in dieser Betriebsordnung nicht mehr gestellt. Die allgemeine Forderung lautet: Arzneimittel dürfen nur in Behältnissen abgegeben werden, die gewährleisten, daß von ihnen die einwandfreie Beschaffenheit des Arzneimittels nicht beeinträchtigt wird. Deshalb ist auch eine Wiederverwendung der Gefäße für Arzneimittel ausgeschlossen worden.

Hinzugekommen ist (§ 10 Abs. 8) die Führung eines Kontrollbuches beziehungsweise einer Kontrollkartei für eingeführte Arzneimittel aus anderen Ländern, die fünf Jahre aufbewahrt werden müssen und auf Verlangen der zuständigen Behörde vorzulegen sind.

Nach der Arzneimittel-Warnhinweisverordnung vom 1. 4. 84 dürfen ethanolhaltige Arzneimittel nur noch mit entsprechenden Warnhinweisen in den Verkehr gebracht werden; letzteres gilt auch für Rezepturarzneimittel.

Mit Wirkung zum 1. Juni 1985 ist in § 10 ein neuer Abs. 40 eingefügt worden. Danach sind Rezepte von verschreibungspflichtigen Arzneimitteln zur Anwendung bei Tieren, die zur Lebensmittelgewinnung dienen, in zweifacher Ausfertigung in der Apotheke vorzulegen. Das Original der Verschreibung ist für den Tierhalter bestimmt, die Durchschrift verbleibt in der Apotheke. Sie muß vom Apotheker zeitlich geordnet 3 Jahre aufbewahrt und der zuständigen Behörde auf Verlangen vorgelegt werden.

5.3.11 Rezeptsammelstellen

Die Einrichtung von Rezeptsammelstellen ist unter den im § 11 näher beschriebenen Voraussetzungen und Auflagen zugelassen. Die Erlaubnis dazu vergibt die zuständige Behörde. Sie kann mit Auflagen und Bedingungen verknüpft werden. Die Anforderungen an den Betrieb der Rezeptsammelstellen werden benannt. Die Möglichkeit, daß mehrere Apotheken im Wechsel eine Rezeptsammelstelle betreiben, ist gegeben. Die Genehmigung zum Betreiben einer Rezeptsammelstelle ist auf drei Jahre befristet; sie kann verlängert werden, wenn die Voraussetzungen noch gegeben sind, die zur Erteilung der Erlaubnis geführt haben. Die Rezeptsammelstelle wird nur genehmigt, wenn es sich um einen abgelegenen Ort handelt, worunter eine Entfernung von über 6 km zu verstehen ist.

5.3.12 Apothekenübliche Waren

In § 12 ist festgelegt, was unter „apothekenüblichen Waren" zu verstehen ist. Dabei ging man von dem Grundsatz aus, daß die Apotheke die ordnungsgemäße Arzneimittelversorgung der Bevölkerung sicherstellen soll. Dieser Aufgabe muß sich der Apotheker in erster Linie widmen. Um ihr gerecht zu werden, liegt es im Interesse des Apothekers, daß das Warensortiment auf solche Waren eingeschränkt wird, die dem Wesen der Apotheke entsprechen. Die amtliche Begründung lautet: Es liegt nicht im gesundheitspolitischen Interesse, daß sich die Apotheke zu einem „Drugstore" entwickelt. So gelten als apothekenübliche Waren neben Arzneimitteln nur Mittel und Gegenstände der Gesundheitsvorsorge und der Körperpflege, sowie Waren, für die der Apotheker besonders sachkundig ist. Es ist also nicht erlaubt, nichtapothekenübliche Waren wie Photoartikel oder Kosmetika, die nur zur Beeinflussung des Aussehens oder zur Vermittlung von Geruchseindrücken dienen (dekorative Kosmetik), vorrätig zu halten und abzugeben.

Nichts einzuwenden ist jedoch gegen die Vorratshaltung und das Feilbieten dieser Waren in einer der Apotheke angegliederten Drogerie. Diese muß jedoch durch gemauerte Wände oder entsprechende Einrichtungsgegenstände von der Apotheke getrennt sein. Beide müssen jeweils von öffentlichen Straßen und Plätzen betreten werden können und deutlich als Apotheke bzw. als Drogerie gekennzeichnet sein. Besteht für das Publikum zwischen Apotheke und Drogerie eine Durchgangstüre, so ist eine Pendeltüre gefordert, die in Ruhestellung grundsätzlich geschlossen ist. Es wäre noch zu erwähnen, daß bei der Abgabe von freiverkäuflichen Artikeln in der Drogerie die Helferin abgabeberechtigt ist.

Apothekenübliche Waren unterliegen ebenso wie Arzneimittel – laut Verordnung über die Regelung von Preisangaben vom 14. März 1985 – grundsätzlich der Preisauszeichnungspflicht. Dabei sind Waren, die in Schaufenstern, in Schaukästen, auf Verkaufsständern oder in der Freiwahl angeboten werden, durch Preisschilder zu kennzeichnen oder auszuzeichnen.

Artikel, die in der Offizin oder anderen Apothekenräumen in Regalen, in Schubladen, in Schränken, wohl für das Publikum sichtbar, jedoch nicht offen zugänglich, zum Verkauf bereitgehalten werden, brauchen nicht einzeln ausgezeichnet zu werden. Es genügt die Beschriftung des betreffenden Regals, indem sich die Ware befindet. Neuerdings ist es sogar ausreichend, wenn der Kunde die Möglichkeit hat, die Lauertaxe einzusehen.

In neuerer Zeit muß der Verkaufspreis der Arzneimittel nicht nur auf der Verschreibung, wie es in § 10 der Apothekenbetriebsordnung gefordert ist, sondern – auf dem Kostendämpfungsgesetz beruhend – bei der Abgabe an Versicherte auch auf der Packung angegeben werden (§ 376 Abs. 4 Reichsversicherungsordnung).

5.4 Die Situation in der Europäischen Gemeinschaft

Von E. Güssow und D. Temme
(vgl. auch 3.3.2)

In nahezu allen Wirtschaftszweigen ist man dem Ziel der Römischen Verträge, insbesondere der Verwirklichung
- des freien Warenverkehrs,
- der Freizügigkeit der Arbeitnehmer,
- der Niederlassungsfreiheit der Selbständigen und
- dem freien Dienstleistungsverkehr

ein gutes Stück nähergekommen.

Die ungehinderte Ausübung der pharmazeutischen Tätigkeiten und die freie Niederlassung der Apotheker sowie die damit verbundene Gründung von Apotheken in der gesamten Europäischen Gemeinschaft konnten bisher noch nicht verwirklicht werden. Der Grund dafür liegt in den unterschiedlichen Ausbildungsgängen und nationalen Systemen, nach denen die Niederlassung in den einzelnen Ländern geregelt ist. So wird in zahlreichen Ländern der EG die Niederlassung durch ein System der „geographischen Verteilung" geregelt, das dem in Deutschland geltenden Grundsatz der freien Niederlassung nicht entspricht. Es ähnelt vielmehr dem in Deutschland als verfassungswidrig angesehenen früheren „Konzessionsrecht", das an eine Bedürfnisprüfung unter dem Gesichtspunkt demographischer und geographischer Verteilung gebunden war. Es ist auch nicht zu erwarten, daß das Bundesverfassungsgericht seine im Urteil von 1958 verkündete Meinung ändern und in der Bundesrepublik Deutschland erneut einer – wie auch immer gearteten – Niederlassungsbeschränkung zustimmen wird.

Nach jahrzehntelanger Diskussion hat der Rat nunmehr durch den Erlaß mehrerer *Richtlinien* (insbes. der Richtlinie des Rates vom 16. 9. 1985) über die gegenseitige Anerkennung der Diplome, Prüfungszeugnisse oder sonstigen Befähigungsnachweise des Apothekers und über Maßnahmen zur Erleichterung der tatsächlichen Ausübung des Niederlassungsrechts für bestimmte pharmazeutische Tätigkeiten eine Kompromißformel gefunden, die einen Weg aus der bisher als aussichtslos angesehenen Situation darstellt. Danach soll – neben der gegenseitigen Anerkennung der Diplome für Tätigkeiten im Arbeitnehmerverhältnis – zukünftig auch die gegenseitige Niederlassung – unbeschadet der weitergehenden nationalen Regelungen wie Niederlassungsbeschränkungen – möglich sein. Um die Länder ohne derartige Einschränkungen nicht unzumutbar durch den Zustrom von Apothekern aus Ländern mit restriktiven Niederlassungsbedingungen zu belasten, soll sich die „gegenseitige Niederlassung" nur auf die Übernahme von Apotheken beschränken, die bereits mindestens 3 Jahre bestehen. Dadurch soll verhindert werden, daß kurzfristig von deutschen Apothekern gegründete Apotheken alsbald auf Ausländer übertragen werden und damit ein Ungleichgewicht zwischen den Staaten verschiedener Niederlassungssysteme entstehen könnte.

Griechenland, das sich lange gegen die vorgeschlagenen und diskutierten Regelungen zur Wehr gesetzt hatte, wurden in dem Kompromiß Ausnahmeregelungen zugebilligt.

Diese EG-Richtlinie muß bis zum 31. 10. 1987 in nationales Recht umgesetzt werden, so daß spätestens bis zu diesem Zeitpunkt eine entsprechende Änderung des Apothekengesetzes erforderlich wird. Dann werden also EG-Ausländer deutsche Apotheken übernehmen können, ebenso wie deutsche Apotheker im Rahmen der Europäischen Gemeinschaft auch außerhalb Deutschlands Apotheken nach den dort geltenden nationalen Bestimmungen betreiben können.

6 Verkehr mit Arzneimitteln

6.1 Arzneimittelgesetz (AMG)

(Stand Januar 86)

Von O. Brösamle

6.1.1 Geschichtliche Entwicklung

Das 1. AMG von 1961 ging noch ganz davon aus, daß allein der Arzneimittel-Hersteller die Verantwortung für die Arzneimittel übernehmen müsse. Es wurden Arzneimittel daher nur registriert, d. h. ohne nähere Prüfung oder Wirkungsnachweis von der Registrierbehörde in eine Liste aufgenommen.

Erst nach dem *Contergan*-Fall wurde durch Änderung des Gesetzes 1964 eine erhöhte Sicherheit angestrebt. Für Arzneimittel mit bisher unbekannter Wirksamkeit wurde die dreijährige *automatische Verschreibungspflicht* eingeführt.

Seither muß für jedes neue Arzneimittel eine umfassende Dokumentation über die pharmakologischen und toxikologischen Prüfungen sowie über die klinische Erprobung vorgelegt werden.

In einer weiteren Änderung des Gesetzes 1974, bekannt als „Tierarzneimittelnovelle", wurden Bestimmungen eingebracht, die verhindern sollen, daß Arzneistoffe, die beim Tier vor allem durch die Massentierhaltung angewendet werden, auf Lebensmittel übergehen.

Für die Neuordnung des AMG gab es mehrere Gründe:
Angleichung an die Gesamtreform des Lebensmittelrechts; eine EG-Richtlinie von 1965; eine WHO-Richtlinie über die Grundregeln der Herstellung von Arzneimitteln und die Sicherung ihrer Qualität. Seit 1969 ist die Bundesrepublik einer der größten Arzneimittel-Exporteure der Welt; es war aus diesem Grunde unbedingt notwendig, auch in der Gesetzgebung nachzuziehen. Die notwendigen Änderungen des Arzneimittelrechts waren so tiefgreifend und umfassend, daß sie nicht mehr mit einer Änderung des AMG 1961 zu verwirklichen waren. Das 2. AMG wurde 1976 erlassen und ist am 1.1.1978 in Kraft getreten.

6.1.2 Besonderheiten

In diesem Kapitel werden die Stoffgebiete hervorgehoben, die gem. § 3 Abs. 4 der Approbationsordnung während der praktischen Ausbildung gelehrt werden sollen.

Aufteilung der Verantwortung

Die Verantwortung für das Arzneimittel, das bisher bei *einer* Person lag, wird nun auf *drei* Personen verteilt:
- ein *Herstellungsleiter*, verantwortlich für die Herstellung, Lagerung und Kennzeichnung einschließlich der Packungsbeilagen,
- ein *Kontrolleiter*, verantwortlich für die gesamte Prüfung einschließlich der In-Prozeß-Kontrollen, und
- ein *Vertriebsleiter*, verantwortlich für das Inverkehrbringen und für die Einhaltung

der Vorschriften über die Werbung auf dem Gebiete des Heilwesens.

Verbesserte Information des Verbrauchers

Außer den bisher üblichen Informationen müssen Angaben gemacht werden über: Gegenindikationen, Nebenwirkungen, Reaktionen im Straßenverkehr oder am Arbeitsplatz, Wechselwirkungen mit anderen Arzneimitteln.
Das BGA hat auf diese Information weitgehend Einfluß und kann ggf. entsprechend eingreifen. Das Verfalldatum muß angegeben sein bei allen Arzneimitteln, die nicht länger als 3 Jahre haltbar sind.

Warnsystem

Als Konsequenz aus dem Contergan-Fall wurde ein Warnsystem aufgebaut, das in einem Informationsverbund rasch Nebenwirkungen, Falschdosierungen und Verwechslungen erfaßt. Die Zusammenarbeit aller Beteiligten – einschließlich der Arzneimittelhersteller – sind in einem Stufenplan festgelegt worden.

Das neue Zulassungssystem

Ein Zulassungsverfahren ersetzt die bisherige Registrierung. Dadurch ist nun nicht mehr möglich, *Generica* ungeprüft in den Handel zu bringen. Der Begriff „Spezialität" wird durch *„Fertigarzneimittel"* abgelöst. Außer den Unterlagen über Wirksamkeit und Unbedenklichkeit muß der Hersteller auch Untersuchungsmethoden vorlegen, nach denen das Fertigarzneimittel auf seine Qualität zu prüfen ist. Trotz dieser staatlichen Zulassung verbleibt die volle zivil- und strafrechtliche Verantwortung beim Hersteller.

Naturheilmittel und Homöopathika

Der Vorwurf, Naturheilmittel müßten nach dem neuen AMG vom Markt verschwinden, ist nicht berechtigt. Auch Naturheilmittel können starkwirkend und sehr gefährlich sein und müssen daher wie andere Arzneimittel auf Wirksamkeit und Unbedenklichkeit geprüft sein.

Homöopathische Arzneimittel brauchen nicht zugelassen werden, wenn sie nach den Vorschriften der klassischen Homöopathie und des HAB hergestellt sind. Sie werden nur registriert. In diesem Fall ist die Nennung von Anwendungsgebieten oder die Werbung mit Indikationsangaben nicht erlaubt.
Homöopathische Arzneimittel können auch zugelassen werden und dürfen dann mit Indikationsangaben in Verkehr gebracht werden.

Gefährdungshaftung

Da trotz allem Bemühen um die Arzneimittelsicherheit nicht auszuschließen ist, daß Menschen auch bei bestimmungsgemäßem Gebrauch durch Arzneimittel geschädigt werden, sind die Hersteller verpflichtet, durch Abschließen einer Haftpflichtversicherung eine sofortige Entschädigung der Betroffenen zu gewährleisten.

Prüfung am Menschen

Die klinische Prüfung von Arzneimitteln am Menschen darf nur dann durchgeführt werden, wenn die Einwilligung der Betroffenen vorliegt und wenn die Bedeutung des angestrebten Zieles in einem angemessenen Verhältnis zu den Gefahren steht, denen die Versuchsperson ausgesetzt ist.

Pharmaberater

Pharmaberater sind Personen, die hauptberuflich Angehörige der Heilberufe aufsuchen, um diese über Arzneimittel zu informieren. Für diese Personen wird eine gewisse Sachkenntnis gefordert:

- Apotheker, Ärzte, Veterinäre, Apothekerassistenten, PTA, MTA, CTA, BTA. Diese Personen werden verpflichtet, Nebenwirkungen und Gegenanzeigen von Arzneimitteln, die sie bei ihren Besuchen erfahren, der Firma zu melden, für die sie tätig sind. Sie müssen auch Nachweis führen über die Muster von Arzneimitteln, die sie an Ärzte abgeben.

6.1.3 Herstellung von Arzneimitteln und Sicherung ihrer Qualität

Bis 1961 war der Apotheker in seiner Apotheke der einzige gesetzlich legitimierte Arzneimittelhersteller. Die Herstellung außerhalb der Apotheke wurde nicht durch Gesetze oder Verordnungen geregelt. Erst 1961 hat der Gesetzgeber die Herstellung von Arzneimitteln von einer Erlaubnis abhängig gemacht. Diese Erlaubnis muß erteilt werden, wenn bestimmte sachliche und persönliche Voraussetzungen erfüllt werden.

Herstellungsbetriebe sind nach der Legaldefinition des Arzneimittelgesetzes 1976 alle Betriebe, die Arzneimittel gewinnen, anfertigen, zubereiten, be- oder verarbeiten, um- oder abfüllen, abpacken und kennzeichnen. Das bedeutet, daß jede dieser einzelnen Tätigkeiten eine *Erlaubnis* voraussetzt.

Mehrere Gruppen sind *von der Erlaubnispflicht ausgenommen*:
- der *Apothekeninhaber* für die Herstellung von Arzneimitteln im Rahmen des üblichen Apothekenbetriebs,
- der *Krankenhausträger*, soweit er nach dem Apothekengesetz Arzneimittel abgeben darf,
- der *Tierarzt* für die Herstellung von Arzneimittel, die er für die von ihm behandelten Tiere abgibt,
- der *Großhändler* für das Umfüllen, Abpacken oder Kennzeichnen von Arzneimitteln in unveränderter Form in Packungen, die nicht zur Abgabe an den Verbraucher bestimmt sind, und
- der *Einzelhändler* mit Sachkenntnis für das Umfüllen, Abpacken und Kennzeichnen von Arzneimitteln zur Abgabe in unveränderter Form unmittelbar an den Verbraucher.

Die Erlaubnis wird auf Antrag dem Betriebsinhaber erteilt. Sie wird für eine bestimmte Betriebsstätte und für bestimmte Arzneimittel und Arzneiformen erteilt. Die Behörde prüft vor der Erteilung der Erlaubnis, ob die sachlichen und räumlichen Bedingungen für die Herstellung, Prüfung und Lagerung geeignet sind.

Außerdem werden die *personengebundenen Voraussetzungen* (Herstellungsleiter, Kontrolleiter und Vertriebsleiter) geprüft.

Herstellungsleiter und Kontrolleiter müssen eine bestimmte Sachkenntnis nachweisen. Der Nachweis wird erbracht durch die Approbation als Apotheker mit einer mindestens zweijährigen Tätigkeit in der Arzneimittelherstellung oder Prüfung. Die Sachkenntnis wird außerdem erbracht durch das Zeugnis über eine nach abgeschlossenem Hochschulstudium der Chemie, der Biologie, der Human- oder Veterinärmedizin abgelegten Prüfung mit einer mindestens zweijährigen Tätigkeit in der Arzneimittelherstellung oder Prüfung. In diesem Fall muß ein zusätzliches Hochschulstudium in den pharmazeutischen Fächern nachgewiesen werden. Für den Vertriebsleiter ist keine besondere Fachkenntnis vorgeschrieben. Die verantwortlichen drei Personen müssen die entsprechende Zuverlässigkeit besitzen; d. h. sie müssen die Gewähr dafür bieten, daß die für die Herstellung, Prüfung und den Vertrieb geltenden fachlichen und gesetzlichen Bestimmungen eingehalten werden.

Die verantwortlichen Personen müssen tatsächlich in der Lage sein, ihre Verpflichtungen zu erfüllen.

6.1.4 Haltbarkeit von Arzneimitteln

Anforderungen an die Haltbarkeit von Arzneimitteln werden gestellt, seit es Arzneimittel gibt. Die Anforderungen sind sogar noch gewachsen, da die Herstellung in der Apotheke weitgehend durch die industrielle Fertigung abgelöst wurde. Mehrere Faktoren sind für diese Entwicklung maßgebend:
- die Notwendigkeit, weltweit angewandten Fertigarzneimitteln für einen Mindestzeitraum von 3 Jahren die Wirksamkeit zu garantieren,
- die Verwendung von hochwirksamen aber instabilen Arzneistoffen (z. B. Antibiotika),
- eine Zunahme notwendiger aber instabiler Arzneiformen (z. B. Infusionslösungen und Injektionslösungen),
- eine Verfeinerung der Analytik, so daß Abweichungen, Abbau oder andere Veränderungen schnell und ohne großen Aufwand nachgewiesen werden können,

- die Anforderungen an die Haltbarkeit, die in den letzten 10–20 Jahren ständig angestiegen sind.

Das neue Arzneimittelgesetz enthält folgende Vorschriften, die sich direkt mit der Haltbarkeit und Stabilität befassen:

In § 22, 1 wird für die *Zulassung* eines Fertigarzneimittels gefordert, daß *Unterlagen* über die Art der Haltbarmachung, die Dauer der Haltbarkeit, die Art der Aufbewahrung und die Ergebnisse von Haltbarkeitsversuchen vorgelegt werden müssen.

In § 10 wird über die Kennzeichnung bestimmt: Wenn die Haltbarkeit weniger als 3 Jahre beträgt, muß auf dem Arzneimittel ein Verfallsdatum angegeben sein. Als Verfallsdatum sind der 30. Juni oder der 31. Dezember vorgeschrieben.

Bei Arzneimitteln, deren Haltbarkeit weniger als ein Jahr beträgt, kann das Verfallsdatum auch monatlich angegeben sein.

In der Packungsbeilage muß durch einen Hinweis auf das Verfallsdatum aufmerksam gemacht werden.

In der *Apothekenbetriebsordnung* wird ausdrücklich verlangt, daß der Apotheker Arzneimittel und Prüfmittel so aufbewahrt, daß ihre einwandfreie Beschaffenheit erhalten bleibt. Der Apotheker muß im Rahmen seiner Prüfpflicht sowohl Stoffe als auch Fertigarzneimittel auf ihre Haltbarkeit überprüfen.

Im *Arzneibuch* werden besondere Lagervorschriften definiert: dicht verschlossen, über Blaugel, vor Licht geschützt. Zusätzliche Anweisungen finden sich bei einzelnen Stoffen, bei denen eine Aufbewahrung unter einem indifferenten Gas vorgeschrieben ist (Heilbuttleberöl).

Der *Bundesgesundheitsminister* hat 1972 für die Lagerung von Fertigarzneimitteln Hinweise gegeben (s. Anhang 1 unter 6.1.8).

Eine weitere Richtlinie „Haltbarkeit und Haltbarkeitsprüfungen von Arzneimitteln" wurde von der Arbeitsgemeinschaft für Pharmazeutische Verfahrenstechnik (APV) erarbeitet (s. Anhang 2 unter 6.1.8).

Zum Ausgleich von Wirkstoffverlusten bei Arzneimitteln hat der *Ausschuß Arzneimittel-, Apotheken- und Giftwesen der Arbeitsgemeinschaft der leitenden Medizinalbeamten der Länder* im Einvernehmen mit dem Bundesminister für Jugend, Familie und Gesundheit Empfehlungen ausgearbeitet (s. Anhang 3 unter 6.1.8)

6.1.5 Gesetzliche Überwachung des Verkehrs mit Arzneimitteln

Bis zum Inkrafttreten des 1. Arzneimittelgesetzes 1961 war eine Überwachung der Arzneimittelherstellung außerhalb der Apotheke nicht möglich. Heute kann man die Überwachung in 3 Teilgebiete trennen:
- Zulassung und Registrierung von Arzneimitteln,
- Überwachung der Herstellung und
- Überwachung der Apotheken und des Handels mit Arzneimitteln.

6.1.5.1 Zulassung und Registrierung

Von der Forderung des 1. Arzneimittelgesetzes von 1961, nämlich die Arzneimittel nur zu registrieren, ist man abgegangen. Es ist notwendig geworden, durch ein echtes Zulassungsverfahren auf die Herstellerbetriebe Einfluß zu nehmen. Durch diese Maßnahme wird der pharmazeutische Unternehmer gezwungen, Unterlagen zum Nachweis von Qualität, Wirksamkeit und Unbedenklichkeit der Zulassungsbehörde vorzulegen. Dies gilt für alle Fertigarzneimittel, das heißt für alle Arzneimittel, die im voraus hergestellt und in einer zur Abgabe an den Verbraucher bestimmten Packung in Verkehr gebracht werden.

Die Zulassung von Arzneimitteln wird abhängig gemacht von der Vorlage bestimmter Zulassungsunterlagen. Außer der vollständigen Zusammensetzung einschließlich aller Hilfsstoffe muß der pharmazeutische Unternehmer Angaben über folgende Punkte vorlegen: Analytische Prüfmethoden, Ergebnisse von Haltbarkeitsversuchen, Ergebnisse von pharmakologischen und toxikologischen Prüfungen und Ergebnisse von klinischer und ärztlicher Erprobung.

Um für Arzneimittel, bei denen eine Gefährdung nicht zu befürchten ist und bei denen die Wirksamkeit und Unbedenklichkeit erwiesen ist, die sehr aufwendigen Zulassungsverfahren zu vermeiden, kann das Bundesgesundheitsministerium in einer Verordnung Standardzulassungen einführen. In einer Standardzulassung wird z. B. die Zusammensetzung, Kennzeichnung, Darreichungsform und die Anwendungsart genau vorgeschrieben und festgelegt.

Die Zulassung von Arzneimitteln wird für die Bundesrepublik Deutschland vom Bundesgesundheitsamt als Bundesoberbehörde zentral bearbeitet.

Die Zulassung läßt die zivil- und strafrechtliche Verantwortlichkeit des pharmazeutischen Unternehmers unberührt.

Für homöopathische Arzneimittel wird das Registrierungsverfahren vorgeschrieben. Dies gilt nur für solche Arzneimittel, die nach einer homöopathischen Verfahrenstechnik, insbesondere nach dem homöopathischen Teil des Arzneibuches hergestellt sind. Das Registrierverfahren enthält wesentliche Erleichterungen; so müßten hier keine Unterlagen und Gutachten über die pharmakologisch-toxikologische und klinische Prüfung vorgelegt werden. In der Kennzeichnung oder auf der Packungsbeilage dürfen dann bei diesen Arzneimitteln aber auch keine Indikationsgebiete angegeben werden.

6.1.5.2 Überwachung der Herstellung

Die Erteilung einer Herstellungserlaubnis ist davon abhängig, daß personelle und räumliche Anforderungen erfüllt sind. Mindestens 2 sachkundige Personen als Herstellungs- und Kontrolleiter müssen zur Verfügung stehen. Außerdem muß ein Vertriebsleiter benannt werden (zu den Anforderungen an diesen Personenkreis vgl. 6.1.3). Die Erlaubnis wird von Räumen und maschinellen Einrichtungen abhängig gemacht. Die Räume und Einrichtungen sind im allgemeinen auf das jeweilige Programm abgestimmt; deshalb muß die Erlaubnis auch auf bestimmte Arzneimittel oder Arzneiformen beschränkt werden.

Die Prüfung muß hauptsächlich in den Laboratorien der Herstellerfirma erfolgen. Besondere Prüfungen können auch in Speziallabors außerhalb des Betriebes durchgeführt werden. Die Verantwortung des Kontrolleiters wird jedoch dadurch nicht eingeschränkt.

In der Betriebsordnung für Pharmazeutische Unternehmer (6.2) wurden nähere Regelungen getroffen.

6.1.5.3 Überwachung der Apotheken

Bis 1978 wurden die Apotheken aufgrund des Apothekenrechts überprüft. Nun gelten die allgemeinen Bestimmungen des Arzneimittelgesetzes für alle Betriebe und Einrichtungen, die Arzneimittel herstellen, lagern, prüfen oder in den Verkehr bringen.

Im August 1983 hat der Bundesminister für Jugend, Familie und Gesundheit eine „Allgemeine Verwaltungsvorschrift" zur Durchführung des Arzneimittelgesetzes erlassen. Zweck dieser Verwaltungsvorschrift ist es, durch einheitliche Grundsätze die Durchführung des Arzneimittelgesetzes wirkungsvoller zu gestalten.

Die Apothekenbesichtigung soll vor allem sicher stellen, daß die Vorschriften des Arzneimittelgesetzes und des Apothekengesetzes eingehalten werden. Außer im Land Nordrhein-Westfalen werden für diese Aufgabe Apotheker eingesetzt, welche die Überwachung ehrenamtlich übernehmen. Diese Pharmazieräte handeln im Auftrag der zuständigen Behörde; meist sind die Regierungspräsidenten der Länder für diese Aufgaben zuständig. Über die Besichtigung wird eine Niederschrift gefertigt. Der Pharmazierat ist befugt, Proben gem. § 65 AMG zu ziehen. Er ist verpflichtet, Gegenproben zurückzulassen. Eine Verpflichtung zur Hinterlassung von Gegenproben besteht dann nicht, wenn der Hersteller ausdrücklich darauf verzichtet. Er ist berechtigt, vorläufige Anordnungen zu treffen, soweit es zur Verhütung dringender Gefahren für die öffentliche Sicherheit und Ordnung geboten ist; so kann z. B. auch die vorläufige Schließung der Apotheke angeordnet werden.

Der Apothekenleiter ist verpflichtet, die in der Überwachung tätigen Personen bei der Erfüllung ihrer Aufgabe zu unterstützen. Das heißt, er muß Räume bezeichnen, Auskünfte erteilen, Behältnisse öffnen und Probenahmen ermöglichen.

Der Apotheker kann natürlich Auskünfte

zu solchen Fragen verweigern, die ihn der Gefahr der strafrechtlichen Verfolgung aussetzen.

6.1.6 Koordination von Maßnahmen und Informationsweg bei Verdacht auf Arzneimittelnebenwirkungen

Die zuständige Bundesoberbehörde ist verpflichtet, bei unmittelbarer oder mittelbarer Gefährdung der Gesundheit von Mensch und Tier, insbesondere bei Nebenwirkungen, bei Wechselwirkungen mit anderen Mitteln, Gegenanzeigen und Verfälschungen, zentral zu erfassen, auszuwerten und die nach diesem Gesetz zu ergreifenden Maßnahmen zu koordinieren. Sie wirkt dabei mit den anderen für die Arzneiüberwachung zuständigen Stellen zusammen.

In einem Stufenplan (Anhang 4 unter 6.1.8) wird die Zusammenarbeit der beteiligten Behörden auf den verschiedenen Gefahrenstufen näher geregelt.

6.1.7 Novellierung

Die Arzneimittelsicherheit einschließlich der Information über Arzneimittel soll insbesondere durch folgende Änderung des Arzneimittelgesetzes verbessert werden:
- Unterstellung der sterilen ärztlichen Einmalgeräte unter die Anforderungen des Arzneimittelgesetzes für Unbedenklichkeit, Täuschungsschutz und Überwachung,
- Angabe eines offenen Verfalldatums bei allen Fertigarzneimitteln,
- Einführung einer besonderen Fachinformation für Ärzte, Zahnärzte und Apotheker,
- Ausdehnung der Verpflichtung zur Anzeige von Nebenwirkungen und Arzneimittelmißbrauch,
- Schaffung einer gesetzlichen Grundlage für die Transparenzkommission,
- weitere Regelungen für die klinische Prüfung und für Untersuchungen zugelassener Arzneimittel,
- Beschränkung der Abgabe von Arzneimittelmustern,
- Verankerung der Grundregeln der guten Laborpraxis und
- Schaffung einer qualifizierten für die Arzneimittelrisiken verantwortlichen Person (Stufenplanbeauftragter).

Die Zweitantragstellerfrage wird geregelt.

6.1.8 Anhänge

Anhang 1: Empfehlungen des Bundesgesundheitsministers von 1972 für die Lagerung von Fertigarzneimitteln:

Die Empfehlung bezweckt, *unnötige und nicht sachgerechte* Lagerungshinweise für *Arzneispezialitäten* zu *vermeiden* und die erforderlichen Hinweise zu *vereinheitlichen*.

Unter Lagerung im Sinne dieser Empfehlung wird eine länger dauernde Aufbewahrung verstanden. Während kurzfristiger Unterbrechung (z. B. beim Transport) kann von der Beachtung der nachfolgenden Hinweise abgesehen werden, es sei denn, daß ausdrücklich auf deren Einhaltung hingewiesen wird (z. B. Kühlkette).

1. Arzneispezialitäten sind im *Normalfall bei Raumtemperatur* lagerungsfähig. Sie bedürfen dann keines besonderen Lagerungshinweises. Dabei wird davon ausgegangen, daß eine Lagerungstemperatur von *+2° C nicht unterschritten* wird, es sei denn, daß ein anderslautender Hinweis angebracht ist.

2. Soweit im Interesse der Erhaltung einer einwandfreien Beschaffenheit der Arzneispezialität die Überschreitung einer bestimmten Temperatur vermieden werden soll, sollen folgende Hinweise verwendet werden:
– „Nicht über 25° C lagern!"
– „Nicht über 20° C lagern!"
– „Nicht über 8° C lagern!"

3. Zäpfchen sollen nur in besonders begründeten Fällen einen Lagerungshinweis erhalten, weil in Fachkreisen bekannt ist, daß sie nicht – auch nicht kurzfristig – über 30° C gelagert werden dürfen.

4. Lagerungshinweise sollen an gut sichtbarer Stelle deutlich lesbar auf der äußeren Umhüllung oder, soweit eine solche nicht verwendet wird, auf dem Behältnis der Arzneispezialität angegeben werden.

5. Aufbewahrungshinweise, die *ausschließlich an den Verbraucher* gerichtet sind, sollen nicht auf der äußeren Umhüllung, sondern vorzugsweise

auf der Packungsbeilage vermerkt werden. Ein solcher Hinweis ist beispielsweise bei Zäpfchen unbedingt erforderlich.

Anhang 2: Haltbarkeit und Haltbarkeitsprüfung von Arzneimitteln – APV-Richtlinie

Richtlinie

1. Anwendung und Zweckbestimmung

Diese Richtlinie bezieht sich auf Arzneimittel, die zur Anwendung am oder im menschlichen oder tierischen Körper im voraus hergestellt und in einer zur Abgabe an den Verbraucher bestimmten Packung in den Verkehr gebracht werden (Fertigarzneimittel). Sie liefert eine
– Definition des Begriffs Haltbarkeit,
– eine Zusammenfassung von Lagerungsbedingungen,
– eine Darstellung von Grundlagen zur Haltbarkeitsprüfung.

Diese Richtlinie kann nur allgemeine Hinweise geben, die für jedes Arzneimittel nach Umfang, Art und Aufwand einer durchzuführenden Haltbarkeitsprüfung konkretisiert werden müssen.

2. Definition der Haltbarkeit

Haltbarkeit bedeutet spezifikationsgerechte Qualität des Arzneimittels bis zum Ende der vom Hersteller festgelegten Laufzeit. Die Qualität des Arzneimittels wird dabei durch den Wirkstoffgehalt und die Reinheit, die organoleptisch wahrnehmbaren, physikalisch-chemischen und mikrobiologischen Eigenschaften bestimmt.

2.1 Wirkstoffgehalt

Der Wirkstoffgehalt eines Arzneimittels soll bis zum Ende der Laufzeit 90% des deklarierten Wertes nicht unterschreiten, wenn nicht andere Vorschriften verbindlich sind (z. B. Arzneibuch, EWG-Richtlinien).

Diese Toleranzgrenze gilt für gelagerte Waren und muß durch entsprechende Haltbarkeitsergebnisse belegt werden. Bei frischer Ware (Endprodukt bei der Herstellung) darf die zulässige Toleranzgrenze von ± 5% ohne angemessene Begründung nicht überschritten werden[1]).

2.2 Reinheit, Abbauprodukte

Abbauprodukte sollten möglichst identifiziert und begrenzt werden. Es muß sichergestellt sein, daß Abbauprodukte nicht zur Erhöhung der Toxizität des entsprechenden Arzneimittels führen.

2.3 Organoleptisch wahrnehmbare, physikalisch-chemische und mikrobiologische Eigenschaften

Die Qualität hinsichtlich der organoleptisch wahrnehmbaren, physikalisch-chemischen und mikrobiologischen Eigenschaften des Arzneimittels gilt als gesichert, wenn
– die Prüfergebnisse den Spezifikationen entsprechen,
– die bestimmungsgemäße Anwendung des Arzneimittels möglich ist und
– auftretende Veränderungen nicht so ausgeprägt sind, daß die Akzeptanz durch den Verbraucher gestört wird.

3. Stabilitätszuschläge

Als Stabilitätszuschlag wird diejenige Menge eines wirksamen Bestandteils bezeichnet, die dem Arzneimittel über den deklarierten Wert hinaus zugesetzt wird, um Wirkstoffverluste während der Lagerung auszugleichen.

In der Regel sollten Stabilitätszuschläge 10% der deklarierten Wirkstoffmengen nicht überschreiten. In begründeten Fällen sind bei einer Dauer der Haltbarkeit von weniger als drei Jahren Ausnahmen möglich.

4. Haltbarkeitsfrist, Laufzeit

Als Haltbarkeitsfrist oder Laufzeit gilt der Zeitraum, in dem die Qualität eines Arzneimittels bei sachgemäßer Lagerung gesichert ist, d. h. die Spezifikationen eingehalten werden.

Für Arzneimittel, die unmittelbar vor dem Verbrauch in eine anwendungsgerechte Form überführt werden oder deren Haltbarkeit nach Anbruch gefährdet ist, müssen Aufbrauchfristen und gegebenenfalls Lagerungshinweise angegeben werden. Als Aufbrauchfrist gilt der Zeitraum, in dem ein vom Verbraucher gerade angebrochenes oder von ihm unmittelbar vor dem Gebrauch in eine anwendungsgerechte Form überführtes Arzneimittel haltbar ist.

Haltbarkeitsfrist und Aufbrauchfrist sind experimentell zu ermitteln.

5. Lagerungsbedingungen

Unter Lagerung wird eine länger dauernde Aufbewahrung unter normalen oder definierten Bedingungen verstanden.

5.1 Normale Lagerungsbedingungen

Lagerung in trockenen, belüfteten Räumen unter Vermeidung von Fremdgeruch, sonstigen Kontaminationen und intensivem Licht bei Raumtemperatur. Dabei bedeutet Raumtemperatur nach der Europäischen Pharmakopoe 15°C bis 25°C, nach der USP 15°C bis 30°C. Fertigarzneimittel, die unter diesen Bedingungen gelagert werden können, bedürfen keines besonderen Lagerungshinweises.

5.2 Definierte Lagerungsbedingungen

Fertigarzneimittel, die unter definierten Bedingungen gelagert werden müssen, bedürfen entsprechender Lagerungs- bzw. Aufbewahrungshinweise. Während kurzfristiger Unterbrechung, z. B. beim Transport, kann von der Beachtung der entsprechenden Hinweise abgesehen werden, es sei denn, daß ausdrücklich auf deren Einhaltung hingewiesen wird, z. B. Kühlkette.

Folgende Hinweise sollen verwendet werden:

5.2.1 *„Nicht über 30° C lagern"* *(von +2° C bis +30° C)*
5.2.2 *„Nicht über 25° C lagern"* *(von +2° C bis +25° C)*
5.2.3 *„Nicht über 20° C lagern"* *(von +2° C bis +20° C)*
5.2.4 *„Nicht über 8° C lagern"* *(von +2° C bis +8° C)*
5.2.5 *„Nicht unter 8° C lagern"* *(von +8° C bis +25° C)*
5.2.6 *„Vor Feuchtigkeit schützen"* *(bei Raumtemperatur nicht über 60% relative Feuchte)*
5.2.7 *„vor Licht schützen"*

5.3 Kennzeichnung

Lagerungshinweise für Fachkreise werden an gut sichtbarer Stelle deutlich lesbar auf den Behältnissen des Arzneimittels und, soweit verwendet, auf den äußeren Umhüllungen angegeben.

Aufbewahrungshinweise für die Verbraucher werden in der Packungsbeilage angegeben.

1) Vom EG-Ministerrat am 26.10.1983 verabschiedete Änderung der Richtlinie 65/65 EWG, 75/318 EWG und 75/319 EWG zur Angleichung der Rechts- und Verwaltungsvorschriften über Arzneispezialitäten. Amtsblatt der Europäischen Gemeinschaften, Nr. L 332, 1–9, vom 28.11.1983

6. Verpackung

6.1 Verpackung ist die Gesamtheit der Packmittel, bestehend aus dem Behältnis, dessen Verschluß (beides ergibt das Primärpackmittel) sowie gegebenenfalls der äußeren Umhüllung und der Packungsbeilage, mit denen das Arzneimittel in den Verkehr gebracht und/oder gelagert wird.

6.2 Die Verpackung soll das Arzneimittel gegen schädigende Einflüsse wie Licht, Luft, Feuchtigkeit und mechanische Beanspruchung schützen.

7. Haltbarkeitsprüfung

Die Haltbarkeitsprüfung bildet u. a. die Basis für die Auswahl und Festlegung geeigneter Behältnisse und Verschlüsse, der Laufzeiten, Aufbrauchfristen, Lagerungs- und Aufbewahrungshinweise für das jeweilige Arzneimittel.

Die Festlegung der Laufzeit eines Arzneimittels erfolgt aufgrund von am Fertigerzeugnis durchgeführten Haltbarkeitsversuchen. Die Rezeptur des geprüften Produktes soll mit der für den Verkehr vorgesehenen identisch sein. Entwicklungschargen ähnlicher Zusammensetzung können zur Beurteilung mit herangezogen werden.

7.1 Behältnis und Verschluß

Die Lagerung des Arzneimittels erfolgt im Rahmen der Haltbarkeitsprüfungen in dem für den Verkehr vorgesehenen Behältnis und Verschluß. Rückschlüsse auf die Haltbarkeit in anderen Behältnissen mit Verschluß sind nur dann möglich, wenn erwiesen ist, daß sie gleich gut oder besser als das geprüfte sind.

7.2 Belastungsversuche

Die Prüfmuster werden hierbei unter Streßbedingungen gelagert. Ergebnisse aus Belastungsversuchen können Stabilitätsprognosen begründen.

7.3 Langzeitversuche

Die Langzeitversuche bilden die Basis der Haltbarkeitsprüfungen. Aus ihren Untersuchungsergebnissen werden die Laufzeiten für die einzelnen Länder oder Klimazonen abgeleitet.

7.3.1 Lagerungsbedingungen für Langzeitversuche

Zur Durchführung von Langzeitversuchen müssen für die Prüfmuster definierte Lagerungsbedingungen (Temperatur, relative Feuchte) festgelegt werden. Sie sollen den klimatischen Verhältnissen entsprechen, bei denen die Fertigarzneimittel in den einzelnen Ländern oder Klimazonen gelagert werden.

7.3.2 Prüfdauer

Die Lagerung der Muster soll mindestens über die gesamte vom Hersteller festgelegte Laufzeit für das betreffende Arzneimittel erfolgen.

7.3.3 Prüfintervall

Die Erkennung von zeitabhängigen Qualitätsveränderungen im Rahmen der Langzeitversuche setzt neben der Prüfung unmittelbar nach der Herstellung eine ausreichende Anzahl von Wiederholungsprüfungen in geeigneten Prüfintervallen voraus.

7.3.4 Prüfkriterien

Die Haltbarkeitsprüfung kann sich grundsätzlich auf diejenigen Qualitätsmerkmale beschränken, deren Veränderung während der Lagerung, des Transports oder der bestimmungsgemäßen Anwendung des betreffenden Arzneimittels möglich ist. Die konkrete Auswahl der jeweiligen Prüfkriterien muß stets produktspezifisch erfolgen.

Eine organoleptische Prüfung, Prüfung auf qualitätsbestimmende physikalisch-chemische Parameter, die quantitative Bestimmung der Wirkstoffe, gegebenenfalls eine gezielte Prüfung auf Abbauprodukte, die quantitative Bestimmung der Konservierungsstoffe müssen Bestandteil jeder Haltbarkeitsprüfung sein.

7.3.5 Prüfmethoden

Die angewandten Analysenmethoden zur Bestimmung des Wirkstoffgehaltes müssen spezifisch, empfindlich und gut reproduzierbar bzw. validiert sein. Steht ein hinreichend spezifisches Verfahren zur Wirkstoffbestimmung nicht zur Verfügung, so ist eine Prüfung auf Abbauprodukte erforderlich. Als zusätzliche Information kann die Prüfung auf Abbauprodukte in besonders belasteten Proben herangezogen werden. Für die organoleptischen Prüfungen sind objektivierbare Bewertungsverfahren verbalen Beschreibungen vorzuziehen.

7.4 Folgeuntersuchungen (follow-up-stability)

Um die der Festlegung der Haltbarkeitsdauer zugrundeliegenden Ergebnisse abzusichern, empfiehlt es sich, auch nach dem Inverkehrbringen des betreffenden Fertigarzneimittels stichprobenweise weitere Chargen auf ihre Haltbarkeit zu prüfen.

Anhang 3: Wirkstoffzuschläge bei Arzneimitteln

Begriffsbestimmungen
Wirkstoffzuschlag:
Jeder Wirkstoffzusatz bei der Herstellung eines Fertigarzneimittels, der über die aus dem deklarierten Wirkstoffgehalt zu berechnende Ansatzmenge hinaus erfolgt.
Produktionszuschlag:
Wirkstoffzuschlag als Ausgleich für die während der Herstellung auftretenden Wirkstoffverluste.
Stabilitätszuschlag:
Wirkstoffzuschlag als Ausgleich für die während der Lagerung auftretenden Wirkstoffverluste.
Wirkstoffe im Sinne dieser Bestimmungen sind arzneilich wirksame Bestandteile.

Allgemeines:
Zwischen Arzneimitteln zur Anwendung am Menschen und am Tier wird nicht unterschieden.

Ein Stabilitätszuschlag sollte grundsätzlich nur in den Fällen in Frage kommen, in denen es nicht möglich ist, die Darreichungsform eines oder mehrerer empfindlicher Wirkstoffe entsprechend dem jeweiligen Stand der pharmazeutischen Technologie über einen angemessenen Zeitraum haltbar zu machen.

Wirkstoffzuschläge können mangelhafte Technologie nicht ersetzen.

Angabe von Produktions- und Stabilitätszuschlägen:
Produktions- und Stabilitätszuschläge sind mit dem Zulassungsantrag als Teil der Angaben nach § 22 Abs. 1 Nr. 11 AMG mitzuteilen und jeweils zu begründen. Die Änderung von Produktions- und/oder Stabilitätszuschlägen bedingt unter den Voraussetzungen in der Ziffer 5 keine neue Zulassung. Es besteht jedoch Anzeigepflicht.

Deklaration von Stabilitätszuschlägen:
Eine Deklaration von Stabilitätszuschlägen im Rahmen des § 10 Abs. 1 Nr. 8 AMG sollte grundsätzlich nicht erfolgen.

Zulässigkeit von Stabilitätszuschlägen:
Soweit die Haltbarkeitsprüfungen eine eingeschränkte Wirkstoffstabilität ergeben, kann ein Stabilitätszuschlag von bis zu 10% – unter Berücksichtigung des Analysefehlers – grundsätzlich akzeptiert werden.

Ausnahmen können dann gemacht werden, wenn in gesetzlichen Vorschriften (z. B. Arzneibuch, Standardzulassung) höhere Zuschläge zulässig sind; sie können auch dann in Frage kommen, wenn in besonders begründeten Einzelfällen in Abhängigkeit von stofflichen Eigenschaften des Wirkstoffes, Höhe der Dosierung oder der Darreichungsform höhere Zuschläge erforderlich sind.

Stabilitätszuschläge über 10% sind dann nicht gerechtfertigt, wenn damit eine Verlängerung der Haltbarkeit über 3 Jahre erreicht werden soll.

Anhang 4:
Allgemeine Verwaltungsvorschrift zur Beobachtung, Sammlung und Auswertung von Arzneimittelrisiken (Stufenplan) nach § 63 des Arzneimittelgesetzes (AMG)

Vom 20. Juni 1980 (BAnz. Nr. 114 vom 26. Juni 1980)

Nach § 63 des Arzneimittelgesetzes von 24. August 1976 (BGBl. I S. 2445, 2448) wird mit Zustimmung des Bundesrates folgende allgemeine Verwaltungsvorschrift erlassen:

1. Zweck der allgemeinen Verwaltungsvorschrift
Die allgemeine Verwaltungsvorschrift regelt die Erfassung von Arzneimittelrisiken durch die zuständige Bundesoberbehörde (§ 77 AMG), die Zusammenarbeit der beteiligten Behörden und Stellen, die Einschaltung der pharmazeutischen Unternehmer und die Informationswege.

2. Beteiligte Behörden und Stellen bei der Erfassung von Arzneimittelrisiken

Die zuständige Bundesoberbehörde wirkt bei der Erfassung von Arzneimittelrisiken mit allen Behörden und Stellen zusammen, die bei der Durchführung ihrer Aufgaben Arzneimittelrisiken erfassen, insbesondere mit

2.1 den obersten Landesgesundheits- und -veterinärbehörden,
2.2 den Arzneimittelkommissionen der Kammern der Heilberufe und der Heilpraktikerschaft,
2.3 den Bundesverbänden der pharmazeutischen Industrie und den von ihnen benannten Stellen, die Arzneimittelrisiken sammeln,
2.4 den Informations- und Behandlungszentren für Vergiftungsfälle,
2.5 dem Deutschen Krebsforschungszentrum,
2.6 den zuständigen Stellen im Geschäftsbereich der Bundesminister,
2.7 den Dienststellen der Weltgesundheitsorganisation,
2.8 den Mitgliedstaaten der Europäischen Gemeinschaften,
2.9 dem Ausschuß für Arzneispezialitäten der Europäischen Gemeinschaften,
2.10 den Arzneimittelbehörden anderer Länder,
2.11 allen internationalen Stellen.

3. Arzneimittelrisiken

Als Arzneimittelrisiken kommen insbesondere in Betracht:
3.1 Nebenwirkungen,
3.2 Wechselwirkungen mit anderen Mitteln,
3.3 Gegenanzeigen,
3.4 Resistenzbildung,
3.5 Mißbrauch, Fehlgebrauch,
3.6 Gewöhnung, Abhängigkeit,
3.7 Mängel der Qualität; bei Gegenständen, die als Arzneimittel gelten, auch Mängel technischer Art,
3.8 Mängel der Behältnisse und äußeren Umhüllungen,
3.9 Mängel der Kennzeichnung und Packungsbeilage,
3.10 nicht ausreichende Wartezeit.

4. Sammeln von Meldungen über Arzneimittelrisiken

4.1 Die Arzneimittelkommission der Kammern der Heilberufe und der Heilpraktikerschaft nehmen Meldungen über Arzneimittelrisiken entgegen. Die Benachrichtigungspflicht des Apothekenleiters an die zulässige Behörde nach den Bestimmungen der Apothekenbetriebsordnung bleibt unberührt.
4.2 Die Bundesverbände der pharmazeutischen Industrie regeln intern, bei welchen Stellen ihre Mitgliedsfirmen die Arzneimittelrisiken melden.

Die Anzeigepflicht des pharmazeutischen Unternehmens nach § 29 Abs. 1 AMG bleibt unberührt.
4.3 Die zuständige Bundesoberbehörde fragt in der Regel monatlich bei den Arzneimittelkommissionen der Kammern der Heilberufe und der Heilpraktikerschaft sowie bei den Bundesverbänden der pharmazeutischen Industrie oder den von ihnen benannten Stellen dort vorliegende Meldungen über Arzneimittelrisiken ab.
4.4 Die zuständige Behörde unterrichtet unverzüglich die zuständige Bundesoberbehörde über bekanntgewordene Arzneimittelrisiken.
4.5 Die zuständige Bundesoberbehörde unterrichtet die zuständige Behörde unverzüglich über bekanntgewordene Arzneimittelrisiken nach Nummer 3.7 bis 3.10.
4.6 Die Meldungen umfassen auch Verdachtsfälle von Arzneimittelrisiken.

5. Routinesitzung

5.1 Das Bundesgesundheitsamt lädt jährlich zu zwei oder mehreren Sitzungen ein, in denen durch die zuständigen Bundesoberbehörden ein allgemeiner Sachstandsbericht gegeben, die Auswertung der eingegangenen Meldungen über Arzneimittelrisiken besprochen und über Maßnahmen zur Beschaffung weiterer Informationen beraten wird (Routinesitzungen). An den Sitzungen nimmt ein Vertreter des Paul-Ehrlich-Instituts teil.

Zu den Routinesitzungen wird in der Regel mit einer mindestens vierwöchigen Frist unter Mitteilung der Tagesordnung eingeladen. Ergänzungen können von den Beteiligten nach Nummer 5.1.1 bis 5.1.4 bis zwei Wochen vor dem Sitzungstermin schriftlich beantragt werden.

Zu den Sitzungen werden eingeladen:
5.1.1 die obersten Landesgesundheits- und -veterinärbehörden,
5.1.2 je ein Vertreter der Arzneimittelkommissionen der Kammern der Heilberufe und der Heilpraktikerschaft,
5.1.3 je ein Vertreter der Bundesverbände der pharmazeutischen Industrie oder der von ihnen benannten Stellen,
5.1.4 der Bundesminister für Jugend, Familie und Gesundheit und anderer Bundesminister, soweit deren Geschäftsbereich berührt ist.
5.2 Über die Routinesitzung fertigt das Bundesgesundheitsamt ein Ergebnisprotokoll und übersendet es den Beteiligten nach Nummer 5.11 bis 5.1.4.

6. Vorgehen in Gefahrenstufen

6.1 Weisen Meldungen oder sonstige Informationen auf die Möglichkeit von Arzneimittelrisiken hin, so tritt die zuständige Bundesoberbehörde zunächst mit dem betroffenen pharmazeutischen Unternehmer unter gleichzeitiger Benachrichtigung der für diesen zuständigen obersten Landesgesundheits- und -veterinärbehörde und dann in der Regel mit allen anderen unter Nummer 2 genannten Behörden und Stellen in einen Informationsaustausch ein (Gefahrenstufe I).

Der Informationsaustausch erstreckt sich insbesondere auf die Häufigkeit der vermuteten Arzneimittelrisiken, ihre mögliche Ursachen und den Grad der Gefährdung, auch unter Berücksichtigung der Abgabemenge und des Umsatzanteils an der Arzneimittelgruppe.

6.2 Ergibt der Informationsaustausch in Gefahrenstufe I oder ergeben die Meldungen und sonstigen Informationen einen begründeten Verdacht auf ein gesundheitliches Risiko, so ruft die zuständige Bundesoberbehörde zu einer Sondersitzung ein (Gefahrenstufe II).

6.3 Darüber hinaus bleibt die Verpflichtung der zuständigen Behörde unberührt, die zur Beseitigung einer Gefahrenquelle notwendigen Maßnahmen zu treffen.

7. Sondersitzung

7.1 Zu einer Sondersitzung werden durch die zuständige Bundesoberbehörde unter Nennung des Anlasses und der Fragestellung eingeladen:
7.1.1 die obersten Landesgesundheitsbehörden und, soweit es sich um ein Arzneimittel zur Anwendung bei Tieren handelt, die obersten Landesveterinärbehörden,
7.1.2 je ein Vertreter der Arzneimittelkommission der Kammern der Heilberufe und der Heilpraktikerschaft,
7.1.3 Sachverständige,
7.1.4 je ein Vertreter der Bundesverbände der pharmazeutischen Industrie oder der von ihnen benannten Stellen,
7.1.5 der betroffene pharmazeutische Unternehmer, der Sachverständige seiner Wahl mitbringen kann,
7.1.6 der Bundesminister für Jugend, Familie und Gesundheit und andere Bundesminister, soweit deren Geschäftsbereich berührt ist,
7.1.7 die andere Bundesoberbehörde.
7.2 Gilt die Sondersitzung als Anhörung im Sinne des § 30 Abs. 3 AMG, so ist der Inhaber der Zulassung bereits bei der Einladung darauf hinzuweisen.
7.3 Die Sondersitzung, die unter Vorsitz eines Vertreters der zuständigen Bundesoberbehörde stattfindet, gliedert sich in der Regel wie folgt:
7.3.1 Sachdarstellung durch den Vorsitzenden oder einen Berichterstatter der zuständigen Bundesoberbehörde,
7.3.2 Stellungnahme des betroffenen pharmazeutischen Unternehmers,
7.3.3 Stellungnahme der eingeladenen Sachverständigen sowie der übrigen Beteiligten,
7.3.4 Sitzungsunterbrechung zur Abstimmung der Beteiligten untereinander,
7.3.5 Gelegenheit zu weiterer Abklärung des Sachverhalts und zu Schlußvorträgen für sämtliche Beteiligte,
7.3.6 zusammenfassende Darstellung durch den Vorsitzenden und Bekanntgabe des Termins, an dem mit einer Entscheidung gerechnet werden kann. Dabei soll auf die möglicherweise in Betracht kommenden Maßnahmen hingewiesen werden.

8. Maßnahmenkatalog

Die zur Risikoabwehr notwendigen Maßnahmen werden im Benehmen zwischen den beteiligten Behörden von Bund und Ländern getroffen.

Es kommen insbesondere folgende Maßnahmen in Betracht:
8.1 durch die zuständige Bundesoberbehörde:
8.1.1 Einholung weiterer Stellungnahmen von Sachverständigen, Vergabe von Forschungsaufträgen, Einschaltung von Referenzzentren,
8.1.2 Anwendungsempfehlungen für die Heilberufe und Abgabeempfehlungen für die Apotheken, jeweils in Zusammenarbeit mit den Arzneimittelkommissionen der Kammern der Heilberufe und der Heilpraktikerschaft,
8.1.3 Auflagen nach § 28 AMG,
8.1.4 Rücknahme oder Widerruf der Freigabe einer Charge oder der Freistellung von der Chargenprüfung bei Sera und Impfstoffen (§ 32 Abs. 5 AMG),
8.1.5 Ruhen der Zulassung (§ 30 Abs. 2 Satz 2 AMG),
8.1.6 Rücknahme oder Widerruf der Zulassung (§ 30 AMG),
8.1.7 Feststellung nach § 31 Abs. 4 Satz 2 AMB;
8.2 durch die zuständige Behörde:
8.2.1 Intensivierung der Überwachungsmaßnahmen (§§ 64, 65 AMG),
8.2.2 Untersagung des Inverkehrbringens (3 69 Abs. 1 AMG),
8.2.3 Anordnung des Rückrufs (§ 69 Abs. 1 AMG),
8.2.4 Sicherstellung (3 69 Abs. 1 AMG),
8.3 durch den Bundesminister für Jugend, Familie und Gesundheit:
8.3.1 Maßnahmen zum Schutze der Gesundheit (Rechtsverordnung nach § 6 AMG),
8.3.2 Anordnung von Warnhinweisen, Warnzeichen oder Erkennungszeichen (Rechtsverordnung nach § 12 Abs. 1 Nr. 3 AMG),
8.3.3 Maßnahmen im Bereich der Zulassung und

Chargenprüfung (Rechtsverordnung nach § 35 Abs. 1 Nr. 2 oder 3 AMG),
8.3.4 Aufhebung der Standardzulassung (Rechtsverordnung nach § 36 AMG),
8.3.5 Ausweitung der Apothekenpflicht (Rechtsverordnung nach § 46 AMG),
8.3.6 Unterstellung unter die Verschreibungspflicht (Rechtsverordnung nach § 48 oder § 49 AMG),
8.3.7 Unterstellung unter die Vorschrift des Betäubungsmittelrechts;
8.4 durch andere Bundesminister:
8.4.1 Maßnahmen im Überwachungsbereich (§ 70 AMG in Verbindung mit §§ 64, 65 und 69 AMG),
8.4.2 Maßnahmen im Überwachungsbereich der Einfuhr (Rechtsverordnung nach § 74 Abs. 2 AMG).

9. Information der Beteiligten
9.1 Die Maßnahmen nach Nummer 8.1.2 bis 8.1.7 sowie ihre Änderung und Aufhebung sind mit einer Begründung von der zuständigen Bundesoberbehörde schriftlich oder fernschriftlich folgenden Behörden und Stellen bekanntzugeben:
9.1.1 den obersten Landesgesundheits- und -veterinärbehörden,
9.1.2 dem Bundesminister für Jugend, Familie und Gesundheit und den anderen beteiligten Bundesministern,
9.1.3 den Arzneimittelkommissionen der Kammern der Heilberufe und der Heilpraktikerschaft,
9.1.4 den Bundesverbänden der pharmazeutischen Industrie oder den von ihnen benannten Stellen.
9.2 Die Maßnahmen nach Nummer 8.1.2 sind auch dem pharmazeutischen Unternehmer bekanntzugeben.
9.3 Die obersten Landesgesundheits- und -veterinärbehörden sorgen, soweit erforderlich, für die Benachrichtigung der Gesundheitsämter, Veterinärämter, Tiergesundheitsdienste und Arzneimitteluntersuchungsanstalten. Die Bundesminister treffen eine entsprechende Regelung im Rahmen ihrer Zuständigkeit nach § 70 Abs. 2 AMG oder § 74 AMG.

10. Information der Öffentlichkeit
10.1 Unterrichtet die zuständige Bundesoberbehörde die Medien über eine getroffene Maßnahme, so tut sie das grundsätzlich nicht vor dem Tage, an dem die Entscheidung dem betroffenen pharmazeutischen Unternehmer mutmaßlich zugegangen ist.
10.2 Hat die zuständige Bundesoberbehörde die Medien über eine Maßnahme unterrichtet, so teilt sie ihnen auch ihre Änderung und Aufhebung mit Begründung unverzüglich mit.

11. Internationale Zusammenarbeit
11.1 Die zuständige Bundesoberbehörde tritt mit den Dienststellen der Weltgesundheitsorganisation und anderen mit der Sammlung und Auswertung von Daten über Arzneimittelrisiken sich befassenden internationalen Stellen sowie mit den Arzneimittelbehörden anderer Länder in einen regelmäßigen Austausch über Arzneimittelrisiken ein.
11.2 Die zuständige Bundesoberbehörde unterrichtet über eine getroffene Maßnahme:
11.2.1 die Dienststellen der Weltgesundheitsorganisation (Entschließungen WHA 16.36, WHA 23.48 und WHA 26.31).
11.2.2 die Mitgliedstaaten der Europäischen Gemeinschaften (Artikel 30 der Zweiten pharmazeutischen EG-Richtlinie – 75/319/EWG –),
11.2.3 den Ausschuß für Arzneimittelspezialitäten (Artikel 8 und 33 der Zweiten pharmazeutischen EG-Richtlinie – 75/319/EWG –),
11.2.4 andere Staaten und Stellen, mit denen ein Austausch über Arzneimittelrisiken besteht.

12. Diese allgemeine Verwaltungsvorschrift tritt am 1. Oktober 1980 in Kraft,
Bonn, den 20. Juni 1980
Der Bundesminister
für Jugend, Familie und Gesundheit
Antje Huber

6.2 Betriebsverordnung für Pharmazeutische Unternehmer

Von O. Brösamle

Auf Grund der §§ 12, 54 und 83 des Arzneimittelgesetzes (AMG) wurde im April 1985 eine Betriebsverordnung für pharmazeutische Unternehmer erlassen. Sie entspricht der Apothekenbetriebsordnung und regelt im Einzelnen, was bei der industriellen Herstellung von Arzneimitteln zu beachten ist.

Diese Verordnung findet Anwendung auf Betriebe und Einrichtungen, die Arzneimittel gewerbsmäßig herstellen, prüfen, lagern, verpacken, in den Verkehr bringen oder in den Geltungsbereich des Arzneimittelgesetzes verbringen. Auf die Apotheken findet diese Verordnung nur Anwendung, sofern über den normalen Apothekenbetrieb hinaus Arzneimittelherstellung betrieben wird.

In der Betriebsverordnung wird bestimmt, daß *Personal* mit ausreichend fachlicher Qualifikation in entsprechender Zahl vorhanden sein muß und, daß die Verantwortungsbereiche gemäß § 19 Arzneimittelgesetz schriftlich festgelegt werden müssen.

Die *Betriebsräume* müssen nach Art, Größe, Zahl, Lage und Einrichtung für die einwandfreie Herstellung, Prüfung, Lagerung, Verpackung und das Inverkehrbringen der Arzneimittel geeignet sein. Die Geräte sollen leicht zu reinigen sein.

In einem schriftlichen *Hygiene*programm müssen
- die Häufigkeit der Reinigungsmaßnahmen,
- die durchzuführenden Reinigungs- und Desinfektionsverfahren und die zu verwendenden Geräte und Hilfsmittel sowie
- die mit der Aufsicht betrauten Personen

festgelegt sein.

Die *Herstellung* darf nur nach einer Herstellungsanweisung durchgeführt werden; diese muß folgende Angaben enthalten:
1. die Bezeichnung und die Darreichungsform,
2. die Art, Menge und Qualität aller Ausgangsstoffe,
3. das Verfahren zur ordnungsgemäßen Herstellung,
4. die Kennzeichnung des Arzneimittels in den einzelnen Herstellungsstufen,
5. die bei der Herstellung zu verwendenden Geräte, die zur laufenden Kontrolle während der Herstellung (Inprozeßkontrolle) zu verwendenden Verfahren und Geräte sowie die zulässigen Grenzwerte für die Herstellung,
6. die Art der zu verwendenden Abgabebehältnisse, äußeren Umhüllungen sowie des Kennzeichnungs- und Verpackungsmaterials,
7. den Wortlaut der für das Abgabebehältnis, die äußere Umhüllung und die Packungsbeilage vorgesehenen Angaben,
8. das Verfahren und den Umfang der Probeziehung zur Inprozeßkontrolle,
9. nähere Angaben über die Tiere, soweit bei der Herstellung Tiere verwendet werden,
10. den Zeitpunkt, von dem an nach dieser Anweisung vorzugehen ist.

Über die Herstellung ist ein Herstellungsprotokoll mit folgenden Angaben anzufertigen:
1. die Bezeichnung und die Darreichungsform,
2. die Chargenbezeichnung oder Prüfnummer der verwendeten Ausgangsstoffe,
3. das Herstellungsdatum und die Chargenbezeichnung,
4. Angaben über die Menge des in einem Herstellungsgang hergestellten Arzneimittels und dessen Zusammensetzung in den einzelnen Herstellungsstufen,
5. die Ergebnisse der Inprozeßkontrolle,
6. die Bestätigung der ordnungsgemäßen Herstellung entsprechend der Herstellungsanweisung durch Namenszeichen der für die einzelnen Herstellungsstufen beauftragten Personen,
7. besondere Beobachtungen während der Herstellung,
8. Angaben über die Art der verwendeten Abgabebehältnisse, der äußeren Umhüllung und des sonstigen Verpackungsmaterials,
9. Angaben über die Art und Anzahl der Chargenproben.

Die für die Herstellung verantwortliche Person hat im Herstellungsprotokoll mit Datum und eigenhändiger Unterschrift zu bestätigen, daß das Arzneimittel entsprechend der Herstellungsanweisung hergestellt und mit der vorgeschriebenen Packungsbeilage versehen worden ist.

Die *Prüfung* der Arzneimittel ist unter der Verantwortung und nach den Anweisungen des Kontrolleiters durchzuführen. Sie muß nach einer schriftlichen Prüfanweisung durchgeführt werden und alle wesentlichen Daten müssen wie bei der Herstellung dokumentiert werden.

Die *Freigabe* eines Arzneimittels kann erst erfolgen, nachdem Herstellung und Prüfung ordnungsgemäß durchgeführt und dokumentiert worden sind.

Die *Lagerung* der Arzneimittel muß so erfolgen, daß ihre Qualität nicht nachteilig beeinflußt wird und Verwechslungen vermieden werden. Sie müssen eindeutig gekennzeichnet sein.

Beanstandungen bei Arzneimitteln, insbesondere über Arzneimittelrisiken wie Qualitäts- und Verpackungsmängel, Nebenwirkungen, Wechselwirkungen mit anderen Mitteln und Gegenanzeigen sind zu dokumentieren. Die verantwortliche Person hat unverzüglich die notwendigen Maßnahmen zu ergreifen und die zuständige Behörde zu benachrichtigen.

Alle Aufzeichnungen über den Erwerb, die Herstellung, Prüfung, Lagerung, Einfuhr, das Inverkehrbringen und den Rückruf der Arzneimittel sowie über die Tierhaltung sind vollständig und mindestens bis ein Jahr nach Ablauf des Verfalldatums, jedoch nicht weniger als fünf Jahre aufzubewahren. Der ursprüngliche Inhalt einer Eintragung darf weder mittels Durchstreichens noch auf andere Weise unleserlich gemacht werden.

Die Aufzeichnungen über das Inverkehrbringen sind so zu ordnen, daß sie den unverzüglichen Rückruf des Arzneimittels ermöglichen.

6.3 Gesetz zur Pharmazeutischen Inspektions-Convention – PIC

Von O. Brösamle

Im Jahre 1983 ist die Bundesrepublik einem internationalen Abkommen beigetreten, das bisher in den folgenden Staaten in Kraft getreten ist: Dänemark, Finnland, Irland, Island, Liechtenstein, Norwegen, Österreich, Portugal, Rumänien, Schweden, Schweiz, Ungarn und England.

Dieses Übereinkommen ist eine der wenigen völkerrechtlichen Verträge, die zwischen Staaten abgesprochen wurden, die der EG, der EFTA oder dem COMECON angehören.

Der Nutzen für die pharmazeutische Industrie der Bundesrepublik liegt darin, daß seither getätigte Fremdinspektionen der Mitgliedstaaten nicht mehr durchgeführt werden können. Vorher waren pharmazeutische Unternehmen gezwungen, bei Exportaufträgen ausländischen Inspektoren und Sachverständigen ihre Herstellerbetriebe zu zeigen. Dabei mußte selbstverständlich befürchtet werden, daß Firmen-know-how verloren geht.

Das Übereinkommen regelt die gegenseitige Anerkennung von Inspektionen betreffend die Herstellung pharmazeutischer Produkte. Es befaßt sich deshalb vor allem mit der Qualitätskontrolle.

In fünf Abschnitten werden folgende Sachgebiete behandelt:

- Austausch von Informationen
- Inspektionen
- Gegenseitige Anerkennung von Inspektionen
- Konsultationen
- Allgemeine Bestimmungen.

Im Rahmen des Übereinkommens wurden analog der GMP Richtlinie Empfehlungen für Regeln über die sachgemäße Herstellung von Arzneimitteln veröffentlicht. Sie bestehen aus Grundregeln und den dazugehörenden Richtlinien. So sind bisher Richtlinien für die „Herstellung steriler Produkte" für den „Umgang mit Ausgangsstoffen", die „Herstellung und Kontrolluntersuchungen im Lohnauftrag" und für das „Verpacken pharmazeutischer Produkte" erlassen worden. Eine weitere Richtlinie über „Gute pharmazeutische Kontroll-Praktiken" ist in Vorbereitung.

6.4 Abgabe verschreibungspflichtiger Arzneimittel

Von H. Fink

Verschreibungspflichtige Arzneimittel können nur in Apotheken erworben und nur auf Verschreibung eines Arztes, Zahnarztes oder Tierarztes abgegeben werden. Welche Arzneimittel verschreibungspflichtig sind, bestimmt die *„Verordnung über verschreibungspflichtige Arzneimittel"* vom 31. Oktober 1977 nach § 35 AMG 1961. Die verschreibungspflichtigen Arzneimittel sind in einem Verzeichnis aufgeführt, das der Verordnung als Anlage beigefügt ist. Es handelt sich hierbei in der Regel um starkwirkende Arzneimittel (Definition siehe § 48 AMG 1976). Außer den Arzneimitteln, die von der Abgabenverordnung erfaßt werden, gibt es seit 1968 auch die *automatische Verschreibungspflicht* (§ 35a AMG 1961, § 49 AMG 1976). Danach sind Arzneimittel, die Stoffe mit in der medizinischen Wissenschaft nicht allgemein bekannter Wirkung oder deren Zubereitungen enthalten, verschreibungspflichtig. Von dieser Bestimmung werden in erster Linie Arzneimittel erfaßt, die erstmalig in den Verkehr gebracht werden. Die automatische Verschreibungspflicht dauert nach dem 2. Arzneimittelgesetz (1976) fünf Jahre. Nach dieser Frist bleiben die betreffenden Arzneimittel entweder der Verschreibungsverordnung unterstellt oder werden in halbjährigem Zyklus daraus entlassen.

Früher waren die Regelungen über die verschreibungspflichtigen Arzneimittel Länderangelegenheit. Am 7. August 1968 wurde die Verschreibungspflicht zum ersten Mal bundeseinheitlich geregelt. Die Bestimmungen waren in ihren Einzelheiten schwierig und verwirrend; darüber hinaus erfuhr die Verordnung 18 Änderungen. Der Bundesminister für Jugend, Familie und Gesundheit hat die Abgabe verschreibungspflichtiger Arzneimittel nach § 35 AMG 1961 neu geregelt und wesentlich vereinfacht. Die heute gültige Verordnung wurde am 31. Oktober 1977 erlassen. In der Fassung vom 20. Februar 1978 erhielt sie den amtlichen Titel: „Verordnung über verschreibungspflichtige Arzneimittel". In dieser Verordnung sind einmal die allgemeinen Bestimmungen über die Abgabe verschreibungspflichtiger Arzneimittel geändert worden, und zum anderen wurde die Anlage der verschreibungspflichtigen Stoffe und Zubereitungen überarbeitet und neu gefaßt. Diese Anlage wird durch Änderungsverordnungen laufend erweitert.

Verschreibungspflichtige Stoffe

Arzneimittel unterliegen nur dann der Verschreibungspflicht, wenn sie aus einem in der Anlage aufgeführten Stoff oder Zubereitungen aus Stoffen hergestellt sind (§ 1). Nicht verschreibungspflichtig sind dagegen Arzneimittel, die einen der in der Anlage genannten Stoff genuin (natürlich vorkommend) enthalten, ohne daß diese als Position in der Anlage selbst aufgeführt sind.

Die Verschreibung*

Arzneimittel, denen die in der Anlage genannten Stoffe und Zubereitungen aus Stoffen zugesetzt sind, dürfen nur nach Vorlage einer ärztlichen, zahnärztlichen oder tierärztlichen Verschreibung abgegeben werden.

Unter Verschreibung wird die Anweisung eines Arztes, Zahnarztes oder Tierarztes verstanden, ein oder mehrere Arzneimittel an einen Patienten abzugeben. Dazu ist festzustellen, daß zur Verschreibung von Arzneimitteln nur die in der Bundesrepublik Deutschland approbierten Ärzte berechtigt sind. Verschreibungen ausländischer Ärzte, Zahnärzte und Tierärzte sind nicht gültig. Es sei denn, daß der verschreibende Arzt eine von der zuständigen Landesbehörde erteilte Erlaubnis zur vorübergehenden Ausübung seines Berufes in der Bundesre-

---
* Vgl. hierzu I Kap. 4.1.

publik besitzt. Dies bedeutet, daß grundsätzlich alle ausländischen Rezepte nicht beliefert werden dürfen. Gleiches gilt auch für Ärzte aus dem EG-Bereich. Ausnahmen gelten lediglich für grenznahe Gebiete wie die Schweiz, Belgien, Luxemburg und Österreich.

In § 2 ist festgelegt, was eine Verschreibung enthalten muß. Der Apotheker hat darauf zu achten, daß die Verschreibung diesen Anforderungen entspricht. Nach dem Gesetz wird bestraft, wer verschreibungspflichtige Arzneimittel ohne Vorlage der erforderlichen Verschreibung abgibt. Aus der Berufsbezeichnung auf dem Rezept muß ersichtlich sein, ob die Verschreibung von einem Arzt, Zahnarzt oder Tierarzt ausgestellt worden ist. Diese Personen dürfen verschreibungspflichtige Arzneimittel nur im Bereich des Zweiges der medizinischen Wissenschaften verschreiben, in dem sie ausgebildet sind und auf den ihre Approbation lautet: ein Arzt nur zur Behandlung von Menschen, ein Tierarzt zur Behandlung von Tieren, ein Zahnarzt nur zur Behandlung solcher Krankheiten und sonstiger Zustände, deren Beeinflussung zu seinen Aufgaben gehört. Beliefert der Apotheker eine Verschreibung, die über den Approbationsbereich des Verschreibenden hinausgeht, so macht er sich strafbar. Es versteht sich von selbst, daß der Apotheker Rezepte von Heilpraktikern über verschreibungspflichtige Arzneimittel nicht beliefern darf, es sei denn, es handle sich um homöopathische oder nach einer homöopathischen Verfahrenstechnik zubereitete Arzneimittel, die von der 4. Dezimalpotenz ab nicht verschreibungspflichtig sind. Einige verschreibungspflichtige Arzneimittel dürfen dagegen auf Verschreibung eines Dentisten abgegeben werden. Diese Arzneimittel sind in der Anlage zu der Verordnung namentlich aufgeführt.

Durch Datum und eigenhändige Unterschrift des Arztes, Zahn- oder Tierarztes wird das Rezept zur Privaturkunde, die als solche strafrechtlich geschützt ist. Die gefälschte Verschreibung wird deshalb als Urkundenfälschung mit Freiheitsstrafe geahndet. Nach der Rechtsprechung des Bundesgerichtshofes ist die Anforderung an eine eigenhändige Unterschrift nur dann erfüllt, „wenn der Schriftzug individuell und einmalig ist, entsprechende charakteristische Merkmale aufweist und sich so als eine die Identität des Unterzeichnenden ausreichend kennzeichnende Unterschrift seines Namens darstellt". Jeder Apotheker in der Praxis weiß, daß diese Forderung ebenso wie die Lesbarkeit der Verordnungsschrift eine alltägliche Schwierigkeit und Arbeitserschwernis darstellt. Für die Verschreibung gilt die allgemeine Regel, daß das verschriebene Arzneimittel klar und eindeutig gekennzeichnet sein muß. Überschreitet der Arzt die zugelassene höchste Einzel- und Tagesgabe, so muß er kenntlich machen, daß die Überschreitung beabsichtigt ist.

In dieser Verschreibungsverordnung werden die für eine Verschreibung vorgeschriebenen Angaben gegenüber der bisherigen Fassung erweitert. In der amtlichen Begründung heißt es dazu: „Um Verwechslungen bei der Abgabe von Arzneimitteln vorzubeugen, wird auch die Angabe des Namens der Person, für die das Arzneimittel bestimmt ist, gefordert." Entsprechend ist für tierärztliche Verschreibungen die Angabe des Tierhalters sowie der Tierart, bei der das Arzneimittel angewendet werden soll, vorgeschrieben. Ebenso muß die Verschreibung eine Wartezeit für Arzneimittel enthalten, die bei solchen Tieren angewendet werden, die der Gewinnung von Lebensmitteln dienen. In diesem Fall ist das Rezept in zweifacher Ausfertigung vorzulegen (1.6.1985). Das Original erhält der Tierhalter zurück, die Durchschrift wird in der Apotheke 3 Jahre aufbewahrt.

Die abzugebende Menge des abgabefertigen Arzneimittels ist auf dem Rezept anzugeben. Fehlt diese Angabe, so gilt die kleinste Packung als verschrieben. In der amtlichen Begründung dazu heißt es, daß mit dieser Regelung einer unkontrollierten Anwendung von Arzneimitteln, die von einer früheren Behandlung übriggeblieben sind, vorgebeugt werden soll. Der Verschreibende hat ja die Möglichkeit, andere Packungsgrößen zu verordnen, wenn er diese für erforderlich hält (z. B. bei Dauerpatienten). Diese Forderung galt bei Kassenpatienten wegen des Preises schon vorher; die neue Regelung betrifft in erster Linie Privatrezepte. In der Praxis wird meist übersehen, daß dieser Paragraph in der Verordnung über verschreibungspflichtige Arzneimittel steht. Bei nichtverschreibungspflichtigen Arzneimitteln hat der Patient weiterhin das Recht, zwischen den verschiedenen Größen der Originalpackungen zu wählen, und der Apotheker ist auch berechtigt, diese auf Privatrezept abzugeben. Neuerdings sollte die Gültigkeitsdauer der Verschreibung auf dem Rezept angegeben sein. Fehlt diese Angabe, so gilt die Verschreibung nur noch sechs Monate.

Der Apotheker ist berechtigt, wenn ein dringender Fall vorliegt und eine Rücksprache mit dem Verschreibenden nicht möglich ist, eine Verschreibung sachgerecht zu ergänzen, wenn es sich z. B. um das Fehlen des Datums oder der Gebrauchsanweisung bei Rezepturen handelt.

Eine wesentliche Neuerung und Erleichterung für die Praxis ist, daß eine Gebrauchsanweisung auf dem Rezept nur noch für Rezepturen erforderlich ist. Ansonsten genügt die allgemeine Anweisung des Herstellers, wenn vom Arzt nichts anderes bestimmt ist.

Wiederholte Abgabe

Der § 3 über die Repetition eines verschreibungspflichtigen Arzneimittels ist in seiner bisherigen Form hinfällig geworden. Seit dem 1. 7. 84 gilt: Die wiederholte Abgabe eines verschreibungspflichtigen Arzneimittels auf dieselbe Verschreibung über die verschriebene Menge hinaus ist unzulässig.

Abgabe ohne Vorlage des Rezeptes

In § 4 ist die frühere Möglichkeit beibehalten worden, verschreibungspflichtige Arzneimittel auch ohne Vorlage eines Rezeptes an Ärzte, Zahnärzte, Tierärzte und in dringenden Fällen auch nach fernmündlicher Unterrichtung durch Ärzte, Zahnärzte und Tierärzte an andere Personen abzugeben, wenn der Apotheker sich Gewißheit über den Verschreibungsberechtigten verschafft hat. Eine darüber hinaus gehende Abgabe von verschreibungspflichtigen Arzneimitteln ohne Vorlage eines gültigen Rezeptes ist nur unter den Voraussetzungen des § 323c StGB zu rechtfertigen. Dieser Paragraph enthält das Gebot der Hilfeleistung bei Unglücksfällen, gemeiner Gefahr oder Not.

Äußerer Gebrauch

Äußerer Gebrauch ist nach § 5 lediglich noch die Anwendung auf Haut, Haaren und Nägeln. Der äußere Gebrauch ist hier genau definiert, da eine Reihe von Stoffen und Zubereitungen aus Stoffen zum äußeren Gebrauch von der Verschreibungspflicht ausgenommen sind.

Homöopathische Arzneimittel

Homöopathische Arzneimittel sind von der Verschreibungspflicht ausgenommen (§ 6), wenn die Endkonzentration des verschreibungspflichtigen Mittels im Fertigprodukt die 4. Dezimalpotenz nicht übersteigt. Dabei wird ausdrücklich festgestellt, daß diese Arzneimittel entgegen früheren Forderungen auch mit anderen, nichtverschreibungspflichtigen Stoffen und Zubereitungen aus Stoffen gemischt werden dürfen. Beispiel: Belladonna D 3 10,0 ist verschreibungspflichtig. In der Rezeptur mit Sirupus simplex ad 100,0 besteht keine Verschreibungspflicht, da die Endkonzentration von Belladonna die 4. Dezimalpotenz nicht übersteigt.

Verzeichnis der verschreibungspflichtigen Stoffe und Zubereitungen

Der Verordnung ist als Anlage ein Verzeichnis über alle verschreibungspflichtigen Stoffe und Zubereitungen aus Stoffen beigegeben.

Der Apotheker darf also im Handverkauf jedes Mittel ohne Rezept abgeben, das in dem Verzeichnis nicht aufgeführt ist. Bei Fertigarzneimitteln hat der Apotheker festzustellen, ob diese einen Stoff enthalten, der in diesem Verzeichnis angeführt ist. Wenn ja, ist das Mittel verschreibungspflichtig; im anderen Fall darf es ohne Rezept abgegeben werden.

Die Anlage der verschreibungspflichtigen Stoffe und Zubereitungen aus Stoffen ist überarbeitet und nach neuen Gesichtspunkten geordnet worden. Dabei gilt folgendes Prinzip: Gibt es für einen Stoff eine chemische Kurzbezeichnung gemäß der Listen der Weltgesundheitsorganisation (INN-Bezeichnung oder Trivialnamen), so stehen diese an erster Stelle. Zur Erläuterung dient eine systematische Bezeichnung, die sich im wesentlichen nach der IUPAC-Nomenklatur richtet.

Nur für die wenigen Fälle, in denen es keine WHO-Bezeichnungen oder Trivialnamen gibt, ist eine systematische Bezeichnung an die erste Stelle gesetzt. Dieses Prinzip der Kennzeichnung von Stoffen entspricht auch den Bestimmungen des Gesetzes über die Neuordnung des Arzneimittelrechtes, das am 1. Januar 1978 in Kraft trat.

Eine übersichtliche Darstellung aller verschreibungspflichtigen Arzneimittel nach dem hier verfolgten Bezeichnungsprinzip findet der Apotheker in der Scribas Tabelle und in der Gelben Liste.

Verschreibungspflichtig sind selbstverständlich auch die Betäubungsmittel. Sie werden besonders behandelt und unterliegen der Betäubungsmittelverschreibungsverordnung (vgl. Kap. II. 7).

6.5 Abgrenzung zwischen apothekenpflichtigen und freiverkäuflichen Arzneimitteln

Von H. Fink

Den verschreibungspflichtigen Arzneimitteln werden in den Apotheken die apothekenpflichtigen Arzneimittel gegenübergestellt. Das Wesen der apothekenpflichtigen Arzneimittel besteht darin, daß sie im Einzelhandel nur in Apotheken vorrätig gehalten, feilgehalten und abgegeben werden dürfen. Ein Arzneimittel ist apothekenpflichtig, wenn es nicht außerhalb der Apotheke zugelassen ist. Es handelt sich hierbei um eine Maßnahme der Gesundheitspflege. Es geht darum, Arzneimittel im Interesse von Leben und Gesundheit der Bevölkerung grundsätzlich nur über den dafür ausgebildeten Arzneimittelfachmann in die Hand des Verbrauchers gelangen zu lassen. Ursprünglich hatten die Apotheken allein die Befugnis, Arzneien zuzubereiten und abzugeben; alle Arzneimittel waren also apothekenpflichtig. Dieses Apothekenmonopol besteht heute nicht mehr. Das Arzneimittelgesetz formuliert die freiverkäuflichen Arzneimittel als „für den Verkehr außerhalb der Apotheken" zugelassen. Freiverkäuflich sind Arzneimittel, die auch außerhalb von Apotheken im Einzelhandel vorrätig gehalten, feilgehalten und verkauft werden dürfen. Die Zulassung von Arzneimitteln für den Verkehr außerhalb von Apotheken soll dem einzelnen eine zusätzliche Möglichkeit schaffen, sich Arzneimittel erwerben zu können. Seit Inkrafttreten des Arzneimittelgesetzes 1976 (§ 50) ist der Verkauf von Arzneimitteln im Einzelhandel außerhalb von Apotheken jedoch nur noch zulässig, wenn der Unternehmer oder sein Stellvertreter die erforderliche Sachkenntnis besitzt. Die Sachkenntnis ist durch eine Prüfung vor der zuständigen Behörde oder einer von ihr bestimmten Stelle nachzuweisen.

Welche Arzneimittel freiverkäuflich sind, ergab sich bis zum 30. September 1969 aus der sogenannten „Kaiserlichen Verordnung" von 1901. Sie bestimmte in drei Verzeichnissen, der Tabula A, B und C, die apothekenpflichtigen Arzneimittel. Alle nicht darin enthaltenen Arzneimittel durften auch außerhalb von Apotheken vertrieben werden. Das Arzneimittelgesetz brachte 1961 in den §§ 28–32 neue Rechtsgrundlagen. Die auf Grund dieser Paragraphen erlassenen Verordnungen traten am 1. Oktober 1969 in Kraft und änderten das Rechtsbild in der Weise, daß nun positiv bestimmt wurde, welche Arzneimittel apothekenfrei

sind. Der Gesetzgeber bediente sich dabei des Systems der Positivlisten. Auf Grund der §§ 30 und 32 AMG 1961 wurden am 19. September 1969 die
,,*Verordnung über die Zulassung von Arzneimitteln für den Verkehr außerhalb der Apotheken*" und die
,,*Verordnung über den Ausschluß von Arzneimitteln vom Verkehr außerhalb der Apotheken*" erlassen.

Den Rechtsverordnungen sind insgesamt 12 Listen als Anlagen angeschlossen, die Verzeichnisse bestimmter Arzneimittel, bestimmter Wirkungen und bestimmter Krankheiten enthalten. Es gilt rechtlich jeweils nur, was in den Listen ausdrücklich aufgeführt ist.

Das Arzneimittelgesetz von 1976 hat in den §§ 43 bis 46 die im Arzneimittelgesetz von 1961 getroffene Regelung der Positivlisten und der Bildung von drei Gruppen im wesentlichen übernommen.

Die drei Gruppen freiverkäuflicher Arzneimittel sind:
- *Vorbeugungsmittel.* Ihr Vertrieb außerhalb von Apotheken ist vom Standpunkt des Gesundheitsschutzes aus grundsätzlich vertretbar. Die Freiverkäuflichkeit entfällt jedoch, wie auch bei Gruppe II und III, wenn die Arzneimittel verschreibungspflichtig sind oder in der Verordnung ausdrücklich vom Verkehr außerhalb von Apotheken ausgeschlossen sind.
- *Gesetzlich freigegebene Arzneimittel* (§ 29 AMG 1961, § 44 AMG 1976) wie natürliche und künstliche Mineral- und Heilwässer, Bademoore, Pflaster, Brandbinden, Desinfektionsmittel zum äußeren Gebrauch und im einzelnen aufgeführte Pflanzen, Pflanzenteile, Pflanzenmischungen, Pflanzendestillate und Pflanzenpreßsäfte.
- *Durch Rechtsverordnung freigegebene Arzneimittel* (§ 30 AMG 1961, § 45 AMG 1976). Die freiverkäuflichen Arzneimittel sind in Positivlisten aufgeführt, die in den betreffenden Anlagen verzeichnet sind:
  – Bestimmte Stoffe und Zubereitungen aus Stoffen (Anlage 1a) wie Arnikatinktur, Baldriantinktur, Bittersalz, Glaubersalz, Lanolin.
  – Destillate, ausgenommen Trockendestillate, aus Pflanzenmischungen, Pflanzenteilen, ätherischen Ölen, Campher, Menthol, Balsamen oder Harzen als Fertigarzneimittel. Destillate aus verschreibungspflichtigen Pflanzen sind ausgenommen (Anlage 1b).
  – Bestimmte Pflanzen und Pflanzenteile in Form von Dragées oder Tabletten als Fertigarzneimittel unter Zusatz arzneilich nicht wirksamer Stoffe oder Zubereitungen aus Stoffen, wenn sie aus höchstens vier der in der Anlage 1c bezeichneten Pflanzen oder Pflanzenteilen hergestellt sind und der Durchmesser des Dragéekerns oder der Tablette mindestens 3 mm beträgt (z. B. Kamillenblüten, Weißdornblüten, Melissenblätter, Baldrianwurzeln).
  – Lösliche Teeaufgußpulver als wäßrige Gesamtauszüge als Fertigarzneimittel aus Pflanzen oder deren Teile (Anlage 1d) oder aus Mischungen von höchstens sieben der in Anlage 1d und 1e benannten Pflanzen oder Pflanzenteile, jedoch nur, wenn sie als Husten-, Brust-, Magen-, Darm-, Beruhigungs- oder harntreibender Tee in den Verkehr gebracht werden. (Beispiele zu Anlage 1d: Pfefferminzblätter, Lindenblüten, Birkenblätter, Melissenblätter; Beispiele zu Anlage 1e: Wacholderbeeren, Enzianwurzeln, Brennesselkraut, Angelikawurzeln, Löwenzahn). Es ist zulässig, nichtwirksame Stoffe oder Zubereitungen aus Stoffen zuzusetzen. Die bei der Herstellung verlorengegangenen ätherischen Öle der Ausgangsdrogen dürfen ersetzt werden.
  – Lutschmittel bei Husten und Heiserkeit als Fertigarzneimittel. Sie dürfen an arzneilich wirksamen Bestandteilen jedoch keine anderen als die in Anlage 2a enthalten (z. B. Lakritzen, Fenchelhonig, Eukalyptol, Menthol, Campher).
  – Abführmittel als Fertigarzneimittel. Sie dürfen jedoch keine anderen als die in der Anlage 2b enthaltenen wirksamen Bestandteile besitzen (z. B. Faulbaumrinde, Pflaumen, Rizinusöl, Leinsamen).
  – Mittel gegen Hühneraugen oder Hornhaut als Fertigarzneimittel. Sie dürfen an arzneilich wirksamen Bestandteilen keine anderen als die in der Anlage 2c aufgeführten enthalten (z. B. Salicylsäure bis 40%, Essigsäure, Milchsäure bis 10%).

Zu den freiverkäuflichen Arzneimitteln

gehören auch alle Mittel, die ausschließlich zur Beseitigung nicht übertragbarer Krankheiten der Zierfische, Zier- oder Singvögel, Brieftauben, Terrarientiere oder Nagetiere bestimmt sind.

In verschiedenen Anlagen ist aufgeführt, welche Arzneimittel grundsätzlich vom freien Verkehr außerhalb von Apotheken ausgeschlossen sind, weil ihre sachgerechte Anwendung pharmazeutische Fachkenntnisse voraussetzen.

Als Beispiele sind anzuführen:
- Bestimmte chemische Stoffe und Zubereitungen, die z. B. herzwirksame Glykoside, Resorcin und Senföl enthalten (Anlage 1).
- Bestimmte Pflanzen, deren Teile und Zubereitung daraus, wie Digitalisarten, Meerzwiebel, Stechapfel und Tollkirsche (Anlage 2).
- Bestimmte chemische Verbindungen, denen nach den Erkenntnissen der medizinischen Wissenschaft antibiotische, blutgerinnungsverzögernde, histaminwidrige, hormonartige, parasympathomimetische (cholinergische) oder parasympatholytische und sympathomimetische (adrenergische) oder sympatholytische Wirkung auf den menschlichen oder tierischen Körper zukommt (§ 3).

In den Anlagen werden weiter Krankheiten und Leiden bei Menschen und Tieren aufgezählt. Die zur Verhütung und Behandlung dieser Krankheiten benötigten Arzneimittel sind ausschließlich der Abgabe durch Apotheken vorbehalten z. B. Geschwulstkrankheiten, organische Krankheiten, Epilepsie, Geisteskrankheiten und krankhafte Veränderungen des Blutdruckes (Anlage 3).

7 Verkehr mit Betäubungsmitteln (BtM)

Von H. Fink

7.1 Geschichtliche Entwicklung

Aufgrund des Internationalen Opiumabkommens der Haager Konvention von 1912 wurde in Deutschland das „Opiumgesetz" am 10. Dezember 1929 erlassen. Es wurde über 40 Jahre lang mit kleineren Änderungen beibehalten. Das Opiumgesetz ist zum Schutze der Gesundheit der Bevölkerung vor Mißbrauch von Rauschgift erlassen worden. Es sollte verhindern, daß die hier aufgeführten Stoffe und Zubereitungen zu anderen Zwecken als zur Heilung und zur wissenschaftlichen Forschung verwendet werden.

Seit Mitte der sechziger Jahre nahm die Zahl der Verstöße gegen das Opiumgesetz erschreckend zu. Der akuten Rauschgiftwelle mußte mit gesetzlichen Maßnahmen entgegengetreten werden. Dies geschah durch die grundlegende Änderung des Gesetzes; dabei wurde die Bezeichnung „Opiumgesetz" gegen den umfassenderen Ausdruck „Betäubungsmittelgesetz" ausgetauscht (22. 12. 1972). Inzwischen wurde der Katalog der Stoffe und Zubereitungen immer wieder erweitert und dabei zwischen echten und gleichgestellten Betäubungsmitteln unterschieden. Darüber hinaus erfuhr das Betäubungsmittelgesetz zahlreiche Änderungsverordnungen.

Die Bundesrepublik Deutschland hat inzwischen das Internationale „Einheitsabkommen über Suchtstoffe" von 1961 ratifiziert. Ebenso ist das von der UN veranlaßte Internationale Übereinkommen über psychotrope Stoffe von 1971 in das innerstaatliche Recht überführt worden. Die internationale Kontrolle wurde mit den Übereinkommen über Halluzinogene, Amphetamine und mit diesen verwandten Stoffen, auf Barbitursäurederivate und andere Psychopharmaka ausgedehnt.

In dem „Gesetz zur Neuordnung des Betäubungsmittelrechts", das am 28. Juli 1981 erlassen wurde, und am 1. 1. 1982 in Kraft trat, wurden die Vorschriften der Internationalen Suchtstoffabkommen berücksichtigt.

Von den bisherigen Ausführungsverordnungen wurden vier umgestaltet und sind in der neuen Fassung vom 16. Dezember 1981 ebenfalls am 1. 1. 1982 in Kraft getreten. Es sind dies die Betäubungsmittel-Außenhandelsverordnung, die Betäubungsmittel-Binnenhandelsverordnung, die Betäubungsmittel-Verschreibungsverordnung und die Betäubungsmittel-Kostenverordnung.

Die Anlagen zum BtM-Gesetz wurden durch die Erste Verordnung zur Änderung betäubungsmittelrechtlicher Vorschriften (1. Betäubungsmittelrechts-Änderungsverordnung) vom 6. 8. 1984 geändert.*

---

* 2. Betäubungsmittelrechts-Änderungsverordnung vom 1. 8. 1986; siehe Butke, H.: Pharm. Ztg. 131, 1700 (1986)
Junge, W. K.: Dtsch. Apoth. Ztg. 126, 1619 (1986).

7.2 Gesetz zur Neuordnung des Betäubungsmittelrechts

Im neuen Gesetz wurde der Rechtsstoff vereinfacht und die Kontrolle über den legalen Betäubungsmittelverkehr gestrafft. Das Strafmaß für den illegalen Rauschgifthandel wurde erhöht. Bei kleinen und abhängigen Straftätern bekam die Therapie Vorrang vor der Bestrafung. In den früheren Gesetzen stand die Erhaltung der Betäubungsmittel für medizinische Zwecke im Vordergrund. Jetzt hat das Betäubungsmittelrecht durch die Resozialisierung von Betäubungsmittelabhängigen einen weiteren Schwerpunkt erhalten.

Das Gesetz über die Neuordnung des Betäubungsmittelrechts enthält im 1. Artikel das:

Gesetz über den Verkehr mit Betäubungsmitteln
(Betäubungsmittelgesetz)

Das Gesetz gliedert sich in 8 Abschnitte:
- Begriffsbestimmungen (§ 1+2),
- Erlaubnis und Erlaubnisverfahren (§ 3 bis 10),
- Pflichten im Betäubungsmittelverkehr (§ 11 bis § 18),
- Überwachung (§ 19 bis § 25),
- Vorschriften für Behörden (§ 26 bis § 34),
- Straftaten und Ordnungswidrigkeiten (§ 29 bis § 34),
- Betäubungsmittelabhängige Straftäter (§ 35 bis § 38),
- Übergangs- und Schlußvorschriften (§ 39 bis § 41).

Das Gesetz richtet sich an alle, die mit Betäubungsmitteln zu tun haben. Uns interessieren vor allem die Bestimmungen, die für die Apothekenpraxis in Frage kommen. Sie sollen deshalb im folgenden behandelt werden.

Begriffsbestimmungen

Sämtliche Stoffe und Zubereitungen, die unter das Gesetz fallen, sind in den Anlagen I, II und III aufgeführt. Eine Ermächtigung für die Bundesregierung, die Anlagen I bis III zu ändern, oder zu ergänzen (§ 1) ermöglicht Änderungsverordnungen, in denen neue Stoffe dem Betäubungsmittelrecht unterstellt werden.

Anlage I

Sie enthält Betäubungsmittel, die „*nicht verkehrsfähig*" sind, wie es im Gesetzestext heißt. Sie dürfen *nicht verschrieben* werden. Es handelt sich dabei um Suchtstoffe, wie LSD, Haschisch, Marihuana, Heroin oder Mescalin. Bisher waren in die Anlage I 84 Stoffe aufgenommen, am 6. 8. 1984 kamen 8 Stoffe hinzu, die vorwiegend halluzinogene und dilirogene Wirkungen haben. In der Therapie spielen sie keine Rolle.

Nur ausnahmsweise kann das Bundesgesundheitsamt zu wissenschaftlichen und anderen im öffentlichen Interesse liegenden Zwecken Ausnahmegenehmigungen erteilen.

Anlage II

Sie enthält „Verkehrsfähige, aber nicht verschreibungsfähige" Betäubungsmittel. Es handelt sich hier hauptsächlich um Rohstoffe, halbsynthetische und Zwischenprodukte, die bei der Herstellung von verschreibungspflichtigen Betäubungsmitteln verwendet werden, wie Codein, Ethylmorphin, Dihydrocodein, Diphenoxylat, Cocablätter, Papaver orientale.

Die Anlage II ist seit der Betäubungsmittelrechts-Änderungsverordnung vom 6. 8. 84 um 4 weitere Stoffe erweitert:
1. Cetobemidon (vorher Anlage III)
2. Dextropropoxyphen (vorher Anlage III)
3. Levorphanol (vorher Anlage III)
4. Phendimetrazin (vorher Anlage I)

Cetobemidon war unter der Bezeichnung „Cliradon®" im Handel, Levorphanol unter der Bezeichnung „Dromoran®". Beide wurden aus dem Handel gezogen.

Alle Fertigarzneimittel, die Dextropropoxyphen zur parenteralen Anwendung enthalten, sind inzwischen aus dem Handel genommen worden. Für Dextropropoxyphen gilt die Ausnahme, daß Zubereitungen, die ohne einen weiteren Stoff der Anlagen I–III – das sind in erster Linie bestimmte Barbitursäurederivate oder die klassischen Betäubungsmittel – bis zu 2,5% oder 135 mg Dextropropoxyphen, berechnet als Base, enthalten, zur oralen Anwendung weiterhin verkehrsfähig und verschreibungsfähig bleiben. Sie können auf einfachem Rezeptformular verordnet werden. Zu ihnen zählen die folgenden Fertigarzneimittel in Kapsel-, Dragée- oder Tablettenform:

Benfophen®, Cortigamma®, Develin retard®, Dolo Neurotrat®, Dolo Prolixan®, Rosimon Neu®, Ultrapyrin®.

Anlage III
Sie enthält in Anlehnung an die internationalen Listen „verkehrsfähige und verschreibungsfähige" Betäubungsmittel. Die Anlage ist in drei Teile gegliedert:

Teil A enthält die klassischen, bisher mit Sonderrezepten verschriebenen Betäubungsmittel, wie Hydrocodon (Dicodid®), Hydromorphon (Dilaudid®), Oxycodon (Eukodal®), Pethidin (Dolantin®) und Tilidin (Valoron®).

Bei *Teil B* handelt es sich um sogenannte psychotrope Stoffe, die aus der entsprechenden Liste des internationalen Übereinkommens von 1971 über psychotrope Stoffe stammen.

Beispiele: Cyclobarbital (Phanodorm®), Pentobarbital (Repocal®).

Teil C enthält psychotrope Stoffe, wie Meprobamat (Miltaun®), Methyprylon (Noludar®) und Phenobarbital (Luminal®).

In die Anlage III wurden am 6. 8. 84 zusätzlich aufgenommen:
Alfentanil (bisher kein BtM)
Buprenorphin (bisher kein BtM)
Etorphin (bisher Anlage I)
Nabilon (bisher kein BtM)
Pentazocin (bisher kein BtM)
und die Pflanzenteile von Papaver somniferum (ausgenommen die Samen), (bisher Anlage II).

Alfentanil (Rapifen®) dient zur Anaesthesie und Neuroleptanalgesie.
Buprenorphin (Temgesic®) wird als Schmerzmittel verwendet.
Etorphin (Immobilon®) kommt für die Immobilisierung von Zoo- oder Wildtieren zur Anwendung.
Nabilon (Cesametic®) wird zur Behandlung von Übelkeit und Erbrechen bei Cytostatica-Therapie eingesetzt.
Papaver somniferum, Alfentanil, Buprenorphin, Etorphin und Nabilon wurden der Anlage III, Teil A unterstellt.
Der Anlage III, Teil B wurde Pentazocin (Fortral® u. Panagesic®) eingefügt. Es dient als Schmerzmittel.

Zu erwähnen ist noch, daß die bisherigen Erleichterungen beim Verkehr mit Pflanzenteilen von Papaver somniferum zu Zierzwecken wegen Mißbrauchs durch Drogensüchtige wieder eingeschränkt wurden. Diese zu Zierzwecken bestimmten Pflanzen dürfen nur noch in den Verkehr gebracht werden, wenn ihnen nach einem vom Bundesgesundheitsamt zugelassenen Verfahren das Morphin entzogen wurde. Papaver orientale (Anlage II) enthält kaum Morphin, sondern nahezu ausschließlich Thebain, das fast keine narkotische Wirkung hat. Deshalb ist Papaver orientale als Zierpflanze von der Betäubungsmittelkontrolle im Inland freigestellt worden.

Weiter muß auf folgendes hingewiesen werden:
Wie § 40 Abs. 5 BtMG bestimmt, galten für nicht ausgenommene Zubereitungen der Anl. III Teil B, die vor dem 1. Jan. 1982 keine BtM waren, bis zum 31. 12. 83 die Vorschriften für ausgenommene Zubereitungen. Diese Zubereitungen wurden jedoch seit 1. 1. 84 Betäubungsmittel, wenn der Hersteller keine Änderung der Zusammensetzung vornahm, bzw. dieses Präparat nicht aus dem Handel nahm. Unter die Anlage III Teil B fallen Zubereitungen, die die Stoffe Amobarbital, Cyclobarbital, Glutethimid, Pentobarbital und Secobarbital in einer bestimmten Dosierung enthalten.

So wurden seit 1. 1. 84 folgende verschreibungspflichtige Arzneimittel zu Betäubungsmitteln:
Somvit® Tabletten,
Tempidorm® Tabletten,
Vesparax® Tabletten.

Die folgenden Fertigarzneimittel sind seit 1. 1. 84 außer Handel:
Proponal® und Stadadorm®.

Von anderen Fertigarzneimitteln gibt es Nachfolgepräparate mit neuer Zusammensetzung:
Medinox® (a.H.) → Medinox® M Tabletten
Somnupan® (a.H.) → Somnupan® C Tabletten
Tempidorm® Tabl. → Tempidorm® N Tabletten (Tempidorm® Supp. sind kein BtM).
Vesparax® Tabl. → Verparax® mite
Die Grenzwerte sind so hoch angesetzt worden, daß fast alle auf dem Markt befindlichen und therapeutisch angewandten barbitursäurehaltigen Fertigarzneimittel unter die Ausnahme fallen und auf normalem Rezept verschrieben und abgegeben werden können.
Eine Erleichterung gegenüber der früheren Regelung ist für den Handel mit bestimmten Barbitalzubereitungen eingetreten, die ausschließlich zu diagnostischen oder analytischen Zwecken außerhalb des menschlichen Körpers angewendet werden, und die je abgeteilte Form nicht mehr als 25 g Barbital bzw. Barbital-Natrium oder ein Gemisch von beiden enthalten. Sie brauchen nun nicht mehr auf Betäubungsmittelrezept verschrieben werden. Bei Überschreitung von 25 g bedarf es dagegen einer Erlaubnis der Bundesopiumstelle.

Erlaubnis

Einer Erlaubnis des Bundesgesundheitsamtes bedarf, wer Betäubungsmittel anbauen, herstellen, mit ihnen Handel treiben, sie einführen, ausführen, abgeben, veräußern, sonst in den Verkehr bringen oder erwerben will (§ 3). Neu ist, daß in jeder Betriebsstätte ein Verantwortlicher bestellt werden muß, der die Sachkenntnis besitzt (§ 5 Abs. 1 Nr. 1).
Einer Erlaubnis nach § 4 bedarf nicht, wer im Rahmen des Betriebs einer öffentlichen Apotheke oder einer Krankenhausapotheke die
– in Anlage II oder III bezeichnete BtM oder dort ausgenommene Zubereitungen herstellt,
– in Anlage II oder III bezeichnete BtM erwirbt,
– in Anlage III bezeichnete BtM aufgrund ärztlicher, zahnärztlicher oder tierärztlicher Verschreibung abgibt oder
– in Anlage II oder III bezeichnete BtM an Inhaber einer Erlaubnis zum Erwerb dieser Betäubungsmittel zurückgibt oder an den Nachfolger im Betrieb der Apotheke abgibt.
Wer keiner Erlaubnis bedarf und am BtM-Verkehr teilnehmen will, hat dies dem Bundesgesundheitsamt unter den hier genannten Bedingungen anzuzeigen (§ 4 Abs. 3). Dazu ist zu sagen, daß bei einem Wechsel des Apothekenleiters keine Erlaubnis für die Übergabe von BtM mehr erforderlich ist. Die Übergabe ist dem Bundesgesundheitsamt lediglich unter den hier genannten Bedingungen anzuzeigen. Bei der Übergabe der Betäubungsmittel an den Nachfolger der Apotheke muß das Abgabebelegverfahren durchgeführt werden, wie es in der später zu besprechenden BtM-Binnenhandelsverordnung vorgeschrieben ist. Dabei ist der Abgabebeleg von dem abgebenden Apotheker auszufüllen.

Verschreibung und Abgabe

Die Betäubungsmittel der Anlagen I und II dürfen weder verschrieben noch abgegeben werden. Die in Anlage III aufgeführten BtM dürfen nur von Ärzten, Zahnärzten und Tierärzten verschrieben oder im Rahmen einer ärztlichen, zahnärztlichen oder tierärztlichen Behandlung verabreicht werden, wenn ihre Anwendung am oder im menschlichen oder tierischen Körper begründet ist (§ 13 Abs. 1). Die Erlaubnis gilt nur, wenn der beabsichtigte Zweck auf andere Weise nicht erreicht werden kann. Betäubungsmittel dürfen nur im Rahmen des Betriebs einer Apotheke und nur gegen Vorlage der Verschreibung abgegeben werden. Der Tierarzt darf die Betäubungsmittel der Anlage III nur zur Anwendung bei einem von ihm behandelten Tier aus seiner Hausapotheke abgeben (§ 13 Abs. 2).

Aufbewahrung

Betäubungsmittel müssen gesondert aufbewahrt und gegen unbefugte Entnahme gesichert sein (§ 15). Darüber hinaus wird im § 9 der Apothekenbetriebsordnung festgelegt, daß Betäubungsmittel in der Apotheke in einem besonderen Schrank unter Verschluß aufzubewahren sind und durch geeignete Entrichtung vor Diebstahl gesichert werden müssen. Der Schrank darf vom Publikum nicht eingesehen werden.

Die Aufbewahrungspflicht im Betäubungsmittelschrank bezieht sich auf die klassischen Betäubungsmittel. Die neuen BtM (6. 8. 84) sowie Codein, Ethylmorphin und ihre Salze sind dagegen „gesondert aufzubewahren und gegen unbefugte Entnahme zu sichern".

Der Apotheker kann Betäubungsmittel in seiner Apotheke vernichten. Er muß dies in Gegenwart von zwei Zeugen so vornehmen, daß auch eine teilweise Wiederverwendung der BtM ausgeschlossen ist. Über die Vernichtung muß eine formlose Niederschrift angefertigt werden, die 3 Jahre lang aufbewahrt werden muß (§ 16). Die Vernichtung dem Bundesgesundheitsamt auf amtlichen Formblättern zu melden, ist nicht mehr erforderlich.

Überwachung

Der Betäubungsmittelverkehr unterliegt grundsätzlich der Überwachung durch das Bundesgesundheitsamt. Der Betäubungsmittelverkehr bei Ärzten, Zahnärzten, Tierärzten und in Apotheken, tierärztlichen Hausapotheken, Krankenhäusern und Tierkliniken unterliegt der Überwachung durch die zuständigen Behörden der Länder (§ 19). Die Überwachungsmaßnahmen, Duldungs- und Mitwirkungspflichten sind gesetzlich festgelegt.

7.3 Durchführungsverordnungen

7.3.1 Betäubungsmittel-Außenhandelsverordnung

Sie regelt das Verfahren über die Erteilung von Genehmigungen sowie die Vorschriften über Einfuhr, Ausfuhr und Durchfuhr mit den damit verbundenen Bestimmungen. Für die Apothekenpraxis ist sie von untergeordneter Bedeutung.

7.3.2 Betäubungsmittel-Binnenhandelsverordnung

Sie ersetzt die bisherige Verordnung über den Bezug von Betäubungsmittel.

Die Verordnung regelt insbesondere das neue Abgabebelegverfahren sowie den Erwerb und die Rückgabe von Betäubungsmitteln durch Apotheken und tierärztliche Hausapotheken.

Das Betäubungsmittelgesetz schreibt jetzt für alle Teilnehmer am BtM-Verkehr die Meldung der Abgabe der BtM an das Bundesgesundheitsamt und die Bestätigung ihres Empfangs durch den Erwerber vor (§ 12). Nach den neuen Bestimmungen muß der Pharmazeutische Großhandel die Ausfertigung übernehmen. Der Abgabebeleg wird vor der Abgabe der BtM an die Apotheke vom Großhandel ausgefertigt. Dadurch können die Apotheken BtM wie andere Arzneimittel telefonisch oder durch DaFÜ beim Großhandel bestellen; dies bedeutet eine weitere Vereinfachung für die Praxis.

Das *amtliche Formblatt* besteht aus vier Teilen:
Empfangsbestätigung,
Lieferschein,
Lieferschein-Doppel und
Abgabemeldung.

Empfangsbestätigung und Lieferschein werden vom Großhandel zusammen mit den BtM der Apotheke übersandt. Beim Empfang sind beide Teile von der Apotheke mit Datum und Unterschrift zu versehen. Die Empfangsbestätigung muß dem Großhandel spätestens am darauffolgenden Werktag zurückgesendet werden. Die Lieferscheine sind in der Apotheke, nach Erwerbsdatum geordnet, drei Jahre gesondert aufzubewahren. Sie sind auf Verlangen der zuständigen Behörde vorzulegen bzw. einzusenden.

7.3.3 Betäubungsmittel-Verschreibungsverordnung

Grundsätzlich ist die Betäubungsmittel-Verschreibungsverordnung aus dem Jahre 1974 in ihrem Aufbau und dem größten Teil ihrer Vorschriften erhalten geblieben.

Betäubungsmittel, die in der Anlage III aufgeführt sind, dürfen nur als Zubereitungen verschrieben werden (§ 1). Es handelt sich also um ein absolutes Verbot, Betäubungsmittel als Stoffe zu verschreiben. Die Verordnungsvorschriften gelten auch für die Salze der Betäubungsmittel; die für die Basen angegebenen Höchstmengen auch für deren Salze (z. B. Morphin und Morphinhydrochlorid).

Für jeden Heilberuf, Arzt, Zahnarzt oder Tierarzt, gelten besondere Vorschriften über Art und Menge von Betäubungsmitteln, die pro Tag für einen Patienten bzw. für ein Tier im Höchstfall verordnet werden dürfen.

Für Ärzte sind 24 Betäubungsmittel oder Zubereitungen mit einem oder zwei in der Anlage III Teil B – außer Pentazocin und Pentobarbital – oder Teil C des BtM-Gesetzes bezeichneten BtM zur Verschreibung zugelassen.

Es darf jeweils nur ein Betäubungsmittel an einem Tag unter Einhaltung der hier festgesetzten Höchstmenge verschrieben werden. Deshalb ist die Belieferung nach Beispiel 1 nicht erlaubt, da zwei Betäubungsmittel auf ein und demselben Formblatt verschrieben sind.

> Beispiel 1:
> Dicodid®-Tabletten 10 mg Nr. 20 (zwanzig)
> Dilaudid®-Atropin Supp. 4 mg Nr. 5 (fünf),

Dagegen kann die Verschreibung im Beispiel 2 abgegeben werden, weil es sich hier um ein und dasselbe Betäubungsmittel in zwei Zubereitungsformen handelt. Die Höchstmenge ist dabei nicht überschritten, sie beträgt für Hydromorphon (Dilaudid®) 30 mg.

> Beispiel 2:
> Dilaudid® Supp. 2,5 mg Nr. 5 (fünf)
> Dilaudid® Amp. 2 mg Nr. 5 (fünf)

Wenn ein besonders schwerer Krankheitsfall vorliegt, darf der Arzt bei *bestimmten* Betäubungsmitteln die festgesetzte Höchstmenge um das Vierfache überschreiten. In diesen Fällen hat er auf der Verschreibung den eigenhändigen Vermerk: *„Menge ärztlich begründet"* anzubringen. Ob ein besonders schwerer Krankheitsfall oder ein außergewöhnlicher Fall vorliegt, ist für den abgebenden Apotheker ohne Bedeutung.

> Beispiel 3:
> Pervitin® Tabl. 3 mg /Nr. 60 (sechzig)
> „Menge ärztlich begründet",

Das Rezept in Beispiel 3 ist *nicht* zu beliefern, da Pervitin® nur bis zur einfachen Höchstmenge verordnet werden darf.

> Beispiel 4:
> Dolantin® Tropfflaschen á 10 ml/500 mg Nr. 5 (fünf)
> „Menge ärztlich begründet",

Das Rezept in Beispiel 4 ist zu beliefern, da die Höchstmenge von Pethidin (Dolantin®) (1000 mg) um das Vierfache überschritten werden darf.

> Beispiel 5:
> Temgesic® sublingual Tabl. 0,216 mg Nr. 40 (vierzig)
> 2 x tägl. 1 Tabl.
> „Menge ärztlich begründet".

Das Rezept in Beispiel 5 ist nicht zu beliefern, da die Gebrauchsanweisung die Überschreitung der einfachen Tageshöchstmenge nicht rechtfertigt.

Zum besseren Verständnis der neuen Betäubungsmittelrechts-Änderungsverordnung sollen einige Erläuterungen angefügt werden.

Für Temgesic sublingual Tabletten ist die Verschreibungshöchstmenge für einen Patienten an einem Tag 18 Tabletten. Es darf also keine Packung mit 20 Tabletten abgegeben werden. Die Originalpackung ist dabei als Anbruch zu berechnen. Die verbleibenden 2 Tabletten sind zu vernichten. In der Praxis sind folgende Tageshöchstmengen der am häufigsten vorkommenden neuen Fertigarzneimittel zu beachten:

Temgesic® Ampullen	12
Temgesic® sublingual Tabletten	18
Fortral® Ampullen	23
Fortral® Kapseln	12
Fortral® Tabletten	24
Fortral® Suppositorien	10

Mit der Aufnahme von Papaver somniferum in die Betäubungsmittelverschreibungsverordnung können homöopathische Zubereitungen dieser Pflanze auf Betäubungsmittelrezept verschrieben werden.

Für Morphin gilt die Neuerung, daß der Arzt bis zur 10-fachen Höchstmenge verschreiben kann, wenn der Patient in seiner Dauerbehandlung steht; das Rezept muß in diesem Fall die Angabe „Menge ärztlich begründet" enthalten. Zur Sicherung gegen Mißbrauch dürfen diese Morphinmengen nur zur oralen Anwendung als Lösung unter Zusatz von Chininhydrochlorid und Carboxymethylcellulose-Natrium verschrieben werden. Diese Morphinlösung darf für einen Bedarf von 3 Tagen verschrieben werden. Damit soll die bessere Versorgung von Schmerzpatienten über das Wochenende gesichert werden. Die Verschreibungshöchstmenge beträgt in diesem Fall somit 10 x 200 mg x 3 = 6 g Morphin.
Cocain kann vom Arzt entgegen der früheren Regelung nicht mehr für den einzelnen Patienten verschrieben werden. Cocain bleibt jedoch weiterhin für den Praxisbedarf unter den bisherigen Einschränkungen verschreibungsfähig.

In der Anlage III Teil B und C des Betäubungsmittelgesetzes sind unter anderem einige Barbitursäuren aufgeführt, die, wenn eine bestimmte Grenzdosierung überschritten wird, nach altem Recht überhaupt nicht verschrieben werden konnten. Mit der Novellierung können sie nunmehr auf Betäubungsmittelrezept verordnet werden. Es handelt sich vor allem um die Diethylbarbitursäure (Barbital) und Phenylethylbarbitursäure (Phenobarbital), sowie ihre Salze und fast immer um Rezepturen. Die Grenzdosierung, unterhalb der die beiden Stoffe auf normalem Rezept verordnet werden können, lautet für
Barbital: bis zu 10% oder 500 mg je abgeteilte Einheit und ohne einen weiteren Stoff der Anlage I–III mit Ausnahme des Codeins und Dihydrocodeins.
Phenobarbital: bis 10% oder 300 mg je abgeteilte Einheit und ohne einen weiteren Stoff der Anlage I–III mit Ausnahme des Codeins).

Die Grenzdosierung ist jeweils so bemessen, daß fast alle Fertigarzneimittel darunter liegen und somit auf normalem Rezept verordnet werden können. Immer dann, wenn diese Grenzdosierungen überschritten worden sind, oder wenn z. B. Diethylbarbitursäure bzw. Phenylethylbarbitursäure mit einem Stoff der Teile B und C der Anlage III – von ihnen könnten für die Rezeptur allenfalls das Amobarbital, Cyclobarbital oder Secobarbital eine Rolle spielen – über die Grenzdosis hinaus kombiniert werden, ist ein BtM-Rezept erforderlich. Es gilt keine Mengenbegrenzung. In der Praxis wird das sehr selten vorkommen.

Wenn sich die Verordnung auf den Praxisbedarf bezieht, muß der Vermerk „Praxisbedarf" aufgeführt werden.

Die bis zur Neufassung der Betäubungsmittel-Verschreibungs-Verordnung geltende Regelung, daß Ärzte, Zahnärzte und Tierärzte nur eines der für den Praxisbedarf zugelassenen Betäubungsmittel an einem Tag verschreiben durften, ist aufgehoben. Nunmehr dürfen neben einem der zur Verordnung für einen Patienten bzw. einem Tier freigegebenen Betäubungsmittel zusätzlich verordnet werden:
Ärzte: Alfentanil, Cocain, Fentanyl und Pentobarbital.
Zahnärzte: Alfentanil, Fentanyl und Pentobarbital
Tierärzte: Alfentanil, Cocain, Etorphin, Fentanyl und Pentobarbital.

Wenn ein Betäubungsmittelrezept nicht ausreicht, kann der Verordner auch mehrere Rezepte ausstellen.

Für den Arzt, der ein Krankenhaus oder eine Station leitet, ebenso für den Belegarzt, gelten die festgesetzten Höchstmengen nicht. Selbstverständlich können auf einem Verordnungsblatt auch mehrere Betäubungsmittel nebeneinander verordnet werden.

Der Zahnarzt darf eines der in der Tabelle genannten Betäubungsmittel bis zur festgesetzten Höchstmenge oder eine Zubereitung mit einem oder zwei der in der Anlage III Teil B, außer Pentazocin und Pentobarbital, oder Teil C des BtMG bezeichneten Betäubungsmittel verschreiben. Dabei gilt folgender Unterschied zum Arzt: Er darf Cocain weder für einen Patienten, noch für den Praxisbedarf, noch für den Stationsbedarf verschreiben. Der Zahnarzt darf die für ihn angegebenen Höchstmengen in keinem Fall überschreiten.

> Beispiel 6:
> Dilaudid Tabl. 2,5 mg Nr. 20 (zwanzig)
> „Menge zahnärztlich begründet",

Das Rezept in Beispiel 6 darf nicht beliefert werden, weil die Höchstmenge für Hydromorphon (Dilaudid®) von 30 mg überschritten ist.

Für Ärzte von Zahnkliniken gelten ebenfalls keine Höchstmengen. Es dürfen auch mehrere Betäubungsmittel auf einem Formblatt verordnet werden.

Für den *Tierarzt* gilt, daß er Betäubungsmittel nur zur Anwendung auf dem Gebiet der Tierheilkunde, also nicht für Humanzwecke, verschreiben darf. Der Tierarzt darf für ein Tier an einem Tage nur eines der 22 in der Verordnung aufgeführten Betäubungsmittel unter Einhaltung der dort festgesetzten Höchstmengen oder eine Zubereitung mit einem oder zwei in der Anlage III Teil B außer Pentazocin und Pentobarbital oder Teil C des BtM-Gesetzes bezeichneten BtM verschreiben. Bei schweren Schmerzzuständen darf der Tierarzt jedoch die zweifache Höchstmenge mit dem handschriftlichen Zusatz „Menge tierärztlich begründet" verordnen. Cocain darf er nur noch zu Eingriffen am Auge in den genannten Zubereitungen und nur für die Praxis, nicht für das Tier verordnen.

Tierärzte in Tierkliniken unterliegen gleichfalls den Bestimmungen der Betäubungsmittel-Verschreibungsverordnung.

Die Einhaltung der Höchstmenge ist in diesem Falle nicht vorgeschrieben. Es dürfen auch mehrere Betäubungsmittel nebeneinander auf einem Verordnungsblatt aufgeschrieben werden.

Die Benennung der Tierart im Rezeptkopf genügt nicht. Es ist auch Name und Vorname des Tierhalters sowie die Anschrift des Tierhalters erforderlich.

> Beispiel 7:
> Eukodal Amp. 10 mg Nr. 10 (zehn)
> für Zwergschnauzer Ignaz

Das Rezept in Beispiel 7 darf nicht beliefert werden, weil die Angabe des Tierhalters fehlt.

Anzufügen ist noch folgendes:
Codein, Ethylmorphin und deren Salze dürfen als Rezepturbestandteile bis 2,5% Gehalt (z. B. in Hustensäften oder in Hustentropfen) oder bis 100 mg je abgeteilte Form (z. B. in Tabletten, Dragees oder Zäpfchen) auf normalem Rezept verordnet werden. Die Abgabe*menge* ist dabei unbegrenzt. Bei Überschreitung der Höchstmenge sind Verschreibung und Abgabe nicht erlaubt (siehe Anlage II BtM Ges.).

> Beispiel 8:
> Codeinlösung 0,25 g/10 ml

Das Rezept Beispiel 8 ist zulässig und darf auf normalem Rezept verordnet und abgegeben werden, während das Rezept in Beispiel 9 nicht abgegeben werden darf.

> Beispiel 9:
> Codeinlösung 0,3 g/10 ml

„Barbiturate" dürfen bis zu den in der Tabelle genannten Grenzen auf normalem Rezept, darüber hinaus nur auf Betäubungsmittel-Sonderrezept verschrieben werden.

Für Codein, Ethylmorphin und die „Barbiturate" in Substanz besteht Buchführungspflicht über Bestand und Verbleib.

Betäubungsmittel dürfen nur auf ein *Betäubungsmittelrezept*, das aus einem *dreiteiligen amtlichen Formblatt* besteht, verschrieben werden. Daneben können noch andere

Arzneimittel auf demselben Sonderrezept verschrieben werden; dieser Fall kommt aber in der Praxis so gut wie nicht vor.

Nur Teil I und Teil II des ausgefertigten Betäubungsmittelrezeptes sind zur Vorlage in der Apotheke bestimmt. Teil III verbleibt beim verschreibenden Arzt, Zahnarzt oder Tierarzt. Die Formblätter werden vom Bundesgesundheitsamt auf Anforderung an die Verschreibungsberechtigten ausgegeben. Sie werden vom Bundesgesundheitsamt numeriert, mit Ausgabedatum und Bundesgesundheitsamt-Nummer des einzelnen Arztes, Zahnarztes oder Tierarztes versehen. Die Sonderrezepte dürfen nur im Vertretungsfalle übertragen werden. Die Betäubungsmittelrezepte müssen von den Verschreibungsberechtigten gegen Diebstahl gesichert werden. Ein Verlust ist sofort an das Bundesgesundheitsamt zu melden. Nach der Verordnung muß Teil III und eventuell fehlerhaft ausgefertigte Verschreibungen, nach Ausstellungsdatum geordnet, drei Jahre lang aufbewahrt werden und auf Verlangen einem Vertreter der zuständigen Landesbehörde vorgelegt werden.

Angaben auf dem Betäubungsmittelrezept

Der Verordnende hat auf allen Teilen des Betäubungsmittelrezeptes übereinstimmend, eigenhändig mit Tintenstift oder Kugelschreiber zu vermerken:
- das Ausstellungsdatum;
- hinsichtlich der verordneten Zubereitungen
  - bei einer Rezeptur:
    Bestandteile, Gewichtsmenge des enthaltenden Betäubungsmittels, Darreichungsform, bei abgeteilten Zubereitungen die Stückzahl;
  - bei einem Fertigarzneimittel:
    Bezeichnung, Darreichungsform, Gewichtsmenge des enthaltenen BtM je Packungseinheit, bei abgeteilten Zubereitungen die Gewichtsmenge je abgeteilte Form und die Stückzahl, die Gewichtsmengen in Gramm oder Milligramm, die Stückzahl in arabischen Ziffern und in Worten wiederholt;
- die Gebrauchsanweisung mit Einzel- und Tagesgabe; bei Überschreitung der Tageshöchstmenge von Morphin um das 10-fache den Zeitrhythmus der Einnahme;
- bei der Verschreibung von Alfentanil, Cocain, Etorphin, Fentanyl und Pentobarbital den Bestimmungszweck;
- wenn die einfache Höchstmenge überschritten wird, der Vermerk „Menge ärztlich begründet";
- wenn sich die Verordnung auf den Praxisbedarf bezieht, den Vermerk „Praxisbedarf";
- die ungekürzte Unterschrift des Verordners.

Die restlichen vorgeschriebenen Angaben können auch durch eine andere Person (z. B. Arzthelferin) mit Stempel oder maschinell angebracht werden:
- Name, Vorname und Anschrift des Patienten,
- Bezeichnung des Krankenhauses,
- Name Berufsbezeichnung und Anschrift einschließlich Telefonnummer des verschreibenden Arztes.

Die Angabe der Telefonnummer ist eine neuere Forderung; ebenso die handschriftliche Angabe des Ausstellungsdatums durch den Verschreibenden. Im Falle einer Änderung hat der Verschreibende die Änderung auf allen Teilen des Betäubungsmittelrezeptes handschriftlich zu vermerken und durch seine Unterschrift zu bestätigen.

Abgabe von Betäubungsmitteln

Bei der *Abgabe der Betäubungsmittel* sind, wie bisher, auf der Rückseite von Teil I des Betäubungsmittelrezeptes Name und Anschrift der Apotheke, Abgabedatum und Namenszeichen des Abgebenden anzubringen. Neu ist, daß auch die dem Apothekenleiter vom Bundesgesundheitsamt zugewiesene Bundesgesundheitsamt-Nummer zu vermerken ist.

Die Angaben des Namens und die Anschrift der Apotheke sowie die Bundesgesundheitsamt-Nummer können mit einem Stempel oder maschinell erfolgen. Das Namenszeichen des Abgebenden und das Abgabedatum müssen jedoch handschriftlich mit Tinte, Tintenstift oder Kugelschreiber angegeben werden. Der Apothekenleiter hat Teil I der Betäubungsmittelrezepte nach

Abgabedatum geordnet, drei Jahre aufzubewahren und auf Verlangen dem Vertreter der zuständigen Landesbehörde vorzulegen oder dem Bundesgesundheitsamt einzusenden. Teil II ist zur Verrechnung bestimmt.

Unzulässig ist die Abgabe von Betäubungsmitteln, wenn bei der Ausstellung gegen Bestimmungen der Betäubungsmittel-Verschreibungsverordnung verstoßen wurde, z. B. wenn
- das BtM-Rezept vor mehr als sieben Tagen ausgestellt wurde,
- das BtM nicht auf einem amtlichen Formblatt verordnet wird,
- die Angaben über die Darreichungsform des Betäubungsmittels fehlen,
- die Gewichtsmenge oder die Stückzahl nicht in arabischen Ziffern angegeben sind,
- die Anzahl der Packungseinheiten, bzw. der abgeteilten Formen nicht wörtlich wiederholt wird,
- die Gebrauchsanweisung fehlt oder die Einzel- und Tagesgaben nicht angegeben sind,
- das Sonderrezept mit Bleistift ausgefüllt wurde,
- die Unterschrift des Arztes fehlt oder nicht handschriftlich und ausgeschrieben erfolgt,
- das Betäubungsmittelrezept von einem ausländischen Arzt ausgestellt wurde, der in Deutschland nicht verschreibungsberechtigt ist (s. Kap. 6.4).

Der Apotheker hat darüber zu wachen, daß die BtM-Verordnung korrekt erfolgt. Diese Tatsache stellt in der alltäglichen Praxis eine nicht ganz einfache Aufgabe dar.

Nachweis über den Verbleib und Bestand von Betäubungsmitteln

Der Nachweis über den Verbleib und Bestand von Betäubungsmitteln ist nicht nur von Apotheken zu erbringen, sondern auch von tierärztlichen Hausapotheken, von ärztlichen, zahnärztlichen und tierärztlichen Praxen, von Stationen der Krankenhäuser und der Tierkliniken.

Es sind dafür vom Bundesgesundheitsamt herausgegebene Karteikarten nach amtlichem Formblatt zu führen. Bei Stationen können auch Betäubungsmittelbücher geführt werden. In der Verschreibungsverordnung sind die hier zu machenden Angaben genau festgelegt. Am Ende eines jeden Kalendermonats hat bei Änderung der betreffenden Bestände der Apothekenleiter bzw. der verantwortliche Arzt, Zahnarzt oder Tierarzt das Prüfdatum und sein Namenszeichen anzubringen. Auch die Betäubungsmittelkartei und das Betäubungsmittelbuch sind drei Jahre aufzubewahren und auf Verlangen dem behördlichen Prüfer vorzulegen.

Über Verschreiben und Abgabe von Betäubungsmitteln für die Ausrüstung von Kauffahrteischiffen gelten besondere Vorschriften.

7.3.4 Betäubungsmittel-Kostenverordnung

Die BtM-Kostenverordnung regelt die Kostenerhebung des Bundesgesundheitsamtes für seine Amtshandlungen.

8 Angrenzende Rechtsgebiete

8.1 Lebensmittel- und Bedarfsgegenständegesetz (LMBG)

Von O. Brösamle

8.1.1 Definitionen

Die Gesetzgebung auf dem Gebiet der Lebensmittel und des Weines ist viel älter als die Arzneimittelgesetzgebung. Das Hauptziel ist es, den Verbraucher vor Gesundheitsschäden und vor Täuschung zu schützen. Durch die Tatsache, daß immer mehr industriell behandelte und veredelte Lebensmittel verwendet werden, wird auch die Möglichkeit von Täuschungen und Verfälschungen gesteigert.

Außer für Lebensmittel gilt das LMBG auch für Bedarfsgegenstände, Tabak und Tabakerzeugnisse und für kosmetische Mittel.

Für den Apotheker ist ein bestimmtes Grundwissen auf diesem Gebiet wichtig, weil er ja auch Lebensmittel und Diätetika in seiner Apotheke feil hält. Dies ist in § 12 der Apothekenbetriebsordnung ausdrücklich geregelt. Danach sind als apothekenübliche Waren folgende aufgeführt:

- Mittel und Gegenstände der Hygiene und Körperpflege,
- Diätetische Lebensmittel,
- Lebensmittel, soweit sie zur Vorbeugung und zur Heilung von Krankheiten bestimmt sind,
- Gewürze und Fruchtsäfte.

Der Apotheker sollte bei einem Präparat entscheiden können, ob es sich um ein Arzneimittel oder um ein Lebensmittel handelt. Dies ist nicht ganz einfach, da gleiche Stoffe oder Zubereitungen einmal als Lebensmittel oder als Arzneimittel in den Verkehr gebracht werden können.

Es kommt wesentlich darauf an, mit welcher *Zweckbestimmung* das Mittel in den Verkehr gebracht wird. So wird man z. B. Pfefferminz- und Lindenblütentee, die ohne besondere Zweckbestimmung angeboten werden, zu den Lebensmitteln zählen, da damit gerechnet werden kann, daß diese Getränke häufig als durststillende oder erfrischende Tees verwendet werden.

Wird jedoch auf den Packungen der beiden Tees darauf hingewiesen, daß diese besonders bei krankhaften Erscheinungen wie Fieber und Magenschmerzen anzuwenden seien, wird man sie zu den Arzneimitteln rechnen müssen.

Stark verkürzte Definition des Lebensmittels:

Lebensmittel sind Stoffe, die dazu bestimmt sind, vom Menschen verzehrt zu werden, ausgenommen Stoffe, die überwiegend zu anderen Zwecken als zur Ernährung oder zum Genuß verzehrt werden ...

Stark verkürzte Definition des Arzneimittels:

Arzneimittel sind Stoffe und Zubereitungen, die dazu bestimmt sind, Krankheiten zu lindern und zu heilen, zu verhüten oder zu erkennen ...

8.1.2 Tabakerzeugnisse

Dazu gehören außer Tabak und Rohtabak auch für die Herstellung von Rauchwaren notwendige Stoffe wie Zigarettenpapier, Kunstumblätter und Filter sowie alle mit den Tabakerzeugnissen fest verbundenen Bestandteile. Auch Kau- und Schnupftabak fallen unter diesen Paragraphen (§ 3).

8.1.3 Kosmetische Mittel

Diese sind dazu bestimmt, äußerlich am Menschen oder in seiner Mundhöhle angewandt zu werden. Sie dienen zur Reinigung, Pflege oder zur Beeinflussung des Aussehens oder des Körpergeruchs und zur Vermittlung von Geruchseindrücken (§ 4).

Durch eine besondere Kosmetikverordnung wird im einzelnen bestimmt, welche Stoffe nicht oder nur beschränkt als Kosmetika verwendet werden dürfen.

Außerdem sind dort die Farbstoffe benannt und die Bedingungen, unter denen sie in Kosmetika enthalten sein dürfen.

8.1.4 Bedarfsgegenstände

Hierzu zählen:
- Alle Gegenstände, die mit Lebensmitteln in Berührung kommen können (Messer, Löffel, Geschirr, Verpackungen); auch solche, die mit Kosmetika und Tabakerzeugnissen in Berührung kommen, zählen dazu (Puderdose, Zigarrenspitze, Tabakpfeife).
- Gegenstände, die mit den Schleimhäuten des Mundes in Berührung kommen (Zahnbürste, Zahnstocher, Trillerpfeife).
- Gegenstände zur Körperpflege (Kamm, Bürste, Waschlappen).
- Spielwaren und Scherzartikel (Spielkarten, Bälle, Gummitiere).
- Bekleidungsgegenstände, Bettwäsche, Masken, Haarteile und andere Gegenstände, die mit dem menschlichen Körper nicht nur vorübergehend in Verbindung kommen.
- Reinigungs- und Pflegemittel im Haushalt

- Mittel und Gegenstände zur Insektenvertilgung.
- Mittel zur Geruchsverbesserung.

8.1.5 Zusatzstoffe

Zusatzstoffe im Sinne dieses Gesetzes sind Stoffe, die dazu bestimmt sind, Lebensmitteln zur Beeinflussung ihrer Beschaffenheit oder zur Erzielung bestimmter Eigenschaften oder Wirkungen zugesetzt zu werden.

Diese Zusatzstoffe sind in einer besonderen Verordnung aufgeführt und werden teils allgemein, teils für einen beschränkten Verwendungszweck zugelassen.

8.1.6 Verbote

Im LMBG sind unter anderem folgende wichtige Verbote ausgesprochen:
- Lebensmittel dürfen nicht die Gesundheit schädigen.
- Lebensmittel dürfen nicht mit nicht zugelassenen ultravioletten oder ionisierenden Strahlen bestrahlt werden.
- Auf Lebensmitteln dürfen keine unzulässig hohen Mengen von Pflanzenschutzmitteln zurückbleiben.
- Lebensmittel tierischer Herkunft dürfen keine pharmakologisch wirksamen Stoffe enthalten.
- Lebensmittel dürfen nicht unter irreführender Aufmachung in den Verkehr gebracht werden.

Für Lebensmittel ist eine gesundheitsbezogene Werbung verboten.

Diese Verbote werden im einzelnen meist durch Verordnungen ausführlicher geregelt. Im Gesetz sind dazu besondere Ermächtigungsparagraphen eingeführt. Beispiele für solche Verordnungen sind die:
- Kosmetik-Verordnung,
- Zusatz-Zulassungs-Verordnung,
- Nährwertkennzeichnungs-Verordnung,
- Pflanzenschutzmittelhöchstmengen-Verordnung,
- Verordnung über vitaminisierte Lebensmittel,
- Höchstmengenverordnung über Quecksilber in Fischen und

– Käse-Verordnung.
Eine dieser Verordnungen, die Diät-Verordnung, regelt den Verkehr mit diätetischen Lebensmitteln, die gem. § 12 Nr. 5 der ApBO auch zu den apothekenüblichen Waren gehören.

8.1.7 Diätetische Lebensmittel*

Diätetische Lebensmittel sind Lebensmittel, die dazu bestimmt sind, einem diätetischen Zweck dadurch zu dienen, daß sie die Zufuhr bestimmter Nährstoffe oder andere ernährungsphysiologisch wirkende Stoffe steigern oder verringern oder die Zufuhr solcher Stoffe in einem bestimmten Mischungsverhältnis oder in bestimmter Beschaffenheit bewirken.

Den diätetischen Lebensmitteln sind Lebensmittel gleichgestellt, die für Säuglinge bestimmt sind, Kochsalzersatz, die Zuckeraustauschstoffe Fructose, Mannit, Sorbit und Xylit und die Süßstoffe Saccharin und Cyclamat.

Für diätetische Lebensmittel werden nur Zusatzstoffe zugelassen, die in dieser Verordnung benannt sind.

Für iodiertes Speisesalz, für kochsalzarme Lebensmittel, für Säuglingsnahrung und für Diätnahrung, die bei Übergewicht verwendet wird, sind in der Verordnung Sondervorschriften enthalten.

Diätetische Lebensmittel dürfen nur abgepackt in den Verkehr gebracht werden. Sie müssen das Herstellungsdatum nach Monat und Jahr oder das Mindesthaltbarkeitsdatum unverschlüsselt auf der Packung tragen. Die Verwendung der zugelassenen Zusatzstoffe muß auf der Packung angegeben sein. Außerdem ist der durchschnittliche Gehalt an verwertbaren Kohlenhydraten, Fetten und Eiweißstoffen anzugeben. Eine Ausnahme von dieser Vorschrift gilt für diätetische Fleischerzeugnisse, frische Backwaren für Diabetiker und für diätetischen Käse. Bei Lebensmitteln für Diabetiker können noch weitere Angaben gemacht werden, vor allem können die Mengen des Lebensmittels bestimmt werden, die einer Broteinheit entsprechen.

8.1.8 Staatliche Überwachung des Verkehrs mit Lebensmitteln

Beamte der Lebensmittelüberwachung können auch in die Apotheke kommen, um Lebensmittelproben zu entnehmen. Die Beamten werden speziell für die Lebensmittelüberwachung und für den Schutz der Umwelt ausgebildet. An der Überwachung sind weiter Lebensmittelchemiker an den Chemischen Landesuntersuchungsanstalten, Tierärzte an den staatlichen tierärztlichen Untersuchungsämtern und Ärzte an den Medizinaluntersuchungsämtern beteiligt. Die Beamten sind befugt, zu besichtigen, Proben zu ziehen, Aufzeichnungen einzusehen und im besonderen Fall auch Beschlagnahmungen zu verfügen oder Betriebe zu schließen. Auch Transportfahrzeuge dürfen kontrolliert werden.

Die Kontrolle ist möglichst unvermutet durchzuführen, sie soll den Betroffenen nicht unzumutbar belasten.

Beschwerden über Lebensmittel können bei jeder Polizeidienststelle abgegeben werden.

---

* Vgl. hierzu auch 8.2.

8.2 Verkehr mit gefährlichen Stoffen

Von A. Fuchs

8.2.1 Geschichtliches

Der Verkehr mit Giften ist schon seit Jahrhunderten einschränkenden Bestimmungen unterworfen und stets in enger Verbindung mit dem Betrieb der Apotheken geregelt worden. Schon die Medizinalordnung Kaiser Friedrich II. enthält in den Titeln 70–72 „De correctione poculum amatorum porrigantium, De poena emptoris und De vendentibus venenum" strenge Bestimmungen über den Handel mit Giften. Ausgehend von der Baseler Apothekerordnung von 1404 wurden später in fast allen Apotheker- bzw. Medizinalordnungen besondere Giftvorschriften aufgenommen. Als erste reichsgesetzliche Bestimmungen über den Verkehr mit Giften sind vier Artikel der von Kaiser Karl V. 1533 erlassenen „Peinlichen Gerichtsordnung" der Constitutio criminalis Carolina anzusehen, wonach jeder, der Gifte verkauft oder mit ihnen hantiert, „in glübd und eyde" zu nehmen ist. In der Medizinalordnung des Kurfürsten von Brandenburg von 1693 ist festgelegt, daß der Apotheker sich bei der Abgabe von Giften „sehr behutsam zu erzeigen und keinem, sonderlich unbekannten und verdächtigen Personen, ohne vorgezeigten schriftlichen Schein vom Medico (welcher zuvor die Person, zu was Ende sie das Gift gebrauchen wolle, scharf befragen soll) solches zu verabfolgen habe". Auch finden sich vielerorts bereits Bestimmungen zur Führung eines Giftverkaufsbuches.

Eine gewisse Einheitlichkeit für das gesamte Reich wurde 1871 durch § 34 der Gewerbeordnung angebahnt. Demnach können Landesgesetze vorschreiben, daß zum Handel mit Giften und zum Betriebe des Lotsengewerbes eine besondere Genehmigung erforderlich ist. Die nach wie vor stark abweichenden Ländergiftverordnungen wurden um die Jahrhundertwende durch Beschlüsse des Bundesrates der Kaiserzeit vereinheitlicht. Sie gelten mit einzelnen zeitbedingten Änderungen auch heute noch in wesentlichen Passagen fort.

8.2.2 Gesetz zum Schutz vor gefährlichen Stoffen

8.2.2.1 Chemikaliengesetz

Gemäß Artikel 74 Ziffer 19 des Grundgesetzes erstreckt sich die konkurrierende Gesetzgebung u. a. auch auf Regelungen über den Verkehr mit Giften. Die Bundesländer haben dementsprechend in der Nachkriegszeit die alten Giftverordnungen fortgeschrieben und nach Bedarf ergänzt. Mit dem Inkrafttreten des Chemikaliengesetzes zum 1. 1. 1982 ist das Giftwesen in die Gesetzeskompetenz des Bundes übergegangen.

Zweck des Chemikaliengesetzes ist es gemäß § 1, durch Verpflichtung zur Prüfung und Anmeldung von Stoffen und zur Einstufung, Kennzeichnung und Verpackung gefährlicher Stoffe und Zubereitungen durch Verbote und Beschränkungen sowie durch besondere giftrechtliche und arbeitsschutzrechtliche Regelungen den Menschen und die Umwelt vor schädlichen Einwirkungen gefährlicher Stoffe zu schützen. Durch das Chemikaliengesetz wird die bisherige Systematik des Giftrechtes – Festlegung der Gifte in Positivlisten auf der Basis der akuten Toxizität – weitgehend geändert und der Anwendungsbereich auch auf chronisch toxische und umweltgefährdende Stoffe und Zubereitungen erweitert. Nach den Begriffsbestimmungen des Gesetzes sind als gefährliche Stoffe und Zubereitungen anzusehen, die sehr giftig, giftig, mindergiftig, ätzend, reizend, explosionsgefährlich, brandfördernd, hochentzündlich, leichtentzündlich, entzündlich, krebserzeugend, fruchtschädigend oder erbgutverändernd sind, oder sonstige umweltgefährdenden Eigenschaften besitzen.

Anmeldeverfahren

Neue Stoffe unterliegen seit dem 1.1.1982 der Anmeldepflicht. Der Hersteller oder Einführer hat die Anmeldung spätestens 45 Tage vor dem erstmaligen Inverkehrbringen vorzunehmen. Mit der Anmeldung sind neben den Identitätsmerkmalen, der Produktionsmenge und Hinweisen zur Verwendung Angaben über schädliche Wirkungen bei der Verwendung, Verfahren zur sachgerechten Beseitigung sowie ausführliche Prüfnachweise bei der zentralen Anmeldestelle vorzulegen.

Neben der Ermittlung der physikalischen, chemischen und physikalisch-chemischen Eigenschaften, der möglichen Verunreinigungen und Zersetzungsprodukte sind Unterlagen über die Prüfungen auf akute Toxizität, auf Anhaltspunkte für eine krebserzeugende oder erbgutverändernde Eigenschaft, auf reizende, ätzende oder Überempfindlichkeitsreaktionen auslösende Eigenschaften, auf subakute Toxizität und auf Anhaltspunkte für sonstige umweltgefährliche Eigenschaften einzureichen.

Die mit der Anmeldung vorzulegenden Prüfnachweise müssen die Beurteilung erlauben, ob der angemeldete Stoff schädliche Einwirkungen auf den Menschen oder die Umwelt hat. Dementsprechend ist eine Einstufung gemäß den oben genannten Kriterien vorzunehmen.

Zur Vermeidung überflüssiger Untersuchungen, insbesondere von Tierversuchen, kann bei bereits angemeldeten Stoffen auf die Unterlagen früherer Anmelder Bezug genommen werden.

Die Anmeldepflicht entfällt u. a. bei Stoffen, die von sachkundigen Personen bis zu einem Jahr in der Forschung oder Erprobung eingesetzt werden, sowie bei Produktionsmengen bis zu einer Tonne jährlich. Einzelheiten regelt die auf § 10 Abs. 2 des Chemikaliengesetzes basierende Verordnung über Anmeldeunterlagen und Prüfnachweise nach dem Chemikaliengesetz vom 30.11.1981. Nachträgliche Änderungen in der Verwendung und der Produktions- bzw. Einfuhrmenge sowie neue Erkenntnisse über die Wirkungen des Stoffes und schließlich die Einstellung der Herstellung sind der Anmeldestelle unverzüglich schriftlich mitzuteilen.

Anmeldestelle

Durch Verordnung der Bundesregierung vom 12.12.1981 ist die Anmeldestelle bei der Bundesanstalt für Arbeitsschutz und Unfallforschung (BAU) in Dortmund errichtet worden. Bei der Bearbeitung der Unterlagen sind ferner – nach Bedarf – die nachstehenden Bundesbehörden einzuschalten: Bundesgesundheitsamt (BGA), Umweltbundesamt (UBA), Bundesanstalt für Materialprüfung (BAM), alle in Berlin, sowie die Biologische Bundesanstalt für Land- und Forstwirtschaft in Braunschweig (BBA).

Die Anmeldestelle kann bei größeren Produktionsmengen abgestuft weitere Prüfnachweise z. B. über die Prüfung auf subchronische Toxizität, krebserzeugende, erbgutverändernde und fruchtschädigende Eigenschaften oder die chronische Toxizität und verhaltensstörende Eigenschaften vom Hersteller oder Einführer anfordern.

Geltungsbereich

Das Chemikaliengesetz ist prinzipiell als Rahmengesetz konzipiert; d. h. die meisten Regelungen müssen durch Rechtsverordnungen getroffen werden, um das Gesetz wirksam werden zu lassen. Vom Anwendungsbereich des Chemikaliengesetzes ausgenommen sind u. a. Lebensmittel, Tabakerzeugnisse und kosmetische Mittel, Futtermittel und Zusatzstoffe sowie zulassungspflichtige Arzneimittel.

Durchführungsverordnungen zum Chemikaliengesetz

Als wesentliche Verordnungen auf der Grundlage des Chemikaliengesetzes sind außer der bereits erwähnten Festlegung der Anmeldestelle und der Verordnung über Anmeldeunterlagen und Prüfnachweise bisher erlassen oder in Kürze zu erwarten:
- Verordnung über die Gefährlichkeitsmerkmale von Stoffen und Zubereitungen nach dem Chemikaliengesetz (ChemG-Gefährlichkeitsmerkmale-V)

Dieser Verordnung kommt für die Einstufung gefährlicher Stoffe eine wichtige Bedeutung zu, da hier erstmals toxikologische Grenzwerte für die einzelnen Gefährlichkeitskriterien festgelegt werden. Zwar lagen sowohl der Arbeitsstoffverordnung (auf der Basis von EG-Richtlinien) als auch den Anlagen zu den Giftverordnungen der Länder gewisse interne Spannen für die jeweilige Einstufung eines Stoffes oder einer Zubereitung zugrunde, doch waren hierbei die Grenzen je nach Gefährlichkeit einschließlich Resorption und Metabolismus zum Teil flexibel gehandhabt worden.

Bezüglich der *Gefährlichkeitsmerkmale* sehr giftig, giftig und mindergiftig sind die L_D 50- bzw. L_C 50-Werte bei der Ratte wie folgt festgelegt:

sehr giftig
25 mg/kg Körpergewicht (oral)
50 mg/kg (dermal)
giftig
25–200 mg/kg Körpergewicht (oral)
50–400 mg/kg (dermal)
mindergiftig
200–2000 mg/kg Körpergewicht (oral)
400–2000 mg/kg (dermal)

Die Inhalationstoxizität L_C 50 ist auf 0,5 mg/l Luft, 0,5–2 mg/l Luft bzw. 2 mg–20 mg/l Luft je pro 4 Stunden Einwirkungszeit bezogen.

Als L_D *50 (tödliche Dosis)* gilt die mittlere tödliche Menge eines Stoffes oder einer Zubereitung, die nach Verbringen in den Magen oder auf die Haut von Versuchstieren derselben Art von deren Körper aufgenommen wird und die Hälfte der Versuchstiere tötet; sie wird ausgedrückt in Milligramm pro Kilogramm Körpergewicht (mg/kg).

Die L_C *50 (tödliche Konzentration)* ist die mittlere tödliche Konzentration eines Stoffes oder einer Zubereitung, die nach Aufnahme über die Atemwege von Versuchstieren innerhalb eines bestimmten Zeitraumes die Hälfte der Versuchstiere tötet. Sie wird ausgedrückt in Milligramm pro Liter Luft pro 4 Stunden und wird an der Ratte als Versuchstier bestimmt.

Ähnliche experimentell festzulegende Kriterien gelten für die Gefährlichkeitsmerkmale ätzend und reizend – beim Kaninchen Nekrose bzw. Entzündung nach Exposition mit 0,5 ml/0,5 g des Stoffes innerhalb von 7 Tagen bzw. 3 Tagen.

Die Gefährlichkeitsmerkmale krebserzeugend, fruchtschädigend und erbgutverändernd sind naturgemäß weniger exakt festzulegen und in erster Linie auf eindeutige epidemiologische Befunde und Anhaltspunkte im geeigneten Tierversuch abgestellt. Alternative Methoden an schmerzfreier Materie (z. B. Ames Test) sind noch nicht berücksichtigt, aber vom Chemikaliengesetz her möglich.

Neu aufgenommen schließlich wurde der im Chemikaliengesetz nicht ausdrücklich aufgeführte Begriff umweltgefährlich. Für dieses Gefährlichkeitsmerkmal gilt folgende – nicht sonderlich griffige – Begriffsbestimmung:

Das Gefährlichkeitsmerkmal umweltgefährlich ist gegeben, wenn Stoffe oder Zubereitungen selbst, deren Verunreinigungen oder ihre Zersetzungsprodukte infolge der in den Verkehr gebrachten Menge, der Verwendungen, der geringen Abbaubarkeit, der Akkumulationsfähigkeit oder der Mobilität in der Umwelt auftreten, insbesondere sich anreichern können und aufgrund der Prüfnachweise oder anderer wissenschaftlicher Erkenntnisse schädliche Wirkungen auf den Menschen oder auf Tiere, Pflanzen, Mikroorganismen, die natürliche Beschaffenheit von Wasser, Boden oder Luft und auf die Beziehungen unter ihnen sowie auf den Naturhaushalt haben können, die erhebliche Gefahren oder erhebliche Nachteile für die Allgemeinheit herbeiführen.

- **Chemikalien-Altstoffverordnung**

Von der Anmeldepflicht sind grundsätzlich alle Stoffe befreit, die vor dem 18. September 1981 – auch als Bestandteile von Zubereitungen – in einem Mitgliedstaat der Europäischen Gemeinschaften in den Verkehr gebracht worden sind. Um eine Vielzahl von Nachweisen zu vermeiden, wurde das Altstoffverzeichnis der EG durch Verordnung vom 2. 12. 1981 herausgegeben. Dieses Verzeichnis umfaßt etwa 33 000 Stoffe und ist nach aufsteigenden Registriernummern des amerikanischen Chemical Abstracts Service (CAS) gegliedert. Nicht in der Altstoffverordnung aufgeführte Stoffe konnten von den Betroffenen innerhalb von 6 Monaten nachgemeldet werden. Aufgrund der eingehenden Nachmeldungen wird in einigen Jahren das vorläufige Verzeichnis durch ein endgültiges Altstoffinventar auf der Basis des § 4 Abs. 5 Chemikaliengesetz ersetzt werden können. In der Zwischenzeit muß sich der Anmeldepflichtige auf das vorläufige Verzeichnis berufen. Es ist zu erwarten, daß das endgültige Verzeichnis auf etwa 100 000 Stoffe anwachsen wird. Die Bundesregierung wird jedoch ermächtigt, in begründeten Fällen auch für Altstoffe eine Anmeldepflicht vorzuschreiben, wenn diese z. B. besonders giftig, krebserzeugend, fruchtschädigend oder erbgutverändernd sind.

- **Verordnung über die Einstufung, Kennzeichnung und Verpackung von gefährlichen Stoffen (§ 13 Abs. 3 und § 14 Abs. 2 ChemG)**

Diese Verordnung, die voraussichtlich in der in Vorbereitung befindlichen Gefahrstoffverordnung aufgehen wird, löst die Giftverordnungen der Länder einschließlich der Anlagen ab. Dabei ist zu erwarten, daß die Länderregelungen zum überwiegenden Teil übernommen werden. Für die Einstufung sind auch Berechnungsverfahren vorgesehen. Als Grundlage dient auch hier die bereits erwähnte Gefährlichkeitsmerkmale-Verordnung.

- **Ermächtigungen zu Verboten und Beschränkungen im Verkehr mit gefährlichen Stoffen (§ 17 Abs. 1 ChemG)**

§ 17 Abs. 1 Chemikaliengesetz enthält zahlreiche Verordnungsermächtigungen, die zum überwiegenden Teil das Giftrecht der Länder betreffen und von denen als wesentlich besonders zu erwähnen sind:
Nr. 1: Einschränkung oder Verbot der Herstellung oder Einfuhr bestimmter Stoffe, Zubereitungen oder Erzeugnisse.

Nr. 2: Verbot bestimmter Herstellungs- oder Verwendungsverfahren.

Nr. 3: Nachweis der persönlichen Qualifikation für die Herstellung, das Inverkehrbringen oder die Verwendung bestimmter giftiger Stoffe bezüglich Zuverlässigkeit, Gesundheit oder Sachkunde (wie derzeit für die Gifthandelserlaubnis oder die Anwendung bestimmter hochgiftiger Stoffe, z. B. Blausäure, Phosphorwasserstoff oder Ethylenoxid zum Teil vorgeschrieben).

Nr. 4: Anzeige- oder Erlaubnispflicht für die Herstellung, Einfuhr, das Inverkehrbringen oder die Verwendung bestimmter besonders gefährlicher Stoffe, d. h. Übernahme der Gifthandelserlaubnisse aus den Giftverordnungen der Länder.

Nr. 5: Aufbewahrungs- und Abgabevorschriften für bestimmte sehr giftige, giftige, mindergiftige, ätzende, reizende, krebserzeugende, fruchtschädigende oder erbgutverändernde Stoffe und Zubereitungen, d. h. Aufbewahrung im Giftschrank, Verbot der Abgabe an Minderjährige etc.

- **Verordnung über den Verkehr mit giftigen Tieren und Pflanzen (§ 18 ChemG)**

Wenn auch unter dem Gesetzestitel Chemikaliengesetz etwas unpassend, aber aus den negativen Erfahrungen der Vergangenheit dringend erforderlich, wird die Bundesregierung in § 18 Chemikaliengesetz ermächtigt, die Einfuhr oder Haltung bestimmter giftiger Tierarten zu verbieten, vom Vorhandensein spezifischer Antidote abhängig zu machen oder eine Anzeigepflicht vorzuschreiben.

Für giftige Pflanzen können Anbauverbote auf bestimmten Flächen (Kinderspielplätzen), bei Angeboten in Katalogen kann ein Hinweis auf die Giftigkeit vorgeschrieben werden. Auch giftige Samen sowie abgestorbene Pflanzenteile sind giftrechtlichen Beschränkungen unterworfen.

Diese Verordnung ist noch nicht erlassen worden.

- **Verordnung über gefährliche Arbeitsstoffe**
(Arbeitsstoff-Verordnung – § 19 ChemG)

Diese Rechtsverordnung bezweckt den Schutz des Arbeitnehmers vor gefährlichen Arbeitsstoffen. Eine solche Arbeitsstoffverordnung ist bereits im Jahre 1971 erlassen worden, wobei als Rechtsgrundlage in erster Linie das Gesetz über gesundheitsschädliche und feuergefährliche Arbeitsstoffe aus dem Jahre 1939 neben einzelnen Vorschriften der Gewerbeordnung oder des Mutterschutzgesetzes herangezogen werden mußte. Die Arbeitsstoffverordnung ist bereits zweimal ergänzt und geändert worden, die jüngste Fassung ergibt sich aus der Bekanntmachung der Neufassung vom 11. Februar 1982. Sie wird gleichfalls Teil der künftigen Gefahrstoffverordnung werden.

Da die Arbeitsstoffverordnung auch Auswirkungen auf den Apothekenbetrieb hat, wird an anderer Stelle näher auf die hierbei zu berücksichtigenden Bestimmungen eingegangen.

Überwachung des Verkehrs mit gefährlichen Stoffen

Die Durchführung des Chemikaliengesetzes und der darauf gestützten Rechtsverordnung ist von den zuständigen Länderbehörden zu überwachen. Da der Schwerpunkt im Bereich der industriellen Herstellung liegt, sind bei den meisten Ländern in erster Linie die Behörden der Gewerbeaufsicht mit der Überwachung beauftragt worden. Daneben sind jedoch nach wie vor die nach den landesrechtlichen Gifthandelsvorschriften zuständigen Behörden im Groß- und Einzelhandelsbereich tätig.

Die Befugnisse der mit der Überwachung beauftragten Personen sind in § 21 ChemG ausführlich festgelegt und entsprechen weitgehend denjenigen in vergleichbaren Gesetzen wie z. B. dem Arzneimittel- oder Lebensmittelgesetz.

8.2.2.2 EG-Richtlinien über gefährliche Stoffe

Die Regelungen des Chemikaliengesetzes über die Anmeldung, Einstufung, Kennzeichnung, Verpackung und das Inverkehrbringen chemischer Stoffe und Zubereitungen sind weitgehend durch Richtlinien der Europäischen Gemeinschaft vorgegeben.

Als Basis-Richtlinie gilt die Richtlinie vom 27. 6. 1967 zur Angleichung der Rechts- und Verwaltungsvorschriften für die Einstufung, Verpackung und Kennzeichnung gefährlicher Stoffe. Mit dieser Richtlinie wurden für den EG-Bereich einheitliche Kriterien für gefährliche Stoffe erlassen.

Gefahrensymbole und Gefahrenbezeichnungen
(S. Kap. I. 7.5.)

Stoff-Richtlinien der EG

Abgesehen von der Einführung einheitlicher Symbole und Gefahrenbezeichnungen sowie von Gefahrenhinweisen und Sicherheitsratschlägen hatte die erste EG-Richtlinie zunächst nur geringe Auswirkungen, weil nur Stoffe – und auch davon nur relativ wenige Substanzen – erfaßt waren, der weite und wesentlich bedeutendere Bereich der Zubereitungen aber ausgespart blieb. Bezüglich der Zahl der eingestuften Stoffe sind jedoch in den Jahren 1976, 1979 und 1981 drei Anpassungen mit umfangreichen Anlagen vorgenommen worden. Damit umfaßt der EG-Katalog derzeit etwa 940 verschiedene Stoffe, die als gefährlich einzustufen sind.

In konsequenter Fortsetzung dieser durchaus sinnvollen Alternative ist die sogenannte *6. Änderungsrichtlinie* vom 19. 9. 1979 zur Basis-Richtlinie von 1967 zu sehen. Diese Richtlinie führt die Anmeldepflicht für neue Stoffe ein und bedeutet dementsprechend die europäische Grundlage für das Chemikaliengesetz einschließlich aller Detailregelungen wie z. B. Bearbeitungsfristen, Stufenregelung und Vorschriften für Altstoffe. Insoweit handelt es sich bei dem Chemikaliengesetz in erster Linie um die Umsetzung europäischer Normen für den Verkehr mit gefährlichen Stoffen; der Spielraum für abweichende nationale Initiativen blieb dementsprechend gering. Andererseits kann als Vorteil verbucht werden, daß im Falle der früheren Anmeldung in einem anderen EG-Land auf die dort vorliegenden Daten zurückgegriffen und auf weitere Untersuchungen, insbesondere Tierversuche, in der Bundesrepublik verzichtet werden kann.

Zubereitungs-Richtlinien der EG

Für die Zubereitungen verabschiedete die EG bisher auf das Anwendungsgebiet bezogene Richtlinien. So gibt es inzwischen eine Richtlinie für gefährliche Lösemittel (z. B. Nitroverdünner) sowie eine Richtlinie für Anstrichmittel, Lacke, Druckfarben, Klebstoffe und dgl. In diesen Zubereitungs-Richtlinien werden je nach Substanz Grenzkonzentrationen angegeben, aufgrund derer eine Einstufung und Kennzeichnung z. B. als giftig oder mindergiftig erfolgen muß, aber auch möglicherweise die Kennzeichnung als gefährliche Zubereitung entfallen kann. Bei Verwendung mehrerer als gefährlich eingestufter Stoffe in einer Zubereitung ist je nach Richtlinien ein mehr oder weniger kompliziertes Berechnungsverfahren vorgeschrieben, um eine Einstufung oder Befreiung von der Kennzeichnung ermitteln zu können.

Diese beiden Zubereitungs-Richtlinien sind – zumindest in der Arbeitsstoffverordnung – vollständig in nationales Recht transponiert worden.

Eine weitere Zubereitungs-Richtlinie befaßt sich mit der Einstufung von Schädlingsbekämpfungsmitteln einschließlich der Pflanzenschutzmittel. Bei dieser Richtlinie wird erstmals neben der Berechnungsmethode alternativ die Ermittlung der aktuellen Toxizität des Anwendungsproduktes im Tierversuch als Grundlage für die Einstufung eingeführt. Wegen fehlender Anlagen ist diese Richtlinie bisher noch nicht von der Arbeitsstoffverordnung bzw. den Giftverordnungen der Länder übernommen worden.

Schließlich liegt eine *EG-Richtlinie über die Verwirklichung der Niederlassungsfreiheit und des freien Dienstleistungsverkehrs* für die selbständigen Tätigkeiten und die Vermittlertätigkeit des Handels mit Giftstoffen vom 4. 6. 1974 vor. Mit ihr soll sichergestellt werden, daß in den Fällen, in denen der Handel oder der Umgang mit Giftstoffen von einer speziellen Sachkenntnis oder Zuverlässigkeit oder der gesundheitlichen Eignung abhängig gemacht wird, vergleichbare Qualifikationen in EG-Ländern anerkannt werden müssen. Dies gilt z. B. für die landesrechtlich geregelten Gifthandelserlaubnisse oder Erlaubnisse zum Umgang mit hochgiftigen Stoffen.

Ganz allgemein kann ohne Übertreibung das EG-Recht für gefährliche Stoffe als nur noch schwer überschaubar charakterisiert werden. Insbesondere die Vielzahl – einschließlich der hier gar nicht erwähnten Richtlinien über die Anwendungsbeschränkungen oder Verbote für bestimmte Stoffe – der Richtlinien tragen zu diesem Gesamteindruck bei.

8.2.3 Giftverordnungen der Länder

Analog zu dem oben gezeichneten Bild mangelhafter Rechtstransparenz im EG-Recht ist auch die Situation des derzeit noch geltenden Gifthandelsrechts der Länder zu beurteilen. Eine Bereinigung der Rechtslage ist von der bevorstehenden Gefahrstoffverordnung zu erwarten.

Die historisch entwickelten Vorschriften mit Sachkundenachweis und Erlaubnisvorbehalt beim Handel mit Giften hatten das Ziel, daß einerseits nicht jeder ohne weiteres in den Besitz eines Giftes gelangen konnte und ferner jeder Besitzer über eine auffällige Kennzeichnung vor den Gefahren einer unkontrollierten Anwendung gewarnt wurde.

Welche Stoffe und Zubereitungen als Gifte anzusehen und zu kennzeichnen sind, ergibt sich aus den Anlagen der Giftverordnungen, die bei Bedarf auch Erleichterungen vorsehen, wenn dies aus der Beurteilung der akuten Toxizität heraus vertretbar erschien.

Durch Abstimmung der Aufnahmen und Veränderungen in dem Ausschuß Arzneimittel-, Apotheken- und Giftwesen der Arbeitsgemeinschaft der Leitenden Medizinalbeamten der Länder wurde erreicht, daß in allen Bundesländern weitgehend einheitliche Giftlisten existierten.

Im Vordergrund stand stets ein von der Anwendung des Stoffes bestimmtes Regelungsbedürfnis, womit praxisfremde Erfassungen nicht im Handel verwendeter Stoffe und Zubereitungen entfallen konnten. Durch die Vielzahl der seit Mitte dieses Jahrhunderts neu synthetisierten und auf den Markt kommenden chemischen Stoffe sowie die Erweiterung der früher weitgehend auf Schädlingsbekämpfungsmittel und giftige Farben beschränkten Anwendungsgebiete war das Listenprinzip auf Dauer, ohne Melde- oder gar Zulassungsverpflichtung für den Hersteller, nicht mehr effektiv genug.

Die umfangreichen Listen der EG-Richtlinien erleichtern zwar eine Bestandsaufnahme, machen es dem bisher durchaus sachkundigen Einzelhändler jedoch fast unmöglich, von sich aus eine korrekte Kennzeichnung vorzunehmen. Ferner brachte der Einsatz neuer Stoffe auf vielen Anwendungsgebieten es mit sich, daß immer mehr Handelssparten die bisher auf Apotheken, Drogerien, Samen- und Farbenhandlungen beschränkte Gifthandelserlaubnis benötigen. Insoweit wird bei der neuen Gefahrstoffverordnung eine kritische Bestandsaufnahme und Überprüfung der derzeitigen Regelungen vorgenommen werden müssen.

Beim Handel mit Giften sind in den meisten Ländern die nachstehenden Vorschriften zu beachten:

- *Erlaubnis für den Handel mit Giften*

Wer außerhalb von Apotheken mit Giften handeln will, bedarf der Erlaubnis der zuständigen Behörde (§ 34 Gewerbeordnung). Bei Apotheken ist ähnlich wie für Betäubungsmittel die Zuverlässigkeit und Sachkunde über die Betriebserlaubnis abgedeckt. Die Zuständigkeit ist von Bundesland zu Bundesland unterschiedlich geregelt.

- *Voraussetzungen für die Gifthandelserlaubnis*

– Nachweis der für den Handel mit Giften erforderlichen *Sachkunde*. Diese kann durch die Giftprüfung beim Amtsarzt oder einer anderen Gesundheitsbehörde nachgewiesen werden. Apotheker – und in einigen Ländern auch pharmazeutisch-technische Assistenten – brauchen keine Giftprüfung abzulegen.

Für die Ablegung der Giftprüfung sind formal noch die Bestimmungen des § 12 der Dritten Durchführungsverordnung zum Gesetz über die Vereinheitlichung des Gesundheitswesens vom 30. 3. 1935 (Dienstordnung für die Gesundheitsämter) maßgebend. Demnach muß u. a. die Kenntnis der Zusammensetzung der hauptsächlich gehandelten Gifte und giftigen Farben sowie die Identifizierung einiger Proben von besonders gearteten Giften verlangt werden. Angesichts der Vielzahl der nunmehr in den Anlagen zur Giftverordnung aufgeführten Stoffe sollte heute die Kennzeichnung sowie die gezielte Anwendungsberatung einschließlich Antidotmöglichkeit im Vordergrund stehen.

– Nachweis der *persönlichen Zuverlässigkeit*. Ein solcher Nachweis läßt sich üblicherweise durch die Vorlage eines polizeilichen Führungszeugnisses führen.

In einzelnen Ländern besteht die Möglichkeit, auf Antrag die Erlaubnis auf bestimmte Gifte oder giftige Pflanzenschutzmittel zu beschränken. Dementsprechend wird in der Giftprüfung nur auf diese Stoffe oder Stoffgruppen Bezug genommen (kleine Giftprüfung).

- *Begriffsbestimmungen und Geltungsbereich*

Grundsätzlich sind als Gifte im Sinne der Giftverordnungen die in der Anlage aufgeführten Stoffe und Zubereitungen anzusehen. Hinsichtlich der Differenzierung in verschiedene Gefährdungsklassen ist die auch im Chemikaliengesetz und der Arbeitsstoffverordnung getroffene Einteilung zu beachten. Durch diese europäische Regelung sind die früheren 3 Giftklassen abgelöst worden. Entsprechend dem – von dem Stichwort Gift vorgegebenen – bisherigen Geltungsbereich sind die explosionsgefährlichen, feuergefährlichen sowie sonst toxischen (krebserzeugend, fruchtschädigend, erbgutverändernd) Stoffe nicht berücksichtigt. Für die Zuordnung gelten ausschließlich die Kriterien der akuten Toxizität.

Arzneimittel und Produkte, die dem Lebensmittel- und Bedarfsgegenständegesetz unterliegen, sind ausgenommen.

Zubereitungen eines giftigen Stoffes werden nur dann von den Giftverordnungen erfaßt, wenn dies ausdrücklich in der Anlage durch ein Kreuz (+) bestimmt ist.

- *Aufbewahrung der Gifte*

Für die Aufbewahrung der Gifte gilt allgemein, daß die Lagerung übersichtlich geordnet erfolgen muß. In der unmittelbaren Umgebung von Arznei-, Lebens- und Futtermitteln oder kosmetischen Mitteln dürfen Gifte nicht aufbewahrt werden. Der Lagerbereich darf Betriebsfremden nicht unmittelbar zugänglich sein, womit alle Formen der Selbstbedienung ausgeschlossen sind. Lediglich für Lösemittel ist dieser Abgabeweg zugelassen.

Gifte, die als „giftig" mit dem Totenkopfsymbol zu kennzeichnen sind, müssen unter Verschluß aufbewahrt werden, wobei die Lagermenge für die Verwendung eines Giftschrankes oder eines speziellen Giftraumes maßgebend sein dürfte.

Die Vorratsgefäße sind mit den in der Anlage aufgeführten Bezeichnungen sowie dem jeweiligen Gefahrensymbol (z. B. Andreaskreuz) einschließlich der Gefahrenbezeichnung (z. B. reizend) zu kennzeichnen. Die Kennzeichnung deckt sich mit der auf EG-Basis in der Arbeitsstoffverordnung getroffenen Regelung.

In Apotheken kann für einzelne Gifte durchaus eine gemischte Zweckbestimmung in Frage kommen, wenn ein Stoff auch als Arzneimittel Verwendung finden kann. In diesen Fällen hat die Kennzeichnung und die Aufbewahrung nach den Vorschriften des Arzneibuches Vorrang. Eine giftrechtliche Kennzeichnung von Vorratsgefäßen kommt in der Apotheke allenfalls für Chemikalien als Laborreagenzien in Betracht.

- *Abgabe der Gifte*

Gifte dürfen nur von Personen abgegeben werden, die mindestens 18 Jahre alt sind und – sofern sie nicht die Giftprüfung abgelegt haben – in regelmäßigen Abständen über die giftrechtlichen Abgabevorschriften belehrt werden. Eine Abgabe ist nur dann zulässig, wenn eine erlaubte Zweckbestimmung gegeben ist, so z. B. bei einem zugelassenen Pflanzenschutzmittel oder bei der Verwendung zu wissenschaftlichen Untersuchungen.

– *Gifterlaubnisschein.* In allen Zweifelsfällen, vor allem wenn der Kunde nicht bekannt ist oder die Verwendung zweifelhaft erscheint, ist ein Gifterlaubnisschein zu verlangen. Dieser Erlaubnisschein ist in der Regel beim zuständigen Ordnungsamt zu beantragen; seine Gültigkeit beträgt 14 Tage, sofern nicht eine längere Dauer angegeben wird.

– *Giftempfangsschein, Giftbuch.* Im Gegensatz zum Gifterlaubnisschein, der zwar grundsätzlich fakultativ, jedoch bei allen Giften verlangt werden kann, ist ein Giftempfangsschein nur bei Giften mit dem Gefahrensymbol Totenkopf (Kennbuchstabe T) vom Abgebenden auszustellen. Für diese Gifte ist in den meisten Bundesländern zusätzlich die Eintragung in ein Giftbuch obligatorisch. Zur Vereinfachung dieses Verfahrens gibt es inzwischen Giftbücher auf dem Markt, bei denen im Durchschreibeverfahren beide Dokumente gleichzeitig ausgefüllt werden können. Diese Dokumente sind noch 3 Jahre nach der letzten Eintragung aufzubewahren. Ihren Sinn bekommt diese Vorschrift in erster Linie dadurch, daß der Erwerber sich der besonderen Gefährdung und Verantwortung beim Umgang mit diesen Stoffen oder Zubereitungen sowie deren Aufbewahrung bewußt wird bzw. vom Abgebenden eine entsprechende Aufklärung erfährt.

– *Abgabebehältnisse.* Für Abgabebehältnisse sind nur stabile und inerte Materialien erlaubt. Flaschen und Gefäße, die charakteristisch für die Verpackung von Lebensmitteln sind, dürfen nicht für die Abfüllung von Giften verwendet werden.

- *Kennzeichnung von Giften*

Auf abgabefertigen Packungen und Abgabebehältnissen müssen folgende Angaben vorhanden sein:

- Bezeichnung des Giftes nach Anlage 1 sowie die Mengenangabe; bei Zubereitungen auch die Konzentrationen aller verwendeten Gifte
- Die Gefahrensymbole und die Gefahren-

bezeichnungen (z. B. Totenkopf und „giftig")
- Die Hinweise auf besondere Gefahren (R-Sätze)
- Die Sicherheitsratschläge, die auf den EG-Richtlinien über gefährliche Stoffe basieren (S-Sätze)
- Bei Giften zur Verwendung im Haushalt der Sicherheitsratschlag: „Darf nicht in die Hände von Kindern gelangen"
- Bei flüssigen Giften der Sicherheitsratschlag: „Darf nicht in Eß-, Trink- oder sonstige für Lebensmittel vorgesehene Behältnisse abgefüllt werden"
- Bei Giften in Sprühdosen Angaben über maximale Sprühdauer bei Anwendung in Räumen
- Name und Anschrift des Inverkehrbringers oder Herstellers.

Von Bedeutung ist, daß die Pflichtkennzeichnung flächenmäßig der Packungsgröße entsprechend ausgestaltet sein muß und die EG-Vorschriften insbesondere über die Größe und Hervorhebung des Gefahrensymbols zu erfüllen sind.

• *Sondervorschriften*

Für bestimmte Produktgruppen sind im Laufe der Zeit im Giftrecht Sondervorschriften erlassen worden, die zum einen unter gewissen Auflagen Erleichterungen bzw. Ausnahmeregelungen beinhalten, zum anderen der zusätzlichen Warnung und Abschreckung vor einer nicht bestimmungsgemäßen Anwendung dienen sollten.

Ausnahmen gibt es bei Beachtung bestimmter Mindestkennzeichnungen für mit Giften behandeltes *Saatgut*, ferner für Gifte als *Farben*. Die weitgehende Herausnahme von Öl-, Dispersions-, Harz- oder Lackfarben in abgabefertigen Packungen gilt allerdings nur für die farbgebenden Bestandteile, jedoch nicht bei Verwendung weiterer Gifte im Fertigprodukt.

Für *Schädlingsbekämpfungs-, Pflanzenbehandlungs- und Holzschutzmittel* sind besonders die Vergällungspflicht bei Produkten mit Gefahrensymbol Totenkopf sowie die Notwendigkeit der Färbung z.B. bei verschiedenen Holzschutzmitteln, Giftgetreide, Phosphorwasserstoff entwickelnden und thalliumhaltigen Mitteln hervorzuheben. Ferner ist das Verbot bildlicher Darstellungen auf den Fertigpackungen zu beachten. Damit soll einer möglichen Bagatellisierung der Anwendung durch allzu verbrauchsfördernde Werbung für diese Produktgruppen – sofern giftige Bestandteile enthalten sind – entgegengewirkt werden.

Durch die EG-Richtlinie über Lösemittel sind Sondervorschriften für diesen Anwendungsbereich notwendig geworden. Wegen der komplizierten Berechnungsmethoden muß an dieser Stelle auf den entsprechenden Verordnungstext hingewiesen werden.

• *Anlagen zu den Giftverordnungen*

Anlage I stellte die als Gifte eingestuften Stoffe zusammen. Über die bereits im Rahmen der Einstufung und Kennzeichnung erwähnten Rubriken Bezeichnung, Gefahrensymbol, Hinweis auf besondere Gefahren (R-Sätze), Sicherheitsratschläge (S-Sätze) hinaus enthält die Anlage Hinweise auf die Stoffklasse bei Lösemitteln, die Einbeziehung von Zubereitungen und möglicherweise deren konzentrationsbedingte Umstufung in eine andere Gefahrenklasse sowie in Spalte 12 die in Einzelfällen vorgesehenen Ausnahmen.*

Ausnahmen sind vor allem für Gifte in bestimmten Konzentrationen, Zubereitungsformen (z. B. in Sprühdosen) oder für bestimmte Anwendungsgebiete (z. B. Pflanzenbehandlungsmittel) vorgesehen. Dabei gelten diese nur, wenn
- die Gifte als Giftfertigwaren abgegeben werden,
- die jeweiligen Voraussetzungen erfüllt sind,
- die Mindestkennzeichnung die Bezeichnung des Giftes einschließlich der Konzentration sowie den Hersteller aufführt und
- die Sicherheitsratschläge S 2 (Darf nicht in die Hände von Kindern gelangen) und S 13 (Von Nahrungsmitteln, Getränken und Futtermitteln fernhalten) angegeben sind.

Hervorzuheben sind einige Sammelpositionen bei Pflanzenbehandlungsmitteln und Schädlingsbekämpfungsmitteln, so z. B. Cumarinderivaten, Carbaminsäureestern und Carbamaten, Dinitroverbindungen, chlorierten Kohlenwasserstoffen sowie Phosphorsäureestern.

Die Anlage I hat in den Jahren 1960–1980 nicht zuletzt durch die EG-Richtlinien über gefährliche Stoffe eine erhebliche Ausweitung und Umschichtung erfahren. Während die drei früheren Giftklassen bis weit in die 50er Jahre nur insgesamt etwa 150 Stoffe oder Stoffgruppen umfaßten, wobei die Hälfte giftige Pflanzen oder Pflanzeninhaltsstoffe betraf, ist die Anlage I der derzeit geltenden Giftverordnungen auf nahezu 800 Positionen angestiegen. Hiervon stellen neben den giftigen Schädlingsbekämpfungs- und Pflanzenschutzmitteln inzwischen Bestandteile technischer Produkte wie z. B. Ausgangs- und Hilfsstoffe in Klebstoffen sowie bei der Kunststoffproduktion den Hauptanteil. Dementsprechend ist davon auszugehen, daß im Einzelhandel nur noch in Ausnahmefällen mit derartigen Stoffen direkt umgegangen wird.

8.2.4 Verordnung über gefährliche Arbeitsstoffe – Arbeitsstoff-Verordnung – (§ 21 ChemG)

Nach den Begriffsbestimmungen des § 1 Nr. 1 Arbeitsstoff-Verordnung liegt ein gefährlicher Arbeitsstoff bei gefährlichen Stoffen oder gefährlichen Zubereitungen im Sinne des Chemikaliengesetzes vor, sofern aus diesen oder mit deren Hilfe Gegenstände erzeugt oder Leistungen erbracht werden.

Die Arbeitsstoff-Verordnung gliedert sich in 6 Abschnitte und wird durch 2 Anhänge ergänzt. Für die Apotheke sind neben den Begriffsbestimmungen des 1. Abschnittes vor allem der 2. und 3. Abschnitt über das Inverkehrbringen bzw. den Umgang mit gefährlichen Arbeitsstoffen von Bedeutung. Von den umfangreichen Anhängen sind von Anhang I die Nr. 1.1 Stoffe (vergleichbar der Anlage I der Giftverordnungen), Nr. 1.2 Gefahrensymbol und Gefahrenbezeichnungen, Nr. 1.3 R-Sätze, 1.4 S-Sätze, Nr. 2.1 Lösemittelhaltige Zubereitungen und Nr. 2.2 Zubereitungen, die als Anstrichmittel, Lacke, Klebstoffe oder dgl. verwendet werden sollen sowie von Anhang II die Nr. 1 und 2 über den Umgang mit krebserzeugenden Arbeitsstoffen bzw. Tetrachlorkohlenstoff, Tetrachlorethan und Pentachlorethan zu erwähnen.

In Apotheken ist hinsichtlich des *Inverkehrbringens* gefährlicher Stoffe die Arbeitsstoff-Verordnung stets zu beachten, wenn es sich um entzündliche, brandfördernde, krebserzeugende, fruchtschädigende oder erbgutverändernde Eigenschaften handelt. Ausgenommen sind die giftrechtlich bereits geregelten sehr giftigen, giftigen, mindergiftigen, ätzenden und reizenden Stoffe und Zubereitungen. Das bedeutet in der Praxis, daß eine als Chemikalie in der Apotheke zum Verkauf vorrätig gehaltene oder abgegebene brennbare Flüssigkeit die nach den Anlagen der Arbeitsstoff-Verordnung erforderlichen Gefahrensymbole, Gefahrenbezeichnungen, R-Sätze (Hinweise auf die besonderen Gefahren) und S-Sätze (Sicherheitsratschläge) tragen muß. Bezüglich der Größe der Pflichtkennzeichnung gelten die gleichen Kriterien wie im Giftrecht.

Der im Abschnitt 3 geregelte *Umgang* mit gefährlichen Arbeitsstoffen umfaßt das Herstellen und Verwenden der in der Anlage I Nr. 1.1 aufgeführten Stoffe. Gemäß Nr. 8 der Begriffsbestimmungen versteht die Arbeitsstoff-Verordnung unter dem Begriff „Verwenden" das Gebrauchen, Verbrauchen, Lagern, Aufbewahren, Be- und Verarbeiten, Abfüllen, Umfüllen, Mischen, Vernichten und innerbetriebliche Befördern.

Hinsichtlich der *Kennzeichnung* ist z. B. bei Arzneimitteln und Lebensmitteln jedoch die arzneimittel- bzw. lebensmittelrechtliche Kennzeichnung ausreichend. Dementsprechend ist auch aufgrund der Arbeitsstoff-Verordnung die Kennzeichnung eines Standgefäßes nach der Vorschrift des Arzneibuches ausreichend. In der Regel müßte aber bei Chemikalien im Apothekenlabor geprüft werden, ob ein gefährlicher Arbeitsstoff im Sinne der Arbeitsstoff-Verordnung vorliegt und das Laborgefäß z. B. die entsprechenden Gefahrensymbole wie R- und S-Sätze tragen muß. Diese Kennzeichnungspflicht entfällt allerdings für die beim Analysengang eingesetzten Behälter (Erlenmeyer-Kolben etc.).

Der Abschnitt 3 enthält ferner Vorschriften für die Beschäftigung von Jugendlichen unter 16 Jahren sowie für werdende und stillende Mütter, sofern mit gefährlichen Arbeitsstoffen umgegangen wird.

Die zuständige Gewerbeaufsichtsbehörde kann bei bestimmten gefährlichen Arbeitsstoffen arbeitsmedizinische Untersuchungen anordnen. In diesen Fällen sind die im Abschnitt 4 aufgeführten allgemeinen Vorschriften über die gesundheitliche Überwachung der Arbeitnehmer zu beachten. Solche Maßnahmen sind z. B. im Rahmen der industriellen Arzneimittelherstellung durchaus denkbar.

In der Übergangszeit bis zum Erlaß bundeseinheitlicher Regelungen durch die Gefahrstoffverordnung auf der Basis des Chemikaliengesetzes können Probleme zwischen den Vorschriften der Giftverordnungen und der Arbeitsstoff-Verordnungen dann auftreten, wenn EG-Richtlinien nicht gleichzeitig in beiden Verordnungen umgesetzt worden sind.

Dementsprechend kann es passieren, daß bei fehlender Berücksichtigung eines gefährlichen Stoffes in der Anlage der Giftverordnung, jedoch Kennzeichnungspflicht nach der Arbeitsstoff-Verordnung, keine Konsequenzen im Hinblick auf Gifthandelserlaubnis sowie Lager- und Abgabebeschränkungen zu ziehen sind. Zu beachten ist ferner, daß die Arbeitsstoff-Verordnung bisher mit Ausnahme der Lösemittel sowie Anstrichmittel, Klebstoffe und dgl. nur Stoffe und keine Zubereitungen erfaßt.

8.2.5 Pflanzenschutzgesetz

Als Randgebiet sei im Zusammenhang mit dem Giftrecht das Pflanzenschutzgesetz erwähnt, mit dem neben dem Schutz der Pflanzen vor Schadorganismen und Krankheiten auch der Vorratsschutz sowie der Schutz des Anwenders und Verbrauchers bezweckt wird.

Zentrale Vorschrift des Pflanzenschutzgesetzes ist die Zulassungspflicht für alle Pflanzenbehandlungsmittel einschließlich Wachstumsregler. Die Zulassung muß bei der Biologischen Bundesanstalt für Land- und Forstwirtschaft beantragt werden. Ein zugelassenes Pflanzenbehandlungsmittel ist an dem Zeichen der Biologischen Bundesanstalt (Dreieck mit Ährenschlange) und der Zulassungsnummer zu erkennen. Ferner besteht u. a. eine Ermächtigung, die Verwendung bestimmter Pflanzenschutzmittel zu verbieten oder auf bestimmte Anwendungsgebiete zu beschränken. Solche Beschränkungen wurden mit der Pflanzenschutz-Anwendungsverordnung vom 19. 12. 1980 ausgesprochen.

8.2.6 Anwendungsvorschriften für hochgiftige Stoffe

Für die Anwendung von hochgiftigen Stoffen wie Blausäure, Phosphorwasserstoff, Ethylenoxid und Methylbromid in der Schädlingsbekämpfung schließlich sind spezielle landesrechtliche Verordnungen zu beachten, die auf alten reichsrechtlichen Rechtsvorschriften beruhen.

In diesen Verordnungen ist u. a. eine spezielle fachliche Vorbereitung sowie gesundheitliche Eignung des anwendenden Personals vorgeschrieben. Ferner gelten eingehende Bestimmungen über die bei der Anwendung (z. B. Durchgasungsmaßnahmen) dieser sehr giftigen Gase zu beachtenden Sicherheitsmaßnahmen.

In der Regel werden solche Maßnahmen von speziellen staatlich zugelassenen Betrieben vorgenommen. Ein Inverkehrbringen im Einzelhandel solcher hochgiftiger Stoffe ist aufgrund von Ausnahmegenehmigungen der Gesundheitsministerien der Länder u. U. in besonderen Kleinpackungen möglich.

8.3 Eichgesetz

Von H. Fink

8.3.1 Allgemeines

Durch das Gesetz über das Meß- und Eichwesen vom 11.7.1969 in der Neufassung vom 22.2.1985 werden folgende Ziele verfolgt:
• Schutz der Gesundheit,
• Sicherheitsvorsorge und
• Schutz der Verbraucher im geschäftlichen Verkehr.

Die gesetzlich bestimmten Meßeinheiten gelten für den gesamten Bereich des Gesundheitswesens, so z. B. für den Arzt bei der Ausstellung einer Verschreibung und damit auch für den Apotheker. Alle Leistungen nach Maß und Gewicht dürfen in Apotheken nur nach den genannten Meßeinheiten angeboten, erbracht und berechnet werden. Es gibt keine besonderen Apothekengewichte mehr, die in früheren Zeiten eine große Rolle spielten. Die Einheiten im Meßwesen sind heute bestimmt durch das *„Gesetz über Einheiten im Meßwesen"*.

Eichen bedeutet die Prüfung der Meßgeräte. Sie ist in der Bundesrepublik Deutschland Staatsmonopol der Eichbehörden. Die gesetzliche Forderung lautet: Meßgeräte, die im geschäftlichen Verkehr verwendet oder zum Gebrauch bereitgehalten werden, müssen geeicht sein. Die allgemeine Eichpflicht gilt auch für Apotheken.

Hierfür gelten folgende Richtlinien:
Mit der Besichtigung des Pharmazierates ist eine Überprüfung aufgrund der eichrechtlichen Bestimmungen zu verbinden; insbesondere ist zu prüfen, ob die vorhandenen Meßgeräte, die den eichamtlichen Bestimmungen unterliegen, termingerecht geeicht oder nachgeeicht sind.

8.3.2 Eichpflichtige Meßgeräte

Für die im Bereich der Heilkunde und der Herstellung und Prüfung von Arzneimitteln verwendeten Meßgeräte schreibt das *Eichgesetz* die Eichung vor. Eine Reihe dieser Meßgeräte ist durch die *Eichpflicht-Ausnahmeverordnung* von der Eichpflicht ausgenommen – entweder unbeschränkt oder mit bestimmten Auflagen verbunden.

Apothekenrecht und Arzneimittelrecht haben jedoch den Vorrang: Sie können den Umfang der Eichpflicht für Meßgeräte dem Eichrecht gegenüber einengen oder erweitern. Nach dem Eichgesetz sind unter Berücksichtigung der Eichpflicht-Ausnahmeverordnung hauptsächlich folgende, in Apotheken und sonstigen pharmazeutischen Betrieben verwendete Meßgeräte eichpflichtig:

• *Bei der Warenannahme und -abgabe*
Waagen aller Art, Gewichte, Volumenmeßgeräte, Flüssigkeitszähler, Aräometer.

• *Bei der Arzneimittelherstellung*
Waagen, Gewichte, Volumenmeßgeräte, Flüssigkeitszähler, Dichtemeßgeräte und Gehaltsmeßgeräte nach dem Prinzip der Dichtemessung, Temperatur- und Druckmeßgeräte, soweit sie zur Bestimmung physikalischer Kennzahlen von Arzneimitteln verwendet werden.

• *Bei der Arzneimittelprüfung*
Waagen, Gewichte, Meßkolben, Pipetten, Büretten, Aräometer, Pyknometer, hydrostatische Waagen, Thermometer als Zusatzgerät für viskosimetrische oder kalorimetrische Messungen oder für Schnell-Analysegeräte, Thermometer und Druckgeräte an Trockenschränken, wenn diese zur Gehaltsbestimmung dienen.

• *Kontrollmeßgeräte zur Prüfung der Füllmenge*
Waagen, Gewichte, volumetrische Meßgeräte, Dichtemeßgeräte.

• *Im Bereich der Heilkunde*
Thermometer (auch elektrische) zur Bestimmung der Körpertemperatur, Blutdruckmeßgeräte, Augentonometer.

Stirnthermometer sind mit mehr als 2 Prüfpunkten als Meßgeräte anzusehen und dürfen (Eichgesetz § 40) nur geeicht in den Verkehr gebracht werden.

Fieberthermometer sind nach dem Eichgesetz nur mit Quecksilber möglich.

8.3.3 Nacheichen und Eichgültigkeit

Sollen die Geräte nach Erlöschen der Gültigkeitsdauer der Eichung weiterverwendet werden, so müssen sie nachgeeicht werden. Es ist gesetzliche Pflicht des Apothekers, die Nacheichung beim zuständigen Eichamt zu veranlassen.

Nach der *„Verordnung der Pflichten der Besitzer von Meßgeräten"* ist festgelegt, daß Meßgeräte für die Eichung zu reinigen und herzurichten sind. Die Meßgeräte müssen so vorbereitet sein, daß sie ungehindert und gefahrlos zur Prüfung und Stempelung zugänglich sind. Arbeitshilfe und Arbeitsräume sind dabei zur Verfügung zu stellen, eventuell auch besondere Prüfmittel. Im Bedarfsfalle sind die Meßgeräte bei der zuständigen Behörde zur Eichung vorzuführen und wieder abzuholen. Wer ein Meßgerät im geschäftlichen Verkehr verwendet, muß das Meßgerät so aufstellen und benutzen, daß der Käufer den Meßvorgang in offenen Verkaufsstellen beobachten kann.

Nach der *„Eichgültigkeitsverordnung"* wird die Gültigkeit der Eichung grundsätzlich auf *zwei Jahre* festgelegt, wenn nicht eine besondere Gültigkeitsdauer bestimmt ist. Zum Beispiel (aus §§ 2–4):

1 Jahr für Stoppuhren,

4 Jahre für gleicharmige Balkenwaagen, Dezimalwaagen, Laufgewichtswaagen, Personenwaagen, auch Säuglingswaagen, Handelsgewichte in Apotheken, Feingewichte, Präzisionsgewichte;

10 Jahre für Flüssigkeitsglasthermometer mit Ausnahme der medizinischen Quecksilber-Glasthermometer (Fieberthermometer, Frauenthermometer) und der in Aräometer oder Pyknometer eingebauten Thermometer.

Keine Befristung der Gültigkeitsdauer der Eichung besteht z. B. für medizinische Spritzen, Büretten, medizinische Quecksilber-Glasthermometer mit Maximumeinrichtung wie: Fieberthermometer, Frauenthermometer.

Unter bestimmten Umständen kann das vorzeitige Erlöschen der Gültigkeit der Eichung eintreten.

An Meßgeräten mit *befristeter Gültigkeitsdauer der Eichung* werden im Hauptstempel statt des Jahreszeichens die beiden letzten Ziffern des Jahres der Eichung ohne Schildumrahmung angegeben (§ 5). An Meßgeräten, die zur EG-Ersteichung vorgelegt worden sind, wird das Jahr der Eichung durch die EG-Jahresbezeichnung im EG-Eichstempel gekennzeichnet.

Eichfähige Meßgeräte werden durch Einschlagen (z. B. an Gewichten), Aufbrennen oder Einätzen (z. B. an Glasgeräten) des Eichzeichens und des Jahreszeichens gekennzeichnet. Das Entwertungszeichen besteht aus zwei sich tangierenden Halbkreisen.

Für Fertigpackungen gelten anstelle der Eichpflicht besondere Bestimmungen über Füllmengenkennzeichnung und Minusabweichungen (*Verordnung für Fertigpackungen* vom 18. 12. 81).

8.4 Verkehr mit Branntwein (Branntweinmonopolgesetz)

Von H. Fink

Durch das Gesetz über das Branntweinmonopol (8. April 1922) wurde
– die Übernahme des im Monopolgebiet hergestellten Branntweins aus den Brennereien,
– die Einfuhr von Branntwein aus dem Ausland,
– die Reinigung von Branntwein,
– die Verwertung von Branntwein und
– der Branntweinhandel
der *Bundesmonopolverwaltung* für Branntwein unterstellt.

Die *Verkaufspreise* für unverarbeiteten Branntwein werden in vier Klassen eingeteilt:
• *Branntwein zum regelmäßigen Verkaufs-*

preis. Dieser darf zur Herstellung von Erzeugnissen aller Art verwendet werden.
- *Branntwein zum ermäßigten Verkaufspreis*, zum sogenannten medizinisch-pharmazeutischen Sonderpreis. Er darf zur Herstellung von Heilmitteln und zu medizinischen Zwecken durch Ärzte und Krankenhäuser verwendet werden.
- *Branntwein zum besonders ermäßigten Verkaufspreis*
  – für zu vergällenden Alkohol, zur Herstellung von Heilmitteln, die vorwiegend zum äußeren Gebrauch dienen und in fertigem Zustand Alkohol enthalten und
  – für vergällten, zu vergällenden oder unter ständiger amtlicher Überwachung zu verarbeitenden Alkohol zur Herstellung von Körperpflegemitteln, Riech- und Schönheitsmitteln.
- *Steuerfreier Branntwein* zu Putz-, Heizungs-, Koch-, Beleuchtungszwecken und zu besonderen gewerblichen Zwecken.

Die Vorschriften über das Branntweinmonopol haben auch für Apotheken Bedeutung. Für den Apotheker gelten folgende Vorschriften für die Abgabe und Verwendung von Branntwein in Apotheken:
- *Der zum regelmäßigen Verkaufspreis bezogene Branntwein* darf sowohl mit unverändertem Alkoholgehalt als auch mit den im DAB 8 festgesetzten Alkoholgehalten abgegeben werden. Apotheken, die vollversteuerten Branntwein von der Bundesmonopolverwaltung beziehen und mit unverändertem Alkoholgehalt an Privatpersonen für häusliche Zwecke verkaufen wollen, haben dies schriftlich beim zuständigen Hauptzollamt anzuzeigen und beim Bezug des Branntweins jeweils auf dem Bestellschein zu vermerken. Eine Begrenzung der Abgabemenge besteht nicht mehr. Die bisherige Bestimmung über den sogenannten „Halbliterverkauf" ist aufgehoben worden. Auf dem Abgabegefäß muß der jeweilige Alkoholgehalt mit dem Zusatz „nur zu Heilzwecken" angegeben werden.
- Der zum sogenannten *medizinisch-pharmazeutischen Sonderpreis bezogene Branntwein* darf nur zu medizinisch-pharmazeutischen Zwecken verwendet werden, andernfalls kann das Hauptzollamt die Erlaubnis zurückziehen und Branntweinsteuerunterschiedsbeträge nachfordern. Dieser Branntwein darf mit unverändertem Alkoholgehalt an Privatpersonen *nicht* abgegeben werden. Branntwein mit unverändertem Alkoholgehalt, der zum medizinisch-pharmazeutischen Sonderpreis bezogen wurde, darf nur auf Verschreibungen eines Arztes, Zahnarztes und Tierarztes abgegeben werden. Will eine Apotheke Branntwein mit unverändertem Alkoholgehalt an Privatpersonen abgeben, so muß sie dazu Branntwein, der zum regelmäßigen Verkaufspreis bezogen wurde, verwenden. Die Hauptzollämter geben jedoch an Apotheken keine Genehmigung mehr, Branntwein, der zum regelmäßigen Verkaufspreis und Branntwein, der zum medizinisch-pharmazeutischen Sonderpreis bezogen wurde, nebeneinander zu beziehen.

Verarbeitet darf der Branntwein ohne Verschreibung und Mengenbegrenzung abgegeben werden. Die Begrenzung auf 200 ml besteht nicht mehr, d. h. es ist gestattet, den verarbeiteten Branntwein im Handverkauf in beliebigen Mengen abzugeben. Das Abgabegefäß muß jedoch mit einer Bezeichnung wie „Ethanol 70% nur zu Heilzwecken" versehen werden. Unter verarbeitet ist die Einstellung auf die im DAB 8 angegebenen Weingeiststärken zu verstehen:
Ethanol 90% Vol.
Ethanol 80% Vol.
Ethanol 70% Vol.
Ethanol 60% Vol.
Ethanol 50% Vol.
Ethanol 45% Vol.

Apotheken, die Branntwein zum Sonderpreis beziehen, müssen ein Verwendungsbuch führen. Apotheken, deren bewilligte Jahreshöchstmenge an unvergälltem Branntwein 100 Liter nicht übersteigt, sind jedoch von der Führung eines Verwendungsbuches freigestellt worden. Muß ein Verwendungsbuch geführt werden, so ist zu empfehlen, daß der Branntwein unmittelbar nach der Lieferung insgesamt auf den Alkoholgehalt von z. B. 90% Vol. herabgesetzt wird. In diesem Falle wird im Verwendungsbuch dann nur die Eingangsmenge vermerkt. Abschreibungen entfallen, da ein Bestand an unverarbeitetem Branntwein nicht mehr vorhanden ist.

• *Branntwein zum besonderen ermäßigten Verkaufspreis* kann schon vergällt bezogen werden oder in der Apotheke unter Zollaufsicht vergällt werden. Das Vergällungsmittel kann je nach Verwendungsart selbst ausgewählt werden (z. B. Campher, Fichtennadelöl, Toluol).

• *Steuerfreier Branntwein* ist mit Methylethylketon, Toluol oder Petrolether vergällt. Seine Verwendung zu „Putzzwecken" (siehe oben) ist, nach der Branntweinverwertungsordnung jede unmittelbare Verwendung und Abgabe von steuerfreiem Branntwein als Mittel zur Desinfektion z. B. der Hände oder ärztlicher Instrumente, zulässig. Dasselbe gilt für die Abgabe in Wochenbettpackungen. Zu Heilzwecken (Umschlägen oder Einreibungen) ist dagegen die Abgabe des steuerfreien Branntweins nicht erlaubt. Auf Verschreibungen sollte deshalb der Verwendungszweck angegeben werden (z. B. zur Desinfektion), da selbst auf Rezepte die Abgabe des steuerfreien Branntweins zu Heilzwecken nicht erlaubt ist.

Seine Verwendung zu „gewerblichen Zwecken" ist nach der Branntweinverwertungsordnung die Verwendung zu chemischen und physikalischen Untersuchungen und zu Arzneimitteln, die in fertigem Zustand keinen Alkohol mehr enthalten.

Brennspiritus ist steuerfreier Branntwein, der nur zur Desinfektions- oder Reinigungszwecken abgegeben werden darf, niemals zu Heilzwecken. Er kann in Behältern von nicht mehr als 20 Litern ohne Erlaubnisschein bezogen werden und kommt in Einweg-Liter-Flaschen in den Handel. In andere Flaschen darf er nicht umgefüllt werden. Die Vergällung erfolgt durch Methylethylketon unter Zusatz von Pyridin als Geruchskomponente.

Für den *Bezug von Branntwein* gilt folgendes:

Der Branntwein ist auf *Bestellschein* nach einem vorgeschriebenen Muster zu bestellen. Die Bestellvordrucke sind bei der Bundesmonopolverwaltung und bei den örtlich zuständigen Verkaufsstellen erhältlich.

Branntwein ist grundsätzlich bei der für den Besteller örtlich zuständigen Verkaufsstelle zu beziehen. Beim Bezug von Branntwein muß bei der Bestellung die erforderliche *zollamtliche Bezugsberechtigung* vorliegen (Erlaubnisschein). Die Zustellung wird grundsätzlich erst bei Zahlung des Kaufgeldes ausgeführt. Die Gefahr bei Versendung des Branntweins trägt der Bezieher. Holt der Bezieher den Branntwein selbst ab oder läßt er ihn durch andere abholen, unterliegt er den Bestimmungen der Verordnung über die Beförderung gefährlicher Güter auf der Straße. Der Bezieher hat die für die Lieferung erforderlichen Transportgefäße in gereinigtem, füll- und versandfähigem Zustand zu stellen. Die Gefäße müssen dabei den Bestimmungen über brennbare Flüssigkeiten entsprechen. Weiterhin muß der Bezieher dafür sorgen, daß die Gefäße plombierfähig sind und deutliche Eigentumsmerkmale tragen. Gegen eine Gebühr können Mietgefäße gestellt werden, die in einwandfreiem Zustand innerhalb 15 Tagen zurückzusenden sind.

Der gelieferte Branntwein darf nur zu den im Bestellschein angegebenen Zwecken und nur im eigenen Betrieb, für den er bezogen wurde, verwendet werden.

Wer Branntwein wiedergewinnen will, bedarf der Genehmigung der zuständigen Zollstelle.

Isopropanol (Propanol-2) wird überwiegend aus Aceton hergestellt, ist also kein Branntwein. Er ist daher im Gegensatz zum Ethylalkohol nicht dem Monopolgesetz unterworfen und, wenn er arzneilich verwendet wird, nicht mit Steuern belegt. Aus diesem Grund ist er wesentlich billiger und hat sich in der Anwendung zu äußerlich-medizinischen Zwecken weitgehend durchgesetzt. Von pharmakologischer Seite aus bestehen keine Bedenken gegen seine Verwendung zur Herstellung von Arzneimitteln für äußere Zwecke wie Desinfektionsmittel, Massagemittel und kosmetische Mittel.

Arzneimittel, die im Arzneibuch aufgeführt sind, dürfen jedoch nur mit Ethylalkohol hergestellt werden, auch wenn sie zum äußeren Gebrauch bestimmt sind.

Wird Isoprophylalkohol nicht arzneilich

verwendet, so muß er seit dem 1.4.1981 versteuert werden.

Für die Herstellung von *Franzbranntwein* ist die Verwendung von Isopropanol ausdrücklich untersagt, da der Name „... branntwein" nach Auffassung der Monopolverwaltung auf Ethylalkohol als Bestandteil hindeutet.

8.5 Verordnung über brennbare Flüssigkeiten
Von H. Fink

8.5.1 Allgemeine Vorschriften

Die Verordnung über die Errichtung und den Betrieb von Anlagen zur Lagerung, Abfüllung oder Beförderung brennbarer Flüssigkeiten zu Lande (27.2.1980, Änderungsverordnung 3.5.82) gilt sofern diese Anlagen gewerblichen und wirtschaftlichen Zwecken dienen und in diesen Gefahrenbereichen Arbeitnehmer beschäftigt sind.

Die Anlagen müssen im Interesse der öffentlichen Sicherheit so errichtet, hergestellt oder ausgerüstet sein, daß die Sicherheit beschäftigter Dritter, insbesondere vor Brand- und Explosionsgefahr gewährleistet ist.

Nach der amtlichen Begründung sind Anlagen im Sinne der Verordnung technische Einrichtungen im weiteren Sinne also Tanks, Fässer, Kanister, Ballone, Standgefäße und Flaschen. Den Vorschriften unterliegen ebenso alle leeren Transport- und Lagergefäße, in denen sich Flüssigkeiten, die den Vorschriften unterworfen sind, befunden haben.

Diese Vorschriften gelten vor allem für Betriebe der Treibstoffindustrie, daneben aber auch für andere Betriebe wie Apotheken; deshalb ist die Verordnung über brennbare Flüssigkeiten auch vom Apotheker zu beachten. Sie hat für Apotheken gleichzeitig den Charakter einer Unfallverhütungsvorschrift.

Aus Anlaß eines tragischen Unglücksfalles in einer Apotheke hat die Bundesgenossenschaft für Gesundheitsdienst und Wohlfahrtspflege ein Merkblatt „Zur Beachtung. Umgang mit brennbaren Flüssigkeiten" herausgegeben:

„Beim Umgang mit brennbaren Flüssigkeiten treten Gase oder Dämpfe auf. Hierdurch kann eine explosionsfähige Atmosphäre in gefahrdrohender Menge entstehen. Als Zündquellen erweisen sich Bunsenbrenner, Gasthermen, Gas- und Elektroheizungen, Kühlschränke, Motoren und Schalter in der Nähe es Arbeitsplatzes. Daher *Vorsicht beim Umgang mit brennbaren Flüssigkeiten!*
Kein Um- und Abfüllen in der Nähe von Zündquellen!
Zündquellen können auch versteckt sein!
Defektur- und Untersuchungsarbeiten im Abzug! Bei größerem Umfang sind diese Arbeiten nur in einem Laboratorium durchzuführen, dessen Arbeitsplätze entsprechend ausgestattet sind, das gut belüftet und von den Nachbarräumen mindestens feuerhemmend abgetrennt ist."

8.5.2 Definition und Einteilung brennbarer Flüssigkeiten

Brennbare Flüssigkeiten im Sinne dieser Verordnung sind nach § 3 (1):
Stoffe mit Flammpunkt, die bei 35° C weder fest noch salbenförmig sind, bei 50° C einen Dampfdruck von 3 kg/cm^2 oder weniger haben und zu einer der nachstehenden Gruppen gehören:

Gruppe A

Flüssigkeiten, Mischungen oder Lösungen, die sich mit Wasser nicht oder nur teilweise mischen lassen und einen Flammpunkt nicht über 100° C haben.

Gefahrenklasse I
Flüssigkeiten mit einem Flammpunkt unter 21° C z. B. Rohpetroleum, Petroleumbenzin, Leichtbenzin, Ether, Spiritus aethereus und Tinctura Valerianae aetherea.

Gefahrenklasse II
Flüssigkeiten mit einem Flammpunkt von 21° C bis 55° C z. B. Leucht- und Heizpetroleum, Terpentinöl und Xylol.

Gefahrenklasse III
Flüssigkeiten mit einem Flammpunkt von über 55° C bis 100° z. B. Treiböle für Dieselmotoren, Paraffinöle, Heizöle und Putzöle.

Gruppe B

Flüssigkeiten mit einem Flammpunkt unter 21° C, die sich bei 15° C in jedem beliebigen Verhältnis in Wasser lösen oder deren brennbare flüssige Bestandteile sich bei 15° C in jedem beliebigen Verhältnis in Wasser lösen (z. B. Ethanol, Isopropanol, Aceton).

Dazu ist folgendes festzustellen:
- Je niedriger der Flammpunkt ist, um so höher ist die Gefahr.
- Die Flüssigkeiten der Gruppe B sind trotz ihres niedrigen Flammpunktes weniger gefährlich als die Flüssigkeiten der Gruppe A Gefahrenklasse I, weil sie bei einem Brand leichter gelöscht werden können und frei von statischen Aufladungen sind.
- Der Flammpunkt ist keine absolute physikalische Größe, sondern eine Kennzahl, die nach einer konventionellen Methode festgestellt wird. Hierzu dürfen nur von der Physikalisch-Technischen Bundesanstalt anerkannte Prüfgeräte verwendet werden. Der *Flammpunkt* ist die niedrigste Temperatur (bezogen auf einen Druck von 1013 mbar ≙ 760 Torr), bei der sich aus der zu prüfenden Flüssigkeit unter vereinbarten Bedingungen Dämpfe in solcher Menge entwickeln, daß sie mit der über dem Flüssigkeitsspiegel stehenden Luft ein entflammbares Gemisch ergeben.

Der Apotheker hat auf Verlangen der Aufsichtsbehörde den Flammpunkt und bei brennbaren Flüssigkeiten der Gruppe B außerdem die Wasserlöslichkeit nachzuweisen. In der Regel genügt dafür die Vorlage einer schriftlichen Versicherung des Herstellers oder Lieferers; nur in Ausnahmefällen wird eine amtliche Bescheinigung oder die Bescheinigung eines vereidigten Chemikers verlangt.

8.5.3 Lagerung in Apotheken

Wird § 2 (2) über die Lagerung von brennbaren Flüssigkeiten an Arbeitsstätten auf Apotheken übertragen, so gelten folgende Ausnahmen:

Eine Lagerung im Sinne der Verordnung gibt es für den Apotheker nicht, wenn sich an Arbeitsstätten z. B. in der Defektur brennbare Flüssigkeiten in Verarbeitung befinden oder in der für die Verarbeitung notwendigen Menge vorrätig gehalten werden oder als Fertig- bzw. Zwischenprodukt kurzfristig hier abgestellt sind.

Dasselbe gilt, wenn brennbare Flüssigkeiten im Apothekenlabor in den für den Handverkauf erforderlichen Mengen bereitgehalten werden.

Brennbare Flüssigkeiten der Gruppe A Gefahrenklasse I, II und der Gruppe B dürfen in der Materialkammer oder im Arzneikeller ohne weiteres gelagert werden, wenn die Lagermenge bestimmte Höchstmengen, die in der Verordnung aufgeführt sind, nicht übersteigen.

Werden die in der Tabelle 8–1 angegebenen Lagermengen an den bezeichneten Lagerorten jedoch überschritten, so ist dies anzeige- bzw. erlaubnisbedürftig. Dies kommt wegen großer Lagerung vor allem für Krankenhäuser in Frage. Für öffentliche Apotheken genügen in der Regel die in der Tabelle 8–1 von 1 bis 3.2 angegebenen Lagermengen.

Die Verkaufs- und Vorratsräume sowie die Lagerräume müssen von angrenzenden Räumen feuerbeständig abgegrenzt sein. Lagerräume dürfen dabei dem allgemeinen Verkehr nicht zugänglich sein. Auf das Verbot muß durch eine deutlich sichtbare und gut lesbare Aufschrift hingewiesen werden.

Unzulässig ist die Lagerung wegen der damit verbundenen Gefahr z. B. in Treppenhäusern, Durchgängen und Durchfahrten, in Dachräumen etc. Auch dürfen hier und an allen allgemein zugänglichen Orten

Tab. 8–1: Zulässige Lagermengen von brennbaren Flüssigkeiten

Ort der Lagerung	Art der Behälter	Lagermenge in Liter A I	A II oder B
(1) Wohnungen und Räume, die mit Wohnungen in unmittelbarer, nicht feuerbeständig abschließbarer Verbindung stehen	Zerbrechliche Gefäße	1	5
	Sonstige Gefäße	1	5
(2) Keller von Wohnhäusern (Gesamtkeller)	Zerbrechliche Gefäße	1	5
	Sonstige Gefäße	20	20
(3.1) Verkaufs- und Vorratsräume des Einzelhandels mit einer Grundfläche bis 60 m². Dazu gehören auch Offizin und Arzneikeller von Apotheken.	Zerbrechliche Gefäße	5	10
	Sonstige Gefäße	60	120
(3.2) Über 60 m² bis 500 m²	Zerbrechliche Gefäße	20	40
	Sonstige Gefäße	200	400
(3.3) Über 500 m²	Zerbrechliche Gefäße	30	60
	Sonstige Gefäße	300	600

entleerte Behälter von mehr als 10 Liter, die noch Reste oder Dämpfe brennbarer Flüssigkeiten enthalten, nicht abgestellt werden.

Unter dem Begriff „ortsbewegliche" Gefäße sind Transportbehälter wie Flaschen, Kanister, Fässer zu verstehen. Sie können auch der Lagerung brennbarer Flüssigkeiten dienen. In der Verordnung über brennbare Flüssigkeiten werden die Gefäße zur Lagerung und Beförderung in: „zerbrechliche Gefäße" und „sonstige Gefäße" unterteilt. „Zerbrechliche Gefäße" sind solche aus Glas, Porzellan, Steinzeug u. a. „Sonstige Gefäße" sind solche aus metallischen Werkstoffen oder aus Kunststoffen.

8.5.4 Kennzeichnung der Behältnisse

Ortsbewegliche Gefäße sind nach den Vorschriften der Verordnung über gefährliche Arbeitsstoffe vom 11. 2. 1982 zu kennzeichnen. Sie regelt in § 5 die Kennzeichnung von Stoffen, in § 6 die Kennzeichnung von Zubereitungen und § 9 die Kennzeichnung von Versandstücken. Brennbare Flüssigkeiten werden in der Regel in der Apotheke lediglich als Stoffe gelagert und abgegeben, das Mischen und Versenden von brennbaren Flüssigkeiten kommt praktisch nicht vor. So ist für uns insbesondere der § 5 zu beachten. Bestehen jedoch arzneimittel- oder giftrechtliche Vorschriften, so sind die Kennzeichnungsbestimmungen der Arbeitsstoffverordnung nicht anzuwenden. Von den Gefahrensymbolen kommen für uns hauptsächlich das Flammenzeichen als schwarzes Symbol auf orangegelbem Grund in Frage. Die Aufschrift „feuergefährlich" als Gefahrensymbol gibt es nicht mehr. Die Gefahrensymbole müssen in der Größe dem Rauminhalt der Gefäße entsprechen und müssen sich deutlich vom Untergrund abheben. Nach den Gefahrensymbolen müssen noch Hinweise auf die besonderen Gefahren (R-Sätze) und die Sicherheitsratschläge (S-Sätze) angegeben werden (Tab. 8–2).

Der Hinweis auf die besonderen Gefahren (R-Sätze) und die Sicherheitsratschläge (S-Sätze) dürfen fehlen, wenn die Verpackung Stoffe in einer Menge von nicht mehr als 0,125 l enthält.

Diese Kennzeichnungsvorschriften gelten nicht für Arzneimittelgefäße bis zu 300 ml, die zur Abgabe von Arzneimitteln dienen, mit Ausnahme von Behältern für Wundbenzin. Handelt es sich um Behälter für Reini-

Tab. 8–2: Beispiele für die Kennzeichnung der Behältnisse von gefährlichen Arbeitsstoffen

	Gefahrensymbol	R-Sätze	S-Sätze
Ethanol	F	11	7, 16
Isopropylalkohol	F	11	7, 16
Aceton	F	11	9, 16, 23, 33

Dabei bedeutet:
Gefahrensymbol F: Schwarzes Flammensymbol auf orangegelben Grund
R-11: Leicht entzündlich
S – 7: Behälter dicht geschlossen halten
S – 9: Behälter an einem gut belüfteten Ort aufbewahren
S – 16: Von Zündquellen fernhalten – Nicht rauchen
S – 23: Gas/Rauch/Dampf/Aerosol nicht einatmen
S – 33: Maßnahmen gegen elektrostatische Aufladungen treffen

Tab. 8–3: Beispiele der Kennzeichnung von Vorrats- und Abgabebehältnissen

Vorrat:	Ether	Kennzeichnung und Aufschrift VbF A 1
Abgabe:	Ether bis 300 ml als Arzneimittel	keine Kennzeichnung
	Ether über 300 ml als Arzneimittel	Kennzeichnung
	Ether zu technischen Zwecken	Kennzeichnung
Vorrat:	Wundbenzin	Kennzeichnung und Aufschrift VbF A 1
Abgabe:	Wundbenzin bis 300 ml als Arzneimittel	Kennzeichnung
	(Wund)Benzin zu technischen Zwecken	Kennzeichnung
Vorrat:	Ethanol DAB 8	Kennzeichnung und Aufschrift VbF B
Abgabe:	Ethanol bis 300 ml als Arzneimittel	keine Kennzeichnung

gungsmittel zu technischen Zwecken, so besteht Kennzeichnungspflicht. Es besteht keine Kennzeichnungspflicht, wenn
– es sich um „ortsbewegliche" Gefäße mit einem Rauminhalt von nicht mehr als 500 ml handelt,
– das Füllgut nicht mehr als 15 Volumenanteile brennbarer Flüssigkeiten der Gefahrenklasse B enthält oder
– es sich um Fertigerzeugnisse zur Körperpflege handelt.
Obwohl in den angegebenen Fällen zum Teil keine Kennzeichnungspflicht vorliegt, ist es trotzdem ratsam, eine Kennzeichnung auf den Gefäßen vorzunehmen.

Brennbare Flüssigkeiten wie die im Arzneibuch aufgeführten Reagenzlösungen brauchen, da sie als „in für den Handgebrauch genötigten Mengen" vorliegen, nicht gekennzeichnet werden.

Ethanol 70% hat einen Flammpunkt unter 21° C. Alkohol-Wasser-Gemische mit weniger als 70% Ethanol fallen daher nicht unter die Verordnung.

8.6 Heilmittelwerbegesetz

Von O. Brösamle

Die Werbung für Arzneimittel ist eingeschränkt, da die Gesundheitspolitik keinen Mehrverbrauch an Arzneimitteln begünstigen will. Die Werbung darf vor allem nicht irreführend sein. Der kranke Mensch, der sich vielleicht durch seine Krankheit in einer schwierigen Lage befindet, darf nicht durch unwahre oder übertriebene Behauptungen zum Kauf oder zur Anwendung von Arzneimitteln verleitet werden.

Das Gesetz über die Werbung auf dem Gebiete des Heilwesens findet außer auf Arzneimittel auch auf andere Mittel, Verfahren, Behandlungen und Gegenstände Anwendung, soweit sich die Werbeaussage auf die Erkennung, Beseitigung oder Linderung von Krankheiten bezieht (§ 1).

Das Gesetz unterscheidet zwischen Werbung, die sich an *Fachkreise* wendet, und solcher, die sich an den *Laien* wendet (§ 2).

Das Gesetz legt fest, was als *irreführende Werbung* beurteilt werden muß. Zum Beispiel: Übertriebene Wirkung, sicherer Erfolg, keine schädlichen Nebenwirkungen (§ 3).

Die Werbung für Arzneimittel im Sinne des § 2 Abs. 1 oder Abs. 2 Nr. 1 AMG muß dieselben Verbraucherinformationen bezüglich der Nebenwirkungen, Gegenanzeigen und Warnhinweise enthalten, wie sie für die Packungsbeilage nach dem AMG vorgeschrieben sind (§ 4).

Für registrierte, nicht zugelassene homöopathische Arzneimittel (vgl. 6.1.5.1) darf nicht mit Indikationen geworben werden (§ 5).

Unzulässig ist eine Werbung bei folgenden Tatbeständen:
- Gutachten und Zeugnisse ohne Angabe des Namens, Wohnorts und Berufs des Gutachters,
- Wissenschaftliche und fachliche Veröffentlichungen ohne Angabe des Verfassers und der Fundstelle (§ 6),
- Werbegaben, außer von geringem Wert (§ 7),
- Werbung, die darauf hinwirkt, apothekenpflichtige Arzneimittel im Wege des Versandes zu beziehen (§ 8),
- Werbung für Fernbehandlung (§ 9),
- Werbung für verschreibungspflichtige Arzneimittel und Schlafmittel außerhalb der eingeschränkten Fachkreise (§ 10).

Für die *Werbung außerhalb von Fachkreisen* gelten folgende Bestimmungen (§ 11):
- keine Werbung mit Gutachten, Zeugnissen oder Veröffentlichungen, auch nicht „ärztlich empfohlen" oder „klinisch erprobt",
- keine Wiedergabe von Krankengeschichten,
- keine bildliche Darstellung von Heilpersonen in Berufskleidung,
- keine bildliche Darstellung von Krankheiten, Leiden oder Körperschäden,
- keine vergleichende Darstellung des Körperzustandes vor und nach Anwendung eines Mittels,
- keine bildliche Darstellung des Wirkungsvorganges eines Arzneimittels am menschlichen Körper,
- keine fremd- oder fachsprachlichen Bezeichnungen,
- keine Werbung, die Angstgefühle hervorrufen kann,
- keine Werbevorträge, mit denen ein Feilbieten oder die Entgegennahme von Anschriften verbunden ist,
- keine Hauszeitschriften, die nicht eindeutig als Werbeschrift erkennbar sind,
- keine Werbung mit Selbstbehandlungsschriften,
- keine Werbung mit Dank- und Anerkennungsschreiben,
- keine Werbung, die sich an Kinder und Jugendliche unter 18 Jahren wendet,
- keine Preisausschreiben oder Verlosungen, deren Ergebnisse vom Zufall abhängen,
- keine nicht verlangte Abgabe von Mustern und Proben oder Gutscheine dafür.

Für Arzneimittel, die bei bestimmten Krankheiten angewandt werden, darf außerhalb der Fachkreise nicht geworben werden. Diese Krankheiten sind in der Anlage aufgeführt (§ 12).

Ein Unternehmen mit dem Sitz außerhalb des Geltungsbereichs dieses Gesetzes darf hier nur Werbung betreiben, wenn es von einem Unternehmen oder einer natürlichen Person im Geltungsbereich voll strafrechtlich vertreten wird.

Vorsätzlich irreführende Werbung (§ 3) ist mit Freiheitsstrafe bis zu einem Jahr und mit Geldstrafe oder mit einer dieser Strafen bedroht.

Zuwiderhandlungen gegen die anderen Bestimmungen werden als Ordnungswidrigkeit verfolgt.

8.7 Sozialgesetzgebung

Von J. Fischer

8.7.1 Sozialversicherungsrecht

Das deutsche Sozialversicherungsrecht kennt vier verschiedene Versicherungsarten zur Vorsorge:

Rentenversicherung

Gesetzlich verankert für Angestellte im Sozialgesetzbuch – Besonderer Teil: Angestelltenversicherungsgesetz (AVG)

Träger

Bundesversicherungsanstalt für Angestellte in Berlin

Versichertenkreis

Grundsätzlich Versicherungspflicht für Angestellte unabhängig von der Verdiensthöhe sowie für Auszubildende oder sonst sich in Ausbildung für einen Angestelltenberuf befindliche Personen (für Arbeiter ähnlich geregelt in der Arbeiterrentenversicherung – Träger: Landesversicherungsanstalten)

Leistungen

Bei Berufsunfähigkeit, Erwerbsunfähigkeit und im Alter (hauptsächlich in Form von Renten, aber z. B. auch medizinische Leistungen zur Rehabilitation etc.)

Beiträge

1986: 19,2% des monatl. Arbeitsentgelts bis zur Höhe von DM 67 200,– jährlich bzw. 5600,– monatlich (sogenannte Beitragsbemessungsgrenze).

Krankenversicherung

Gesetzlich verankert im Sozialgesetzbuch – Besonderer Teil: RVO u. Arbeitsförderungsgesetz (AFG)

Träger

Allgemeine Ortskrankenkassen, Betriebskrankenkassen, Innungskrankenkassen, Ersatzkassen, Landwirtschaftl. Krankenkasse.

Versichertenkreis

Pflichtversicherung für Arbeiter ohne Rücksicht auf Verdiensthöhe und für Angestellte, die nicht mehr als jährlich DM 50 400,– mtl. also DM 4200,– (Stand 1986) verdienen; außerdem Pflichtversicherung für alle Auszubildenden und ähnliche Personen.

Leistungen

Krankenpflege, ärztl. und zahnärztl. Behandlung, Versorgung mit Arzneimitteln etc., Krankengeld u. a.

Beiträge

Je nach Satzung gewisse Prozente des monatl. Arbeitsentgelts, gezahlt je zur Hälfte vom Arbeitnehmer und Arbeitgeber.

Rentenversicherung

Für darüber hinausgehende Gehälter gilt jeweils der Höchstbeitrag. Angestellte und Auszubildende tragen davon jeweils 50%, die anderen 50% der Arbeitgeber; bei Gehalt bzw. Ausbildungsbeihilfe von nicht mehr als derzeit DM 560,– brutto monatlich trägt der Arbeitgeber den Beitrag allein; bis DM 410,– monatlich Versicherungsfreiheit

Wichtig

In fast allen Kammerbezirken besteht durch Gesetz und Satzungen eine Altersversorgung und ein Invaliditätsschutz durch berufsständische Versorgungswerke. In der Regel besteht Pflichtmitgliedschaft für alle berufstätigen Apotheker (Selbständige und Angestellte). Für Angestellte besteht zumeist die Möglichkeit, sich von der gesetzlichen Rentenversicherung zugunsten des jeweiligen Versorgungswerks befreien zu lassen. Für die Länder Baden-Württemberg, Bayern, Rheinland-Pfalz und Saarland besteht durch Gesetz und Staatsverträge ein einheitliches Versorgungswerk, und zwar die Bayerische Apothekerversorgung, verwaltet durch die Bayerische Versicherungskammer, München.

Arbeitslosenversicherung

Gesetzlich verankert im Sozialgesetzbuch – Besonderer Teil: AFG

Träger

Bundesanstalt für Arbeit in Nürnberg

Versichertenkreis

Pflichtversicherung für alle Angestellten und Arbeiter ohne Rücksicht auf Verdiensthöhe und Auszubildende sowie ähnliche Personen

Leistungen

Arbeitsvermittlung, Arbeitslosengeld, danach Arbeitslosenhilfe, Kurzarbeitergeld, Konkursausfallgeld, Zahlung des KV-Beitrags für Arbeitslose etc.

Beiträge

Werden nach dem Arbeitsentgelt berechnet, und zwar 4,0% bis zur Bemessungsgrenze der gesetzlichen Rentenversicherung (1986), also max. 4,0% von DM 5600,– monatlich. Arbeitnehmer und Arbeitgeber zahlen jeweils 50%. Bei einem Entgelt von derzeit höchstens DM 560,– monatl. muß der Arbeitgeber wieder 100% zahlen.

Krankenversicherung

Grundsätzlich ist der Arbeitgeber auch bei freiwilliger Weiterversicherung zur Zahlung von 50% verpflichtet. Bei Verdienst derzeit bis zu DM 560,– monatlich muß allein der Arbeitgeber Beitrag zahlen.

Wichtig

Bei Pflichtmitgliedschaft ggf. Möglichkeit der Befreiung durch Abschluß einer privaten Krankenversicherung (z. B. über den Gruppenversicherungsvertrag, den alle Kammern mit der
Deutschen
Krankenversicherung AG
Postfach 10 05 88
5000 Köln 1,
abgeschlossen haben);
Zusatzversicherung sinnvoll.

Unfallversicherung

Gesetzlich verankert im Sozialgesetzbuch – Besonderer Teil: RVO

Träger

Berufsgenossenschaften;
bei Apotheken die
Berufsgenossenschaft für Gesundheitsdienst und Wohlfahrtspflege
Schäferkampsallee 24
2000 Hamburg 6.

Versichertenkreis

Pflichtversichert sind alle Beschäftigten, die in einem Arbeits-, Dienst- oder Ausbildungsverhältnis stehen, sowie Schüler, Studenten u. a.

Leistungen

Heilbehandlung, Rehabilitation bei Arbeitsunfähigkeit, Wegeunfällen, Berufskrankheiten sowie Rentenzahlung

Beiträge

Werden im Umlageverfahren in Höhe des tatsächlich angefallenen Bedarfs von den Arbeitgebern allein aufgebracht.

Wichtig

Freiwillige Versicherung für Selbständige (besonders günstig!)

8.7.2 Tarifrecht und Schutzgesetze

Für Apotheken ist zwischen der Tarifgemeinschaft der Apothekenleiter im Bundesgebiet (TGLiB) als Arbeitgeberverband und dem Bundesverband der Angestellten in Apotheken (BVA) als der zuständigen Gewerkschaft der *Bundesrahmentarifvertrag für Apothekenmitarbeiter* (BRTV) abgeschlossen worden.

In diesem Tarifvertrag sind die grundsätzlichen Arbeitsbedingungen wie Arbeitszeit, Urlaubsanspruch, Kündigungsfristen etc. geregelt.

Der BRTV ist nicht allgemein verbindlich, d. h. er findet nicht automatisch auf alle Anstellungs- und Ausbildungsverhältnisse in den Apotheken Anwendung.

Der BRTV findet nur dann Anwendung, wenn eine der drei folgenden Voraussetzungen erfüllt ist:

- *Tarifbindung*
  Wenn der Apothekenleiter (Arbeitgeber) Mitglied in der TGLiB und der Arbeitnehmer seinerseits Mitglied des BVA ist, gelten die Bestimmungen des BRTV für das betr. Arbeitsverhältnis automatisch, d. h. auch ohne besondere Vereinbarung, soweit nicht zwischen Arbeitgeber und Arbeitnehmer bestimmte Sachgebiete durch besondere, günstigere Vereinbarungen anders geregelt wurden (Gehaltsregelung).
- *Bezugnahme*
  Wenn nach Ziff. 1 keine Tarifbindung besteht, kann eine solche durch Vereinbarung hergestellt werden. Im Arbeits- oder Ausbildungsvertrag muß dann – schriftlich oder mündlich – vereinbart werden, daß außer den vertraglich vereinbarten Bedingungen (z. B. Gehalt, Arbeitszeit) im übrigen der BRTV in der jeweils geltenden Fassung auf das Arbeits- oder Ausbildungsverhältnis Anwendung findet.
- *Betriebsübung*
  Der Tarifvertrag würde auch ohne die Erfordernisse der Ziff. 1 und 2 Anwendung auf ein Anstellungs- oder Ausbildungsverhältnis finden, wenn in dem Apothekenbetrieb üblicherweise für alle Arbeitnehmer die Gesamtheit der Bestimmungen des BRTV Anwendung findet, ohne daß es dann noch einer besonderen Vereinbarung bedarf. Diese betriebsübliche Bindung an den BRTV kommt auch zustande, wenn z. B. lediglich ein höheres Gehalt vereinbart wurde. Von einer Anwendbarkeit des Tarifvertrags kann nicht ausgegangen werden, wenn lediglich einzelne Tarifbestimmungen, wie z. B. Urlaub, Kündigung etc., im Betrieb angewendet werden.

Darüber hinaus bestehen noch besondere Schutzgesetze, wie Mutterschutzgesetz, Jugendarbeitsschutzgesetz, Schwerbeschädigtengesetz etc.

8.7.3 Arbeits- und Sozialgerichtsbarkeit

- **Arbeitsgericht**

Zuständig für alle Streitigkeiten aus einem Arbeitsverhältnis oder Ausbildungsverhältnis.

- **Sozialgericht**

Zuständig für alle öffentlich-rechtlichen Streitigkeiten mit Sozialversicherungsträgern (z. B. dem Rentenversicherungsträger).

9 Literatur für „Spezielle Rechtsgebiete"

Ahrens, Apotheken-Vorschriften in Nordrhein-Westfalen. Loseblattausgabe.
Cyran, Apotheken-Vorschriften in Baden-Württemberg. Loseblattausgabe.
Cyran-Luckenbach-Hügel, Apothekenbetriebsordnung. Kommentar. Loseblattausgabe.
Fresenius, Apotheken-Vorschriften in Rheinland-Pfalz. Loseblattausgabe.
Fuchs, Apotheken-Vorschriften in Hessen. Loseblattausgabe.
Hügel-Fischer-Kohm, Pharmazeutische Gesetzeskunde.
Hügel-Junge, Deutsches Betäubungsmittelrecht. Loseblattausgabe.
Kloesel/Cyran, Arzneimittelrecht (Kommentar).
Paintner, Apotheken-Vorschriften in Bayern. Loseblattausgabe.
Pfeil, Apotheken-Vorschriften im Saarland. Loseblattausgabe.
Pfeil-Pieck-Steinbach, Apothekenbetriebsordnung. Kommentar. Loseblattausgabe.
Schiedermaier, Gesetzeskunde für Apotheker.
Gebler/Wilcke, Apotheken-Vorschriften in Niedersachsen. Loseblattausgabe.
Wirzbach, Betäubungsmittelgesetz. Betäubungsmittel-Verschreibungs-Verordnung.

III
Betriebswirtschaft für Apotheker

1 Grundkenntnisse des Handelsrechts

Von L. Krügel

1.1 Die Apotheke und ihre wirtschaftliche Bedeutung

Stellung der Apotheker im pharmazeutischen Markt: Industrie, Großhandel, Apotheke

Bei wirtschaftlicher Betrachtung ist die Apotheke das letzte Glied in der Arzneimittelversorgungskette der Konsumenten – oder besser Patienten – von der Industrie über den Großhandel bis zum „Einzelhandel". Mehr als 90% der Arzneimittelabgaben bestehen aus industriell hergestellten Fertigarzneimitteln.

Pharmazeutische Industrie: etwa 1000 Hersteller

	1962	1980	1984
Wert der produzierten Arzneimittel BR Deutschland*	DM 2 415 Mio.	DM 15 083 Mio.	DM 19 339 Mio.
Exportierte Arzneimittel	./. 711 Mio.	./. 5 581 Mio.	./. 8 745 Mio.
Importierte Arzneimittel	+ 221 Mio.	+ 3 276 Mio.	+ 5 251 Mio.
Arzneimittelversorgung des Inlandes	1 925 Mio.	12 778 Mio.	15 845 Mio.

* zu Fabrikabgabepreisen

Pharmazeutischer Großhandel

Die hochentwickelte Organisation des Großhandels garantiert die kurzfristige Belieferung aus einem breitgestreuten Sortiment.

Intensiver Konkurrenzkampf der Großhändler untereinander begünstigt zwar die Apotheker, andererseits ist aber in den letzten Jahren eine zunehmende Konzentration im Großhandel feststellbar, die sich – trotz eines gewissen Gegengewichtes durch Apothekergenossenschaften mit einem Marktanteil von 17% – in einer Verschlechterung der Einkaufskonditionen für Apotheken niederschlägt (geringere Rabatte, Skonti und Boni). Diese Entwicklung ist ablesbar am verschlechterten Wareneinsatz: 1969 60,9%, 1980 ca. 63,0% und 1984 ca. 64,6% jeweils vom Nettoumsatz.

Bezugswege der Apotheken

	1967	1980	1983
Herstellerbezug	17%	13%	12%
Großhandelsbezug	65%	78%	} 88%
Genossenschaftl. Großhandel	16%	9%	
Eigenherstellung	2%	<1%	<1%

Der Endpreis bzw. Endwert, den der Verbraucher/Patient für das Arzneimittel aufzuwenden hat, setzt sich wertmäßig etwa wie folgt zusammen:

	in %
Endpreis einschließlich Umsatzsteuer	100,0
./. USt (14% von 88)	12,0
= Nettoabgabepreis	88,0
./. Betriebshandelsspanne der Apotheke	31,0
= Wareneinsatz der Apotheke	57,0
./. Betriebshandelsspanne des pharmazeutischen Großhandels	7,0
= Wareneinsatz des pharmazeutischen Großhandels bzw. Erzeugerpreis	50,0

Apotheken-Personal und Apotheken-Versorgung der Bevölkerung

Die Bedeutung der Apotheken bzw. der Apotheker für den Gesundheitssektor und die Gesamtwirtschaft läßt sich durch Faustzahlen charakterisieren:

a) Apotheken und Personal in Apotheken

Apotheken	1962	1979	1984
Apotheken (öffentliche)	9 391[a]	15 375[a]	16 966
Apotheker in Apotheken gesamt	16 545	27 761[a]	31 426
Kandidaten	1 604	–	–
Vorexaminierte und PTA	3 826	16 252[a]	22 106
Praktikanten (alten Typs)	4 012[a]	–	1 521
Helferinnen und Anlernlinge	15 119[a]	35 537[a]	38 214

[a] nach Apotheker-Jahrbuch

b) Als Maßzahl für die Versorgung der Bevölkerung mit Apothekenleistungen

Anzahl von Einwohnern je öffentliche Apotheke

Jahr	öff. Apotheken	Einw. je öff. Apotheke
1955	6 534[a]	rd. 8 000
1962	9 391	5 981
1970	11 218	5 438
1980	15 877	3 877
1984	16 966	3 606

[a] mit Saarland und Berlin

c) Beitrag zum Sozialprodukt

Die gesamtwirtschaftliche Bedeutung kann ausgedrückt werden: durch den Beitrag eines Wirtschaftsbereiches zu den insgesamt in der Volkswirtschaft erarbeiteten Werten, d.h. durch den *Beitrag zum Sozialprodukt* in einer seiner verschiedenen Formen. Zur Feststellung der Bedeutung der Apotheken im Rahmen der Entstehung des Sozialproduktes wird als Vergleichswert im Normalfalle das Bruttoinlandsprodukt zu Hilfe genommen.

Bruttoinlandsprodukt BR Deutschland	1975	1 030,3 Mrd. DM
(in jeweiligen Preisen)	1976	1 123,8 Mrd. DM
vorläufige Werte	1984	1 745,0 Mrd. DM

Der produktive Beitrag des Bereichs Apotheken bemißt sich nach den um die Vorleistungen verminderten Umsatzwerten (mit MwSt). Setzt man als Vorleistungen nur die Wareneinstandswerte an, so ergibt sich für 1984 bei Umsätzen von ca. 24,9 Mrd. DM (mit MwSt) eine *produktive Leistung des Bereiches Apotheke* von rd. *0,5% des Bruttoinlandproduktes.*

	Volkswirtschaftliche Gesamtrechnung: Sozialprodukt
	Bruttoinlandsprodukt
	+ Saldo der Erwerbs- und Vermögenseinkommen
	./. zwischen Inländern und der übrigen Welt
Entstehung	= Bruttosozialprodukt
	./. Abschreibungen
	= Nettosozialprodukt zu Marktpreisen
	./. (Indirekte Steuern abzüglich Subventionen)
Verteilung	= „Volkseinkommen"
	(Nettosozialprodukt zu Faktorkosten)

Struktur der Apotheken in der Bundesrepublik Deutschland

Anzahl der öffentlichen Apotheken

Bundesrepublik Deutschland einschließlich West-Berlin, jeweils am Jahresende

(1935	rd. 7300	Deutsches Reich)
1948	rd. 4000	
1950	5131	
1958	7744	(Einführung der Niederlassungsfreiheit)
1960	8832	
1970	11 218	
1975	13 501	
1977	14 449	
1979	15 375	
1980	15 877	
1984	16 966	

Die jährliche Zuwachsrate für Apothekenbetriebe betrug in der letzten Zeit rd. 3,5%.

Sie übertrifft damit das reale Wachstum der Umsätze in den Apotheken – nominaler Zuwachs bereinigt um die Preissteigerung des jeweiligen Jahres –, welches in letzter Zeit niedriger gelegen hat und weiterhin fallende Tendenz aufweist.

Die eigentliche „produktive Leistung" im volkswirtschaftlichen Sinne wird beim Einzelhandelsunternehmen Apotheke durch die *Handelsspanne* (rd. 34% des Verkaufspreises einschließlich Mehrwertsteuer) repräsentiert.

Die Aufteilung der Handelsspanne auf ihre Kosten- und Gewinngrößen ist der folgenden Übersicht für die sogenannte typische Apotheke, die eher als die rechnerische Durchschnittsapotheke der Masse der Apotheken entspricht (1979 ca. DM 850 000 Nettoumsatz), zu entnehmen.

Der Umsatzwert der typischen Apotheke liegt etwa 20–25% unter dem rechnerischen Durchschnittswert, der durch umsatzstarke Großstadtapotheken nach oben gezogen wird. Während der Umsatz der typischen Apotheke in den letzten Jahren nur wenig angestiegen ist, verschlechterten sich die Kosten- und Gewinngrößen dieser typischen Apotheke prozentual stärker als die der Apotheken mit durchschnittlichem Umsatz.

Kosten- und Ergebnisstruktur der typischen Apotheke 1984

Nettoumsatz rund DM 995 000

	ohne Mehrwertsteuer in %	einschl. in %
Umsatz	100,0	100,0
Wareneinsatz	65,4	57,4
Umsatzsteuer	–	12,2
Betriebshandelsspanne (Rohgewinn)	34,6	30,4
a) Gesamtkosten ohne Unternehmerlohn und Zinsen für Eigenkapital darunter	24,0	21,1
Personalkosten	11,4	10,0
Gewerbesteuer	2,0	1,8
Miete oder Mietwert	3,3	2,9
Steuerlicher Reingewinn	10,6	9,3
b) kalkulatorische Kosten – Unternehmerlohn – Zinsen für Eigenkapital	8,4 0,8	7,4 0,7
Kosten insgesamt = Position a + b	33,2	29,2
Betriebsergebnis	1,4	1,2

Künftige wirtschaftliche Entwicklung der Apotheke

Verschiedene Faktoren sprechen für eine weitere Zunahme des Arzneimittelverbrauchs und damit der Umsätze der Apotheken: Fortschritte der medizinischen Forschung und Therapie, Verlängerung der Lebenserwartung, Wandel der Morbidität, wachsendes Gesundheitsbewußtsein usw. Bei weiterer Zunahme der Apothekenanzahl wird allerdings der auf die einzelne Apotheke entfallende Durchschnittsumsatz geringere Wachstumsraten verzeichnen als der Gesamtumsatz aller Apotheken.

Die künftige Entwicklung des Gesamtumsatzes aller Apotheken wird durch die *gesetzliche Neuordnung des Arzneimittelmarktes* negativ beeinflußt. Die Neugestaltung der Arzneitaxe zum 1.1.1978 sollte eine Senkung des Arzneimittelniveaus in Höhe von durchschnittlich 3,5% bewirken. Einerseits durch eine einkommensrelevante Preissenkung in Höhe von 2% und eine einkommensneutrale Preissenkung entsprechend der Wirkung der gleichzeitigen Kürzung des Krankenkassen-Zwangsabschlages von 7% auf 5% (durchschnittlich 1,5%).

Die bewirkte Umsatzminderung der Apotheken wurde allerdings durch Erhöhungen der Herstellerabgabepreise wieder kompensiert. Was blieb, war die Verschlechterung der Kalkulationsgrundlage: auf gleich hohe Einkaufspreise ist ein niedrigerer Aufschlag zu erheben.

Als Auswirkung haben sich seit Neugestaltung der Arzneitaxe per 1.1.1978 die Rohgewinne in den Apotheken ständig verschlechtert. Da andererseits Kosteneinsparungen im Apothekenbetrieb kaum möglich sind, schlagen die negativen Auswirkungen in fast voller Höhe auf den Gewinn der Apotheke durch, der sich dadurch um rund 15% verringert. Eine Senkung der Herstellerabgabepreise, die im Gespräch ist, würde zusätzlich Apothekenumsätze und Gewinne negativ berühren.

Seit dem 1.7.1977 ist das KVKG in Kraft. Ziel u. a.: Arzneimittelausgaben der GKV zu senken. Wichtige Maßnahmen für Apotheken: Arzneimittelhöchstbetrag mit Einzelregreß; Rezeptgebühren DM 1,50 je Verordnung auch für Rentner; Wegfall der Übernahme von Bagatellarzneimitteln; Transparenzlisten mit Preisvergleich und der Wirkung von Umsatzeinbußen und Strukturveränderungen bei Apotheken. Seit Anfang 1984 wurden weitere Maßnahmen eingeführt, z. B. sog. Negativlisten, Rezeptgebühren DM 2,–.

1.2 Rechte und Pflichten des Apothekers als Kaufmann

Gewerbliche Tätigkeit

Die Tätigkeit des Apothekers hat einerseits freiberuflichen Charakter, andererseits ist die selbständige Ausübung des Berufs Apotheker im Einzelhandelsunternehmen Apotheke eine gewerbliche Tätigkeit. Man spricht davon, daß der Apotheker als Angehöriger eines approbierten Heilberufes und Organ der staatlichen Gesundheitspflege einen freien Beruf ausübt, zu dessen Verwirklichung er sich des Gewerbebetriebes Apotheke bedienen muß. Das Betreiben einer Apotheke ist an die Erfüllung verschiedener Voraussetzungen und Auflagen gebunden:

- Der Apotheken-Leiter muß ein Studium von mindestens 3½ Jahren mit anschließender praktischer Ausbildung von 12 Monaten mit Erfolg absolviert haben.
- § 3 ApBO schreibt eine Mindestgröße der Räume und die Raumeinheit vor.
- Pharmazeutische Tätigkeiten dürfen nur vom pharmazeutischen Personal ausgeübt werden (§ 2 ApBO).
- Die Apotheke hat ein umfangreiches Sortiment, wobei die Pflicht zur Vorratshaltung vieler Arzneimittel besteht.
- Ein breitgestreutes Warenlager von etwa 10 000 Arzneimitteln bindet Kapital.
- Dem Apotheker ist jegliche Einzelwerbung (bis auf Schaufenstergestaltung) untersagt.
- Es besteht die Pflicht zum Nacht- und Sonntagsdienst.
- Der Apotheker kann die Arzneimittelpreise nicht selbst kalkulieren, sondern darf die Festzuschläge der Preisspannenverordnung nicht unterschreiten.
- Arzneimittel unterliegen hinsichtlich der Abgabe überwiegend der Verschreibungspflicht.
- Apotheker sind an die Verordnungen der Ärzte gebunden.
- Lt. ApBO § 12 dürfen neben Arzneimitteln nur „apothekenübliche Waren" abgegeben werden.

Kaufmannseigenschaften

Der Apothekenleiter ist Kaufmann (Mußkaufmann) kraft Gesetzes (§ 1 HGB), da er eines der 9 Grundhandelsgewerbe betreibt. Bei Eröffnung oder Übernahme muß der Apotheker sein Unternehmen anmelden bei:

- Der Ortsbehörde (auch Gewerbebehörde),
- dem Finanzamt,
- der zuständigen Berufsgenossenschaft,

- den Trägern der Sozialversicherung,
- dem Amtsgericht für die Handelsregistereintragung und
- der Industrie- und Handelskammer.

Eine gesonderte Anmeldung bei der Apothekerkammer entfällt in der Regel, da die durch den Regierungspräsidenten erteilte Betriebserlaubnis ohnehin der Apothekerkammer mitgeteilt wird.

Für den Apotheker als Vollkaufmann hat die Eintragung ins Handelsregister nur deklaratorische Bedeutung. Neben den Bestimmungen des Handelsgesetzbuches (HGB) für Firmenrecht, HGB-Gesellschaft, Bestellung von Prokuristen, Übernahme von selbstschuldnerischen Bürgschaften und Buchführungspflichten, gelten die Vorschriften des Bürgerlichen Gesetzbuches (BGB), soweit nicht Bestimmungen des generellen Rechts durch das Apothekenrecht eingeschränkt sind.

Die wichtigsten Rechtsgeschäfte des Apothekers

Rechtsgeschäfte sind Willenserklärungen, durch die eine rechtliche Wirkung begründet, geändert oder aufgehoben werden soll. Einseitige Rechtsgeschäfte sind z. B. Kündigung, Testament; zweiseitige Rechtsgeschäfte sind Verträge.

Grundsätzlich gilt für Rechtsgeschäfte Formfreiheit. Die Schriftform empfiehlt sich jedoch in vielen Fällen zur Sicherung eines Beweismittels. In einigen Fällen schreibt das Gesetz eine bestimmte Form (z. B. Testament, Grundstückskauf, Schenkungsversprechen) vor.

Wichtige Verträge für den Apotheker:
- **Kaufverträge;** auf der Beschaffungsseite: z. B. Wareneinkauf vom Großhändler; auf der Absatzseite: Arzneimittelabgabe an den Kunden/Patienten.
  Für Apothekenleiter, Großhändler u. a. Kaufleute gelten die Bestimmungen des BGB und HGB, für die Patienten nur die des BGB.
- **Arbeits- und Dienstverträge** mit Apothekenpersonal. (Vertragsvordrucke vom Govi-Verlag, Frankfurt, und vom Deutschen Apotheker Verlag, Stuttgart)
- **Mietvertrag** *Wichtige Bestandteile:* Bezeichnung der Miträume, Dauer des Vertrages (evtl. mit Optionsrecht), Kündigungsfristen, Höhe des Mietzinses (Wertsicherungsklausel), Nebenkosten, Recht zur Untervermietung, Übertragung bei Verkauf der Apotheke, Berechtigung der Erben zum Eintritt in den Vertrag bei Tod des Mieters.
- **Verwaltungsvertrag.** Nach § 13 ApoG können die Erben nach dem Tode des Erlaubnisinhabers die Apotheke für längstens 12 Monate durch einen Apotheker verwalten lassen. (Vertragsvordrucke vom Govi-Verlag, Frankfurt, und vom Deutschen Apotheker Verlag, Stuttgart).
  Wichtige Bestandteile: Übertragung der Verwaltung, Vertragsdauer, Höhe des Verwaltergehaltes, Urlaubsregelung, Pflichten als verantwortlicher pharmazeutischer Leiter, Pflichten hinsichtlich der kaufmännischen Leitung.
- **Pachtvertrag.** Nach § 9 ApoG kann eine Apotheke unter bestimmten Voraussetzungen verpachtet werden (Vertrags-Vordruck vom Govi-Verlag, Frankfurt, und vom Deutschen Apotheker Verlag, Stuttgart).
  Wichtige Bestandteile: Pachtgegenstand, Höhe des Pachtzinses, Pachtdauer, vorzeitige Kündigungsmöglichkeiten, Übergabe des Warenlagers, Behandlung der Apothekeneinrichtung, Neuanschaffungen, Wettbewerbsverzicht.

Mahnverfahren

Zahlt ein Schuldner nicht fristgerecht, so kann der Gläubiger zunächst versuchen, über das *außergerichtliche Mahnverfahren* zu seinem Geld zu kommen. Häufig schickt der Gläubiger als erstes nur ein allgemein gehaltenes Erinnerungsschreiben. In Verzug gerät der Schuldner (außer in bestimmten Fällen) jedoch erst durch eine rechtswirksame Mahnung, sie muß bestimmt und eindeutig sein und erkennen lassen, daß das Ausbleiben der Leistung Folgen haben wird. Rechtsfolgen des Schuldnerverzuges sind insbesondere Schadensersatz, Verzugszinsen, Haftungserweiterung.

Direkt oder nach erfolglosem außergerichtlichen Mahnverfahren kann der Gläubiger sich eines Instrumentes des *gerichtlichen Mahnverfahrens* bedienen. Regelung ab 1. 7. 1977:
(1) *Mahnbescheid* wird auf Antrag vom zuständigen Amtsgericht ohne Prüfung des Sachverhaltes ausgestellt.
Reaktionsmöglichkeiten des Antraggegners (Schuldners):
a) er zahlt unmittelbar an den Antragsteller (Gläubiger),
b) er erhebt Widerspruch innerhalb von 14 Tagen beim zuständigen Amtsgericht,
c) er unternimmt nichts.
Bei 1b) können Gläubiger oder Schuldner Antrag auf Durchführung des streitigen Verfahrens *(Klage)* stellen. Die Anspruchsbegründung muß eingereicht werden.
Bei 1c) kann der Gläubiger binnen 6 Monaten bei Gericht den Antrag stellen, einen Vollstreckungsbescheid zu erlassen, und er kann mit diesem
(2) *Vollstreckungsbescheid* Zwangsvollstreckung gegen den Schuldner betreiben.
Reaktionsmöglichkeiten des Schuldners
a) er zahlt,
b) er erhebt Einspruch innerhalb von 14 Tagen beim zuständigen Amtsgericht,
c) er unternimmt nichts.
Bei 2b) muß mündlich vor dem Richter verhandelt werden wie bei 1b), Beginn des *Klageverfahrens*. Bei günstigem Ausgang für den Gläubiger kann ebenso wie bei 2c) *Zwangsvollstreckung* betrieben werden. Pfändung in Geld und Sachen erfolgt durch den Gerichtsvollzieher, Lohnpfändung durch das Amtsgericht. Der Arbeitgeber ist verpflichtet, den gepfändeten Lohnanteil (Teile der Bezüge sind unpfändbar, andere nur bedingt) einzubehalten.
Rechtsansprüche unterliegen der *Verjährung* im Rahmen unterschiedlicher Fristen. Zur Unterbrechung der Verjährung genügt der Mahnbescheid, nicht aber die Mahnung.

Verjährung

Mit der *Verjährung von Ansprüchen* werden Rechtsverhältnisse, die vor einem gewissen Zeitpunkt entstanden sind, die aber lange Zeit nicht mehr geltend gemacht worden sind, im Interesse der Rechtssicherheit und allgemeinen Klarstellung bereinigt. Das Ziel wird i.d.R. in der Weise erreicht, daß der Berechtigte z. B. der Lieferer zwar seinen Anspruch behält, jedoch infolge der Einrede des Verpflichteten, z. B. des Empfängers eines Rechtes oder einer Ware, von der Geltendmachung seines Anspruches auf Dauer ausgeschlossen ist.

Die Verjährungsfrist beträgt regelmäßig *30 Jahre* (§ 194 BGB). Diese Grundregel wird durchbrochen u. a. durch Bestimmungen des Gesellschaftsrechts und des Wechsel- und Scheckrechts.

Um die sehr häufig vorkommenden Schuldverhältnisse des Alltags und des geschäftlichen Lebens übersichtlich und geordnet zu gestalten, sind hierfür kürzere Verjährungsfristen festgelegt.

In *4 Jahren* verjähren die Ansprüche eines Unternehmens (auch Minderkaufmann § 4 HGB) aus Lieferungen oder Leistungen an einen anderen Unternehmer.

In *2 Jahren* verjähren die Ansprüche eines Unternehmens aus Lieferungen und Leistungen an Privatpersonen.

Für den Beginn der Verjährung ist nach dem Gesetz der Zeitpunkt der Fälligkeit der Forderung maßgebend. Die Verjährungsfrist beginnt somit grundsätzlich mit dem Entstehen des Anspruchs.

Abweichend von der Grundregel beginnt für die kürzeren Verjährungsfristen die Frist zu laufen jeweils *nach Ablauf des Jahres*, in dem der Anspruch entstanden ist.

Konkurs und Vergleich

Der *Konkurs* ist ein besonderes gerichtliches Vollstreckungsverfahren und wird seitens der Gläubiger bei Gericht beantragt, wenn der Schuldner zahlungsunfähig oder überschuldet ist. Zur Abwendung des Konkurses oder zur Sanierung und Weiterführung des Unternehmens kann der Schuldner im Rahmen eines *außergerichtlichen* (freiwilligen) *Vergleichs* versuchen, seine Gläubiger zum teilweisen Forderungsverzicht oder zur Stundung der Zahlungen zu bewegen. Der außergerichtliche Vergleich scheitert, wenn nur ein Gläubiger seine Zustimmung verweigert. Der Schuldner muß dann (ebenfalls zur Abwendung des Konkurses) den *gerichtlichen Vergleich* mit Vorlage eines Vergleichsvorschlages beantragen. Der Vergleich kommt zustande, wenn eine bestimmte Anzahl der Gläubiger, die eine bestimmte Schuldensumme vertreten, zustimmt. Ist dies nicht der Fall, kommt es zum *Konkurs*, in dem die Gläubigeransprüche bestmöglich und gleichmäßig durch Verwertung des gesamten dem Schuldner gehörenden pfändbaren Vermögens befriedigt werden sollen. Das Verfahren wird durch einen Konkursverwalter nach den Regeln der Konkursordnung abgewickelt.

Zahlungsverkehr

Barzahlung z. B. beim Handverkauf

Halbbarzahlung

a) *Zahlkarte;* Einzahler: Bargeld, Empfänger: Gutschrift auf dem Postscheckkonto
b) *Postscheck;* Empfänger: Bargeld, Aussteller: Lastschrift auf dem Postscheckkonto
c) *Bank (Bar) Scheck;* Empfänger: Bargeld, Aussteller: Lastschrift auf dem Konto
Im Geschäftsverkehr sind Vordrucke üblich, die außer den gesetzlich vorgeschriebenen Bestandteilen banktübliche Schlüsselzahlen enthalten.

Unbarzahlung

a) *Verrechnungsscheck*
b) *Überweisung* (Bank oder Postscheck)

Vereinfachung für regelmäßig wiederkehrende Zahlungen in
– bestimmter Höhe: Dauerauftrag oder Einzugsverfahren
– unbestimmter Höhe: Einzugsverfahren
c) *Wechsel (Abb. 1-1)*
Der Wechsel ist die Aufforderung eines Gläubigers an seinen Schuldner, ihm zu einem bestimmten Zeitpunkt bei der Vorlage des Wechsels die geschuldete Summe zu entrichten. Im Wechselgesetz sind strenge Formvorschriften für den Wechsel vorgesehen, 8 wesentliche Bestandteile:
• Die Angabe des Ortes und der Tag der Ausstellung,
• die Bezeichnung als Wechsel im Text der Urkunde,
• die Angabe der Verfallzeit (Fälligkeit),
• der Name dessen, an den oder an dessen Order gezahlt werden soll,
• die unbedingte Anweisung, eine bestimmte Geldsumme zu zahlen (die Geldsumme muß in Zahlen oder Buchstaben angegeben sein),
• der Name dessen, der zahlen soll,
• die Angabe des Zahlungsortes,
• die Unterschrift des Ausstellers.
Um den Wechsel zu einem wirksamen Zahlungs- und Kreditmittel zu machen, muß er „zentralbankfähig" sein, d. h. über die Geschäftsbanken von der Deutschen Bundesbank oder den Landeszentralbanken angekauft werden können (Rediskontierung). Um die hieran geknüpften, noch strengeren Formvorschriften zu erfüllen, empfiehlt es sich, im Geschäftsleben nur DIN-genormte Wechselvordrucke zu verwenden.

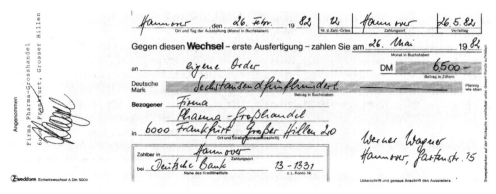

Abb.1-1: Ausstellung eines Wechsels

In der Regel sind an einem Wechsel 3 Personen in der folgenden Weise beteiligt: Aussteller, Bezogener, Wechselnehmer. Gläubiger X (X = Aussteller) zieht einen Wechsel auf den Schuldner Y (Y = Bezogener). Der Bezogene verpflichtet sich zur Zahlung durch Akzeptierung („querschreiben"). Gläubiger X kann den Wechsel als Schuldurkunde im eigenen Portefeuille halten, oder ihn zur Begleichung seiner eigenen Schuld weitergeben an einen zweiten Wechselnehmer (W = Wechselnehmer). Aus diesem Wechsel ist Y als Erst- oder Hauptschuldner verpflichtet, an den jeweiligen Wechselinhaber die akzeptierte Summe zur Verfallzeit (üblicherweise 3 Monate) zu zahlen. Dies wäre X, wenn X den Wechsel nicht durch Indossament auf einen anderen Wechselnehmer übertragen hat. Kann der Bezogene Y am Verfalltag nicht zahlen, so kann der Wechselinhaber von einem beliebigen Vormann die sofortige Befriedigung seiner Wechselforderung verlangen. Eine evtl. notwendig werdende Wechselklage wird in einem vereinfachten Verfahren abgewickelt.

2 Grundkenntnisse der allgemeinen Wirtschafts- und Organisationslehre

2.1 Der Apotheker als Unternehmer

Von L. Krügel

Der Apotheker bedient sich zur Ausübung seines freien Berufes des Gewerbebetriebes Apotheke. Er betreibt damit ein Einzelhandelsunternehmen.

Rechtsformen des Unternehmens

Das Unternehmen Apotheke kann als *Einzelfirma* geführt werden. Die im Wirtschaftsleben möglichen Gesellschaftsformen sind für das Führen einer Apotheke apothekenrechtlich stark eingegrenzt; Kapitalgesellschaften (GmbH, AG) sind ganz ausgeschlossen. Das geltende Apothekengesetz in der Bundesrepublik läßt nur die Personengesellschaft (aber nicht KG) unter Apothekern zu, die alle für die gemeinsam betriebene Gesellschaftsapotheke im Besitz je einer Betriebserlaubnis sind, so daß jeder der Apotheker eigenverantwortlich oder selbständig seinen Beruf hinsichtlich seiner Heilberufpflichten ausübt und man sich lediglich im Innenverhältnis der gemeinsam betriebenen Apotheke bedient. Rechtsformen, die dadurch zulässig sind, sind entweder die *BGB-Gesellschaft* (nach §§ 705 ff. des Bürgerlichen Gesetzbuches) oder die *Offene Handelsgesellschaft* (OHG nach §§ 105 ff. Handelsgesetzbuch).

Die BGB-Gesellschaft hat in der Praxis so gut wie keine Bedeutung, denn sie wäre – obwohl apothekenrechtlich möglich – handelsrechtlich nur zulässig, falls die Apotheke nach Geschäftsumfang keinen kaufmännisch eingerichteten Betrieb erforderte.

Größere Bedeutung kommt der OHG zu, sie ist eine Gesellschaft, deren Zweck auf den gemeinsamen Betrieb eines Handelsgewerbes unter gemeinschaftlicher Firma gerichtet ist, wobei bei keinem der Gesellschafter die Haftung gegenüber den Gesellschaftsgläubigern beschränkt ist. Die bei der OHG nach dem HGB möglichen Einschränkungen in der Geschäftsführung einzelner Gesellschafter sind apothekenrechtlich nicht zulässig, denn Betriebserlaubnis für jeden Gesellschafter-Apotheker und volle Geschäftsführung sind unabdingbar.

Die sog. *Stille Gesellschaft* zwischen Apothekern und Apothekern aber auch zwischen Nichtapothekern und Apothekern, die zwar nicht durch Gesetz, jedoch durch Rechtsprechung anerkannt war, wurde ab 9. August 1980 verboten. Die Übergangsfrist für die 1980 bereits betriebenen Stillen Gesellschafts-Apotheken läuft am 31.12. 1985 aus.

Eigenbetriebe – Pachtbetriebe

Die Mehrzahl der Apotheken in Deutschland sind sogenannte *Eigenbetriebe*, die im Eigentum des die Betriebserlaubnis innehabenden Apothekers stehen. Eigenbetriebene Apotheken können in eigenen Räumen (eigenes Grundstück) oder in angemieteten Räumen betrieben werden. Die Dauer des Mietvertrages beeinflußt den Bestand des Betriebes.

Ende 1980 waren rd. 20% (= 3116) der bundesdeutschen Apotheken *Pachtapotheken*. Sie bedeuten eine Abweichung vom

"Verbot des Fremd- und Mehrbesitzes" (eine Apotheke darf sich nur im Besitz eines *Apothekers* befinden und *ein* Apotheker soll nur *eine* Apotheke besitzen). Verpachten können nach § 9 ApoG nur:
- Der *Erlaubnisinhaber* aus einem in seiner Person liegenden wichtigen Grund (Krankheit, Alter, Inanspruchnahme durch Standesinteressen usw.).
- Seine *erbberechtigten Kinder* bis zu dem Zeitpunkt, in dem das jüngste Kind das 23. Lebensjahr vollendet. Verlängerung möglich, solange sich ein Kind in der Berufsausbildung zum Apotheker befindet.
- Der überlebende (erbberechtigte) *Ehegatte* bis zum Tode oder zur Wiederverheiratung.

Nach der Apothekengesetznovelle von 1980 kann bei Tod des Verpächters vor Ablauf des Pachtverhältnisses dieses zwischen dem Pächter und dem Rechtsnachfolger für längstens 12 Monate fortgesetzt werden.

Der funktionsfähige Apothekenbetrieb (in eigenen oder gemieteten Räumen) steht im Eigentum des Verpächters und wird von diesem gegen Zahlung eines Entgelts – dem Pachtzins – zur Verfügung gestellt. Erklärt der Verpächter bei Verpachtung gegenüber dem Finanzamt *nicht* die Aufgabe seines Betriebes, wozu er berechtigt wäre (Konsequenz: Offenlegung der Stillen Reserven und deren Versteuerung), so müssen für ihn weiterhin Jahresbilanzen, Gewinn- und Verlustrechnungen usw. erstellt werden.

Der Pächterbetrieb weist in der Bilanz außer den Finanzkonten üblicherweise nur das vom Pächter erworbene Warenlager, seine Forderungen und Schulden sowie die von ihm evtl. zusätzlich beschafften Einrichtungsgegenstände aus.

Unternehmerleistung – Unternehmerrisiko

Der Apothekenleiter stellt in der Apotheke seine Arbeitsleistung zur Verfügung. Dafür ist ihm aus dem steuerlichen Reingewinn als kalkulatorische Größe der sog. *Unternehmerlohn* zuzurechnen. Dieser ist höher zu bemessen als ein vergleichbares Approbiertengehalt, da zu der Arbeitsleistung als Approbierter noch die spezifische unternehmerische Leitungs- und Planungstätigkeit sowie eine evtl. Mehrarbeit bei kurzfristigen Personalausfällen tritt.

Für das der eigenen Apotheke zur Verfügung gestellte und darin gebundene Eigenkapital ist dem Apothekenleiter eine kalkulatorische *Eigenkapitalverzinsung* mindestens in Höhe der Verzinsung einer alternativen Kapitalanlage zuzurechnen. Darüber hinaus ist eine Risikoprämie zu berücksichtigen, die gesondert ausgewiesen oder in die Eigenkapitalverzinsung hineingerechnet werden kann. Die Risikoprämie dient der Abdeckung des Verlustrisikos des investierten Eigenkapitals sowie des Haftungsrisikos aus Verträgen (Miet-, Anstellungsverträge usw.).

Arbeitgeberpflichten (insbesondere Sozialversicherung der Arbeitnehmer als Kostenelement)

Mit der Sozialversicherung hat der Apotheker einerseits Kontakt durch die Arzneimittelabgabe auf Rezept der gesetzlichen Krankenversicherung. Andererseits hat der Apothekenleiter als Arbeitgeber aufgrund seiner Verpflichtung gegenüber den Arbeitnehmern mit dem Sozialversicherungswesen zu tun. Der Arbeitgeber muß zusätzlich zum Gehalt die Hälfte der *Sozialversicherungsabgaben* tragen. Diese werden in einem bestimmten Prozentsatz vom Bruttogehalt erhoben. Der Betrag, von dem höchstens Beiträge erhoben werden dürfen, wird durch die Beitragsbemessungsgrenze bestimmt.

Die Sozialabgaben setzens sich wie folgt zusammen:

Beiträge zur:	%	Beitragsbemessungsgrenze 1985
Krankenversicherung	11–13%	DM 4050,–
Rentenversicherung	19,2%	DM 5400,–
Arbeitslosenversicherung	4,1%	DM 5400,–

Bei Gehältern bis zu DM 5400.- ergibt sich z. Zt. eine Belastung mit Sozialabgaben mit durchschnittlich 35%, so daß der Arbeitgeber zusätzlich zum Gehalt einen Kostenfaktor von etwa 17,5% zu berücksichtigen hat.

Andere soziale Leistungen

- Die *Pflicht-Beiträge zur Berufsgenossenschaft* (= gesetzliche Pflichtunfallversicherung) betragen 1985 DM 60,- pro Beschäftigten und Jahr. Dazu kommen 0,10% der Bruttolohnsumme als Konkursausfallgeld und 0,193% der über 128 000,- hinausgehenden Bruttolohnsumme als Ausgleichslast.
- Zur *Gehalts-/Lohnfortzahlung* im Krankheitsfall bis zu 6 Wochen (42 Kalendertage) ist der Arbeitgeber verpflichtet. Ein gewisser Ausgleich ist nur bei der Lohnfortzahlung (Arbeiter) möglich.
- Beiträge zur *Apothekerkammer (Gehaltsausgleichskasse)* müssen bei Beschäftigung von approbierten Mitarbeitern, Apotheker-Assistenten und z. T. auch bei PTA's gezahlt werden. Die Höhe der Abgaben und das Leistungsangebot der Kassen ist in den einzelnen Bundesländern unterschiedlich:
  – *Leistungen* bestehen im wesentlichen aus Dienstzulagen, daneben Ehe- und Kinderzulagen.
  – *Beiträge* ¼-jährl. für Approbierte und Assistenten (teilw. auch PTA) z. Zt.: Niedersachsen DM 195,-, Bayern DM 165,-, Nordrhein DM 150,-, Westfalen-Lippe DM 90,-, Baden-Württemberg DM 90,-, Hamburg DM 180,-.

Seit dem 1. 1. 1968 ist der Arbeitgeber verpflichtet – 6 Wochen vor und 8 Wochen nach der Entbindung – einen *Zuschuß zum Mutterschaftsgeld* der gesetzlichen Krankenversicherung bis zur Höhe des Nettoarbeitsentgelts zu zahlen. Das Mutterschaftsgeld der gesetzlichen Krankenversicherung beträgt maximal DM 25,- kalendertäglich (DM 750,-/Monat).

Das würde bei einer approbierten Mitarbeiterin mit einem Bruttogehalt von DM 5000,- beispielsweise einen kalendertäglichen Arbeitgeberzuschuß von rd. DM 91,- für 1985 ausmachen (für 14 Wochen Mutterschutz = DM 8935,-). Das 1979 eingeführte *Mutterschaftsurlaubsgesetz* sieht nach Ablauf der im Mutterschaftsschutzgesetz vorgesehenen Schutzfrist die Zahlung von Mutterschaftsgeld bis zu sechs Monaten vor. Die Kosten trägt der Bund. Der monatliche Höchstbetrag ist z. Zt. auf 750,- DM festgelegt. Während des Mutterschaftsurlaubs genießt die Arbeitnehmerin vollen Kündigungsschutz.

2.2 Betriebliche Leistungsfaktoren der Apotheke

Von L. Krügel

Die Apotheke ist ein Dienstleistungsbetrieb. Bei der Erbringung der Dienstleistung, die sich heute im wesentlichen auf die Abgabe fertiger Arzneimittel und der damit verbundenen Beratung bezieht, stützt sich die Apotheke auf die Leistungsfaktoren:
- Personal incl. tätigen Unternehmer,
- Ware als Leistungsbereich Absatz und
- Raum einschließlich Inventar (Einrichtung).

Die wirtschaftliche Bedeutung kommt in den anteiligen Werten der Beiträge dieser Faktoren zum Gesamtwert des abgegebenen Arzneimittels zum Ausdruck:

Beim *Faktor Personal* ist in jedem Falle der kalkulatorische Unternehmerlohn – als Entgelt für die Arbeitsleistung des Apothekenleiters – den übrigen Personalaufwendungen hinzuzurechnen.

Auf den *Faktor Raum* entfallen Miete oder ein kalkulatorischer Mietwert sowie weitere Raumkosten, zu denen auch Abschreibungen auf die Einrichtung zählen und auf den *Faktor Waren*, der für den Leistungsbereich Absatz steht, mit Einkauf und Lagerhaltung auch die Zinskosten für das im Warenlager gebundene Kapital.

DM	100,– Umsatz
./. DM	11,70 USt-Inkasso
./. DM	57,50 Aufwendungen für Wareneinsatz

DM	30,80 Rohgewinn (Betriebshandelsspanne)
DM	17,80 Aufwendungen für Personal einschl. Unternehmerlohn
DM	0,70 Anteil des Faktors Ware
DM	5,70 Anteil des Faktors Raum
DM	5,10 sonstige Kosten

| DM | 1,50 betriebswirtschaftliches Betriebsergebnis |

Personal

Nach §§ 2 und 14 Abs. 4 Apothekenbetriebsordnung dürfen Arzneimittel an die Patienten in der Apotheke nur vom pharmazeutischen Fachpersonal abgegeben werden.

Bedeutung des Personals im Apothekenbetrieb; Anteil der Personalkosten im Apothekenbetrieb, Gehälter, Umsatzprovision, Verwaltervergütung

Das teilweise hochqualifizierte Fachpersonal in Apotheken verursacht erheblich höhere Personalkosten als im übrigen Einzelhandel (1984 durchschnittlich DM 3027,– für den männlichen, DM 1999,– für den weiblichen kaufmännischen Angestellten).

Für das Personal in Apotheken lassen sich Gehälter feststellen, die teilweise erheblich über den Tarifgehältern liegen. *Tarifgehälter* (brutto monatlich gültig ab 1. Mai 1985)

Dieser Tarif gilt für die Zeit bis zum 30. April 1985.

Gelegentlich werden approbierten Apothekern zusätzlich zum Gehalt *Umsatzprovisionen* gewährt, dies gilt vor allem bei Übernahme von Leitungsfunktionen.

Wird ein Approbierter aufgrund § 13 ApoG zum *Verwalter* eingesetzt, so erhält er eine *Zusatzvergütung* in Form eines höheren Gehaltes (bis zu einem Drittel höher als übliche Approbiertengehälter) oder in Form einer Umsatzprovision von ca. 1% bis 1,5% des Nettoumsatzes.

Gehaltstafel (Gehaltstarif gültig seit 1. Mai 1986)

I. Gehälter			
1. Approbierte	Spalte 1 DM	Spalte 2 DM	Spalte 3 DM
1. Berufsjahr	3519,–	61,–	122,–
vom 2.–5. Berufsjahr	3629,–	63,–	126,–
vom 6.–10. Berufsjahr	3980,–	69,–	138,–
ab 11. Berufsjahr	4485,–	77,–	154,–
2. Apothekerassistenten			
bis 11. Berufsjahr	2881,–	50,–	100,–
12.–14. Berufsjahr	3014,–	52,–	104,–
ab 15. Berufsjahr	3190,–	55,–	110,–
3. Pharmazeutisch-technische Assistenten			
1. Berufsjahr	1885,–		
2. Berufsjahr	1983,–		
3.–5. Berufsjahr	2126,–		
6.–8. Berufsjahr	2423,–		
ab 9. Berufsjahr	2627,–		

4. Helfer
1. Berufsjahr	1545,–
2. Berufsjahr	1650,–
3.–6. Berufsjahr	1711,–
7.–9. Berufsjahr	1785,–
10.–13. Berufsjahr	2016,–
ab 14. Berufsjahr	2216,–

II. Ausbildungsbeihilfen

1. Pharmaziepraktikanten erhalten während ihrer Ausbildungszeit in öffentlichen Apotheken eine Ausbildungsbeihilfe, die in den ersten 6 Monaten DM 685,– und danach 1200,– (jeweils monatlich brutto) beträgt.
2. PTA-Praktikanten erhalten ab 1. Mai 1986 während ihrer sechsmonatigen Ausbildungszeit in öffentlichen Apotheken eine Ausbildungsbeihilfe von DM 505,– monatlich.

3. Apothekenhelfer in Ausbildung erhalten ab 1. Mai 1986
im 1. Ausbildungsjahr   DM 465,–
im 2. Ausbildungsjahr   DM 500,–

Spalte 1: Brutto-Monatsgehalt.
Spalte 2: Vergütungsbetrag für Notdienstbereitschaft in der Nacht entsprechend § 4 Abs. 1 BRT, sofern nicht § 4 Abs. 4 anzuwenden ist.
Spalte 3: Vergütungsbetrag für Notdienstbereitschaft an Sonn- und Feiertagen entsprechend § 4 Abs. 2, sofern nicht § 4 Abs. 4 anzuwenden ist.

Führung der Apotheke

Erfolgreiches Wirtschaften ist heute auch in Apotheken von der Verwirklichung moderner Führungsprinzipien stark abhängig, das sind weitgehend Partnerschaftsgrundsätze, bei denen Aufgaben vom Unternehmensleiter an die Mitarbeiter unter Übernahme der Verantwortung delegiert sind und der Unternehmensleiter im wesentlichen die Mitarbeiter zu einer Optimierung der betrieblichen Leistung „motivieren" soll. Dazu sind ein Klima des Vertrauens und weitgehende Information im Betrieb wesentliche Voraussetzungen.

Wichtige *Führungsgrundsätze*, die auch durch den Apothekenleiter als Leiter des Unternehmens verwirklicht werden sollen, sind:
– Delegation von abgegrenzten Aufgaben- und Verantwortungsbereichen,
– Mitarbeitern die Bedeutung ihrer Tätigkeit für das Unternehmen klarmachen,
– aufgabengerechte Kontrolle – Stichproben,
– Anerkennung von Leistungen – sowohl herausragende als auch die normale, gleichmäßige,
– angemessene, konstruktive Kritik bei Fehlleistungen,
– Förderung der Weiterbildung der Mitarbeiter,
– rechtzeitiges Treffen von notwendigen Entscheidungen und
– Führungsverantwortung wahrnehmen.

Für die in der Wirtschaft praktizierten und propagierten modernen Führungstechniken und Führungsmodelle sind hinsichtlich ihrer Anwendbarkeit im Apothekenwesen (§§ 1 und 2 ABO) Grenzen gesetzt. Die Leitungsfunktion in einer Apotheke steht nur einem approbierten Apotheker zu. Andererseits muß jede berufliche Tätigkeit, die der Apotheker neben seiner Tätigkeit als Apothekenleiter ausübt, der zuständigen Behörde angezeigt werden. Sofern der Apothekenleiter seine Verpflichtung zur persönlichen Leitung der Apotheke vorübergehend nicht selbst wahrnimmt, muß er sich durch einen Apotheker vertreten lassen. Dabei darf diese Vertretung insgesamt im Jahr 3 Monate nicht überschreiten. Weitere dezidierte Meldepflichten und Beschränkungen sind ihm in seiner Eigenschaft als Angehöriger eines Heilberufsstandes auferlegt. Bestimmt ist weiterhin, daß die pharmazeutischen Tätigkeiten nur vom pharmazeutischen Personal ausgeübt werden dürfen, und zwar von Apothekerassistenten nur unter Verantwortung und von PTA und Pharmaziepraktikanten nur unter Aufsicht eines Apothekers.

Betriebliche Leistungsbereiche und Instrumente in der Apotheke

Die genannten betrieblichen Leistungsfaktoren (Personal, Ware, Raum und Kapital) werden in den betrieblichen *Leistungsbereichen*
* Einkauf,
* Lagerung und
* Absatz (in der kaufmännischen Praxis meist mit Umsatz bezeichnet)

mittels dort anzuwendender Instrumentarien eingesetzt.

Wesentliche *betriebswirtschaftliche Instrumente* der Unternehmenspolitik im Einzelhandel sind: Betriebsgröße, Standortwahl, Einrichtungsgestaltung, Sortimentspolitik, Preispolitik und Werbung. Die Anwendung dieser Instrumente ist für Apotheker durch die Apothekenbetriebsordnung begrenzt.

Leistungsbereich „Einkauf"

Der Leistungsbereich Einkauf ist insbesondere geprägt durch die Auflagen der Apothekenbetriebsordnung hinsichtlich der *Vorratshaltung* (§ 8), *Aufbewahrung* (§ 9) und *Abgabe der Arzneimittel* (§ 10).

Von den *Bezugswegen* für den Einkauf von Arzneimitteln und apothekenüblichen Waren kommt dem Bezug über den Großhandel (Anteil 87% einschl. Gemeinschaftsbezug) die größte Bedeutung zu (Herstellerbezug 13%, „Bezug" aus Selbstherstellung unter 1%). Im starken inneren Wettbewerb hat der pharmazeutische Großhandel nach Häufigkeit der Belieferung und Breite des Sortiments mit keinem anderen Bereich der Volkswirtschaft vergleichbare hochwertige Dienstleistungen entwickelt, durch die er die Apotheken weitgehend von der sonst erforderlichen Lagerfunktion entlastet hat. Dabei werden sehr moderne Rationalisierungshilfsmittel und Organisationsschemata eingesetzt.

Unabhängig davon verlangt § 8 ApBO, daß an Arzneimitteln und Verbandmitteln wenigstens die Mengen vorrätig gehalten werden, die dem Durchschnittsbedarf einer Woche entsprechen. Dieser Bedarf ist allerdings von Apotheke zu Apotheke recht verschieden.

Den *Einkaufsdispositionen* des Apothekers sind bezüglich Einkaufsmenge und Sortimentsbreite enge Grenzen gesetzt. Hinsichtlich der *Einkaufsabwicklung* haben sich jedoch eine Reihe von teilweise hochtechnisierten Organisations- und Hilfsmitteln herausgebildet. Bei den Kärtchen-Organisationssystemen spielt das System der *ABDA-Lochkarte* eine herausragende Rolle. Ihnen allen ist eigen, daß sie zwangsläufig zu einer Neubestellung führen, wenn eine – allerdings vorher festzulegende Menge – im Vorrat unterschritten wird, wobei die Kärtchen meist selbst Datenträger für die erforderliche Bestellmenge – orientiert an Bedarf und Zeiteinheit – sind.

Auch für die Festlegung, welche Menge in Abhängigkeit vom erfahrungsgemäß auftretenden Bedarf an einem Fertigarzneimittel im Einzelfall zu bestellen ist, in Anlehnung an die zur Verfügung stehenden Belieferungshäufigkeiten, werden mehr und mehr zwangsläufige und auch maschinelle Verfahren entwickelt und eingeschaltet, die von den aus dem unternehmerischen Fingerspitzengefühl u. U. abgeleiteten Fehlentscheidungen wegführen.

Leistungsbereich „Lagerung"

Die Leistungsbereiche Einkauf und Lagerung sind insbesondere durch die modernen technischen Hilfsmittel eng miteinander verknüpft.

Über die Berücksichtigung der gesundheitspolitischen Aufgabenstellung und apothekenrechtlicher Auflagen hinaus (z. B. muß bei bestimmten Arzneimitteln der Durchschnittsbedarf einer Woche vorrätig gehalten werden § 8 ApBO) muß eine *opti-*

male Lagerhaltung folgende Forderungen erfüllen:
- Lieferfähigkeit in der gesamten Sortimentsbreite,
- Lieferfähigkeit hinsichtlich der Sortimentstiefe bis zur nächsten Lieferung (durch den Großhandel).

Über eine Optimierung der Bestell- und Lagermengen zur Erfüllung der vorgenannten Forderungen hinaus ist eine solche Optimierung der Lagerhaltung und der Bestellungen (Einkauf) hinsichtlich der Ausnutzung der Großhandelsrabatte und etwaiger Preisänderungen möglich.

Die *Großhandelsrabatte* richten sich unmittelbar und mittelbar nach Bestellmengen und -werten. Es ist sinnvoll, die nächstgrößere Menge im Rahmen der üblichen Bestellmengenstaffeln zu wählen, solange der dadurch über den höheren Rabatt erzielbare Einkaufsvorteil größer ist als die evtl. durch die zusätzliche Lagerhaltung erwachsenden Zusatzkosten. Allerdings erhöht sich bei größeren Bestellmengen das Risiko der Überalterung der Waren, der Verpackungsänderung sowie der Änderung oder Verschiebung des Bedarfs. Demgegenüber besteht bei Preissteigerungen die Chance, noch zu günstigen Preisen eingekauft zu haben.

Die *Erwartung steigender Preise* kann mit in die Optimierung in wirtschaftlicher Hinsicht einbezogen werden. Es ist die Menge einzukaufen, bei der die Ersparnis künftiger Zusatzkosten (aufgrund späteren Einkaufs zu höheren Preisen) unter Berücksichtigung zusätzlicher Kosten für erhöhte Lagerung am größten ist.

Abgesehen von diesen Optimierungsrechnungen haben sich in der Praxis *bestimmte betriebswirtschaftliche Kennziffern* herausgebildet, die dem Apothekenleiter im Vergleich mit durchschnittlichen Ergebnissen anderer Betriebe einen Anhalt für die Beurteilung seiner eigenen Lagerhaltung geben können:

Kennziffern für die Höhe der Lagerhaltung

1. *Inventurwert* in % vom Umsatz (etwa 10%):
dies ist ein sehr grober Maßstab, da hierbei der Lagerbestand mit Einstandspreisen, der Umsatz aber mit Verkaufspreisen bewertet wird. Es kann von Betrieb zu Betrieb daher erhebliche Abweichungen geben, bedingt z. B. dadurch, daß ein unterschiedlich hoher Krankenkassenanteil am Umsatz – infolgedessen unterschiedlich hohe Beträge an Krankenkassenrabatten – die Umsatzhöhe auch absolut beeinflußt.

2. a) *Durchschnittlicher Lagerbestand*: Jahresanfangsbestand plus Jahresendbestand dividiert durch 2 in % vom Umsatz, beides zu Einstands- oder zu Verkaufspreisen.

b) *Lagerumschlag*: Umsatz (zu Einstands- oder Verkaufspreisen) dividiert durch den durchschnittlichen Lagerbestand (zu Einstands- oder Verkaufspreisen) (in den letzten Jahren rd. 6,5–7,0 mal); das bedeutet: der durchschnittliche Wert des Lagerbestandes ist im Geschäftsjahr x-mal durch Verkaufserlöse wieder „hereingekommen".

Weitere Leistungsziffern sind:

3. Durchschnittlicher *Lagerbestand je beschäftigte Person* in DM, nach Kölner Betriebsvergleich 1983 rd. DM 21 600,– ohne USt.

4. *Lagerbestand in % des Lageranfangsbestandes* = Lagerausweitung (oder -schrumpfung), Kölner Betriebsvergleich: in den Jahren jeweils zwischen 4–14%.

5. Durchschnittlicher *Lagerbestand je m^2 Geschäftsraum*, 1979 etwa 600,– DM/m^2. Keine besondere Aussagefähigkeit wegen apothekenrechtlicher Auflagen für die Raumgröße.

Für die eigentliche *technische Lagerorganisation* kommt es darauf an, Arbeitsabläufe glatt und Transportwege kurz zu gestalten. Dies wird durch Einsatz entsprechender Organisationsmittel wie insbesondere die *ABDA-Lochkarte* und durch die Gestaltung der *Apotheken-Einrichtung* erreicht. Eine funktionsgerechte Einrichtungsgestaltung umfaßt nicht nur die Schubladenschränke mit Generalalphabet und in ganz modernen Apotheken evtl. weitere Hilfsmittel wie Rohrpost, Fernsehkontrolle, Lieferschleuse, sondern schon den zweckmäßigen Helferinnenplatz für die Eingangskontrolle, für die Auszeichnung und Vorbereitung des Einräumens.

Über die *Anzahl* der in der Bundesrepublik im Verkehr befindlichen *Fertigarznei-*

mittel werden häufig stark voneinander abweichende Angaben veröffentlicht. Die Spanne, in der sich die Angaben bewegen, beläuft sich auf etwa 60 000–70 000 Arzneimittel (vgl. S. 9).

Demgegenüber hat der Bundesverband der Pharmazeutischen Industrie in das 1985 von ihm herausgegebene Spezialitätenverzeichnis „Rote Liste" 8900 Präparate aufgenommen. Allerdings enthält die „Rote Liste" nicht sämtliche Arzneimittel und auch nur solche von Herstellern, die Mitglied des Bundesverbandes sind. Das Institut für Medizinische Statistik (IMS GmbH), Frankfurt/M., berichtet in einer Marktstudie über etwa 7000 Präparate in ca. 18 000 Handelsformen. Die unterschiedlichen Angaben über die Anzahl der Arzneimittel beruhen häufig auch auf Verwechslungen der ebenso vielfältigen Begriffe: Arzneimittel, Fertigarzneimittel, Darreichungsform, Packungsgröße, Handelsform, Dadder* spricht von 8–15 000 Lagerpositionen der Fertigarzneimittel. Allerdings werden mit 5% (30%) aller Positionen 50% (90%) des Umsatzes erzielt. Angesichts der Vielzahl der vorrätig zu haltenden Fertigarzneimittel ist es für eine wirtschaftliche Lagerführung sehr wichtig, ein technisches System für Lagerhaltung und Bestellung anzuwenden, das sicher, einfach (auch für einen Anlernling schnell zu begreifen) und erweiterungsfähig ist.

Bei der Lagerführung mit modernen Organisationsmitteln steht nicht nur die Mechanisierung im Mittelpunkt des Interesses. Es gilt darüber hinaus, einen Zwangslauf für die Entscheidung über Mindestlagermenge und Bestellmenge einzurichten und außerdem eine ständige Lagerbeobachtung, im Extremfall die permanente Inventur, zu organisieren, d. h. die aus den schriftlichen Unterlagen entnommenen jeweiligen Lagervorräte in allen Einzelpositionen wert- und mengenmäßig zu kontrollieren.

Als Organisationsmittel ist in Apotheken die *ABDA-Klein-Lochkarte* (vgl. S. 476) und das damit verbundene *automatische Bestellwesen* am weitesten verbreitet.

Leistungsbereich „Absatz"

Gegenstand des Leistungsbereichs Absatz sind die Waren. Waren im Sinne des Handelsrechts sind alle beweglichen Sachen, die Gegenstand des Handelsverkehrs sind. Diesen Warenbegriff verwendet man für die in Apotheken abgegebenen Arzneimittel und apothekenüblichen Waren (§ 12 ABO) nicht, man bezeichnet sie als „Waren besonderer Art".

Struktur des Absatzes (Arzneimittel, apothekenübliche Waren)

Der Begriff „*Arzneimittel"* wird in § 2 des (neuen) 2. Arzneimittelgesetzes ausführlich definiert. Danach sind Arzneimittel Stoffe und Zubereitungen aus Stoffen, die dazu bestimmt sind, durch Anwendung am oder im menschlichen oder tierischen Körper
1. die Beschaffenheit, den Zustand oder die Funktion des Körpers oder seelische Zustände erkennen zu lassen oder zu beeinflussen,
2. vom menschlichen oder tierischen Körper erzeugte Wirkstoffe oder Körperflüssigkeiten zu ersetzen oder
3. Krankheitserreger, Parasiten oder körperfremde Stoffe zu beseitigen oder unschädlich zu machen.

Weiterhin wird definiert, was als Arzneimittel außerdem gilt – nämlich Verbandstoffe, chirurgisches Nahtmaterial und anderes. Außerdem ist ein Negativkatalog aufgeführt, was nicht Arzneimittel sind – Lebensmittel, Tabakerzeugnisse, kosmetische Mittel (deckende Kosmetik) und anderes.

Nach den bisherigen Usancen stehen neben den Arzneimitteln die *apothekenüblichen Waren*, wie sie im Positivkatalog des § 12 Apotheken-Betriebsordnung aufgeführt sind. Es sind dies:
1. Verbandmittel
2. Gegenstände und Mittel zur Kranken- und Säuglingspflege
3. Ärztliche, zahnärztliche und tierärztliche Instrumente
4. Mittel und Gegenstände der Hygiene und Körperpflege
5. Diätetische Lebensmittel
6. Lebensmittel, soweit sie zur Vorbeugung und zur Heilung von Krankheiten bestimmt sind

---
* Apotheker Dr. Dadder, Bad Ems

456 Betriebswirtschaft für Apotheker

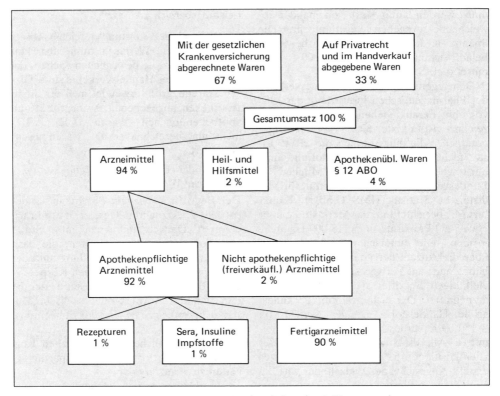

Abb. 2–1: Zusammensetzung des Umsatzes der Apotheken (nach Umsatzwert)

7. Gewürze
8. Prüfmittel, Chemikalien, Reagenzien und Laboratoriumsbedarf
9. Gifte sowie Schädlingsbekämpfungs- und Pflanzenschutzmittel
10. Mittel zur Aufzucht von Tieren
11. Fruchtsäfte

Die Umsatzanteile der einzelnen Gruppen sind der Abb. 2–1 (nach Schwantag) zu entnehmen.

Standortfaktoren

Die Qualität des Apothekenstandortes wird insbesondere durch folgende *Standortfaktoren* beeinflußt:
a) *örtlich auftretender Bedarf* (abhängig insbesondere vom Altersaufbau und von der Struktur der im Einzugsbereich lebenden Bevölkerung); durchschnittlicher Apothekenumsatz pro Kopf der Bevölkerung netto rd. DM 355,– (1984).

b) *Belegenheit* des Standortes *mit Arztpraxen;* Fachrichtung und Verschreibungsgewohnheiten der Ärzte, Zurechenbarkeit zur Apotheke
c) *den Publikumsverkehr anziehende Geschäfte* und *Einrichtungen* (Postamt, Bank, Supermärkte, Straßenbahnhaltestellen u. a.) sowie Laufgewohnheiten des Publikums
d) *Parkmöglichkeiten* bei der Apotheke
e) Nähe von *Konkurrenzapotheken*

Absatzpolitische Maßnahmen

Hierunter versteht man die Maßnahmen zur Erzielung, Erhaltung und Förderung des Absatzes. Bei gegebenem Standort bestehen nur begrenzte Möglichkeiten, absatzpolitische Instrumente, die den Umsatz beeinflussen können, einzusetzen. Im Hinblick auf die übergeordnete gesundheitspolitische

Aufgabe des Apothekers sind hierzu einschränkende Gesetze und Verordnungen erlassen worden.
- Sortimentswahl im weitesten Sinne entfällt, da die Arzneimittel vorgehalten werden müssen, die aufgrund ärztlicher Verschreibung oder Selbstindikation nachgefragt werden. Lediglich beim sog. Randsortiment ist eine aktive Sortimentswahl möglich.
- Preispolitik ist bei festen Aufschlagsätzen lt. Arzneimittelpreisverordnung ausgeschlossen. Möglich ist eine aktive Preispolitik, aber unter Umständen auch erforderlich beim Randsortiment.
- Werbemaßnahmen sind durch das Heilmittelwerbegesetz stark eingeschränkt. Werberichtlinien der zuständigen Apothekerkammern regeln Werbung und Darstellung der Apotheke in der Öffentlichkeit. Die Darstellung der Apotheken erfolgt vor allem durch Maßnahmen der Berufsverbände, die Gemeinschaftswerbung durchführen. Die einzelne Apotheke stellt sich den Patienten/Kunden durch ihr Erscheinungsbild (Einrichtung), durch Kundenzeitschriften und durch positive Schaufenstergestaltung dar. Darüber hinaus erfüllt die Service-Leistung eine immer wichtigere Werbefunktion. Hohe Verkaufsbereitschaft und Lieferfähigkeit sind hierbei ebenso gefragt wie die umfassende Fachberatung und Freundlichkeit bei der Bedienung.

Problematik des Randsortimentes

Randsortiment, Ergänzungssortiment, aber auch Sortiment II stehen begrifflich für ein und dieselbe Warengruppe, für die Gruppe der apothekenüblichen Waren. Während jahrelang in Apothekerkreisen diskutiert wurde, ob die Führung eines Ergänzungssortiments in der Apotheke überhaupt sinnvoll sein kann, hat sich in jüngster Zeit die Fragestellung beträchtlich gewandelt. Die Frage „ja oder nein" zum Ergänzungssortiment heißt heute, „wenn Sortiment II, dann mit Engagement".

Preis- und Sortimentsvorschriften gibt es weder beim Ergänzungssortiment noch bei den nicht apothekenpflichtigen Arzneimitteln. Ein verkaufsaktives Sortiment II, das bestimmt wird durch die Elemente Sortimentsauswahl und Preis, wird dem engagierten Apotheker stets Umsatzwachstum bringen. Das gilt sicher für den Bereich des Randsortimentes, das gilt aber auch für den Rezeptumsatz, der, so die Erfahrung, erfolgreicher abschneiden kann.

Der Apotheker steht mit dem Sortiment II in direktem Wettbewerb zu Drogerien, Drogeriemärkten, Reformhäusern und Gesundheitsabteilungen von Supermärkten und Kaufhäusern.

Werbung, Sortimentswahl, Warenpräsentation und nicht zuletzt Preispolitik sind als notwendige Marketingaktivitäten zu beherzigen, da der Mitbewerb für das Sortiment II keinen vergleichbaren Auflagen in der Betriebsführung unterliegt, und die Waren in großen Mengen und in der Regel zu Niedrigpreisen mit einem Minimum an Serviceleistung anbietet oder anbieten kann.

Erfolgreich kann der Apotheker dann im Markt agieren, wenn er im Randsortiment eine Beschränkung auf verhältnismäßig wenige Artikel anstrebt, die in größeren Mengen und damit zu günstigen Preisen eingekauft werden. Eine Konzentration auf apothekenexklusive Produkte kann darüberhinaus das Ansehen der Apotheke als Gesundheitszentrum erhöhen.

Eine flexible Preispolitik macht eine Umstellung der Kostenrechnung erforderlich. Die Vollkostenrechnung mit ihren Durchschnittaufschlagsätzen ist abzulösen durch die Teilkostenrechnung, hier speziell die Deckungsbeitragsrechnung. Die Deckungsbeitragsrechnung dient im Bereich des Sortiment II der Ermittlung von Preisuntergrenzen. Der Aufschlagsatz auf den jeweiligen Einkaufs- bzw. Einstandspreis muß mindestens so hoch sein, daß die dem Umsatz des Sortiments II direkt zurechenbaren Kosten, genannt variable Kosten, gedeckt werden. Zu den variablen Kosten gehören z. B. die anteiligen Personalkosten, Gewerbesteuer, Beiträge, Verpackungskosten, Kontokorrentzinsen und Kosten der Werbung. Ein Preis, der oberhalb der so ermittelten Preisuntergrenze am Markt durchgesetzt werden kann, erbringt einen Deckungsbetrag für die umsatzunabhängigen Kosten, die als sog.

Kosten der Betriebsbereitschaft auch ohne Umsatz anfallen.

Raum

Der Leistungsfaktor Raum ist für einen bestehenden Betrieb kurzfristig nicht variabel. Im Unternehmen Apotheke ist darüber hinaus die Anpassung an einen veränderten Raumbedarf durch die Apothekenbetriebsordnung begrenzt (Vorschriften über Raumzahl, Mindestfläche, qualitative Ausstattung der Räume).

Kosten für den Faktor Raum (Mietkosten oder kalkulatorischer Mietwert, Kosten für Beleuchtung, Heizung, Reinigung und Instandhaltung, Baukostenzuschüsse, Kautionen)

Der Hauptposten unter den Kosten für den Faktor Raum ist die Miete oder der kalkulatorische Mietwert.

Soweit Apotheken in gemieteten Räumen betrieben werden, ist die Höhe der tatsächlich anfallenden Kosten durch die in der Regel monatlichen Mietzahlungen an den Vermieter exakt zu bestimmen. Die Höhe der Miete wird im wesentlichen von der örtlichen Lage bestimmt. Unabhängig von der Ausstattung müssen in Ballungszentren und guten Verkehrslagen weitaus höhere Mieten als in dünn besiedelten Randlagen gezahlt werden. Der Mittelwert für Mieten betrug in den letzten Jahren rd. 2,5% des Nettoumsatzes. Dieser Durchschnittswert ist nach unten gezogen durch alte langlaufende Mietverträge mit einem geringen Mietzins und ohne Mietwertgleitklausel. Bei neu abgeschlossenen Mietverträgen werden dagegen vergleichsweise sehr viel höhere Mieten entrichtet, die auch noch den jährlichen Preissteigerungen durch die Mietwertgleitklausel angepaßt werden. Nicht mehr zulässig ist nach der Apothekengesetznovelle von 1980 die Bemessung der Miete in einem %-Satz vom Umsatz. Allerdings galt auch schon vorher bei Umsatzmieten, die mit einem %-Satz von mehr als 5% ausgestattet waren, die Vermutung, daß es sich um eine widerrechtliche Pacht handle, wobei rein rechtlich gesehen der Vertrag von Anfang an nichtig war und bei bösem Willen eines der Partner eine sofortige Auflösung des Pachtvertrages bewirkte.

Soweit Apotheken nicht in gemieteten Räumen, sondern im eigenen Hause des Apothekers betrieben werden, fällt eine Miete für die Raumnutzung nicht an. Um zu *betriebswirtschaftlich* vergleichbaren Ergebnissen zu kommen, wird ein sog. kalkulatorischer Mietwert in der Höhe tatsächlich bezahlter Mieten für vergleichbare Räume angesetzt. Steuerrechtlich darf dieser Betrag allerdings ebenso wie auch die anderen kalkulatorischen Kosten nicht berücksichtigt werden. Auch durch diesen betriebswirtschaftlichen Ansatz kalkulatorischer Mietkosten wird der Durchschnittssatz der statistisch ermittelten tatsächlichen Mieten merklich nach unten gezogen, da meist kalkulatorische Mietpreise angesetzt werden, die sich an den Gebäude-Herstellungskosten vergangener Jahre orientieren.

Da der Leistungsfaktor Raum nicht nur als reine Fläche, sondern als beleuchteter, beheizter und gepflegter Raum zur Verfügung stehen muß, sind die damit verbundenen Raum-Neben-Kosten in die Betrachtung einzubeziehen. Gelegentlich werden auch die Lohnaufwendungen für Reinigungspersonal, die der Kostenart nach zu den Personalkosten gehören, bei den Raumkosten mit angesetzt. Sonderleistungen des Mieters wie u. U. zinslose oder verlorene Baukostenzuschüsse und zinslose Kautionen sind ebenfalls zu berücksichtigen.

Kosten für die Einrichtung

In die Betriebsrechnung gehen folgende Kosten für Einrichtungen der Apotheke ein:
a) *Abschreibungen (= Absetzung für Abnutzung = AfA) bezüglich des aktivierungspflichtigen Aufwands (Einrichtungsgegenstände)* linear = in gleichmäßigen Beträgen ggf. degressio = in fallenden Beträgen.
Die Höhe bemißt sich nach der wirtschaftlichen Nutzungsdauer, bei 8 (10) Jahren ist AfA 12,5% (10%) des Anschaffungswertes (linerare Afa).
b) *Sonstige Kosten und Reparaturen* hinsichtlich des laufenden Unterhalts.
c) *Sachversicherungsaufwendungen,*
d) *Abschreibungen auf fest mit dem Grund-*

stück verbundene Teile der Einrichtung (Umbauten, Schaufenster).

Bei Apotheken in eigenen Räumen beträgt in der Regel AfA = 2%, ggf. *degressive AfA*; in beiden Fällen handelt es sich i. d. R. um nachträgl. Herstellungskosten; bei Mieträumen, Verteilung des Aufwandes i.d.R. auf die Dauer des Mietvertrages.

e) *„Geringwertige Anlagegüter"* (Einrichtungsgegenstände unter DM 800,– ohne Mehrwertsteuer) sind im Jahr der Anschaffung voll als Betriebsausgaben abzusetzen.

f) u. U. *Leasingrate* für „geleaste" Einrichtung; sie ist steuerlich laufender Aufwand.

Bei *Pachtapotheken* und Apotheken, die gegen Rente übertragen werden, sind die genannten Kostengrößen häufig betriebswirtschaftlich nicht exakt aus den laufenden Pacht- und Rentenzahlungen isolierbar.

Aus steuerlichen Gründen wird der Apotheker häufig versuchen, einen hohen Anteil der Aufwendungen für die Einrichtung im laufenden Aufwand (b) oder bei (e) unterzubringen und möglichst hohe Abschreibungen auszuweisen, um den steuerlichen Gewinn sofort zu mindern. Dies ist im ersten Geschäftsjahr einer Apotheke nicht immer sinnvoll. Die im Erstjahr abgezogenen hohen Aufwendungen wirken sich in den Folgejahren in zweifacher Weise gewinnerhöhend aus, da dann einerseits die entsprechenden Aufwendungen nicht mehr anfallen und andererseits nach Überwinden der Anlaufschwierigkeiten in der Regel höhere Gewinne erzielt werden und das Einkommen des Apothekers in die Einkommensteuerprogression wächst.

Die *Anschaffungskosten für die Apothekeneinrichtung* liegen heute auch für kleinere Apotheken zwischen DM 120 000 und DM 170 000. Folgendes Zahlenbeispiel zeigt die Kosten, die im ersten Geschäftsjahr entstehen:

Eine Apotheke wird in Geschäftsräumen errichtet, die bisher anderweitig benutzt waren (Mietvertrag 10 Jahre).

Ausgaben (in DM)	brutto	Umsatzsteuer 14%	netto
An- und Umbau an Wänden, Decken und Türen	35 682	4 382	31 300
Einrichtung	154 470	18 970	135 500
Geringwertige Anlagegüter	39 216	4 816	34 400
Summe	229 368	28 168	201 200

Kosten im ersten Geschäftsjahr (Abschreibungen und Betriebsausgaben): in DM	
3 130	Absetzungen für Abnutzung für An- und Umbau (10% entsprechend der Laufzeit des Mietvertrages)
13 550	Absetzung für Abnutzung Einrichtung (10%)
34 400	Geringwertige Anlagegüter
51 080	Zusammen
4 100	Zusätzliche sonstige Einrichtungen (Reparaturen, Versicherung usw.)
55 180	Belastung im 1. Jahr

Raumökonomie: Kundenfläche, Fläche des Handverkaufstisches, Verkäuferfläche, Fläche der übrigen apothekenrechtlich vorgeschriebenen Räume (Laboratorium, Nachtdienstzimmer)

§ 3 ApBO enthält u. a. folgende Mindestvorschriften über die Apothekenbetriebsräume:

(1) Eine Apotheke muß mindestens aus einer Offizin, einem Laboratorium, zwei Vorratsräumen und einem Nachtdienstzimmer bestehen. Die Grundfläche dieser Betriebsräume muß insgesamt mindestens 110 qm betragen.

...

(4) Im Laboratorium müssen sich Anschlüsse für Wasser, Gas oder Strom sowie

ein Abzug mit Absaugvorrichtung befinden.
(5) In einem der beiden Vorratsräume muß eine Aufbewahrung der Arzneimittel unterhalb einer Temperatur von 20° Celsius möglich sein.
(6) Die Betriebsräume müssen nach Lage, Größe und Einrichtung so beschaffen sein, daß ein ordnungsgemäßer Apothekenbetrieb, insbesondere die einwandfreie Herstellung, Prüfung, Aufbewahrung und Abgabe von Arzneimitteln gewährleistet ist. Die Betriebsräume sollen so angeordnet sein, daß jeder Raum ohne Verlassen der Apotheke zugänglich ist.

In der Realität wird die Mindestfläche wesentlich überschritten und zeigt steigende Tendenzen auf:

	Geschäftsfläche in m² (= 100%)	Davon Offizinfläche in m²
1969	160,0	54,0 (34,0%)
1980	164,0	62,3 (38,0%)

Für die Fläche des Handverkaufstisches und der übrigen Räume gibt es keine allgemeingültigen Vorstellungen. Einrichter haben stark voneinander abweichende Richtwerte.

Investition und Finanzierung

Investition ist betriebswirtschaftlich die Anlage von Geldkapital in Sach- und Finanzgütern, die dem Unternehmen zur Erbringung seiner Leistung in Form von Anlage- und Umlaufvermögen zur Verfügung stehen. Investition bedeutet also die *Verwendung von Geldmitteln* für betriebliche Zwecke und berührt die Aktivseite der Bilanz.

Unter *Finanzierung* versteht man dagegen die *Beschaffung* der für die betriebliche Investition *notwendigen Geldmittel*. Die Finanzierung findet ihren Niederschlag auf der Passivseite der Bilanz in Form von Eigen- und Fremdkapital.

Kapitalbedarf in einem Apothekenbetrieb (Anlagevermögen, Umlaufvermögen, flüssige Mittel in bezug auf die Größe des Apothekenbetriebs)

Kapitalbedarf ist die Kapitalmenge, die eine Unternehmung zur Finanzierung des Anlage- und Umlaufvermögens benötigt. Zum *Anlagevermögen* zählen die Wirtschaftsgüter, die dem Unternehmen langfristig zur Verfügung stehen. Im wesentlichen ist das die *Geschäftseinrichtung*. Möglicherweise kommt ein aktivierter Aufwand für *Umbauten* hinzu, sowie ggf. ein Kraftfahrzeug. Für diese Vermögensteile hat das Unternehmen eine „Vorfinanzierung" zu leisten, denn der Gegenwert für diese Gegenstände wird erst im Laufe ihrer Lebensdauer über die Abschreibungen zurückgeführt.

Zum *Umlaufvermögen* in der Apotheke zählt im wesentlichen das *Warenlager*, das auch „vorfinanziert" werden muß. Der Kapitalrückfluß ist schneller als beim Anlagevermögen und richtet sich nach der Umschlagsgeschwindigkeit des Warenlagers, in Apotheken durchschnittlich 7–7½-mal im Jahr.

Zum Umlaufvermögen gehören weiterhin *Forderungen* und als sog. *flüssige Mittel:* Kasse, Bank, Postscheck, durch die auch Kapital gebunden wird. Die flüssigen Mittel sind notwendig zur Bestreitung von Aufwendungen oder Kosten wie Steuern, Mieten, Heizung sowie für die Gehälter der Mitarbeiter.

Die *Höhe des Kapitalbedarfs* für Anlage- und Umlaufvermögen ist abhängig vom Dienstleistungsbedarf, der der jeweiligen Apotheke abverlangt wird. Als Maßstab dafür dient im allgemeinen der Umsatz. Es ist dabei nicht vom durchschnittlichen Umsatz auszugehen, sondern von dem geringeren, den die Masse der Apotheken erreicht (netto DM 1 000 000); für diese typische Apotheke ergibt sich – bei gemieteten Räumen – etwa folgendes Bild der Aktivseite der Bilanz:

1. Umbauten (Schaufenster, Innenanlagen verbunden mit dem Gebäude, Lichtreklame)	DM 25 000,–
2. Einrichtung	DM 165 000,–
3. Kapitalbedarf für Warenlager	DM 100 000,–
4. Vorsteueranspruch Finanzamt	DM 40 600,–
zusammen	DM 330 600,–
5. Flüssige Mittel	DM 20 000,–
Kapitalbedarf (= Investitionssumme) der typischen Apotheke	DM 350 600,–

Zusammenfassend muß man feststellen, daß die Apotheken heute einen höheren Kapitaleinsatz erfordern.

Kapitaldeckung im Apothekenbetrieb (Eigenfinanzierung, Fremdfinanzierung)

Der Kapitalbedarf zur Finanzierung der Investitionen in Anlage- und Umlaufvermögen ist durch Eigenkapital (Eigenfinanzierung) und Fremdkapital (Fremdfinanzierung) zu decken.

Eigenkapital ist zunächst die wichtigste Finanzierungsquelle insbesondere wegen des auf dem Fremdkapital lastenden Risikos. Eigenkapital kann bestehen aus *Ersparnissen* in irgendeiner Form, aber auch aus dem eigenen (bebauten) *Grundstück*, das für den Betrieb der Apotheke zur Verfügung gestellt wird und das außerdem u. U. die Fremdkapitalbeschaffung bei Banken erleichtert. Im laufenden Apothekenbetrieb wird die Eigenfinanzierung durch die Selbstfinanzierung über Abschreibungen und nicht entnommene Gewinne ergänzt.

Beim *Fremdkapital* sollte möglichst den *langfristigen Fremdmitteln* der Vorzug gegeben werden. Abgesehen von bestimmten Sonderkrediten sind das in erster Linie *Hypothekar-Kredite* der Hypothekenbanken, Sparkassen oder Versicherungen, sofern die Beleihungsgrenze für das eigene Grundstück noch nicht ausgeschöpft ist. Die Konditionen hinsichtlich Auszahlungssatz, Zinssatz, Tilgungssatz sind sehr unterschiedlich. Zwecks Vergleichbarkeit der einzelnen Bankkonditionen sollte grundsätzlich auf die Effektivverzinsung abgestellt werden:

Näherungsrechnung

$$\frac{\text{Nominalsatz} \times \text{Nennwert}}{\text{Auszahlungskurs}} + \frac{\text{Disagio}}{\text{Zinsfestschreibungszeit}}$$

Von den *mittel- und kurzfristigen Fremdfinanzierungsmöglichkeiten* ist der *Kontokorrentkredit* am einfachsten zu handhaben. Er kann von der Bank gewährt werden, mit der der Unternehmer in ständiger Geschäftsbeziehung steht. Es bedarf jedoch einer ausdrücklichen Kreditvereinbarung (denn ein „einfaches" Überziehen des Kontos ist teurer als die vereinbarte Kreditinanspruchnahme). Der relativ hohe Zinssatz beim Kontokorrent täuscht, da Zinsen nur für den tatsächlich durch Inanspruchnahme entstehenden täglichen Kreditbedarf (im Rahmen des Kreditlimits) berechnet werden.

Bei *Lieferantenkrediten* liegen die Kosten, die durch entgehendes Skonto entstehen, wesentlich höher z. B. 2% Skonto bei Zahlung innerhalb von 8 Tagen oder netto Kasse innerhalb von 4 Wochen. Durch den Zeitunterschied von 3 Wochen geht ein Vorteil von 2% verloren. Dem entspricht ein Jahresprozentsatz von 34⅔%.

Weitere Finanzierungsmöglichkeiten sind *Wechselkredite* durch Finanzierungs- und Handelswechsel, deren Kosten von der Höhe des Diskontsatzes abhängen, und die Finanzierung über das *Leasing*.

Tab. 2–1: Bilanzaufbau

Aktiva	DM	Passiva	DM
Anlagevermögen		Eigenkapital	85 000
Einrichtung	120 000		
Umlaufvermögen		Fremdkapital	
Warenvorräte	82 000	langfr. Verbindlichk.	111 000
Forderungen (z. B. GKV)	34 000	kurzfr. Verbindlichk.	55 000
Kasse	1 000		
Bank	12 000		
Postscheck	2 000		
Summe	251 000		251 000

Finanzwirtschaftliche Struktur (Liquidität, Finanzierungsregeln)

Auskunft über die Vermögenslage einer Unternehmung gibt die *Bilanz*, das ist die kontenmäßige Darstellung aller Vermögenswerte einer Unternehmung und deren Finanzierung (Tab. 2-1). Bei Kreditbedarf infolge einer Investitionsentscheidung untersuchen die finanzierenden Banken mit Hilfe verschiedener Finanzierungskennzahlen die Struktur und somit die *Solidität der Finanzierung* (langfristige Betrachtungsweise), und sie untersuchen auch die *Liquidität* des Unternehmens anhand verschiedener Liquiditätsgrade.

Eigenkapitalanteil
Um ein Unternehmen weitgehend von externen Geldgebern unabhängig zu machen und die Risiken schwankender Kapitalmarktzinsen auszuschließen, sollte der Eigenkapitalanteil am Gesamtkapital möglichst hoch sein. Zusätzlich wird Unternehmungen mit hohem Eigenkapitalanteil der Wunsch nach Fremdmittel für Investitionen problemloser erfüllt werden.

$$\frac{\text{Eigenkapital} \times 100}{\text{Gesamtkapital}} = \frac{85\,000 \times 100}{251\,00} = 33{,}9\%$$

Anlagendeckung
Langfristige Investitionen sollen langfristig finanziert werden, d. h. es sollen nur langfristig zur Verfügung stehende Mittel eingesetzt werden. Gegenstände des Anlagevermögens dienen dem Betrieb langfristig, sie sind daher auch langfristig zu finanzieren; nach Möglichkeit mit Eigenkapital. Sollwert der „Goldenen Bilanzregel" somit 100%.

Die ausschließliche Eigenfinanzierung, das ist die Finanzierung nur mit Eigenkapital, hat einer weitergehenden Anlagendeckung weichen müssen. Die Finanzierung des Anlagevermögens, das langfristig dem Betrieb dient, erfolgt heute in der Weise, daß neben dem Eigenkapital zunehmend langfristiges Fremdkapital von externen Geldgebern eingesetzt wird.

$$\frac{\text{Eigenkapital} + \text{langfr. Fremdmittel}}{\text{Anlagevermögen} + \text{Warenlageranteil}} \times 100$$

$$\frac{85\,000 + 111\,000}{120\,000 + 75\,000} = 100\%$$

Der Koeffizient Anlagendeckung II fordert, daß aus den langfristig dem Unternehmen zur Verfügung stehenden Mitteln auch noch der größere Teil des Warenlagers finanziert werden soll.

Liquidität
Bei der Untersuchung der Liquidität wird nach verschiedenen Graden unterschieden, je nachdem in welchem Ausmaß Teile des Umlaufvermögens bei einer evtl. Auflösung der Unternehmung liquidierbar (in Geld-

Tab. 2–2: Liquiditätsberechnung

Liquiditätsüberdeckung	
Berechnung der Liquidität 1. Grades	
Kasse	1 000
Postscheck	2 000
Bank	12 000
Liquide Mittel 1. Grades	15 000
Kurz- und mittelfristige Verbindlichkeiten	55 000
$= \dfrac{\text{Kasse + Postscheck + Bank}}{\text{kurzfr. Verbindlichkeiten}} = \dfrac{15\,000}{55\,000} = 0{,}3$	
Berechnung der Liquidität 2. Grades	
Liquide Mittel wie vorstehend	15 000
zuzüglich fälliger Forderungen an Kunden	34 000
Liquide Mittel 2. Grades	49 000
Kurz- und mittelfristige Verbindlichkeiten	55 000
$= \dfrac{\text{liquide Mittel 1. Grades + Forderungen}}{\text{kurzfr. Verbindlichkeiten}} = \dfrac{15\,000 + 34\,000}{55\,000} = 0{,}9$	

mittel umwandelbar) sind und die Verbindlichkeiten (insbesondere die kurzfristigen) abdecken können.

Es gibt mehrere Möglichkeiten, die Liquidität formelmäßig zu berechnen. Banken beziehen die Differenz zwischen liquiden Mitteln und Verbindlichkeiten auf die Verbindlichkeiten, vgl. die Beispiele in Tabelle 2–2.

Ein *allgemeiner Finanzierungsgrundsatz* ist: eine Unternehmung soll nur soviel Kapital aufnehmen, wie zur Gewährleistung des reibungslosen Betriebsablaufes erforderlich ist. Die darüber hinausgehende Kapitalausstattung bedeutet unnötige Kostenverursachung (bzw. entgangene Verzinsung bei Anlage dieses entsprechenden Kapitals am Markt).

Die *Liquidität 3. Grades* bezieht in die Betrachtung den Warenlagerwert mit ein.

Bei Apotheken sollte aus Gründen der Sicherheit nur von der Liquidität 2. Grades ausgegangen werden. Der Sollwert der Liquidität beträgt 1,0.

Rationalisierung im Apothekenbetrieb

„Rationalisieren heißt: Vernünftig gestalten." Angewandt auf den Apothekenbetrieb bedeutet Rationalisieren die Durchführung von Maßnahmen zur Steigerung des wirtschaftlichen Erfolgs.

Rationalisierung verbunden mit dem pharmazeutischen Großhandel

Rationalisierungsmöglichkeiten im Zusammenhang mit dem Großhandel liegen vor allem in der Anwendung der automatischen Bestellübermittlung mittels Lochkarte. Vorteile ergeben sich sowohl für den Großhandel als auch für die Apotheken, die davon profitieren, daß
- Fehlbestellungen und verspätete Lieferungen weitgehend vermieden werden,
- tendentiell Personal eingespart wird und
- eine bessere Lieferbereitschaft erreicht wird.

Rationalisierung durch Geschäftseinrichtung

Rationalisierung durch Geschäftseinrichtung ist überwiegend Sache der Einrichter. Grundsätzlich läßt sich sagen, daß die Art der Einrichtung wesentlich zur Ausnutzbarkeit der Fläche und zur Übersichtlichkeit beitragen soll. Immer wieder weisen Einrichter darauf hin, daß man bei der Unterbringung einer Erstausstattung des Warenlagers nicht zu sehr mit dem Raum geizen soll, z. B. mit dem Raum in den Schubladenschränken. Wichtig ist weiterhin die *Variabilität* des (Schubladen-) Schranksystems hinsichtlich der zu erwartenden Änderungen in Aufmachung und Menge der Arzneimittel und apothekenüblichen Waren. Eine Apothekeneinrichtung muß außerdem dazu dienen, in Stoßzeiten oder besonderen Belastungszeiten – etwa während einer Grippewelle – mit Abgabespitzen fertig zu werden.

2.3 Möglichkeiten der Lagerhaltung – Planung, Organisation und Überwachung

Von P. Schaber

Das Warenlager der Durchschnittsapotheke umfaßt etwa 8000 bis 12 000 Artikel, teilweise bis zu 41 000 verschiedene Abpackungen. Voraussetzungen für einen rationellen Betriebsablauf ist die Schaffung eines *Hauptalphabetes* (früher General-Alphabet genannt). Die früher übliche Ordnung nach Indikationsgebieten oder Applikationsformen gilt als überholt. Heute versucht man, alle Arzneiformen und Packungsgrößen des Apotheken-Warensortiments in einem einzigen Alphabet unterzubringen. Homöopathische Arzneimittel und Neuerscheinungen sollten ebenfalls eingeordnet werden. Aufgrund gesetzlicher Bestimmungen und auch aus wirtschaftlichen Überlegungen sind fünf Ausnahmen zwingend:
- Betäubungsmittel,
- Arzneimittel, die bei 0–6 °C gelagert werden müssen (z. B. Sera und Impfstoffe),
- Arzneimittel, die „kühl" aufzubewahren sind (unter 20 °C),
- giftige Pflanzenschutzmittel und
- sehr große Packungen.

Bei diesen Artikeln weisen *Hinweiskarten* im Hauptalphabet auf den besonderen Lagerort hin. Dazu gibt es verschiedene Möglichkeiten. Neben aufgeklebten Farbsignalen und handgeschriebenen Karten mit Angabe von Lagerort und Name des Präparates haben sich farbige, ungelochte Karten aus Astralon (blau-grün-orange) besonders bewährt. Ihre Größe entspricht den normalen ABDA-Lochkarten. Auf der Karte braucht nur der Name des Artikels vermerkt zu werden, seine Farbe signalisiert den Lagerort. Folgende Farben wurden festgelegt:
blau = 0–6 °C (Kühlschrank)
grün unter 20 °C (kühler Raum)
orange = Artikel mit einem Lagerplatz außerhalb des Hauptalphabetes

Übervorräte lassen sich in ähnlicher Weise kennzeichnen, z. B. durch Hinweiszeichen oder verschiedenfarbige Haftetiketten auf der Lochkarte oder durch 4-farbige Signalkarten, die hinter die weiße Bestellkarte gesteckt werden.

Das ABDA-Doppellochkartensystem

Bei der apothekenspezifischen Lagerorganisation müssen mehrmals täglich viele Artikel vom Arzneimittel-Großhandel als Ergänzung nachbezogen werden. Früher trugen die Mitarbeiter die defekt gewordenen Arzneimittel und Substanzen auf einem Bestellblock, dem Defektbuch, ein; danach wurde die Bestellung ausgeführt. Die bei der mündlichen Übermittlung auftretenden Fehler sowie vergessene Defekte ergaben oft Lücken in der Belieferung der Kunden.

In den letzten Jahrzehnten wurden Systeme entwickelt, die eine schnelle Bestellübermittlung zum Großhändler und eine möglichst fehlerfreie Belieferung der Apotheke gewährleisten. Die Mehrzahl der Apotheken arbeitet heute mit Bestellterminals, die nur einen gerichteten Datenverkehr von der Apotheke zur Großhandlung zulassen.

Seit 1985 werden jedoch auch dialogfähige Terminals installiert, die Datenverkehr in beiden Richtungen zulassen.

Der gleichen Art des Datenverkehrs zwischen Apotheke und Arzneimittelgroßhandel bedienen sich auch die inzwischen in vielen Apotheken installierten Computer-Systeme.

Die überwiegende Mehrzahl von Apotheken benutzen heute Lochkarten-Systeme, während etwa 1% mit Etiketten und Strichcode arbeiten; das Defektbuch ist nur noch ein zusätzliches Hilfsmittel. Die größte Bedeutung kommt dabei dem *ABDA-Doppellochkartensystem* zu. Vorläufer waren folgende Kartensysteme:

- System Ferd. Schulze & Co: schmale weiße Fahnen als Datenträger,
- System Bachmann: dem Artikel werden Täfelchen als genaue Definition angehängt,
- System Meess: erstes Doppellochkartensystem, mußte selbst beschriftet werden,
- System Blezinger: erste bedruckte Kunststoffkarten im Doppelkartensystem und
- System Fahrenberger: war nur für „Schnelldreher" geschaffen worden.

Fertig bedruckte ABDA-Lochkartensätze werden von 3 Herstellerfirmen für die gängigsten Arzneispezialitäten geliefert. Der Basissatz umfaßt über 12 000 Doppelkarten. Durch monatliche Ergänzungslieferungen wird er laufend aktualisiert. Zusätzlich gibt es Kartensätze für Verbandmittel und Krankenpflegeartikel, ferner für Drogen, Chemikalien und Galenika. Weitere Lochkarten können in jeder Apotheke selbst hergestellt werden. Blankokarten, Beschriftungsmaterial und Locher werden in verschiedenen Ausführungen angeboten. Zur Zeit nicht benötigte Karten sollten archiviert werden, damit sie gleich zur Hand sind, wenn der betreffende Artikel einmal bestellt werden soll. Eine rationale Arbeitsweise macht es erforderlich, daß möglichst der gesamte Auftrag mittels Lochkarten aufgegeben wird. Das Archiv muß natürlich laufend durch neu erschienene Karten ergänzt werden, nicht mehr gültige Karten werden aussortiert.

Die Lochkarte dient als Datenträger für die präzise Definition der einzelnen Artikel. Neben den Angaben in Klarschrift gehört dazu auch die codierte Pharma-Zentralnummer. Sie wird beim Bestellvorgang durch spezielle Lesegeräte an den Großhandel bzw. an einen Computer übermittelt.

Im Gegensatz zu normalen Lochkarten und -streifen müssen mit ABDA-Lochkarten nur Zahlen übertragen werden, also vergleichsweise wenig Informationen. So wurde aus der großen normalen 80-stelligen Lochkarte aus dünnem Karton die Kleinlochkarte entwickelt. Ihre Größe wurde von einem Ausschuß auf die Maße 1 Zoll x 2 Zoll festgelegt. Die Entwicklung basiert auch auf dem international gebräuchlichen Lochstreifen der Fernschreiber oder Computer älterer Bauart.

Bestell- und Standortkarte

Es werden jeweils zwei *Artikelkarten* verwendet. Die Anbringung am Standort der Artikel geschieht mit Hilfe von Schienen und den geeigneten Kartentaschen. Sie werden passend zur jeweiligen Einrichtung angeboten. Alte Schübe lassen sich oft durch besondere Systeme nachrüsten. Man unterscheidet die weiße *Bestellkarte* und die gelbe *Standortkarte*. Die weiße Karte wird gezogen, wenn der vermerkte Bestellpunkt erreicht worden ist. Die dann sichtbar werdende gelbe Standortkarte signalisiert, daß der betreffende Artikel gerade bestellt wird.

Neben den Artikel-Lochkarten gibt es eine Reihe anderer ABDA-Lochkarten, welche für den reibungslosen Ablauf der Bestellung absolut notwendig sind (Abb. 2–2):

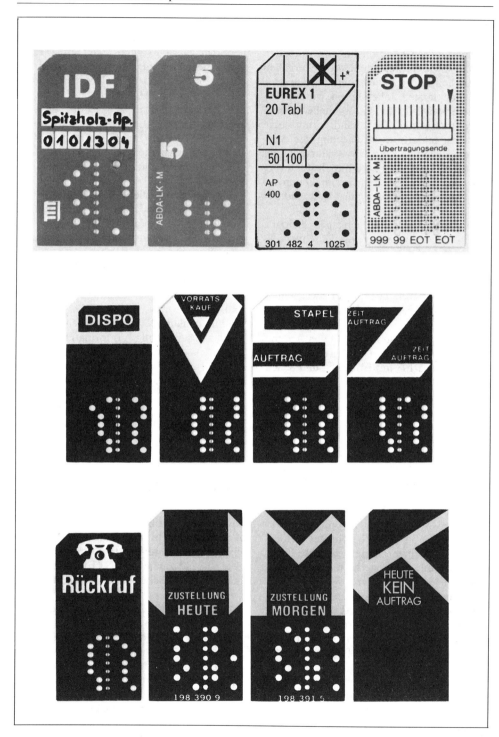

Abb. 2–2: ABDA-Doppellochkarten und Funktionskarten

IDF-Karte

Diese grüne Identifikationskarte muß immer als erste Karte in das Bestellmagazin eingesteckt werden. Sie übermittelt die Anschrift und die Kennzahl der bestellenden Apotheke. Ihre Codierung ist 8stellig.

Stop-Karte

Die rote Stop- oder EOT-Karte (end of transmission) muß als letzte Karte die Bestellung abschließen. Sie ist mit der Codierung 99 999 abgesichert, denn das Stop-Zeichen kann auch durch fehlerhaft codierte oder seitenverkehrt gesteckte Artikelkarten ausgelöst werden.

Mengenkarten

Die blauen Mengenkarten müssen bei den Terminals der ersten Generation vor den Artikelkarten gesteckt werden. Sie bestimmen die Bestellmenge.
Sie sind immer 4stellig codiert. Neben dem doppelten Mengenzeichen zwei Codierstellen für die Mengenzahl.

Funktionskarten

Diese schwarzgelben Karten wurden geschaffen, um noch spezielle Hinweise auf die Art der Bestellung durchgeben zu können.

Verschiedene Funktionskarten:

- **Dispositionskarte „Dispo"**

Sie bezieht sich nur auf die unmittelbar folgende Artikelkarte. Der Artikel soll disponiert werden, wenn er beim Großhändler nicht vorrätig sein sollte.

- **Stapelkarte „S" – Vorratskauf „V"**

Die Bedeutung beider Karten ist praktisch gleich. Ihr Einsatz hängt von der jeweiligen Großhandlung ab.

- **Zeitauftrag „→"**

Zeitaufträge werden vom Großhandel in einer arbeitsarmen Zeit zusammengestellt und z. T. erst am nächsten Tag ausgeliefert. Häufig wird dafür ein Extrabonus gewährt.

- **Rückrufkarte**

Sie signalisiert dem Großhändler nachzuprüfen, ob ein Artikel bestimmt am Lager ist. Sollte er nicht vorrätig sein, muß die Apotheke sofort telefonisch benachrichtigt werden, damit der dringend benötigte Artikel noch bei einem anderen Großhändler bestellt werden kann.

- **Zustellung heute „H" – Zustellung morgen „M"**

Diese Funktionskarten signalisieren, daß der Auftrag noch am selben Tag bzw. erst am Folgetag der Apotheke zugestellt werden soll. Die Karten können z. B. eingesetzt werden, wenn eine Apotheke am Mittwochnachmittag geschlossen hat („M") und nur turnusmäßig Dienstbereitschaft („H") hat.

- **Kein Auftrag „K"**

Die Karte „Heute kein Auftrag" ist nur wichtig beim Pharmadat und LOS T10 bei automatischem Auftragsabruf.

Pharma-Zentralnummer

Seit 1968 wird vom Arzneibüro der ABDA in Frankfurt/Main für jeden Artikel eine spezifische Pharma-Zentralnummer vergeben. Damit wurde die Möglichkeit geschaffen, mit Hilfe eines Terminals (Kleinkartenlesers) oder eines Computers eine *Datenfernübertragung*, also Bestellung von der Apotheke zum Großhandel auf elektronischem Wege, durchzuführen.

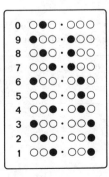

Abb. 2–3: Schlüssel zum Lesen der ABDA-Lochkarten

Die Pharma-Zentralnummer ist eine siebenstellige Zahl. Die ersten sechs Ziffern kennzeichnen den Artikel, die siebte Zahl ist die Prüfziffer. Sie läßt sich mit dem *11er-Modulus* folgenderweise berechnen: Die erste Ziffer der Codezahl wird mit 2 multipliziert, die zweite mit 3 usw. Die einzelnen Ergebnisse werden addiert, die Summe durch 11 dividiert. Der verbleibende „Rest" ergibt die Prüfziffer. Zahlen, die einen Divisionsrest von 10 ergeben, wurden bis 1981 nicht als Pharma-Zentralnummer verwendet (Abb. 2–3). Nach einer Absprache zwischen dem Phagro-Verband und der ABDA im Jahre 1981 wird in diesem Fall die Prüfziffer 10 auf Null (0) verkürzt.

Der Hauptvorteil liegt in der Möglichkeit, die Bestellmengenzahlen, die bisher zweistellig und ohne Prüfziffer übertragen wurden, auf vier Stellen zu erhöhen und gleichzeitig mit einer Prüfziffer versehen, wie eine Artikelnummer zu behandeln und zu prüfen.

Der seit 1976 erfolgte Einsatz elektronischer Speicherterminals öffnete die Möglichkeit zu rationellen Übertragungsprozeduren durch Erhöhung der Übertragungsgeschwindigkeit von 20 Zeichen pro Sekunde auf 40 Zeichen/Sekunde. Durch Zusammenfassung von jeweils 10 Artikelnummern zu einem Datenblock, der über einen sogenannten Blockheader mit Prüfzahl und Prüfziffer nach der gleichen 11er-Modulusrechnung prüfbar ist, wird sowohl die Übertragungsrate (-geschwindigkeit) nochmals um ca. 30% erhöht als auch die Übertragungssicherheit wesentlich verbessert.

Beispiel einer Prüfrechnung:

```
    0 9 5 6 1 9 3    Pharma-Zentral-
  x 2 3 4 5 6 7      nummer
                     Multiplikator
    ─────────────
      0
     27
     20
     30
      6
     63
    ─────────────
    146:11 = 13   Rest 3   Prüfziffer
```

Während des Bestellvorganges wird jede Prüfziffer vom Computer kontrolliert. Erst bei richtigem Ergebnis kann die nächste Pharma-Zentralnummer oder der nächste Datenblock durchgegeben werden.

Nach langjährigem Einsatz der ABDA-Lochkarte, in der bislang nahezu unveränderten Form, wurde diese nun an die heutigen Anforderungen angepaßt.

Die Größe der Lochkarte ist unverändert geblieben, 1 Zoll mal 2 Zoll (1 Zoll = 2,54 cm). Die Kopfleiste ist ohne die beiden Verstärkungen zweier Felder nun 7 mm hoch. Das Feld für die Kennzeichen der Rezeptpflicht ist 5 mm breit; das Feld daneben ist quadratisch (7 mm x 7 mm). Es dient zur Aufnahme der Warn- und Hinweiszeichen. Die beiden Felder links unten am Textfeld der Lochkarte sind jetzt nur noch 4 mm hoch.

Die Lochkarten liefern in Klarschrift folgende Informationen:

Aufgedruckt:

Artikelbezeichnung
Applikationsform
Stärke etc.
Packungsgröße
Warn- und Hinweiszeichen (s. a. Abb. 2–5)
Kennzeichnung der Rezeptpflicht
Verfall-Hinweis
Art der Aufbewahrung
Ausgabedatum der Lochkarte
Pharma-Zentralnummer

In der Apotheke in veränderbarer Beschriftung anbringen:

Lieferant
Bestellpunkt (Mindestlagermenge)
Bestellmenge
Verkaufspreis

Die neue ABDA-Norm schreibt vor, die einzelnen Felder der ABDA-Lochkarte – wie Abb. 2-4 zeigt – zu verwenden. Die beiden Felder „Bestellpunkt" und „Bestellmenge" können auch mit einem Signal des Vierfarben-Bestellpunktsystems überklebt werden.

Auf der ersten Zeile des Textfeldes soll

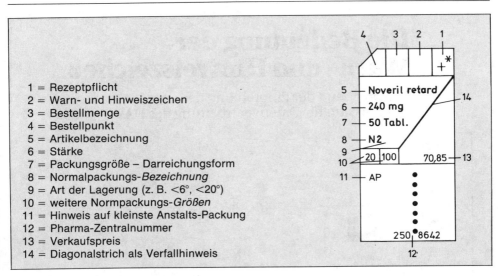

1 = Rezeptpflicht
2 = Warn- und Hinweiszeichen
3 = Bestellmenge
4 = Bestellpunkt
5 = Artikelbezeichnung
6 = Stärke
7 = Packungsgröße – Darreichungsform
8 = Normalpackungs-*Bezeichnung*
9 = Art der Lagerung (z. B. <6°, <20°)
10 = weitere Normpackungs-*Größen*
11 = Hinweis auf kleinste Anstalts-Packung
12 = Pharma-Zentralnummer
13 = Verkaufspreis
14 = Diagonalstrich als Verfallhinweis

Abb. 2–4: Daten und Zeichen auf ABDA-Lochkarten

der Artikelname immer „halbfett" gedruckt werden, um diesen optisch besser erfassen zu können.

Die zweite Zeile soll die Bezeichnungen für die Stärke des Arzneimittels anzeigen.

Aus der dritten Zeile werden Packungsgröße und Applikationsform angegeben.

Die Normgrößen-*Bezeichnung* (N1 – N2 – N3) steht immer auf der letzten Zeile.

Entfällt eine Angabe für die Stärke des Präparates, so rücken die dritte und vierte Zeile mit Packungsgröße und Applikationsform sowie die Normgrößenbezeichnung je eine Zeile höher.

Eine notwendige Aufgabe für eine besondere Lagerung steht immer rechts neben der Normgrößen-Bezeichnung über dem rechten unteren Fach. Am besten etwas dünner gedruckt als die Normgröße-Bezeichnung.

Die beiden rechteckigen Fächer links unten im Schriftfeld der ABDA-Lochkarte sind vorgesehen für die Aufnahme der Packungs-*Größen* der beiden anderen Normpackungen. Entfällt eine Normgröße, wie z. B. bei Herzmitteln die N1, so wird hierfür eine Null im linken Fach signalisiert. Entsprechend wird verfahren bei anderen Arzneimitteln, wie z. B. Schlafmitteln oder Analgetica, bei denen es ein oder zwei Normgrößen-Bezeichnungen nicht gibt.

Der Schrägstrich für den Verfallhinweis muß kräftiger als die anderen Linien der ABDA-Lochkarte gedruckt werden.

Ermittlung von Bestellpunkt und Bestellmenge

Der *Bestellpunkt* (= Mindestlagermenge) ist die sogenannte Mindestmenge eines Artikels, bei deren Erreichen eine Nachbestellung notwendig wird. Der zu dieser Zeit noch vorrätige Restbestand muß so groß sein, daß die Lieferfähigkeit der Apotheke bis zum Eingang der Sendung gewährleistet bleibt.

Die *Bestellmenge* soll so gewählt werden, daß zum einen zu häufige Nachbestellungen vermieden werden, zum anderen soll die Lagerzeit und damit die Kapitalbindung nicht zu hoch werden. Als günstig betrachtet man eine Dispositionszeit von etwa 4 Wochen. Das kann aber nur als Anhaltspunkt gelten, ein mathematisch genauer Ablauf ist nicht zu erwarten.

Bestellpunkt und Bestellmenge resultieren beide aus der *Einkaufsmengenstatistik*. Sie wird auf der Rückseite der Bestellkärtchen geführt. In die zwölf Felder werden die monatlichen Bezüge, am besten mit Strichen, eingezeichnet. Am Jahresende läßt sich dann der durchschnittliche monatliche Bedarf ablesen. Vor dem Löschen der

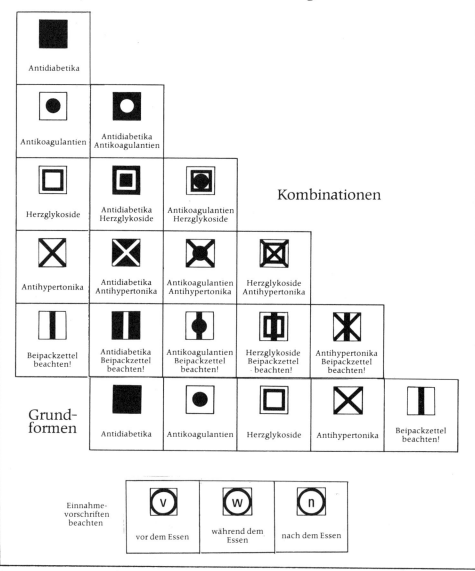

Abb. 2–5: Bedeutung der Warn- und Hinweiszeichen

Strichliste wird das gesamte Jahresergebnis z. B. auf das gelbe Kärtchen übertragen. Ändert sich die Umschlagshäufigkeit eines Artikels, so müssen auch die Bestellmenge und der Bestellpunkt angepaßt werden.

Eine konsequente Führung und Auswertung einer Einkaufsmengenstatistik wirkt sich günstig aus auf die Lieferfähigkeit und Lagerhaltung der Apotheke.

Das Vierfarben-Bestellpunktsystem

Statt der aufgeschriebenen Zahl wird mit einer vorher bestimmten Farbe, durch Aufkleben eines runden Haftetiketts (∅ = 8 mm) der Bestellpunkt signalisiert. Man setzt ihn stets an genau derselben Stelle der Lochkarte auf die beiden Felder, links oben, die für Bestellpunkt und Bestellmenge bestimmt sind (siehe Abb. 2–4).

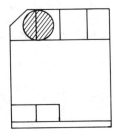

Bewährt haben sich die drei Farben der Straßenverkehrsampeln und noch zusätzlich schwarz (Abb. 2–6).

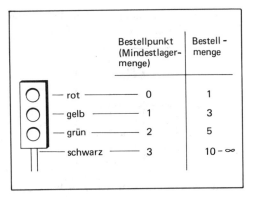

Abb. 2–6: Vierfarben-Bestellpunktsystem

Die Einkaufsmengenstatistik

Die Führung der Einkaufsmengen-Statistik erfolgt manuell auf der Rückseite der ABDA-Lochkarten.

Für die Monate des Jahres sind zwölf Felder vorhanden. Für jede Bestellmenge, der auf der Vorderseite signalisierten Bestellmenge, wird im betreffenden Monatsfach ein Strich gemacht. Auf diese Weise erkennt man nach einiger Zeit die Umschlaghäufigkeit der jeweiligen Spezialität. Man kann auf diese Weise die Bestellmengen erhöhen oder auch herabsetzen und bekommt dadurch das Warenlager besser in den Griff.

Da 60–70% des Bestandes der verschiedenen Artikel im Warenlager nur mit einem Stück vorhanden sind und oft nicht einmal

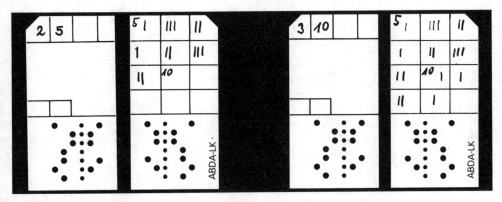

Abb. 2–7: Monatliche Einkaufsmengenstatistik auf weißer Lochkarte

im Monat nachbestellt werden, kann man hier eine Vierteljahres-Statistik führen.

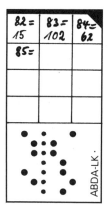

Auf diese Weise läßt sich drei Jahre lang diese Einkaufsmengen-Statistik führen, bevor man sie löschen müßte.

Bei selten abverkauften Artikeln könnte man im vierten bis sechsten Jahr diese Statistik mit wagerechten Strichen weiterführen.

Die am Ende eines Jahres festgestellte Gesamtbestellmenge wird nun auf das gelbe Standortkärtchen eingetragen und so eine langreichende Statistik ermöglicht.

Eine zu hohe Lagerumschlaggeschwindigkeit bedeutet aber keineswegs eine gute Lieferfähigkeit. Bei der Überwachung des Wareneinkaufs müssen beispielsweise auch Regal- und Lagerkapazitäten berücksichtigt werden.

Abb. 2-8: Jahresmengenstatistik auf gelber Standortkarte

Neuerdings müssen für alle Arzneimittel auch die offen aufgedruckten Verfalldaten beachtet und stetig kontrolliert werden.

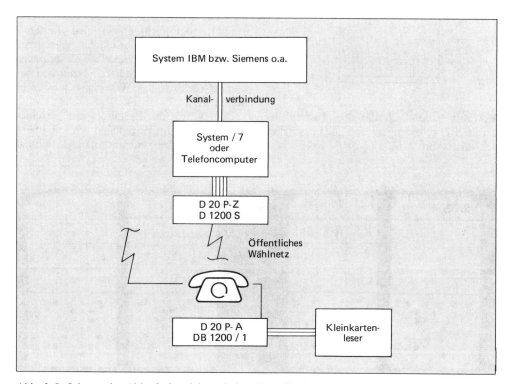

Abb. 2-9: Schema des Ablaufs der elektronischen Bestellweise

Die elektronische Bestellung

Voraussetzung für eine elektronische Bestellung ist ein Lesegerät der ersten, zweiten oder dritten Generation. Der Lochcode wird foto-elektrisch oder mechanisch-elektrisch gelesen und in elektrische Impulse umgewandelt. Mit Hilfe eines MODEMS (MOdular-DEModulator) werden diese Signale in Tonfrequenzen umgewandelt. Als Übertragungsmedium benutzt man ein Parallel-Modem D 40 PA der Bundespost in Verbindung mit dem postamtlichen Telefon (Abb. 2–9).

Seit 1985 kann mit den Terminals der dritten Generation auch der MODEM DB 1200/1 verwendet werden.

Dieser MODEM arbeitet seriell mit einer Geschwindigkeit von 1200 Baud in beiden Richtungen.

Beim Großhandel stehen Zentralstationen für den Empfang der elektronisch übermittelten Bestellungen. Die Daten werden „online" dem Computer direkt oder indirekt über einen Zwischenspeicher zugeleitet und dort weiterverarbeitet. Bei den *Terminals der ersten Generation* (Abb. 2–10) müssen die Lochkarten nach Mengen geordnet in ein Magazin gesteckt werden.

Bei den *Terminals der zweiten und dritten Generation* werden die Bestellungen im Gerät gespeichert und dann vom Großhandel abgerufen. Das kann auch automatisch erfolgen. Umgekehrt können elektronische Bestellungen von der Apotheke auf eine unbemannte Station des Großhandels übertragen werden, z. B. abends oder im Wochenenddienst.

Terminals der zweiten Generation sind: LOS T 10 in verschiedenen Varianten (Abb. 2–11), Pharmadat (Abb. 2–12) und Pharmatechnik (Abb. 2–13).

Computer

Als einer der ersten ist der LOS C 40-Computer zu nennen. Weitere Entwicklungen in dieser Richtung sind der Pharmacomp, der Fischer-Computer, der Infopharm, IBM Serie I, Personalcomputer usw.

In zahlreichen Apotheken werden heute schon eigene Computer eingesetzt.

Ihre Zahl wächst ständig. Ihr Einsatz ist derzeit hauptsächlich die Bewirtschaftung des kaum noch überschaubaren *Warenlagers* in sämtlichen Bereichen (Lagerbestandskontrolle, Bestellwesen, Wareneingang, Warenpflege und Inventur).

In steigendem Maße übernehmen diese Computer neuerdings auch Aufgaben aus dem Bereich der *Arzneimittelsicherheit* durch Auskunftsmöglichkeiten wie z. B. In-

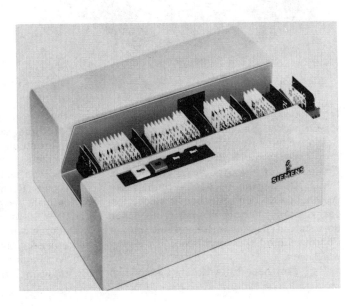

Abb. 2–10: Siemens Transdata 860

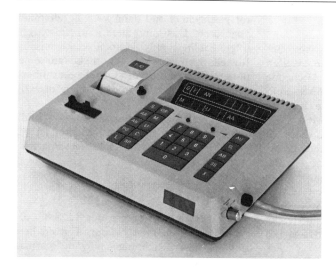

Abb. 2–11: LOS T 10

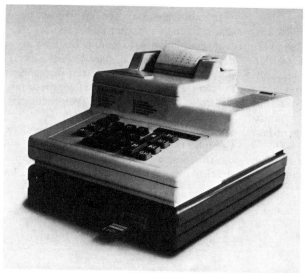

Abb. 2–12: Pharmadat

teraktionen, Verfalldaten etc. Ein Ende dieser Entwicklung ist nicht überschaubar.

Ein weiterer Bereich der Datenverarbeitung hat sich durch den Einsatz zentraler Computer für die Apotheke erschlossen. Die Bestellungen aus den Terminals der Apotheken werden zusätzlich an solche Rechenzentren übertragen und ermöglichen dort statistische Auswertungen, bis hin zur Führung apothekenspezifischer Lagerverwaltungen.

Eine ganz neue Entwicklung scheint sich hier durch neuartige *Datennetze der Bundespost* aufzutun. Bildschirmtext-Netze, sowie Paketvermittlungssysteme eröffnen die Möglichkeit wirtschaftlicher Zusammenschlüsse von vielen Apotheken auf ein gemeinsames Rechenzentrum und auch den bisher nicht möglichen Dialog mit denselben.

Dadurch wird auch die dort zusammengeballte wissenschaftliche Information über alle Arzneimittel dem einzelnen Apotheker direkt zugänglich.

Inventur

Bei Einsatz eines Computers ist eine ständige Inventur möglich, man kann rechnen und ausdrucken lassen. Dies ist sicher die eleganteste Methode.

Das praktikabelste Verfahren bieten zur Zeit Inventurerfassungsgeräte, wie das System Lauer-Fahrenberger, Pharmatechnik und LOS.

Jede Eingabeeinheit verfügt über einen Leseschacht, in den die ABDA-Lochkarte gesteckt wird, sowie über eine Tastatur zur Eingabe der Artikelmenge und anderer betriebswirtschaftlicher Kennzeichen. Alle Daten werden auf Magnetband, Diskette oder Halbleiterspeicher gelegt und später zum Inventurausdruck verarbeitet. Dieses System ermöglicht die Inventuraufnahme während des normalen Geschäftsganges in der Apotheke in kurzer Zeit und ohne zusätzliches Personal.

Einkaufsdisposition und Rabattsysteme

Die täglichen Bestellungen beim Großhandel geschehen mit Hilfe des Defektbuches oder durch automatische Bestellung. Das könnte so erfolgen, daß man jede abverkaufte Packung notiert und wiederbestellt. Das Warenlager würde sich dann praktisch nicht verändern.

Diese Arbeitsweise wäre aber sehr unrentabel, denn sie führt zu sehr langen Lieferscheinen, bei denen 95% aller Positionen 1er Posten wären. Sowohl für den Großhandel als auch für die Apotheke bedeutet das einen hohen Arbeits- und Zeitaufwand. Mit Hilfe der Einkaufsmengenstatistik und durch gute Planung kommt man zu sinnvolleren Bestellmengen und -zeiten.

Als *Dispositionszeit* – das ist der Zeitraum, für den man Ware einkaufen will – bietet es sich meistens an, vier Wochen anzusetzen. Der Arzneimittelgroßhandel stellt normalerweise monatlich den Bezug der Apotheke in Form eines Kontoauszuges in Rechnung. Das schließt natürlich nicht aus, die Bestellzeit für einzelne Artikel zu erhöhen oder auch zu verringern. Eine Erhöhung der Dispositionszeit vergrößert, eine Herabsetzung verkleinert das Warenlager. Hier stellt sich das Problem des sog. „Lagerübervorrates". Die Lagerkapazität muß in einem vernünftigen Verhältnis zu den erzielbaren Rabatten stehen. Aus den Überlegungen zum rationellen Einkauf entwickelten sich zunächst die *Rationalisierungs-Rabattsysteme*. Der von manchen Großhandlungen angebotene *Staffelrabatt* honoriert die Bestellung größerer Mengen eines Artikels durch einen Bar- oder Naturalrabatt, denn für Großhandel wie Apo-

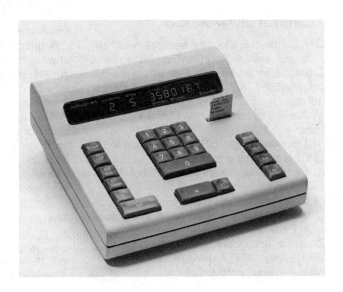

Abb. 2–13:
Pharmatechnik 210

theke ist es vorteilhaft, z. B. 10 Packungen eines Artikels auf einmal zu bestellen als auf verschiedene Aufträge zu verteilen.

Der *Zeilenwert-Rabatt* richtet sich nur nach dem Einkaufswert der zu bestellenden Arzneimittel. Es gibt auch den *Durchschnittszeilenwertrabatt.*

Ein Sonderrabatt wird gewöhnlich für *Zeitaufträge* eingeräumt. Dieses Verfahren eignet sich für weniger dringende Bestellungen. Der Auftrag wird dann von der Großhandlung in einer arbeitsschwachen Zeit zusammengestellt und gewöhnlich erst am nächsten Tag ausgeliefert.

Einen *Naturalrabatt* gewähren manche Großhandlungen bei Bestellung größerer Mengen eines Artikels, z. B. „10 + 1". Naturalrabatte sind oft auch bei Direktbestellungen üblich. Immer mehr kommen sogenannte *Blockauftragsrabatte* zur Anwendung. Sie richten sich nach dem monatlichen Gesamtumfang der Bezüge der jeweiligen Apotheke.

Rabatte, die nicht aus Rationalisierungsgründen gewährt werden, schaden – auf lange Sicht gesehen – dem Arzneimittelgroßhandel und den Apotheken, denn sie können zu einem Verdrängungswettbewerb führen.

Lagerzeit der Arzneimittel

Arzneimittel mit Verfalldatum

Die Laufzeit reicht von wenigen Wochen, z. B. bei einigen Impfstoffen, bis zu drei Jahren. Hier ist eine strenge Überwachung erforderlich. Sie läßt sich durchführen durch:
a) Auflistung aller Artikel mit Verfalldatum,
b) Überwachung mit Hilfe einer Kladde,
c) Überwachung mit Hilfe von Karten,
d) Überwachung nach den ABDA-Lochkarten mit Schrägstrich,
e) Überwachung mit Farbsignalen und
f) Überwachung durch zentrale oder dezentrale Computersysteme.

Zu e): In der Deutschen Apothekerzeitung 1985, Seite 1572 wurde dieses Überwachungssystem veröffentlicht.

Hierbei werden für eine Sequenz von fünf Jahren (die normale Höchstlaufzeit eines Verfalldatums) entsprechende Farbsignale in Form von runden Haftetiketten (∅ 8 mm) verwendet: rot – gelb – grün – weiß – blau.

Auf dem „Gesicht" der Arzneimittelpackung werden im Sinne des Uhrzeigers (12 Ziffern = 12 Monate) diese Farbsignale plaziert. Da die allermeisten Verfalldaten per 30. Juni und 31. Dezember festgelegt sind, wird einmal unten, zum andern oben das Farbetikett angebracht. Andere Daten werden entsprechend festgelegt. „Renner" werden nicht auf diese Weise behandelt, da sie ohnehin längst vor dem Ablauf des Verfalldatums verkauft sind.

Artikel ohne Verfalldatum

„Schnelldreher" bieten in dieser Hinsicht kein Problem, hier müssen nur die Nachlieferungen rechtzeitig geplant werden. Dagegen fallen wie in jedem offenen Verkaufsgeschäft leicht *„Ladenhüter"* an. Das kann viele Ursachen haben, z. B. Packungsänderungen, veränderte Verschreibungsgewohnheiten der Ärzte, Saisonartikel, nachlässige Überwachung des Warenlagers.

„Außer-Handel-Artikel" haben nur noch eine beschränkt zulässige Lagererlaubnis. Sie müssen mit dem entsprechenden Datum gekennzeichnet werden.

Für die allgemeine *Höchstlagerzeit von Arzneimitteln* gibt es keine verbindliche Vorschrift. Der eine Apotheker sieht drei Jahre als vertretbar an, der andere legt für seine Apotheke eine Höchstdauer von eineinhalb oder zwei Jahren fest. Das Warenlager muß regelmäßig stichprobenweise überprüft werden, denn § 7 der Apothekenbetriebsordnung schreibt eine Überprüfung von Fertigarzneimitteln vor. Hier kann das Nachschlagewerk „Haltbarkeits- und Herstellungsdaten deutscher Arzneimittel"* eine gute Hilfe sein.

---

* Schwendinger/Schaaf/Marshall, Haltbarkeits- und Herstellungsdaten deutscher Arzneimittel, Deutscher Apotheker Verlag, Stuttgart 1985.

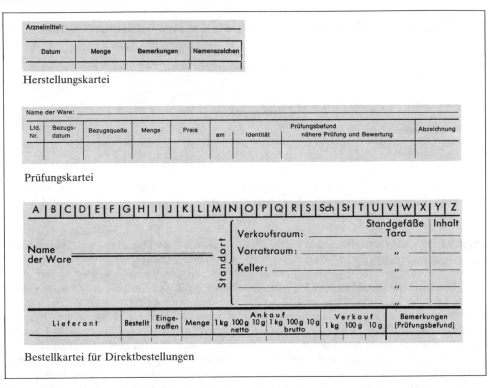

Abb. 2–14: Muster von Herstellungs-, Prüfungs- und Bestellkartei

Karteien

Nach der Apothekenbetriebsordnung ist der Apotheker verpflichtet, Aufzeichnungen über die Herstellung von Arzneimitteln (nur Defektur, nicht Rezeptur) und die Prüfung von Arzneimitteln, Drogen und Chemikalien zu führen. Das darf in Form einer Kartei erfolgen:

- Herstellungskartei für Arzneimittel,
- Prüfungskartei für Arzneimittel.

Ferner ist es in manchen Apotheken üblich, Bestellkarteien für die Direktbestellungen zu führen (Abb. 2–14).

Literatur

Schaber: Die Apotheke von heute.
Schaber, Dambier, Menkens: Computer für die Apotheke.
Neumann, Stephanie: EDV in der Apotheke.

3 Grundbegriffe des kaufmännischen Rechnungswesens

Von L. Krügel

3.1 Das Rechnungswesen des Apothekenbetriebes

Buchhaltung als Grundlage der Unternehmensführung

Das betriebliche Rechnungswesen erfaßt sämtliche Vorgänge des Betriebes, soweit sie quantifizierbar sind und dient somit der Erfolgskontrolle aller unternehmerischen Handlungen des Apothekenleiters.

Lange Zeit wurde lediglich die kaufmännische *Buchführung* als Geschäfts- und Finanzbuchführung (mit Bilanz und Gewinn- und Verlustrechnung) unter der Bezeichnung betriebliches Rechnungswesen verstanden. Auch heute noch ist sie Kernstück des Rechnungswesens und liefert Basismaterial für die anderen Bereiche. Das moderne Rechnungswesen geht darüber hinaus und faßt sämtliche Teilbereiche des Betriebes zusammen. Neben die reine *Wertbetrachtung* durch die Buchführung tritt ergänzend eine *Mengenbetrachtung* durch die Teilbereiche:
- Betriebsbuchführung,
- Kalkulation und
- Statistik.

Die *Betriebsbuchführung* begnügt sich dabei in Apothekenbetrieben mit der Aufschlüsselung der Kosten nach Kostenarten und deren Veränderung.

Der Teilbereich *Kalkulation*, der in Fertigungs- und sonstigen Handelsbetrieben von großer Bedeutung ist, kann im Apothekenbetrieb lediglich im Bereich des Randsortiments eine gewisse Rolle spielen. Für den überwiegenden Teil des Umsatzes der Apotheke, die Arzneimittel, sind die Preise durch die Zuschlagsätze der Preisspannenverordnung festgelegt.

Neben der Buchführung ist in der Apotheke noch der Teilbereich *Statistik* (interner und externer Betriebsvergleich) von besonderem Interesse. Statistische Auswertungen in Form eines internen und zusätzlich eines externen Betriebsvergleiches liefern dem Apothekenleiter die notwendigen unternehmerischen Entscheidungshilfen. Dies ist für den Apothekenbetrieb um so wichtiger, da die gesundheitspolitische Aufgabenstellung der Apotheken nicht beliebig absatzorientiert gestaltet werden kann, und nur im innerbetrieblichen Leistungsprozeß, z. B. durch rationellere Lagerhaltung, Verbesserungen zu erzielen sind.

Gesetzliche Grundlagen und Ordnungsmäßigkeit der Buchführung

Nach § 38 des Handelsgesetzbuches (HGB) ist jeder Kaufmann verpflichtet, Bücher zu führen, und in diesen seien Handelsgeschäfte und die Lage seines Vermögens nach den Grundsätzen ordnungsmäßiger Buchführung auszuweisen.

Die handelsrechtlichen Buchführungsvorschriften werden durch Steuergesetze noch wesentlich erweitert, so daß auch andere als Vollkaufleute unter bestimmten Voraussetzungen Aufzeichnungen für steuerliche Zwecke zu führen haben. Die grundlegenden steuerlichen Buchführungs- und Aufzeichnungspflichten sind in der Abgabenordnung (AO) in den §§ 140 ff. geregelt.

Mit den handels- und steuerrechtlichen Buchführungsvorschriften werden Prinzipien des Gläubigerschutzes verwirklicht und die Beweiskraft der Aufzeichnung gegenüber den Behörden (z. B. Finanzamt) gesetzlich abgesichert.

Entspricht eine Buchführung den gesetzlichen Vorschriften, so ist sie ordnungsgemäß, d. h. sie kann einem sachverständigen Dritten (z. B. Finanzamt) in angemessener Zeit einen Überblick über die Vermögens- und Erfolgslage des Unternehmens Apotheke vermitteln.

Einige wichtige Grundsätze:
- Die Buchführung soll klar und übersichtlich sein.
- Sämtliche Geschäftsvorfälle sind fortlaufend, vollständig und richtig aufzuzeichnen.
- Für jede Buchung ist ein Beleg zu erstellen, Seite für Seite der Aufzeichnungen ist fortlaufend zu numerieren.
- Bleistifteintragungen und Radierungen sind unzulässig.
- Kasseneinnahmen und -ausgaben sind täglich aufzuzeichnen.
- Bestimmte Aufbewahrungsfristen für Bücher und Geschäftspapiere sind einzuhalten.

Schwerwiegende Mängel in der Ordnungsmäßigkeit der Buchführung können dazu führen, daß die Besteuerungsgrundlagen nicht der Buchführung entnommen, sondern durch das Finanzamt geschätzt werden mit allen negativen Folgen wie z. B. Aberkennung von Steuervergünstigungen.

Aufgaben der Buchhaltung

In jedem Apothekenbetrieb gibt es täglich zahlreiche Geschäftsvorfälle. Waren werden eingekauft und verkauft, Barzahlungen getätigt und Überweisungen an den Betrieb und für den Betrieb geleistet.

Ohne sorgfältige Aufzeichnung der Vorgänge würde der Apothekenleiter in kurzer Zeit den Überblick über sein Unternehmen Apotheke verlieren. Außerdem fehlen ihm auch die notwendigen Unterlagen und Zahlen für zukünftige Entscheidungen.

Als Buchführung bezeichnet man die lückenlose und systematische Aufzeichnung aller Geschäftsvorfälle einer Unternehmung.

Sie erfüllt folgende Aufgaben:
- vermittelt den Überblick über die Vermögenslage und die Höhe der Schulden,
- zeigt den Erfolg aller unternehmerischen Entscheidungen,
- hält alle Veränderungen der Vermögens- und Schuldenwerte in Zahlen fest,
- bildet Grundlagen für Selbstkostenrechnung und Preiskalkulation (durch Erfassung aller Kosten des Betriebes),
- liefert die Zahlen für innerbetriebliche Kennzahlen und für Betriebsvergleiche (Verbesserung der Wirtschaftlichkeit),
- liefert Grundlagen der Besteuerung,
- liefert die Beweismittel für das innerbetriebliche Geschehen, die gegenüber allen Behörden (Gerichte, Finanzämter) Gültigkeit haben.

Da von den verschiedenen Buchführungssystemen (sog. einfache, doppelte, kameralistische) für kaufmännische Unternehmen in der Praxis nur die doppelte Buchführung Bedeutung hat, wird im folgenden nur auf diese eingegangen.

System und Aufbau der Buchführung

Grundlagen der Buchführung
Ausgangspunkt für die Buchführung ist die *Bilanz*, das ist eine kontenmäßige Gegenüberstellung aller betrieblichen Vermögenswerte (linke Seite der Bilanz = *Aktiva*) und aller dafür eingegangenen Verpflichtungen bzw. Schulden (rechte Seite der Bilanz = *Passiva*). Die Geschäftsvorfälle, die nun die Buchführung im Laufe des Jahres erfassen muß, verändern wertmäßig die Positionen der Bilanz.

Es ist in der Praxis nicht durchführbar, die Veränderung der Aktiv- und Passivposten ständig in einer Bilanz selbst vorzunehmen bzw. die Bilanz nach jedem Geschäftsvorfall fortzuschreiben. Um dennoch alle Veränderungen der einzelnen Bilanzposten erfassen zu können, benötigt man eine genaue und übersichtliche Einzelabrechnung. Die Bilanz wird in Konten aufgelöst. Jeder Bilanzposten erhält das entsprechende Konto. Bei den Aktivkonten stehen die Anfangsbestände auf der *Sollseite* (S), bei den Passivkonten auf der *Habenseite* (H) (Vgl. hierzu und zum folgenden Abb. 3–1). Jeder

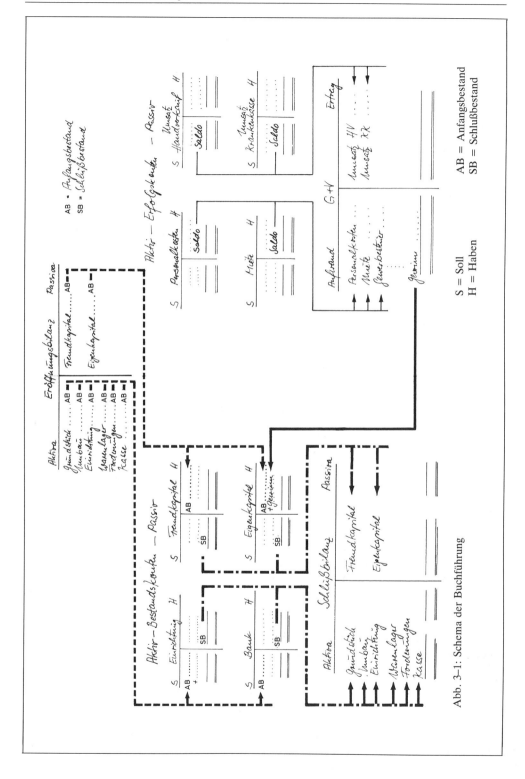

Abb. 3-1: Schema der Buchführung

Geschäftsvorfall ruft Veränderungen auf 2 Konten hervor, einmal im Soll und auf dem anderen Konto im Haben. Man spricht hier von *Buchung* (S) und *Gegenbuchung* (H).

Neben den Bestandskonten, die keine direkte Berührung mit dem Kapital (Eigenkapital) des Unternehmens haben, bringen betriebliche Tätigkeiten Geschäftsvorgänge mit sich, die sich auf den Erfolg (Gewinn) des Unternehmens auswirken. Jeder Apothekenleiter macht Aufwendungen in seinem Betrieb, um damit einen geschäftlichen Erfolg zu erzielen. Andererseits fließen dem Unternehmen Erträge zu, ohne daß Vermögenswerte hingegeben werden, z. B. Erlöse aus Warenverkäufen.

Alle Aufwendungen und Erträge wären an sich unmittelbar auf dem Kapitalkonto zu buchen. Die Buchführung hat aber die Quellen des Unternehmenserfolges aufzudecken, so daß Unterkonten des Kapitalkontos (Erfolgskonto) einzurichten sind, die die gleichartigen Aufwendungen und Erträge aufnehmen können. Dabei sind die Erfolgskonten wie das Kapitalkonto zu behandeln. Aufwendungen (= Aufwandskonten) stehen auf diesen Konten auf der Sollseite, Erträge (= Ertragskonten) auf der Habenseite.

Bei Beginn des Geschäftsjahres werden durch *Eröffnungsbuchungen* die Anfangsbestände der Eröffnungsbilanz auf die einzelnen Bestandskonten vorgetragen. Danach sind die einzelnen Geschäftsvorteile zu buchen. Nach Ablauf der Rechnungsperiode (Wirschaftsjahr) sind die einzelnen Konten abzuschließen. Abgeschlossen werden die Konten durch Saldierung bzw. durch Einsetzen des Saldos, das ist der Unterschiedsbetrag zwischen den beiden Seiten des Kontos, der zum Ausgleich des einzelnen Kontos führt (Summen der Seiten müssen bei Abschluß immer gleich sein). Die Bestandskonten werden über die (Schluß-)Bilanz abgeschlossen, d. h. die Salden der Bestandskonten werden in die Schluß-Bilanz übertragen. Die Salden der Erfolgskonten werden auf ein besonderes Konto – das *Gewinn- und Verlustkonto (GuV)* – übertragen. Sind die Erträge höher als die Aufwendungen, so ergibt sich auf dem *GuV-Konto* ein Saldo im Soll, ein Gewinn, der seinerseits auf das Kapitalkonto übertragen wird. Der um den Gewinn erhöhte Kapitalstand wird dann über die Schlußbilanz abgeschlossen.

Übungsaufgabe

(Summarische Zusammenfassungen – ohne Umsatzsteuer –)

1. Anfangsbestände:

Einrichtung	DM 30 000,–
Kraftfahrzeug	DM 5 000,–
Warenlager	DM 25 000,–
Kundenforderungen	DM 15 500,–
Kasse	DM 700,–
Bank	DM 5 800,–
Darlehen	DM 15 000,–
Warenschulden	DM 30 000,–
Eigenkapital	DM 37 000,–

2. Geschäftsvorfälle:

1. Tageskasse
2. Barzahlung von Benzinkosten
3. Wir überweisen Darlehenszinsen durch Bankscheck
4. Wir erhalten durch Scheck Abschlagszahlung der Krankenkasse
5. Gehaltszahlung an Aushilfe bar
6. Wareneinkauf von Arzneimitteln auf Ziel
7. Kauf von Einrichtungsgegenständen durch Banküberweisung
8. Zahlung an Großhandel durch Bankscheck
9. Überweisung von Telefonkosten
10. Krankenkassenabrechnung

– Abschlußangaben
– Warenendbestand lt. Inventur DM 22 420,–
Abschreibungen von Buchwerten:
  Kfz 20%
  Einrichtung 12,5%

3. Reihenfolge der buchungstechnischen Arbeiten:

a) Aufstellung der Eröffnungsbilanz aus dem Inventar
b) Eröffnungsbuchungen für die Anfangsbestände über Eröffnungsbilanzkonto
c) Buchung der Geschäftsvorfälle

1 Kasse	3 785	–	Warenverkauf	3 785	–
2 Benzinkosten	65	–	Kasse	65	–
3 Darlehenszinsen	470	–	Bank	470	–
4 Bank	12 300	–	Forderungen	12 300	–
5 Gehälter	420	–	Kasse	420	–
6 Wareneinkauf	7 325	–	Verbindlichkeiten	7 325	–
7 Geschäftsausstattung	935	–	Bank	935	–
8 Verbindlichkeiten	7 325	–	Bank	7 325	–
9 Telefonkosten	130	–	Bank	130	–
10 Kundenforderungen	13 118	–	Warenverkauf	13 118	–

d) Buchbestände stimmen mit Inventurwerten überein
e) Abschlußbuchungen
– Abschluß der Erfolgskonten über Gewinn- und Verlustkonto
– Abschluß des Gewinn- und Verlustkontos über Kapitalkonto
– Abschluß der Bestandskonten über Schlußbilanzkonto

S	Eröffnungsbilanz			H
Einrichtung	30 000	–	Darlehn	15 000	–
Kfz	5 000	–	Warenschulden	30 000	–
Warenlager	25 000	–	Eigenkapital	37 000	–
Forderungen	15 500	–			
Kasse	700	–			
Bank	5 800	–			
	82 000	–		82 000	–

S	Eröffnungsbilanzkonto			H
Darlehen	15 000	–	Einrichtung	30 000	–
Warenschulden	30 000	–	Kfz	5 000	–
Eigenkapital	37 000	–	Warenlager	25 000	–
			Forderungen	15 500	–
			Kasse	700	–
			Bank	5 800	–
	82 000	–		82 000	–

S	Einrichtung			H
EB-Konto	30 000	–	AfA	3 750	–
Bank	935	–	SB-Konto	27 185	–
	30 935	–		30 935	–

S	Kraftfahrzeug			H
EB-Konto	5 000	–	AfA	1 000	–
			SB-Konto	4 000	–
	5 000	–		5 000	–

S	Warenlager			H
EB-Konto	25 000	–	G + V	9 905	–
Warenschulden	7 325	–	SB-Konto	22 420	–
	32 325	–		32 325	–

S	Forderungen			H
EB-Konto	15 500	–	Bank	12 300	–
Warenverkauf	13 118	–	SB-Konto	16 318	–
	28 618	–		28 618	–

S	Kasse			H
EB-Konto	700	–	Benzinkosten	65	–
Warenverkauf	3 785	–	Personalkosten	420	–
			SB-Konto	4 000	–
	4 485	–		4 485	–

S	Bank			H
SB-Konto	5 800	–	Zinsen	470	–
Forderungen	12 300	–	Einrichtung	935	–
			Warenschulden	7 325	–
			Sonst. Kosten	130	–
			SB-Konto	9 240	–
	18 100	–		18 100	–

Grundbegriffe des kaufmännischen Rechnungswesens

S	Darlehen			H
SB-Konto	15 000	–	EB-Konto	15 000	–

S	Warenschulden			H
Bank	7 325	–	EB-Konto	30 000	–
SB-Konto	30 000	–	Wareneinkauf	7 325	–
	37 325	–		37 325	–

S	Eigenkapital			H
SB-Konto	38 163	–	EB-Konto	37 000	–
			Gewinn	1 163	–
	38 163	–		38 163	–

S	Personalkosten			H
Kasse	420	–	G + V	420	–

S	Zinsaufwendungen			H
Bank	470	–	G + V	470	–

S	sonst. Kosten			H
Kasse	65	–	G + V	195	–
Bank	130	–			
	195	–		195	–

S	Abschreibungen			H
Einrichtung	3 750	–	G + V	4 750	–
Kfz	1 000	–			
	4 750	–		4 750	–

S	Warenverkauf			H
G + V	16 903	–	Kasse	3 785	–
			Forderungen	13 118	–
	16 903	–		16 903	–

S	Gewinn- und Verlustrechnung			H
Personalkosten	420	–	Warenverkauf	16 903	–
Zinsaufwand	470	–			
sonst. Kosten	195	–			
AfA	4 750	–			
Wareneinsatz	9 905	–			
Gewinn	1 163	–			
	16 903	–		16 903	–

S	Schlußbilanz			H
Einrichtung	27 185	–	Darlehen	15 000	–
Kfz	4 000	–	Warenschulden	30 000	–
Warenlager	22 420	–	Eigenkapital	38 163	–
Forderungen	16 318	–			
Kasse	4 000	–			
Bank	9 240	–			
	83 163	–		83 163	–

Bilanz, Bilanzgliederung

Der Jahresabschluß (die Bilanz) des Apothekenbetriebes ist nach allgemeinen Grundsätzen klar und übersichtlich aufzustellen, damit ein Leser der Bilanz einen möglichst sicheren Einblick in die Vermögenslage des Unternehmens erhält. Die Bilanz wird auf der Grundlage des Inventars durch Zusammenfassung einzelner Inventarposten zu größeren Gruppen aufgestellt.

Alle Vermögenswerte (Sachgüter und Rechte des Eigentümers) sind auf der Aktivseite der Bilanz ausgewiesen. Das Vermögen des Apothekers wird hierbei aufgegliedert nach Sachgütern, nach Rechten und finanziellen Mitteln. Die Passivseite der Bilanz zeigt die Kapitalherkunft (Herkunft der im Betrieb investierten Vermögenswerte), somit die Schulden der Apotheke. Unter Schulden der Unternehmung werden sowohl die Fremdmittel wie auch das Eigenkapital verstanden, das der Apotheker seinem Betrieb zur Verfügung stellt.

Nur eine vollständige und nach einheitlichen Gesichtspunkten aufgestellte Bilanz bietet die Möglichkeit des Vergleichs mit den Werten der Vorjahresbilanz des gleichen Betriebes in einem internen Zeitvergleich.

Gewinn- und Verlustrechnung

Zusätzlich zur Ermittlung des Gewinns in der Jahresabschlußbilanz wird in der doppelten Buchführung der Gewinn auch in der Gewinn- und Verlustrechnung (G + V) ausgewiesen. In der G + V werden die einzelnen Erträge und Aufwendungen des Betriebs lückenlos erfaßt und zu einem Ergebnis zusammengeführt. Diese Ergebnisrechnung zeigt die *Entstehung des Gewinnes* des Apothekenbetriebes und kann damit aufgrund ihres hohen Erkenntniswertes bereits Entscheidungshilfen anbieten.

Die klare Gliederung der Gewinn- und Verlustrechnung ist ebenfalls, wie bei der Bilanz auch, wichtige Voraussetzung für Vergleichsrechnungen in internen und externen Betriebsvergleichen.

Die Gliederung der Aufwendungen erfolgt zweckmäßig in der Reihenfolge Wareneinsatz (verkaufte Mengen Waren bewertet mit den Einstandspreisen), Personalkosten und Sachkosten. Bei der Gliederung der Erträge ist der Umsatz der Apotheke getrennt nach Handverkauf und Krankenkassenumsatz sowie nach Großhandelsumsatz, nach Krankenhauslieferungen und sonstigen Erlösen auszuweisen.

Technik der Buchhaltung

Die Buchführung soll die Höhe des dem Unternehmen zur Verfügung stehenden Vermögens ermitteln und den Erfolg aller unternehmerischen Aktivitäten einer Rechnungsperiode auszuweisen; zusätzlich hat sie Daten für andere Teilbereiche des Rechnungswesens zu liefern, so auch der Statistik und hat damit für die Vergleichbarkeit von Betriebsergebnissen in einem internen und externen Betriebsvergleich zu sorgen.

Diesen Anforderungen kann die Buchführung aber nur gerecht werden, wenn der Buchungsstoff in allen Apothekenbetrieben

Bilanz zum 31. 12. 19.. .. Aktiva	DM	Passiva	DM
I. Anlagevermögen		I. Eigenkapital	127 000,02
1. Grundstücke		II. Fremdkapital	
1.1. Grund und Boden	15 000,—		
1.2. Gebäude	130 000,—	1. Langfristige Verbindlichkeiten	
		1.1. ERP-Kredit	85 000,—
1.3. Umbau	25 500,—	1.2. Einrichtungsschulden	35 200,—
2. Einrichtung	86 500,—	1.3. Darlehen	96 750,—
3. Kraftfahrzeug	11 400,—	2. Kurzfristige Verbindlichkeiten	
4. Geringwertige Anlagegüter	1,—	2.1. Warenschulden	65 310,—
		2.2. Umsatzsteuer	4 612,45
5. Beteiligungen	1 000,—		
II. Umlaufvermögen			
1. Warenvorräte	76 000,—		
2. Kundenforderungen	61 664,—		
3. Kassenbestand	346,12		
4. Bankguthaben	6 461,35		
	413 872,47		413 872,47

Gewinn- und Verlustrechnung für die Zeit vom ...			
Aufwendungen	DM	Erträge	DM
Wareneinsatz	493 740,–	Handverkauf	268 400,–
Gehälter/Löhne	94 459,–	Krankenkassenumsatz	542 474,–
Sozialabgaben	10 459,–	Großhandel	12 000,–
Raumkosten	10 750,–	Personalverkäufe	1 800,–
Betriebssteuern	18 900,–	Eigenverbrauch	1 800,–
Rechts- u. Beratungskosten	5 100,–	Skonti-Erträge	9 446,–
Beiträge u. Versicherungen	5 720,–		
Repräsentationskosten	1 200,–		
Kosten der Rezeptabrechnung	4 500,–		
Fremdkapitalzinsen	22 630,–		
Kfz-Kosten	3 300,–		
Sonst. Betriebskosten	24 530,–		
Abschreibungen	14 625,–		
Gewinn	136 416,–		
	835 920,–		835 920,–

nach *einheitlichen Grundsätzen* verarbeitet wird.

Diese systematische Bearbeitung des Buchungsstoffes erfolgt nach dem Kontenplan des Einzelbetriebes, der in der Regel individuell für den einzelnen Betrieb aus dem Kontenrahmen des entsprechenden Wirtschaftszweiges entwickelt ist.

Kontenrahmen, Kontenplan, Geschäftsbücher

Kontenrahmen sind Organisationspläne für die Buchführung einer ganzen Branche. Die Kontenrahmen sind nach dem Zehnersystem aufgebaut und in Kontenklassen von 0-9 eingeteilt.

Beispiel für einen *Apothekenkontenrahmen:*

Klasse 0	Klasse 1	Klasse 2	Klasse 3	Klasse 4	Klasse 5	Klasse 6	Klasse 7	Klasse 8	Klasse 9
Anlagekonten Kapitalkonten	Finanzkonten	Abgrenzungskonten	Wareneinkaufskonten	Kostenkonten	unbenutzt	unbenutzt	unbenutzt	Erlöskonten Warenverkaufskonten	Abschlußkonten

Der *Kontenplan* des einzelnen Betriebes wird aus dem für die Branche geltenden Kontenrahmen entwickelt. Somit können individuelle Gegebenheiten des Betriebes berücksichtigt werden. Der Kontenplan enthält alle Konten des Unternehmens zusammengefaßt in einzelne Klassen.

Alle vorkommenden Geschäftsvorfälle des Geschäftsjahres sind festzuhalten. Dies erfolgt in zeitlicher und sachlicher Ordnung. Um dieser Pflicht nachzukommen, sind in der Apotheke Aufzeichnungen in Büchern und Konten zu führen. Neben dem *Grundbuch*, das unterteilt wird in *Kassenbuch, Wareneingangsbuch* und *Bankbuch*, ist noch das *Geschäftsfreundebuch* (Kontokorrentbuch) als wichtiges sog. Nebenbuch zu führen.

> **Beispiel**
>
> | Kontenklasse 4 | Kostenkonten |
> |---|---|
> | Kontengruppe | 40 Personalkosten |
> | Kontenart | 4000 Gehälter/Löhne |
> | | 4010 gesetzl. sozial. Aufwendungen |
> | | 4020 freiw. sozial. Aufwendungen |
> | | 4030 Botenprovisionen |

Kasseneinnahmen und Kassenausgaben sind täglich im *Kassenbuch* aufzuzeichnen. In Apotheken ist das Kassenbuch das wichtigste Grundbuch. Obwohl nach den Grundsätzen ordnungsmäßiger Buchführung die Aufzeichnung jedes Handelsgeschäftes gefordert wird, gilt als Vereinfachung diese Verpflichtung zur Einzelaufzeichnung nicht bei Unternehmern, die im allgemeinen Waren an jeden der Person nach nicht bekannten Kunden über den Ladentisch gegen Barzahlung verkaufen. Die Tageseinnahmen können mittels Registrierkasse oder durch Kassenbericht summarisch erfaßt werden.

Kassenbericht: Der Kassenendbestand wird durch „Kassensturz" ermittelt. Zu berücksichtigen sind die aus der Kasse geleisteten Ausgaben (sie werden im Kassenbericht vermerkt) des Tages und der Kassenendbestand des Vortages. Desweiteren sind Einnahmen, die nicht aus Warenerlösen stammen (z. B. Einlagen), ebenfalls abzusetzen. Die *Tageskasse* oder *Tageslosung* ermittelt sich somit:

> Kassenbestand lt. Kassensturz
> + Geschäftsausgaben
> ./. Kassenendbestand des Vortages
> ./. Einlagen in die Kasse
> + Privatentnahmen aus der Kasse
> = Tageskasse

Die Tageskasse = Bareinnahmen aus Warenverkäufen wird in einer Summe gebucht.

Wareneingangsbuch: Grundsätzlich haben alle Unternehmer ein Wareneingangsbuch zu führen. Diese Verpflichtung gilt nicht für diejenigen Betriebe, die ordnungsmäße Bücher führen und ihm Rahmen ihrer Buchführung die entsprechenden Aufzeichnungen machen.

Geschäftsfreundebuch: Die Übersicht über Forderungen und Verbindlichkeiten gegenüber den Geschäftsfreunden (Kunden und Lieferanten) vermittelt das Kontokorrentbuch oder Geschäftsfreundebuch. Im Kontokorrentbuch werden alle Forderungen und Schulden von ihrer Entstehung an bis zur Begleitung auf sog. Personenkonten dargestellt. Diese Personenkonten werden neben den Sachkonten (Konten für Verbindlichkeiten und Forderungen) geführt und gewährleisten eine nochmalige Darstellung der entsprechenden Geschäftsvorgänge, hier aber *getrennt* nach den einzelnen Kunden und Lieferanten.

Für die Abstimmung der beiden Sachkonten Forderungen und Verbindlichkeiten wird für den Jahresabschluß eine Saldenliste aus dem Kontokorrent aufgestellt, in der alle offenen Posten der einzelnen Personenkonten enthalten sind. Die Summen der Saldenliste müssen nach Abstimmung identisch sein mit denen der entsprechenden Sachkonten.

Abschluß- und Inventarbuch: Nur selten noch werden Abschluß- und Inventarbuch in gebundener Form geführt. Die notwendigen Abschlußunterlagen stehen heute regelmäßig in Listen und Loseblattmappen zur Verfügung.

Registratur: Handels- und steuerrechtliche Aufbewahrungsvorschriften (§§ 44 HGB und 147 AO) legen fest, welche eingehende bzw. ausgehende Korrespondenz, welche Buchhaltungsunterlagen sechs und mehr Jahre aufbewahrt werden müssen. „Handelsbriefe" sind im Sinne des Handelsgesetzes nur solche Schriftstücke, die ein Handelsgeschäft betreffen, das heißt, eine verbindliche Dauerwirkung auf den Betrieb haben.

Neben Handelsbriefen und Buchungsbelegen sind auch „Aufzeichnungen und sonstige Unterlagen" nach dem Steuergesetz Geschäftspapiere, die für die Besteuerung des Unternehmens von Bedeutung sind und sechs Jahre aufbewahrt werden müssen.

Die Aufbewahrungsfristen für Schriftstücke, die nicht nach handels- und steuergesetzlichen Vorschriften bindend sind, sind individuell nach betrieblichen Erfordernissen festzulegen. So können z. B. Aufbewahrungszeiten für Eingangslieferscheine auf 6 Monate, für Ausgangslieferscheine auf 2 Jahre, Korrespondenz mit Verbänden und Vereinigungen auf 4 Jahre begrenzt werden.

Buchführungsformen

Herkömmliche Formen

Für die Durchführung der Buchführungsarbeiten haben sich in der Praxis verschiedene Formen herausgebildet.

Die älteren Formen der *doppelten Buchführung* (Buchführungsmethoden) unterscheiden sich im wesentlichen durch Anzahl der einzelnen Grundbücher. In der ursprünglichen *italienischen Form* wurden alle Geschäftsvorfälle in zeitlicher Reihenfolge in einem Grundbuch (genannt Tagebuch oder Journal oder Memorial) eingetragen. In einem zweiten Schritt erfolgte die Übertragung des Buchungsstoffes auf die Konten des sog. Hauptbuches, das alle Sachkonten enthielt.

Durch Aufteilung des einzigen Grundbuches der einfachen italienischen Buchführung in mehrere Grundbücher (neben dem Memorial wurden z. B. Kassenbuch, Wareneingangs- und Rechnungsausgangsbuch geführt), sind die unterschiedlichen Methoden entstanden, die als *erweiterte italienische, englische, deutsche, französische* und *amerikanische Methode* bekannt geworden sind.

Wesentliche *Vorteile der amerikanischen Buchführung* gegenüber den anderen Methoden bestehen darin, daß die zum Teil umständliche Übertragung des Buchungsstoffes vom Grundbuch ins Hauptbuch mit der Gefahr der sich einschleichenden Übertragungsfehler vereinfacht wurde durch Vereinigung von Grund- und Hauptbuch. Im sog. amerikanischen Journal (auch Einheitsbuch genannt) werden neben dem Grundbuch die Konten des Hauptbuches in Tabellenform geführt. Auf diese Weise können die Geschäftsvorfälle zugleich chronologisch und sachlich gebucht werden. Brauchbar ist das amerikanische Journal auch heute noch in kleineren Unternehmungen, die nur eine begrenzte Zahl von Konten benötigen.

Das Problem der fehlerlosen Übertragung wurde erst durch den Einsatz der rationellen *Durchschreibebuchführung* gelöst. Im Wege der Durchschrift werden Grundbuch, Haupt- und Kontokorrentbuch in einem Arbeitsgang erstellt.

Übertragungsfehler sind somit ausgeschlossen. Durch dieses Loseblatt-Verfahren, bei dem die Kontenzahl unbeschränkt hoch sein kann, wird auf das Buchen auf dem klassischen T-Konto verzichtet und statt dessen eine Datum-, Text- und Hinweisspalte neben der Soll- und Habenspalte benutzt.

Beispiel

Daten	Beleg	Text	Betrag	
			Soll	Haben

Für alle diese Verfahren gilt das Prinzip der doppelten Buchführung. Jeder Geschäftsvorfall wird bei der doppelten Buchführung zweimal gebucht. Auf der Sollseite des einen Kontos und auf der Habenseite des anderen Kontos.

Neben der umfangreichen Kontrollmöglichkeit bietet die doppelte Buchführung den Vorteil des geschlossenen Kontensystems. Die Voraussetzungen sind somit gegeben, aus der Buchführung kurzfristig Erfolgsrechnungen zu erstellen neben der Ermittlung des Gewinns der Abrechnungsperiode in der Jahresbilanz und in der Gewinn- und Verlustrechnung. Die Gewinn- und Verlustrechnung hat die Aufgabe, alle Aufwendungen und Erträge der Periode zusammengefaßt auszuweisen. Sie besitzt somit den höheren Erkenntniswert gegenüber der Bilanz, da in ihr nicht nur summarisch der Erfolg ausgewiesen wird. Die Entwicklung des Gewinnes oder des Verlustes wird genau dargestellt durch den Ausweis der einzelnen Aufwendungen und Erträge.

Moderne Verfahren

Die Grundsätze der doppelten Buchführung gelten gleicherweise auch beim Einsatz von EDV-Anlagen (Anlagen der elektronischen Datenverarbeitung). Auch hier sind sämtliche Geschäftsvorfälle lückenlos zu erfassen. Der Unterschied im Arbeitsablauf zum Durchschreibverfahren, wo direkt auf Konten gebucht wird, besteht darin, daß zwischen Ursprungsbeleg und Verarbeitung ein Datenträger den Buchungsstoff aufnimmt und von diesem innerhalb der EDV nach bestimmten Programmen verarbeitet wird.

Die Gestaltung der Buchhaltung bei der Verwendung von EDV-Anlagen ist nicht einheitlich. Wegen der zunehmenden Bedeutung für die Apothekenpraxis sei hier, stellvertretend für andere Verfahren, die Fernbuchführung einer großen Fachbuchseite für Apotheken dargestellt.

Mit Hilfe der Fernbuchführung kann der Apotheker weitgehend entlastet werden. Bis auf die Erstellung der Grundaufzeichnungen, die üblicherweise an Ort und Stelle in der Apotheke erfolgt, übernimmt die Buchstelle alle weiteren Arbeiten. Neben der sogenannten Belegbuchführung, bei der nur das sachgemäße Sammeln und Ordnen der Belege in der Apotheke verlangt wird, ist in der Praxis noch die Fernbuchführung von größerer Bedeutung. Ganz sicher kann sich der Apotheker bei Führung der Grundaufzeichnung in der Apotheke den unmittelbaren und zeitnahen Kontakt mit dem wirtschaftlichen Geschehen seiner Apotheke erhalten.

Alle übrigen Arbeiten, Kontierung, Verbuchung und Auswertung der Grundaufzeichnung sowie die gesamte Weiterverarbeitung zur monatlichen Umsatzsteuer-Voranmeldung und zur Erfolgsrechnung übernimmt die Fachbuchstelle.

Die Grundaufzeichnungen sind in drei Gruppen aufzuteilen:
1. Aufzeichnungen über den gesamten Geldverkehr,
2. Aufzeichnungen über eingegangene Rechnungen (Lieferanten) und
3. Aufzeichnungen über selbst ausgeschriebene Rechnungen (Krankenkassen und private Kunden).

Zweckmäßig sollte für jede dieser drei Gruppen ein besonderes Buch geführt werden.

In die Geldkonten-Berichte werden sämtliche Geschäftsvorfälle aufgenommen, die Einfluß nehmen auf die Kasse, auf die Bank- oder Postscheckkonten. Bei der Kasse sind es Einnahmen und Ausgaben, bei Bank- und Postscheckkonten sind es Zahlungseingänge oder Zahlungsausgänge. Die Aufzeichnungen werden täglich fortlaufend und vollständig in Durchschrift geführt. Während die Erstschrift dann der Buchstelle zugesandt wird, verbleibt die Zweitschrift zur ständigen Einsichtnahme durch den Apothekeninhaber in der Apotheke.

Die Aufzeichnung der Rechnungs-Eingänge erfolgen ebenfalls in Durchschrift wie beim Geldkonten-Bericht. Täglich werden sämtliche eingehende Rechnungen ins Wareneingangsbuch eingetragen, auch jene, die nicht sofort bezahlt werden (Zahlungsziel von 3 Monaten oder auch von 6 Monaten). Jede Rechnung erhält eine fortlaufende Nummer. Zusätzlich wird das Rechnungsdatum, der Name des Lieferanten und der Rechnungsendbetrag eingetragen. Die

Führung des Rechnungs-Ausgangsbuches erfolgt sinngemäß. Alle Rechnungen für Krankenkassen, für Ärzte und sonstige Privatkunden sind einzeln unter Eintragung der tatsächlich zu zahlenden Beträge aufzuführen. Bei Krankenkassen also nach Abzug der zu gewährenden Rabatte.

Die vollständige und sachlich richtige Eintragung in die Grundaufzeichnungen ist eine wichtige Voraussetzung für die Buchstelle, damit die Auswertungen für die Apotheke nach wirtschaftlichen und steuerlichen Gesichtspunkten durchgeführt werden können.

Eine noch weitergehende Arbeitsentlastung wird bei der ständig an Bedeutung zunehmenden Belegbuchführung erzielt. Bei dieser Buchführungsform werden nur noch die in der Apotheke anfallenden Belege (auch Kontoauszüge) in chronologischer Reihenfolge sortiert und in hierfür speziell vorbereitete Belegordner abgeheftet. Auf den Belegen ist handschriftlich der Geschäftsvorgang anzuzeigen, um eine sachgerechte Verbuchung durch den Sachbearbeiter in der Buchstelle zu gewährleisten. Bei diesem Verfahren wird in der Apotheke nur noch das Kassenbuch geführt mit den täglichen Einnahmen und Ausgaben. Weitergehende Arbeitsverfahren binden die heute bereits in den Apotheken arbeitenden EDV-Anlagen in den Buchführungsablauf mit ein. Die Grundaufzeichnungen werden auf dem Computer maschinell auf Disketten erstellt und der Buchstelle monatlich per Post oder Datenübertragung übermittelt. Auch Teilkontierungen sind bereits in der Apotheke denkbar, so daß sich die Arbeiten der Buchstelle dann auf die Kontrolle und die Ergänzung der verbleibenden schwierigen Kontierungen beschränken.

Die Geschäftsvorfälle (in den Geldkontenberichten, Wareneingangs- und Rechnungsausgangsblättern) werden kontiert und auf den entsprechenden Sachkonten maschinell verbucht. Mit Hilfe der Anfangsbestände des Geschäftsjahres, mit Hilfe von Umbuchungen und Abschlußbuchungen wird die Schlußbilanz sowie die Gewinn- und Verlustrechnung des Wirtschaftsjahres entwickelt.

Nach Fertigstellung der Monatsarbeiten erhält der Apotheker eine Umsatzsteuer-Voranmeldung und eine kurzfristige Erfolgsrechnung, in der die Erträge und die Kosten der Rechnungsperiode übersichtlich gegenüber gestellt sind. Sämtliche Orginalaufzeichnungen werden neben den von der Buchstelle geführten EDV-Erfassungsprotokollen und den Personen- und Sachkonten den Mandanten zurückgesandt, so daß sich jeweils nach Ablauf des Jahres die gesamte Buchführung neben den Steuererklärungen im Besitz des Apothekers befindet.

Inventar/Inventur

Die Bilanz ist eine rein wertmäßig gedrängte Gegenüberstellung der betrieblichen Vermögenswerte und Schulden, sie basiert auf der Inventur, das ist die „körperliche" Bestandsaufnahme aller einzelnen Vermögenswerte und Schuldpositionen, die in einem besonderen Verzeichnis (dem Inventar) festzustellen ist. Dazu ist der Unternehmer gesetzlich (§ 39 HGB) und nach Abgabenordnung (AO) verpflichtet.

Das Betriebsvermögen ist zum Ende eines jeden Wirtschaftsjahres durch Bestandsaufnahme zu erfassen. Auf die genaue Feststellung (körperliche Bestandsaufnahme) kann deshalb nicht verzichtet werden, weil sie unentbehrliche Grundlage für eine sachgemäße Bewertung der Wirtschaftsgüter und notwendig für die Abschlußarbeiten der Buchführung ist.

Die Aufzeichnung der Forderungen und Schulden erfolgt zu Anschaffungs- oder Herstellungskosten. Die übrigen Vermögenswerte, im wesentlichen sind dies die Einrichtung und das Warenlager, sind zum Bilanzstichtag körperlich nach Art und Menge aufzunehmen, wobei dem Unternehmer in der Regel eine Frist von 10 Tagen vor oder nach dem Bilanzstichtag eingeräumt wird (Absch. 30 (1) EStR). Diese körperliche Bestandsaufnahme kann ganz oder teilweise auch innerhalb der letzten 3 Monate vor oder der ersten 2 Monate nach Bilanzstichtag durchgeführt werden. Der festgestellte Bestand wird in einem Inventar festgehalten und nach allgemeinen Grundsätzen bewertet. Bei Abweichung von Inventur- und Bilanzstichtag sind die Bestände zum

Inventurstichtag aufzunehmen und wertmäßig bis zum Bilanzstichtag fortzuschreiben bzw. zurückzurechnen.

Die umfangreichste Aufgabe der Inventur im Apothekenbetrieb fällt der Aufnahme des Warenlagers zu. Anders als in den meisten Branchen, in denen detaillierte Warenkenntnisse nicht gefordert werden, wird in den Apotheken in der Regel die Inventuraufnahme und deren Bewertung besonderen Inventurbüros übertragen, da diese arzneikundiges Personal und technische Ausrüstungen hierfür zur Verfügung stellen können.

Warenlager und Lagerumschlag: Bei der Vorratshaltung der Apothekenbetriebe ist zu berücksichtigen, daß die Breite des Sortiments den örtlichen Gegebenheiten (z. B. Verschreibungsgewohnheiten der praktizierenden Ärzte) möglichst entsprechen soll. Andererseits muß die Tiefe des Sortiments so bemessen sein, daß der Bedarf an einzelnen Arzneimitteln bis zur nächsten Lieferung durch den Großhandel ständig gedeckt werden kann. Sollen beide Forderungen gleich gut erfüllt sein, führt das zwangsläufig zu einem großen Warenlager. Der Erfüllung dieser Forderungen nach einem möglichst großen Warenlager stehen die Faktoren Lagerkosten und Lagerrisiko entgegen. Die Lagerkosten sind im wesentlichen die Zinsen für das im Warenlager gebundene Kapital. Von größerer Bedeutung aber ist das Lagerrisiko. Hierunter wird das Risiko verstanden, bei zu langer Lagerzeit eine Überalterung der Waren, eine Änderung in den Packungsgrößen und -ausstattungen und nicht zuletzt in den Darreichungsformen in Kauf nehmen zu müssen.

Die Höhe des Warenlagers wird in der Praxis unter Verwendung von Lagerkennziffern gesteuert. Die einfache Faustformel, *durchschnittlicher Lagerbestand in % vom Umsatz* (im Rahmen sind Werte von etwa 9 bis 12%), reicht im Regelfall aus, da innerhalb dieser Spanne auch individuelle Gegebenheiten des einzelnen Apothekenbetriebes mit abgedeckt werden können. Während diese Kennziffer aussagt, wieviel Prozent des Umsatzwertes durchschnittlich am Lager gehalten werden, gibt der *Lagerumschlag* Auskunft darüber, wie oft durch-

---

Ermittlung des Lagerumschlags

1. durchschnittlicher Lagerbestand

$$= \frac{\text{Lageranfangsbestand} + \text{Lagerendbestand}}{2}$$

2. Lagerumschlag

$$= \frac{\text{Umsatz zu Einstandspreisen (Wareneinsatz)}}{\text{durchschnittlicher Lagerbestand}}$$

---

schnittlich das Warenlager zum Umsatz umgeschlagen bzw. umgesetzt worden ist. Je höher der Lagerumschlag, um so weniger Kapital war während des Jahres im Warenlager gebunden, um so günstiger wurde in der Lagerhaltung gewirtschaftet.

Bewertungsprobleme

Anschaffungskosten, Teilwert

Die Bewertung sowohl des Warenlagers als auch der anderen Wirtschaftsgüter erfolgt grundsätzlich mit den Anschaffungskosten vermindert um die Absetzung für Abnutzung (AfA) nach § 7 EStG. Anschaffungskosten sind alle Aufwendungen, die ein Käufer macht, um ein Wirtschaftsgut zu erwerben. Hierzu zählen alle Aufwendungen, also auch eventuelle Gemein- und Nebenkosten.

Ist aber am Bilanzstichtag der steuerliche Teilwert des Warenlagers niedriger als die Anschaffungskosten, so darf dieser angesetzt werden. Der Teilwert einer Ware ist der Wert, den ein Käufer des Unternehmens als Ganzes dem einzelnen Wirtschaftsgut unter der Voraussetzung der Unternehmensfortführung beimißt. Der Teilwert eines Wirtschaftsgutes ist immer aus der Sicht des Erwerbers zu ermitteln.

Im Zeitpunkt der Anschaffung des Wirtschaftsgutes, aber auch noch kurze Zeit danach, entspricht der steuerliche Teilwert den Anschaffungs- oder Herstellungskosten. Eine andere als die von Fiskus vertretene Auffassung hat der Steuerpflichtige zu begründen und nachzuweisen.

Stille Reserven

Bei Einhaltung der gesetzlichen Bewertungsvorschriften entstehen in der Regel stille Reserven. Hierunter wird der Unterschied zwischen Zeitwert und tatsächlichem Wertansatz = Buchwert verstanden, der automatisch entstehen kann (gesetzliche stille Reserven), aber sich auch durch die Ausübung gewisser Bewertungswahlrechte ergibt (freiwillige stille Reserven). Wird ein Wirtschaftsgut veräußert oder aus dem Betriebsvermögen entnommen, so wird in der Regel ein höherer Wert als der Buchwert erzielt. Es entsteht ein steuerpflichtiger Gewinn. Die Höhe des zu versteuernden Gewinnes entspricht der Differenz zwischen dem erzielten Entgeld und dem Buchwert des Wirtschaftsgutes im Zeitpunkt der Veräußerung. Der Buchwert eines Wirtschaftsgutes ist der sich zum Bewertungsstichtag ergebende Wert durch die Berücksichtigung der gesetzlichen Abschreibungen (Anschaffungs- oder Herstellungskosten minus gesetzlicher AfA). Der Grundsatz der Gewinnrealisierung zum Zeitpunkt der Aufdeckung der stillen Reserven wird aber zur Vermeidung von Härten dann durchbrochen, wenn z. B. ein Wirtschaftsgut infolge höherer Gewalt (Brand, Diebstahl) aus dem Betriebsvermögen ausscheidet.

Man spricht davon, daß die stillen Reserven aufgedeckt werden.

Besonderheiten in der Apotheken-Buchführung

In allen Fällen des Apothekenkaufes und der Apothekenpachtung kommt der Apotheker mit dem *Firmen- oder Geschäftswert* der Apotheke in Berührung. Die Höhe des Firmenwertes beeinflußt z. B. ganz wesentlich die Höhe des Kaufpreises. Bei dem Geschäftswert der Apotheke handelt es sich um einen immateriellen Wert, der über die materiellen Werte des Unternehmens (z. B. Einrichtung, Warenlager) hinaus vom Erwerber als Mehrwert zu zahlen ist. Grundlage der Firmenwertermittlung sind unter anderem Standortfaktoren, Organisationsgrad der Apotheke, Kundenstamm und Ruf der Apotheke. Diese Faktoren erhalten und erhöhen die Ertragskraft des Unternehmens bzw. lassen die Ertragskraft dieses Unternehmens sicherer erscheinen als bei anderen Betrieben mit sonst gleichen Wirtschaftsgütern und Werten.

Ein entgeltlich erworbener Firmenwert (derivativer Firmenwert) ist beim Erwerber des Apothekenbetriebes in der Bilanz zu aktivieren und als immaterielles Wirtschaftsgut besonderer Art in die Bilanz mit aufzunehmen. Eine Abschreibung des Geschäftswertes war nach höchstrichterlicher Rechtsprechung steuerrechtlich bisher nicht statthaft. Durch Verabschiedung des Bilanzrichtlinien-Gesetzes sind nunmehr alle entgeltlich erworbenen Geschäfts- oder Firmenwerte ab 1987 auf 15 Jahre linear abzuschreiben.

Die *Pachtung einer Apotheke* ist eine Möglichkeit, eine Apotheke in eigener Verantwortung zu führen, ohne daß ein Eigentümerwechsel erfolgt. Die Bedeutung der Pacht-Apotheken zeigt sich an ihrem Anteil von etwa 20% an der Gesamtapothekenanzahl. Der funktions- und revisionsfähige Apothekenbetrieb verbleibt hiernach im Eigentum des Verpächters.

Als Entgelt für die Überlassung entrichtet der Pächter dem Verpächter einen Pachtzins in vereinbarter Höhe. Pacht = Betriebsausgabe beim Pächter. Da die Einrichtung in der Regel dem Verpächter gehört, fehlt ein entsprechender Wert in der Pächterbilanz.

Jeder der Vertragspartner trägt die ihn persönlich betreffenden Steuern und öffentlichen Abgaben. Der Verpächter trägt Grundsteuer, die Feuerversicherung, der Pächter die Steuern des Apothekenbetriebes und gegebenenfalls anteilig die Grundbesitzabgaben.

3.2 Statistik und Betriebsvergleich

Bedeutung der Betriebsstatistik

Der Teilbereich Statistik innerhalb des betrieblichen Rechnungswesens wird aufgrund der seit Jahren stagnierenden Durchschnittsumsätze und sinkenden Renditen immer wichtiger. Aufbereitete Ergebnisse der betriebswirtschaftlichen Statistik werden neben weiteren Informationen in einem Betriebsvergleich zusammenzuführen sein, um der Unternehmensführung ein umfassendes Informations- und Kontrollsystem zur Verfügung stellen zu können.

In einem Betriebsvergleich werden die Ergebniswerte des laufenden Jahres den entsprechenden Werten des Vorjahres des eigenen Betriebes (interner Zeitvergleich) oder den entsprechenden Werten vergleichbarer Betriebe (externer Betriebsvergleich) entgegengesetzt, um Kosten-, Umsatz- und Ertragsentwicklung des Betriebes im Vergleich zum Vorjahr zu ermitteln bzw. die Ergebnisse des eigenen Betriebes mit denen der Branche vergleichen zu können.

In der betriebswirtschaftlichen Betrachtung stehen Wirtschaftlichkeit und Rentabilität, somit die Bereiche betrieblicher Aufwand und betrieblicher Ertrag im Vordergrund. Sie sind die Grunddaten für diverse betriebswirtschaftliche Kennzahlen.

Für die Praxis sind aber nur wenige Kennzahlen notwendig, aus denen alle notwendigen Schlüsse zur Betriebsdurchleuchtung und Betriebskontrolle gezogen werden können.

Arten der Betriebsstatistik

Das verwendbare Zahlenmaterial besteht aus absoluten Zahlen, aus Verhältniszahlen und aus Durchschnittszahlen. Der Vorteil der *absoluten Zahlen* liegt darin, daß mit ihnen eine Vorstellung von der tatsächlichen Größenordnung vermittelt wird. Sie lassen überhaupt einen Vergleich mit allen anderen Zahlen zu, die in einem kausalen Zusammenhang miteinander stehen. Wichtiger sind die *Verhältniszahlen*, die eine leichte Erfassung und Vergleichbarkeit gestatten, und einen schnellen Überblick über betriebliche Ergebnisse ermöglichen. Verwandt werden *Gliederungszahlen* durch Aufgliederung von Hauptgruppen in Untergruppen und ihre Inbeziehungssetzung z. B. Einzelkosten zu den Gesamtkosten oder Umsatz des Handverkaufes zum Gesamtumsatz der Apotheke. Verwandt werden aber auch *Beziehungszahlen*, die verschiedenartige aber einander vergleichbare Massen zueinander in Beziehung setzen. Zum Beispiel Gewinn zum Umsatz, Gewinn zum Eigenkapital, Eigenkapital zum Fremdkapital usw. Sie haben einen höheren Erkenntniswert als Gliederungszahlen, da sie nicht nur der Darstellung von Ergebnissen dienen, sondern vor allem Bewegungen und Entwicklungen aufzeigen. *Mittelwerte* sind von Bedeutung für Vergleichszwecke des Unternehmens insbesondere beim externen Betriebsvergleich. In diesem Falle haben Mittelwerte oder *Durchschnittszahlen* den Charakter von Richtwerten unter Umständen für eine ganze Branche. Sie sind damit Maßstab zur Beurteilung von Einzelwerten des Betriebes und Richtgröße bei starken Abweichungen vom Mittelwert, die auf das Vorhandensein besonderer Ursachen hinweisen, denen im Unternehmen nachgegangen werden muß.

Die direkt aus der Buchhaltung übernommenen Zahlen reichen in aufbereiteter Form in vielen Fällen für die Überprüfung der Geschäftsvorgänge aus. Darüber hinaus geben sie Anregungen für weitere Einzeluntersuchungen. Die betrieblichen Kennziffern sollten *monatlich* über Umsatzentwicklung, Wareneinkauf, Kosten, Erfolg und Liquidität des Betriebes berichten können.

Der Umsatz der Apotheke ist nach Erlösgruppen in Handverkauf, Krankenkassenumsatz und sonstigen Umsatz (z. B. Eigenverbrauch) zu trennen, damit eventuelle Wandlungen in der Absatzstruktur der Apotheke kurzfristig erkannt werden. Die Umsatzanalyse weist die Endsummen der einzelnen Erlösgruppen (eventuelle Abstimmung mit den Erlöskonten) unter Berücksichtigung der erzielten Einkaufsvorteile (Rabatte, Skonti, Boni) aus. Zur Vermeidung einer unnötigen Lageraufblähung dürfte sich die monatliche Überprüfung der Wareneinkaufswerte für jeden Apothekenbetrieb positiv auswirken. Die monatliche Kosten- und Erfolgsstatistik des Betriebes ist die wichtigste Informationsquelle des Apothekenleiters. Aus ihr sollte sich das Monatsergebnis direkt ablesen lassen. Aber auch der Finanzstatus des Unternehmens, d. h. die kurzfristige Liquidität der Apotheke, sollte dem Leiter im Monatsrhythmus vorliegen.

Kurzfristiger interner und externer Betriebsvergleich

Die Erarbeitung betrieblicher Kennzahlen ist in Apothekenbetrieben, die sich nicht einer EDV bedienen, für kurze Zeitabstände zeitaufwendig und mühevoll. Aus diesem Grunde wird in vielen Apotheken die Kosten- und Erfolgskontrolle erst nach Abschluß des Wirtschaftsjahres und bei Vorlage der Bilanz und der Gewinn- und Verlustrechnung durchgeführt.

Jeder Apothekenleiter sollte aber in der Lage sein, die Ergebnisse seiner Buchhaltung laufend zu überwachen, um sie für die Unternehmensentscheidungen benutzen zu können. Für Unternehmen, die sich der elektronischen Datenverarbeitung bedienen und die die umfangreichen Arbeiten zur Gewinnung von Zahlen der Maschine übertragen, ist dies inzwischen selbstverständlich. Hierfür stehen ihnen interne Betriebsvergleiche als Zeitvergleiche in Form von betriebswirtschaftlichen Auswertungen zur Verfügung. Sie zeigen in übersichtlicher Form alle wesentlichen Kennzahlen des Apothekenbetriebes.

Umsätze und Kosten fallen in der Apotheke während des Jahres *nicht gleichmäßig* an. Die Monatsergebnisse unterliegen saisonalen Umsatzschwankungen und auch einzelne Betriebskosten fallen nur zu bestimmten Zeitpunkten an. Dies muß bei der Beurteilung der Ergebnisse berücksichtigt werden. Wesentlich erleichtert wird darum die Erfolgskontrolle, wenn nicht die Ergebnisse einzelner Monate, sondern abgeschlossene Zeiträume des laufenden Jahres den Ergebnissen des entsprechenden Vorjahreszeitraumes gegenübergestellt werden können. Schwankungen im Umsatz haben ihre Auswirkungen auch im Wareneinkauf. Auch dieser Bereich des Unternehmens ist monatlich mehr oder weniger großen Schwankungen unterworfen. Aus diesem Grund darf bei der *Ermittlung des Rohertrages oder Rohgewinnes*, der exakt nur bei Vorlage der Inventurergebnisse (Lagerbestand vom Anfang und Ende des Wirtschaftsjahres) ermittelt werden kann, während des laufenden Jahres nur der echte *Wareneinsatz* in % des Vorjahres in der Rechnung kalkulatorisch Verwendung finden.

Ermittlung des Rohgewinns:
Jahresumsatz
./. Wareneinsatz

= *Rohgewinn/Betriebshandelsspanne*
(Wareneinsatz = verkaufte Menge Waren bewertet zu Einstandspreisen)
Wareneinsatz = Lagerbestand 1. 1. lt. Inventur
+ Wareneinkauf lt. Wareneingangsbuch 1. 1.–31. 12.
./. Lagerbestand 31. 12. lt. Inventur

= Wareneinsatz 1. 1.–31. 12.

$$\text{relativer Wareneinsatz} = \frac{\text{Wareneinsatz in DM}}{\text{Jahresumsatz}} \times 100$$

Das *betriebswirtschaftliche Ergebnis* der Rechnungsperiode ergibt sich durch Subtraktion der Betriebskosten (auch der kalkulatorischen Positionen Unternehmerlohn, Eigenkapitalverzinsung sowie ein etwaiger Mietwert) vom Rohgewinn. Betriebswirtschaftlich ist in jedem Fall ein Unternehmerlohn anzusetzen, da der Apothekenleiter seine Arbeitskraft zur Verfügung stellt. Für einen Approbierten, der anderswo als erste Kraft beschäftigt würde, wären durchschnittlich an Personalkosten incl. Arbeitgeberanteil zur Sozialversicherung etwa DM 60 000,– einzusetzen. Darüber hinaus ist ein Aufschlag für zusätzliche Leistungen des Unternehmers in der Bewertungspraxis üblich. Für das im Betrieb investierte Eigenkapital ist ein kalkulatorischer Zinssatz marktüblicher Höhe anzunehmen, da dieses eingesetzte Kapital in einer alternativen Anlageform ebenfalls einen bestimmten Ertrag erwirtschaftet hätte.

Um das steuerliche Ergebnis bzw. den steuerlichen Gewinn der Rechnungsperiode zu ermitteln, sind dem betriebswirtschaftlichen Ergebnis die kalkulatorischen Kostenwerte wieder hinzuzurechnen. Der noch um die sog. neutralen Aufwendungen und Erträge (betriebsfremde Aufwendungen und Erträge) zu korrigierende Betriebsgewinn ist als Ergebnis der Rechnung Grundlage der Besteuerung für die Gewerbesteuer und die persönlichen Steuern des Apothekenleiters.

Neben dieser Methode zur Darstellung betriebswirtschaftlicher Grunddaten zur Betriebsüberwachung, die die Ergebnisrechnung in leicht verständlicher Form entwickelt, ausgehend vom Umsatz, und über den Rohgewinn zum steuerlichen Gewinn gelangt, wird die betriebswirtschaftliche Auswertung gelegentlich auch in Einzelanalysen Umsatzstatistik, Personalstatistik und Kostenstatistik maschinell entwickelt und angeboten. Sie verlangt aber vom Apotheker für deren jeweilige Einordnung in eine Gesamtergebnisrechnung erhebliche Kenntnisse der Betriebsabrechnung.

Die sinnvolle Ergänzung des internen Zeitvergleichs (betriebswirtschaftliche Auswertung) ist der *externe Betriebsvergleich*. Über die Kontrolle der betriebseigenen Daten im internen Zeitvergleich hinaus ist es für den Betriebsleiter wesentlich, festzustellen, wie wirtschaftlich strukturell ähnlich gelagerte Betriebe der gleichen Branche gewirtschaftet haben. Gleichmäßige Ergebnisse im internen Zeitvergleich der Apotheke erlauben noch keine eindeutige Wertung. Erst ein *zwischenbetrieblicher Vergleich* kann die in der Branche realisierte Wirtschaftlichkeit dokumentieren.

Neben der Anzahl der an einem externen Betriebsvergleich teilnehmenden Betriebe (nur bei einer ausreichend großen Anzahl von Teilnehmern sind die Ergebniswerte des Betriebsvergleiches aussagefähig) ist deren Einteilung in sinnvolle Vergleichsgruppen von Bedeutung. Die Entscheidung für bestimmte Vergleichsgruppen setzt branchenspezifische Kenntnisse voraus. Im Handelsbereich bietet sich insbesondere der Umsatz als Vergleichskriterium an, an dem alle folgenden Aufwands- und Ertragswerte der Rechnungsperiode gemessen werden können.

Zusätzlich zur Einteilung nach Umsatzgrößenklassen ist es für die Apothekenbetriebe bedeutsam, Unterteilungen nach Eigentumsverhältnissen (Nicht-Pachtapotheken und Pachtapotheken) vorzunehmen, die in stärkerem Maße dann betriebsindividuelle Gegebenheiten ausweisen können. Wenn darüber hinaus noch Unterteilungen nach Bundesländern vorgenommen werden können, wird der Aussagewert eines monatlichen externen Betriebsvergleiches nochmals wesentlich erhöht.

Jahresbetriebsvergleich für Apotheken des Instituts für Handelsforschung

Vom Institut für Handelsforschung an der Universität zu Köln wird seit 1968 der branchenspezifische Betriebsvergleich für Apotheken alljährlich durchgeführt. Die in den Apotheken zu erstellenden Fragebogen mit den betriebsindividuellen Daten über Umsatz und Ertrag, über Mitarbeiter und Raumgrößen werden maschinell getrennt nach Nicht-Pachtapotheken ausgewertet. Innerhalb der beiden Betriebsformen erfolgt die im übrigen Einzelhandel übliche

Aufgliederung der Apotheken nach Beschäftigten-Größenklassen. Obwohl im Apothekenbetriebsvergleich des Instituts für Handelsforschung eine Unterteilung der Apotheken in Umsatzgruppen nicht vorgenommen wird (nur Eigentumsverhältnisse und Beschäftigtengrößenklasse), wird als Bezugsgröße für alle Aufwands- und Erfolgswerte der Umsatz herangezogen. Als Umsatz dient hier der angegebene Bruttoumsatz (Umsatz einschl. Mehrwertsteuer). Die einzelne Apotheke erhält ihre entsprechenden Daten in einer Einzelauswertung. In ihr werden die Vergleichswerte in den ersten 2 Spalten ausgewiesen und in einer dritten die individuellen Daten des eigenen Betriebes. Sofern vorhanden, wird für die Einzelapotheke auch das Zahlenmaterial des Vorjahres mit ausgedruckt. Zusätzlich zu der Einzelauswertung erhalten alle Betriebe sogenannte synoptische Tabellen, die alle Werte aller am Betriebsvergleich teilgenommenen Betriebe ausweisen. Unter einer geheimen Kennummer sind alle Betriebe verschlüsselt und somit von Fremdapotheken nicht zu identifizieren.

Diese synoptischen Übersichten sind in der Regel Grundlage für Vergleichsanalysen mit ähnlich gelagerten Betrieben, zu denen u. U. eine Verbindung zum unmittelbaren Erfahrungsaustausch über das Institut hergestellt werden kann. Zusätzlich kann eine Betriebsanalyse für jeden Einzelbetrieb durchgeführt werden, in der die Kosten- und Ertragssituation sehr differenziert untersucht wird.

Die Besonderheit der Bezugsgröße Umsatz incl. Umsatzsteuer birgt eine erhebliche Problematik bei Umsatzsteuererhöhungen in sich. Für die Buchhaltung ist die Umsatzsteuer lediglich durchlaufender erfolgsneutraler Posten. Infolge von Umsatzsteuererhöhungen, wie sie zum 1. Januar 1978 und zum 1. Juli 1979 vorgenommen worden sind, wird die Vergleichbarkeit der Ergebnisse verschiedener Jahre mit unterschiedlichen Steuersätzen stark eingeschränkt.

Die Nettomethode, bei der die Umsätze ohne Mehrwertsteuer ausgewiesen werden und die von allen Unternehmens- und Steuerberatern bei Vergleichsrechnungen angewendet wird, kennt diese Problematik nicht.

4 Grundbegriffe des Steuerrechts

Von L. Krügel

4.1 Begriff und Arten von Steuern

Steuern sind (ebenso wie Gebühren und Beiträge) *öffentliche Abgaben*, die die Hoheitsträger an bestimmte rechtliche oder wirtschaftliche Vorgänge oder Tatbestände knüpfen und somit ohne *unmittelbare Gegenleistung* erheben, um Einnahmen zur Erfüllung ihrer Aufgaben zu erzielen.

Es gibt eine Vielzahl von Steuern. Sie lassen sich nach verschiedenen Gesichtspunkten einteilen.

I. Nach den Hoheitsträgern, denen die Erträge der einzelnen Steuern zufließen, im Grundgesetz geregelt:
1. Bundessteuern
2. Landessteuern
3. Gemeindesteuern
4. Gemeinschaftssteuern (Erträge werden unter 1.–3. aufgeteilt)
5. Kirchensteuern

II. Nach der Steuerbelastung beim Steuerschuldner
1. Direkte Steuern: Nicht überwälzbar, Steuerschuldner und Steuerträger sind identisch: Einkommen-, Vermögen-, Erbschaftsteuer.
2. Indirekte Steuern: Werden in die Preise einkalkuliert und auf den Verbraucher überwälzt, Steuerschuldner und Steuerträger sind nicht identisch: Umsatzsteuer, Verbrauchsteuern.

III. Nach dem Steuergegenstand
1. Besitzsteuern
   a) Realsteuern (Objektsteuern)
   b) Personensteuern (Subjektsteuern)
2. Verkehrsteuern
3. Verbrauchsteuern
4. Zölle

1. Besitzsteuern

a) *Realsteuern* lasten auf einzelnen Gegenständen (z. B. Grundstück, Gewerbebetrieb) und werden bei denjenigen erhoben, denen die Gegenstände zuzurechnen sind, ohne Rücksicht auf die persönliche Leistungsfähigkeit. Realsteuern sind: *Grundsteuer, Gewerbesteuer*.

b) *Personensteuern* (persönliche Steuern) erfassen bestimmte Personen und sollen sich grundsätzlich nach deren Leistungsfähigkeit bemessen. Dazu gehören: *Einkommensteuer* mit den besonderen Erhebungsformen Lohnsteuer, Kapitalertragsteuer, *Erbschaft- und Schenkungsteuer* und *Vermögensteuer*.

2. Verkehrsteuern

Es handelt sich um Steuern, deren Erhebung an Rechtsgeschäfte oder wirtschaftliche Vorgänge (Tauschakt) anknüpfen. Verkehrsteuern sind: *Umsatzsteuer*, Grunderwerbsteuer, Gesellschaftsteuer, Kraftfahrzeugsteuer, Versicherungsteuer, Wechselsteuer.

3. Verbrauchsteuern

Diese werden erhoben, wenn bestimmte Güter des ständigen Bedarfs verbraucht werden. Die Steuerschuld entsteht bereits, wenn die betreffende Ware den Herstellungsbetrieb verläßt oder dort verbraucht wird. Dazu gehören u. a.: *Branntweinsteuer,* Mineralölsteuer, Tabaksteuer, Kaffeesteuer, Teesteuer.

Verschiedene Steuern lassen sich dieser

Anteil der wichtigen Steuern am Gesamtaufkommen 1984

Veranlagte Einkommensteuer	6,4%	⎫	Gewerbesteuer	6,8%	
Lohnsteuer	32,9%	⎬ 46,9%			
Andere Steuern v. Einkommen	7,6%	⎪	Umsatzsteuer	13,4% ⎫	26,7%
Vermögensteuer	1,1%	⎭	Einfuhrumsatzsteuer	13,3% ⎭	

Einteilung nur bedingt zuordnen. So zeigen z. B. die Erbschaftsteuer starke Merkmale als Verkehrsteuer (Übergang der Erbmasse) und die Kraftfahrzeugsteuer als Besitzsteuer (das Halten eines Fahrzeuges zur Benutzung im öffentlichen Verkehr).

4. Zölle

Dies sind Abgaben, die nach Maßgabe des Zolltarifs von Waren beim Übergang über die Zollgrenze erhoben werden, überwiegend handelt es sich um Einfuhrzölle.

Im folgenden werden dargestellt:

Die sog. *Betriebsteuern*, die an den Apothekenbetrieb anknüpfen und aus dem Bereich der Real-, Verkehr- und Verbrauchsteuern stammen. Danach folgen die *persönlichen Steuern*, die das Einkommen oder Vermögen der Person des Apothekers betreffen.

Die wichtigsten Betriebsteuern sind die *Gewerbesteuer* und die *Umsatzsteuer*. Für den Apothekenbetrieb hat außerdem noch eine gewisse Bedeutung das Branntweinmonopol und die Branntweinsteuer.

4.2 Betriebsteuern

Gewerbesteuer

Gewerbebetriebe unterliegen der Gewerbesteuer. *Besteuerungsgrundlage* sind der *Gewerbeertrag und das Gewerbekapital des Gewerbebetriebes.*

Neben der Gewerbesteuer wurde in einigen Gemeinden bis Ende 79 zusätzlich die *Lohnsummensteuer* erhoben.

Die Gewerbesteuer ist eine durch das *Gewerbesteuergesetz* (GewStG) bundeseinheitlich geregelte *Gemeindesteuer*. Vom Aufkommen müssen die Gemeinden eine Umlage an Bund und Länder abführen. Das Aufkommen aus der Gewerbesteuer ist für die Gemeinden die wichtigste Steuereinnahmequelle. Entsprechend ihrem Finanzbedarf setzen die Gemeinden jeweils für ihre Gemeinde den *Gewerbesteuer-Hebesatz* fest. Dadurch ist dieser von Gemeinde zu Gemeinde unterschiedlich hoch. Das Gewerbesteueraufkommen wird durch diesen Hebesatz maßgeblich bestimmt.

Jeder im Inland betriebene Gewerbebetrieb unterliegt der Gewerbesteuer. Unter Gewerbebetrieb ist ein gewerbliches Unternehmen im Sinne des EStG zu verstehen (§ 2 GewStG). Im einzelnen kommt es auf folgende Voraussetzungen an: Selbständigkeit, Nachhaltigkeit, Gewinnerzielungsabsicht, Beteiligung am allgemeinen wirtschaftlichen Verkehr und als Negativbegrenzung: keine Land- und Forstwirtschaft, keine selbständige Arbeit (§ 1 Abs. 1 GewSt-Durchführungsverordnung).

Die *Gewerbesteuer ist eine Betriebsteuer*, das bedeutet: der objektivierte Gewerbebetrieb als solcher, nicht der Gewerbetreibende, der Unternehmer, wird durch diese Steuer belastet. Bei der *Ermittlung des Gewinns* aus dem Gewerbebetrieb für die Einkommenbesteuerung des Unternehmens ist die Gewerbesteuer deshalb als Betriebsausgabe abzugsfähig.

Gewerbesteuer aus dem Gewerbeertrag

Ausgangspunkt für die Ermittlung des Gewerbeertrags ist der nach den Vorschriften des Einkommensteuergesetzes bzw. Körperschaftsteuergesetzes zu ermittelnde *Gewinn aus Gewerbebetrieb*, der dann um bestimmte Hinzurechnungen und Kürzungen korrigiert wird, um alles zu besteuern, was das Objekt „Betrieb" erwirtschaftet hat, ohne Rücksicht darauf, wem der Ertrag zugeflossen ist.

Hinzurechnungen (§ 8 GewStG) zum gewerblichen Gewinn, soweit sie bei dessen Ermittlung abgesetzt wurden, sind u. a.:
- Zinsen für Dauerschulden (für 1983 noch 60%; ab 1984 noch 50%),
- Gewinnanteile des stillen Gesellschafters,
- die Hälfte des Pachtzinses für die Benutzung nicht im Eigentum stehender Wirtschaftsgüter, Einrichtung und ggf. bei Firmenwert (die Hälfte lediglich, weil die andere Hälfte z. B. für Instandsetzungen aufzuwenden wäre und den Gewinn mindern würde, ständen die Wirtschaftsgüter im Eigentum),
- Verlustanteile an einer Personengesellschaft (z. B. OHG, KG) sofern bilanziert.

Kürzungen (§ 9 GewStG) des gewerblichen Gewinns sind u. a.:
- 1,2% des Einheitswertes des zum Betriebsvermögen des Unternehmers gehörenden Grundbesitzes (zur Vermeidung der Doppelbesteuerung von Grundstücken durch GrSt und GewSt),
- Anteile am Gewinn einer Personengesellschaft.

Der Wert der Beteiligung an einer Personengesellschaft und die entsprechenden Gewinn- oder Verlustanteile daraus sind gewerbesteuerlich nur dann von Belang, wenn die Beteiligung bilanziert ist. Dies ist in Apothekenbilanzen nur sehr selten der Fall. Bei der Beteiligung an z. B. einer Pharma-Produktions-OHG, die in einem gewissen objektiven betrieblichen Zusammenhang zur Apotheke steht, kann der Unternehmer sich entscheiden, sie zum Betriebsvermögen (gewillkürtes BV) zu ziehen und zu bilanzieren oder sie als Privatvermögen zu behandeln. Im letzten Fall haben die Verluste oder Gewinne aus der Beteiligung den Apothekengewinn nicht berührt, so daß sie zur Ermittlung des Gewerbeertrages als Hinzurechnungen oder Kürzungen nicht in Betracht kommen.

Natürliche Personen und Personengesellschaft haben einen Freibetrag in Höhe von DM 36 000 (seit 1980).

Der Gewerbeertrag wird wie folgt ermittelt:
  Gewinn aus Gewerbebetrieb gem. EStG
+ Hinzurechnungen nach § 8 GewStG
∕ Kürzungen nach § 9 GewStG

= Gewerbeertrag, abgerundet auf volle DM 100,–.
∕ Freibetrag DM 36 000
= Gewerbeertrag

Beispiel für die Berechnung des Gewerbeertrages:

Für Apotheker Heinz Hinze ergeben sich am 31. 12. 1984 folgende Daten: Gewinn aus der Apotheke DM 51 000, Hypothekenzinsen DM 10 000, Zinsen für Verwandtendarlehen DM 1000. Die Schulden wurden zum Zweck der Apothekengründung aufgenommen. Der Einheitswert (EW) des Betriebsgrundstücks ist auf dem 1. 1. 1964 mit DM 120 000 festgestellt; dieser gilt noch, ist jedoch für die GewSt mit 140% anzusetzen (§ 121a BewG), d. h. EW 1980 = EW 1964 + 40% = DM 168 000.

Die Hypothekenzinsen und die Zinsen für das Verwandtendarlehen werden als Dauerschuldzinsen hinzugerechnet. Also:

Gewinn aus Gewerbebetrieb	DM 51 000
+ Hypothekenzinsen	DM 5 000
+ Zinsen für Verwandtendarlehen	DM 500
∕ 1,2% vom Einheitswert des Betriebsgrundstücks	DM 2 016
= Gewerbeertrag, abgerundet auf volle DM 100,–	DM 54 400
∕ Freibetrag	DM 36 000
= Gewerbeertrag	DM 18 400

Gewerbesteuer aus dem Gewerbekapital

Gewerbekapital ist das dem Gewerbebetrieb dienende Vermögen. Es wird ermittelt aus dem *Einheitswert des gewerblichen Betriebs* im Sinne des Bewertungsgesetzes, vermehrt oder vermindert um Hinzurechnungen (§ 12 Abs. 2 GewStG) und Kürzungen (§ 12 Abs. 3 GewStG); dadurch sollen die Kapitalwerte erfaßt werden, die im Betrieb ertragswirksam sind. Seit 1981 ist ein Freibetrag in Höhe von DM 120 000 zu berücksichtigen.

Hinzurechnungen zum Einheitswert, soweit sie bei dessen Feststellung abgezogen wurden, sind u. a.:

- Dauerschulden, soweit höher als DM 50 000 (seit 1984 50%),
- Vermögenseinlage des stillen Gesellschafters und
- Firmenwert einer gepachteten Apotheke.

Kürzungen des Einheitswertes des gewerblichen Betriebs sind u. a.:

- Einheitswert des zum Betriebsvermögen des Unternehmers gehörenden Grundbesitzes, sofern im EW des gewerbl. Betriebes enthalten,
- Wert der Beteiligung an einer Personengesellschaft (z. B. OHG), vgl. Bemerkung zum Gewerbeertrag.

Bei Ermittlung des Gewerbekapitals wird der Einheitswert eines Betriebsgrundstücks abgezogen, weil die Betriebsgrundstücke schon der Grundsteuer unterliegen. Der Gesetzgeber vermeidet somit eine Doppelbesteuerung der Betriebsgrundstücke durch Grundsteuer und Gewerbesteuer. Aus dem gleichen Grund ist bei Ermittlung des Gewerbeertrags ein Ertragsanteil von 1,2% von der Summe der anzusetzenden Einheitswerte der Betriebsgrundstücke abzuziehen.

Das Gewerbekapital wird aus dem Einheitswert des gewerblichen Betriebes demnach wie folgt ermittelt:

Einheitswert des gewerblichen Betriebes nach Bewertungsgesetz (BewG)
+ Hinzurechnungen gem. GewStG
./. Kürzungen gem. GewStG
= Gewerbekapital, abgerundet auf volle DM 1 000,-
./. Freibetrag DM 120 000,-
= Gewerbekapital

Beispiel für die Berechnung des Gewerbekapitals:

Für Apotheker Heinz Hinze ergeben sich folgende Daten: Einheitswert der Apotheke DM 220 000, Hypothek DM 100 000, Verwandtendarlehen 15 000, EW des Betriebsgrundstücks DM 120 000.

Einheitswert der Apotheke			DM 220 000
+ Dauerschulden Hypothek	100 000 DM		
Verwandtendarlehen	15 000 DM		
	115 000 DM		
./. Abzugsbetrag	50 000 DM		
	65 000 DM	× 50%	DM 32 500
			DM 168 000
./. 140% EW 1964 des Betriebsgrundstückes			
gerundet			DM 84 000
./. Freibetrag			DM 120 000
= Gewerbekapital			0

Beispiel:

(Gewerbeertrag ./. Freibetrag)	× Steuermeßzahl	= Steuermeßbetrag
(Gewerbekapital ./. Freibetrag)	× Steuermeßzahl	= Steuermeßbetrag
		= einheitlicher Steuermeßbetrag
DM 54 400 Gewerbeertrag ./. 36 000 Freibetrag		
DM 18 400	× 5%	= DM 920
DM 84 000 Gewerbekapital ./. 120 000 Freibetrag		
DM 0	× 2‰	= DM 0
einheitlicher Steuermeßbetrag		DM 920
einheitlicher Steuermeßbetrag DM 920	× Hebesatz × z. B. 350%	= Gewerbesteuerschuld = DM 3 220

Berechnung der Gewerbesteuer-Meßbeträge-Hebesätze

Zur Berechnung der Gewerbesteuer sind sowohl vom Gewerbeertrag als auch vom Gewerbekapital *Steuermeßbeträge* zu ermitteln. Gewerbeertrag bzw. Gewerbekapital werden mit den im Gesetz festgelegten *Steuermeßzahlen* multipliziert. Aus beiden Steuermeßbeträgen ist dann der einheitliche Gewerbesteuermeßbetrag zu bilden.

Für das *Gewerbekapital* gilt eine einheitliche Steuermeßzahl von 2 v.T. nach Abzug eines Freibetrags von DM 120 000 (seit 1. 1. 1981).

Beim *Gewerbeertrag* gilt eine einheitliche Steuermeßzahl auf den Gewerbeertrag von 5% nach Abzug eines Freibetrages von DM 36 000 für natürliche Personen und Personengesellschaften.

Zur Berechnung der Gewerbesteuerschuld ist der einheitliche *Gewerbesteuermeßbetrag* mit dem von der jeweiligen Gemeinde festgesetzten *Hebesatz* zu multiplizieren.

Die Gewerbesteuer ist eine *Jahressteuer*, jedoch sind ¼ des zuletzt veranlagten Steuerbetrages jeweils am 15. 2., 15. 5., 15. 8. und 15. 11. eines Jahres als Vorauszahlung fällig. Die aufgrund der Veranlagung zur Gewerbesteuer ermittelte Abschlußzahlung ist spätestens binnen eines Monats nach Bekanntgabe des Steuerbescheides zu entrichten.

Die Belastung der Apotheke mit Gewerbesteuer liegt unter 2% des Jahresumsatzes (netto).

Umsatzsteuer (Mehrwertsteuer)

Die USt ist eine *Verkehrsteuer*, da sie an einen wirtschaftlichen Verkehrsvorgang, den Umsatz, anknüpft.

Die USt ist durch ihre Ausgestaltung als *Allphasen-Nettoumsatzsteuer mit Vorsteuerabzug* eine *Mehrwertsteuer* (MWSt). Auf jeder Wirtschaftsstufe wird im Ergebnis nur der vom Unternehmer geschaffene „Mehrwert" von der USt erfaßt. Die MWSt wird am Markt vom Unternehmer auf den Abnehmer der Leistung überwälzt und der Leistungsempfänger kann seinerseits – wenn er Unternehmer ist – die ihm berechnete und auf ihn abgewälzte USt als Vorsteuer von der auf seine eigenen Umsätze entfallenden USt abziehen. Nur die Differenz muß der Unternehmer als Steuerschuld an das Finanzamt abführen.

Eine von diesem Grundsatz abweichende Regelung hat das Gesetz für die sog. Kleinunternehmer (Gesamtumsatz incl. Umsatzsteuer des Vorjahres nicht mehr als DM 20 000 oder Gesamtumsatz des laufenden Jahres voraussichtlich nicht mehr als DM 100 000) vorgesehen. Hier gilt die Bruttoumsatzbesteuerung.

Die USt ist als „*durchlaufender Posten*" in der vorsteuerabzugsberechtigten *Unternehmerkette* somit nicht Bestandteil der Kosten. Nur bei der Abgabe an den Endverbraucher wird die USt zum Preisbestandteil und wirkt sich als Steuerbelastung für den Endverbraucher aus.

Im Einzelfall kann die Steuerbelastung für den Endverbraucher unterschiedlich hoch sein:
Der *allgemeine Steuersatz* der USt beträgt seit dem 1. 7. 1983 14%. Der *ermäßigte Steuersatz* von 7% gilt für bestimmte landwirtschaftliche Erzeugnisse, Lebensmittel, Beförderungsverkehr u. a.

Steuergegenstand

Der Umsatzsteuer unterliegen Lieferungen und sonstige Leistungen, die ein Unternehmer im Inland gegen Entgelt im Rahmen seines Unternehmens ausführt (§ 1 UStG).

Fünf Tatbestandsmerkmale sind demnach bestimmend dafür, daß ein Umsatz der Mehrwertsteuer unterliegt:
- ein Unternehmer im Sinne des § 2 UStG,
- im Rahmen seines Unternehmens,
- im Inland,
- gegen Entgelt, also nicht als Schenkung,
- daß der Unternehmer eine Lieferung ausführt (z. B. der Pharma-Großhändler liefert Arzneimittel an einen Apotheker) oder eine sonstige Leistung bewirkt (z. B. ein Handwerker führt eine handwerkliche Leistung aus, ein Steuerberater berät seinen Mandanten).

Zum *steuerbaren* Umsatz gehört auch der *Eigenverbrauch* des Unternehmers. Eigenverbrauch ist in drei Fällen gegeben, und zwar:
a) wenn ein Unternehmer Gegenstände aus seinem Unternehmen für Zwecke entnimmt, die außerhalb des Unternehmens liegen; z. B. ein Apotheker entnimmt für seinen eigenen Bedarf Kopfschmerztabletten aus seiner Apotheke.
b) soweit ein Unternehmer dem Unternehmen dienende Gegenstände für Zwecke verwendet, die außerhalb des Unternehmens liegen; z. B. ein Apotheker unternimmt mit seinem Betriebsfahrzeug Privatfahrten oder er führt von seinem Betriebstelefon aus private Gespräche. Diese dem Privatanteil entsprechenden Aufwendungen unterliegen nicht nur der USt, sie werden auch bei den gewinnabhängigen Steuern (z. B. ESt, GewSt) wirksam, denn um den Privatanteil wird eine Korrektur der Betriebsausgaben erforderlich, die sich gewinnerhöhend auswirkt.
c) soweit ein Unternehmer betriebliche Aufwendungen tätigt, die bei der Gewinnermittlung nach den Bestimmungen des EStG ausscheiden; das ist der Fall, wenn z. B. Geschenkaufwendungen DM 50,– (ohne MWSt) pro Person und Jahr übersteigen. Z. B. schenkt ein Apotheker aus betrieblichen Gründen einem Arzt eine Kiste Wein im Wert von DM 150,–; das ist eine nicht abzugsfähige Betriebsausgabe und daher Eigenverbrauch.

Der Umsatzsteuer unterliegt außerdem die *Einfuhr* von Gegenständen in das Zollgebiet (Einfuhrumsatzsteuer).

Man bezeichnet die Umsätze, die der Umsatzsteuer unterliegen, das sind die entgeltlichen Lieferungen und sonstigen Leistungen des Unternehmers sowie sein Eigenverbrauch, als *umsatzsteuerbare* Umsätze.

Fehlt bei den Umsätzen eines der fünf aufgeführten Tatbestandsmerkmale, so fallen diese Umsätze nicht unter das UStG, sie sind *nicht umsatzsteuerbar*, z. B. ein Apotheker veräußert ein Klavier an einen Kunden, die Lieferung erfolgt nicht im Rahmen seines Unternehmens und ist daher nicht steuerbar.

Die umsatzsteuerbaren Umsätze sind grundsätzlich auch umsatzsteuerpflichtig, es sei denn, sie wären nach besonderen Befreiungsvorschriften des § 4 UStG *umsatzsteuerbefreit*; z. B. die Umsätze des Bundes im Post- und Fernmeldeverkehr; Umsätze aus der Tätigkeit als Arzt; die Umsätze aus der Vermietung und Verpachtung von Grundstücken.

Beispiele
Apotheker Heinz Hinze
a) verkauft seinen Wohnzimmerschrank
b) verkauft einem anderen Apotheker ein älteres noch gebrauchsfähiges Laborgerät

Lösung
a) Apotheker Heinz Hinze führt durch den Verkauf des Wohnzimmerschrankes eine Lieferung aus und zwar im Inland und auch gegen Entgelt. Der Apotheker ist zwar Unternehmer, handelt hier aber nicht im Rahmen seines Unternehmens. Die Veräußerung des Wohnzimmerschrankes ist nicht umsatzsteuerbar.
b) Der Verkauf des gebrauchten Laborgerätes erfüllt alle Voraussetzungen des § 1 UStG. Es handelt sich also um einen umsatzsteuerbaren und umsatzsteuerpflichtigen Vorgang, jedoch um einen sog. Hilfsumsatz, denn die Umsatztätigkeit der Apotheke ist grundsätzlich auf die Abgabe von Arzneimitteln ausgerichtet.

Vorsteuerabzug und MWSt – Ausweis in Rechnungen (§ 14 UStG)

Die Umsatzsteuer wird von den steuerpflichtigen Umsätzen jedes Unternehmers jeder Wirtschaftsstufe erhoben, z. B. von
- den Umsätzen des Rohstofflieferanten an den pharmazeutischen Hersteller,
- den Umsätzen des pharmazeutischen Herstellers an den pharmazeutischen Großhändler,
- den Umsätzen des pharmazeutischen Großhändlers an die Apotheke und
- den Umsätzen der Apotheke an den Endverbraucher, also an Privatkunden und Krankenkassen.

Um eine Kumulation der Umsatzsteuer über die einzelnen Wirtschaftsstufen zu vermeiden, kann jeder Unternehmer die ihm von anderen Unternehmern gesondert in Rechnung gestellte Umsatzsteuer auf empfangene Lieferungen und sonstige Leistungen als sog. Vorsteuer von der Umsatzsteuer abziehen, die sich aus seinen eigenen Umsätzen errechnet. Dieser Vorsteuerabzug, zu dem nur Unternehmer, nicht aber die Endverbraucher berechtigt sind, ist das wesentliche Merkmal der Mehrwertsteuer.

Beispiel
Es ist die Umsatzsteuerschuld zu errechnen, die der Apotheker Heinz Hinze als Inhaber der Bahnhofs-Apotheke für den Monat September zu zahlen hat:

		Umsatzsteuer
Netto-Umsatz (d. h. ohne MWSt)	DM 120 000	
14% MWSt		DM 16 800
Warenbezug von Großhändlern netto	DM 70 000	
14% MWSt (Vorsteuer)	./.	DM 9 800
(Brutto-Warenwert DM 79 800)		
Umsatzsteuer-Vorauszahlung f. Monat September 1984		DM 7 000

Vorsteuern, die mit umsatzsteuerbefreiten Umsätzen in Zusammenhang stehen, sind vom Steuerabzug grundsätzlich ausgeschlossen.

Beispiel
Vorsteuern, die auf die Lieferungen für privat vermietete Wohnungen ruhen, können nicht abgezogen werden, da die Einnahmen aus Vermietung und Verpachtung umsatzsteuerbefreit sind.

Zur Durchführung des Vorsteuerabzugs sind von den Unternehmern bestimmte Vorschriften bezüglich der *Ausstellung der Rechnung* zu erfüllen. Der Unternehmer ist berechtigt und, soweit es sich um Umsätze an einen anderen Unternehmer handelt, sogar verpflichtet, Rechnungen auszustellen, in denen die *USt gesondert* und zwar *dem Betrag nach* ausgewiesen ist.

Ordnungsgemäße Rechnungen müssen die folgenden Angaben enthalten:
1. den Namen und die Anschrift des Abnehmers der Lieferung oder des Empfängers der sonstigen Leistung,
2. die Menge und die handelsübliche Bezeichnung der gelieferten Gegenstände oder

die Art und den Umfang der sonstigen Leistung,
4. den Tag der Lieferung oder der sonstigen Leistung,
5. das Entgelt für die Lieferung oder sonstige Leistung (§ 10) und
6. den auf das Entgelt (Nr. 5) entfallenden Steuerbetrag.

Erleichterungen gelten für Kleinbetragsrechnungen; bei diesen Rechnungen, deren Gesamtbetrag incl. USt DM 200,– nicht übersteigt, genügt die Angabe des USt-Satzes von 14 bzw. 7%. Auf den Ausweis des Steuerbetrages kann verzichtet werden, ebenso auf Leistungsempfänger zum Zeitpunkt der Lieferung.

Bemessungsgrundlage und Änderung der Bemessungsgrundlage

Bemessungsgrundlage für die USt auf Lieferungen und sonstige Leistungen ist grundsätzlich das *vereinbarte Entgelt ohne Umsatzsteuer*. Auf diesen Netto-Umsatz wird dann der Steuersatz von 14% oder ggf. der ermäßigte Steuersatz von 7% angewendet. Man spricht bei der USt-Besteuerung nach vereinbarten Entgelten von Sollbesteuerung. Der Zahlungsvorgang, die Vereinnahmung der Entgelte spielt dabei grundsätzlich keine Rolle. Auch der Vorsteuerabzug wird nach diesem *Soll-Prinzip* vorgenommen, gleichgültig, ob die Lieferantenrechnungen und die sonstigen Rechnungen bereits beglichen sind oder noch ausstehen.

Ausnahmen vom Soll-Prinzip gibt es für nicht buchführungsverpflichtete Unternehmer oder Unternehmer, deren Gesamt-Umsatz im Vorjahr nicht höher war als DM 250 000. In diesen Fällen ist auf Antrag die Versteuerung nach vereinnahmten Entgelten (Ist-Besteuerung) möglich.

Allerdings sind letztlich für die Umsatzsteuer nur die *tatsächlich* vereinnahmten Entgelte und für den Vorsteuerabzug nur die tatsächlich bezahlten Vorsteuern maßgebend.

Ergeben sich nachträgliche Änderungen des vereinbarten Entgelts, so muß dies umsatzsteuerlich berücksichtigt werden. Bei Änderung der Bemessungsgrundlage müssen sowohl

– der Unternehmer, der diesen Umsatz ausgeführt hat, den dafür geschuldeten Steuerbetrag, als auch
– der Unternehmer, für den dieser Umsatz ausgeführt wurde, den dafür in Anspruch genommenen Vorsteuerbetrag entsprechend berichtigen.

Berichtigungen ergeben sich bei Inanspruchnahme von *Skonto*, bei Rabatten, Retouren, nachträglichen Kaufpreisminderungen oder -erhöhungen sowie bei Forderungen, die uneinbringlich geworden sind.

> *Beispiel*
> Ein Pharma-Großhändler liefert Arzneimittel an eine Apotheke und stellt DM 2000 Netto-Warenwert und 14% USt DM 280 = DM 2280 in Rechnung. Für den Großhändler ergibt sich aus dieser Lieferung eine USt-Schuld von DM 280 und für den Apotheker in gleicher Höhe ein Vorsteuerabzug.

Der Apotheker bezahlt später unter Abzug von 2% Skonto DM 2234,40 an den Großhändler. Beim Großhändler verringert sich die Bemessungsgrundlage der USt von DM 2000 auf DM 1960 und damit ermäßigt sich die abzuführende USt von DM 280,– auf DM 274,40. Entsprechend verringert sich auch der Vorsteuerabzug, den der Apotheker geltend machen kann von DM 280,– auf DM 274,40.

Anmerkung: Das dargestellte Verfahren ist durch die erforderlichen zahlreichen Buchungen umständlich; in der Praxis hat sich daher das „Netto-Prinzip" durchgesetzt, d. h. die Buchung wird gleich zum verminderten Preis vorgenommen.

Aufzeichnungspflichten

Nach § 22 UStG ist der Unternehmer verpflichtet, zur Ermittlung der USt und der Besteuerungsgrundlagen Aufzeichnungen zu machen. Diese Aufzeichnungspflicht erfüllt der Unternehmer im Rahmen seiner *Buchführung*.

Aus diesen Aufzeichnungen müssen im einzelnen zu ersehen sein (§ 22 UStG):
1. Die *vereinbarten Entgelte für die vom Unternehmer ausgeführten Lieferungen* und

sonstigen Leistungen, getrennt nach Entgelten auf steuerpflichtige und steuerfreie Umsätze, sowie bei ersteren ggf. getrennt nach Steuersätzen (14 bzw. 7%).
2. Die Bemessungsgrundlagen für den *Eigenverbrauch.*
3. Die *Entgelte für steuerpflichtige Lieferungen* und sonstige Leistungen, die an den Unternehmer für sein Unternehmen ausgeführt worden sind, und die darauf entfallenden Vorsteuern.

Die oben genannte *Trennung der Entgelte* nach verschiedenen Steuersätzen bedeutet einen erheblichen Aufwand und bereitet in der Praxis oft Schwierigkeiten. Daher kann Unternehmern, denen nach Art und Umfang des Geschäftes eine Trennung der Entgelte nach Steuersätzen bei der Aufzeichnung nicht zuzumuten ist, auf Antrag eine *Erleichterung* gewährt werden, bei der die Entgelte nachträglich unter Berücksichtigung des Wareneingangs oder nach anderen Merkmalen aufgeteilt werden.

Apotheken wird auf Antrag genehmigt, zunächst alle Umsätze mit 14% zu versteuern und die mit 7 versteuerten Umsätze erst im Dezember oder mit der USt-Jahreserklärung geltend zu machen. Der begünstigte Umsatz wird aufgrund des Wareneinkaufs unter Hinzurechnung eines für jede Apotheke *individuell zu ermittelnden* Aufschlagsatzes errechnet. Der Aufschlagsatz wird als gewogenes Mittel durch Gegenüberstellung der Einkaufs- und Verkaufspreise dreier zusammenhängender Monate errechnet und kann dann für 5 Jahre beibehalten werden. Der gewogene Durchschnittsaufschlagsatz schwankt je nach Zusammensetzung des Warensortiments.

Für Apotheken, die überwiegend aufgrund von Krankenkassenrezepten liefern, kann von der täglichen Aufzeichnungspflicht der Umsätze nach vereinbarten Entgelten zugunsten einer monatlichen Aufzeichnung abgesehen werden, weil die Rezepte auch nur monatlich abzurechnen sind.

Veranlagung, Voranmeldung und Vorauszahlung der Umsatzsteuer

Die USt wird von den Umsätzen des Kalenderjahres berechnet. Der Unternehmer muß nach Ablauf des Kalenderjahres über die selbst zu berechnende Steuer eine *Steuererklärung abgeben, nach der er veranlagt wird.* Im Laufe des Jahres muß der Unternehmer binnen 10 Tagen nach Ablauf eines Kalendermonats beim Finanzamt eine *USt-Voranmeldung* abgeben und gleichzeitig die darin errechnete USt-Schuld als *Vorauszahlung* entrichten.

Dem Unternehmer ist häufig am 10. eines Monats der Vormonatsumsatz noch nicht bekannt. Das ist bei Apothekern insbesondere dann der Fall, wenn sie ihre Rezeptabrechnung durch eine Abrechnungsstelle erstellen lassen – und das sind weitaus die meisten Apotheker. Darum kann auf Antrag die Frist zur Einreichung der betreffenden Voranmeldung um einen Monat verlängert werden, wenn bis zum 10. Februar eines Kalenderjahres eine Abschlagszahlung auf die USt des laufenden Kalenderjahres abgeführt wird, die sich auf ein Elftel der USt des Vorjahres bemißt.

Die zum 10. Februar 1984 entrichtete Vorauszahlung auf die Umsatzsteuer 1984 wird dann mit der Umsatzsteuer für Dezember 1984 verrechnet, die zum 10. Februar 1985 fällig ist. Außerdem ist zum 10. Februar 1985 als Abschlagszahlung auf die Umsatzsteuer 1985 ein Elftel der USt 1984 fällig.

Bei der Veranlagung nach Ablauf des Kalenderjahres ergibt sich aufgrund der Vorauszahlungen entweder ein *Überschuß*, der vom Finanzamt an den Unternehmer erstattet wird, oder eine *Restschuld*, die der Unternehmer – zur Vermeidung von Säumniszuschlägen – innerhalb eines Monats nach Einreichung der Steuererklärung *ohne besondere Zahlungsaufforderung* – an das Finanzamt abführen muß.

Zölle (Branntweinmonopol)

Branntweinsteuer

Von den speziellen Verbrauchsteuern hat die von der Bundes-Monopol-Verwaltung (BMonV) im Rahmen des Branntweinmonopols festgesetzte *Branntweinsteuer* eine gewisse Bedeutung für den Apotheker. Wichtig für den Apotheker sind auch die anderen Bestimmungen des Gesetzes über das *Branntweinmonopol* (BranntwMonG), insbesondere die Bestimmung über den Bezug und die Verwendung von steuerbegünstigtem Branntwein.

Das Branntweinmonopol ist ein staatliches Monopol auf Übernahme, teilweise Herstellung, Einfuhr, Reinigung und Verwertung von Branntwein sowie dem Handel mit unverarbeitetem Branntwein. Die „Verwertung" besteht darin, daß die BMonV Branntwein an ihre Kunden (u. a. auch Apotheken) zu den von ihr herausgegebenen Bezugsbedingungen verkauft.

4.3 Persönliche Steuern

Einkommensteuer (ESt)

Die ESt erfaßt den größten Personenkreis und weist die größte finanzielle Ergiebigkeit auf. ESt und Lohnsteuer erzielen rund 40% des Gesamtsteueraufkommens.

Die ESt ist keine den steuerlichen Gewinn mindernde Betriebsteuer, sondern eine vom Steuerpflichtigen selbst zu tragende Personensteuer.

Durch die Gestaltung der ESt (steuerfreies Existenzminimum, progressiver Tarif u. a.) soll die individuelle *Leistungsfähigkeit* berücksichtigt werden.

Der *unbeschränkten Steuerpflicht* für sämtliche Einkünfte unterliegen *natürliche Personen*, d. h. Einzelpersonen und Mitunternehmer von Personengesellschaften, wenn sie ihren Wohnsitz oder gewöhnlichen Aufenthalt im Inland haben, andernfalls sind sie beschränkt steuerpflichtig, d. h. nur mit gesetzlich besonders bestimmten inländischen Einkünften. Steuerpflicht beginnt bei Geburt und endet bei Tod.

Nicht der ESt unterliegen die Einkommen respektive Gewinne der juristischen Personen (AG, GmbH); sie unterliegen der Körperschaftsteuer.

Die ESt wird von den Finanzämtern durch *Veranlagung* aufgrund der ESt-Erklärungen der Steuerpflichtigen erhoben. Besondere Erhebungsformen der ESt (keine selbständigen Steuern) sind die *Lohnsteuer* (LSt) auf Arbeitslohn/-gehalt von Arbeitnehmern und die Kapitalertragsteuer auf bestimmte Kapitalerträge. Beide werden im sog. Quellenabzugsverfahren erhoben.

Steuergegenstand, Einkommen, Einkünfte

Steuergegenstand ist das Einkommen innerhalb eines Kalenderjahres. Grundlage des Einkommens im Sinne des EStG sind die Einkünfte. Das EStG (§ 2) unterscheidet 7 Einkunftsarten. Die ersten 3 Einkünfte werden als *Gewinn* ermittelt.
1. Einkünfte aus Land- und Forstwirtschaft,
2. Einkünfte aus Gewerbebetrieb, z. B. Apotheke,
3. Einkünfte aus selbständiger Arbeit, also insbesondere die aus freiberuflicher Tätigkeit, z. B. Ärzte.

Die übrigen 4 Einkünfte werden als *Überschuß* der Einnahmen über die Werbungskosten ermittelt:
4. Einkünfte aus nichtselbständiger Arbeit, d. h. aus Arbeitnehmertätigkeit,
5. Einkünfte aus Kapitalvermögen,
6. Einkünfte aus Vermietung und Verpachtung,
7. Sonstige Einkünfte im Sinne des EStG (§§ 22, 23) z. B. wiederkehrende Bezüge (Renten), Spekulationsgewinne.

Zur Ermittlung des Einkommens wird aus den sieben Einkunftsarten die Summe der Einkünfte gebildet; vermindert um bestimmte Freibeträge z. B. den Altersentlastungsbetrag und den Ausbildungsplatzabzugsbetrag ergibt sich der Gesamtbetrag der Einkünfte. Vermindert man diesen Betrag um Sonderausgaben und außergewöhnliche Belastungen, erhält man das *Einkommen*. Das Einkommen, vermindert um den Altersfreibetrag, den Haushaltsfreibetrag und sonstige vom Einkommen abzuziehende Beträge, ergibt das zu *versteuernde Einkommen*.

Die Zusammenhänge verdeutlicht folgende Übersicht:

Einkünfte aus Land- und Forstwirtschaft
+ Einkünfte aus Gewerbebetrieb
+ Einkünfte aus selbständiger Arbeit
+ Einkünfte aus nichtselbständiger Arbeit
+ Einkünfte aus Kapitalvermögen
+ Einkünfte aus Vermietung und Verpachtung
+ Sonstige Einkünfte im Sinne des EStG

= Summe der Einkünfte
./. Altersentlastungsbetrag (§ 24a EStG)
./. Ausbildungsplatz-Abzugsbetrag (§ 24b)

= Gesamtbetrag der Einkünfte
./. Sonderausgaben
./. Außergewöhnliche Belastungen

= Einkommen
./. Altersfreibetrag (§ 32 Abs. 2)
./. Haushaltsfreibetrag (§ 32 Abs. 3)
./. Sonst. vom Einkommen abzuziehende Beträge (Kinderfreibetrag)

= zu versteuerndes Einkommen

Hat ein Steuerpflichtiger in einem Kalenderjahr neben positiven Einkünften auch negative Einkünfte, d. h. Verluste, so können diese grundsätzlich mit den positiven Einkünften ausgeglichen werden = *Verlustausgleich*.

Im folgenden wird die Ermittlung der Einkünfte getrennt nach den für die beiden Gruppen von Einkunftsarten unterschiedlichen Methoden dargestellt und zwar
1. *Die Gewinnermittlung* und
2. *die Ermittlung des Überschusses der Einnahmen über die Werbungskosten*.

Steuerliche Gewinnermittlung

Die Einkünfte aus Land- und Forstwirtschaft, aus Gewerbebetrieb und aus selbständiger Arbeit werden als Gewinn ermittelt.

Für Gewerbebetriebe gibt es zwei steuerliche Gewinnermittlungsmethoden: Betriebsvermögensvergleich (§ 5 EStG) und die Ermittlung des Überschusses der Betriebseinnahmen über die Betriebsausgaben (§ 4 Abs. 3 EStG).

Die *Überschußrechnung* ist eine vereinfachte Form der Gewinnermittlung für Steuerpflichtige, die weder nach dem HGB als Vollkaufmann noch nach dem Steuerrecht zur Buchführung und Bilanzierung verpflichtet sind, weil Gewerbeertrag, Umsatz oder Betriebsvermögen gewisse Geringfügigkeitsgrenzen nicht überschreiten. In Frage kommt dies für sog. Kleingewerbetreibende, Land- und Forstwirte, aber auch für Angehörige freier Berufe. Führen die Betroffenen freiwillig Bücher und machen sie regelmäßig Abschlüsse, so ist für sie der Gewinn auch durch den Vermögensvergleich zu ermitteln.

Die wichtigste und genaueste Gewinnermittlungsart ist der *Betriebsvermögensvergleich*, von dem es wiederum zwei Arten gibt, nach § 4 Abs. 1 EStG und nach § 5 EStG. Für den Apotheker als Gewerbetreibenden und Vollkaufmann ist die maßgebende Methode der Betriebsvermögensvergleich nach § 5 EStG, das bedeutet u. a., daß bei der Gewinnermittlung außer den steuerlichen Bewertungsvorschriften (§§ 6, 6a und 7 EStG) die handelsrechtlichen Buchführungs- und Bewertungsvorschriften zu beachten sind.

Verhältnis von Steuerbilanz und Handelsbilanz – ordnungsgemäße Buchführung

Die steuerliche Gewinnermittlung basiert nach § 5 EStG auf der handelsrechtlichen Gewinnermittlung. In der Steuerbilanz ist „das Betriebsvermögen anzusetzen, das nach den handelsrechtlichen Grundsätzen ordnungsmäßiger Buchführung auszuweisen ist". Dieser Grundsatz der *Maßgeblichkeit der Handelsbilanz für die Steuerbilanz* gilt, solange keine zwingenden Vorschriften des Steuerrechts verletzt werden. Unterschiede ergeben sich vor allem durch verschiedene Bewertungsvorschriften.

In der Handelsbilanz darf der Kaufmann im Interesse des *Gläubigerschutzes* seine Vermögenslage nicht günstiger darstellen als sie ist. Der Bewertungsfreiheit sind nur Obergrenzen gesetzt. Der Kaufmann kann durch die Bildung stiller Reserven (das ist der Unterschied zwischen dem Buchwert und dem Verkehrswert durch die Unterbewertung der Aktiva und Überbewertung der

Passiva) den auszuweisenden Gewinn mindern. Dies ist steuerrechtlich durch strengere Bewertungsvorschriften eingeschränkt (Interesse des Staates an der Einnahmeerzielung).

Die Maßgeblichkeit der Handelsbilanz für die Steuerbilanz setzt die Ordnungsmäßigkeit der Buchführung voraus.

Abgesehen von einem allgemeinen Anerkenntnis der Leitsätze der Bilanzklarheit, Bilanzwahrheit und Bilanzidentität/-kontinuität sind die *Grundsätze ordnungsmäßiger Buchführung* nirgends kodifiziert oder verbindlich festgelegt. Das Handelsgesetzbuch (§§ 38 ff.) enthält teils formelle, teils materielle Vorschriften über die Buchführung eines Kaufmannes, so über die Buchführungspflicht, Aufstellung von Inventar und Bilanz usw. Für die steuerliche Gewinnermittlung haben sich in den EStR, in Rechtsprechung und Praxis folgende Regeln herausgebildet:

Eine Buchführung ist ordnungsgemäß, wenn sie den Grundsätzen des Handelsrechts entspricht. Das ist der Fall, wenn die für die kaufmännische Buchführung erforderlichen Bücher geführt werden, die Bücher förmlich in Ordnung sind und der Inhalt sachlich richtig ist. Ein bestimmtes Buchführungssystem ist dabei nicht vorgeschrieben, jedoch muß die zuverlässige Aufzeichnung aller Geschäftsvorfälle und des Vermögens möglich sein, so daß der Kaufmann und ein sachverständiger Dritter jederzeit die erforderliche Übersicht über die Geschäfts- und Vermögenslage gewinnen können. Wichtig ist, daß sämtliche Geschäftsvorfälle zeitnah und der Zeitlage nach zu erfassen sind.

Grundlagen des Betriebsvermögensvergleiches

Aufgrund der ordnungsmäßigen Buchführung wird am Ende eines jeden Wirtschaftsjahres eine Bilanz aufgestellt. Die *Bilanzen* sind Grundlage der steuerlichen Gewinnermittlung durch Betriebsvermögensvergleich. Der *Bestandsvergleich* ist die rechnerische Gegenüberstellung des Betriebsvermögens am Schluß eines Wirtschaftsjahres mit dem Betriebsvermögen am Schluß des vorangegangenen Wirtschaftsjahres.

Das Betriebsvermögen ist die Summe aller Wirtschaftsgüter, die zum Betriebsvermögen gehören. Die Wirtschaftsgüter können einen positiven Wert (z. B. Grundstück, Warenvorräte) oder einen negativen Wert (z. B. Hypothek, Bankschulden) haben. Von der Summe der Wirtschaftsgüter der Aktivseite der Bilanz (Anlage- und Umlaufvermögen) werden die negativen Wirtschaftsgüter, d. h. die Betriebsschulden abgezogen. Der Wert des Betriebsvermögens wird durch das *Kapitalkonto* ausgedrückt.

Der Vergleich der Kapitalstände zweier aufeinanderfolgender Wirtschaftsjahre ergibt noch nicht den Gewinn.

Die positive oder negative Differenz zwischen beiden Vermögensständen muß noch um den Wert der *Privatentnahmen* vermehrt und um die *Privateinlagen* vermindert werden, da die aus Entnahme oder Einlagen resultierenden Veränderungen des Betriebsvermögens nicht Ergebnis betrieblichen Handelns sind.

Alles, was aus dem Betriebsvermögen in die außerbetriebliche, betriebsfremde oder private Sphäre überführt wird, stellt eine *Entnahme* dar, z. B. die Herausnahme von Geld oder Waren für private Zwecke, Überweisungen für betriebsfremde Zwecke vom Firmenkonto aber auch die private Nutzung von betrieblichen Einrichtungen.

Privateinlagen sind alle Wirtschaftsgüter, die der Unternehmer dem bestehenden Betrieb aus seinem Privatvermögen zuführt. Das können Geldbeträge sein, die der Unternehmer aus seinem Privatvermögen in die Kasse legt oder auf das Firmenkonto einzahlt oder Sacheinlagen z. B. Einrichtungsgegenstände, die bisher zum Privatvermögen gehört haben.

Der Vermögensvergleich und die Korrekturen um Privateinlagen und -entnahmen seien an einem einfachen Beispiel verdeutlicht:

Bahnhofs-Apotheke, Inhaber Heinz Hinze

Bilanz zum 31. 12. 1983

Aktiva			Passiva	
Anlagevermögen				
An- und Umbau	DM 20 000	Bankkredit, langfr.	DM	70 000
Einrichtung	DM 100 000	Bankkredit, kurzfr.	DM	15 000
		Lieferantenverb.	DM	15 000
Umlaufvermögen		Kapital	DM	96 000
Warenbestand	DM 50 000			
Forderungen	DM 20 000			
Kasse	DM 1 000			
Bank	DM 5 000			
	DM 196 000		DM 196 000	

Aktiva		**Bilanz zum 31. 12. 1984**	Passiva	
Anlagevermögen				
An- und Umbau	DM 18 000	Bankkredit, langfr.	DM	70 000
Einrichtung	DM 87 500	Bankkredit, kurzfr.	DM	5 000
		Lieferantenverb.	DM	10 000
Umlaufvermögen		Kapital	DM	131 000
Warenbestand	DM 80 000			
Forderungen	DM 22 500			
Kasse	DM 2 000			
Bank	DM 6 000			
	DM 216 000		DM 216 000	

Kapital am 31. 12. 1984		DM 131 000
./. Kapital am 31. 12. 1983		DM 96 000
Vermögenszuwachs		DM 35 000
+ Entnahmen	+	DM 46 000
./. Einlagen	./.	DM 1 000
Gewinn der Bahnhofs-Apotheke 1984		DM 80 000

Abgrenzung des Betriebsvermögens

Bisher wurde das Betriebsvermögen global als Summe von Wirtschaftsgütern bezeichnet. ESt-rechtlich hat die Unterscheidung zwischen Betriebsvermögen und Privatvermögen erhebliche Bedeutung, z. B. mindern in der Regel nur Aufwendungen für Gegenstände des Betriebsvermögens den steuerlichen Gewinn. Allerdings ist es nicht ausschließlich in das Ermessen des Unternehmers gestellt, ob und welche Gegenstände zum Betriebsvermögen zu rechnen sind.

Es wird unterschieden zwischen notwendigem Betriebsvermögen, notwendigem Privatvermögen und gewillkürtem Betriebsvermögen.

Notwendiges Betriebsvermögen sind Wirtschaftsgüter, die ihrer Wesensart nach dem Betrieb zugehören, z. B. Apothekeneinrichtung, Warenlager, das dem Apotheker gehörende Apothekengrundstück (ggf. mit seinem betrieblich genutzten Anteil), der über 50% betrieblich genutzte PKW.

Demgegenüber sind die Wirtschaftsgüter *notwendiges Privatvermögen*, die ihrer Natur nach zum privaten Lebensbereich des Unternehmers gehören und die auch nicht dadurch Betriebsvermögen sind, daß sie u. U. in der Betriebsbuchhaltung geführt werden. Typisches Beispiel: eigengenutztes Einfamilienhaus und dafür aufgenommene Kredite.

Darüber hinaus gibt es Wirtschaftsgüter, die ihrer Natur nach sowohl Betriebsvermögen oder Privatvermögen sein könnten. Stehen sie in einem gewissen objektiven Zusammenhang mit dem Betrieb, so kann der Unternehmer sich dafür entscheiden, die Gegenstände zum Betriebsvermögen zu ziehen: *gewillkürtes Betriebsvermögen*.

Beispiel: Wertpapiere, die mit betrieblichen Mitteln erworben und im Betriebsvermögen belassen werden.

Für die Zuordnung zum Betriebsvermögen und damit Aufnahme in die Bilanz ist es nicht notwendig, daß der Unternehmer rechtlicher Eigentümer des Wirtschaftsgutes ist. Steuerlich relevant ist das *„wirtschaftliche Eigentum"*. So sind z. B. unter Eigentumsvorbehalt gelieferte Waren demjenigen als wirtschaftliches Eigentum zuzurechnen, der die tatsächliche Sachherrschaft ausübt. Die Waren sind wirtschaftliches Eigentum des Abnehmers und bei diesem zu bilanzieren. Gemietete oder gepachtete Wirtschaftsgüter sind allerdings kein wirtschaftliches Eigentum des Mieters/Pächters und werden daher auch nicht bei diesem bilanziert.

Bewertung des Betriebsvermögens

Die Gewinnermittlung durch Betriebsvermögensvergleich erfolgt aufgrund der aufzustellenden Bilanzen. Dabei sind die zum Betriebsvermögen gehörenden Wirtschaftsgüter nach den besonderen Bewertungsvorschriften des § 6 EStG zu bewerten.

Für die steuerliche Bewertung des Betriebsvermögens sind im wesentlichen drei Gruppen von Wirtschaftsgütern zu unterscheiden:

1. Abnutzbare Anlagegüter:
Sie sind grundsätzlich mit ihren *Anschaffungskosten* oder *Herstellungskosten*, vermindert um die Absetzungen für die Abnutzungen (AfA = Abschreibungen), zu bewerten; das bedeutet, daß abnutzbare Anlagegüter jeweils nur mit ihrem Restwert in der Bilanz erscheinen. Wie und wie hoch die AfA anzusetzen ist, ist auch im EStG geregelt (§ 7). Bei beweglichen Wirtschaftsgütern richtet sich die AfA in der Regel nach der betriebsgewöhnlichen Nutzungsdauer z. B. für Einrichtungsgegenstände 8 Jahre, d. h. jährliche AfA 12,5%. Bei Gebäuden wird in der Regel von einer Nutzungsdauer von 50 Jahren (d. h. AfA 2% p.a.) ausgegangen.

Die Bewertung zu Anschaffungskosten kann durch die Bewertung zum sog. *Teilwert* ersetzt werden, wenn dieser niedriger ist. Der Teilwert ist der Betrag, der auf das einzelne Wirtschaftsgut bei einer gedachten Veräußerung des Betriebes im ganzen entfallen würde unter der Voraussetzung der Weiterführung des Betriebes.

Für sog. *geringwertige Wirtschaftsgüter*, die der Abnutzung unterliegen, gilt eine Bewertungsfreiheit, nach der diese Güter im Jahr der Anschaffung oder Herstellung in voller Höhe als Betriebsausgabe abgesetzt werden können. Geringwertig sind alle Wirtschaftsgüter, deren Anschaffungswert oder Herstellungskosten DM 800,- netto (ohne USt) nicht übersteigen.

2. Nicht abnutzbare Anlagegüter und Wirtschaftsgüter des Umlaufvermögens:

a) Wirtschaftsgüter, die keiner Abnutzung unterliegen, erfahren in der Regel keine Wertminderung und können daher nicht abgeschrieben werden. Es handelt sich dabei z. B. um Grund und Boden, Beteiligungen, Geschäfts- oder Firmenwert (Abschreibung der Geschäfts- oder Firmenwerte beginnend ab 1987 durch Beschluß des Bilanzrichtliniengesetzes). *Nicht abnutzbare Anlagegüter* werden grundsätzlich mit den Anschaffungs- oder Herstellungskosten bewertet. Bebaute Betriebsgrundstücke werden in der Bilanz in zwei Positionen aufgeteilt: nicht abnutzbarer Bodenwertanteil und abnutzbares Gebäude mit in der Regel 2% AfA p.a. (vgl. Ziff. 1).

b) Ein wesentlicher Posten des *Umlaufvermögens* sind die *Warenvorräte*; sie werden grundsätzlich mit den Anschaffungskosten bewertet. Jedoch müssen bilanzierende Gewerbetreibende, zu denen auch die Apotheker gehören, die Wirtschaftsgüter des Umlaufvermögens mit dem niedrigeren Teilwert ansetzen. Das handelsrechtliche Niederstwertprinzip kommt zur Anwendung, d. h. von zwei Werten, dem Anschaffungswert oder dem Tageswert (Börsen- oder Marktpreis) ist jeweils der niedrigere anzusetzen. Dies hat zur Folge, daß nicht realisierte Gewinne nicht ausgewiesen und auch nicht besteuert werden; dagegen mindern evtl. Verluste bereits vor der Realisierung den steuerpflichtigen Gewinn und führen zur Bildung stiller Reserven.

Ebenfalls zum Umlaufvermögen gehören die *Forderungen*, die mit dem Nennbetrag (entspricht den Anschaffungskosten) zu bewerten sind. Ist die Einbringung von Forderungen teilweise oder ganz zweifelhaft, so ist eine Wertberichtigung durchzuführen und der niedrigere Teilwert anzusetzen.

Kassenbestände und Bankguthaben werfen keine Bewertungsschwierigkeiten auf; der Bestand am Bilanzstichtag ist maßgebend.

3. Verbindlichkeiten (Hypotheken, Bank- und Lieferantenschulden):
Für die Bewertung der Verbindlichkeiten gelten sinngemäß die Vorschriften für die Bewertung des Umlaufvermögens. Als Anschaffungskosten ist grundsätzlich der Betrag anzusetzen, der dem Schuldner zugeflossen ist (Verfügungsbetrag). Wegen des Verbots des Ausweises von nicht realisierten Gewinnen *muß* – in sinngemäßer Anwendung des Niederstwertprinzipes – ein evtl. höherer Teilwert angesetzt werden.

Betriebsausgaben

Bei der für den Apotheker maßgebenden Gewinnermittlung durch Betriebsvermögensvergleich sind die Vorschriften über Betriebsausgaben (§ 4 Abs. 4–6 EStG) anzuwenden. Betriebsausgaben wirken sich auf das Betriebsvermögen und damit auf den steuerlichen Gewinn aus. Betriebsausgaben sind *Aufwendungen, die durch den Betrieb veranlaßt sind* (§ 4 Abs. 4 EStG). Aufwendungen, die für private Zwecke gemacht werden, sind somit keine Betriebsausgaben. Werden diese Aufwendungen aus betrieblichen Mitteln bestritten, stellen sie Privatentnahmen dar, z. B. ein aus der Geschäftskasse gezahltes Blumengebinde für den Geburtstag der Schwiegermutter.

Allerdings sind bestimmte Aufwendungen, obwohl sie betrieblich veranlaßt und daher als Betriebsausgaben anzusehen sind, bei der Gewinnermittlung nicht, oder nur teilweise abzugsfähig. Dadurch sollen Mißbräuche insbesondere bei Geschenken und Bewirtungsaufwendungen vermieden werden (§ 4 Abs. 5 EStG enthält einen Katalog solcher *nicht abzugsfähiger* Betriebsausgaben. Wegen der entscheidenden Neuregelung seit 1. Januar 1975 sei besonders auf aa) Aufwendungen für Geschenke und bb) für Bewirtungen hingewiesen.

aa) Grundsätzlich sind Aufwendungen für Geschenke an Personen, die nicht Arbeitnehmer des Steuerpflichtigen sind, nicht abzugsfähig, es sei denn, es handelt sich um vorschriftsmäßig gekennzeichnete sog. Werbeträger, deren Anschaffungs- oder Herstellungskosten DM 50,– ohne USt nicht übersteigen. Diese Wertgrenze gilt pro Empfänger und pro Wirtschaftsjahr. Werden diese Grenzen überschritten, so können diese Aufwendungen den Gewinn nicht mindern, sie unterliegen außerdem als Eigenverbrauch der USt.

bb) Bewirtungsaufwendungen sind nicht abzugsfähig, soweit sie nach allgemeiner Verkehrsauffassung als unangemessen anzusehen sind oder wenn ihre Höhe und betriebliche Veranlassung nicht per amtlich vorgeschriebenem Vordruck nachgewiesen wird. Bei Bewirtungen in Gaststätten muß die vom Inhaber oder seinem Beauftragten unterschriebene Gaststättenrechnung beigefügt sein.

Ermittlung des Überschusses der Einnahmen über die Werbungskosten (Überschußeinkünfte)

Neben den Gewinneinkünften § 2 (1) Ziff. 1–3 EStG gibt es die sog. Überschußeinkünfte, die als Überschuß der Einnahmen über die Werbungskosten ermittelt werden.

Begriff und Arten von Werbungskosten (§ 9 EStG)

Von den Einnahmen sind die *Werbungskosten* abzusetzen. Werbungskosten sind Aufwendungen zur Erwerbung, Sicherung und Erhaltung der Einnahmen.

Einkunftsarten	Arten der Einnahmen (beispielhaft)
1. Einkünfte aus nichtselbständiger Arbeit	Gehalt eines angestellten Apothekers
2. Einkünfte aus Kapitalvermögen	Zinsen auf Sparguthaben oder auf Darlehen
3. Einkünfte aus Vermietung und Verpachtung	Mieteinnahmen, Pachteinnahmen
4. Sonstige Einkünfte im Sinne des EStG	Renten u. a., z. B. Apothekenleiter verkauft seine Apotheke gegen Leibrente

Bei Einkünften aus nichtselbständiger Arbeit fallen insbesondere folgende Werbungskosten an:
- Aufwendungen für Fahrten zwischen Wohnung und Arbeitsstätte; bei Benutzung des eigenen PKW pro Tag höchstens DM 0,36 pro km (einfache Entfernung),
- Beiträge zu Berufsständen und -verbänden,
- notwendige Mehraufwendungen bei doppelter Haushaltsführung,
- Aufwendungen für Arbeitsmittel (Fachliteratur, Berufskleidung),
- beruflich bedingte Umzugskosten und
- Aufwendungen für Lehrgänge zur beruflichen Fortbildung.

Bei *Einkünften aus Kapitalvermögen* können Depotgebühren, Verwaltungskosten ganz und Schuldzinsen z. B. für auf Kredit erworbene Wertpapiere bis zur Höhe der Erträge als Werbungskosten geltend gemacht werden.

Bei *Einkünften aus Vermietung und Verpachtung* sind Werbungskosten in der Regel alle Aufwendungen, die durch die Vermietung oder Verpachtung nicht eigenbetrieblich genutzter Vermögenswerte und -Gegenstände anfallen. Es handelt sich hierbei insbesondere um:
- Absetzung für Abnutzung und Substanzverringerung,
- Instandsetzungs- und Instandhaltungsaufwendungen,
- Schuldzinsen (insbesondere für Hypotheken),
- Steuern vom Grundbesitz und sonstige öffentliche Abgaben und
- Hausversicherungsbeiträge.

Werbungskostenpauschbeträge (§ 9a EStG)

Die Werbungskosten können in Höhe der tatsächlich gemachten Aufwendungen abgezogen werden, müssen jedoch einzeln nachgewiesen werden.

Ohne besonderen Nachweis werden bei der Ermittlung der Einkünfte bei den folgenden Einkunftsarten bestimmte Werbungskostenpauschbeträge abgezogen, jedoch nur bis zur Höhe der tatsächlichen Einnahmen:
- Bei Einkünften aus nichtselbständiger Arbeit DM 564,–
- bei Einkünften aus Kapitalvermögen bzw. DM 100,–
- bei zusammenveranlagten Ehegatten DM 200,–
- bei wiederkehrenden Bezügen i.S. des § 22 Nr. 1 und 1a EStG (im wesentlichen Renten) DM 200,–

Sonderausgaben, Vorsorgeaufwendungen, außergewöhnliche Belastungen

Wie bereits an anderer Stelle dargestellt, werden die Gewinn- und Überschußeinkünfte eines Steuerpflichtigen unter Ausgleich evtl. Verluste zur Summe der Einkünfte saldiert. Zieht man von dieser Summe den Altersentlastungsbetrag ab, ergibt sich der *Gesamtbetrag der Einkünfte.* Dieser Betrag wird noch nicht zur Besteuerung herangezogen, sondern es können davon Vorsorgeaufwendungen, Sonderausgaben, außergewöhnliche Belastungen und besondere Freibeträge abgezogen werden, um so zum *zu versteuernden Einkommen* zu gelangen.

Sonderausgaben

Sonderausgaben sind bestimmte im Gesetz (§§ 10 und 10b EStG) genau umrissene Aufwendungen, die weder Betriebsausgaben noch Werbungskosten sind, sondern zu den Lebenshaltungskosten gehören. Die Sonderausgaben stellen eine Ausnahme von dem grundsätzlichen Abzugsverbot der Lebenshaltungskosten dar.

Man unterscheidet unbeschränkt abzugsfähige Sonderausgaben und Sonderausgaben, die nur im Rahmen von Höchstgrenzen abzugsfähig sind:

Unbeschränkt abzugsfähige Sonderausgaben sind im wesentlichen:
- gezahlte Kirchensteuer und
- Steuerberatungskosten, allerdings nur soweit sie nicht Werbungskosten oder Betriebsausgaben sind.

Der Höhe nach beschränkt abzugsfähige Sonderausgaben sind:
- Vorsorgeaufwendungen (s. u.),
- Aufwendungen für die Berufsausbildung in einem nicht ausgeübten Beruf (Höchstgrenze DM 900 respektive DM 1200 bei auswärtiger Unterbringung),
- Spenden für bestimmte steuerbegünstigte Zwecke (§ 10b EStG) und
- seit 1.1.1979: Unterhaltszahlungen an den dauernd getrennt lebenden oder geschiedenen Ehegatten bis DM 9000 p.a. (§ 10 Abs. 1, Nr. 1 EStG); die Zustimmung des Unterhaltsempfängers ist erforderlich, da dieser die Unterhaltsleistungen als sonstige Einkünfte (§ 22 Nr. 1a EStG) versteuern muß.

Vorsorgeaufwendungen
Vorsorgeaufwendungen (§ 10 Abs. 1 Ziff. 2 und 3 EStG) sind:
- Beiträge zu Kranken-, Unfall- und Haftpflichtversicherungen, zu den gesetzlichen Rentenversicherungen und an die Bundesanstalt für Arbeit sowie bestimmte Lebensversicherungsbeiträge und
- Beiträge an Bausparkassen (sofern keine Bausparprämie beantragt wird oder diese nicht beantragt werden kann wegen des Überschreitens eines bestimmten zu versteuernden Einkommens).

Die gesetzlich festgelegten Höchstbeträge sind der folgenden Übersicht zu entnehmen:

	Seit 1. Januar 1982
a) Vorwegabzug für Versicherungsbeiträge (ohne Bausparbeiträge):	
Alleinstehende	DM 3000,–
Ehegatten	DM 6000,–
Beiträge zu a) sind jeweils zu kürzen um den Arbeitgeberbeitrag zur gesetzlichen Rentenversicherung	
b) Versicherungsbeiträge und Bausparbeiträge:	
Alleinstehende	DM 2340,–
Ehegatten	DM 4680,–
zusätzl. je Kind	DM 600,–
bzw. bei sog. Zahlvätern ggf. je Kind	DM 300,–
c) außerdem die Hälfte der Versicherungs- und Bausparbeiträge, soweit sie die nach a) und b) abziehbaren Beträge übersteigen, höchstens jedoch 50% der zu b) genannten Höchstbeträge, d. h.	
Alleinstehende	DM 1170,–
Ehegatten	DM 2340,–
zuzüglich je Kind	DM 300,–
bzw. bei sog. Zahlvätern ggf. je Kind	DM 150,–

Beispiel
Der selbständige Apotheker Bodo Henze und seine als Arbeitnehmerin tätige Ehefrau (Arbeitgeberleistung zur gesetzlichen Rentenversicherung DM 2000,–) haben im Jahre 1984 Vorsorgeaufwendungen von DM 14 000,– für sich und ihre 2 Kinder erbracht

Die Sonderausgabenhöchstbeträge für zusammenveranlagte Eheleute sind zu ermitteln!

Lösung			
Vorsorgeaufwendungen		DM 14 000	
Vorwegabzug	DM 6 000		
Arbeitgeberleistungen	./. DM 2 000	DM 4 000	
		DM 10 000	DM 4 000
Grundhöchstbetrag für Ehegatten	DM 4 680		
(2× DM 600 je Kind)	+ DM 1 200	DM 5 880	DM 5 880
		DM 4 120	
Erweiterter Grundhöchstbetrag		DM 2 060	DM 2 060
50% von DM 4120 = DM 2060			
höchstens jedoch 2100 + 2 × DM 300			
(unberücksichtigt bleibende		DM 2 060	DM 11 940
Vorsorgeaufwendungen)			
Statt der bisher tatsächlichen Vorsorgeaufwendungen von DM 14 000 sind DM 11 940 als Sonderausgaben abzugsfähig		DM 11 940	

Sonderausgaben-Pauschbeträge, Vorsorge-Pauschbeträge, Vorsorgepauschale

Ähnlich wie bei den Werbungskosten gibt es auch bei den Sonderausgaben und Vorsorgeaufwendungen Pauschbeträge, die immer dann zum Zuge kommen, wenn keine höheren Aufwendungen nachgewiesen werden.

1. *Sonderausgaben-Pauschbetrag*
(für alle Sonderausgaben *außer* Vorsorgeaufwendungen)
DM 270,–/540,–
(Alleinst./Ehegatten)

Plus
2. *Vorsorge-Pauschbetrag*
(für Versicherungs- und Bausparbeiträge)
DM 300/600
(Alleinst./Ehegatten)
oder statt dessen bei Beziehern von Arbeitslohn/Gehalt

Vorsorgepauschale

Die Vorsorgepauschale wird in Prozentsätzen vom Arbeitslohn, abzügl. Weihnachtsfreibetrag und Altersentlastungsbetrag berechnet. Maßgebend ist dabei nur der Arbeitslohn bis zur Beitragsbemessungsgrenze der gesetzlichen Rentenversicherung (1984 DM 62 400). Die Pauschale selbst wird auch begrenzt:

a) 9% des o.g. Arbeitslohns, höchstens DM 2340,–
+ b) 9% des o.g. Arbeitslohns, höchstens DM 1170,–

Durch die Vorsorgepauschale werden als Vorsorgeaufwendungen in der Praxis nur wenig mehr als die Beiträge zur gesetzlichen Sozialversicherung erfaßt.

Die Vorsorgepauschale ist in den Lohnsteuertabellen eingearbeitet.

Außergewöhnliche Belastungen

Bestimmte Lebenshaltungskosten, die keine Sonderausgaben sind, können auf Antrag als außergewöhnliche Belastungen (§§ 33 und 33a EStG) vom Gesamtbetrag der Einkünfte abgezogen werden, wenn sie zwangsläufig (rechtliche, tatsächliche oder sittliche Verpflichtung) erwachsen und die Leistungsfähigkeit des Steuerpflichtigen deutlich beeinflussen.

Es gibt außergewöhnliche Belastungen, die nur berücksichtigt werden, wenn eine *zumutbare* Belastung überschritten wird z. B. Krankheitskosten, Aufwendungen bei Todesfällen von Angehörigen.

Andere außergewöhnliche Belastungen werden (§ 33a EStG) ohne Abzug gewährt im Rahmen von Höchstgrenzen (Unterhaltsleistungen), mit Freibeträgen oder für

Körperbehinderte mit gestaffelten Pauschbeträgen.

Besondere Freibeträge

Abgesehen von den Werbungskosten respektive Betriebsausgaben und Sonderausgaben gibt es noch besondere Freibeträge, die von den Einkünften, vom Gesamtbetrag der Einkünfte bzw. vom Einkommen abzuziehen sind. Man unterscheidet dabei 1.) einkunftsbezogene Freibeträge und 2.) persönliche Freibeträge.

Einkommensteuertarif und Veranlagung

Zur Ermittlung der Einkommensteuer wird auf das *zu versteuernde Einkommen* natürlicher Personen der *Einkommensteuertarif* angewandt. Es handelt sich um einen komplizierten Formeltarif (§ 32a EStG), der zu einer progressiven Besteuerung führt.

Der Grundfreibetrag beträgt DM 4212/8424 (Ledige/Verheiratete) und die Progressionsstufe beginnt bei 22%.

Bei Ehegatten, die zusammen zur Einkommensteuer veranlagt werden, wird das *Splitting-Verfahren* angewandt, d. h. das zu versteuernde gemeinsame Einkommen wird halbiert und der darauf entfallende Steuerbetrag wird verdoppelt. Dies hat eine Milderung der Progression zur Folge. Der Splittingvorteil ist am größten, wenn einer der Ehegatten überhaupt kein Einkommen bezieht.

Zur Vereinfachung der Steuerberechnung sind Tabellen aufgestellt worden, aus denen der jeweilige Steuerbetrag direkt abgelesen werden kann, und zwar
- für Alleinstehende die *Einkommensteuer-Grundtabelle*,
- für zusammenveranlagte Ehegatten die *Einkommensteuer-Splittingtabelle*.

Die Einkommensteuer ist eine Veranlagungssteuer, d. h. im sog. *Veranlagungsverfahren* werden aufgrund der Steuererklärungen des Steuerpflichtigen die Besteuerungsgrundlagen ermittelt und die Steuer festgesetzt. Grundsätzliche Veranlagungsform ist die *Einzelveranlagung*. Für Ehegatten können Sonderformen zur Anwendung kommen. Ehegatten, die unbeschränkt steuerpflichtig sind und nicht dauernd getrennt leben, können wählen zwischen der getrennten Veranlagung und der Zusammenveranlagung (mit dem Splittingverfahren).

Die Veranlagung erfolgt nachträglich. Vorab muß der Steuerpflichtige *Vorauszahlungen* leisten (jeweils am 10.3., 10.6., 10.9. und 10.12.), die sich grundsätzlich nach der Steuer bemessen, die sich bei der letzten Veranlagung ergeben hat.

Einkommensteuerrechtliche Bestimmungen für Apotheken in Gesellschaftsformen

Apothekenrechtlich kann eine Apotheke als Einzelunternehmen und auch in der Rechtsform einer BGB-Gesellschaft oder einer Offenen Handelsgesellschaft (OHG) betrieben werden. In der Praxis hat nur die OHG Bedeutung. Außerdem konnte vor der Novellierung des Apothekengesetzes im Jahre 1980 eine Beteiligung an einer Apotheke gewählt werden in Form einer stillen Gesellschaft, die allerdings handelsrechtlich und somit nach außen keine Gesellschaft ist (Verbot seit 9.8.1980).

Besonderheiten für Unternehmen in der Rechtsform der OHG

Nicht die OHG unterliegt der ESt, sondern die einzelnen Gesellschafter als *Mitunternehmer* haben jeder für sich die Pflicht, ihre Einkünfte aus dem Gewerbebetrieb Gesellschaftsapotheke zu versteuern.

Zu diesen Einkünften aus dem Gewerbebetrieb der OHG zählen die *Gewinnanteile* der Mitunternehmer und etwaige *Vergütungen*, die die Mitunternehmer für ihre Mitarbeit in der Gesellschaftsapotheke beziehen.

Eine Mitunternehmerschaft liegt dann vor, wenn der Mitunternehmer nicht nur am laufenden Gewinn und Verlust, sondern im Fall des Ausscheidens aus der Gesellschaft oder der Auflösung der Gesellschaft auch an den Anlagegütern und den stillen Reserven beteiligt ist (z. B. ein etwaiger Firmenwert).

Da nicht der Gewinn der OHG besteuert wird, sondern die Gewinnanteile, die den Gesellschaftern unmittelbar zugerechnet werden, erfolgt in einem *einheitlichen Gewinnfeststellungsverfahren* zunächst die Feststellung des Gewinns der Gesellschaft und dann seine Verteilung auf die Gesell-

	§§ des EStG	DM
1. Einkunftsbezogene Freibeträge		
a) Freibetrag bei Einkünften aus Land- und Forstwirtschaft	§ 13 Abs. 3	2000/4000 Alleinst./Ehegatten
b) Freibetrag bei Einkünften aus selbständiger Arbeit	§ 18 Abs. 4	5% der Einnahmen aus freier Berufstätigkeit max. 1200
c) Freibetrag bei Einkünften aus nichtselbständiger Arbeit		
– Arbeitnehmer-Freibetrag	§ 19 Abs. 4	480
– Weihnachts-Freibetrag	§ 19 Abs. 3	600
– Versorgungs-Freibetrag (bei Pensionen)	§ 19 Abs. 2	40% der Bezüge max 4800
d) Freibetrag bei Einkünften aus Kapitalvermögen		300/600
– Sparer-Freibetrag	§ 20 Abs. 4	Alleinst./Eheg.
e) Freigrenzen bei sonstigen Einkünften (es wird lediglich der Zinsanteil der Rente besteuert)	§ 22 Abs. 1	
– Freigrenze bei sonstigen Leistungen	§ 22 Abs. 3	bis unter 500
– Freigrenze bei Spekulationsgeschäften	§ 23 Abs. 4	bis unter 1000
f) Altersentlastungsbetrag bei Einkünften ab dem 65. Lebensjahr, ausgenommen Versorgungsbezüge	§ 24a	40% max. 3000
2. Persönliche Freibeträge		
2.1 Sonderfreibeträge		
a) Haushaltsfreibetrag		
– für Alleinstehende mit Kindern		DM 4212
b) Altersfreibetrag ab 65. Lebensjahr	§ 32 Abs. 2	DM 720
c) Kinderfreibetrag ab 1983	§ 32 Abs. 8 für Zahlväter	DM 432 DM 216
2.2 Außergewöhnliche Belastungen		
d) Freibetrag für Beschäftigung einer Hausgehilfin/Haushaltshilfe (unter besonderen Bedingungen)	§ 33a Abs. 3	DM 1200
e) Freibetrag bei Heim- und Pflegeunterbringung	§ 33a Abs. 3 Nr. 4	DM 1200
f) Ausbildungsfreibeträge (soweit Anspruch auf Kindergeld besteht) für:		
1. je Kind unter 18 J. bei auswärtiger Unterbringung	§ 33a Abs. 2	DM 900
2. je Kind in Berufsausbildung über 18 J., Wohnung beim Steuerpflichtigen		DM 1200
3. je Kind in Berufsausbildung über 18 J. bei auswärtiger Unterbringung Ggf. bei sog. „Zahlvätern" Aufteilung der Freibeträge auf beide Elternteile Kürzung der Freibeträge um eigene Einkünfte (auch Bafög-Zuschüsse) des Kindes, soweit diese DM 2.400 p. a. übersteigen.		DM 2100

	§§ des EStG	DM
g) Freibetrag pro Kind für den Elternteil, der seinen Unterhaltsverpflichtungen nachkommt, wenn das Kind steuerlich dem anderen Elternteil zuzuordnen ist (wichtig bei unehelichen Kindern und geschiedenen Ehen).	§ 33a Abs. 1a	DM 600
h) Kinderbetreuungskosten Alleinstehend pro Kind max:	§ 33c	DM 4000 für das 1. Kind DM 2000 für jedes weitere Kind unter Beachtung der zumutbaren Eigenbelastung oder DM 480 Pauschbetrag

schafter. Es erfolgt also eine gedankliche Aufgliederung der Gesellschaft in Einzelunternehmen der Gesellschafter.

Die Finanzämter haben grundsätzlich die Gewinnverteilung entsprechend den Wünschen der Gesellschafter (ergibt sich i.d.R. aus dem Gesellschaftsvertrag) zu akzeptieren. Zur Vermeidung steuerlicher Manipulation sind allerdings Familiengesellschaften einer strengeren Prüfung unterworfen.

Besonderheiten bei stillen Gesellschaftern (Verbot ab 9. 8. 1980)

Der typische stille Gesellschafter ist am Gewinn und u. U. auch am Verlust des Unternehmens beteiligt, nicht jedoch am Gesellschaftsvermögen. Die Vermögenseinlage des stillen Gesellschafters geht in das Vermögen des Inhabers des Handelsgewerbes über. Der stille Gesellschafter ist daher kein Mitunternehmer im o.g. Sinne; er hat infolgedessen keine Einkünfte aus Gewerbebetrieb, sondern *Einkünfte aus Kapitalvermögen.* Diese werden als Überschuß der Einnahmen über die Werbungskosten ermittelt. Neben den Werbungskosten bleibt der sog. Sparerfreibetrag (DM 300,–/DM 600,–) von der Besteuerung frei.

Stille Gesellschaften zwischen nahen Angehörigen werden steuerlich nur anerkannt, wenn ein eindeutiger und klarer Vertrag vorliegt, der den Angehörigen als stillen Gesellschafter nicht besser und nicht schlechter stellt als einen Fremden. Für minderjährige Kinder als stille Gesellschafter muß sogar ein Ergänzungspfleger bestellt werden.

Lohnsteuer (LSt)

Die Lohnsteuer ist keine selbständige Steuer, sondern eine besondere Erhebungsform der Einkommensteuer. Sie wird auf die Einkünfte aus nichtselbständiger Arbeit erhoben. Die Lohnsteuer wird nicht im Wege der jährlichen Veranlagung, sondern durch Abzug bei der jeweiligen Lohnzahlung (also direkt an der Quelle) erhoben. Steuerschuldner ist zwar der Arbeitnehmer, doch hat der Arbeitgeber die Errechnung und Einbehaltung der Lohnsteuer sowie die Abführung an das Finanzamt vorzunehmen und die Haftung dafür zu tragen.

Es gibt kein eigenes Lohnsteuergesetz, sondern es gelten die Bestimmungen des Einkommensteuergesetzes, insbes. die §§ 38 bis 42 EStG sowie zusätzlich die Lohnsteuerdurchführungsverordnung (LStDV). Die Lohnsteuerrichtlinien (LStR) haben Bedeutung für die praktische Anwendung des Lohnsteuerrechts.

Steuerobjekt ist der *Arbeitslohn.* Arbeitslohn sind alle Einnahmen, die dem Arbeitnehmer aus einem bestehenden oder früheren Dienstverhältnis zufließen, das sind insbesondere: Gehälter, Löhne, Provisionen, Tantiemen, Ruhegelder aus einem früheren Dienstverhältnis, aber auch sog. Sachbezüge, wie Kleidung, Wohnung und Kost.

Lohnsteuerkarte und Lohnsteuerklassen, Lohnsteuertabellen

Für die Höhe der einbehaltenen LSt sind die Eintragungen der Lohnsteuerkarte maßgebend, die von der Gemeindebehörde ausgestellt wird und die der Arbeitnehmer bei Einstellung und zu Beginn eines jeden Jahres seinem Arbeitgeber aushändigen muß. Die Lohnsteuerkarte enthält die steuerlich maßgebenden Merkmale des Arbeitnehmers: Name, Geburtsdatum, Familienstand, Steuerklasse und berücksichtigungsfähige Kinderzahl, Konfession sowie etwaige einzutragende Freibeträge.

Zur Vereinfachung des Steuerabzugs sind aus der Einkommensteuertabelle *Lohnsteuertabellen* für tägliche, wöchentliche und monatliche Lohnzahlung unter Berücksichtigung von *Steuerklassen* gebildet worden, um entsprechend dem Familienstand, Alter usw. ein einfaches Ablesen der Lohnsteuer zu ermöglichen.

Die einzelnen Steuerklassen gelten wie folgt:

Steuerklasse	Personenkreis
I	*ledige, geschiedene, verwitwete*, von ihrem Ehegatten *dauernd getrennt* lebende Arbeitnehmer ohne berücksichtigungsfähiges Kind
II	die unter I bezeichneten Arbeitnehmer mit mindestens *einem* Kind
III	*Verheiratete* Arbeitnehmer, wenn der Ehegatte keinen Arbeitslohn bezieht oder auf Antrag in Steuerklasse V eingereiht wird. Unter bestimmten Voraussetzungen und zeitlich begrenzt auch Verwitwete und Geschiedene
IV	*Verheiratete*, wenn *beide Ehegatten Arbeitslohn* beziehen.
V	Verheiratete, wenn beide Ehegatten Arbeitslohn beziehen und der Ehegatte auf Antrag in die Steuerklasse III eingereiht wird.
VI	Für das zweite und jedes weitere Dienstverhältnis von Arbeitnehmern, die nebeneinander von mehreren Arbeitgebern Arbeitslohn beziehen.

Verheiratete Arbeitnehmer haben ein Wahlrecht bezüglich der Steuerklassen, entweder IV/IV oder III/V.

In den Lohnsteuertabellen sind bei Steuerklasse I–V bestimmte *allgemeine Freibeträge* eingearbeitet:

• Grundfreibetrag	DM 4 212/DM 8 424,–
• Werbungskosten-Pauschbetrag	DM 564,–
• Arbeitnehmerfreibetrag	DM 480,–
• Sonderausgaben-Pauschbetrag	DM 270/DM 540,–
• Vorsorge-Pauschale	prozentual
• Haushaltsfreibetrag (nur Steuerkl. II)	DM 4 212,–
• Kinderfreibetrag Klasse II u. III je Kind	DM 432,–
Klasse IV je Kind	DM 216,–

Vor Anwendung der LSt-Tabelle ist der steuerpflichtige Arbeitslohn um steuerfreie Beträge, die auf der LSt-Karte eingetragen sind (s. o.), zu kürzen. Außerdem muß bei Arbeitnehmern ab 65 Jahren der Altersentlastungsbetrag (40% bis zu DM 3000,–) berücksichtigt werden, der nicht auf der LSt-Karte eingetragen ist. Vom Arbeitslohn, der in der Zeit vom 8.11.–31.12. gezahlt wird, müssen (als Weihnachtsfreibetrag) zusätzlich DM 600,– abgezogen werden.

Lohnsteuer-Ermäßigung und Lohnsteuer-Jahresausgleich, Arbeitnehmerveranlagung zur Einkommensteuer

Arbeitnehmer können beim Finanzamt einen *LSt-Ermäßigungsantrag* stellen und durch die Eintragung eines Freibetrages auf der LSt-Karte sofort die abzuziehende LSt mindern. Dies ist möglich für Werbungskosten, Sonderausgaben (ohne Vorsorgeaufwendungen) und außergewöhnliche Belastungen, jedoch nur wenn die genannten Aufwendungen mehr als DM 1800,– ausmachen *(Antragsgrenze)* und Werbungskosten und Sonderausgaben nur insoweit, als sie die in die Lohnsteuertabelle eingearbeiteten Pauschbeträge (s. o.) übersteigen. Ohne Antragsgrenze können Altersfreibetrag DM 720,–, Körperbehinderten-Freibetrag und bestimmte Verluste aus Vermietung und Verpachtung als steuerfreier Betrag auf der Lohnsteuerkarte eingetragen werden.

Die Lohnsteuer wird zwar bei jeder Lohnzahlung laufend einbehalten, sie bemißt sich jedoch letztlich nach dem im Kalenderjahr bezogenen Arbeitslohn (Jahreslohnsteuer). Wird im Laufe des Kalenderjahres zuviel Lohnsteuer einbehalten, so wird diese nach Ablauf des Kalenderjahres im *Lohnsteuerjahresausgleich* erstattet.

Der LSt-Jahresausgleich kann vom Arbeitgeber oder vom Finanzamt durchgeführt werden. Der *Arbeitgeber* ist sogar zur Durchführung des Jahresausgleichs *verpflichtet*, wenn er am Ende des Ausgleichsjahres mindestens 10 Arbeitnehmer beschäftigt, und der Arbeitnehmer während des Ausgleichsjahres durchgehend beschäftigt war. Bei weniger Beschäftigten ist der Arbeitgeber zur Durchführung des Ausgleichs nur berechtigt. Voraussetzung ist ferner die unbeschränkte Steuerpflicht des betreffenden Arbeitnehmers und seine Einstufung in eine der Lohnsteuer-Klassen I–IV, bei Klasse III und IV ist weitere Voraussetzung, daß der Arbeitnehmer der jeweiligen Steuerklasse das ganze Jahr angehörte.

Anstelle des Arbeitgebers oder ggf. zusätzlich führt das Finanzamt den LSt-Jahresausgleich durch. Voraussetzung ist allerdings ein Antrag des Arbeitnehmers auf amtlichem Vordruck; Antragsfrist ist der 30. September des folgenden Kalenderjahres.

Statt eines LSt-Jahresausgleichs führt das Finanzamt in bestimmten Fällen ohne Rücksicht auf einen Antrag eine *Veranlagung zur Einkommensteuer* durch. Dies ist der Fall z. B. bei Überschreiten bestimmter Einkommensgrenzen und auch bei Berücksichtigung von Verlusten anderer Einkunftsarten.

Überblick über die Arbeitgeberpflichten beim Lohnsteuer-Verfahren

Im Zusammenhang mit der Lohnsteuer hat der Arbeitgeber eine Reihe von Pflichten zu erfüllen. Das sind im wesentlichen:

- Lohnsteueranmeldung beim Finanzamt bei erstmaliger Beschäftigung von Arbeitnehmern,
- Führung eines Lohnkontos für jeden Arbeitnehmer,
- Berechnung und Einbehaltung der LSt,
- Anmeldung und Abführung der LSt an das Finanzamt; grundsätzlich monatlich, nur vierteljährlich, wenn LSt für das Vorjahr nicht mehr als DM 6000,– aber mehr als DM 600,– betragen hat,
- Ausfüllen von Lohnsteuerbescheinigungen nach Abschluß des Lohnkontos am Ende eines Kalenderjahres oder Dienstverhältnisses in der Regel auf der LSt-Karte des Arbeitnehmers, sonst auf amtlich vorgeschriebenem Vordruck,
- Ausfüllen von Lohnzetteln für das Finanzamt, wenn eine Arbeitnehmerveranlagung zur ESt in Frage kommen kann,
- Durchführung des LSt-Jahresausgleichs unter bestimmten Voraussetzungen (s. o.),
- Duldung von LSt-Außenprüfungen durch das Finanzamt und Mitwirkung dabei.

Im Lohnabzugsverfahren sind außerdem die *Sozialversicherungsbeiträge* zu berechnen, einzubehalten (Arbeitnehmeranteil), anzumelden und an die entsprechenden Sozialversicherungsträger abzuführen. Die *Kirchen-(lohn)-steuer* wird ebenfalls im Lohnabzugsverfahren erhoben und ist zusammen mit der LSt an das Finanzamt abzuführen. Auch aus einer eventuellen *Vermögensbildung* der Arbeitnehmer erwachsen dem Arbeitgeber Pflichten. Er muß eine vermögenswirksame Anlage von Teilen des Arbeitslohns und/oder zusätzlichen Arbeitgeberleistungen durchführen. Die vermögenswirksamen Leistungen müssen an die Institute abgeführt werden, bei denen die Anlage erfolgen soll. Zusätzlich muß er die Arbeitnehmer-Sparzulage auf die vermögenswirksamen Leistungen berechnen und auszahlen.

Besonderheiten des Lohnsteuerverfahrens bei Teilzeitbeschäftigten

Grundsätzlich ist die LSt nach den allgemeinen Vorschriften zu berechnen. In besonderen Fällen, so auch bei Teilzeitbeschäftigten, hat der Gesetzgeber eine Vereinfachung durch *Pauschalierung der Lohnsteuer* zugelassen (§ 40a EStG).

Als Teilzeitbeschäftigung gilt hierbei:
a) Eine *kurzfristige Beschäftigung*, d. h. der Arbeitnehmer ist bei dem Arbeitgeber nur gelegentlich, nicht regelmäßig wiederkehrend beschäftigt, bzw. die Dauer der Beschäftigung darf 18 zusammenhängende Arbeitstage nicht überschreiten. Außerdem darf der Arbeitslohn DM 42,– und der Stundenlohn DM 12,– nicht übersteigen.
b) *Eine Beschäftigung im geringen Umfang und gegen geringen Arbeitslohn.* Der Arbeitnehmer kann zwar laufend bei dem Arbeitgeber beschäftigt sein, jedoch nicht mehr als 20 Stunden wöchentlich und der Arbeitslohn darf DM 120,– je Woche und DM 12,– je Stunde nicht überschreiten.

Sind diese Voraussetzungen gegeben, so kann der Arbeitgeber auf die Vorlage der Lohnsteuerkarte verzichten und die Lohnsteuer pauschal mit nur 10% vom Arbeitslohn berechnen. In der Regel übernimmt der Arbeitgeber die pauschale LSt. Beim LSt-Jahresausgleich oder einer etwaigen Arbeitnehmerveranlagung zur ESt bleiben der pauschal besteuerte Arbeitslohn und die pauschale LSt außer Ansatz.

Vermögensteuer (VSt) und Bewertungsgesetz (BewG)

Die Vermögensteuer ist eine direkte Personensteuer, die in Ergänzung der Einkommensbesteuerung und unter Berücksichtigung persönlicher Verhältnisse auf das Vermögen erhoben wird. Das Vermögen ist die Gesamtheit der im Eigentum einer natürlichen oder juristischen Person stehenden Sachgüter oder wirtschaftlich bewertbaren Rechte.

Das Vermögensteuergesetz (VStG) bildet mit dem Bewertungsgesetz (BewG) eine Einheit, da die Bewertung des der VSt unterliegenden Vermögens nach den Bestimmungen des BewG erfolgt (§ 4 VStG). Nicht immer stimmen die Bewertungsvorschriften des BewG mit denen des EStG überein. Unbeschränkt steuerpflichtig, d. h. mit ihrem gesamten Vermögen, sind natürliche Personen, die im Inland ihren Wohnsitz oder gewöhnlichen Aufenthalt haben sowie inländische juristische Personen. Bei beschränkter Steuerpflicht (Auslands-Wohnsitz oder -Geschäftssitz) wird nur das Inlandvermögen besteuert. Eine Reihe von staatswirtschaftlich, gemeinwirtschaftlich oder gemeinnützig tätigen Körperschaften sind von der VSt befreit.

Durch die Neufassung des VStG gelten folgende Sätze:
0,5% für natürliche Personen und
0,6% für juristische Personen seit 1984.

Veranlagungsverfahren

Für die VSt gilt das Stichtagsprinzip. Grundsätzlich wird die VSt im Rahmen der *Hauptveranlagung* nach den Vermögensverhältnissen des *Hauptveranlagungszeitpunktes* (Beginn eines Kalenderjahres z. B. 1. 1. 1980, 1. 1. 1983) allgemein für drei *Kalenderjahre* (Hauptveranlagungszeitraum) festgesetzt.

Die *Veranlagung* wird im *allgemeinen* für jeden Steuerpflichtigen *getrennt* durchgeführt. Eine Ausnahme bildet die *Zusammenveranlagung*, die nur für unbeschränkt steuerpflichtige *natürliche Personen* in Betracht kommt und die entweder Eheleute oder Eltern mit Kindern zu einer *Veranlagungsgemeinschaft* zusammenfaßt und der sog. *Haushaltsbesteuerung* unterwirft. Dabei werden die Vermögen dieser Personen zu einem einheitlichen Gesamtvermögen zusammengerechnet, das sodann um die entsprechenden Freibeträge vermindert wird. Der allgemeine *VSt-Freibetrag* beträgt *DM 70 000* pro Person. Werden Eheleute zusammen veranlagt, ergibt sich also ein Freibetrag von DM 140 000. Kinder bis zum 18. Lebensjahr werden stets in die Zusammenveranlagung einbezogen, Kinder zwischen 18 und 27 Jahren jedoch nur auf Antrag bei Erfüllung bestimmter Voraussetzungen (z. B. Berufsausbildung ist noch nicht abgeschlossen).

Zusätzlich kann bei vollendetem 60. Lebensjahr ein Altersfreibetrag von DM 10 000, bei vollendetem 65. Lebensjahr einer von DM 50 000 abgezogen werden, sofern das Gesamtvermögen nicht mehr als DM 150 000 beträgt. Bei Ehegatten verdoppeln sich diese Beträge.

Bemessungsgrundlage, Gesamtvermögen (BewG)

Bemessungsgrundlage der VSt ist nach § 4 VStG bei unbeschränkter Steuerpflicht das Gesamtvermögen im Sinne des Bewertungsgesetzes und zwar nach §§ 114–120 BewG.

Gesamtvermögen und steuerpflichtiges Vermögen

Das Gesamtvermögen im Sinne des BewG wird in der Regel nach folgendem Schema errechnet:

---

1. Land- und forstwirtschaftliches Vermögen
+ 2. Grundvermögen (z. B. Mietwohngrundstücke)
+ 3. Betriebsvermögen (z. B. Vermögenswert einer Apotheke)
+ 4. Sonstiges Vermögen (z. B. Bankguthaben, Schmuck)

Summe = Rohvermögen
./. Schulden, soweit nicht Betriebsschulden (beim BV bereits berücksichtigt s. u.)
= Nicht abgerundetes Gesamtvermögen
    Abrundung auf volle DM 1000 (§ 4 Abs. 2 VStG)
= Gesamtvermögen im Sinn des § 4 VStG.

Das steuerpflichtige Vermögen errechnet sich aus diesem Gesamtvermögen nach Abzug der Freibeträge (§ 6 VStG).

Bewertung der Vermögensarten, Einheitsbewertung

Für die Vermögensarten 1–3 erfolgt die Wertermittlung nicht erst im Rahmen der VSt-Veranlagung, sondern es werden die bereits in einem gesonderten Verfahren ermittelten Einheitswerte zugrunde gelegt.

Zum *Grundvermögen* gehören Grund und Boden, Gebäude, Erbbaurechte, Eigentumswohnungen usw., jedoch nur soweit es sich nicht um land- und forstwirtschaftliches Vermögen oder um Betriebsgrundstücke handelt.

Beim Grundvermögen sind die *Einheitswerte* zuletzt allgemein per 1.1.1964 festgestellt worden. Da die Einheitswertfeststellung mit einem erheblichen Aufwand verbunden ist, sind aus Vereinfachungsgründen ab 1.1.1974 bei der VSt, der ErbSt, der GewSt (nicht aber bei der GrSt) die zum Grundvermögen gehörenden Grundstücke mit 140% des Einheitswertes per 1.1.1964 anzusetzen (§ 121a BewG).

Einheitswert des gewerblichen Betriebs

Zum *Betriebsvermögen* im Sinne des BewG gehören alle Wirtschaftsgüter, die dem Betrieb zur Erreichung seines wirtschaftlichen Ziels dienen und wirtschaftlich dem Betriebsinhaber zuzurechnen sind. Die zum Betriebsvermögen gehörenden Wirtschaftsgüter werden mit ihrem Teilwert bewertet. Eine Ausnahme bilden die Betriebsgrundstücke, die mit ihrem Einheitswert angesetzt werden. Der *Einheitswert des gewerblichen Betriebs* wird aufgrund einer Vermögensaufstellung ermittelt:

Betriebsgrundstück	bewertet mit Einheitswert
+ Einrichtung	
+ Warenvorräte	
+ geringwertige Wirtschaftsgüter	bewertet mit Teilwert
+ Kassenbestand	
+ Bankguthaben	
+ Forderungen	
= Summe der Wirtschaftsgüter des gewerblichen Betriebs = Rohbetriebsvermögen ∕. Betriebsschulden	
= Reinvermögen abgerundet auf voll DM 1000 = Einheitswert des gewerblichen Betriebs	

Vermögenserklärungen, Vermögensteuer-Vorauszahlung

Unbeschränkt steuerpflichtige natürliche Personen sind zur Abgabe einer Vermögenserklärung auf den Hauptveranlagungszeitpunkt verpflichtet, wenn ihr Gesamtvermögen DM 70 000 übersteigt (bei Zusammenveranlagung pro Person DM 70 000). Außerdem muß jeder eine VSt-Erklärung abgeben, der vom Finanzamt dazu aufgefordert wird.

Auf die in der Veranlagung festgesetzte VSt sind – außer bei geringfügiger Steuerschuld – vierteljährlich Zahlungen am 10. 2., 10. 5., 10. 8., 10. 11. zu leisten.

4.4 Sonstige Steuern

Aus der Vielzahl der bisher nicht behandelten Steuern seien nur noch die herausgegriffen, die entweder für den Apothekenbetrieb oder für den Apotheker persönlich gewisse Bedeutung haben.

Erbschafts- und Schenkungsteuer

Der Übergang von Vermögenswerten kann durch Erbfall und auch durch Schenkung unter Lebenden erfolgen.
  Beide Vorgänge werden besteuert.
  Für die Berechnung der Erbschaft-/Schenkungsteuer werden alle Erwerbe, die innerhalb von 10 Jahren vor dem letzten Erwerb erfolgten, zusammengerechnet, auch die, die bereits als Schenkung unter Lebenden vor dem eigentlichen Erbfall angefallen sind.

  Die Erbschaft-/Schenkungsteuer wird vom Wert des Erwerbs erhoben. Dieser wird nach den Vorschriften des BewG ermittelt, wobei für Grundvermögen und Betriebsvermögen die Einheitswerte zugrunde gelegt werden. Abzugsfähig sind die auf dem Erwerb ruhenden Schulden und bestimmte Freibeträge. Die Höhe des Steuersatzes und die Höhe des Freibetrages richten sich nach der Steuerklasse, in die der Erwerber nach seinem Verwandtschaftsverhältnis zum Erblasser oder Schenker eingeordnet wird. Innerhalb der Steuerklasse ist der Steuersatz unterschiedlich progressiv gestaltet.

Steuerklasse	Verwandtschaft zum Erblasser oder Schenker	Freibetrag	Steuersatz bei steuerpflichtigem Erwerb bis ... DM
I	Ehegatte Kinder, Kinder verstorbener Kinder und Stiefkinder	DM 250 000 DM 90 000	von 3% bis DM 50 000 bis zu 35% bei über DM 100 Mio.
II	Enkel u. Urenkel, soweit nicht Steuerklasse I Eltern u. Großeltern bei Erwerb v. Todes wegen	DM 50 000	von 6% bis DM 50 000 bis zu 50% über DM 100 Mio.
III	Eltern, Großeltern, Geschwister, Neffen u. Nichten, Stiefeltern, Schwiegereltern, Schwiegerkinder, geschiedener Ehegatte	DM 10 000	von 11% bis DM 50 000 bis zu 65% über DM 100 Mio.
IV	alle übrigen Erwerber und die Zweckzuwendungen	DM 3 000	von 20% bis DM 50 000 bis zu 70% über DM 100 Mio.

Neben die genannten Freibeträge können besondere Versorgungsfreibeträge treten (die unter bestimmten Voraussetzungen allerdings gekürzt werden):
- bei Ehegatten bis zu DM 250 000,
- bei Kindern nach dem Lebensalter gestaffelt von DM 50 000 bis DM 10 000.

Für bestimmte Erwerbe sieht das ErbStG Steuerbefreiungen vor (§ 13 ErbStG).

Grundsteuer (GrSt)

Die Grundsteuer ist eine reine Sach- oder Objektsteuer, bei der persönliche Verhältnisse oder die steuerliche Leistungsfähigkeit nicht berücksichtigt werden. Rechtsgrundlage ist das Grundsteuergesetz (GrStG).

Steuergegenstand sind zwei Arten von Grundbesitz (§ 2 GrStG):
- Betriebe der Land- und Forstwirtschaft und dazugehörige Grundstücke,
- *Grundstücke:* Das sind Grundstücke des Grundvermögens im Sinne §§ 68, 70 BewG, z. B. Baugrundstücke, Wohngrundstücke usw. Diesen sind die Betriebsgrundstücke (§ 99 BewG), das ist der zu einem gewerblichen Betrieb gehörende Grundbesitz, gleichgestellt.

Besteuert wird der gemäß BewG festgestellte *Einheitswert* des Grundbesitzes unter Anwendung einer *Steuermaßzahl* und des von der Gemeinde festzulegenden *Hebesatzes*. Das Verfahren bei der GrSt gliedert sich somit in drei Stufen:
1. Feststellung des Einheitswerts (EW) für den Grundbesitz durch das Finanzamt im Einheitswertverfahren nach den Vorschriften des Bewertungsgesetzes,
2. Festsetzung des *Steuermeßbetrages* durch das Finanzamt (Steuermeßbetragsverfahren) und
3. Festsetzung und Erhebung der GrSt durch die Gemeinde.

Zu 1.
Die allgemeine Festsetzung der Einheitswerte erfolgt bei der *Hauptfeststellung* auf den Hauptfeststellungszeitpunkt (letzter = 1. Januar 1964). Der nächste Hauptfeststellungszeitpunkt muß noch durch Gesetz bestimmt werden. Für inzwischen erfolgte Neubauten bzw. Veränderungen an den Grundstücken werden Nachfeststellungen bzw. Fortschreibungen durchgeführt.

Zu 2.
Der *GrSt-Meßbetrag* (Einheitswert per 1. Januar 1964 mal Steuermeßzahl) wird in der Regel im Rahmen einer *Hauptveranlagung* festgestellt. Hauptveranlagungszeitpunkt ist der *1. Januar 1974.* Die anzuwen-

dende *Steuermeßzahl* richtet sich nach der Nutzung des Grundbesitzes, sie beträgt für Grundstücke 3,5 von Tausend. Für Ein- oder Zweifamilienhäuser gelten günstigere Steuermeßzahlen. Die Steuermeßbeträge gelten grundsätzlich solange, wie der entsprechende EW für die Besteuerung maßgebend ist.

Zu 3.
Auch die Gemeinden führen die GrSt-Veranlagung auf den 1. Januar 1974 durch: Steuermeßbetrag mal Hebesatz = GrSt-Schuld. Die GrSt ist eine Jahressteuer, die in vierteljährlichen Raten (15. Februar, 15. Mai, 15. August, 15. November) gezahlt werden muß.

Beispiel für eine Grundsteuerveranlagung per 1. Januar 1974
Betriebsgrundstück

EW per 1. Januar 1964		DM 70 000,—
× Steuermeßzahl (3,5 v. T.)	= Steuermeßbetrag	DM 245,—
× Hebesatz (z. B. 350%)	= Grundsteuerschuld	DM 847,50
vierteljährliche Rate		DM 214,38

Abgesehen von bestimmten im GrStG (§§ 3–8) aufgeführten GrSt-Befreiungen gibt es eine zeitlich *begrenzte* (10 Jahre) *GrSt-Befreiung*, die der Förderung des Wohnungsbaues dient (II. Wohnungsbaugesetz).

Bei der *Einkommensbesteuerung* ist die GrSt abzugsfähig und zwar bei der Gewinnermittlung als *Betriebsausgabe*, wenn sie sich auf Betriebsgrundstücke bezieht. Bei anderen Grundstücken (außer eigengenutzten Einfamilienhäusern) kann die GrSt als *Werbungskosten* von den Einnahmen aus Vermietung und Verpachtung abgezogen werden.

Grunderwerbsteuer (GrESt)

Die GrESt besteuert nicht wie die Grundsteuer den *Grundbesitz*, sondern den *Grundbesitzwechsel*.

Besteuert wird der Übergang an inländischen Grundstücken. Die Steuerpflicht entsteht in der Regel mit Abschluß des Kaufvertrages; allerdings sind u. a. wegen des Anfalls von Erbschaftsteuer der Erwerb von Todes wegen und Grundstücksschenkungen unter Lebenden im Sinne des ErbStG von der GrESt befreit. Besteuerungsgrundlage ist der Wert der Gegenleistung für den Grundbesitzwechsel, in der Regel also der Kaufpreis des Grundstückes.

Der *Steuersatz* beträgt seit 1983 2 v. H. des Wertes der Gegenleistung oder des Grundstückswertes.

Sachverzeichnis

A

Aarane® 24, 25
Abbauprodukte 386
ABDA 355
ABDA-Doppellochkartensystem 464, 465
Abgabe von Arzneimitteln
– wiederholte 396
– ohne Vorlage des Rezeptes 396
Abfallarten 184
Abfallbeseitigungsgesetz 183
Abfälle 184
Abgabe verschreibungspflichtiger Arzneimittel 394, 403
Abgabe von Arzneimitteln 376
Abgabe von Betäubungsmitteln 408, 409
Abgabegefäße 43
Abiadin® 37
Abkochung 44
Abmagerungsmittel 166
Abrechnungseinrichtung 320
Absatzpolitische Maßnahmen 456
Acetylcystein 36, 37
Acetylsalicylsäure 160, 163, 310
Aciclovir 28, 30
Aclaplastin® 28, 31
Aclarubicin 28
ACNU® 28, 31
Adalat® 27, 98
Adaptierte Nahrung 211
Adiposetten® 166
Adipositas 215
Adriblastin® 31
Adumbran® 164
Agedal® 26
Ähnlichkeitsprinzip 296
Äußerer Gebrauch 396
Ahornsirupkrankheit 236

Airol® 32
Akatinol® 24, 26
Akupunktur 304, 305
Akupunkturanaesthesie 304
Albego® 164
Albumine 201
Alchimie 335
Alclofenac 24
Alfentanil 402
Alkalifreie Reinigungsmittel 239
Alkohol 144, 145, 168, 169, 170, 171, 172
Allergen 153
Allergie 153
Allergische Reaktionen 153, 154, 155, 156
Allergische Vaskulitis 157
Allergospasmin® 24, 25
Almitrin 24, 25
Alpha 2 33
Alphabet® 166
Alprazolam 24, 26
Alprostadil 26, 28
Altarzneimittel 109
Ambroxol 33, 36, 37
Amciderm® 32, 33
Amcinonid 32, 33
Amerikanischer Rausch 163
Amfepramon 166, 167
Amfetaminil 165
AMG 62, 380
Aminoglutethimid 28, 31
5-Aminosalicylsäure 28
Aminosäuren 199
Ammoniumchlorid 35
Amobarbital 163
Amorphan® 166
Amphetamingruppe 165, 166
Amphetamin 164
Ampicillin 29
AMPreisV 321
Amrinon 26
Analeptika 178

Analgetika 23, 143, 152, 160, 162
Anaphylaktischer Schock 156
Anastil® 36
Angiotensin-Converting-Enzym-(ACE)-Hemmer 27
Animismus 295
Anlagevermögen 460
Anschaffungskosten 490
Antazida 132, 150
Anthroposophische Arzneimittel 301
Anthroposophische Medizin 300
Antiadipositum-X-112® 166
Antiallergika 24
Antibiotika 28, 185, 310
Antidepressiva 26, 177
Antidiabetika 24, 145, 169
Antidote 176
Antiemetika 24, 150
Antiepileptika 143, 177
Antigen-Antikörper-Reaktion 153, 155
Antigene 153
Antihistamine 37
Antihypertensiva 144
Antikörper 154
Antimykotika 32
Antirheumatika 23
Antischuppenpräparate 244
Antitranspirantien 240
Antitussiva 34, 38, 160
Anus praeter 255, 257, 258
Anwendungsvorschriften für hochgiftige Stoffe 423
Anxiolytikum 26
Apalcillin 28, 29
Apotheken, älteste 337
Apothekenabgabepreis 323
Apothekenbetriebsordnung 370ff

Apothekenbetriebsräume 373
Apothekeneinrichtung 459
Apothekengesetz 366 ff
Apothekenleiter 371, 373, 384, 452
Apothekenleitung 370
Apothekenpersonal 372, 440
Apothekenpflichtige Arzneimittel 397
Apotheken-Rechenzentren 359
Apothekenrecht 365 ff
Apothekenübliche Waren 377, 378
Apotheker 371
Apothekerassistent 372
Apothekerausbildung 340
Apothekerkammer 316
Apothekervereine 316
Appetitzügler 144, 145, 166
APV 359
APV-Interaktionskarte 126
Arbeitsgemeinschaft für Pharmazeutische Verfahrenstechnik 359
Arbeitsstoff-Verordnung 422
Arginin 28
Aristoteles 333
Armtragegurt 265
Armtragetuch 265
Arterienabbinder 274
Arthus-Phänomen 156
Artikelkarten 465
Arzneibuch- bzw. DAC-Bezeichnungen von
– anorganischen Arzneistoffen sowie deren Zubereitung und von Chemikalien 116
– organischen Arzneistoffen und Hilfsstoffen 118
Arzneibücher 112, 339
Arzneibüro der ABDA 356
Arzneilieferungsverträge 314, 316, 317, 318, 319, 320, 321
Arzneimittel 455
Arzneimittel mit Wirkung an der Haut 32
Arzneimittel mit Wirkung auf die Resorptions- und Ausscheidungsorgane 28
Arzneimittel mit Wirkung auf Herz und Kreislauf 26
Arzneimittel zur Beeinflussung des Nervensystems

und der hormonalen Systeme 24
Arzneimittelallergien 153, 157, 158
Arzneimittelexanthem 157
Arzneimittelfieber 157
Arzneimittelgesetz 62, 380 ff
Arzneimittelherstellung 62
Arzneimittelinteraktionen 131 ff
Arzneimittelkommission der Deutschen Apotheker 357, 358
Arzneimittelmarkt 22
Arzneimittelmißbrauch 159, 168
Arzneimittelnebenwirkung 385
Arzneimittelpaß 125
Arzneimittelpreisverordnung 318, 321, 322, 323, 324
Arzneimittelrecht 349
Arzneimittelrichtlinien 318, 361
Arzneimittelrisiken 388 ff
Arzneimittelsicherheit 95, 97, 385
Arzneimittelsucht 159
Arzneimittel im Straßenverkehr 139 ff
Arzneimittel und Schwangerschaft 146 ff
Arzneimittelwechselwirkungen 131 ff
Arzneistoff-Profile 128
Asklepios 332
Astemizol 24, 144
Atenos® 24, 25
Ätherische Öle 35
Atherosklerose 219, 222
Aufbewahrung von Arzneimitteln 80, 375, 403
Aufgußmethode 44
Aufklärung 107
Augenbäder 73
Augensalben 73
Augensprays 73
Augentropfen 73, 75, 76, 77, 78
Auranofin 23
Ausgangsstoffe 71
Auskunftspflicht 22
Außenseiterdiät 219
Auswahl verschiedener Standardwerke 130
Ayur-Veda 330
Azactam® 28

Azapholizin 38
Azatadin 24
Aztreonam 28
Azulfidine® 28

B

Baby-Kosmetika 243
Badethermometer 249
Badezusätze 240
BAK 354
Baldrian 310
Ballaststoffe 205, 206
Bandage bei Tennisarm 267
Barazan® 28, 30
Barbital 406
Barbiturate 176
Barbiturateuphorie 163
Barbitursäurederivate 163
Baumwolle 279, 280
Bayotensin® 26, 27
Beatmungstubus 274
Bedarfsgegenstände 411
Bedarfsgegenständegesetz 410
Befragungsschema „Husten" 35
Beikost 213
Beipackzettel 108
Beißring 272
Belegbuchführung 489
Benadryl® Expectorans 37
Benfophen® 402
Benzodiazepine 25, 163, 164
Benzomorphane 160
Benzquinamid 24
Beratungsgespräch 21
Beratungshilfe 17
Beratungsschema „Husten" 39
Berofor® 33
Beschriftung von Arzneimitteln 375
Besitzsteuern 496
Bespar® 24, 26
Bestellmenge 469
Bestellpunkt 469
Betadorm® 163
Betamethasonvalerat 33
Betäubungsmittel 88, 375, 401, 402, 403, 404, 406, 407, 409
Betäubungsmittel-Außenhandelsverordnung 404
Betäubungsmittel-Binnenhandelsverordnung 404

Betäubungsmittelgesetz 401
Betäubungsmittel-Kosten-
  verordnung 409
Betäubungsmittelrecht 400,
  401
Betäubungsmittelrezept 406,
  407, 408
Betäubungsmittelschrank
  404
Betäubungsmittel-Verschrei-
  bungsverordnung 405,
  406
Betaxolol 26
Betnesol V® 33
Betriebsausgaben 510
Betriebs-Erlaubnis 367
Betriebsvergleich 493
Betriebsvermögen 508, 509,
  520
Betriebsvermögensvergleich
  507
Betriebsverordnung für
  Pharmazeutische Unter-
  nehmer 391
Bewertungsgesetz 519
BewG 519
Bezeichnung der Drogen
  118
Bezeichnung der Verband-
  stoffe 119
Bezeichnung neutraler Salze
  115
Bezeichnung galenischer Zu-
  bereitungen 119
Bezeichnung organischer
  Arzneistoffe 18
Bezeichnung von Anionen
  114
Bezeichnung von Drogen-
  zubereitungen 118
Bezeichnung von anorgani-
  schen Salzen 114
Bezeichnung von Salzen
  stickstoffhaltiger Arznei-
  stoffbasen 117
Bezeichnung von Säuren
  113
BGA 351
Bifidusfaktor 209
Bifonazol 32
Bilanz 462, 483, 489
Bilanzgliederung 483
Binotal® 29
Biotransformation 133
Bisolvomed® 38
Bisolvon® 33, 37
Blasendruckpunktbestim-
  mung 76

Blastogenese 146
Blutdruckmeßgerät 275, 276
Blutdruckmessung 277
Bock, H. 338
Bougies 253
Boxogetten® 166
Brandbinden 289
Branntweinmonopolgesetz
  425 ff
Branntweinsteuer 504
Bräunungsmittel 242
Brechschale 250
Brelomax® 24, 25
Brennbare Flüssigkeiten
  428, 429, 430, 431
Brennspiritus 427
Brennwerte 189
Brenzkatechine 36
Bricanyl® 25
Bricanyl® comp. 37
Brigitte-Diät 217
Bromazepam 164
Bromisoval 163
Bromhexin 33, 36, 37
Bromperidol 24
Bromureide 163, 164
Bronalide® 24, 25
Broncholytika 38
Bronchospasmolytika 25
Brotizolam 24, 164
Bruchbänder 268, 269
Brunfels, O. 338
Brusthütchen 271
Bubble Point 76
Buchführung 478, 479, 484,
  488, 491
Buchführungsform 487
Buchung 481
Budenosid 24, 25
Bufenolol 33
Bulkware 72
Bundesapothekerkammer
  354
Bundesapothekerordnung
  364
Bundesgesundheitsamt 351
Bundesgesundheitsrat 351
Bundesrahmentarifvertrag
  für Apothekenmitarbeiter
  (BRTV) 435
Bundesvereinigung Deut-
  scher Apothekerverbände
  355
Bundeswehrapotheke 370
Buprenorphin 160, 161, 402
Buserelin 24, 26
Buspiron 24, 26
Butter 197, 198

C

Cafilon® 165, 166
Calcifediol 33, 34
Calcitriol 34
Calcium 202, 203
Calcium-Antagonisten 27
Camazepam 164
Campher 36
Canesten® 32
Captagon® 165
Captopril® 27
Carbaminsäureester 164
Carbapeneme 29
Carbocistein 36, 37
Carbromal 163
Carcinil® 28, 31
Cardanat® 166
Carnitin 209
Carteolol 26
Caseinogen 201, 209
Catapresan® 162
Cefaclor 33
Cefmenoxim 28
Cefotaxim 29
Ceftazidim 28
Ceftix® 28, 29
Ceftizoxim 28
Ceftriaxon 28
Cellulose 193, 278, 279, 280
Cesametic® 402
Cephalosporine 29, 33
Charge 66
Chargenkontrolle 66
Chemikalien-Altstoffverord-
  nung 415
Chemikaliengesetz 413, 414,
  415, 416, 417
Chemische Gehaltsbestim-
  mung 66
Chemische Landesuntersu-
  chungsanstalt 352
Chemische Reinheit 66
Chemotherapeutika 28, 152
Chinazolinone 163
Chinoline 309
Chlor 203
Chloramphenicol 310
Chlordiazepoxid 164
Chlor(IV)-oxid-Sauerstoff-
  Komplex 33
Chlor(IV)-oxid-Sauerstoff-
  komplex(4:1)-Hydrat 32
Cholagoga 28
Cholera 51
Cholesterol 198
Cholesterolspiegel 198
Chylomikrone 195, 220

Ciclosporin 33, 34
Cilastatin 28, 29
Cinobactin® 28, 30
Cinoxacin 28
Claforan® 29
Clarvisor® 33
Clobazam 164
Clobutinol 38
Clofedanol 38
Clonidin 27, 73, 144, 162
Clotiazepam 164
Clyso 260
Cobalt 203
Cocain 406
Cocktail explosive 165
Codein 160, 407
Coffein 144, 163
Colecalciferol 34
Collyria 73
Compliance 108, 109
Computer 473, 474
Contamex® 164
Cordes® VAS 32
Cortigamma® 402
Cromoglicinsäure 24, 25
Cutis 238
Cyanwasserstoff 180
Cyclobarbital 163, 402
Cyclopal® 160
Cyclopentobarbital 163
Cyrpon® 164

D

DAB 8 112
DAC 112
Dalmadorm® 163
DAPI 356
Darmrohr 258, 260
Darmspülung 258
Datenverarbeitung 474
Dauerkatheterisierung 254
Daunoblastin® 31
Daunorubicin 31
DAV 354
Dedrogyl® 33, 34
DELTA-Liste
Delphicort® 33
Demetrin® 164
Dermatop® 32, 33
Dermis 238
Desinfektion 254
Desodorantien 240, 241
Deutsche Gesellschaft für Geschichte der Pharmazie 359

Deutsche Pharmazeutische Gesellschaft 359
Deutsche Pharmazeutische Zentralbibliothek 359
Deutscher Apothekerverein e. V. 316, 354
Deutscher Arzneimittelcodex 112
Deutsches Apothekenmuseum 359
Deutsches Arzneiprüfungsinstitut 356
Develin retard® 160, 402
Dextromethorphan 38, 160
Dextromoramid 160
Dextropropoxyphen 160
Diabetesdiät 232, 233
Diamorphin 160
Diarrhoe 224, 225
Diät 223, 224, 226, 227, 228, 229, 231, 232
Diätetik 214, 215
Diätetische Lebensmittel 412
Diazepam 164, 171
Dicodid® 160, 402
Dicumarol 133
Dienstbereitschaft 373, 374
Diethylpentenamid 164
Diethylpropion 166, 167
Digitalthermometer 249
Dihydroxycolecalciferol 34
Dihydrocodein 160
Dikaliumclorazepat 164
Dilaudid® 160, 402
Dioskurides 333
Diphenhydramin 164
Diphterie 51
Direktpressung 67
Disaccharide 193
Dispensierverfahren 92
Dispositionskarte „Dispo" 467
Dispositionszeit 475
Disulfiramwirkung 170
Dividiermethode 93
Dolantin® 160, 402
Dolo Neurotrat® 402
Dolo Prolixan® 402
Doppelverordnung 104
Doriden® 31
Dormicum® 24, 25
Dosierung 108
Doxorubicin 31
Doxycyclin 33
Doxylamin 37
DPhG 359

Dr. Frank'sche Altersdiät 208
Drogenabhängigkeit 160
Dropropizin 38
drug dependence 160
Dufttherapie nach H. Karsten 304
Durchführungsverordnungen 404
Durchschnittszeilenwertrabatt 476
Dynabiotic® 28

E

Edrul® 28
EG 360
Eichgesetz 424
Eichgültigkeit 425
Eichpflichtige Meßgeräte 424
Eigenbetrieb 448
Eigenkapital 461
Eingangskontrolle 63
Einkauf 453
Einkaufsdisposition 475
Einkaufsmengenstatistik 469, 471
Einkommensteuer 505, 518
Einkommensteuertarif 514
Einmalkatheter 253
Eisbeutel 265
Eisen 203
Eisentherapie 150
Eiterbecken 250
Eiweiß 216
Eiweißbedarf 201
Eiweißminimum 200
Eiweißstoffe 199, 200, 201
Eiweißwertigkeit 199, 200
Elektronische Bestellung 473
Elimination 133
Eliptan® 31
Embryogenese 146
Embryotoxische Wirkung 146
Enalapril 26, 27
Endak® 26, 27
Endkontrolle 70
Energiebedarf des Menschen 190
Entgiftung 175
Entwurfsqualität 67
Enzynorm® 98
L-Ephedrin 166
Ephedrinabusus 166

Ephedringruppe 166
Epidermis 238
Epirubicin 28
Erbrechen 175
Erbschaftssteuer 521
Ergänzungsstoffe 188
Erhaltungsumsatz 190
Ermächtigungen zu Verboten und Beschränkungen im Verkehr mit gefährlichen Stoffen 416
Ernährungsweise, Prinzipien einer gesunden 206
Ernährung
– des Säuglings 208
– im Alter 207
– während der Schwangerschaft 207
Eröffnungsbuchung 481
Ersatzkasse 315
ES-Kompresse 284
Ethanol 426
Ethylmorphin 407
Etorphin 160, 402
Etretinat 32
Eudyna® 32
Euglucon® 98
Eugynon® 98
Eukodal® 160, 402
Europarat 362
Europäische Gemeinschaft 360
Europäisches Arzneibuch 360
Europäische Wirtschaftsgemeinschaft 360
Euthyrox 98
Eventin®
Evipan® 163
EWG 360
exoderil® 32
Expektorantia 33, 34

F

Fachinformationen 128
Fälschung von Rezepten 100
Farmorubicin® 28, 31
Fasten 217, 218
Febuprol 28
Fenbutrazat 166
Fencamfamin 165, 166
Fenetyllin 165
Fenfluramin 166, 167
Fenproporex 166, 167
Fertigarzneimittel 22

Fertiggerichte 217
Fertignahrungen, flüssige 133
Fertinorm® 24, 26
Fetalzeit 146
Fett 194, 199, 206, 216
Fettleber 228
Fettsäuren 197
Fettsucht 215, 216
Fevarin® 24, 26
Fieberteststreifen 249
Fieberthermometer 249
Finanzierung 460
FIP 363
Fixierbinde 285
Fixiermittel 284, 285
Fixierverband 284, 285
Flammpunkt 429
Fluff 280
Flunisolid 24
Flunitrazepam® 163
Fluocortolon 33
Fluor 203
Flupirtin 23, 24
Flurazepam 163
Flutamid 28
Fluvoxamin 24, 26
Folgeuntersuchungen
Follitropin 26
Follitropin human, FSH 24
Formfehler bei der Ausstellung eines Rezeptes 99
Formuladiät 217
Fortral® 24, 160, 161
Fortum® 28, 29
Frauendusche 271
Frauenmilch 208, 209, 211, 212, 214
Frauenthermometer 249
Freibeträge 514
Freigabe von Fertigarzneimitteln 70
Freiverkäufliche Arzneimittel 397, 398
Fremdkapital 461
Frischpflanzentherapie nach W. Schoenenberger 304
Frisium® 164
Fructosämie 235
Fructose 192
Fructoseintoleranz 235
Frühsommer-Meningoencephalitis 52
FSME 52
Fuchs, L. 338
Fugerel® 28, 31
Führungsgrundsätze bei der

Leitung einer Apotheke 452
Füllstoffe 205
Fundstellenkartei 129
Funktionskarten 467
Fußpflege 247
Fütterungsarzneimittel 306

G

Galactosämie 235
Galactose 192
Galactoseintoleranz 235
Galen 335
Gallensteine 228
Gallopamil 26
Gastritis 223
Geber 335
Gebrauchsinformationen 128
Gebrauchsinformationenen für Fachkreise 128
Gefährdungshaftung 381
Gefahrensymbol 430, 431
Gefährliche Stoffe 413, 417, 422
Gefährlichkeitsmerkmal 415
Gegenbuchung 481
Gelbe Liste 121
Gelbfieber 53
Gemfibrozil 28
Genußmittel 188
Geriatrika 313
Germapect® 38
Gesamtvermögen 520
Geschäftsfreundebuch 486
Geschichte der Arzneibücher 339
Geschichte der Pharmazie 328
Gesellschaft für Arzneipflanzenforschung 359
Gesellschafts-Apotheken 368
Gesellschaftsformen 514
Gesetz zur Pharmazeutischen Inspektions-Convention 393
Gesetzliche Überwachung des Verkehrs mit Arzneimitteln 383
Gesichtswasser 240
Gesundheitsamt 352

Gesundheitsverwaltung 350, 351
Getreideschleim 210
Gevilon® 28
Gewerbesteuer 497, 499, 500
Gewichtsabnahme 217
Gewinn- und Verlustrechnung 484
Gewinnermittlung 506
Gewirke 281
Gewohnheitsbildung 159
Gift 413, 418, 419, 420, 421
Giftabgabe 420
Giftbuch 420
Gifte 183
Giftempfangsschein 420
Gifterlaubnisschein 420
Gifthandelserlaubnis 419
Giftige Gase 179
Giftkennzeichnung 420
Giftverordnung 418, 421
Glauconex® 33
Globuline 201
Glomerulonephritis 230
Glucocorticoid-Antiasthmatika 25
Glucocorticoide 33
Gluconeogenese 191
Glucose 191
Glucotard® 24
Gluteline 201
Gluteninduzierte Enteropathie 225
Glutethimid 31
Glycerinether 36
Glycerolspritze 258
GMP-Richtlinie 62
Granulat-Tee 47
Graue Liste 121
GrESt 523
Grippe 54
Griseofulvin 310
Große Deutsche Spezialitäten-Taxe 120
Großhandelsrabatt 454
Großhändler 439
GrSt 522
Grunderwerbsteuer 523
Grundsteuer 522
Grundstoffe 71
Grundumsatz 190
Grundvermögen 520
Grüne Liste 121
Guaiacol 36
Guaifenesin 36, 37
Guarmehl 24
Gummistrumpf 267
Gyrasehemmer 30

H

Haar 238, 244
Haarausfall 245
Haarpflege 244
Haarwaschmittel 244
HAB 1 294
Halbfertigware 72
Halcion® 25, 163, 164
Haltbarkeit von Arzneimitteln 80, 82, 382, 386
Haltbarkeitsfrist 386
Haltbarkeitsprüfung von Arzneimitteln 81, 386, 387
Handgelenkriemen 266
Handschuhe 275
Harnwegsinfekt 254
Hausapotheke 109
Haushaltsgifte 181
Haut 237
Hautreinigungsmittel 239
Hautschutzsalbe 241
Hautverträglichkeit 247
HDL 222
Heftpflaster 286, 291
Heilmittelindex 120
Heilmittelrichtlinien 318
Heilnahrung 213
Heißdampf-Sterilisation 254
Heitrin® 26, 27
Hepatitis 227
Hepatitis A 53
Hepatitis B 53
Heroin 160, 161
Herstellung von Arzneimitteln 374, 382
Herstellungsbericht 71
Herstellungsbetriebe 382
Herstellungsleiter 380, 382
Herstellungsvorschrift 70
Hexobarbital 163
High-Density-Lipoproteine 222
Hilfsmittel 373
Hilfsmittelrichtlinien 318
Hilfsstoffe 72
Hismanal® 24, 144
Höchstlagerzeit von Arzneimitteln 476
Homöopathie 294, 296, 297, 299
Homöopathika 381
Homöopathische Arzneiformen 298, 299
Homöopathische Arzneimittel 396
Homöopathisches Arzneibuch 112, 294

Hühneraugen, Behandlung von 247
Husten 34
Hydrocodon 160, 402
Hydro-Lipid-Film 238
Hydromorphon 160, 402
Hydrotherapie 302
Hypercholesterolämie 223
Hyperlipidämie 219, 222
Hypertonie 231
Hypertriglyzeridämie 223
Hypnotika 142, 163, 176
Hypodermis, Unterhautfettgewebe 237
Hypokaliämie 202
H_1-Antihistaminika 144

I

Idealgewicht 215
IDF-Karte 467
Idoxuridin 30
IDU® 30
Iducutit® 30
Ileostoma 255
Ileostomie 227, 256
Imipenem 28, 29
Immobilon 402
Immunabwehr 154
Immunglobulin 53, 209
Immunsuppressiva 34
Impfschutzpflaster 292
Impfstoffe 307
Impromen® 24, 26
Index Nominum 121
Indometacin 310
Indoramin 26, 27
Infektionen 73
Influenza 54
Informationssysteme 129
Informationszentren – EDV – Btx 130
Inhalationsgeräte 261
Inhibostamin® 144
Injektionspflaster 292
INN-Namen 115
Inprocess-Kontrolle 69
Instant-Tee 47
Insulininjektion 264
Insulininjektor 264
Insulinspritze 262, 263
Interaktionen 102, 103, 104
Interaktionskartei der ABDA 121
Interferon alfa 2C 33
Internationale Apothekervereinigung 363

Internationale Gesellschaft
  für Geschichte der Pharmazie 363
Internationale Pharmaziestudenten-Vereinigung 363
Intimdesodorantien 241
Inventar 489
Inventarbuch 486
Inventur 475, 489, 490
Inventurwert 454
Investition 460
Iod 203
IPSF 363
Irrigationsset 258
Irrigator 260
Isoaminil 160, 162
Isodynamiegesetz nach Rubner 190
Isopropanol 427
Isotretinoin 32
Isoxicam 23

J

Jahresbetriebsvergleich 494
Jellin® 33
Jetrium® 160
Josamycin 28, 29

K

Kalium 202
Kaliumiodid 35
Kaliummangelzustand 202
Kalkulation 478
Kaltauszug 44
Kältekissen 265
Kaltsterilisation 254
Kanülen 261, 262
Kapitalbedarf 460
Kapitaldeckung 461
Karies 246
Karteien 121, 477
Kassenbericht 486
Kassenbuch 486
Katadolon® 23, 24
Katheter 251, 253, 254
Katovit® 165
Kaufmannseigenschaften 443
Kerlone® 26, 27
Ketazolam 164
Keuchhusten 54

Kinderlähmung, spinale 55
Kirchensteuer 518
Klammerpflaster 293
Klaproth, Martin Heinrich 113
Klistierspritze 258
Kneippsche Therapie 302
Kohlenhydrate 191, 206, 216
Kohlenwasserstoffe 179
Kolostomie 227, 255, 256
Kombinationspräparate 37, 152
Kompressionsbinde 287
Kompressionsstrumpf 267, 268
Kompressionsverband 286
Konkurs 445
Konservierungsmittel bei Augentropfen 77
Kontaktekzem 157
Kontenplan 485
Kontenrahmen 485
Kontraindikation 104
Kontrolleiter 380, 382
Körperpflege, Mittel zur 237 ff
Kosmetika, Prüfung von 247, 248
Kosmetische Mittel 248, 411
Kosmetische Tagescreme 241
Krankenhausapotheke 369
Krankenhose 250
Krankenkasse 314, 315, 316, 319
Krankenpflegeartikel 248
Kreuzschlingenbandage Futuro 267
Kundengespräch 17
Kundengruppen 19 ff
künstlicher Dickdarmausgang 227
Kurative Kosmetik, Mittel zur 237 ff

L

Lactalbumin 209
β-Lactam-Antibiotika 28
Lactoferrin 209
Lactose 193
Lactoseintoleranz 234
Lagerbestand 454
Lagerdauer von Teedrogen 43
Lagerhaltung 454, 464

Lagerorganisation 454
Lagerstabilität 43
Lagerumschlag 454, 490
Lagerung in der Apotheke 42
Lagerung von Fertigarzneimitteln 80, 383, 385, 453
Lagerungsbedingungen, Kontrolle u. Einhaltung 86, 386
Lagerzeit von Arzneimitteln 476
LAK 353
Lakriment® N Bronchial-Pastillen 36
Landesapothekerkammer 353
Landesapothekerverein 315, 354
Larylin® 38
Lateinische Abkürzungen auf Rezepten 90
Lauer-Taxe 120
Laufzeit 386
Laugen 179
LAV 354
Lavosier, Antoine-Laurent 113
Laxantien 150, 167
LDL 222
Lebensmittel 188, 411, 412
Lebensmittelgesetz 410ff
Leberglykogen 191
Leberzirrhose 228
Lederhaut 238
Leere Energieträger 189
Leistungsumsatz 190
Lendormin® 24, 25, 164
Leuprorelin 28
Levallorphan 160
Levobunolol 33
Levomethadon 160
Levopropylhexedrin 167
Lexotanil® 164
Librium® 164
Lichtfiltersubstanz 241
Lichtschutzfaktor 242
Lichtschutzpräparate 241, 242
Limbatril® 164
Linolsäure 209
Lipase 209
Lipidsenker 28
Lipolyse 196
Lipoproteine 219, 222
Liquidität 462
Liquiditätsberechnung 463
Liquifilm® 33

Listen 120
Lofetensin® 26
Lofexidin 26
Lohnsteuer 516, 517, 518, 519
Lonolox® 26, 27
Lorazepam 164
Lorfan® 160
Lormetazepam 163
Low-Density-Lipoproteine 222
LSt 516
Luer-Spritze 261
Luftkissen 249
Luftring 249
Luminal® 163, 402
Lumota® 28, 29
Lyme Disease 53
Lymphozyten 154
Lysozym 209
Lyssa 58

M

Magenentleerung 131, 132, 175
Magnesium 203
Magnesiumsulfat 150
Mahnverfahren 444
MAK Wert 183
Makrolid-Antibiotika 29
Malathion 32, 33
Margarine 197, 198
Masern 56
master formula 70
Maxifen® 29
Maximale Arbeitsplatzkonzentration 183
Mazindol 166
Mecillinam 29
Meclocyclin 32
Meclosorb® 32, 33
Mecloqualon 163
Medazepam 164
Medikamentöse Pflaster 292
Medi Nait® 160
Medinox® 163, 403
Medizinaluntersuchungsamt 352
Mefenorex 166
Mehrfachverordnung 104
Mehrwertsteuer 500
Memantine 24
Membranfiltration 76
Mengenkarten 467
Menthol 36

Meprobamat 164, 165, 402
Meridianpaare 305
Mesna 36, 37
Metamfepramon 166, 167
Methadon 162
Methadon-Abkömmlinge 38
Methadon-Gruppe 160
Methamphetamin 165
Methaqualon 164
Methylphenobarbital 163
Methyprylon 163, 164, 402
Methylphenidat 165
Midazolam 24, 25
Mikropharm I 121
Mikropharm II 125
Milchauffänger 272
Milchpumpe 271
Milid® 24
Miltaun® 402
Mindestlagermenge 469
Mindeststillzeit 208
Mineralstoffe 201
Minipress® 27
Minoxidil 26
Mirapront® 166
Miraxid® 28, 29
Mirfudorm® 163
Mißbildung 146, 148
Mitella 265
Mitoxantron 28
Mogadan® 163
Mogatrop® 166
Monosaccharide 191
Morazon 165
Morbilli 56
Morphin 160, 161, 406
Morphinane 160
Morphinantagonisten 160
Morphinderivate 310
Morphingruppe 160
Moxibustion 305
Muco Panoral® 33
Mucolytika 33, 36
Mucosolvan® 33, 37
Mucotectan® 33
Mullbinde 281, 285
Mullkompresse 284
Mulltupfer 284
Multiplikationsverfahren 92
Mumps 56
Mundwasser 247
Muskelglykogen 191
Muskelrelaxantien 26
Muttermilch 209
Muzolimin 28
Mucolyticum Lappe® 36, 37
Mucopront® 36, 37

Mycospor® 32
Myfungar® 32

N

Nabelbruchpflaster 292
Nabilon 402
Nacheichen 425
Nachtcreme 243
Naftifin 32
Nährcreme 243
Nährstoffe 188
Nahrungsfette 195, 196
Nahrungsmittelgifte 181
Nährwertreduzierte Mischkost 216
Nalidixinsäure 30
Naloxon 160, 162
Narcanti® 160
Narkotika 142
Nasendusche 261
Nasenspüler 261
Natrium 202
Natriummangel 202
Naturalrabatt 476
Naturheilkunde 302
Naturheilmittel 302, 381
Neodorm® 163
Neoston® 24
Nephrolithiasis 230
Neue Arzneimittel (1983–1985) 23
Neues Rezepturformularium 113
Neuraltheorie 295
Neuroleptika 26, 178
Niereninsuffizienz 230
Nierenschale 250
Nifedipin 27
Nimodipin 26, 27
Nimotop® 26, 27
Nimustin 28
Nitrazepam 163
Nitrendipin 26, 27
Nizoral® 32
Nobrium® 164
Noctal® 163
Noctamid® 163
Nogram® 30
Noludar® 163, 402
Nomenklatur der Arzneibücher 113
Nomenklatur organischer Arzneistoffe 117
Norcuron® 24, 26
D,L-Norephedrin 166

Norfloxacin 28
Normalgewicht 215
Normethadon 160
Normi-Nox® 163
D-Norpseudoephedrin 166
Notapotheke 370
Notfälle 173
Notfallpatienten 174
Novantron® 28, 31
Novodigal 98
Noxiptilin 26
NRF 113
Nulldiät 217, 218

O

Oberhaut 238
Obstipation 226
Oceral® 32
Oculobalnea 73
Oculoguttae 73
Ödeme 231
Ofloxacin 28
Oligosaccharide 193
Onsukil® 24, 25
Ophthalmika 33, 73 ff
Optimine® 24
Orciprenalin 37
Organoderm® 32, 33
Organoleptische Prüfung 66
Orimeten® 28, 31
Orthesen 271
Oxazepam 164
Oxazolam 164
Oxiconazol 32
Oxitropiumbromid 24
Oxoferin® 32, 33
Oxycodon 160, 402

P

Pachtbetrieb 448
Packmittel 72
Packungsgröße 318
Pacyl® 23, 24
Palfium® 160
Papaver orientale 402
Papaver somniferum 402
Papyrus Ebers 329
Paracelsus 338
Paracetamol 152, 163
Paracodin 160
Paradoxe Reaktion 141
Paradoxer Zustand 163

Parkinsonmittel 26
Parodontitis 246
Parodontose 246
Parotitis epidemica 56
Passagezeit 132
Patentschutz 343
Paul Ehrlich Institut 351
Pectolitan® 38
Pemolin 165, 166
Pen-King 331
Penicillin 310
Penicillinderivat 28
Pentazocin 24, 160, 161, 402
Pentobarbital 163, 402
Pentorex 166
Pentoxyverin 38
Peracon® 160
Personalkosten 451
Persorption 194
Pertix®-Hommel 37
Pertussis 54
Pervitin® 165
Pessar 272
Pethidin 160, 161, 402
Pflanzenschutzgesetz 423
Pflanzenschutzmittel 180, 187
Pflaster 290, 291
Pflaster für Extensionsverband 292
Pflasterarten 291
Pflichtkrankenkasse 315
Ph. Eur. I–III 112
Phaenemal® 163
Phanodorm® 163, 402
Pharmaberater 381
Pharmacopoea Europaea 112
Pharmaindex Liste 121
Pharmakant 373
Pharma-Zentralnummer 467, 468
Pharmazeutische Richtlinien der EG 361
Pharmazeutische Stoffliste 121
Pharmazeutische Tätigkeiten 371
Pharmazeutisches Personal 371, 451
Pharmazeutisch-technischer Assistent 371, 372
Pharmaziepraktikant 371
Phenacetin 160, 163
Phenmetrazingruppe 165, 166
Phenobarbital 163, 402, 406
Phenole 310

Phenylketonurie 235
Phlogistontheorie 295
Phosphor 203
Phosphorsäureester 180
Phytopharmaka 303
Phytotherapie 303
PIC 393
Piniol® 38
Pinzette 274
Pipazetat 38
Piperacillin 29
Piperidindione 163
Pipril® 29
Pirenoxin 33
Pirprofen 23
Pivampicillin 28, 29
Pivmecillinam 28, 29
PKU 235
Planum® 163
Plasmaproteinbindung 133
Plazentarentwicklung 146
Pneumokokkenerkrankungen 57
L-Polamidon 160
Poliomyelitis 55
Polysaccharide 193
Polytoxykomanie 159
Polyvinylpyrrolidon (PVP) 310
Ponderax® 166
Postbeamtenkrankenkasse 315
Postbetriebskrankenkasse 315
Praecutan® 310
Prazepam 164
Prazosin 27
Prednicarbat 32, 33
Prednimustin 28
Pres® 26, 27
Procaterol 24
Procorum® 26, 27
Produktionszuschlag 72
Proglumetacin 23, 24
Proglumid 24
Prolamine 201
Prolintan 165
Promecon® 24
Propanidid 310
Prostaglandin E_1 28
Prostavasin® 26, 28
Protaxon® 23, 24
Proteine 199
Prozeßqualität 67
Prüfung des Rezeptes 99
Prüfung von Arzneimitteln 374

Pseudoallergische Reaktionen 153, 158
L-Pseudoephedrin 166
Psychopharmaka 142, 143
Psychostimulantien 165
PTA 371
Pulmicort® 24, 25
Pulmoclase® 36, 37
Pygnoforton® 33, 34
Pyknogenol 33, 34

Q

Qualitätskontrolle 64
Qualitätssicherung 63
Quarantäne 66
Quecksilberverbindungen 180
Quellstoffe 205

R

Rabattsystem 475
Rabies 58
Randsortiment 457
Rapifen® 402
Rationalisierung 463, 464
Reactivan 165
Recatol® 166
Rechnungswesen 478
Rechtsformen des Unternehmens 448
Rechtsgeschäfte des Apothekers 444
Recordspritze 261
Recycling 185
Reduktionskost 215
Regenon® 166
Registratur 486
Registrierung von Arzneimitteln 383, 384
Registrierungsverfahren 384
Reinheit 386
Reinigungsmilch 240
Reinigungsmittel 310
Reinigungsmittel auf der Basis von Öl 240
Remestan® 163
Rengasil® 23, 24
Repocal® 163, 402
Reproterol 24, 25
Reserpin 310
Resorption 131, 132, 188
Rezept 88, 90, 93, 94, 97, 99, 110

Rezeptbeispiele für wäßrige Augenarzneizubereitungen 78
α-Rezeptoren 26
α_1-Rezeptorenblocker 27
β-Rezeptorenblocker 145
Rezeptsammelstelle 377
Rhinotussal® 160
Ridaura® 23
Rig-Veda
Ritalin® 165
Ritalinsucht 166
Robitussin® 36, 37
Roaccutan® 32
Rocaltrol® 34
Rocephin® 28, 29
Rodimen® 166
Rohfaser 205
Rohstoffe 71
Rohypnol® 163
Rosimon® – neu 160, 165, 402
Rote Liste 120, 455
Röteln 57
Rückrufkarte 467

S

Saccharose 193
Sagitta®-Sirup 36, 166
Salazosulfapyridin 28
Salbenkompresse 277
Salofalk® 28
Salze organischer Säuren mit latinisierten Kurzbezeichnungen 117
Sandimmun® 33, 34
Saponindrogen 35
Satina® 310
Säuglingsernährung 210
Säuglingsmilchnahrung 210
Säuglingsnahrung ohne Definition 212
Säuglingswaage 272
Säureamide 163
Säuren 179
Schädlingsbekämpfungsmittel 180
Schenkungsteuer 521
Schere 274
Schienen 268
Schlauchverband 285
Schleifendiuretikum 28
schleimhaltige Drogen 35
Scholz-Liste 121
Schuppenschicht 244

Schutzimpfungen, Übersicht 49
Schutzwirkung von Packmitteln 85
Schwangerschaft 146, 149, 150
Schwefel 203
Schweißdrüsen 238
Schwielen 247
Scopoderm® TTS 24
Scopolamin 24
Scribas Tabelle 120, 397
Seborrhoiker 239
Sebostatiker 239
Secobarbital 163
Seda®-Tablinen 163
Sedativa 142, 163, 176
Sedotussin® 37, 38
Seife 239
Sekretolytika 35, 36
Sekretomotorika 36, 37
Sekundal® 163
Selbstklebende Occlusiv-Folie 292
Selodorm® 163
Selvigon® 38
Serumhepatitis 53
Serumkrankheit 156
Signierung der Standgefäße 113
Silomat® 38
Sinicod® 37
Sirdalud® 24, 26
Somnibel® 163
Somnupan® 403
Somvit® 402
Sonderabfall 184
Sonderausgaben 511, 512
Sonderausgaben-Pauschbetrag 513
Sonstige Arzneimittel 33
Sozialversicherungsabgaben 449
Sozialversicherungsbeiträge 518
Sozialversicherungsrecht 435
Spasmolytika 178
Spezialpflaster 292
Splitting-Verfahren 514
Spritzenhepatitis 53
Sprue 225
Sprühextrakt 47
Sprühpflaster 292
Spuckbecher 250
Spuckflasche 250
Spurenelemente 203
Stabilitätszuschlag 72, 386
Stadadorm® 163

Standardzulassung 384
Standortfaktoren 456
Stapelkarte 467
Stärke 193
Starrverband 288
Statistik 478, 492
Staurodorm® 163
Stechbecken 250
Sterax® 25, 33
Sterecyt® 28, 31
Steuern 496
Stille Reserven 490
Stimul® 165
Stoffwechselarten 188
Stoffwechselkrankheit 234
Stoma 227, 257, 258
Stomaversorgung 255
Stop-Karte 467
Straßenverkehr 139
Struktur der Apotheke 441
Studierende der Pharmazie 371
Stülpverband 285
Stützsegmente 271
Stützstrumpf 267
Stützverband 288
Subcutis 237
Substitutionsverbot 374
Sucht 159
Suchtgefahren 159
Sulfoguaiacol 36
Sulfonamide 310
Suprefact® 24, 26
Suspensorium 268
Süßstoffe 233
Sympathomimetika 25, 27
Synonym-Verzeichnis zum Arzneibuch 113

T

Tabakerzeugnisse 411
Tabellen für die pharmazeutische Praxis 128
Tacef® 28, 29
Tafil® 24, 26
Talgdrüse 238
Tamponadebinde 277
Tarivid® 28, 30
Taurin 209
Tavor® 164, 165
Taxbeanstandungen 320
Tee 39
Teeangebot 40, 41

Teebereitung aus Einzeldrogen 43
Teedrogen 42, 43
Tee-Extrakte 47
Teefilterbeutel 46
Teegranulate 47
Teespezialität 45
Teetherapie 40
Teezubereitungen aus gemischtem Tee 45
Teiladaptierte Nahrung 211
Teldane® 144
Temazepan 163
Temgesic® 160, 161, 402
Temocillin 28
Temopen® 28
Tempidorm® 402, 403
Tempil® 166
Tenuate® 166
Teratogene Wirkungen 146 ff
Terazosin 26, 27
Terbutalin 25, 37
Terconazol 32
Tercospor® 32
Terfenadin 144
Teronac® 166
Testpflaster 293
Tetanus 60
Tetracycline 310
Thalidomid 147, 148
Theophrast 334
Ticarda® 160
Tierarzneimittel 306, 308, 309, 310
Tierärztliches Untersuchungsamt 352
Tierhalter 307
Tierische Gifte 181
Tigason® 32
Tilidin 160, 161, 402
Tizanidin 24
Tollwut 58
Tradon® 165
Tranquillantien 164, 178
Tranquit® 164
Transbronchin® 36, 37
Tranxilium® 164
Trecalmo® 164
Tretinoin 32
Triazolam 163, 164
Tridesilon® 33
Tritoqualin 144
Trockengranulation 67
Tuberkulose 58
Tulobuterol 24
Tussa®-Tablinen 37
Typhus 59

U

Übergewicht 215, 216
Überwachung der Apotheken 384
Überwachung des Verkehrs mit gefährlichen Stoffen 404, 417
Ultralan® 33
Ultrapyrin® 402
Umlaufvermögen 460
Umsatzsteuer 500, 501, 502, 504
Umweltchemikalien 185
Unfälle 182
Ungeziefermittel 310
Urbilat® 164
Urikopathie 229
Urinar 251
Urinauffangsystem 251
Urinbehälter 250
Urinbeutel 250
Urinprobebecher 251

V

Valbil® 28
Valium® 164
Valoron® N 160, 162, 402
Varizellen 59
Vectarion® 24, 25
Vencipon® 166
Vencuroniumbromid 24
Veden 329 f.
Venenmittel 34, 152
Ventilat® 24, 25
Veränderung
– einzelner Arzneipräparate 82
– unter Wärmeeinfluß 82
– unter Kälteeinfluß 84
– durch Feuchteeinfluß 84
– durch Lichteinfluß 85
Veranlagungsverfahren 519
Verapamil® 27
Verbandmull 281
Verbandstoffe 277, 278, 279, 280, 281
Verbandstoffgruppen 282
Verbandwatte 281
Verbandzellstoff 280
Verbrauchsteuern 496
Verdauung 188
Vereinte Nationen 362
Verfalldatum 476

Vergiftungen 174, 175, 176, 182
Vergleich 445
Verjährung 445
Verkehr mit Arzneimitteln, gesetzliche Überwachung 383
Verkehr mit Branntwein 425
Verkehrsteuern 496
Verkehrstüchtigkeit 139, 140, 141, 142, 143, 144, 145
Vermögensteuer 519
Verordnung über brennbare Flüssigkeiten 428 ff
Verordnung über den Verkehr mit giftigen Tieren und Pflanzen 416
Verordnung über die Einstufung, Kennzeichnung und Verpackung von gefährlichen Stoffen 416
Verordnung über gefährliche Arbeitsstoffe 417, 422
Verordnungsblatt 317
Verordnungsblattgebühr 319
Verpachtung 368
Verpackung 68, 387
Verparax® 403
Verreibungsvorschrift in der Homöopathie 297
Verschreibung 394, 395, 396, 403
Verschreibungsmängel 318
Verschreibungspflicht 394, 396
Verschreibungspflichtige Arzneimittel 397
Verteilung 132, 133
Vertriebsleiter 380, 382
Verwaltung einer Apotheke 369
Verweilkatheter 253, 254
Very-Low-Density-Lipoproteine 220
Vesparax® 402
Vidarabin 30

Vidarabinphosphat Thilo® 30
Vierfarben-Bestellpunktsystem 471
Vinylbital 163
Virunguent® 30
Virustatika 30
Vistagan® 33
Vistagan® Liquifilm® 33
Vit. D_3 34
Vitalismus 295
Vitamin A-Säure 32
Vitamine 34, 152, 204, 209, 313
Vitaminmangelzustand 204, 205
VLDL 220
Vliesstoffe 281
Vollkornerzeugnis 206
Volonimat® 33
Vorratshaltung 375
Vorsorgeaufwendungen 512
Vorsorgepauschale 513
VSt 519

W

Wareneingangsbuch 486
Warenlager 464, 490
Warenzeichenschutz 343
Warnsystem 381
Wärmesegmente 271
Wärmflasche 265
Wasa® 310
Wasserkissen 249
Watte 280
Weight-Watchers-Diät 217
Weingeiststärken 426
Weltgesundheitsorganisation 362
Werbung 432 ff
Werbungskosten 510
WHO 362
Wick® Formel 44 160
Wick MediNait® 160
Wilprafen® 28, 29
Wincoram® 26

Windpocken 59
Wirkstoffe 72
Wirkstoffgehalt 386
Wirkstoffzuschlag bei Arzneimitteln 72, 388
Wirtschaftliche Entwicklung der Apotheke 442
Wissenschaftliche u. sonstige Hilfsmittel 373
Wundauflage 282, 283, 284
Wundnahtpflaster 293
Wundschnellverband 292
Wundstarrkrampf 60
Wurmmittel 311
Wydora® 26, 27

X

Xanef® 26, 27

Z

Zahlungsverkehr 446
Zahnersatz 247
Zahnpaste 247
Zahnpflege 245, 246
Zahnstein 246
Zeilenwert-Rabatt 476
Zellstoff 280
Zellwolle 279, 280
Zentrallaboratorium Deutscher Apotheker 356
Ziegenpeter 56
Zienam® 28, 29
Zinkleimverband 288
ZL 356
Zöliakie 225
Zölle 497, 504
Zostrum® 30
Zovirax® 28, 30
Zuckeraustauschstoffe 234
Zulassungssystem 381
Zulassung von Arzneimitteln 383, 384
Zusatzstoffe 411
Zweigapotheke 370
Zytostatika 31